HANNELORE SCHWARTZE
PETER SCHWARTZE

Physiologie
des Foetal-, Neugeborenen- und Kindesalters

Physiologie des Foetal-, Neugeborenen- und Kindesalters

Eine Einführung

von

HANNELORE SCHWARTZE und
PETER SCHWARTZE

mit 118 Abbildungen und 15 Tabellen

Gustav Fischer Verlag · Stuttgart · New York
1977

CIP-Kurztitelaufnahme der Deutschen Bibliothek

Schwartze, Hannelore
Physiologie des Foetal-, Neugeborenen- und Kindesalters:
e. Einf. / von Hannelore Schwartze u. Peter Schwartze. —
1. Aufl. — Stuttgart, New York: Fischer, 1977.
ISBN 3-437-10489-6
NE: Schwartze, Peter:

Ausgabe für die Bundesrepublik Deutschland
© Akademie-Verlag Berlin 1977
Gesamtherstellung: VEB Druckhaus „Maxim Gorki", Altenburg
Printed in GDR

Unserem hochverehrten Lehrer
Professor Dr. sc. med.
HANS DRISCHEL
zum 60. Geburtstag gewidmet

Danksagung

Folgenden Autoren und Verlagen sind die Verfasser für die Erlaubnis zum Wiederabdruck von graphischen Darstellungen zu Dank verpflichtet:

D. E. Edwards, Kansas City, USA (Abb. 107), A. A. Gramsbergen, Groningen, Niederlande (Abb. 91, 92, 103), S. E. Hitchcock, Cambridge, England (Abb. 73), Y. Iwamura, Tokyo, Japan (Abb. 88), G. A. Neligan, Newcastle, England (Abb. 86), G. H. Rose, Los Angeles, USA (Abb. 117), H. F. R. Prechtl, Groningen, Niederlande (Abb. 22, 45), M. Scheibel und A. Scheibel, Los Angeles, USA (Abb. 81, 98).

Academic Press, New York (Abb. 73, 81, 88, 98, 116, 117)
Acta Biol. Med. Germ., Berlin-Buch (Abb. 90)
Acta Physiol. Skand., Stockholm (Abb. 77, 78, 105, 109)
Almquist and Wiksell Periodical Co., Stockholm (Abb. 112, 114, 115)
Amer. Acad. of Pediatrics, Evanston, USA (Abb. 4, 51, 52, 82)
Amer. Assoc. Advancement Szi., Washington, USA (Abb. 107: „Fetal Movement: Development and Time Course, „Edwards, D. D., Science, Vol. 169, pp. 95—97, Fig. 1, 3 July 1970).
Amer. Soc. Clin. Invest. Inc., New York, USA (Abb. 26, 27, 28, 29)

Johann Ambrosius Barth, Leipzig (Abb. 38)
Verlag Benno Schwabe & Co., Basel (Abb. 79)
Blackwell Scientific Publications LTD (Abb. 9, 95, 96)
British Medical Bulletin, London (Abb. 12, 30, 31)
Elzevier Publ., Amsterdam (Abb. 97, 104)
McGraw-Hill Book Company, New York, USA (Abb. 100)
Grune & Stratton, Inc., New York, USA (Abb. 42)
S. Karger AG, Basel (Abb. 2, 47, 67, 69, 70, 71, 72)
Leiden University Press, Holland (Abb. 108)
C. V. Mosby Comp. St. Louis, USA (Abb. 37)
Spastics Internat. Med. Publ., London (Abb. 86)
Springer-Verlag, Heidelberg (Abb. 5, 13, 21, 49, 66, 68)
Univ. of Chicago Press, Chicago, USA (Abb. 23)

Aus von folgenden Verlegern betreuten Publikationen wurden ebenfalls Abbildungen aufgenommen:

Amer. Physiol. Soc., Bethesda, USA (Abb. 16, 17, 18, 19, 20, 60)
Arch. Dis. Childh. (Abb. 32)
Arch. Neurol. Psychiatr., London (Abb. 80)
Cambridge Univ. Press, Cambridge (Abb. 62, 63, 64, 74)
Charles C. Thomas, Springfield, Ill., USA (Abb. 41)
Georg Thieme-Verlag, Stuttgart (Abb. 33)
Springer-Verlag, Heidelberg (Abb. 14, 15)

Geleitwort

Die Zahl der Publikationen, die sich mit der Physiologie des wachsenden Organismus befassen, ist in den letzten Jahren sprunghaft gestiegen. Besondere Aufmerksamkeit wurde dem ersten Lebensabschnitt zuteil, und wir verdanken der perinatologischen Forschung wesentliche Erkenntnisse. Dem Pädiater wird es dabei aber immer schwerer, die einschlägige Literatur in der klinischen Forschung und Praxis zu verfolgen und zu nutzen. Das trifft ganz besonders für das Schrifttum der experimentellen Fachrichtungen zu. Der von Hannelore und Peter Schwartze unternommene Versuch, eine Brücke zu schlagen zwischen Physiologie und Kinderheilkunde und damit die Forschungsergebnisse und Erkenntnisse eines Grundlagenfaches letzten Endes der klinischen Medizin nutzbar zu machen, ist deshalb besonders zu begrüßen. Als anerkannte Physiologen und zugleich in der Kinderheilkunde erfahrene Ärzte haben die Autoren die besten Voraussetzungen für dieses nicht einfache Unternehmen. Im Interesse der Forschung und klinischen Praxis ist dem Buch eine weite Verbreitung zu wünschen.

Leipzig, November 1974 W. Braun

Vorwort

Die schnellen Fortschritte, die auf den verschiedensten Teilgebieten der Physiologie in den letzten Jahrzehnten erreicht wurden, haben auch zu einer Erweiterung der Kenntnisse über die physiologischen Besonderheiten wachsender Organismen geführt. Die weit verstreute Literatur über diesen Gegenstand ist dem spezialisierten Physiologen ebenso schwer zugänglich wie dem an den wissenschaftlichen Grundlagen seines Faches interessierten Pädiater und Perinatologen. Das vorliegende Buch möchte in überschaubarer Weise den Zugang zum weiterführenden Schrifttum erschließen und damit zugleich anregen, aktiv an der Vertiefung der Einsichten in die Physiologie der Wachstumsperiode — sei es von physiologischer oder klinischer Seite — beizutragen. In diesem Sinne stellt es eine Einführung dar.

Die gebotene Beschränkung auf grundlegende physiologische Sachzusammenhänge brachte es mit sich, daß wichtige Grenzgebiete zwischen Biochemie und Physiologie wie Immunologie, Blutgerinnung und Endokrinologie nicht systematisch zur Darstellung gelangten. Als inzwischen eigenständige Disziplinen hätten sie einer eingehenderen Behandlung bedurft und damit den Umfang des Buches über Gebühr vergrößert.

Für seine kritische Mitarbeit bei der endgültigen Gestaltung des Manuskripts sind die Verfasser Herrn Dr. Jost Schönfelder, für sein verständnisvolles Entgegenkommen in allen Fragen der Drucklegung dem Akademie-Verlag zu besonderem Dank verpflichtet.

Leipzig, im September 1974   H. und P. Schwartze

Inhaltsverzeichnis

Einleitung		1
1.	Physiologie des Körperwachstums	5
1.1.	Das foetale Wachstum	6
1.1.1.	Die Veränderungen der Körpermaße in der Foetalperiode	7
1.1.2.	Das foetale Wachstum steuernde oder beeinflussende Faktoren	12
1.2.	Die somatische Entwicklung zum Zeitpunkt der Geburt	17
1.2.1.	Die Körpermasse des Neugeborenen	17
1.2.2.	Den Reifezustand bei Geburt beeinflussende Faktoren	20
1.3.	Das postnatale Wachstum bis zum Beginn der Pubertät	21
1.3.1.	Die Körperlänge	24
1.3.2.	Das Körpergewicht	26
1.3.3.	Die Skelettentwicklung	27
1.3.4.	Das Wachstum bis zur Pubertät beeinflussende Faktoren	28
1.4.	Die somatische Entwicklung während der Pubertät	29
1.4.1.	Die Körperlänge	29
1.4.2.	Das Körpergewicht	30
1.4.3.	Die Skelett- und Weichteilentwicklung	30
1.4.4.	Die Geschlechtsorgane	31
1.4.5.	Die Steuerung des Wachstums in der Pubertät	32
2.	Der Energiewechsel im wachsenden Organismus	35
2.1.	Der embryonale und foetale Energiewechsel	37
2.1.1.	Die Veränderungen der im Laufe der Entwicklung des Hühnchens im Ei gespeicherten Energie	37
2.1.2.	Wärmeabgabe und Gaswechsel während der Embryonal- und Foetalperiode (direkte und indirekte Kalorimetrie)	38
2.2.	Der Energiewechsel während der postnatalen Entwicklungsperiode	46
2.2.1.	Der Energiewechsel beim Neugeborenen	46
2.2.2.	Der Energiewechsel jenseits der Neugeborenenperiode	51
2.2.3.	Einflüsse auf den Energiewechsel während des postnatalen Wachstums	51
3.	Die Temperaturregulation	54
3.1.	Die Körpertemperatur wachsender Warmblüter	54
3.2.	Die Neutraltemperatur in Abhängigkeit vom Lebensalter	57
3.3.	Die Temperaturregulation bei Kältebelastung	59
3.3.1.	Die hypothermiebedingten Veränderungen im Energiewechsel	59
3.3.2.	Die zitterfreie Thermogenese und die Bedeutung des braunen Fettgewebes	62
3.3.3.	Die Hautdurchblutung	66
3.4.	Die Temperaturregulation bei Erhöhung der Umgebungstemperatur über den Neutralbereich	67
3.5.	Die Unterschiede in der Temperaturregulation zwischen Neugeborenem und Erwachsenem	68

4.	Blut	69
4.1.	Die Erythrozyten	69
4.1.1.	Struktur und Zahl der Erythrozyten in der Ontogenese	69
4.1.2.	Der rote Blutfarbstoff	74
4.1.3.	Die Atmungsfunktion des Blutes während der prae- und postnatalen Entwicklung	76
4.2.	Die Leukozyten	91
4.2.1.	Die foetalen Leukozyten	91
4.2.2.	Die Leukozyten während des postnatalen Entwicklungsabschnitts	92
4.3.	Die Plasmaproteine	95
4.3.1.	Die foetalen Plasmaproteine	96
4.3.2.	Die postnatale Entwicklung der Plasmaproteine	97
4.3.3.	Herkunft und Funktion der Plasmaeiweiße während der Entwicklung	98
5.	Atmung	100
5.1.	Die postnatale Entwicklung der Strukturen der oberen Luftwege	100
5.2.	Die postnatale Entwicklung der Funktion der oberen Luftwege	103
5.2.1.	Der Luftstrom	103
5.2.2.	Die Veränderungen der Umgebungsluft	104
5.3.	Die postnatale strukturelle Thoraxentwicklung	105
5.3.1.	Die Thoraxform	105
5.3.2.	Die Ossifikation des Thoraxskeletts	106
5.3.3.	Das Diaphragma	106
5.4.	Die postnatale funktionelle Thoraxentwicklung	106
5.4.1.	Die Atemfrequenzentwicklung	109
5.4.2.	Die Atemvolumina	115
5.4.3.	Atemmechanik und Atemarbeit	122
5.5.	Die prae- und postnatale Entwicklung der Struktur des Bronchialbaumes und der Lunge	132
5.6.	Die praenatale Funktion der Lunge	137
5.6.1.	Die foetale Lungenflüssigkeit	138
5.6.2.	Der Oberflächenfilm der Lunge	140
5.6.3.	Die praenatalen Atembewegungen	144
5.7.	Der Beginn der Lungenbelüftung nach der Geburt	146
5.7.1.	Die Ausbildung des alveolären Gasvolumens	147
5.7.2.	Die Resorption der Lungenflüssigkeit	149
5.7.3.	Die Steigerung der Lungendurchblutung	151
5.8.	Die Steuerung der kindlichen Atmung	154
5.9.	Die postnatale Entwicklung der Lungenfunktion	157
6.	Herz-Kreislaufsystem	162
6.1.	Funktionelle Morphologie und Physiologie des embryonalen Herz-Kreislaufsystems	162
6.2.	Struktur und Funktion des foetalen Herz-Kreislaufsystems	180
6.2.1.	Der Aufbau des foetalen Kreislaufs, die Blutvolumenverteilung und die Blutdruckentwicklung	180
6.2.2.	Die Steuerungsmechanismen des foetalen Kreislaufs	188
6.2.3.	Die Strukturanpassung des Herzens an den foetalen Kreislauf	190
6.2.4.	Die Physiologie des foetalen Herzens	193
6.3.	Die Kreislaufumschaltung nach dem ersten Atemzug — der transitorische Neugeborenenkreislauf	203
6.3.1.	Die Nabelgefäße und die Plazenta	205
6.3.2.	Der Ductus venosus Arantii und der Pfortaderkreislauf	208
6.3.3.	Das Foramen ovale und der intrakardiale Shunt	210

6.3.4.	Der Ductus arteriosus Botalli und der extrakardiale Shunt.	212
6.3.5.	Der Systemblutdruck und die Kreislaufregulation beim Neugeborenen.	216
6.3.6.	Die Durchblutung der Peripherie	222
6.4.	Das Herz in der postnatalen Wachstumsperiode	226
6.4.1.	Funktionell-morphologische und metabolische Besonderheiten des kindlichen Herzens.	226
6.4.2.	Die Physiologie des kindlichen Herzens	232
6.4.3.	Die kardioelektrische Entwicklung des kindlichen Herzens.	247
6.5.	Der bleibende Kreislauf zwischen Neugeborenen- und Erwachsenenalter	253
6.5.1.	Methoden zur Bestimmung verschiedener Kreislaufgrößen im Säuglings- und Kindesalter	253
6.5.2.	Der Kreislauf des Neugeborenen im Vergleich zum jugendlichen Erwachsenen	257
6.5.3.	Die altersabhängige Veränderung der Kreislaufgrößen während der Wachstumsperiode	262
7.	Niere und ableitende Harnwege	268
7.1.	Die funktionelle Anatomie	268
7.1.1.	Die Niere	268
7.1.2.	Die ableitenden Harnwege	271
7.2.	Die foetale Nierenfunktion	273
7.3.	Die transitorische Nierenfunktion	277
7.4.	Die Physiologie der Niere während der postnatalen Wachstumsperiode	279
7.4.1.	Methoden zur Beurteilung der postnatalen Nierenfunktionsentwicklung	279
7.4.2.	Einige Daten über die biochemische Zusammensetzung des wachsenden Organismus	282
7.4.3.	Die Folgen der biochemischen Zusammensetzung des wachsenden Organismus für die Leistungsanforderungen an die Nierenfunktion	288
7.4.4.	Die Menge und Zusammensetzung des Harns in der Postnatalperiode, insbesondere des Menschen	288
7.4.5.	Die Steuerung der Wasser- und Elektrolytausscheidung in der postnatalen Entwicklungsperiode	295
7.4.6.	Die Nierendurchblutung	301
7.4.7.	Die glomeruläre Filtration	309
7.4.8.	Die postnatale Entwicklung der Tubulusfunktion	315
7.4.9.	Die renale Säure-Basen-Regulation	320
7.5.	Die Physiologie der ableitenden Harnwege	327
8.	Verdauung	329
8.1.	Die Mundhöhle	329
8.1.1.	Die funktionelle Anatomie der Mundhöhle	329
8.1.2.	Die der Verdauung dienenden Bewegungen im Bereich der Mundhöhle	332
8.1.3.	Die Absonderung, Zusammensetzung und Wirkung des Speichels	334
8.2.	Der Oesophagus	335
8.2.1.	Funktionelle Anatomie des Oesophagus	335
8.2.2.	Die Motilität des Oesophagus	336
8.3.	Der Magen	338
8.3.1.	Funktionelle Anatomie des Magens	338
8.3.2.	Die Magenbewegungen	339
8.3.3.	Die Sekretion der Verdauungssäfte im Magen	341
8.4.	Der Darm	345
8.4.1.	Die funktionelle Anatomie des Darms	345
8.4.2.	Die Darmbewegungen und die Defäkation	348
8.4.3.	Die Entwicklung der Dünndarmverdauung und -resorption	350
8.4.4.	Die Dickdarmsekretion und -resorption	358

9.	Muskulatur	360
9.1.	Die Skelettmuskulatur vor der Ausbildung neuromuskulärer Kontakte	360
9.1.1.	Anatomisch-funktionelle Vorbemerkungen	360
9.1.2.	Die Funktion der noch nicht innervierten Skelettmuskulatur	362
9.2.	Die Entwicklung neuromuskulärer Verbindungen	363
9.2.1.	Anatomisch-funktionelle Vorbemerkungen	363
9.2.2.	Der Einfluß der Innervierung auf die werdende Muskelfunktion	366
9.3.	Die Entwicklung der Muskelsinnesorgane	367
9.3.1.	Anatomisch-funktionelle Vorbemerkungen	367
9.3.2.	Die Elektrophysiologie der Muskelsinnesorgane	369
9.4.	Der Muskeltonus	369
9.5.	Die Elektromyographie	370
10.	Animalisches peripheres Nervensystem	372
10.1.	Anatomisch-funktionelle Vorbemerkungen	372
10.2.	Die Entwicklung der Nervenleitungsgeschwindigkeit	376
11.	Bewegungskoordination	379
11.1.	Die spinale Ebene	379
11.1.1.	Anatomisch-funktionelle Vorbemerkungen	379
11.1.2.	Die werdende Rückenmarkfunktion	381
11.2.	Die supraspinalen Einflüsse auf die Rückenmarkfunktion	388
11.2.1.	Das statische Organ	388
11.2.2.	Das Kleinhirn	394
11.2.3.	Die Formatio reticularis, das Mittel- und Zwischenhirn	396
11.2.4.	Die Großhirnrinde	402
11.3.	Die Bedeutung von Ernährung und Hormonen für die Entwicklung der Bewegungskoordination	403
12.	Retikuläre Formation und Vigilanz	404
12.1.	Die Steuerung der Funktion der Motoneurone des Rückenmarks	404
12.2.	Die Einstellung des Funktionszustandes der Hirnrinde durch die retikuläre Formation	405
12.3.	Die Schlaf-Wach-Stadien und ihre Steuerung	408
13.	Gehirn und Verhalten	418
13.1.	Wachstum und Biochemie des Gehirns	420
13.1.1.	Das Hirngewicht	420
13.1.2.	Einige biochemische Daten	421
13.2.	Die Strukturentwicklung	424
13.2.1.	Die Morphologie wachsender Neurone	424
13.2.2.	Die Entwicklung der neuronalen Verbindungen	429
13.3.	Die Elektrophysiologie des wachsenden Gehirns	435
13.3.1.	Das Elektrogramm des wachsenden Gehirns	436
13.4.	Die Funktionsentwicklung der Einzelneurone	442
13.5.	Vergleich der Entwicklungsgänge verschiedener elektrophysiologischer Phänomene des wachsenden Gehirns	443
13.6.	Hirndurchblutung und Sauerstoffmangelfolgen	445
13.6.1.	Die Entwicklung der Gefäßversorgung des Gehirns	445
13.6.2.	Die Hirndurchblutung	446
13.6.3.	Der Sauerstoffmangel des Gehirns	447
13.7.	Die Entwicklung des Verhaltens	449
13.7.1.	Das spontane Verhalten	450
13.7.2.	Das reizinduzierte Verhalten	455

14.	Sinnesorgane	459
14.1.	Die Physiologie der Hautsinnesorgane	459
14.1.1.	Anatomisch-funktionelle Vorbemerkungen	459
14.1.2.	Die Funktionsentwicklung der Hautsinnesorgane	460
14.2.	Die Entwicklung der Geschmacks- und Geruchsfunktion	462
14.3.	Die Entwicklungsphysiologie des auditiven Systems	466
14.3.1.	Anatomisch-funktionelle Vorbemerkungen	466
14.3.2.	Sensomotorische Reaktionen als Ausdruck der Funktionsentwicklung des Gehörorgans	468
14.3.3.	Die Elektrophysiologie der werdenden Hörfunktion	472
14.4.	Die Entwicklung des visuellen Systems	477
14.4.1.	Anatomisch-funktionelle Vorbemerkungen	478
14.4.2.	Die Entwicklung sensomotorischer Reaktionen	482
14.4.3.	Die Elektrophysiologie der Retina	483
14.4.4.	Die zentralnervöse Verarbeitung optischer Reize	485

Literaturverzeichnis 491

Autorenverzeichnis 572

Sachwortverzeichnis 595

Im Text verwendete Abkürzungen

ACH	Acetylcholin	Hb-A	Hämoglobin des Erwachsenen
ADH	Adiuretin, antidiuretisches Hormon	Hb-E	Hämoglobin des Embryo
AF	Atemfrequenz	Hb-F	Hämoglobin des Foeten
AGW	Atemgrenzwert	HHL	Hypophysenhinterlappenhormon
AMV	Atemminutenvolumen	HS	Harnsäure
AP	Aktionspotential	HVL	Hypophysenvorderlappenhormon
AR	arousal reaction	IPSP	inhibitorisches postsynaptisches Potential
AS	Aminosäure		
A.-V.	Atrioventrikular-	IZW	Volumen des Intrazellulärraumes
AZV	Atemzugvolumen	KH	Kohlenhydrat
B. E.	Basenüberschuß	KG	Körpergewicht
b. F.	braunes Fett	LT	Lebenstag
BG	β-Galaktosidase	LY	Lymphozyt
BK	Blutkörperchen	LZ	Latenzzeit
BT	Bebrütungstag	MEPP	Miniaturendplattenpotential
BTPS	body temperature, normal pressure, saturated with water vapor	NLG	Nervenleitungsgeschwindigkeit
		NNR	Nebennierenrinde
CMP	cochleares Mikrophonpotential	PAH	Paraaminohippursäure
C. O.	Cortisches Organ	p. p.	post partum
DNS	Desoxyribonukleinsäure	REM	rapid eye movement
EEG	Elektroenzephalogramm	RF	retikuläre Formation
EG	Elektrogramm	RM	Rückenmark
EKG	Elektrokardiogramm	RPF	renal plasma flow
EMG	Elektromyogramm	RQ	respiratorischer Quotient
EOG	Elektrookulogramm	RV	Residualvolumen
ERG	Elektroretinogramm	RZ	Reflexzeit
EP	evoked potential	SQ	Systolenquotient
EPSP	exzitatorisches postsynaptisches Potential	St. B.	Standardbikarbonat
		SUP	Summationspotential des Innenohres
EW	Eiweiß	TEA	Tetraäthylammonium
EZW	Volumen des Extrazellulärraumes	T_{mG}	tubuläres Transportmaximum für Glukose
FF	Filtrationsfraktion		
f. N.	freie Nervenendigungen	T_{mPAH}	tubuläres Transportmaximum für Paraaminohippursäure
FRK	funktionelle Residualkapazität		
GE	Gesamteiweiß	TK	Totalkapazität
GFR	glomeruläre Filtrationsrate	TTX	Tetrodotoxin
GKW	Gesamtkörperwasser	V_A	alveoläre Ventilation
GR	Granulozyt	V_D	physikalischer Totraum
GT	Gestationstag	VK	Vitalkapazität
GW	Gestationswoche	V_m	Minutenvolumen des Herzens
Hb	Hämoglobin	V_s	Schlagvolumen des Herzens

Einleitung

Mit dem Lebensalter verändern sich Funktionen und Leistungsfähigkeit tierischer Organe und Organsysteme ebenso wie die Regulation von Funktionsabläufen. Diese Tatsachen sind Gegenstand einer Wissenschaft, für die es im Deutschen keine einheitliche Bezeichnung gibt: Unter Entwicklungsphysiologie werden traditionsgemäß die Gesetzmäßigkeiten der funktionellen Entwicklung in der Embryonalperiode (PFLUGFELDER 1970), unter Pädologie die physiologischen Besonderheiten vorwiegend der menschlichen spätfoetalen und postnatalen Wachstumsperiode (LINNEWEH 1959) verstanden. SALGE (1913) schrieb von „werdenden Funktionen". Da dem Begriff des Werdens im umgangssprachlichen Gebrauch jedoch die Vorstellung von etwas Unvollkommenem anhaftet und nichts weniger berechtigt ist, als von noch unvollkommenen Funktionen in bestimmten Altersstufen zu sprechen, wie nachfolgend in vielfältiger Weise zu zeigen sein wird, so trifft SALGES Formulierung ebenfalls nicht den Gegenstand dieses Buches. Es bleibt darum nichts anderes übrig, als ihn mit „Physiologie des Foetal-, Säuglings- und Kindesalters" zu umschreiben und nur abkürzungsweise den eigentlich anderweitig vergebenen Begriff Entwicklungsphysiologie zu gebrauchen. Darunter sollen alle jene Resultate verstanden werden, die am wachsenden tierischen Lebewesen mit Hilfe physiologischer Untersuchungsverfahren gewonnen wurden. Die Befunde von homoiothermen Vertebraten und insbesondere vom Menschen sollen dabei wegen ihrer naheliegenden Bedeutung für die Medizin im Vordergrund des Interesses stehen; sie machen auch den Hauptinhalt des vorliegenden Buches aus.

Die Physiologie der Wachstumsperiode hat eine bis ins vorgriechische Altertum zurückreichende Geschichte, deren neuster Abschnitt mit dem Anfang des 19. Jahrhunderts beginnt. Sie war damals ein von der Grundlagenforschung bearbeitetes Gebiet. BICHAT (1803), BURDACH (1810), v. BAER (1810), v. MÜLLER (1838) u. a. waren die großen Förderer neuer Einsichten. Die Mehrzahl dieser Forscher folgte naturphilosophischen Denkansätzen.

So ist es nicht verwunderlich, daß zugleich mit der endgültigen Überwindung der naturphilosophischen Schule in der Medizin auch eine ihrer wichtigsten wissenschaftlichen Leistungen, die Physiologie der Lebensalter, keine systematische Weiterbearbeitung mehr erfuhr. Abgesehen von PREYER (1885) und einigen seiner Schüler widmeten sich nur noch wenige andere Naturwissenschaftler diesem Forschungsgebiet. Infolgedessen verschwanden aus den deutschen Lehrbüchern der Physiologie die entsprechenden Kapitel um die Jahrhundertwende vollständig.

Zeitgleich mit diesem abnehmenden Interesse der Physiologen an den Besonderheiten der Wachstumsperiode entwickelte sich ein steigendes Bedürfnis der Pädiater nach einer wissenschaftlichen Durchdringung ihres Fachgebietes (PEIPER 1961). In monographischen Darstellungen der Kinderheilkunde wird etwa seit 1900 ein zunehmender Seitenumfang den Gesetzmäßigkeiten der normalen Entwicklung des jeweiligen Organsystems gewidmet. Mit diesem Prozeß ging vor allem in Deutschland eine weitgehende Beschränkung der Untersuchungen auf den Menschen und auf jene Gebiete seiner Physiologie einher, deren Bearbeitung zur Lösung. unmittelbar praktischer Aufgaben beitragen konnte. So tritt die Ernährungslehre in den Vordergrund, während bis zum Ende der zwanziger Jahre z. B. die Neurophysiologie fast unbearbeitet blieb. Die geringe Zahl der den Beobachtungen am Menschen parallel ausgeführten Tierversuche verhinderte vielfach eine Aufklärung der den erhobenen Befunden zugrunde liegenden Mechanismen, bis unter Leitung von BARCROFT (1946), BARRON (1941), CARMICHAEL (1934) und WINDLE (1937) die experimentelle Entwicklungsphysiologie etwa seit 1930 eine bis heute weiterwirkende Förderung erfuhr. Im Ergebnis dieser Gesamtentwicklung kam es zu einem Zustand, der auch gegenwärtig noch nicht überwunden ist: Eingehenden Kenntnissen auf einigen Gebieten der Entwicklungsphysiologie stehen sehr lückenhafte auf anderen gegenüber, eine Gegebenheit, die auch das vorliegende Buch widerspiegelt.

Dem Verständnis der physiologischen Gesetzmäßigkeiten in der Wachstumsperiode stellen sich einige Schwierigkeiten in den Weg. Beispielsweise gibt es auf die Frage nach der Vergleichbarkeit der Leistungen von Organen und Organsystemen sowie ihrer Regulationsgüte in verschiedenen Altersstufen keine befriedigende Antwort, was daran liegt, daß jede Größe, auf die ein Leistungsparameter bezogen werden könnte, ihre Eigenschaften mit dem Lebensalter ändert. Körpermasse, Körperlänge, Organgewicht oder Extrazellularvolumen beschreiben beim Säugling ein anderes Substrat als beim Erwachsenen. So sind die Körpermasse und das Extrazellularvolumen in den verschiedenen Altersstufen unterschiedlich zusammengesetzt; an der Körperlänge beteiligen sich Kopf-, Rumpf- und Beinlänge beim Säugling in einem anderen Verhältnis als beim Kind oder Erwachsenen. Eine Bezugsgröße, welche zum Vergleich der Leistungsgrößen in verschiedenen Lebensaltern Verwendung finden soll, müßte u. a. aber die Forderung nach Homogenität erfüllen, d. h. sie dürfte nicht selbst im Laufe der Wachstumsperiode ihre Merkmale ändern (BURMEISTER 1968). Die Problematik der Wahl der geeigneten Bezugsgröße und ihrer Eigenschaften für die Beschreibung eines bestimmten Zusammenhangs wird besonders augenfällig am Beispiel der altersabhängigen Veränderung der Größe des Grundumsatzes (s. S. 48): Bezogen auf das Körpergewicht weist der Mensch im Säuglingsalter den niedrigsten, auf das Extrazellularvolumen aber den höchsten Basalstoffwechsel im Laufe des Lebens auf.

Die Kompliziertheit solcher Zusammenhänge macht einen Teil der Schwierigkeiten aus, die dem Verständnis der Entwicklung von Funktionen entgegenstehen. Sie lassen sich keineswegs dadurch umgehen, daß man die Größe des interessierenden Parameters von jugendlichen Erwachsenen gewissermaßen als Orientierungspunkt benutzt und sich den Entwicklungsprozeß als auf dieses Ziel hin ausgerichtet vorstellt. Die Darstellung einer Meßgröße als Variable gegen das Lebensalter führt auf relativ einförmige Kurventypen (Abb. 1), die sich kaum für

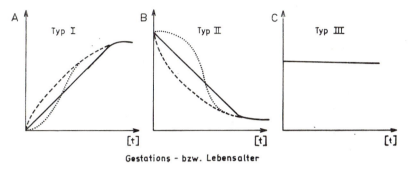

Abb. 1. Typen der Veränderung physiologischer Parameter (A, B, C) in Abhängigkeit vom Lebensalter.

das Verständnis der in verschiedenen Altersstufen ganz unterschiedlichen funktionellen Zusammenhänge nutzbar machen lassen. Die Entwicklung einer bestimmten Funktion ist ein multifaktorielles Geschehen, dessen kompliziertes Gefüge aus altersabhängigen Veränderungen nur eines physiologischen Parameters nicht erschlossen werden kann. Relativ oder absolut gleichen Meßwerten in verschiedenen Altersgruppen können durchaus verschiedene Funktionszusammenhänge zugrunde liegen. Um diesen Verhältnissen Rechnung zu tragen, ist man in den letzten 20 Jahren dazu übergegangen, die Entwicklung von Funktionen in ihrer Verflochtenheit über kurze Lebensabschnitte zu verfolgen. Die dabei benutzten Methoden stellen häufig Anpassungen von am Erwachsenen bewährten Verfahren an das kleinere und empfindlichere Objekt dar oder mußten speziell entwickelt werden; für Untersuchungen am Menschen entsteht zusätzlich die Forderung nach absoluter Unschädlichkeit. Das Spektrum möglicher Untersuchungsverfahren und operativer Eingriffe an Säugetierfoeten und -neugeborenen ist sehr breit. Angaben über die Experimentiertechnik bei Foeten haben u. a. DAWES (1968a), KRANER und PARSHALL (1968) sowie SCHWARTZE et al. (1971, 1972), bei Vogelembryonen KOVACH et al. (1970), NARAYANAN (1970) und OPPENHEIM et al. (1973) gemacht. In jüngster Zeit gelang es, die Entwicklung von Säugetierembryonen und -foeten in der Kultur bis zu Stadien voranzutreiben, die physiologische Experimente an ihnen auszuführen erlaubten (Ratte: NEW 1970; Opossum: NEW und MIZELL 1972). Methoden zur Untersuchung postnatal wachsender Säugetiere wurden u. a. von SCHWARTZE (1967a), SCHWARTZE und KLINGBERG (1967) und HIMWICH (1968) beschrieben; am Menschen werden Verfahren der klinischen Funktionsdiagnostik auch für die Forschung genutzt (s. z. B. Polgar und Promadhat 1971). Die Ergebnisse aus multifaktoriellen Untersuchungen der letzten Jahre haben dazu geführt, jedes Entwicklungsstadium als Ausdruck eines optimal und spezifisch angepaßten funktionellen Gefüges aufzufassen, dessen Parameter sich mehr oder weniger rasch und teilweise voneinander abhängig mit dem Lebensalter verändern. Der für den jugendlichen Erwachsenen charakteristische Zustand wird für die einzelnen Funktionen zu sehr verschiedenen Lebensabschnitten erreicht. Diese Heterochronie der Funktionsentwicklung der Organe und Organsysteme stellt eine der allgemeinen Regeln organismischer Entwicklung insbesondere der Säugetiere und des Menschen dar.

Schließlich soll noch auf ein Problem aufmerksam gemacht werden, das bei der Nutzung der aus Tierversuchen gewonnenen Resultate vor allem für die menschliche Biologie entsteht, denn Analogieschlüsse von einer Tierart auf die andere bedürfen ebenso wie die von Tieren auf den Menschen einer sorgfältigen Prüfung. Bei allen Tierversuchen, die zur Aufklärung von an Kindern beobachteten Phänomenen durchgeführt werden, besteht die Notwendigkeit, bei der Wahl der Spezies darauf zu achten, ob biologische Gemeinsamkeiten zwischen den Vergleichspartnern hinsichtlich der interessierenden Funktion vorliegen. So ist z. B. die Entwicklung der Schlafzyklen beim 8—10 Tage alten Rattensäugling der beim reifen menschlichen Neugeborenen vergleichbar (s. S. 408), eine Vielzahl anderer Funktionen dagegen nicht.

Der Gegenstand des Buches wird aus der Sicht der Physiologie behandelt. Es werden also auch Befunde aufgeführt und besprochen, die z. Z. noch keinen unmittelbaren Bezug zur kinderärztlichen Praxis erkennen lassen, künftig aber vielleicht einmal bedeutungsvoll sein werden. Normwerte für das Säuglings- und Kindesalter werden hingegen keineswegs in der für die klinische Praxis erforderlichen Ausführlichkeit mitgeteilt. Ebensowenig werden die physiologischen Grundlagenkenntnisse breiter behandelt, die gelegentlich doch für das Verständnis der Entwicklungsbefunde Voraussetzung sind.

Wenn es gelungen ist, Daten aus der Grundlagenforschung an die Hand zu geben und die noch immer bestehende Kluft wechselseitiger Kenntnisnahme der Ergebnisse von Physiologen, Perinatologen und Pädiatern über die altersabhängige Entwicklung von Funktionen in der Wachstumsperiode überwinden zu helfen, ist die Absicht der Autoren erreicht.

1. Physiologie des Körperwachstums

Mit den Gesetzen des körperlichen Wachstums und den Faktoren, die dieses steuern, beschäftigen sich verschiedene Disziplinen. Neben der Anatomie haben die Genetik, Biochemie, Physiologie und die Pädiatrie Anteil am gegenwärtigen Kenntnisstand auf diesem auch für die praktische Heilkunde so unmittelbar wichtigen Gebiet. Einem interdisziplinären Forschungsanliegen, wie es die Wissenschaft vom Wachstum zweifellos ist, wird inhaltlich immer Gewalt angetan, sobald es im Rahmen eines, wenn auch nicht eng begrenzten Faches, beispielsweise in der Physiologie, zur Darstellung kommt. Genaugenommen gibt es keine „Physiologie des Wachstums", sondern eine Fülle von Faktoren, die das körperliche Wachstum fördern oder hemmen können und die von der Molekularbiologie, der Genetik, der Biochemie und schließlich der Soziologie meist eher als von der Physiologie in ihren wechselseitigen Wirkungen erfaßt werden.

Wenn wir uns trotz dieser Problematik entschlossen haben, die wesentlichen Resultate der Wissenschaft vom körperlichen Wachstum hier aufzunehmen, so deshalb, weil sie das allgemeine Fundament der Entwicklungsphysiologie bilden.

Die messende Untersuchung des körperlichen Wachstums führte bereits im 18. Jahrhundert sowohl für den praenatalen (HALLER 1766) wie auch für den postnatalen Entwicklungsabschnitt (BUFFON 1749) zu wesentlichen und bleibenden Ergebnissen. Eine intensive Beschäftigung mit dem menschlichen Wachstum setzte in der 2. Hälfte des vergangenen Jahrhunderts ein (QUETELET 1870, VIERORDT 1906, FREUDENBERG 1929 u. a.), blieb aber weitgehend von akademischem Interesse. Die erforderliche Vielzahl von Untersuchungen, die Monotonie der Messungen sowie die großen Streuungen der erhobenen Meßwerte bei Querschnittsuntersuchungen schränkten das Interesse an der Bearbeitung einer solchen Thematik erheblich ein.

Nach dem 2. Weltkrieg nahm die Beschäftigung mit den Gesetzmäßigkeiten des postnatalen Wachstums ständig zu, weil einerseits in den vom Kriege betroffenen oder in den wirtschaftlich schwach entwickelten Ländern das Wachstum der Säuglinge und Kinder ein empfindlicher Indikator für die Gesundheit und den Ernährungszustand der Bevölkerung ist, und weil andererseits sich in den entwickelten Industriestaaten Störungen des Gedeihens und des Wachstums einzelner Kinder häufig als erste Zeichen von allgemeinen Krankheiten bzw. angeborenen Stoffwechselleiden erwiesen (TANNER et al. 1966).

Die Wissenschaft vom Wachstum stand damit vor der Notwendigkeit, dem Arzt sichere Grundlagen zu erarbeiten, die nachfolgende Fragen mit einer praktisch ausreichend hohen Wahrscheinlichkeit richtig zu beantworten erlauben:

1. Ist die Größe dieses Kindes im Normbereich für sein Alter, Geschlecht, Land und die sozialökonomische Gruppe, aus der es stammt?
2. Ist die Wachstumsrate im letzten Jahr unter den bei 1. genannten Bedingungen normal gewesen?
3. Hat eine durchgeführte Behandlung eine Änderung der Wachstumsrate bei einem bestimmten Kind verursacht?
4. Entspricht seine Wachstumsrate über eine längere Zeit hin der Norm für sein Alter, Geschlecht, Land und die sozialökonomische Gruppe, der das Kind angehört?

Die zur begründeten Beantwortung dieser Fragen erhobenen Befunde sollen nachfolgend zusammengefaßt dargestellt werden. Damit treten die am Menschen gefundenen Gesetzmäßigkeiten im Kapitel „Wachstum" mehr als in anderen Abschnitten des Buches in den Vordergrund. Das hat auch deshalb sachliche Berechtigung, weil der Mensch hinsichtlich des Werdens seiner Gestalt am ausführlichsten untersucht worden ist.

1.1. Das foetale Wachstum

Die Darstellung der Physiologie des Wachstums soll hier mit der Beschreibung der Körpermaße erst von einer Altersstufe an beginnen, in der während des intrauterinen Lebens aus den Organanlagen weitgehend die endgültigen Organe geworden sind. Beim Menschen ist die embryonale Phase der Entwicklung um die 8. Gestationswoche (GW) abgeschlossen; zum gleichen Zeitpunkt beginnt die Foetalperiode, die sich bis zur Geburt erstreckt (NESBITT 1966). Bei den Säugetieren ist der Übergang von der embryonalen zur foetalen Entwicklungsperiode speziesabhängig different gefunden worden und darf keinesfalls in Analogie zum Menschen am Ende des ersten Fünftels der Gesamtgestationsdauer angenommen werden. Mit der Beschränkung auf den foetalen Abschnitt des intrauterinen Wachstums bleiben die Problemkreise der genetischen Informationsübertragung und der Induktion der Organentwicklung außerhalb der Betrachtung. Die mit diesen Begriffen umschriebenen Wissensgebiete geben die bei der Entwicklung des befruchteten Eies wirkenden Gesetzmäßigkeiten an und sind in den letzten Jahrzehnten so umfangreich geworden, daß selbst eine kurze Berücksichtigung wesentlicher Resultate hier nicht möglich ist. Es sei daher auf weiterführende Spezialliteratur verwiesen (HUNT 1966).

Die Untersuchung des foetalen Wachstums kann nur im Querschnitt erfolgen. Bei Querschnittserhebungen wird eine statistisch repräsentative Stichprobe einzelner Individuen aus einer Grundgesamtheit einmalig hinsichtlich des zu prüfenden Merkmals untersucht. Im Tierversuch erhält man die erforderliche Datenmenge durch operative Unterbrechung von Schwangerschaften im jeweils interessierenden zeitlichen Abstand vom Konzeptionstermin. Auf diese Weise wurde für zahlreiche Spezies die intrauterine Gewichtsentwicklung bestimmt (vollständige Zusammenstellung der älteren Literatur bei NEEDHAM 1931, Bd. 1). Naturgemäß war es weit schwieriger, für den Menschen repräsentative Daten zu erhalten, ist die Untersuchung doch hier auf über viele Jahre gesammeltes, gelegentlich anfallendes Material angewiesen, wobei dann häufig das genaue Gestationsalter von zur Untersuchung geeigneten Foeten unbekannt ist. Trotz dieser Schwierigkeiten sind auch die Gesetzmäßigkeiten des Wachstums während der menschlichen Foetalentwicklung weitgehend aufgeklärt worden.

1.1.1. Die Veränderungen der Körpermaße in der Foetalperiode

Die über die Körperlängenzunahme des Menschen im Foetalalter erhobenen Befunde hat SCHARF (1969) mittels einer Differentialgleichung approximiert:

$$\frac{dL}{dt} + a_2 L^2 + a_1 L = a_o \tag{1}$$

L = Länge in cm, t = Lunarmonate. Nach Berechnung der Koeffizienten unter Benutzung der empirisch gefundenen Daten erhält die Gleichung (1) die Form

$$L' + 0{,}014\,370\,102\,5 L^2 - 0{,}709\,156\,881 L - 0{,}929\,067\,653 = O \tag{2}$$

und die Lösung des passenden partikulären Integrals die Form

$$L(t) = 24{,}666\,1504 + 25{,}943\,1938 \tan 0{,}372\,936\,071 \\ \times (t - 4{,}921\,975\,66) \tag{3}$$

Demnach wird das foetale Längenwachstum des Menschen in der ersten Schwangerschaftshälfte näherungsweise quadratisch vom Gestationsalter abhängig gefunden, um jenseits des 5. Schwangerschaftsmonats (die Kurve durchläuft hier einen Wendepunkt) erst langsam und dann zunehmend rascher abzunehmen. Der Zeitpunkt der Geburt berührt diesen Entwicklungsgang nur passager: Die Abnahme der Wachstumsrate setzt sich noch bis zum 3. Lebensjahr fort. Im Prinzip folgen die übrigen untersuchten Säugetierspezies dem gleichen Gesetz foetalen Längenwachstums; lediglich die Konstanten der Gleichung (1) werden andere als die für den Menschen errechneten (SCHARF 1969). Die Absolutwerte sind der Abbildung 2 zu entnehmen.

KRÜGER (1972) hat die von SCHARF (1969) angegebene Gleichung kritisiert, insbesondere, weil sie für den 7. Foetalmonat auf vom wahren Längenwert abweichende Rechenergebnisse führt, die bis zu 6 cm betragen. Dieser Autor schlug daher vor, zur Beschreibung des foetalen Längenwachstums eine Exponentialfunktion zu benutzen, in der das Lebensalter lediglich als ein additives Glied auftritt. Der Grundvorgang des Wachstums besteht in einer Vermehrung der lebenden Substanz und stellt daher keinen eindimensionalen Vorgang, wie er sich im Längen-

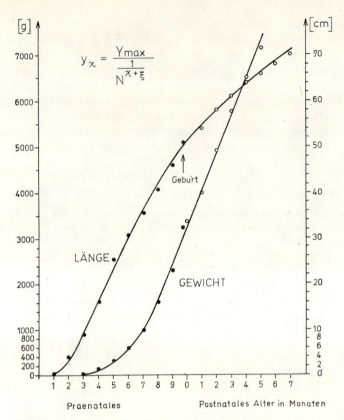

Abb. 2. Darstellung der Längen- und Gewichtszunahme des menschlichen Foeten und Säuglings mit steigendem Gestations- bzw. Lebensalter. Die Anordnung der Meßwerte (• bzw. ○) folgt einer Exponentialfunktion (durchgezogene Linie), die sowohl die Veränderung der Parameter im prae- wie auch im postnatalen Entwicklungsabschnitt zu beschreiben erlaubt. In der Gleichung bedeuten χ = Alter; y_χ = Dimension im Alter χ; Y_{max} = Maximaldimension bei unbegrenztem Wachstum; N = Geschwindigkeitskonstante; ξ = additiver Zeitwert (nach KRÜGER 1972).

wachstum, sondern einen mehrdimensionalen, wie er sich in der Gewichtszunahme widerspiegelt, dar. Eine Beziehung zwischen den 2 Dimensionen Länge und Gewicht kann mit Hilfe des einfachen Ansatzes

$$y = b \cdot x^a \qquad (4)$$

ausgedrückt werden, der durch Logarithmieren in die Form

$$\log y = \log b + a \cdot \log x \qquad (5)$$

überführbar ist. Da die Logarithmen von Länge und Gewicht menschlicher Foeten in einem Koordinatensystem aufgetragen eine Gerade ergeben, scheint die in Gleichung (5) angeführte Beziehung die wahren Verhältnisse richtig wiederzugeben. Damit ist aber der Faktor „Alter" als Bezugsgröße außerhalb der Betrachtung geblieben. Er wird als additives Glied in die Gleichung eingeführt und stellt ein Maß für die Krümmung der logarithmischen Wachstumskurve dar (s. Abb. 2). Die so gefundene Gleichung erlaubt das prae- und postnatale Wachstum — letzteres während der ersten Lebensmonate — mit Hilfe ein und derselben Funktion zu beschreiben. Die Gültigkeit der Gleichung auch für den ersten nachgeburtlichen Lebensabschnitt zeigt, daß die Gesetzmäßigkeiten des foetalen Wachstums beim Menschen über den Geburtstermin hinaus noch eine Zeitlang gültig bleiben.

Die Änderungen des Foetalgewichtes in Abhängigkeit vom Konzeptionsalter wurden für zahlreiche Spezies beschrieben (NEEDHAM 1931, BRODY 1945). Die Zusammenfassung dieser Daten erlaubt auch für die Gewichtsentwicklung der Foeten eine allgemeine Gleichung aufzustellen (HUGGETT und WIDDAS 1951):

$$W^{1/2} = a(t - t_o) \tag{6}$$

Dabei bedeuten: W = Körpergewicht in Gramm, t = Gestationsalter, t_o = Schnittpunkt der durch die Gewichtswerte gelegten Regressionsgeraden mit der Zeitachse (x-Achse) des Koordinatensystems. Die für die Berechnung des Gestationsalters nach Wägung des Foeten geeigneten Formeln lauten für einige Spezies:
Schaf:
$$W^{1/2} = 0{,}143(t - 36) \tag{7}$$

Kaninchen:

$$W^{1/2} = 0{,}20(t - 12) \tag{8}$$

(gibt erst von Gestationsmitte an eine praktisch brauchbare Approximation)
Maus:
$$W^{1/2} = 0{,}102(t - 8) \tag{9}$$

(gilt von acht Gestationstagen an)
Meerschweinchen:

$$W^{1/2} = 0{,}09(t - 16) \tag{10}$$

(gilt vom 15. Gestationstag an)
Mensch:

$$W^{1/2} = 0{,}063(t - 33) \tag{11}$$

(ergibt nur zwischen dem 40. und dem 180. Gestationstag (GT) eine gute Approximation. Nach diesem Alter zeigt die menschliche Gewichtskurve ebenso wie die der Längenentwicklung einen Wendepunkt. Das zeitliche Vorauseilen des Wendepunktes in der Längenkurve vor der des Gewichts wird durch die unterschiedlichen Dimensionen von Länge und Gewicht vorgetäuscht. Sobald statt des Gewichts der Wert $W^{1/3}$ benutzt wird, liegen beide Kurven beieinander.)

Die angeführten Formeln sind in letzter Zeit für einige Spezies noch präzisiert worden. Ausgehend von der Gleichung

$$W = a(t - t_o)^b \tag{12}$$

wurden für die Konstanten folgende Werte ermittelt (PAYNE und WHEELER 1969):

	$a \cdot 10^6$	t_o	b
Huhn (*Gallus domesticus*)	2,6	1,0	3,2
Maus (*Mus musculus*)	1,0	8,0	3,0
Meerschwein (*Cavia porcellus*)	0,6	15,0	3,0
Schwein (*Sus scrofa*)	0,9	19,0	2,9
Kuh (*Bos taurus*)	15,0	58,0	2,7
Affe (*Macaca mulatta*)	5,0	35,0	2,4
Mensch	7,0	41,0	2,7

Es ist auffällig, daß hier die Exponenten (b) im Gegensatz zu den Angaben von HUGGETT und WIDDAS (1951) um den Wert 3,0 liegen. Dieses „kubische Wachstumsgesetz" der Foeten, wie es von PAYNE und WHEELER (1969) formuliert wurde, ist mit dem Wachstumsgesetz von Tumoren identisch und stellt die mathematische Formulierung der Tatsache dar, daß die Gewichtszunahme der Foeten wie die der Tumoren durch die Transportrate von Nahrungsstoffen zum wachsenden Gewebe bestimmt wird. Nimmt man an, daß die Nahrungsstoffe dem Foeten in konstanter Menge pro Oberflächeneinheit zugeführt werden, so entsteht dadurch eine Gewichtszunahme, die dem kubischen Gesetz entspricht. Diese Übereinstimmung zwischen theoretischen und experimentellen Ergebnissen weist auf die große Bedeutung hin, die eine ungestörte und kontinuierliche Zufuhr von Nahrungsstoffen für das Foetalwachstum besitzt (s. auch S. 13).

In neuerer Zeit hat GOEDBLOED (1972) gegen die universelle Gültigkeit des kubischen Wachstumsgesetzes bei Warmblüterfoeten Bedenken geltend gemacht. Bei der Bestimmung des Volumens von Ratten- und Mäusefoeten fand er eine Beziehung zum Gestationsalter, welche sich am besten durch eine Exponentialfunktion beschreiben ließ. Interessanterweise kamen plötzliche Veränderungen der Wachstumsrate in utero zur Beobachtung, die dazu führten, daß die Exponenten der beschreibenden e-Funktion von einem zum anderen Tag geändert werden mußten. Die Voraussetzungen, unter denen es zu einem exponentiellen Wachstum des Volumens oder des Gewichts kommen kann, beschrieb GOEDBLOED (1972) folgendermaßen:

a) Jeder Abschnitt der Zelle verdoppelt sein Volumen in einer konstanten Zeit.
b) Es liegt eine konstante Dauer des Zellteilungszyklus vor.
c) Jede Zelle ist von einer gleich großen Menge Zwischenzellsubstanz umgeben.

Der Wechsel von einer konstanten Wachstumsrate zur anderen wird vermutlich in einer plötzlichen Veränderung der Steuerungsprozesse des Wachstums der Zellen begründet sein, über deren Mechanismen man im einzelnen bisher kaum etwas weiß.

Bei der Betrachtung der angeführten Gleichungen wird nicht unmittelbar deutlich, daß der Hauptzuwachs an Gewicht bei verschiedenen Spezies in unterschiedlichen Gestationsabschnitten liegt. So nimmt die foetale Maus relativ kontinuierlich während des gesamten intrauterinen Lebens an Körpergewicht (KG) zu, während die Ratte hauptsächlich im letzten Gestationsdrittel wächst. Dies führt dazu, daß die bei Geburt gegenüber der Maus vierfach schwerere Ratte nach 65% der Tragzeit noch leichter gefunden wird, als die vergleichsweise ebenso alten Mausfoeten (SCHUMANN 1969). Das dem Menschen hinsichtlich der praenatalen Gewichtszunahme ähnlichste Tier ist gemäß dem gegenwärtigen Wissensstand der Rhesusaffe (KERR et al. 1969a). Für diese Tierart wurden auch die Gewichte der Organe systematisch während der Foetalperiode bestimmt, die sich prinzipiell wie beim Menschen verhalten (KERR et al. 1969b). Über analoge Untersuchungen am Rind berichteten HUBBERT et al. (1972). Auf Einzelheiten soll hier nicht eingegangen werden; bei der Besprechung der Organfunktionen wird das Notwendige jeweils angegeben werden.

Die ersten Knochenkerne treten beim Menschen in kranio-kaudaler Abfolge auf: Zuerst werden die Knochenkerne der oberen Extremitäten und erst später die der unteren angelegt. Die wesentlichen Einzelheiten dieses Prozesses sind folgende (BLECHSCHMIDT 1960): Knochenkerne des Humerus, Radius und der Ulna werden im 2. Embryonalmonat angelegt gefunden, gefolgt von Finger- und Handwurzelkernen. Etwa im gleichen praenatalen Alter finden sich Femur-, Tibia- und Fibulakerne, aber erst zwischen dem 4. und 8. Foetalmonat Fußwurzel- und Zehenknochenkerne.

Die Untersuchung der Ossifikation bei neugeborenen Säugetieren (weiterführende Literatur bei GLASER 1970) ergab bei Affen der Gattung *Prosimiae* zur Geburt einen dem Menschen vergleichbaren Reifestand. Die *Ceropithecinae*, zu denen auch der Rhesusaffe gehört, sind bei Geburt im Verknöcherungsgrad weiter fortgeschritten als der Mensch. Etwa im gleichen Skelettreifungsalter befinden sich zum Zeitpunkt der Geburt verschiedene Primaten sowie Hund, Katze, Eisbär und Kaninchen. Demgegenüber hat das nestflüchtende Meerschweinchen am 1. Lebenstag (LT) bereits einen Stand der Verknöcherung seines Skeletts erreicht, der etwa dem eines 13jährigen Menschen entspricht (PETRI 1935). Durch den Vergleich des Zeitpunktes des Schlusses der Epiphysenfugen — beim Menschen tritt er am Ellenbogen nach dem 13. Lebensjahr auf — ist es möglich, zum Zweck systematischer Ossifikationsstudien vergleichbare Skelettreifungsphasen bei verschiedenen Tierarten zu bestimmen.

Von forensischer Bedeutung ist es, daß zwischen den Größenmaßen sowohl einiger Gesichtsknochen wie auch der ersten Hand- und Fußwurzelknochen und der Körperlänge — zwischen dem 3. und 10. Schwangerschaftslunarmonat — beim Menschen straffe Korrelationen bestehen, die zur Altersbestimmung benutzt werden können. Für diese Art Untersuchungen erwies sich die Maxilla als besonders geeignet (FAZEKAS und KÓSA 1967a, b).

Die Ausbildung des subkutanen Fettgewebes beginnt beim Menschen (WIDDOWSON und SPRAY 1951) sowie bei Ratte (SCHUMANN 1969) und Kaninchen (DAWKINS und HULL 1964) im letzten Drittel der Gestationszeit. Das Subkutanfett ist p.p. sowohl als Energielieferant (s. S. 64) wie auch für die Temperaturregulation (s. S. 63) der Neugeborenen verschiedener Spezies bedeutungsvoll (HULL 1975).

Während des praenatalen Wachstums verschieben sich die Anteile der Längen einzelner Körperteile an der Gesamtkörperlänge, die Proportionen. Am auffälligsten ist beim Menschen die relative Abnahme der Kopfhöhe, die am Ende des 2. Gestationsmonats die Hälfte, am termingerechten Schwangerschaftsende dagegen ein Viertel der Gesamtkörperlänge einnimmt. In der zwischen diesen Zeitpunkten liegenden Foetalperiode ändern sich die Körperproportionen nichtlinear mit dem Alter. Einzelheiten dieses komplizierten Entwicklungsmusters hat u. a. NEEDHAM (1931) beschrieben, worauf hier nur verwiesen werden kann.

1.1.2. Das foetale Wachstum steuernde oder beeinflussende Faktoren

Das Wachstum der Säugetierfoeten ist in der Hauptsache von den Implantationsbedingungen in utero, der Plazentagröße und -funktion, genetischen Faktoren und der Wirkung mütterlicher oder vom Foeten selbst produzierter Hormone abhängig.

Nach der Wanderung eines befruchteten Eies durch die Tuba uterina erreicht es das Cavum uteri, um sich bei verschiedenen Tieren nach unterschiedlich langer Zeit zu implantieren (Kaninchen nach 4, Schwein nach 10—21, Rind nach 8—35 Tagen, Pferd nach 2 Monaten; Literatur bei SCHMIDT 1968). In dieser Präimplantationsphase wird der Embryo nicht nur von dem in utero befindlichen Sekret ernährt, sondern dieses Sekret besitzt darüber hinaus spezifische, das spätere Wachstum des Foeten beeinflussende Eigenschaften. Verlängert man beispielsweise die Präimplantationsphase der Rattenkeime um einen Tag, so werden signifikant schwerere Jungtiere geboren.

Während die Östrogene die Sekretion der Endometriumsdrüsen und damit die Bereitstellung der Wirkstoffe steuern, führt das Progesteron zu der für eine beständige Implantation erforderlichen Ruhigstellung der Uterusmuskulatur. In der Zeit der Wanderung des Keimes durch die Tuben wird also die Uterusfunktion auf die Implantation eingerichtet; gleichzeitig entwickelt sich der Embryo während der Tubenpassage. Sobald der Keim in den Uterus eintritt, stellt sich heraus, bis zu welchem Grade endometriale und embryonale Entwicklung gleichweit fortgeschritten sind.

Geht die Entwicklung des Endometriums der des Embryos voraus, so pflegt dieser schließlich ausgestoßen zu werden; im umgekehrten Falle besteht eine höhere Wahrscheinlichkeit des Überlebens. Der Synchronisierungsgrad zwischen endometrialer und embryonaler Entwicklung ist weitgehend von einer termingerechten Tubenpassage abhängig; sie entscheidet über die Ausgangsbedingungen auch der foetalen Entwicklung.

Bei den Beuteltieren (*Marsurpalia*) ist ein vom dargestellten abweichender Entwicklungsgang festgestellt worden (BERGER 1966): Die sehr unreif geborenen Foeten hängen für Monate an den im Beutel befindlichen Zitzen. In dieser Laktationsperiode neuerlich befruchtete Eier entwickeln sich bis zur Blastozyste und bleiben in diesem Entwicklungsstadium stehen bis zum Ende der Laktationsperiode, bzw. solange sich ein lebender Foet im Beutel befindet. Sobald man diesen entfernt, nimmt die Embryonalentwicklung der Blastozyste im Uterus ihren Fortgang. Somit erweist sich die Länge der „Zeit der ruhenden Embryonalentwicklung" als von der Laktation gesteuert. Beim Tammar dauert diese Ruheperiode normalerweise 11 Monate. Der sie steuernde Mechanismus ist in seinen Einzelheiten noch nicht aufgeklärt worden.

Im Myometrium findet sich unter der Plazenta das die fortgeleiteten Uterusbewegungen verhindernde Progesteron angehäuft (NESBITT 1966). Dadurch wird das von Bewegungen ungestörte Wachstum der Plazenta möglich. Sie wiegt am Ende der menschlichen Embryonalperiode mit dem Embryo gleich viel und stimmt auch hinsichtlich des Gehaltes an Glykogen, Fett, Phosphor und Kalium mit dem Keim überein. Am Ende der termingerechten Schwangerschaft ist der Foet sechsmal so schwer wie die Plazenta; lediglich im Gehalt an Kalium und Natrium sind beide noch gleich.

In der Periode der relativen Gewichtsabnahme gegenüber dem Foeten wächst dieser normalerweise zum lebensfähigen Neonaten heran. Die Plazenta entwickelt im selben Zeitabschnitt die Fähigkeit, den Foeten mit allen zum Gedeihen des nun vergleichsweise großen Organismus notwendigen Stoffen zu versorgen. Eine ausführliche Darstellung der Plazentaphysiologie haben ASSALI et al. (1968a) gegeben, auf die verwiesen sei.

Wie unten ausgeführt werden wird, ist der Hauptenergielieferant für den Foeten die Glukose. Dieser Stoff wird aus dem mütterlichen Blut mit einem spezifischen Trägersystem durch die Plazentaschranke dem foetalen Kreislauf zugeführt (HUGGETT 1961). Da das Ausmaß dieses plazentaren Transports von der verfügbaren Plazentaoberfläche begrenzt wird, hängt die dem Foeten zugeführte Nährstoffmenge wesentlich von der Plazentagröße ab. Tatsächlich ließ sich auch zeigen, daß das Geburtsgewicht dem Plazentagewicht statistisch hochsignifikant korreliert ist (FALKNER 1966). Beim Meerschweinchen, welches einen Uterus bicornis besitzt, ist ein Einzelfoet in einem Horn verglichen mit zwei Foeten im anderen Horn nicht deshalb schwerer, weil das Einzeltier mehr Platz sich selbst zu entwickeln findet, sondern weil günstigere Wachstumsmöglichkeiten für die Plazenta bestehen. Die häufig unterschiedlichen Größen und Gewichte der Neugeborenen bei Mehrlingsschwangerschaften sind ebenfalls in der Hauptsache durch die differenten Größen der Plazenten begründet, wie FALKNER (1966) sehr überzeugend gezeigt hat.

Im Uterus bicornis der Ratte war die Anzahl der jeweils in einem Uterushorn wachsenden Foeten für deren KG in höherem Grade bedeutsam, als die Gesamtzahl der von einem Muttertier getragenen Früchte. Kam es im Laufe der Frühgestation zur Resorption von Foeten, so wurden schließlich die Tiere aus demjenigen Horn bei Geburt am schwersten und größten gefunden, in dem die meisten Resorptionen stattgefunden hatten. Hinsichtlich des Inserationsortes der Plazenten in den Uterushörnern war die Mortalität der Foeten in den unteren zwei Dritteln größer als im oberen Drittel. Über den gesamten Gestationsverlauf erwies sich das Gewicht der Foeten als abhängig von der Inserationsstelle der zugehörigen Plazenta im Uterushorn. Die in der Spitze des Horns sowie an dessen unterem Ausgang angesiedelten Foeten waren signifikant leichter als die in der

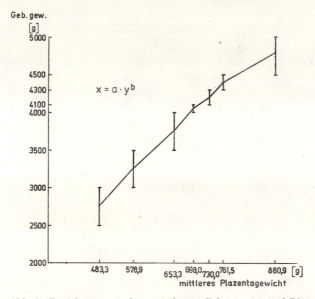

Abb. 3. Beziehung zwischen mittlerem Geburts- (y) und Plazentagewicht (x). Diese läßt sich durch die Gleichung $x = a \cdot y^b$ zum Ausdruck bringen (AHERNE und DUNNILL 1966), in der a einen Proportionalitätsfaktor und b die relative Wachstumsrate (angenähert 0,7) bedeuten. Die dargestellten Meßwerte stammen vom Menschen (KNAUS 1964).

Mitte befindlichen (BARR et al. 1970). Da die Durchblutung auf Grund der anatomischen Verteilung der Uterusgefäße durchaus nicht für alle Abschnitte der Uteruswand gleich groß gefunden wird, kann man ein geringeres Nährstoffangebot als Teilursache für die kleineren Plazenten in den schlechter gefäßversorgten Abschnitten des Rattenuterus ansehen, in deren Folge sich dann auch leichtere Foeten entwickeln (s. auch Abb. 3).

Die Bedeutung der Größe der Plazentadurchblutung auf der mütterlichen Seite für das Wachstum der Foeten ist durch Untersuchungen am Kaninchen während der letzten 4 GT deutlich geworden. In diesem Zeitabschnitt, dem 27.—31. GT, nimmt das Plazentagewicht nur noch geringfügig, vom 29. GT an überhaupt nicht mehr zu, während der Foet noch eine signifikante Gewichtszunahme erfährt. Dieses Phänomen kann durch die Tatsache erklärt werden, daß es nach dem 29. GT zu einer Steigerung der Plazentadurchblutung von seiten des mütterlichen Kreislaufs kommt. Das Ausmaß der Durchblutungsvergrößerung wurde streng mit der foetalen Wachstumsrate korreliert gefunden. Das foetale Wachstum wird also offenbar, sobald die Grenze des Plazentawachstums erreicht ist, durch den mütterlichen Organismus mit Hilfe der Steigerung der Plazentadurchblutung und damit indirekt durch die Vermehrung der an- und abtransportierten Stoffe reguliert (LEDUC 1972; s. auch S. 20). Außer der Plazentagröße spielt das Angebot an Nährstoffen, die über die Plazenta zum Foeten gelangen, eine wichtige Rolle für dessen Entwicklung. Unterernährung der Mütter führte in Deutschland nach 1943 zu einer Senkung des Geburtsgewichts; im besetzten Rotterdam fiel das mittlere Geburtsgewicht um 240 g, im belagerten Leningrad um 500 g (LENZ 1954). Umgekehrt sind die Kinder diabetischer Mütter größer und schwerer, als es der Norm entspricht.

Während die Bedeutung der Hormone für spezielle embryonale Differenzierungsprozesse — beispielsweise die Rolle des Testosterons für die Entwicklung der Genitalien — außer Zweifel steht, ist ihre Bedeutung für das foetale Körperwachstum umstritten. Dekapitation von Tierfoeten verschiedener Spezies führte keine Hemmung des Wachstums im Uterus herbei: so bei der Ratte (WELLS 1947, JOST 1962) und dem Kaninchen (JOST 1947). Bei Mäusefoeten war Zerstörung der Genitalien und der Hypophyse in utero mittels Röntgenbestrahlung des trächtigen Muttertieres ebenfalls von keiner Wachstumshemmung gefolgt (RAYNAUD und FRILLY 1947). Menschliche Anencephali werden bekanntlich bei Geburt häufig normal groß gefunden.

Alle diese Daten machten den Schluß wahrscheinlich, daß der Hypophyse und letzten Endes damit auch allen von ihr durch trope Hormone gesteuerten endokrinen Drüsen, wenn überhaupt, so nur eine geringe Bedeutung für das foetale Wachstum zukommt.

Allerdings wurden in den letzten Jahren von diesen Befunden auch abweichende Resultate vor allem an foetalen Schafen erhalten. Bei diesen Tieren führte die Elektrokoagulation der Hypophyse zu einer Reihe von Störungen der normalen Entwicklung, die um so ausgeprägtere Folgen zeitigten, je früher der Eingriff im Gestationsverlauf vorgenommen wurde. Die Versuchstiere blieben im Vergleich mit den Kontrollen in der körperlichen Entwicklung, besonders auffällig in der Epiphysenentwicklung der Knochen, zurück. Es kam ferner zu einer Hypoplasie der Nebennierenrinde, der Schilddrüse und der interstitiellen Zellen der Testes. Die Veränderungen waren von Störungen im Kohlenhydrat- (Abnahme des Leberglykogens und des Plasmaglukosespiegels) und Fettstoffwechsel (abnorme subkutane Fettanlagerungen) begleitet. Schließlich fanden sich Abweichungen in der Blutbildung. Es wäre durchaus überraschend, wenn alle diese Veränderungen nach Zerstörung der Hypophyse beim Foeten nur spezifisch für das Schaf sein sollten. Die Untersucher (LIGGINS und KENNEDY 1968) haben deshalb alle verfügbaren neueren Befunde gesammelt und verglichen; dabei ergab sich, daß bei der neugeborenen Ratte (Heggestad und Wells 1965) nach Hypophysenzerstörung in utero das Tibiawachstum ebenfalls verlangsamt gefunden wurde. Hypophysenlose Foeten des Menschen und von Nagetieren zeigten pathologische Veränderungen an den Nebennierenrinden, den Testes und der Schilddrüse (Jost 1966). Diese und weitere experimentelle Ergebnisse lassen es nicht mehr gerechtfertigt erscheinen, dem Endokrinium jede Bedeutung für das foetale Wachstum abzusprechen. Sie weisen vielmehr auf eine komplexe Funktion der Drüsen mit innerer Sekretion auch im Foetalleben hin, deren Einzelheiten künftig aufzuklären sein werden. Heggestad und Wells (1965) konnten den ersten direkten Beweis für die Wirkung des Wachstumshormons bei foetalen Ratten erbringen: Dekapitierte Foeten zeigten eine normale Tibialänge nach Injektion von Wachstumshormon, während unbehandelte dekapitierte Kontrolltiere zu kurze Unterschenkelknochen entwickelten.

Die in den Testes produzierten männlichen Sexualhormone wandeln den ursprünglich für beide Geschlechter gleichen Bau der inneren Genitalien zu dem für das männliche Individuum typischen um. Dieser Induktionsprozeß ist etwa im 3. Schwangerschaftsmonat beim Menschen zum Abschluß gekommen (Jost 1961): Die Ausbildung der männlichen Sexualorgane erfolgt unter der Einwirkung des vom Foeten selbst gebildeten Testosterons. Die Wirkung der Sexualhormone sah man lange als auf diese Frühphase der Foetalentwicklung beschränkt an. Neuerdings hat sich erwiesen, daß ihnen in der Spätgravidität noch einmal eine sehr wichtige Aufgabe zukommt, die allerdings mit der Regulation des Wachstums nichts zu tun hat und darum nur angedeutet werden soll:

Wird weiblichen Rattenfoeten gegen Gestationsende oder im Laufe der ersten 5 postnatalen LT (nicht mehr hingegen nach dieser Lebensperiode) Testosteronpropionat, also ein männliches Sexualhormon, einmalig injiziert, so werden die herangewachsenen Tiere steril gefunden. Sie zeigen keine Ovulationen, bilden keine Corpora lutea und weisen kein weibliches Sexualverhalten auf. Mit einem Anti-Androgen (Cyprosteron) gelang es bei männlichen Tieren, ein analoges Resultat zu erzielen. Demnach sind diese Sexualhormone für beide Geschlechter bei der Ratte im letzten Abschnitt des intrauterinen Wachstums sowie in den ersten postnatalen LT für die Prägung der normalen sexuellen Entwicklung von entscheidender Bedeutung, sowohl was die somatische Differenzierung wie auch das Sexualverhalten angeht (Literatur bei Hohlweg 1968, Dörner 1972).

Die Schilddrüse scheint auf die foetale Längenentwicklung des Menschen kaum von Einfluß zu sein. Der einzige pathologische Befund, der bei schilddrüsenlosen Neugeborenen erhoben wurde, ist eine retardierte Knochenkernbildung (Andersen 1966, Nathanielz 1975), die ja auch bei intrauterin hypophysektomierten und dadurch eine Schilddrüsenhypoplasie ausbildenden Schafen gefunden wurde. Needham (1931) stellte die älteren experimentellen Daten über die Beeinflußbarkeit des foetalen Wachstums durch Temperatur-, Licht- und Röntgenstrahleneinwirkung zusammen, worauf an dieser Stelle verwiesen sei.

Eine möglicherweise genetische Steuerung des intrauterinen Wachstums läßt sich erst anhand der Geburtsgewichte diskutieren und soll daher nachfolgend besprochen werden.

1.2. Die somatische Entwicklung zum Zeitpunkt der Geburt

Die Foetalperiode endet mit der Geburt. Beim Menschen beträgt die normale Schwangerschaftsdauer, gerechnet vom 1. Tag der letzten Menstruation, 281 bis 282 Tage, also von der Konzeption an im Mittel 269 Tage. Da die gleichen Dauern schon HIPPOKRATES bekannt waren (alte Angaben bei HALLER 1776 Bd. 8), kann man schließen, daß sich die Schwangerschaftszeit beim Menschen im Gegensatz zu manchem anderen somatischen Merkmal in den letzten Jahrtausenden nicht geändert hat (KNAUS 1964).

Die Länge der Gestation einiger Tiere in Tagen von der Konzeption an gerechnet (NEEDHAM 1931) ist in Tabelle 1 angegeben.

Tabelle 1. Die Gestationszeit und die Geburtsgewichte einiger Tierspezies (NEEDHAM 1931)

Spezies	Gestationsdauer in Tagen	Geburtsgewicht in Gramm
Schimpanse (*Trogladytes niger*)	260	1000
Macacus (*Macacus sinicus*)	160—210	480
Löwe (*Felis leo*)	105	1000
Wolf (*Canis lupus*)	61	250
Bär (*Ursus arctus*)	240	1500
Maus (*Mus musculus*)	21	1,6
Ratte (*Mus rattus*)	21	5
Kaninchen (*Lepus caniculus*)	30	70
Meerschweinchen (*Cavia cobaia*)	63	120
Schaf (*Ovis aries*)	150	4000
Pferd (*Equus caballus*)	330—350	40000—70000
Elefant (*Elephas indicus*)	615—628	240000

1.2.1. Die Körpermasse des Neugeborenen

Das menschliche Neugeborene kann zu früh, termingerecht oder übertragen zur Welt kommen. Lebensfähige Frühgeborene werden nach einer Gestationszeit von 29—36 Wochen mit einer Scheitel-Steiß-Länge von 24—31 cm oder Schädel-Fersen-Länge von 37—47 cm bei einem KG von 1000—2499 g geboren. Der biparietale Schädeldurchmesser beträgt dann 6,8—8,8 cm. Kinder mit noch kürzerer Gestationszeit (21—28 Wochen) mit einem Gewicht von 500—999 g werden als immature Frühgeborene bezeichnet; ihre Überlebenschancen sind gegenwärtig noch gering.

Als termingerecht geborene Kinder gelten solche, die nach 37—40 Wochen (oder mehr) mit einer Scheitel-Steiß-Länge von 31—35 cm (Scheitel-Fersen-Länge 47—50 cm) bei einem KG über 2500 g — im Mittel zwischen 3000 und 3400 g — geboren werden. Der biparietale Schädeldurchmesser solcher Kinder beträgt 8,8—9,7 cm, im Mittel 9,25 cm (NESBITT 1966).

In jüngster Zeit ist es üblich geworden, vor der Benutzung geeigneter Normwerttabellen zu dem Ist-Gewicht des Neugeborenen einen Korrekturfaktor zu addieren, der entsprechend dem KG der Mutter in der Schwangerschaftmitte sowie ihrer Körpergröße aus Tabellen entnommen werden kann. Da zwischen Größe und Gewicht der Mutter und des Neugeborenen eine straffe Korrelation besteht, macht es sich erforderlich, diesen Gegebenheiten Rechnung zu tragen.

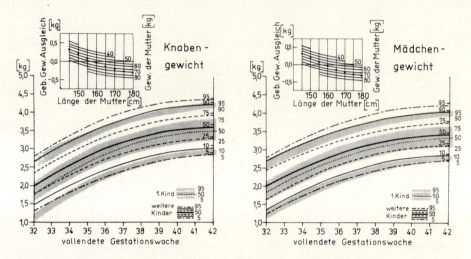

Abb. 4. Das Geburtsgewicht von Knaben und Mädchen in Abhängigkeit vom Gestationsalter getrennt für das 1. Kind und die weiteren Kinder (in Perzentilen). Um das richtige Sollgewicht zu finden, ist zu dem jeweils in der unteren Kurvenschar aufgesuchten Geburtsgewicht für ein bestimmtes Gestationsalter ein Geburtsgewichtsausgleich zu addieren bzw. zu subtrahieren, dessen Größe vom Gewicht und der Körperlänge der Mutter in der Schwangerschaftsmitte abhängt. Der Geburtsgewichtsausgleich kann in der oberen Kurve abgelesen werden. Fehlen Angaben über das Gewicht in der Schwangerschaftsmitte, so wird die Körperlänge der Mutter sowie der mit • gekennzeichnete, jeweils zugehörige Gewichtswert zur Bestimmung der Korrektur benutzt (nach TANNER 1970).

Es scheint nicht mehr berechtigt, für die Neugeborenen großer und kleiner Mütter jeweils die gleichen Normgeburtsgewichte zur Bestimmung der Abweichung des Ist- vom Soll-Gewicht zu verwenden. Nomogramme, mit deren Hilfe der aus den mütterlichen Maßen zu bestimmende Korrekturfaktor entnommen werden kann, wurden von TANNER (1970) mitgeteilt (s. Abb. 4).

Neugeborene verschiedener Rassen weisen unterschiedliche Geburtsgewichte auf. Beispielsweise fanden FREEMAN et al. (1970) amerikanische Negerkinder von der 28. bis zur 46. GW für beide Geschlechter leichter, als die der kaukasischen Rasse zugehörigen der Vergleichsgruppe. Da im allgemeinen in den USA die Negerkinder einer anderen sozialökonomischen Schicht als die weißen Kinder angehören, wurde in FREEMANs Untersuchungen besondere Sorgfalt bei der Auswahl der Säuglinge in bezug auf ihre Zugehörigkeit zu vergleichbaren sozialökonomischen Gruppen verwendet.

Eindeutige Gewichtsunterschiede bestehen bei Geburt zwischen den Geschlechtern. Etwa von der 34. GW an werden Knaben schwerer als Mädchen gefunden, so daß in der 42. GW 3600 g (Knaben) 3450 g (Mädchen) gegenüber stehen (50. Perzentile; TANNER 1970). Bei Negerkindern finden sich diese Gewichtsunterschiede zwischen den Geschlechtern ebenfalls (FREEMAN et al. 1970).

In den letzten zehn Jahren hat sich die Aufmerksamkeit zunehmend einer Gruppe von Neugeborenen zugewandt, die etwa ein Drittel aller dem Gesetz nach Frühgeborenen (bei Geburt unter 2500 g KG) ausmachen und die nach einer mehr oder weniger normalen Gestationszeit geboren wurden (BUTLER und BONHAM 1963, RAUTENBACH und HOEPFFNER 1974). Solche Kinder sind für ihr Gestationsalter zu klein und werden darum im angloamerikanischen Schrifttum als „small for dates" bezeichnet. Diese Bezeichnung gilt für alle Kinder, deren Geburtsgewicht unter der zweifachen Standardabweichung vom für ihre Gestationsdauer gültigen mittleren Gewicht liegt (OUNSTED und OUNSTED 1966). Über mögliche Ursachen dieses bemerkenswerten Phänomens wird unter 1.2.2. zu berichten sein.

In vielen termingerechten Würfen von Tierarten, die üblicherweise Mehrlingsschwangerschaften austragen, finden sich einige Neugeborene, deren Gewicht sich außerhalb der zweifachen Standardabweichung vom mittleren NeugeborenenNormgewicht der entsprechenden Spezies befindet und die darum als echte Small-for-dates im Sinne der oben gegebenen Definition angesehen werden dürfen (eigene Beobachtungen). Bei zahlreichen Labortieren sind diese für ihre Gestationsdauer zu leichten Neonaten häufig zu finden.

Von klinischer Bedeutung ist es, die Reife eines bestimmten Säuglings nach der Geburt festzustellen, da von dem Ergebnis einer solchen Befunderhebung diagnostische und therapeutische Maßnahmen abhängen können. Darüber hinaus kann die Prognose quod vitam sive sanationem vom wirklichen Gestationsalter des Neugeborenen beeinflußt sein. Die Verfahren, die eine Reifebestimmung erlauben, sind zahlreich und in jüngster Zeit hinsichtlich ihrer Leistungsfähigkeit miteinander verglichen worden (CASAER und AKIYAMA 1970, v. BERNUTH und v. HARNACK 1971, FINNSTRÖM 1972). Diese Autoren sind sich darüber einig, daß eine zuverlässige Reifediagnostik nur durch die Kombination mehrerer Verfahren möglich ist. v. HARNACK und v. BERNUTH (1971) empfehlen, außer den Angaben der Mutter über den vermutlichen Zeitpunkt des Schwangerschaftsbeginns das Gewicht, die Länge, den Kopfumfang, die Knochenkernentwicklung der unteren Extremität, die somatischen Reifezeichen, neurologische Daten über den Stand der Reflexentwicklung und schließlich die Nervenleitungsgeschwindigkeit des Neugeborenen zu benutzen und stellen alle diese Daten in Form eines Diagramms dar. Gesunde früh- oder termingerecht geborene Kinder lassen mit Hilfe verschiedener diagnostischer Methoden das ihrem Entwicklungsstand entsprechende Gestationsalter erkennen, wogegen fehlentwickelte Kinder bei einigen der oben genannten Parameter andere als dem wirklichen Alter entsprechende Entwicklungsstufen anzeigen. Am sichersten erlauben das richtige Gestationsalter zu bestimmen: die äußeren Reifezeichen, der Kopfumfang sowie Reflex- und Nervenleitungsgeschwindigkeitsentwicklung.

FARR et al. (1966) haben 11 Symptome geprüft, die sich als äußere Reifezeichen zur Bestimmung des Gestationsalters besonders eignen. Diese Symptome können jeweils hinsichtlich des Grades ihres Auftretens mit bis zu 4 Punkten gewertet werden. Die Addition der insgesamt erreichten Punktzahlen von allen Symptomen führt dann auf eine Maßzahl, die in der 28. GW 15 und in der 42. GW 34 beträgt. Über die Reflexentwicklung bzw. die altersabhängige Zunahme der Nervenleitungsgeschwindigkeit wird auf S. 386 und S. 376 berichtet werden. Die Formen der neurologischen Reifediagnostik sind jedoch entweder apparativ aufwendig, oder sie setzen beim untersuchenden Arzt eine ausreichende Spezialerfahrung in der Beurteilung frühkindlicher Reflexe voraus. Sie werden daher bei Reifebestimmungen in geburtshilflichen Abteilungen etwas in den Hintergrund treten.

Die Genauigkeit in der Bestimmung des Gestationsalters, die durch die Kombination der verschiedenen Methoden erreicht wird, beträgt $\pm 2-3$ Wochen. Es steht kaum zu erwarten, daß die Reifediagnostik mit den bisher verwendeten Verfahren noch verfeinert werden kann. Ob und in welchem Maße künftig hämatologische Methoden hier einen Fortschritt bringen, bleibt abzuwarten. Eine eingehende Diskussion der Ursachen der Genauigkeitsgrenze der gegenwärtigen Reifediagnostik gaben CASAER und AKIYAMA (1970).

1.2.2. Den Reifezustand bei Geburt beeinflussende Faktoren

Untersuchungen am Menschen zeigten eine Zunahme des Geburtsgewichts und der Körperlänge mit wachsender Schwangerschaftsdauer bis zur 40. GW. Nach dieser Zeit wächst das KG noch bis zur 44. Schwangerschaftswoche weniger rasch weiter an, während die Körperlänge im Mittel bereits kleiner gefunden wird. Bei den jenseits der 44. GW geborenen Säuglingen wird dann auch ein geringeres Geburtsgewicht beobachtet als bei den vor der 44. Woche entbundenen (HOSEMANN 1952). v. HARNACK (1964) stellte die auf die Länge und das Gewicht bei Geburt Einfluß nehmenden Faktoren tabellarisch zusammen (s. Tabelle 2). Unter ihnen sind die Schwangerschaftsdauer und das Plazentagewicht in ihrer Wirkung auf das KG des Neugeborenen besonders bedeutungsvoll, weil sie das Ausmaß der foetalen Ernährung bestimmen (s. S. 15). Für die Tatsache, daß Knaben bei Geburt schwerer sind als Mädchen, hat sich bisher keine sichere Begründung finden lassen. Dagegen darf man das höhere Geburtsgewicht zweit und später geborener Kinder auf die besseren Inserations- und Wachstumsmöglichkeiten der Plazenta im Uterus bei Zweit- und Mehrfachgraviden zurückführen, wobei mit den vergleichsweise besseren Ernährungsmöglichkeiten des Foeten auch sein Geburtsgewicht zunimmt. Daß kleinwüchsigen Eltern auch leichtere Kinder geboren werden, ist Ausdruck der genetischen Steuerung der Körpergröße, worüber im Zusammenhang mit den Gesetzmäßigkeiten der Steuerung des postnatalen Wachstums noch zu berichten sein wird (s. S. 28). Schließlich bleibt die soziale Lage nicht ohne Einfluß auf das Geburtsgewicht. Soweit sozial ungünstig gestellte

Bevölkerungsschichten unter chronischer Mangelernährung leiden, ist ein geringes Angebot an Nahrungsstoffen auch Ursache eines niedrigen Gewichts der Neugeborenen. Man wird daneben aber komplexe und im einzelnen noch wenig untersuchte Faktoren, wie Arbeitsbelastung der Gravida u. ä., ursächlich beteiligt finden.

Tabelle 2. Geburtsgewicht und -länge beeinflussende Faktoren
(v. HARNACK 1964)

Länge und Gewicht bei Geburt sind		
erniedrigt	wenn	erhöht
kurz	Schwangerschaftsdauer	lang
niedrig	Plazentagewicht	hoch
weiblich	Geschlecht	männlich
Erstgeborene	Geburtennummer	zweite u. folgende Geburt
klein	Eltern	groß
ungünstig	soziale Lage	günstig

1.3. Das postnatale Wachstum bis zum Beginn der Pubertät

Um aus der statistischen Bearbeitung von Meßwerten, die zur Beschreibung der körperlichen Entwicklung gewonnen werden können, verläßliche Schlüsse ziehen zu können, ist es erforderlich, diese Daten unter reproduzierbaren, standardisierten und praktisch leicht zu handhabenden Bedingungen zu erheben. Die Erfüllung solcher Forderungen ist von entscheidender Bedeutung, werden doch Wachstumsgesetzmäßigkeiten häufig erst nach der Aufarbeitung großer Reihen von über viele Jahre fortgesetzten Untersuchungen erkennbar. Nachfolgend werden deshalb einige methodische Hinweise gegeben, die TANNER (1962) zu verdanken sind. In dessen Monographie können gegebenenfalls weitere Einzelheiten nachgelesen werden.

Zur *Bestimmung der Körperlänge* sind geeichte Maßstäbe zu verwenden. Bis zum vollendeten 2. Lebensjahr werden die Probanden liegend, danach stehend gemessen. Vergleichbare Ergebnisse erhält man nur bei Messungen zur gleichen Tageszeit — hauptsächlich wegen der Erschlaffung der Bänder und des Einsinkens des Fußgewölbes werden im Stehen gemessene Kinder abends kleiner gefunden —, wobei Fersen, Gesäß und Hinterkopf die Meßlatte berühren sollen. Der Blick des Probanden soll geradeaus gerichtet sein: Äußerer Gehörgang und unterer Orbitalrand verlaufen beim stehenden Kind auf einer horizontalen Linie, am liegenden auf einer senkrechten. *Gewichtsbestimmungen* sind nur bei Benutzung geeichter Balkenwaagen verläßlich; Federwaagen geben nach längerem Gebrauch zu hohe Werte. Gleiche Tageszeit und vergleichbare Kleidung der Kinder — bis zum 2. Lebensjahr werden sie grundsätzlich nackt gewogen — müssen beachtet werden.

Umfänge von Thorax, Abdomen und Extremitäten werden mit einem geeichten Bandmaß ermittelt. Wichtig ist es, bei verschieden alten und entsprechend auch verschieden großen Kindern vergleichbare Abstände von Bezugspunkten für die Umfangsmessungen zu wählen.

Zur *Bestimmung des Skelettalters* (ACHESON 1966) werden Röntgenaufnahmen unter Standardbedingungen angefertigt, die neben Aussagen über Zahl und Zugehörigkeit bestimmter Knochenkerne auch eine Ausmessung ihrer Größe erlauben. Die Röntgenbilder werden mit Standardaufnahmen in Atlanten verglichen und gestatten damit das Skelettalter zu finden (s. auch S. 27). Die Bedingungen, die zur Herstellung von mit einem Atlas vergleichbaren Röntgenaufnahmen führen, müssen dem jeweiligen Werk entnommen werden. Gebräuchliche Atlanten sind die von GREULICH und PYLE (1959), TANNER und WHITEHOUSE (1959) sowie TANNER et al. (1962) publizierten.

Der *Quantifizierung der Fettgewebsentwicklung* dient die Bestimmung von Hautfaltenstärken. Es ist dies eine sehr anfällige Methode, die nur bei Messung an immer der gleichen Hautpartie zu brauchbaren Resultaten führt. Mit „weicher" Röntgenstrahlung unter Standardbedingungen aufgenommene Unterschenkelphotogramme lassen im Weichteilschatten Muskulatur und Subkutanfett unterschiedlich schattendicht erscheinen und erlauben das direkte Ausmessen der Fettgewebsschichtdicke (TANNER und WHITEHOUSE 1962). Besonders in der Präpubertät und Pubertät entwickeln sich die *Körperproportionen* geschlechtsdifferent. Maße wie die der Hüft- und Schulterbreite sowie vom Schädel abgreifbare Distanzen werden mittels geeichter Meßzirkel gewonnen.

Solche unter standardisierten Bedingungen erhobenen Daten werden mit Hilfe mathematisch statistischer Methoden analysiert. Welches Verfahren für eine konkrete Analyse zur Anwendung kommen muß, hängt von den statistischen Eigenschaften einer Meßwertreihe ab, die wiederum durch die Art und Weise ihrer Erhebung bestimmt werden. So können Daten von Probanden zur Auswertung kommen, die nur einmal in einer bestimmten Altersstufe untersucht wurden, wie z. B. die Werte der Körperlänge von Schulkindergruppen. Diese sog. Querschnittsuntersuchungen umfassen oft große Probandengruppen, und die Meßwerte erfüllen die Forderung nach Unabhängigkeit der Daten voneinander im Sinne der mathematischen Statistik. Normwerttabellen sind zumeist auf der Grundlage von Querschnittsuntersuchungen aufgestellt. Die Bearbeitung der Daten kann in diesem Falle gemäß den klassischen Regeln der Statistik erfolgen, wobei der einzuschlagende Weg neben dem Stichprobenumfang von der Verteilung der Meßwerte der Stichprobe abhängt. In großen Stichproben folgen z. B. Körperlängen- und -breitenmaße angenähert einer GAUSS-Verteilung. Die Fettgewebsentwicklung läßt sich durch eine logarithmische Normalverteilung approximieren und kann daher leicht in eine GAUSS-Verteilung transformiert werden.

Die Meßwerte von Stichproben kleineren Umfangs sind häufig nicht normal verteilt und bedürfen daher der Bearbeitung mit parameterfreien Verfahren, wie sie von SIEGEL (1956) oder WEBER (1961) zusammengestellt worden sind.

Schwieriger gestaltet sich die Bearbeitung von nicht voneinander unabhängigen

Meßwerten, die bei den sog. Längsschnittuntersuchungen erhalten werden. Sobald der entwicklungsbedingte Zuwachs eines Parameters am gleichen Probandenkollektiv über Jahre verfolgt wird, sind die Meßwerte zu verschiedenen Lebensjahren nicht mehr statistisch voneinander unabhängige Größen, da der Zustand jedes Kindes in der Stichprobe zu einem gegebenen Zeitpunkt den Zustand zu einem späteren Zeitpunkt beeinflussen wird. Obwohl die zur Auswertung notwendigen Trendanalysen aufwendige Verfahren darstellen (TANNER 1951, CHURCHILL 1966), bleibt diese Form der Datengewinnung für die Entwicklungsphysiologie doch von großer praktischer und theoretischer Bedeutung, weil sie die altersabhängige Wachstumsrate jedes Meßwertes zu berechnen erlaubt, was auf Grund von Querschnittsuntersuchungen nur näherungsweise möglich ist (TANNER 1962).

Bei viele Jahre umfassenden Untersuchungsreihen, in denen immer die gleichen Kinder wieder gemessen werden sollen, entstehen im Laufe der Zeit fast stets Lücken im Untersuchungsmaterial, die dann durch bis dahin nicht untersuchte Probanden aufgefüllt werden müssen, damit sich die Stichprobe nicht über Gebühr verkleinert. Andererseits lassen sich bei den auf Einzelmessungen basierenden Querschnittsuntersuchungen häufig keine ausreichend großen Probandenzahlen für alle Altersstufen finden, so daß einzelne Kinder in verschiedenem Alter mehrmals innerhalb einer Serie untersucht werden. Bei beiden Verfahrensweisen resultieren gemischte Längs-Querschnittsuntersuchungen, die ebenfalls statistischer Bearbeitung zugänglich sind, so daß keineswegs die Notwendigkeit besteht, aus gemischten Untersuchungsreihen im Interesse der statistischen Bereinigung des Urmaterials bestimmte Meßwerte zu eliminieren (TANNER 1951).

Die Darstellung von Wachstumsgrößen erfolgt üblicherweise in Form von Perzentilkurven, die auch für den praktizierenden Arzt den Vorteil der Anschaulichkeit haben. Sie werden gewonnen, indem die jedem untersuchten Altersabschnitt zugrunde liegenden Einzelmeßwerte einer Untersuchungsgruppe der Größe nach geordnet werden. Die Mitte der so erhaltenen Zahlenreihe (50% aller Zahlen sind größer und 50% kleiner als dieser Wert) ist der Median oder die 50. Perzentile. Die x. Perzentile ist dadurch zu finden, daß x% aller Zahlen unter der 50. Perzentile bzw. 100−x% über der 50. Perzentile aufgesucht werden. Die Zuordnung der Meßwerte einer Untersuchungsreihe zu ihren Perzentilen ist nicht an eine bestimmte statistische Verteilung der Daten gebunden und kann auch bei kleiner Meßwertanzahl erfolgen. Das Verfahren hat den Nachteil, daß Perzentilangaben sich nicht für eine weitere statistische Analyse eignen (CHURCHILL 1966). In der Praxis wird ein Überschreiten der 1. bzw. 99. Perzentile für das jeweilige kalendarische Alter den Verdacht auf eine Wachstumsstörung aufkommen lassen. Schließlich weisen gleiche Perzentile in den Größen- und Gewichtsmaßen auf ein proportioniertes Wachstum hin; höhere Gewichts- als Größenperzentile werden dicke, kleinere magere Kinder aufweisen. Vom 2. Lebensjahr an werden die gewonnenen Perzentilwerte im allgemeinen über die ganze Wachstumsperiode beibehalten, die damit charakteristisch für ein bestimmtes Kind sind (v. HARNACK 1964; über die Darstellung der Blutdruckentwicklung in Perzentilen s. S. 263).

1.3.1. Die Körperlänge

Gemäß den Abbildungen 5a und 5b verläuft die postnatale Längenentwicklung bei Knaben und Mädchen prinzipiell gleichartig: Im ersten Lebensjahr nimmt die Körperlänge mehr als im 2. zu und erfährt dann bis zum Pubertätsbeginn ein stetiges Anwachsen. Während dieses Entwicklungsganges weichen die Perzentilkurven zunehmend auseinander. Betrachtet man den jährlichen Längenzuwachs,

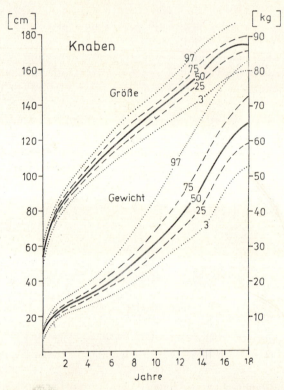

Abb. 5a. Größen- und Gewichtsentwicklung bei Knaben in Mitteleuropa in Perzentilen (nach v. HARNACK 1964).

so ergibt sich eine Übereinstimmung der Verläufe für beide Geschlechter bis zum Beginn des Pubertätswachstumsschubes, der in Mitteleuropa jetzt bei den Mädchen im Durchschnitt mit 9 Jahren, bei den Jungen mit 11 Jahren einsetzt (MARCUSSON 1961, v. HARNACK 1964).

Bei Eskimokindern beginnt der Wachstumsschub später: mit 12,5 Jahren bei den Mädchen und mit 13,5 Jahren bei den Jungen (HELLER et al. 1967). Diese Kinder haben auch eine geringere Wachstumsrate als eine Vergleichsgruppe weißer nordamerikanischer Probanden. Die Körpergröße im Vorschul- und Schulalter ist sowohl in Europa (GOLDFELD et al. 1965) wie auch in Afrika (KPEDEKPO 1970) von der sozialökonomischen Gruppe abhängig, der die Kinder zugehören. Die Körpergröße entwickelt sich darüber hinaus bei in der Stadt und auf dem Lande aufwachsenden Kindern verschieden: Landkinder sind in Ghana bereits im 6. Lebensjahr um 2—3 cm kleiner als Stadtkinder. Dieser Unterschied besteht bei beiden Geschlechtern bis zum 13. Lebensjahr. Für ältere Kinder fehlen die Vergleichswerte. Bei den europäischen Kindern ist der Unterschied in der Längen-

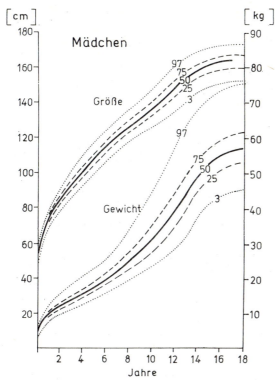

Abb. 5b. Größen- und Gewichtsentwicklung bei Mädchen in Mitteleuropa in Perzentilen (nach v. HARNACK 1964).

entwicklung zwischen Stadt- und Landkindern weniger ausgeprägt, aber nach wie vor signifikant (MARCUSSON 1961, GOLDFELD et al. 1965).

Daten über die Abhängigkeit der Körpergröße der Kinder verschiedener sozialökonomischer Gruppen wurden insbesondere von TANNER (1962) publiziert. Er konnte zeigen, daß das postnatale Längenwachstum um so mehr verzögert wird, je niedriger die Einkommensverhältnisse der Familie sind, aus der ein Kind stammt. Bereits mit 6 Lebensjahren sind Kinder aus wirtschaftlich schwachen Familien kleiner und leichter als die aus besser gestellten Gruppen. Dieser Entwicklungsrückstand wird bis zur Pubertät nicht aufgeholt, so daß die Jugendlichen auch endgültig kleiner als die der Vergleichsgruppe bleiben. Die diesen Befunden zugrunde liegenden Untersuchungen wurden in England vorgenommen.

Das Längenwachstum von Frühgeborenen vollzieht sich im Laufe des ersten Lebensjahres wie das der Reifgeborenen. Je unreifer die Kinder geboren werden, umso ausgeprägter ist der Abstand zwischen ihrer Wachstumskurve im Vergleich zu der der termingerecht geborenen Säuglinge über den gesamten Verlauf des ersten Lebensjahres. Die geringere Körperlänge unreifer Kinder wird während des ersten Lebensjahres nicht in der Weise aufgeholt, daß sie an die Körperlänge der Normalkinder herankäme. Vielmehr vergrößert sich die Differenz noch und beträgt schließlich mit einem Jahr etwa 4 cm. „smallfordates" zeigen im ersten Lebensjahr ein proportioniertes Längenwachstum, behalten aber wie die Frühgeborenen einen Längenrückstand, der im Alter von einem Jahr noch nicht aufgeholt ist (BABSON 1970).

1.3.2. Das Körpergewicht

Die Absolutwerte des KG nehmen beim Menschen im ersten Lebensjahr rascher als in den nachfolgenden Jahren zu. Bis zum 6. Lebensjahr sind die mittleren jährlichen Gewichte für beide Geschlechter gleich. Der mittlere Gewichtszuwachs vom 6. bis zum 7,5. Lebensjahr wird für die Mädchen und etwa vom 7,5. bis zum 9. Jahr für die Knaben größer gefunden als jeweils für die Kinder des anderen Geschlechts (s. Abb. 5a, b). Eine Beziehung zwischen dem KG und der Länge, der ROHRER-Index (Gewicht:Länge^3), darf als ein Maß der Körperfülle während des Wachstums gelten. Je größer der Index ist, umso fülliger ist ein bestimmtes Individuum, je kleiner, umso schlanker. Der Index nimmt bei Knaben im 1. und 2. Lebensjahr Werte über 2,0 an, vom 4.—8. Jahr 1,56—1,24, um in der Zeit der Pubertät (10.—18. Lebensjahr) mit um 1,2 relativ konstant zu werden (v. HARNACK 1964). Wie aus diesen Werten hervorgeht, lassen sich Perioden der Fülle und Streckung im Mittel nicht finden. Die Veränderung des ROHRER-Index im Laufe der Wachstumsperiode ist vielmehr deutlicher Ausdruck für die Abnahme der relativen Fülle jenseits der ersten zwei Lebensjahre.

Wie die Längen-, so weist auch die Gewichtsentwicklung zahlreiche Besonderheiten bei den verschiedenen Spezies auf. So erfahren junge Mäuse einen Wachstumsschub zum Zeitpunkt des postnatal gelegenen Augenöffnens, Ratten um die Zeit der Pubertät.

Eine eingehende theoretische Erörterung der Gewichtsentwicklungstypen hat v. BERTALANFFY (1951) versucht. Dieser Autor konnte zeigen, daß sowohl die S-förmigen Wachstumskurven der Säugetiere (der Wendepunkt der Kurve liegt etwa bei einem Drittel des Endgewichts) wie auch die Wachstumskurven von Muscheln und Fischen, die ohne Wendepunkt durch allmähliches Abflachen den Endwert erreichen, sich durch eine Differentialgleichung approximieren lassen:

$$\frac{\mathrm{d}g}{\mathrm{d}t} = \eta \cdot g^n - k \cdot g^m \tag{13}$$

Die Gleichung sagt aus, daß die Veränderung der Körpermasse g durch die Differenz von aufbauenden ($\eta \cdot g^n$) und abbauenden ($k \cdot g^m$) Prozessen beschrieben werden kann. η und k stellen die Auf- und Abbaukonstanten der jeweiligen Spezies dar; n und m machen deutlich, daß die Auf- und Abbauprozesse Potenzfunktionen des KG sind. Verhalten sich die Abbauvorgänge dem KG proportional, was zumeist der Fall sein wird, so nimmt m den Wert 1 an. Damit wurde eine Hypothese, die das körperliche Wachstum als ein sich ständig änderndes Fließgleichgewicht versteht, der experimentellen Nachprüfung zugänglich.

1.3.3. Die Skelettentwicklung

Die Entwicklung der Epiphysen, Knochenkerne und Zähne erfolgt in einer nicht umkehrbaren Reihenfolge, weshalb durch die Analyse geeignet aufgenommener Röntgenogramme ein weiterer Einblick in die Gesetzmäßigkeiten der körperlichen Entwicklung gewonnen werden kann. Bemerkenswerterweise ist die Bestimmung des Skelettalters anhand der Röntgenbilder eines Kindes durch Vergleich mit entsprechenden Bildern aus einem Standard-Atlas nicht so unproblematisch, wie es bei oberflächlicher Betrachtung erscheint. Genaugenommen gibt es kein für eine bestimmte Altersgruppe als normal anzusehendes Röntgenogramm beispielsweise der Handwurzelknochenkerne, sondern die Bilder im Atlas werden nur mehr oder weniger den zu testenden näherkommen. Darüber hinaus kann ein Testbereich, wie der der Handwurzelknochen, beim gleichen Kind von einem Jahr zum anderen eine dem Atlasbild entsprechende Entwicklung durchlaufen, während z. B. gleichzeitig die Kniegelenksepiphysen desselben Kindes in einem Kalenderjahr nur ein halbes Jahr in der Skelettreifung vorangekommen sind (ACHESON 1966). Besonders anachronistisch gestaltet sich das Knochenwachstum, sobald längere Krankheiten auftreten; in einem solchen Falle können für die verschiedenen Epiphysen ein und desselben Individuums beim Vergleich mit dem Atlas um Jahre auseinanderliegende Reifestadien ermittelt werden (PYLE et al. 1948). Um diese Schwierigkeiten zu umgehen, haben verschiedene Forscherkollektive ein Bewertungssystem für das erste Auftreten und die Weiterentwicklung von Knochenkernen und Epiphysen eingeführt (Einzelheiten und Literatur bei ACHESON 1966). In diesem System wird jedem Ossifikationszentrum nach Maßgabe des aktuell erreichten Entwicklungsstandes eine Zahl zugeordnet, z. B.: Knochenkern nicht angelegt = 0, erste Verkalkung = 1 usw. Die so gewonnenen Maßzahlen verschiedener Verknöcherungszonen werden addiert und ergeben einen Wert, der in Relation zu dem von Erwachsenen erreichten Endwert als Maß für die Skelettreifung angesehen werden kann.

Grenzen und Aussagekraft beider Verfahren, dem Atlas-Vergleich und der zuletzt genannten Addition von Wichtungszahlen, wurden von ACHESON (1966) ausführlich diskutiert. Für den Arzt wird die Atlas-Methode die leichter zu handhabende bleiben (v. HARNACK 1964); für die Forschung hat das Additionsverfahren wesentliche Vorteile. Beginn und Ende der Verknöcherung verschiedener Skelettabschnitte können Tabellen u. a. in den Röntgenatlanten von Caffey (1950), Schmid und Weber (1955) und einer Arbeit von Shock (1966) entnommen werden.

Erste Anlagen der Verknöcherung entwickeln sich beim Menschen nach keinem übersichtlichen Prinzip. Sie folgen vielmehr, beginnend mit den Hand- und Fußwurzelknochen, einem unregelmäßigen Muster, in dem korrespondierende Skelettabschnitte einmal der unteren, dann wieder der oberen Extremität zeitlich vorangehen. Die Verknöcherung beginnt bei Mädchen eher als bei Knaben. Arbeiterkinder einer nordamerikanischen Großstadt zeigten gegenüber Probanden aus begüterteren Einkommensschichten eine verzögerte Skelettreifung (Acheson 1966).

Untersuchungen über die Skelettentwicklung von Säugetieren und anderen Tiergruppen wurden bisher kaum unternommen (s. S. 11). Angaben über die Zahnentwicklung werden auf S. 331 gemacht.

1.3.4. *Das Wachstum bis zur Pubertät beeinflussende Faktoren*

Acheson (1966) teilte die das Skelettwachstum beeinflussenden Faktoren in zwei Kategorien ein: 1. die im wachsenden Subjekt und 2. die außerhalb des Subjekts gelegenen. Die anschließende Darstellung folgt dieser Einteilung.

Die Geschlechtszugehörigkeit des wachsenden Kindes bestimmt neben dem Zeitpunkt der verschiedenen Stufen des Skelettwachstums auch den Entwicklungsgang der Körperlänge und schließlich (s. S. 30) die Entstehung der geschlechtsspezifischen Körperproportionen. Man darf daher annehmen, daß Gene der Geschlechtschromosomen den Wachstumsverlauf steuern. Diese sind aber zweifellos nicht die einzigen das Wachstum beeinflussenden Gene: Garn et al. (1963) fanden zum Zeitpunkt des Auftretens der Epiphysenkerne und auch im Schluß der Epiphysenfugen jeweils eine Übereinstimmung bei den verschiedengeschlechtlichen Angehörigen einer Familie.

Während die Wachstumshormone einen steuernden Einfluß auf das Längenwachstum der Knochen ausüben (Andersen 1966), wurde die wichtige Rolle des Schilddrüsenhormons für eine normale Epiphysenausbildung sowohl bei der Ratte (Simpson et al. 1950) wie auch beim Rhesusaffen (Lusted et al. 1953) nachgewiesen. Beim normal großen menschlichen Neugeborenen fand man verzögertes Auftreten der Knochenkerne bei kongenitaler Schilddrüsenaplasie. Während das Schilddrüsenhormon für das normale praenatale Längenwachstum offenbar kaum von Wichtigkeit ist (Andersen 1961), kommt es postnatal bei unbehandelten Fällen von Hypothyreoidose schließlich zu einer Fehlbildung der Epiphysen und retardiertem Längenwachstum. Alle diese Effekte fehlenden oder mangelnden Thyroxins entstehen einerseits durch den komplexen Angriff des Hormons im Eiweiß- (Wilkins und Fleischmann 1946), Fett- (Wilkins 1962) und auch im Wasser- und Mineralstoffwechsel (Wayne 1960). Andererseits wirkt Thyroxinmangel über die Ausschaltung von Androgenen und Östrogenen, die für das Wachstum während der Pubertät hauptsächlich bedeutungsvoll sind (Gallagher et al. 1960, Fishman et al. 1962).

Unter den äußeren, das Wachstum beeinflussenden Faktoren steht für die menschliche Biologie die Unterernährung weitgehend an erster Stelle (Acheson 1966). Chronischer Eiweißmangel führt zu einer Verlangsamung des Skelettwachstums (Jones und Degan 1956, Massé und Hunt 1963). Der Wachstumsrückstand fehlernährter gegenüber normal ernährten Kindern kann bei längerdauernder Schädigung häufig später nicht mehr aufgeholt werden. In den europäischen Staaten sind Entwicklungsrückstände vielfach krankheitsbedingt, wobei kurze Krankheiten, auch wenn sie von nachhaltiger Gewichtsabnahme begleitet sind, zumeist ohne nennenswerten Einfluß auf das Längenwachstum bleiben. Durch längere Krankheit verursachte Wachstumsrückstände werden nach der Genesung normalerweise rasch aufgeholt (Tanner 1962).

1.4. Die somatische Entwicklung während der Pubertät

Die Pubertät beginnt bei den Kindern der gemäßigten Klimazonen für die Mädchen um das 9. und für die Jungen um das 11. Lebensjahr mit einem Anstieg der Körperwachstumsrate und endet mit dem Erreichen der endgültigen Länge zwischen dem 16. und 18. Jahr bei den Mädchen und dem 18. und 20. Lebensjahr bei männlichen Jugendlichen. Eine monographische Darstellung der mit dem Pubertätswachstum verbundenen somatischen Veränderungen veröffentlichte Tanner (1962). Ausführliche Angaben finden sich außerdem bei Falkner (1966) und Hagen (1967).

1.4.1. Die Körperlänge

Abbildung 5b zeigt bei den Mädchen vom 9. Lebensjahr an einen steileren Verlauf der Körperlängenkurve als in dem diesem Alter vorausgehenden Abschnitt; einen analogen Befund weist die Längenkurve der Jungen vom 11. Lebensjahr an auf (s. Abb. 5a). Die Kurven erreichen um das 16. Lebensjahr bei den weiblichen und um das 18. bei den männlichen Jugendlichen Sättigungswerte. Die Wachstumsgeschwindigkeit nimmt bei den Mädchen um das 9. bis 12. Lebensjahr zu, um anschließend steil abzufallen; die entsprechenden männlichen Altersstufen liegen um das 11. bis 13. Lebensjahr. Beide Geschlechter beginnen den Pubertätswachstumsschub etwa bei gleicher Körperlänge. Das Maximum der Wachstumsgeschwindigkeit tritt für die verschiedenen Körperabschnitte in einer relativ konstanten Reihenfolge auf. Zuerst wachsen die Füße, ihnen folgen Längenzunahmen der Unter- und Oberschenkel. Etwa vier Monate später wachsen die Hüften und nachfolgend der Thorax in die Breite. Die Länge des Stamms und die Tiefe des Thorax vergrößern sich anschließend, gefolgt von der Längenzunahme von Hand, Unter- und Oberarm. Zwischen dem Maximum des Bein- und Rumpflängenschubes liegt etwa ein Jahr. Da das Ausmaß von Hüft- und Schulterbreitenwachstum geschlechtsdifferent verläuft, bilden sich zur Pubertät die wesentlichen Gestaltsmerkmale der Geschlechter heraus. Das frühere Einsetzen des Wachstumschubes bei den Mädchen ist Ursache dafür, daß sie zwischen dem 11. und 15. Lebensjahr länger als die Jungen gefunden werden. Der später einsetzende und intensivere Schub der Jungen führt nach dem 15. Lebensjahr zur größeren endgültigen Körperlänge der Männer gegenüber der erwachsener Frauen (Literatur bei TANNER 1962).

Einige Säugetiere zeigen ebenfalls einen Pubertätswachstumsschub, andere dagegen nicht (über Einzelheiten s. BRODY 1945).

1.4.2. Das Körpergewicht

Die Körpergewichtsentwicklung nimmt für beide Geschlechter einen der Längenentwicklung analogen Gang (s. Abb. 5a, b), folgt dieser aber in einem Abstand von etwa 6 Monaten. Die Gewichtsentwicklung ist für beide Geschlechter mit dem Ende der Längenentwicklung nicht gleichzeitig abgeschlossen, vielmehr dauert es häufig noch Jahre, bis das relativ stabile KG des jugendlichen Erwachsenen erreicht ist.

Über die Gewichtsentwicklung bei Säugetieren in der Pubertät sei wegen der Vielfältigkeit der speziesdifferenten Befunde ebenfalls auf BRODY (1945) verwiesen.

1.4.3. Die Skelett- und Weichteilentwicklung

Die Reihenfolge des das Wachstum beendenden Schlusses der Epiphysenfugen ist für Jungen und Mädchen gleich: Beginnend am Ellbogen folgen der distale Humerus sowie der proximale Radius und die proximale Ulna. Ein bis zwei Jahre später schließen sich die Epiphysenfugen am Knie und distalen Radius, an der distalen Ulna und dem proximalen Humerus und zuletzt zwischen dem 18. und 24. Lebensjahr bei Männern die Ringepiphysenfugen der Wirbelkörper. Damit kommt das Längenwachstum zum Abschluß: im Mittel bei Mädchen mit $16^3/_{12} \pm {}^{13}/_{12}$, bei Jungen mit $17^9/_{12} \pm {}^{10}/_{12}$ Jahren.

Ein Teil des geschlechtsspezifischen Gestaltwandels während der Pubertät kommt durch die unterschiedliche Entwicklung der Weichteile zustande. Zwar findet sich bei den Mädchen auch schon vor der Pubertät ein etwas reichlicheres Unterhautfettgewebe; die für beide Geschlechter charakteristische Fettgewebsverteilung bildet sich aber erst zur Zeit der Pubertät aus. Der raschen Unterhautfettgewebszunahme der Mädchen vom 9. Lebensjahr an geht die der Jungen noch bis etwa zum 13. Lebensjahr parallel. Anschließend nimmt das Subkutanfett bei den Knaben bis zum 15. Lebensjahr ab, während das der Mädchen weiter zunimmt. Der zeitliche Vorsprung der weiblichen Fettgewebsentwicklung wird vom männlichen Geschlecht nicht eingeholt (PAŘÍZKOVÁ 1963).

Die Ausbildung der für die Geschlechter charakteristischen Fettverteilung an den Unterschenkeln wurde von TANNER (1962) beschrieben: Bei Mädchen wird ein geringes Dickenwachstum der Tibia von einem medial im Verhältnis zu lateral stärkeren Unterhautfettgewebszuwachs begleitet, während bei Jungen ein ausgeprägteres Tibiadickenwachstum, verbunden mit einer geringen und medial wie lateral gleichen Subkutanfettzunahme, stattfindet. Normwerte für die Entwicklung des Subkutanfettes über die Gesamtperiode der Postnatalentwicklung des Menschen gaben TANNER und WHITEHOUSE (1962) an.

1.4.4. Die Geschlechtsorgane

Die Gewichtszunahme der Ovarien beginnt zwischen dem 8. und 9. Lebensjahr und leitet die Pubertätsentwicklung der Genitalien der Mädchen ein. Monate später nimmt auch der Uterus an Gewicht und Größe zu. Zwischen dem 10. und 11. Lebensjahr entwickelt sich die bis dahin ruhende Brustdrüse zur Knospenbrust, und die Schambehaarung wird deutlich. Um das 12. Lebensjahr kommt es zur ersten, noch anovulatorischen Blutung, der Menarche, 1—2 Jahre später erstmals zum ovulatorischen Zyklus. Diese Pubertätsveränderungen führen um das 17. Lebensjahr zum Zustand des jugendlichen Erwachsenen und haben damit einen relativen Abschluß erreicht.

FRISCH und REVELLE (1970) konnten an einem größeren Material zeigen, daß früh bzw. spät in den Wachstumsschub eintretende Mädchen jeweils ihre Menarche bekommen, sobald sie ein Gewicht um 47,5 kg und eine Körperlänge zwischen 156 und 160 cm erreicht haben. Die früh mit dem Wachstumsschub beginnenden Mädchen gelangen damit auch eher in den Bereich des Menarchegewichts, langsamer wachsende später. Auf Grund von an der Ratte über mögliche Ursachen des Pubertätsbeginns ausgeführten Untersuchungen (KENNEDY und MITRA 1963) scheint es gerechtfertigt anzunehmen, daß von einem bestimmten KG an eine Stoffwechselveränderung eintritt, die eine Sensibilitätssenkung des Hypothalamus für die Östrogenwirkung zur Folge hat. Damit wird eine höhere Sexualhormonausschüttung induziert, die zur Menarche führt. Ein kritisches KG könnte bei Vorliegen eines solchen Mechanismus auslösend für alle nachfolgenden Reaktionen werden.

Während die Reihenfolge der Pubertätsveränderungen der Geschlechtsorgane stereotyp festliegt und auch, wie am weitgehend identischen Menarchealter von Müttern und Töchtern sowie von Zwillingsschwestern zu erkennen ist, genetisch und geschlechtsgebunden gesteuert wird, hat im statistischen Mittel großer Populationen eine deutliche Vorverlegung des Zeitpunktes der ersten Regel im Laufe der letzten 100 Jahre in Europa stattgefunden. 1840 lag das Menarchealter bei 17, 1900 bei 15, 1950 bei 13,5 und liegt gegenwärtig bei etwa 12 Lebensjahren (TANNER 1962). Die Vorverlegung der Reifung der Genitalien in den letzten 100 Jahren ist damit ein wichtiges Teilphänomen der sog. Akzeleration (s. S. 33).

Die Knaben weisen als erste Pubertätsveränderung der Genitalien um das 10. Lebensjahr eine Gewichtszunahme der Testes auf und gleichzeitig eine Zunahme des Querschnitts der Tubuli contorti. Etwa ein halbes Jahr später nehmen Penisumfang und -länge zu, und um das 12. Lebensjahr zeigt sich erste Schambehaarung. Mit etwa 14 Jahren werden Stimmbruch, Bartflaum auf der Oberlippe und Axillarbehaarung gefunden. Alle diese Umgestaltungsprozesse führen zwischen dem 18. und 20. Lebensjahr zum Zustand des jugendlichen Erwachsenen, nachdem die ersten reifen Spermien bereits um das 15. Lebensjahr beobachtet wurden (NOWAKOWSKI 1959, TANNER 1962).

1.4.5. *Die Steuerung des Wachstums in der Pubertät*

Die endogene Steuerung des Wachstums zur Zeit der Pubertät erfolgt genetisch und hormonal.

Geschwister- und Zwillingsuntersuchungen haben die genetische Steuerung der Entwicklungsgeschwindigkeit deutlich werden lassen (weiterführende Literatur bei TANNER 1962 und HUNT 1966). So fand sich bei Geschwistern und noch deutlicher bei eineiigen Zwillingen sowie bei Müttern und Töchtern eine Übereinstimmung im Menarchealter. Die Untersuchung des Menarchetermins in einer größeren Population erwies die Daten statistisch normal verteilt, was nach TANNER (1962) als ein Hinweis auf das Vorliegen einer genetischen Steuerung dieses Zeitpunktes angesehen werden muß. Ähnliche mathematische Beziehungen gelten für das Entwicklungstempo wie auch für die Knochenkernentwicklung.

Die Wirksamkeit der den Pubertätsbeginn und -verlauf und die Wachstumsgeschwindigkeit steuernden Gene nimmt im Laufe der postnatalen Entwicklung zu, so daß die Kinder mit steigendem Alter ihren Eltern ähnlicher werden. Die Korrelationskoeffizienten zwischen elterlicher und kindlicher Körpergröße steigen von Jahr zu Jahr — und zwar ausgeprägter zwischen Müttern und Töchtern sowie Vätern und Söhnen als zwischen Müttern und Söhnen bzw. Vätern und Töchtern. Diese Befunde legen den Schluß nahe, die steuernden Gene in gewissem Umfange als geschlechtsgebunden anzusehen.

Unter den Hormonen, die ihre Wirkung während des Pubertätswachstums besonders entfalten, spielt das Somatotropin des Hypophysenvorderlappens (HVL) nicht die wichtigste Rolle. Der Plasmaspiegel dieses Hormons fällt am Ende des ersten Lebensjahres auf die für den Erwachsenen typischen Werte und steigt während der Pubertät nicht wieder an (GREENWOOD et al. 1964). Man darf annehmen, daß die an der Ratte gefundene Förderung des Epiphysenknorpelwachstums durch das Somatotropin auch beim Menschen während der Pubertät weiterbesteht und somit das Längenwachstum der Knochen durch dieses Hormon stimuliert wird (KAPLAN und SHIMIZU 1963).

Das Thyroxin der Schilddrüse bleibt demgegenüber auch während des Pubertätswachstums besonders bedeutungsvoll. Die universale Wirkung des Hormons auf die Zahl der Mitochondrien in verschiedenen Geweben sowie auf die Christae in den Mitochondrien mit der daraus resultierenden Einflußnahme auf mehr als fünfzig Enzymsysteme (TAPLEY 1964) führt zu einer Beeinflussung auch der Steroidausscheidung. Die Sexualhormone entfalten während der Pubertät ihre wesentlich prägenden Eigenschaften. Die Androgene werden bei den Jungen in den LEY-

DIGschen Zellen der Testes sowie in der Nebennierenrinde (NNR) gebildet, bei den Mädchen in Ovar, NNR und auch in der Leber (SOUTHREN et al. 1965). Die Hormone werden unter dem Einfluß der entsprechenden tropen Hormone des HVL ausgeschüttet und finden sich schon im Serum der Kleinkinder (FITSCHEN und CLAYTON 1965).

Vor Beginn des Pubertätswachstumsschubes fangen Ovar und NNR bzw. Testes und NNR an zu wachsen, und der Urinspiegel der 17-Ketosteroide (eines Abbauproduktes der Androgene) steigt bei beiden Geschlechtern an. Damit beginnen die Androgene, ihre Wirkung auf das Wachstum in der Pubertät zu entfalten: Wachstum der Knochen und schließlich Schluß der Epiphysenfugen sowie die Zunahme der Körpermuskulatur sind Folgen der Androgenwirkung bei Jungen und Mädchen. Bei den Knaben wirken die Androgene zusätzlich auf die Umgestaltung der Genitalien, wie oben beschrieben wurde. Die Entwicklung der Körperbehaarung und das Wachstum des Larynx stehen ebenfalls unter ihrem steuernden Einfluß.

Die in den Ovarien und den NNR gebildeten Östrogene stimulieren gleichfalls das Längenwachstum der Knochen und den Schluß der Epiphysenfugen. Die Wirkung dieser Hormone im Lipoidstoffwechsel führt zu der für das weibliche Geschlecht typischen Verteilung des Unterhautfettgewebes (s. auch S. 30). Schließlich kontrollieren die Östrogene die Entwicklung der Genitalien und sekundären Geschlechtsmerkmale der Mädchen (ANDERSEN 1966).

Dieses genetisch und hormonal gesteuerte Pubertätswachstum wird durch äußere Faktoren modifiziert. Mangelernährung führt sowohl durch das kalorische Defizit wie auch durch Vitaminmangel zu einer Wachstumsverlangsamung und schiebt den Zeitpunkt des pubertären Wachstumsschubs hinaus. In der Pubertät befindliche, mangelernährte Mädchen bekommen die Menarche später. Mit den Ernährungsverhältnissen hängt es nur teilweise zusammen, daß Kinder aus Familien mit niedrigem Einkommen im statistischen Mittel drei Monate später als Kinder, die unter guten Einkommensverhältnissen aufgewachsen sind, in die Pubertätswachstumsphase eintreten und die Menarche bekommen (TANNER 1962). Für diese Einkommensklassenunterschiede im Wachstum der Kinder sind zweifellos im einzelnen noch unaufgeklärte, komplexe Ursachen auch psychischer Natur mitverantwortlich, sind doch Kinder in Dauerheimen gegenüber Familienkindern im statistischen Mittel ebenso in der körperlichen Entwicklung verlangsamt (MARCUSSON 1961, ARLT 1966).

Systematische Untersuchungen über das Wachstum größerer Populationen haben gezeigt, daß die Wachstumsgeschwindigkeit auch in der Pubertät jahreszeitlichen Schwankungen unterliegt: Von Ende März bis Anfang August werden 55—57% der jährlichen Längenzunahme erreicht; die Gewichtszunahme erfolgt hauptsächlich im Herbst und Winter (TANNER 1962). Die Ursachen für diese Schwankungen sind ebenso wenig bekannt wie die der sog. Akzeleration. Man versteht darunter die Tatsache, daß beispielsweise 10-jährige Knaben heute im Mittel länger gefunden werden als vor 30 Jahren (s. auch S. 118). Dieses aktuelle Problem ist ein Spezialfall des allgemeinen Phänomens des Wachstumstrends. Die endgültige Körperlänge des Menschen war im Laufe der vergangenen Jahrhunderte und Jahrtausende verschieden. Die gegenwärtige Längenzunahme, die Vorverlegung des Wachstumsschubes und der Menarche um Monate bis Jahre begann etwa um 1830. Als mögliche Ursachen werden Veränderungen im Ernährungsregime (Kriegs- und Hungerzeiten haben den steigenden Trend in den betroffenen Ländern jeweils unterbrochen) ebenso wie komplexe Veränderungen der sozialen Umwelt diskutiert. Eine befriedigende Erklärung hat sich bisher nicht finden lassen.

2. Der Energiewechsel im wachsenden Organismus

Die Veränderung der chemischen Zusammensetzung des Organismus während seines Wachstums, die in der morphologischen Differenzierung der Organe von den frühesten Embryonalstadien an ihren sichtbaren Ausdruck findet, geht mit energetischen Umwandlungen zeitlich parallel: Der Stoffwechsel während des Aufbaues und der Erhaltung des Organismus setzt Energie frei oder benötigt sie. Lange vor der Entdeckung des Prinzips von der Erhaltung der Energie (MAYER 1842) war man an den Eigenschaften der Stoffe interessiert, die für die Aufrechterhaltung des Lebens von Organismen unerläßlich sind. SANCTORIUS (1614) stellte dem Gewicht des erwachsenen Menschen und seiner Exkrete dasjenige der von ihm im Laufe eines Jahres aufgenommenen Nahrungsstoffe gegenüber und fand zwischen beiden eine Differenz, die als in der Perspiratio insensibilis begründet erkannt wurde. Erst nachdem 1757 von BLACK festgestellt wurde, daß Tiere in der Atemluft CO_2 ausscheiden, und 1775 PRIESTLEY zeigen konnte, daß der von ihm entdeckte Sauerstoff jene Substanz ist, die gleichermaßen die Verbrennung wie auch über die Atmung das Leben unterhält, war der Weg zur Einsicht in die Ursache der tierischen Wärmebildung frei geworden. LAVOISIER (1777) erkannte sie als durch Oxidation von im Blute des Tieres vorhandenen Stoffen verursacht, wobei ein Teil der dabei frei werdenden Kohlensäure bzw. Wassermenge wieder ausgeschieden würde. Quantitative Bestimmungen der O_2-Aufnahme des erwachsenen Menschen in verschiedenen Versuchssituationen führten LAVOISIER bereits dicht an jene Erkenntnisse über den Energiewechsel des Menschen heran, die über 100 Jahre später von RUBNER (1902) und ATWATER (1904) gewonnen wurden und Grundlage unseres heutigen Verständnisses der Energetik des lebenden Organismus sind.

Eine Zusammenstellung der älteren Befunde über den Gas- und Energiewechsel während des Embryonal- und Foetallebens gab NEEDHAM (1931): So fand SPALLANZANI (1803) als erster, daß Vogeleier Gase aufnehmen und abgeben. BOYLE (1669) beschrieb als Resultat eines seiner zahlreichen Versuche über die Folgen zunehmenden Vakuums für die Lebensäußerungen: „Ich gab Fliegeneier in einen evakuierten (leeren) Behälter: es entstanden keine Würmer aus ihnen" und gab damit die Notwendigkeit des Sauerstoffs für die Entwicklung im Ei erstmalig an. Erst SCHWANN konnte 1834 den Befund BOYLES endgültig experimentell bestätigen. PREYER (1885) fand an teilweise mit Asphalt überzogenen Hühnereiern, daß etwa 50% der Schalenoberfläche ungehinderten Kontakt mit der

Atmosphäre haben müssen, wenn ein ungestörtes Gedeihen des Embryos erreicht werden soll. Am gleichen Versuchsobjekt stellten POTT und PREYER (1882) fest, daß befruchtete wie unbefruchtete Eier im Laufe der normalen Bebrütungsperiode (21 Tage) einen Gewichtsverlust von 19,6 bzw. 18,5% erfahren, der linear mit der Bebrütungszeit verknüpft ist und durch einen Wasserverlust verursacht sein muß, der nicht davon abhängt, ob sich im Ei der Embryo entwickelt. Die gleichen Untersucher fanden im Laufe der zweiten und dritten Bebrütungswoche jeweils eine Verdopplung des vom Ei abgegebenen CO_2-Volumens. 3,032 Liter CO_2 produziert ein sich entwickelndes Hühnchen im Ei während der 21 Tage dauernden normalen Bebrütungszeit (BOHR und HASSELBALCH 1900, 1903). Die im gleichen Entwicklungsabschnitt aufgenommene Sauerstoffmenge wurde von POTT und PREYER (1882) ebenfalls erstmalig bestimmt. In den ersten Jahrzehnten dieses Jahrhunderts wurden die Kenntnisse über den Energiewechsel im wachsenden Organismus insbesondere dadurch vervollständigt, daß nun alle Entwicklungsstufen systematisch untersucht wurden.

Der allgemeine Zusammenhang zwischen energieverbrauchenden und -freisetzenden Prozessen im Organismus wurde u. a. von SCHRIEFERS (1965) angegeben. Die während des Stoffwechsels freiwerdende Energie F ist ständigen Veränderungen unterworfen (ΔF), die sich als Differenz zwischen der freien Energie der Reaktionsprodukte und der freien Energie der Ausgangssubstanzen definieren läßt. ΔF besitzt unter Standardbedingungen die konstante Größe ΔF^0. Zwischen ΔF und ΔF^0 besteht die Beziehung:

$$\Delta F = \Delta F^0 + R \cdot T \cdot 2{,}3 \log \cdot \frac{[C] \cdot [D]}{[A] \cdot [B]} \tag{14}$$

wobei R die allgemeine Gaskonstante (1,98 cal $\cdot$ mol^{-1} $\cdot$ Grad^{-1}), T die absolute Temperatur, $[C]$ und $[D]$ die Konzentrationen der Reaktionsprodukte sowie $[A]$ und $[B]$ die der Ausgangssubstanzen sind. Die Änderung der Konzentrationen miteinander reagierender Stoffe in den Zellen führt also zwangsläufig zu einer Veränderung der freiwerdenden Energiemenge ΔF. Der Gesamtenergiewechsel (G) des jeweiligen Lebewesens wird durch das Zeit-Integral über den Stoffwechsel aller Zellen des entsprechenden Organismus beschrieben:

$$G = \int F \, \mathrm{d}t \tag{15}$$

Je nachdem, ob man die im Laufe des Wachstums im Körper eines bestimmten Organismus gespeicherte Energie, den „Energiegehalt", untersucht, oder ob die aktuell freigesetzte Energie (ΔF), der Energieumsatz, bestimmt werden soll, ergeben sich zwei verschiedene methodische Zugänge.

a) *Untersuchungen in der kalorischen Bombe* (TANGL 1903)

Sie dienten der Bestimmung des Energiegehaltes eines Organismus auf bestimmter Entwicklungsstufe. So führt beispielsweise die Verbrennung des Gesamtinhaltes von fertilen Hühnereiern an verschiedenen Bebrütungstagen zu Einsichten über die Menge der im Laufe der Entwicklung gespeicherten Energie.

(b) Untersuchungen des Gaswechsels und der Wärmeabgabe (BENEDICT 1926)

Zur Bestimmung des Energieumsatzes sowohl von isolierten Organen oder Zellkulturen wie auch vom lebenden intakten Untersuchungsobjekt, sei es im Ei, wie bei Embryonen und Foeten eierlegender Spezies, oder im Laufe der postnatalen Entwicklung, lassen sich Sauerstoffaufnahme, CO_2-Abgabe sowie Wärmebildung messen. Aus der experimentellen Bestimmung des Gaswechsels allein ist ebenfalls nach indirektem Verfahren eine Einsicht in die Wärmeproduktion des Organismus zu erhalten, da das kalorische Äquivalent für die Hauptnahrungsstoffe bei Verbrauch von 1 l O_2 bekannt ist und auf das jeweils aktuell verbrannte Nahrungsgemisch aus dem Verhältnis von abgegebenem CO_2 zu aufgenommenem O_2-Volumen (respiratorischer Quotient, RQ) geschlossen werden kann (KÜNZER 1954). Lediglich bei Säugetierfoeten macht die Bestimmung des Energieumsatzes mit Hilfe des Gaswechsels Schwierigkeiten, weil es methodisch nicht leicht gelingt, die erforderlichen Meßwerte bei intakter Plazentarzirkulation zu erheben (DAWES 1968a).

2.1. Der embryonale und foetale Energiewechsel

2.1.1. *Die Veränderungen der im Laufe der Entwicklung des Hühnchens im Ei gespeicherten Energie*

Die anschließende Beschreibung folgt NEEDHAM (1931); seiner monographischen Darstellung der Befunde möge der speziell interessierte Leser weitere Einzelheiten und Literaturangaben entnehmen.

Bestimmt man den Kaloriengehalt pro 1 g Trockensubstanz des Hühnerembryos zwischen dem 5. und 21. Bebrütungstag (BT), so erhält man mit dem Gestationsalter von 5,1 (5. BT) auf 6,1 (21. BT) zunehmende Werte. Die Kurve zeigt einen S-förmigen Verlauf; der steilste Anstieg liegt zwischen dem 13. und 15. BT (MURRAY 1926). Dieser Kaloriengehaltszuwachs mit dem Alter ist durch die Abnahme anorganischer und die Zunahme organischer Substanzen im wachsenden Embryo verursacht (NEEDHAM 1931), wobei darüber hinaus sowohl in der Protein- wie auch in der Fettfraktion die kalorisch höherwertigen Substanzen mit steigendem Lebensalter mengenmäßig zunehmen.

Wenn man in erster Annäherung davon ausgeht, „daß eine Kalorie Energie, die im Eiweiß und -gelb vor der Bebrütung vorhanden ist, sich im Laufe der Entwicklung in eine Kalorie umwandelt, die in Federn, Muskeln, Blut und Gehirn enthalten ist, ohne daß ein Energieverlust auftritt, von dem abgesehen, der von den lebenden Zellen auf Grund ihrer Qualität, eben lebende Zellen zu sein, gebraucht wird" (NEEDHAM 1931, S. 966), so läßt sich die Effektivität dieser Umwandlung bestimmen. Sie kann als das Verhältnis zwischen der chemischen Energie, die im Embryo gespeichert ist, zu jener Energiemenge beschrieben werden, die vom Material des Embryos verbrannt wird. Die Effektivität der Energieumwandlung im Embryo beträgt über die gesamte Entwicklungsperiode im Mittel 66,5%; sie steigt vom 3. BT, beginnend mit 43,0%, bis zum 10. BT allmählich auf 49,4% an, um zwischen dem 10. und 14. BT eine rasche Zunahme auf 70,8% zu erfahren. Anschließend bleibt sie etwa auf gleicher Höhe. Insgesamt wandeln sich die 86,85 kcal, die ein 54,2 g schweres unbebrütetes Ei enthält, in 37,5 kcal, die im Embryo als gewachsene Substanz enthalten sind, ferner in 22,94 kcal, die für den Basalmetabolismus der Zellen verbraucht wurden, und 26,4 kcal, die in unverbrauchten Dotterresten u. a. zum Zeitpunkt des Schlüpfens noch im Ei enthalten sind, um. TANGL (1903) gelangte zu ähnlichen Werten. In welchem Ausmaß die Differenzierung der einzelnen Zellen selbst Energie fordert, scheint nicht sicher bekannt zu sein.

Jene chemische Energie, die durch Verbrennung eines Teils des Rohmaterials des Eies während der Entwicklung des Embryos freigesetzt wird, von TANGL (1903) „Entwicklungsarbeit" genannt, entstammt zumindest beim Hühnchen an dem ersten Bebrütungstag vorwiegend aus der Kohlenhydratverbrennung, am 2. BT der Protein- und ab 3. BT der Fettverbrennung. Sowohl direkte Bestimmungen des Kohlenhydrat-, Protein- und Fettgehaltes in den verschiedenen Abschnitten des Eies während der Bebrütung wie auch die Messung des RQ haben übereinstimmend dieses Ergebnis erbracht (NEEDHAM 1931).

2.1.2.   Wärmeabgabe und Gaswechsel während der Embryonal- und Foetalperiode (direkte und indirekte Kalorimetrie)

In den frühesten Embryonalstadien lassen sich Gaswechsel und Energieproduktion bequem an den Eiern von Kaltblütern studieren, da die Beladung der Eier dieser Spezies mit Nährstoffen, verglichen mit ihrem Gewicht, wesentlich geringer als bei Vogeleiern ist. Für das Studium der Entwicklung des Gaswechsels bei Warmblütern sind Vogeleier die geeignetsten Objekte, da sie die Wärmeentwicklung sowie O_2- und CO_2-Wechsel unmittelbar zu messen erlauben, während Säugetierfoeten und Embryonen dem experimentellen Zugriff nur sehr schwer zugänglich sind. Um die Gesetzmäßigkeiten des Energiewechsels am wachsenden Organismus, beginnend mit der Befruchtung, einigermaßen vollständig beschreiben zu können, werden daher nachfolgend die an Kaltblüter-, Vogel- und Säugetierembryonen und -foeten erhobenen Befunde nacheinander dargestellt.

Der Energiewechsel von Kaltblüterembryonen

Die Sauerstoffaufnahme unbefruchteter Seeigeleier beträgt 0,055 mg $O_2 \cdot h^{-1}$ auf eine Gewichtseinheit bezogen, die einem Gehalt von 28 mg N_2 entspricht. Sie steigt nach der Befruchtung auf 0,303 mg $O_2 \cdot h^{-1}$ an, um im 32-Zellstadium bereits 0,576 mg $O_2 \cdot h^{-1}$ zu erreichen. Die Atemrate der Spermatozoen beträgt etwa den 500fachen Wert des bei unbefruchteten Eiern gemessenen O_2-Verbrauchs (WARBURG 1909). Ähnliche Befunde wurden an Kröteneiern erhoben: Die unbefruchteten Eier von *Bufo vulgaris* wiesen pro Ei bei 14°C eine Sauerstoffaufnahme von 0,09 $\mu l^3 \cdot h^{-1}$ auf und nach der Befruchtung 0,34 $\mu l^3 \cdot h^{-1}$ (PARNAS und KRASINSKA 1921).

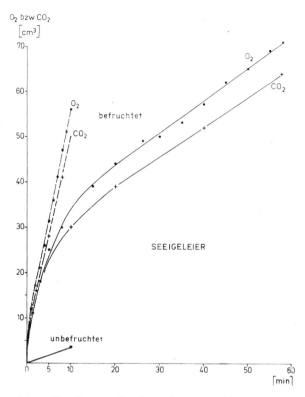

Abb. 6. Der Sauerstoffverbrauch und die CO_2-Abgabe von Seeigeleiern nach der Befruchtung. Die linke Kurvenschar zeigt als Ergebnis eines 10 Minuten dauernden Versuches nach der Befruchtung einen steilen Anstieg des Gaswechsels; bei längerer Beobachtung (rechte Kurvenschar) erweist sich der befruchtungsinduzierte Gaswechselzuwachs jenseits der ersten 20 Minuten als stetig mit dem Gestationsalter anwachsend: Die Kurvenscharen entstammen Versuchen mit unterschiedlicher Seeigeleieranzahl (nach SHEARER 1922).

Der durch die Befruchtung ausgelöste Anstieg der O_2-Aufnahme auf ca. das 6fache des Wertes unbefruchteter Eier bleibt aus, sobald die Eier mechanisch zerschlagen und nachfolgend besamt bzw. nach der Befruchtung zerstört werden (WARBURG 1910); die Reaktion setzt also intakte Strukturen voraus. Damit wird die Aufmerksamkeit auf die zeitlichen Relationen zwischen Befruchtung und der durch sie ausgelösten Zunahme der Sauerstoffaufnahme gelenkt. Abbildung 6 zeigt die O_2-Aufnahme und CO_2-Abgabe von etwa einer halben Million Eiern des Seeigels (*Echinus microtuberculatus*) in den ersten 10 Minuten nach der Befruchtung im Vergleich zur Sauerstoffaufnahme der gleichen Menge unbefruchteter Eier (SHEARER 1922). Der explosionsartige Anstieg der O_2-Aufnahme zum Zeitpunkt der Befruchtung läßt den Schluß zu, daß bereits der erste Kontakt des Spermatozoon mit der Außenseite der Membran der Eizelle diesen O_2-Mehrverbrauch auslöst. Dem entspricht auch die Tatsache, daß sich die Bildung des männlichen Pronucleus im Zytoplasma der Eizelle nicht rasch genug vollzieht, um für den beobachteten Stoffwechselanstieg verantwortlich sein zu können. Ca. 25 Minuten nach der Befruchtung kommt es zur Verschmelzung des männlichen mit dem weiblichen Pronucleus, ohne daß dadurch eine plötzliche Veränderung im Sauerstoffverbrauch bzw. der CO_2-Abgabe verursacht würde. Vielmehr steigt der O_2-Bedarf im Laufe der ersten Stunde weiterhin stetig an, wenn auch nicht so steil, wie in den ersten 10 Minuten.

Im Verlauf der nachfolgenden ersten Zellteilungen zeigt die CO_2-Abgabe des Keimes charakteristische Schwankungen: Es kommt zum Zeitpunkt der Teilung in 2, 4, 8, 16 usw. Zellen jeweils zu einem Anstieg der CO_2-Abgabe (LYON 1904). Eine den Teilungen zugeordnete Schwankung des pH-Wertes der das Ei umgebenden Flüssigkeit weist darauf hin, daß tatsächlich mit den ersten Zellteilungen ein sich periodisch wiederholender Wechsel in der Atemrate und damit der Energetik des Keimes vonstatten geht (VLÈS 1922). In der O_2-Aufnahme werden ebenfalls Schwankungen beobachtet, die den jeweiligen Zeitpunkten der Zellteilung nicht sicher zuzuordnen sind (GRAY 1925).

Aus Untersuchungen an Embryonen von Fischen (*Fundulus*) ist der O_2-Verbrauch im Verlauf der weiteren Differenzierung bekannt (HYMAN 1921): Während des Fortganges der Zellteilungen steigt der O_2-Verbrauch weiterhin an und erreicht im Morulastadium einen Gipfel, um nachfolgend abzufallen. Zum Zeitpunkt erster Herztätigkeit wird ein erneuter Anstieg des O_2-Verbrauchs beobachtet. Bei Amphibienembryonen fanden PARNAS und KRASINSKA (1921) eine plötzliche Zunahme der Sauerstoffaufnahme jeweils zu den Zeitpunkten der Gastrulation, der Bildung der Medullarplatte und schließlich des Auftretens der äußeren Kiemen. Zwischen diesen kritischen Perioden kam es zu einer stetigen Zunahme des O_2-Verbrauchs entsprechend der wachsenden Anzahl atmender Zellen. Wie wiederum an Fischen (*Salmo fario*) gefunden wurde, erreicht der O_2-Verbrauch pro Gewichtseinheit des Embryos vom Zeitpunkt des Schlüpfens aus dem Ei an (45. Tag nach der Befruchtung) keinen weiteren Zuwachs mehr: Es stellt sich ein Wert um 0,55 ml O_2 pro 100 g Embryo und Stunde ein. Um den 70. Lebenstag beginnt eine Abnahme des O_2-Verbrauchs bis ca. 10 Tage später mit 0,3 ml pro 100 g und Stunde jener Wert erreicht ist, der für das weitere Leben typisch bleibt (GRAY 1926). Bei Kaltblütern steigt also die relative Stoffwechselrate vom Zeitpunkt der Befruchtung an in charakteristischer Weise, durchläuft ein Maximum und fällt im Laufe der weiteren Entwicklung auf die für das erwachsene Tier typischen Werte ab (Säugetierbefunde s. S. 53).

Das Verhältnis von abgegebenem CO_2- zu aufgenommenem O_2-Volumen in der gleichen Zeiteinheit, der sogenannte RQ, besitzt für die Nahrungsstoffe eine charakteristische Größe: 0,71 für Fette, 0,80 für Eiweiß und 1,0 für Kohlenhydrate. Bestimmt man den RQ mit Hilfe der bei Gaswechseluntersuchungen am bebrüteten Ei zu verschiedenen BT gewonnenen Meßwerte, so gelangt man zur Kenntnis der hauptsächlich zu bestimmten Entwicklungsstadien als Energielieferanten dienenden Nahrungsstoffe.

BUGLIA (1908) untersuchte Eier des Seehaares *Aplysia limacina* und fand, daß bei dieser Spezies bis zu einem Alter von 13 Stunden hauptsächlich ein Eiweiß-Kohlenhydratgemisch zur Verbrennung gelangt, in den nachfolgenden 10 Stunden Fett als hauptsächlicher Energielieferant dient und im Laufe der weiteren Entwicklung Kohlenhydrate die wesentliche Energiequelle darstellen.

Der Gaswechsel der Kaltblüterembryonen vollzieht sich exotherm. Die frühesten Entwicklungsstadien wurden wiederum an Seeigeleiern untersucht (MEYERHOF 1911a, b). Bereits eine Stunde nach der Befruchtung ist die Wärmeproduktion der Eier auf den ca. 4fachen Ausgangswert angestiegen, um sich in den nachfolgenden 4 Stunden abermals zu verdoppeln und schließlich bis zur 18. Stunde erneut auf den doppelten Wert anzusteigen. An Kröteneiern ist ein analoges Verhalten beobachtet worden (GAYDA 1921). Ergänzend konnte an diesem Objekt gezeigt werden, daß die Wärmeproduktion um den 25. Tag nach der Befruchtung ein Maximum von 0,211 cal pro mm² Oberfläche und Stunde durchläuft, um sich dann bis zum 131. Tag asymptotisch dem Wert von 0,169 cal pro mm² Oberfläche und Stunde anzunähern. Bezieht man diesen asymptotischen Abfall auf die Körperoberfläche des Embryos, die unter Benutzung der Formel

$$\text{Oberfläche} = \sqrt[3]{W^2} \tag{16}$$

(W ist das jeweilige Körpergewicht)

berechnet werden kann, so gelangt man zu dem Resultat, daß sich jenseits des 25. Tages die Kalorienmenge pro mm² Oberfläche und Stunde nicht mehr ändert.

Der Energiewechsel von Vogelembryonen

BOHR und HASSELBALCH (1900) sind die grundlegenden Versuche über den Gaswechsel und die Wärmeproduktion von Vogeleiern zu verdanken. Sie fanden die sehr niedrige O_2-Aufnahme von 0,15 ml pro Stunde beim unbefruchteten Hühnerei. Nach Beginn der Bebrütung befruchteter Eier steigt die CO_2-Abgabe parallel mit der Gewichtszunahme des Embryos bis zum 10. BT allmählich und nachfolgend bis zum 18. BT steil an, um dann eine Sättigung bei 360 ml CO_2 pro Tag und Ei zu erreichen (s. Abb. 7). Auch die Gewichtsentwicklung des Embryos kommt in diesem Entwicklungsabschnitt zum Stillstand, bis am 21. BT das Schlüpfen erfolgt. Die O_2-Aufnahme folgt der CO_2-Abgabe. Aus dem Verlauf beider Kurven läßt sich der RQ für die einzelnen BT errechnen. Er liegt bis zum 7. BT um 1,0 und fällt nachfolgend auf Werte um 0,75 ab. Damit würden als energieliefernde Substanzen im Ei des wachsenden Hühnchens anfangs vor allem Kohlenhydrate und später Fettsäuren anzusehen sein. Sehr zu recht macht NEEDHAM (1931) auf die Tatsache aufmerksam, daß eine solche Interpretation die reale Kompliziertheit des Stoff- und Energiewechsel bei Hühnerembryonen weitgehend außer acht läßt, und zumindest eine Mitbeteiligung der Kohlenhydrate als Energielieferanten während der gesamten Entwicklungsperiode angenommen werden muß.

Die Volumina des pro Gewichtseinheit des Embryos aufgenommenen O_2 bzw. abgegebenen CO_2, also die Stoffwechselrate, nimmt vom 4. BT an bis zum 10. BT stark und in den nachfolgenden BT geringer ab, wie Abbildung 8 zeigt. Hier ist

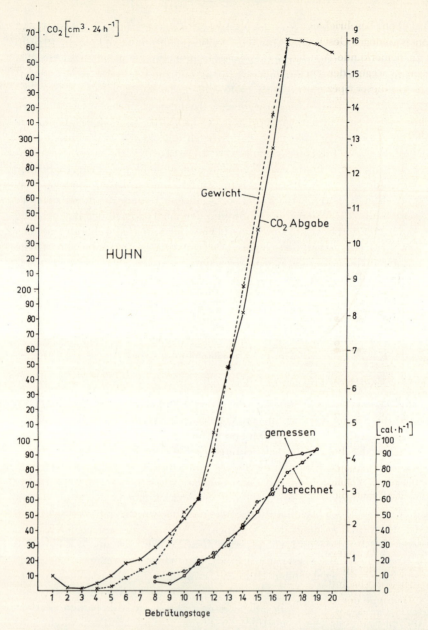

Abb. 7. Die absolute CO_2-Abgabe des bebrüteten Hühnereies nimmt mit dem Foetalgewicht zu (HASSELBALCH 1900; linke Kurven); die vom wachsenden Hühnerembryo erzeugte Wärmemenge nimmt mit dem Gestationsalter ebenfalls zu, wobei die aus den Gaswechselgrößen errechnete Kalorienabgabe in der Zeiteinheit mit den gemessenen Werten übereinstimmt (BOHR und HASSELBALCH 1903; rechte Kurven).

ein dem oben beschriebenen Verhalten der Stoffwechselrate bei Kaltblüterembryonen analoges Geschehen zu erkennen, wobei der nach der Befruchtung am Seeigel zu bemerkende Anstieg der Stoffwechselrate in den ersten BT sich beim Hühnchen — wegen der geringen Masse des Keimes im Verhältnis zum Gesamteigewicht bei dieser Spezies — der Beobachtung entzieht.

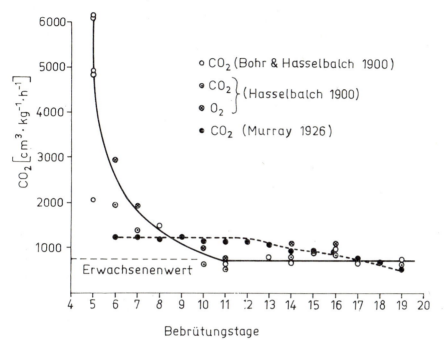

Abb. 8. Die pro Gewichts- und Zeiteinheit vom Hühnerembryo abgegebenen CO_2- bzw. aufgenommenen O_2-Volumina nehmen bis zum 11. BT ab und erreichen in der 2. Hälfte der Bebrütungszeit bereits die Erwachsenenwerte (nach NEEDHAM 1931).

Der im bebrüteten Ei wachsende Embryo produziert Wärme. Vom 4. BT an steigt die vom Ei abgegebene Wärmemenge bis zum 10. BT etwa auf ein Zehntel des Wertes an, der in den nachfolgenden Tagen bis zum 19. BT erreicht wird (s. Abb. 7). Diesem absoluten Zuwachs an Wärmeabgabe des intakten Eies steht eine relative Abnahme der Wärmeabgabe gegenüber. Bis zum 10. BT nimmt die pro g Embryomasse in der Zeiteinheit produzierte Wärmemenge auf $1/4$ des Ausgangswertes vom 4. BT ab, um anschließend nur noch geringfügig weiter abzufallen.

Der Energiewechsel bei Säugetierembryonen und Foeten

CARLYLE (1945) versuchte die methodischen Schwierigkeiten, die einer Bestimmung des Gaswechsels bei intakten Säugetierembryonen entgegenstehen, dadurch zu umgehen, daß er die O_2-Aufnahme und CO_2-Abgabe von Gewebescheiben verschiedener Organe von Schaffoeten in vitro untersuchte. Wie Abbildung 9 zu entnehmen ist, verhält sich die relative Sauerstoffaufnahme der einzelnen Organproben in Abhängigkeit vom Lebensalter in der 2. Gestationshälfte des Schafes unterschiedlich. Während die O_2-Aufnahme von Leber, Muskel, Lunge und Gehirn

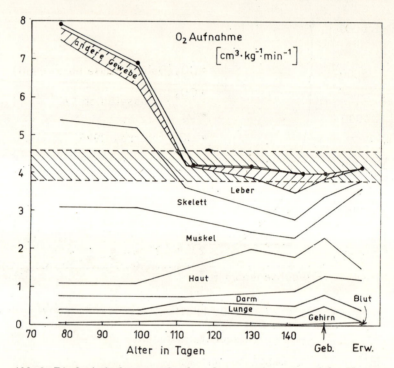

Abb. 9. Die O_2-Aufnahmerate einzelner Organe — bezogen auf das Körpergewicht — in Abhängigkeit vom Gestationsalter beim Schaf sowie die O_2-Aufnahme des gesamten Foeten (·—·—·). Die schräg schraffierte abszissenparallele Fläche bezeichnet die O_2-Aufnahmerate des erwachsenen Tieres (nach CARLYLE 1945).

bis zum Ende der Gestationszeit rasch und nach dem 115. GT langsam abnahm, steigt die O_2-Aufnahme von Darm und Haut mit dem Lebensalter kontinuierlich an. Berechnet man auf der Grundlage der Verschiebung der Gewichtsanteile der verschiedenen stoffwechselnden Gewebe hinsichtlich ihrer Beteiligung am Gesamtkörpergewicht und deren jeweiliger O_2-Aufnahmerate den Altersgang der O_2-Aufnahme des gesamten Foeten, so gelangt man zu dem in Abbildung 9 mit ·—·—· bezeichneten Kurvenzug. Es zeigt sich, daß beim Schaffoeten die O_2-Aufnahme zwischen dem 78. und 115. GT fast auf die Hälfte abnimmt und nachfolgend bis zur Geburt noch weiterhin geringfügig fällt, allerdings in einem Bereich, in dem bereits die Werte erwachsener Tiere gefunden werden. Dieses Stoffwechselverhalten kann weitgehend auch für die Foeten anderer Säugetierspezies einschließlich des Menschen als typisch angesehen werden. Es kommt dadurch zustande, daß jene Gewebsarten, deren O_2-Verbrauch mit dem Alter abnimmt, wie insbesondere die Muskulatur, einen zunehmend größeren Anteil an der Gesamtkörpermasse erlangen im Gegensatz zu Gewebskonglomeraten, wie Haut und Darm, deren mit dem steigenden Alter zunehmende O_2-Aufnahme für den Gesamtsauerstoffbedarf des Foeten nur gering ins Gewicht fällt, da sie nur einen kleinen Anteil an der Gesamtkörpermasse haben.

Der Hauptenergielieferant in der frühen Entwicklungsperiode der Säugetierembryonen wird ebenso wie beim Hühnchen der Kohlenhydratstoffwechsel sein. Er geht, je jünger die Embryonen sind, umso ausgesprochener anaerob vonstatten, wie Befunde an verschiedenen Spezies gezeigt haben (NEEDHAM 1931). Mit steigendem Gestationsalter erlangt der aerobe Kohlenhydratabbau neben der Verwertung der Fettsäuren (HULL 1975) eine zunehmende Bedeutung. In diesem Zusammenhang wird die Frage beachtenswert, welche Kohlenhydrate und Fettreserven dem wachsenden Säugetierkeim als Energielieferanten zur Verfügung stehen. Es zeigte sich, daß bei allen daraufhin untersuchten Spezies die Blutglukosewerte der Foeten und Embryonen niedriger als die der Mutter gefunden wurden (CORNBLATH et al. 1961, SHELLEY und NELIGAN 1966). Die Glukose passiert die Plazenta leicht und wird insbesondere in Form von Leber- bzw. Muskelglykogen im Foeten gespeichert. Beim Menschen steigen die Glykogenreserven schon am Ende des ersten Drittels der Gestationszeit steil an, bei Affen-, Schaf- und Schweinefoeten erst später, aber bei keiner dieser Spezies bleibt der Anstieg der Speicherung der lebensnotwendigen Energiespender aus (SHELLEY 1961). Schließlich werden gegen Ende der Gestationszeit im allgemeinen Werte erreicht, die bezogen auf das Körpergewicht etwa das Doppelte der für das erwachsene Tier typischen betragen. Die Fähigkeit von embryonalen Warmblüterzellen, Glukose zu verwerten, wurde insbesondere an Herzmuskelzellen des Hühnchens untersucht (GUIDOTTI et al. 1961). Während am 5. BT die Insulinbeschikkung des Präparates ohne Einfluß auf dessen Glukoseaufnahme bleibt, kommt es am 9. BT unter den gleichen Versuchsbedingungen zu einem signifikanten Anstieg der Glukoseaufnahmerate der Zellen. In den ersten BT ist die Glukoseaufnahmefähigkeit der Zellen demnach lediglich durch die Kapazität zur intrazellulären Phosphorylierung begrenzt.

Fettsäuren finden sich im foetalen Serum im allgemeinen in niedrigerer Konzentration als im mütterlichen (DAWES 1968a). Bereits wenige Minuten nach der Applikation markierter Fettsäuren in die mütterliche Vene steigt der Fettsäurespiegel des Foetalplasmas; diese diaplazentare Übertragung garantiert weitgehend die foetale Lipidversorgung (HULL 1975) und führt bei den verschiedenen Spezies in unterschiedlichem Gestationsalter zur Ausbildung von Fettdepots, die für die Temperaturregulation p.p. von wesentlicher Bedeutung sind. Die Verwendbarkeit von Fettsäuren im Stoffwechsel foetaler Zellen ist geringer als die von Erwachsenen (WITTELS und BRESSLER 1965, s. a. S. 65).

2.2. Der Energiewechsel während der postnatalen Entwicklungsperiode

Wegen der Bedeutung, die Untersuchungen des Energiewechsels zu diagnostischen Zwecken zukam und zum Teil auch heute noch zukommt, hat sich eine umfängliche Literatur über diesen Gegenstand angesammelt. Zusammenstellungen sind GROSSER (1928), KÜNZER (1954) und WERNER (1964) zu verdanken; die

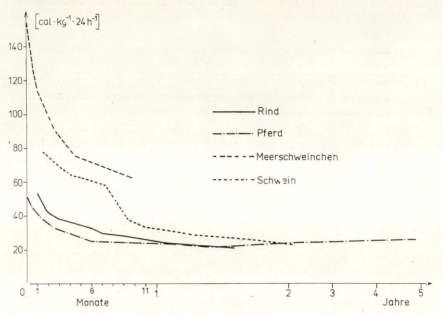

Abb. 10. Die Abnahme der relativen Wärmeproduktion bei verschiedenen Spezies während des postnatalen Entwicklungsabschnittes (Daten aus ALBRITTON 1954).

Literatur über die Neugeborenenperiode haben NEEDHAM (1931), SMITH (1959) und DAWES (1968a) bearbeitet. Normwerttabellen für den wachsenden Menschen gaben u. a. BENEDICT und TALBOT (1921), HELMREICH (1927, 1931), GROSSER (1928), KÜNZER (1954) und WERNER (1964) sowie für Mensch, Rind, Ziege, Meerschwein, Pferd, Maulesel, Schwein und Hühner ALBRITTON (1954) an (s. Abb. 10, 11).

Die nachfolgende Darstellung ist allen diesen Autoren hinsichtlich der systematischen Ordnung der Vielzahl der Befunde verpflichtet.

2.2.1. *Der Energiewechsel beim Neugeborenen*

Beim Hühnchen steigt sowohl die O_2-Aufnahme wie auch die CO_2-Abgabe im Zusammenhang mit den zum Schlüpfen notwendigen Bewegungen steil an und wächst am ersten postnatalen Lebenstag auf den etwa dreifachen Wert wie in den letzten Tagen im Ei (LUSSANA 1906). Bis zum 5. LT wird der 5fache Foetalwert erreicht. Diese Stoffwechselsteigerung geht einer Veränderung des RQ zeitlich parallel. Während bis zum 18. BT Werte bis 0,65 gefunden werden, steigt der RQ in den folgenden Bebrütungstagen kontinuierlich an und erreicht um den 5. postnatalen LT den Wert um 1,0, um nachfolgend auf etwa 0,85 abzufallen. Offensichtlich wechselt im letzten Abschnitt der Bebrütungszeit der hauptsächliche Energielieferant. Das Fett mit seinem niedrigen RQ macht zunehmend den

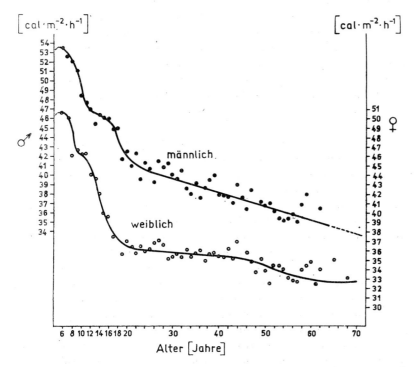

Abb. 11. Die auf die Körperoberfläche bezogene Wärmeproduktion pro Stunde beim Menschen in Abhängigkeit vom Lebensalter (nach BOOTHBY et al. 1936).

Kohlenhydraten Platz. Dieser perinatale Entwicklungsgang erfährt durch das Schlüpfen keine Unterbrechung. Das ist auch nicht weiter verwunderlich, da bereits vom 17. BT an das Hühnchen im Ei eine regelmäßige Lungenatmung zeigt.

Bei Säugetieren ist die Geburt ein weit dramatischeres Ereignis als das Schlüpfen bei Vögeln. Ausgestattet mit Energiereserven in Form von Glykogen sowie braunem und weißem Fett, geraten sie während des Geburtsaktes in einen Zustand wachsender Hypoxie, sind einer mehr oder weniger starken Kompression ausgesetzt und können post partum erst mit dem Einsetzen der Spontanatmung die unter der Geburt entstandene Azidose (s. S. 87) wieder ausgleichen. Ehe der Geburtsstress überwunden ist, so daß die postnatale Nahrungsaufnahme zu einem Nachfüllen der Energiedepots führen kann, müssen die Neugeborenen mit den praenatal gespeicherten Reserven so auskommen, daß sie auch unter den Bedingungen der post partum veränderten Umgebungstemperatur überleben.

Die Geburt wird bei allen daraufhin untersuchten Säugetierspezies (Mensch, Schaf, Schwein, Rhesusaffe, Katze, Meerschwein, Kaninchen, Ratte und Maus, Literatur bei DAWES 1968a) mit einem Anstieg des O_2-Verbrauches pro kg KG im Neutraltemperaturbereich um etwa das 3fache im Vergleich zu den foetalen Werten in der Spätgestation beantwortet. Eine zusätzliche Senkung der Umgebungstemperatur hat eine weitere Zunahme der O_2-Aufnahme zur Folge (s. S. 56). Bezogen auf die Gewichtseinheit ist der O_2-Verbrauch beim Neugeborenen im Neutraltemperaturbereich höher als beim Erwachsenen: Er beträgt das 1,5—2fache des Erwachsenenwertes. Absolut erreicht er damit um die ersten Lebenstage die höchsten Werte während der ganzen Wachstumsperiode. Der Abfall zu den für den Erwachsenenorganismus typischen Werten vollzieht sich speziesdifferent.

Zeitlich parallel mit dem stürmischen Anstieg des Sauerstoffverbrauchs nach der Geburt steigt die Glukosebeladung des Blutes bei Affe, Kaninchen und Schaf auf etwa den doppelten Foetalwert an, während der Glykogengehalt der Leber auf etwa $1/10$, der des Muskels auf $1/3$ des foetalen Wertes abfällt (SHELLEY 1961; SHELLEY und NELIGAN 1966). Gleichzeitig steigt die Glukose-6-Phosphataseaktivität auf das 30fache des foetalen Wertes und damit das 3fache des Erwachsenenwertes. Der Energiebedarf unter und nach der Geburt wird also durch Mobilisierung der im Laufe der Schwangerschaft gespeicherten Glykogenvorräte und den nun vorwiegend aeroben Abbau der Glukose gedeckt. Daß insbesondere im Zusammenhang mit der chemischen Temperaturregulation auch der Fettabbau für den Energiewechsel der Neugeborenen einiger Spezies von besonderer Bedeutung ist, wird auf Seite 62 beschrieben. Es kann als sehr wahrscheinlich gelten, daß die Nutzbarmachung des Leber- und Muskelglykogens beim Neugeborenen durch Adrenalinausschüttung unter und nach der Geburt verursacht wird. Die Einzelheiten dieses Mechanismus bedürfen noch der weiteren Aufklärung (DAWKINS und HULL 1964).

Bei der Bestimmung des Altersganges des Energiewechsels beim Menschen erhebt sich die Schwierigkeit der Wahl der geeigneten Bezugsgröße. Seit RUBNERS grundlegenden Untersuchungen (Zusammenfassung der Ergebnisse bei RUBNER 1928) ist die Problematik, ob man die gefundenen Stoffwechselwerte für jede Wachstumsstufe auf das Körpergewicht, die Körperoberfläche, das extrazelluläre Flüssigkeitsvolumen (EZW) oder schließlich nur auf das Alter beziehen sollte, in der Diskussion geblieben. Es hat sich gezeigt, daß keine dieser Bezugsgrößen zur Beschreibung der Besonderheiten der Veränderungen des Stoffwechsels während des Entwicklungsalters allein geeignet ist. Das KG wird beim wachsenden Organismus nicht in jeder Entwicklungsphase dem Energiewechsel umgekehrt proportional gefunden, wie man auf Grund der Befunde über die Stoffwechselraten schwererer und leichterer erwachsener Tiere annehmen könnte. Beispielsweise steigt der Energiewechsel beim Menschen in den ersten Lebensstunden noch an, ohne daß eine Gewichtszunahme des Neugeborenen zu beobachten wäre. Es besteht also am 1. LT keine Parallelität zwischen dem Energiewechsel und der wärmeerzeugenden Körpermasse, soweit sie sich im Gewicht ausdrückt. Bei der Verwendung der Körperoberfläche als Bezugsgröße begegnet man ähnlichen Schwierigkeiten. Im Gegensatz zur Annahme RUBNERS (1902) besteht keine lineare Beziehung zwischen der Größe der wärmeabstrahlenden Oberfläche des Körpers der daraufhin untersuchten Säugetierarten und der Höhe des Energiewechsels. Das ist auch nicht verwunderlich, da die Höhe des Energieumsatzes nicht nur von der Menge der von der Oberfläche abgestrahlten Energie bestimmt wird oder abhängig ist (BENEDICT 1926, KLEIBER 1947). Schließlich hat DAHLSTRÖM (1950) die Größe des EZW als Bezugsgröße empfohlen, da man von der Überzeugung ausgehen kann, daß die Größe des Energiewechsels durch die Oberfläche stoffwechselnder Zellen mitbestimmt wird und sich letztere im EZW ausdrückt. Da dieser Raum beim reifen Neugeborenen 50%, beim Erwachsenen hingegen 20% des Gesamtkörpervolumens beträgt, führt die Verwendung dieser Bezugsgröße zu dem Ergebnis, daß der Energiewechsel bei Frühgeborenen höher als in allen anderen Altersstufen ist (MARSH und MURLIN 1925). Dieser Befund steht im Gegensatz zu den Resultaten, die mit den Bezugsgrößen KG und Körperoberfläche gewonnen wurden, bei deren Verwendung das Frühgeborene einen geringeren Umsatz als das reife Neugeborene aufweist.

Alle diese Schwierigkeiten lassen sich nicht durch die Empfehlung der einen oder anderen Bezugsgröße als der allein berechtigten beheben. Tatsächlich haben alle drei Bezugsgrößen eine relative Gültigkeit, da es außer Zweifel steht, daß die Größe des Energiewechsels sowohl von der wärmeerzeugenden Körpermasse wie auch von der abstrahlenden Oberfläche sowie der Zelloberfläche abhängig ist. Nur ist die Abhängigkeit von keiner dieser Bezugsgrößen über die ganze Wachstumsperiode hin eine lineare, was in den Besonderheiten des Stoffwechsels sowie der chemischen Zusammensetzung der Organismen in verschiedenen Altersstufen begründet ist. Empirisch gefundene Normwerttabellen vermögen diese Nichtlinearitäten auszugleichen und eignen sich daher im praktisch ärztlichen Gebrauch für alle drei Bezugsgrößen. Die relative Berechtigung jeder der bisher benutzten Bezugsgrößen zeigt sich unter anderem darin, daß sie zu übereinstimmenden Aussagen über einige grundlegende Gesetzmäßigkeiten des Energiewechsels des postnatal wachsenden Menschen geführt haben. Von diesen soll im folgenden hauptsächlich die Rede sein. Über die zum Teil schwierige Problematik der Ursache für unterschiedliche Resultate bei Benutzung verschiedener Bezugsgrößen sei auf das einleitend angeführte Spezialschrifttum verwiesen. Dort finden sich neben Normwerttabellen auch verschiedene Formeln, die eine Berechnung der Körperoberfläche oder der Größe des Extrazellularraumes aus leicht am Kind bestimmbaren Meßwerten gestatten.

Die Besonderheiten des Stoffwechsels in dem Zeitabschnitt unmittelbar nach der Geburt führen zu dem überraschenden Ergebnis, daß, bezogen auf die Körperoberfläche, die Frühgeborenen im Mittel 26,25 kcal $\cdot$ m^{-2} $\cdot$ h^{-1}, die Reifgeborenen 29,16 kcal $\cdot$ m^{-2} $\cdot$ h^{-1} und damit im Vergleich zu Erwachsenen (35—40 kcal

$\times$ m^{-2} · h^{-1}) eine niedrigere Wärmeproduktion aufweisen, während bei Bezug auf das KG das Umgekehrte herauskommt: 2,04 kcal · kg^{-1} · h^{-1} (Frühgeborene) stehen hier 2,00 kcal · kg^{-1} · h^{-1} (Reifgeborene) und 1,00 kcal · kg^{-1} · h^{-1} (Erwachsene) gegenüber (MARSH und MURLIN 1925). Die Höhe des Energiewechsels ist dem Geburtsgewicht bei Früh- und Reifgeborenen linear korreliert gefunden worden (BENEDICT und TALBOT 1921). Es scheint daher der Bezug auf das KG im Säuglingsalter den physiologischen Gegebenheiten besser angepaßt zu sein, als der auf die Körperoberfläche. Bezogen auf das Gewicht steigt der Sauerstoffverbrauch des reifen Neugeborenen von 350 auf 400 ml · kg^{-1} · h^{-1} im Laufe der ersten 3 LT an, während die CO_2-Abgabe um 300 bis 350 ml · kg^{-1} · h^{-1} sich kaum verändert. Im gleichen Lebensabschnitt nimmt die Wärmeabgabe von 40 auf 45 kcal · kg^{-1} · h^{-1} zu (CROSS et al. 1958). Der RQ liegt in der ersten Lebensstunde um 0,9, um von der 2. bis 5. Stunde bis auf 0,73 abzufallen und anschließend bis zur 8. Stunde auf Werte von 0,8 anzusteigen. Damit ist dann der für das ganze weitere Leben charakteristische Wert erreicht. CROSS et al. (1958) sahen einen RQ von 0,82 erst am Ende der zweiten Lebenswoche. Sie nahmen am Absinken des RQ unter 0,7 verschiedene Mechanismen als ursächlich beteiligt an, ohne die Anteile der einzelnen Prozesse am Zustandekommen des niedrigen RQ-Wertes angeben zu können. Diese Mechanismen sind: a) die Erholung von vorheriger Hyperventilation, b) die Erholung von metabolischer Azidose, c) das Ausscheiden von CO_2 in Form des Bikarbonates, d) die Umwandlung von Fett in Kohlenhydrate, e) die Kohlenstoffretention infolge raschen Wachstums und f) der extrapulmonale Gasaustausch (CROSS et al. 1958). Daß es berechtigt ist, aus den Veränderungen des RQ im Laufe der ersten Lebensstunden unmittelbar auf die zur Verbrennung kommenden Nahrungsstoffe zu schließen und anzunehmen, daß in den ersten Lebensstunden der Energiebedarf des Neugeborenen aus Kohlenhydratspeichern, nachfolgend aus den Fettdepots und schließlich aus einem Gemisch von Fett- und Kohlenhydraten bestritten wird (BENEDICT und TALBOT 1915), wurde kürzlich erwiesen:

PERSSON und GENTZ (1966) bestimmten die Konzentration von Glukose, freien Fettsäuren, Ketonkörpern und Glyzerol beim Neugeborenen im Nabelschnurblut sowie 2—24 Stunden post partum im peripheren Blut, 1—2 Tage nach der Geburt, 2—9 Tage nach der Geburt, im Alter von 2—6 Monaten und 1—8 Jahren. Es fand sich ein steiler Abfall des Blutzuckerspiegels von 80 auf 50 mg% in den ersten Lebensstunden, während gleichzeitig der Blutspiegel der Ketonkörper, freien Fettsäuren und des Glyzerol auf das Mehrfache des Wertes bei Geburt anstiegen. Zwischen dem 1. und 6. Lebensmonat nahm der Blutzucker auf 80 mg% zu, wobei gleichzeitig der Gehalt des Blutes an den erwähnten Substanzen aus dem Fettstoffwechsel abnahm, so daß die freien Fettsäuren und das Glyzerol nun in Konzentrationen zwischen dem Wert bei Geburt und dem der ersten LT bis Wochen vorlagen. Es kann daher erst auf Grund der Veränderung der blutchemischen Werte als gesichert angenommen werden, daß der Säugling unmittelbar nach der Geburt seinen Energiebedarf vorwiegend aus Kohlenhydraten, in den folgenden Tagen bis Wochen aus einem Kohlenhydrat-Fettgemisch unter Bevorzugung des

Fettanteiles und schließlich gleichermaßen aus Kohlenhydrat- und Fettzufuhr und -reserven bestreitet. Damit ist aber die Neugeborenenperiode bereits verlassen.

2.2.2.   *Der Energiewechsel jenseits der Neugeborenenperiode*

Beim Menschen wird für die Bezugsgrößen KG und Körperoberfläche übereinstimmend ein Anstieg des Energiewechsels im Laufe der ersten Lebensjahre derart gefunden, daß etwa mit 18 Monaten, für die Mädchen 2 Monate eher als für die Knaben, ein Maximum erreicht wird. In den nachfolgenden Jahren fällt die Energiewechselrate ab: Mit 5 Jahren werden Werte erreicht, die rund 20% unter dem Maximalwert liegen. Die endgültigen Erwachsenenwerte werden beim weiblichen Geschlecht zwischen dem 16. und 20. Lebensjahr gefunden. Sie sind um ungefähr ein Drittel niedriger als die Maximalwerte. Beim männlichen Geschlecht fällt die Stoffwechselrate bis zum 20. Lebensjahr um etwa ein Viertel des Maximalwertes und sinkt im weiteren Leben weniger steil, aber kontinuierlich ab. Es wird also kein stabiler Wert beim jugendlichen Erwachsenen erreicht, wie Abbildung 11 zeigt. Zum Zeitabschnitt der Pubertät erfährt der beschriebene Entwicklungsgang eine charakteristische Veränderung; es kommt zu einem vorübergehenden, ca. ein halbes Jahr dauernden Anstieg der Stoffwechselrate der einzelnen Kinder über den Mittelwert der jeweiligen Altersgruppe und nachfolgend für eine ebensolange Periode zu einer Unterschreitung des Mittelwertes, bis bei den Mädchen mit 15,5 Jahren und den Knaben mit 16,5 Jahren der altersentsprechende Mittelwert wieder erreicht wird. Insgesamt sind die Pubertätsabweichungen der Stoffwechselrate bei den Knaben ausgeprägter und längerdauernd als bei den Mädchen (HENRY 1944). Geschlechtsdifferenzen im Stoffwechselverhalten bestehen bereits von Geburt an. Die Stoffwechselrate der Knaben liegt zu diesem Zeitpunkt um rund 5% über der der Mädchen. Diese Geschlechtsdifferenz vergrößert sich vom Pubertätsbeginn an, um mit dem Ende des 3. Lebensjahrzehnts wieder abzunehmen. Neben geschlechtsspezifischen Stoffwechselbesonderheiten kann man die mit dem fortschreitenden Wachstum relativ zunehmende Muskelmasse am Gesamtkörpergewicht als für diesen Altersgang verantwortlich ansehen (OWEN und BROŽEK 1966).

2.2.3.   *Einflüsse auf den Energiewechsel während des postnatalen Wachstums*

Veränderungen der Umgebungstemperatur des Probanden, seiner Nahrungsaufnahme oder Muskeltätigkeit führen in allen postnatalen Entwicklungsstufen zu einer Steigerung des Energiewechsels. Umgebungstemperaturänderung als Ursache für einen solchen Stoffwechselanstieg werden im Abschnitt Temperaturregulation besprochen (s. S. 59). Es soll deshalb an dieser Stelle nur von den nahrungsaufnahme- und bewegungsbedingten Umsatzveränderungen die Rede sein, spielen sie doch auch in der klinischen Praxis als notwendig zu standardisierende Bedingungen für Energieumsatzbestimmungen eine Rolle.

Bei Gaswechseluntersuchungen des Erwachsenen hat es sich bewährt, die Einhaltung bestimmter sogenannter Grundumsatzbedingungen vor und während jeder Untersuchung des Gaswechsels zu verlangen. So wird wegen der spezifisch-dynamischen Wirkung der Nahrungsstoffe — sie führt zu einer 20- bis 40%igen Stoffwechselsteigerung (SCHADOW 1930) — vor der Umsatzbestimmung eine 24stündige Karenz von eiweißhaltiger Nahrung und 12stündiges Enthalten aller Nahrung gefordert. Beim Säugling verursacht eine Frauenmilchmahlzeit eine Umsatzerhöhung von 8,5%, eine Kuhmilchpräparatemahlzeit um 15,6%. 4 bis 6 Stunden nach der Nahrungsaufnahme ist diese Umsatzerhöhung nicht mehr nachweisbar. Beim Kind macht die spezifisch-dynamische Wirkung der Nahrungsstoffe 0—5% des Gesamttagesumsatzes aus, beim Erwachsenen demgegenüber 10% (HELMREICH 1931). Es ist daher berechtigt, Grundumsatzuntersuchungen bei Säuglingen und Kindern im Anschluß an eine kleine Mahlzeit durchzuführen, erreicht man doch dadurch zusätzlich eine Reduzierung der Körperbewegungen, die als stoffwechselsteigernder Faktor ebenfalls zu Fehlbestimmungen beitragen können.

Muskeltätigkeit verursacht einen sogenannten Leistungszuwachs des Energiewechsels bereits vom ersten Lebenstage an. Er ist unabhängig von der Bezugsgröße um so geringer, je jünger und kleiner das untersuchte Kind ist. „Die Erklärung für diese Verhältnisse liegt nicht darin, daß die Kosten der Arbeit verschieden hoch wären; das Kind wie der Erwachsene müssen jedes Kilogramm geleisteter Arbeit mit ungefähr der gleichen Kalorienmenge bezahlen. Der Unterschied beruht vielmehr darauf, daß die gewohnte Muskeltätigkeit für das Kind eine weit geringere energetische Leistung darstellt, als beim Erwachsenen. Eine rein physikalische Betrachtungsweise vermag diese Verhältnisse als ein mechanisches Problem aufzuklären. Die bei der Körperbewegung geleistete Arbeit ist eine Größe der 4. Dimension, da sie aus Gewicht mal Weg besteht. Die Arbeit bzw. der ihr entsprechende Energieverbrauch wird mit abnehmenden Körperdimensionen nach der Größenordnung einer 4. Potenz kleiner, während der Grundumsatz, mit dem die Arbeitskosten verglichen werden, nur nach der 2. Potenz kleiner wird. In dieser ungleichmäßigen Abnahme liegt die Erklärung dafür, daß die zwar in ihrer Form gleiche Tätigkeit beim Kind eine relativ weit kleinere energetische Leistung darstellt, als beim Erwachsenen" (HELMREICH 1931, S. 41).

Die durch Schrei-Weinen verursachte Umsatzsteigerung kann 100 bis 200% beim Neugeborenen betragen (BENEDICT und TALBOT 1921), wird aber im allgemeinen nicht über 20% hinausgehen. HELMREICH (1931) untersuchte die Höhe des Energieaufwandes beim Beinheben in Rückenlage und fand bei 3jährigen Kindern eine Umsatzsteigerung um 20 bis 25%, bei 16jährigen um 80 bis 100%. Da Leistungszuwachs durch Muskelarbeit im Vergleich zum Erwachsenen um so kleiner wird, je jünger das jeweils untersuchte Kind ist, macht es sich nicht erforderlich, Beruhigungsmittel zu geben, um körperliche Ruhe bei Säuglingen und Kleinkindern während der Umsatzbestimmung zu erzwingen. Die Wirkung solcher Pharmaka erstreckt sich im allgemeinen auch auf den Zellstoffwechsel, so daß durch ihre Applikation eine Verfälschung der Umsatzwerte entsteht.

Insgesamt leitet die Problematik der Steigerung des Energiewechsels durch Muskelarbeit im Laufe der Wachstumsperiode auf das Gebiet der Sport- und Leistungsphysiologie im Kindesalter über, das hier nicht ausführlich behandelt werden kann (s. S. 246). Der an diesem Gegenstand interessierte Leser sei außerdem auf weiterführende Literatur bei WERNER (1964), RUTENFRANZ (1964), SCHMIDT-KOLMER et al. (1970) sowie die Untersuchungen von KLIMT und seinen Mitarbeitern in den Jahren 1961—1970 hingewiesen.

Faßt man den Anteil, den die einzelnen Komponenten des Energiewechsels am Gesamtumsatz haben, zusammen, so ergibt sich folgendes Bild: Bezogen auf das KG nimmt der Ruhestoffwechsel ebenso wie die spezifisch-dynamische Wirkung der Nahrungsstoffe und der mittlere Zuwachs durch Muskeltätigkeit mit fortschreitendem Wachstum ab. Bezogen auf den Ruhestoffwechsel steigt die spezifisch-dynamische Wirkung der Nahrungsstoffe und der durch Muskelarbeit verursachte Stoffwechselzuwachs während der Wachstumsperiode an.

Ergänzung bei der Korrektur: zu 2.1.2. S. 40:

In jüngerer Zeit hat der Energiewechsel von Säugetiereiern in der Präimplantationsphase zunehmend Beachtung gefunden (Literatur bei BRINSTER 1973). Es fand sich bei Maus, Kaninchen und Affen in den ersten zwei GT nur eine sehr geringe Stoffwechselzunahme; der wesentliche Anstieg in der Sauerstoffaufnahme vollzog sich zum Zeitpunkt des Morula-Stadiums (FRIDHANDLER 1961; SUGAWARA und UMEZU 1961; MILLS und BRINSTER 1967). In den ersten Tagen wird der Energiebedarf über den Krebszyklus gedeckt; anschließend wird der Embden-Meyerhof-Stoffwechselweg zunehmend bedeutungsvoll. Die für die Entwicklung erforderliche Energie wird in den 1. GT in Form von Pyrovat und anschließend von Glukose bereitgestellt.

3. Die Temperaturregulation

LIEBERMEISTER (1871) verstand als erster, daß die aktuelle Körpertemperatur von Warmblütern durch ein vom Gehirn gesteuertes Gleichgewicht von Wärmeproduktion und -abgabe zustande kommt. Ebenfalls in der zweiten Hälfte des vergangenen Jahrhunderts wurden die theoretischen und apparativen Voraussetzungen für die physiologische Untersuchung der Temperaturregulation geschaffen, so daß RUBNER (1902) das Gesetz von der Erhaltung der Energie als auch für die belebte Natur gültig erweisen konnte. Im gleichen Jahr fand BABAK (1902) als erster bei menschlichen Säuglingen einen Anstieg des O_2-Verbrauches, sobald die Umgebungstemperatur des Kindes gesenkt wurde. Vor dieser Arbeit BABAKS, die als erste der Untersuchung der Ontogenese der Temperaturregulation gewidmet war, finden sich gelegentlich Angaben über die Körpertemperatur von Foeten, Jungtieren und menschlichen Säuglingen. Diese Befunde sollen, teilweise ergänzt durch die Ergebnisse späterer Untersuchungen, einleitend dargestellt werden.

3.1. Die Körpertemperatur wachsender Warmblüter

Das bebrütete Hühnerei ist zwischen dem 3. und 10. Inkubationstag, solange der Embryo lebt, um im Mittel 0,33 °C wärmer als die es umgebende Luft (BAERENSPRUNG 1851).

PREYER (1885) bestimmte die Temperatur in der Bauch- und Beckenhöhle bei der nichtträchtigen Hündin mit 38,75 °C gegenüber 38,62 °C, fand also die Abdominaltemperatur um 0,13 °C höher als die Temperatur im Becken. Bei der trächtigen Hündin wurden in der Bauchhöhle 38,62 °C, in der Beckenhöhle 38,87 °C und im Uterus sowie im Foeten 39,06 °C gemessen. Uterus und Foet sind demnach wärmer als die Bauchhöhle, was dazu führt, daß Wärme an den mütterlichen Organismus abgegeben wird. Nach HELMREICH (1931) ist auch die menschliche Frucht — eine Angabe über das Gestationsalter fehlt — um 0,3 °C wärmer als das umgebende mütterliche Gewebe. Alle diese Angaben wären wert, über einen längeren praenatalen Entwicklungsabschnitt mit moderner Technik nachuntersucht zu werden.

Bei der Geburt sind mit 36,8 bis 37,3 °C reife, gesunde menschliche Neugeborene so warm wie das Rektum der Mutter. In der ersten Stunde post partum kommt es zu einem Abfall der Rektaltemperatur des Kindes auf 35 bis 36,5 °C. Das in normaler Säuglingsbekleidung bei Zimmertemperatur gehaltene Neugeborene erwärmt sich in den nachfolgenden Stunden und erreicht um die 8. Stunde nach der Geburt mit 36,3 bis 37,3 °C seinen Normalbereich (McClure und Caton 1955). Bei Frühgeborenen fand Day (1943) Geburtstemperaturen um 37 °C. In jüngerer Zeit (Tähti et al. 1972) hat man mit einer thermographischen Methode bei laufender Filmkamera die Veränderungen der Temperatur verschiedener Hautareale unmittelbar unter und nach der Geburt menschlicher Neugeborener bestimmt. Es fand sich ein charakteristisches Abkühlmuster derart, daß beim gesunden Neugeborenen ein rascher Abfall der Hauttemperatur, beginnend in den distalen Abschnitten der Extremitäten, unmittelbar nach der Geburt einsetzt. Diese Abkühlung schritt rasch körperwärts fort und erreichte zeitgleich mit dem ersten Atemzug den Bereich der vorderen Thoraxwand, der sich nun ebenfalls abkühlte. Bei hypoxiegeschädigten Kindern kam es lediglich zu einer Abkühlung der distalen Extremitätenabschnitte: der Thorax blieb unverändert warm. Das Untersuchungsverfahren eignet sich daher im gewissen Umfang als ergänzende diagnostische Methode zur Erkennung zerebraler Hypoxieschäden. Gesunde Frühgeborene zeigen das gleiche Abkühlungsmuster wie gesunde reifgeborene Säuglinge.

Das 4 Wochen alte, gesunde Kind weist eine mittlere Rektaltemperatur von 37,13 °C auf. Diese Temperatur fällt zwischen dem 6. Monat und 2. Lebensjahr auf 36,92 °C und liegt damit im oberen Bereich der normalen Erwachsenenwerte (Jundell 1904). Der gleiche Autor fand bereits am Ende der ersten Lebenswoche Differenzen zwischen den mittleren Tag- und Nachttemperaturen: Unabhängig vom Ernährungs- oder Pflegeregime waren die Kinder am Tage im Mittel 0,1 °C wärmer als in der Nacht. Über die Ausbildung der tageszeitlichen Schwankungen der Körpertemperatur im Säuglings- und Kindesalter haben Tasaki (1972) und Drischel (1974) berichtet. Die Veränderungen der rektalen sowie der oralen Temperatur wurden bei Kindern zwischen dem 2. Lebensmonat und 18. Lebensjahr von Iliff und Lee (1952) untersucht. Es fand sich eine stetige Abnahme der Temperatur an diesen Meßstellen im beschriebenen Lebensabschnitt. Bis zum 6. Lebensjahr liegen die Werte für die Mädchen unter denen der Knaben, späterhin übertrifft die mittlere Körpertemperatur der Mädchen den Knabenwert. Um das 12. Lebensjahr werden die Geschlechtsunterschiede so deutlich, daß es sich nun um Differenzen von ca. 0,5 °C handelt. Der lineare Abfall der Körpertemperatur (50. Perzentile) beträgt bei den Knaben über den gesamten beobachteten Lebenszeitraum ca. 1° (37,1° im Alter von 2 Monaten, 36,2° im Alter von 18 Jahren). Bei den Mädchen fällt die Körpertemperatur bis zum 12. Lebensjahr ebenfalls von 37,1° (2 Monaten) auf 36,5° (zu diesem Alter wird der Wert der gleichaltrigen Knaben fast erreicht), um anschließen um 0,1° anzusteigen, so daß mit 18 Jahren ein Wert von 36,6° resultiert. Die geschlechtsdifferenten Altersgänge bei der Entwicklung der Körpertemperatur kann man als durch die Besonderheiten des Stoffwechsels beider Geschlechter vom Zeitpunkt der Präpubertät an verursacht ansehen.

Einen allgemeinen Einblick in die Entwicklung der Homoiothermie erzielten bereits AUTENRIETH und SCHÜTZ (1799) durch Messung der postnatalen Abkühlung unreif geborener Säugetiere: Vom Muttertier entfernt, sank die Körpertemperatur der Neonaten, ein Verhalten, das um den 14. LT nicht mehr zur Beobachtung kam (Zusammenstellung der älteren Literatur bei v. MÜLLER 1838). Ähnliche Untersuchungen führte HISSA (1968) an neugeborenen Hamstern und Lemmingen aus, in dem er die sog. Abkühlkonstante ermittelte. Darunter versteht der Verfasser die Senkung der Rektaltemperatur in $°C \cdot min^{-1}$, nachdem die Tiere in eine Umgebungstemperatur von 12 °C gebracht wurden. Es ergaben sich deutliche Speziesdifferenzen: Der Hamster wies am ersten LT eine Abkühlkonstante von 0,4 °C $\times min^{-1}$ auf, während der gleich alte Lemming $0,22 °C \cdot min^{-1}$ zeigte. Letztere Tierart erreichte den Nullwert (d. h. keine Abkülung mehr in einer Umgebung von 12 °C) mit 8, erstere mit 18 LT (Angaben über weitere Säugetierspezies bei ALEXANDER 1975).

Auch beim Menschen hat man die Folgen einer Senkung der Umgebungstemperatur für die Körpertemperatur der untersuchten Probanden beschrieben. Bei Frühgeborenen (unter 37 Wochen Gestationsalter) kam es zu einem rapiden Abfall der Rektaltemperatur um 0,67 bis $1,28 °C \cdot h^{-1}$ bei Senkung der Umgebungstemperatur um 5 bis 6 °C. Demgegenüber war der Abfall der Körpertemperatur bei sog. „small for dates" weit weniger ausgeprägt: Die Mehrzahl der Kinder zeigte keine Veränderung der Kolontemperatur; die maximale Temperatursenkung betrug $0,65 °C \cdot h^{-1}$. Die Ursache für dieses unterschiedliche Verhalten ist in der schlechteren Wärmeisolation der Frühgeborenen und dem zugunsten der Körperoberfläche verschobenen Verhältnis von Körperoberfläche zu KG zu sehen.

MOUNT (1964) suchte an neugeborenen Schweinen zu klären, durch welchen physikalischen Mechanismus der Wärmeverlust der nackten Neonaten hauptsächlich zustande kommt. Prinzipiell kann ein Wärmeverlust ($kcal \cdot h^{-1}$) der Haut in kälterer Umgebung durch Strahlung, Leitung und Verdunstung erfolgen. MOUNT (1964) wählte bei einer Luftbewegung von 15 cm $\cdot s^{-1}$ in Hautnähe einen Sprung von 30 °C auf 20 °C Lufttemperatur bei einer gleichzeitigen Abnahme der Temperatur der Wand des Tierbehälters von 30° auf 10 °C. Unter diesen Versuchsbedingungen blieb die Rektaltemperatur des neugeborenen Schweins unverändert (39,6 °C), während die Hauttemperatur von 37,0° auf 31,2 °C abnahm. Der Wärmeverlust von insgesamt 9,5 $kcal \cdot h^{-1}$ bei 30 °C auf 18,5 $kcal \cdot h^{-1}$ bei 20 °C Raumlufttemperatur kam durch eine Verdopplung der Strahlung von 4,9 auf 10,2 kcal $\times h^{-1}$ und Leitung von 3,4 auf 7,0 $kcal \cdot h^{-1}$ zustande, während die Wärmeverluste durch Verdunstung unverändert blieben. Dem menschlichen termingerecht Neugeborenen steht bereits die Fähigkeit zu einer ausgedehnten Schweißsekretion zur Verfügung. Den hierbei stattfindenden Mechanismus untersuchten KAISER und DRACK (1971). Es ergab sich, daß bereits am ersten LT 70% des im Primärschweiß enthaltenen Natriums vom Gangepithel der Schweißdrüsen resorbiert wird und daß die Reabsorptionsrate sich bis zum 4. LT auf fast 90% steigert, womit annähernd die Leistung der Schweißdrüsen des Erwachsenen erreicht worden ist. Die Schweißsekretionsrate läßt sich nach Gabe von Pilokarpin bestimmen. Für die einzelne Drüse wurde am 1. LT ein Wert von 3—6 nl · min^{-1} und damit eine um 50 bis 70% niedrigere Leistung als bei älteren Kindern oder Erwachsenen gefunden. Daß die Schweißsekretion als Mechanismus der Wärmeabgabe in der menschlichen Neonatalperiode von Bedeutung ist, haben ZWEYMÜLLER und PREINING (1970) in ihren Untersuchungen über die Perspiratio insensibilis in diesem Lebensabschnitt zeigen können. Unter Grundumsatzbedingungen (s. S. 52) beträgt sie 390—460 mg · kg^{-1} KG · h^{-1}, verändert sich nicht während der ersten 24 Lebensstunden und nimmt im natürlichen Schlaf ab. Bei Bewegungen des wachen Säuglings wird sie auf den 1,7fachen Ruhewert gesteigert. Für den Menschen spielt also vom 1. LT an neben der Strahlung und Leitung auch die Verdunstung als Mechanismus der Wärmeabgabe eine Rolle.

Abschließend sei über PREYERS (1885) Versuche zum Temperaturverhalten von Meerschweinchenfoeten gegen Gestationsende bei Abkühlung des Muttertieres berichtet. Im Laufe von etwa einer Stunde wurde die Rektaltemperatur des Muttertieres von 36,6°C auf 30,9°C durch physikalische Abkühlungsmaßnahmen gesenkt. Die foetale Rektaltemperatur fiel daraufhin in den ersten 17 Versuchsminuten mit den Werten des Muttertieres gleichsinnig ab, um während der weiteren Abkühlung in immer größerem Abstand dem Wert der Mutter zu folgen. Schließlich bestand eine Differenz zwischen beiden Rektaltemperaturen von 1,2°C. Ob diese verzögerte Abkühlung des Foeten als Ausdruck einer aktiven foetalen Temperaturregulation angesehen werden darf, müßten künftige Untersuchungen zeigen.

3.2. Die Neutraltemperatur in Abhängigkeit vom Lebensalter

Jener mittlere Umgebungstemperaturbereich, in dem ein Warmblüter bei minimaler Wärmeproduktion und Perspiratio insensibilis seine Körpertemperatur erhält, wird als Neutraltemperaturbereich bezeichnet (HEY 1975). Unter- oder Überschreitung dieses Bereiches führt bei Homoiothermen zum Anstieg der Ruhestoffwechselrate. Bei Temperaturdifferenzen zwischen der unbedeckten Körperoberfläche und der Umgebung verhindern verschiedene Mechanismen der Temperaturregulation einen Wärmeausgleich zwischen Körperkern- und Umgebungstemperatur.

An eine kühlere Umgebung gibt der Organismus vorwiegend durch Strahlung und Leitung Wärme ab: Die Erniedrigung der Wärmeleitfähigkeit der Körperschale und der Haut wirkt Wärmeverlusten entgegen. In wärmerer Umgebung vermag der Organismus durch Verdunstung des Schweißes und Konvektion (die Abkühlung durch Luftbewegung verdoppelt sich mit dem Quadrat der Windgeschwindigkeit; HARDY 1949) eine Überwärmung zu verhindern.

HEY et al. (1970) haben die Wärmeleitfähigkeit beim menschlichen Neugeborenen bestimmt. Sie fanden eine Abhängigkeit vom KG und von der Umgebungstemperatur. Die Isolation war von der Umgebungstemperatur abhängig; sie wies im Neutraltemperaturbereich ein Minimum auf. Damit diese den Wärmestrom beeinflussenden Faktoren berücksichtigt werden können, müssen bei der Bestimmung der Neutraltemperatur wachsender Warmblüter die Luftbewegung (m · min⁻¹), der Wasserdampfdruck und die Raumtemperatur (auch im Verhältnis zur Temperatur der den Raum aufheizenden, strahlenden Flächen) bekannt und standardisiert sein (SCOPES 1966). Eine Apparatur, die sich zur Untersuchung der Temperaturregulation menschlicher Säuglinge eignet, wurde von BRÜCK und HENSEL (1958) beschrieben. SCOPES (1966) bestimmte die Neutraltemperatur menschlicher Säuglinge. Bei Neugeborenen nach einer Schwangerschaftsdauer von über 36 Wochen lag am 1. LT die untere Grenze des Neutraltemperaturbereiches bei 32°C bis 34°C; am 7. LT wurden 29°C bis 32°C und mit

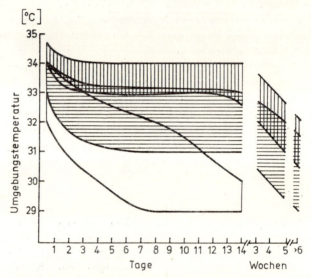

Abb. 12. Der Bereich der kritischen Temperatur für menschliche Säuglinge eines Geburtsgewichts bis 1500 g (längsgestreift), solche unter einem Gestationsalter von 36 Wochen, aber eines Geburtsgewichtes über 2500 g (quergestreift) und schließlich solche eines Gestationsalters über 36 Wochen (weiße Fläche). Die kritische Temperatur stellt die untere Grenze des Neutraltemperaturbereiches dar (nach SCOPES 1966).

14 Tagen 29°C bis 30°C und damit die Erwachsenenwerte erreicht. Bei Frühgeborenen mit einem Geburtsgewicht unter 1500 g wurden am 1. LT 34°C bis 34,8°C, am 3. LT 33°C bis 34,3°C gefunden. Erst am Ende der 2. Lebenswoche begann der Neutraltemperaturbereich sich zu senken und befand sich um die 6. Lebenswoche mit 31°C bis 32,5°C noch immer über den Erwachsenenwerten. Offensichtlich liegt also beim menschlichen Neugeborenen der Neutraltemperaturbereich um so höher, je leichter das Kind bei Geburt ist (Abb. 12).

Da für gesunde menschliche Früh- und Neugeborene eine Aufzucht im Neutraltemperaturbereich die besten Entwicklungsmöglichkeiten bietet, wird der Einstellung der richtigen Umgebungstemperatur für das jeweils erreichte Geburts-

bzw. Körpergewicht besondere Aufmerksamkeit gelten müssen. Unter Berücksichtigung der verschiedenen Wärmeaustauschmechanismen zwischen unbekleideten Säuglingen und Umgebung ergibt sich, daß die Couveusentemperatur etwa in der Mitte des kritischen Temperaturbereiches liegen sollte (s. Abb. 12, genauere Angaben bei HEY 1975).

3.3. Die Temperaturregulation bei Kältebelastung

Eine Senkung der Umgebungstemperatur unter den Neutraltemperaturbereich löst wie beim Erwachsenen, so auch bei den Neugeborenen aller bisher daraufhin untersuchten Spezies unmittelbar oder Stunden bis Tage nach der Geburt eine Zunahme des O_2-Verbrauches und eine Abnahme der Hautdurchblutung aus. Den altersabhängigen Besonderheiten dieser Regulation gilt die weitere Betrachtung. Eine Zusammenfassung der Literatur gab ALEXANDER (1975).

3.3.1. *Die hypothermiebedingten Veränderungen im Energiewechsel*

Die Fähigkeit, auf Senkung der Umgebungstemperatur mit einer Zunahme des O_2-Verbrauches zu reagieren, entwickelt sich beim Hamster erst in der 2. Lebenswoche post partum (HISSA 1968, RINK 1969). Am 11. LT bewirkt eine Senkung der Umgebungstemperatur von 36°C auf 30°C eine Abnahme der O_2-Aufnahme von im Mittel 34 ml · kg^{-1} · min^{-1} auf 29 ml · kg^{-1} · min^{-1}; bei einer Umgebungstemperatur von 25° werden in diesem Alter noch 13 ml · kg^{-1} · min^{-1} O_2 verbraucht. Vom 13. LT an steigt der O_2-Verbrauch, sobald der Neutraltemperaturbereich (33° bis 36°C) verlassen ist, und zwar bei 30° auf 42 ml · kg^{-1} · min^{-1} O_2, um ab 25°C nicht mehr weiterzusteigen. Jenseits des 14. LT wird eine Senkung der Umgebungstemperatur auf 25°C von einer ausgeprägten Zunahme des O_2-Verbrauchs bis zu 64 ml · kg^{-1} · min^{-1} gefolgt. Der Lemming (HISSA 1968) reagiert bereits am 2. LT mit einer Zunahme des Sauerstoffverbrauchs bei mäßigen Temperatursenkungen. Am 4. LT werden auch ausgiebigere Erniedrigungen der Umgebungstemperatur (um 12°C) mit einer Erhöhung des Sauerstoffverbrauchs beantwortet. Dieser liegt am 4. mit 125 ml · kg^{-1} · min^{-1} bei 23°C Umgebungstemperatur am höchsten und fällt an den folgenden Lebenstagen langsam auf den endgültigen Wert um 90 ml · kg^{-1} · min^{-1} O_2 ab. Ein ähnlicher Gipfel maximalen O_2-Verbrauches findet sich auch bei einer Umgebungstemperatur von 12°C; er ist aber gegenüber dem Gipfel, der bei 23°C gefunden wurde, auf der Altersskala verschoben. Mit 165 ml · kg^{-1} · min^{-1} O_2 verbraucht der Lemming bei 12°C Umgebungstemperatur am 12. LT ein Sauerstoffvolumen, das im weiteren Altersgang nicht wieder erreicht wird. Am 27. LT werden unter den gleichen Versuchsbedingungen nur noch 130 ml · kg^{-1} · min^{-1} O_2 verbraucht. Das Meerschweinchen (BRÜCK und WÜNNENBERG 1965, ADAMSONS et al. 1969) beantwortet bereits unmittelbar nach der Geburt eine Erniedrigung der Umgebungstemperatur unter die Neutraltemperatur mit einer Stoffwechselerhöhung: Der Sauerstoffverbrauch steigt von 30 ml · kg^{-1} · min^{-1} auf 70 ml · kg^{-1} · min^{-1} bei einer Temperatursenkung um 13 °C. Wie beim Lemming, so war auch beim Meerschweinchen mit steigendem Lebensalter eine Abnahme der kälteinduzierten O$_2$-Verbrauchssteigerung zu beobachten. Beim eintägigen Versuchstier führt eine Senkung der Umgebungstemperatur auf 8 °C zu einer O$_2$-Verbrauchssteigerung auf 70 ml · kg^{-1} · min^{-1}. Unter den gleichen Versuchsbedingungen wurden im Alter von 3 Wochen nur noch Steigerungswerte auf 40 ml · kg^{-1} · min^{-1} erreicht. Ein gleiches Verhalten wurde auch für das Hühnchen (WEKSTEIN und ZOLMAN 1969) und verschiedene andere Säugetierspezies (Zusammenstellung der Literatur bei DAWES 1968a) beschrieben.

Beim menschlichen Neugeborenen führt eine Abnahme der Umgebungstemperatur ebenfalls zu einer Steigerung des O$_2$-Verbrauches (BRÜCK 1961, SCOPES 1966). Die Zunahme des Sauerstoffverbrauches beginnt, sobald der Neutraltemperaturbereich verlassen ist. Da die Neutraltemperatur bei Frühgeborenen höher als bei termingerecht geborenen Kindern liegt, weisen erstere eine O$_2$-Verbrauchssteigerung bereits bei Unterschreiten von 33 °C in der Umgebung auf. Reife Neugeborene beantworten eine Senkung der Umgebungstemperatur unter 30 °C regelmäßig mit einer Stoffwechselsteigerung. Das Ausmaß dieser Stoffwechselsteigerung nimmt beim gesunden Neugeborenen in den ersten 9 LT noch zu; bei geburtsgeschädigten Kindern bleibt diese Zunahme der Stoffwechselrate mehr oder weniger aus (SCOPES 1966).

Zusammenfassend ist für die meisten bisher beschriebenen Warmblüterspezies eine O$_2$-Verbrauchssteigerung bei unter die Neutraltemperatur gesenkter Umgebungstemperatur bereits in der Postnatalperiode festzustellen. Bei einigen Tierarten fand sich ein O$_2$-Verbrauchsmaximum in den ersten Lebenstagen, verglichen mit den Sauerstoffverbrauchsraten späterer Altersstufen bei einer auf den gleichen Wert erniedrigten Umgebungstemperatur. Es erhebt sich damit die Frage, warum gerade in der Postnatalperiode zur Regulation der Körpertemperatur so relativ viel Sauerstoff benötigt wird.

Weitere Aufklärung wurde durch die Bestimmung des RQ bei Tieren unterschiedlichen Alters unter Hypothermiebelastung gewonnen. Mit Hilfe des RQ ist es möglich, auf die energieliefernden Nahrungsstoffe zu schließen, die bei verschiedenen Umgebungstemperaturen vorrangig zur Verbrennung gelangen (s. S. 50). BRÜCK (1961, 1968) hat entsprechende Untersuchungen sowohl für den menschlichen Säugling wie auch am Meerschweinchen durchgeführt. Bei einer Umgebungstemperatur von 16 °C liegt zwischen dem 1. LT und der 2. Lebenswoche der RQ des Meerschweinchens um 0,73, in der 3. Lebenswoche um 0,80. Beim termingerecht geborenen menschlichen Säugling ergaben sich zwischen dem 2. und 6. LT RQ-Werte um 0,7 bei Umgebungstemperaturen zwischen 23 °C und 28 °C. Aus diesen Befunden ist zu ersehen, daß in den ersten LT bei Mensch und Meerschweinchen vorwiegend Fette als Energiespender zur Aufrechterhaltung der Körpertemperatur unter Hypothermie dienen. Mit steigendem Lebensalter nimmt bei Kältebelastung der Wert des RQ zu: Es kommt demnach jenseits der

Perinatalperiode ein kohlenhydratreicheres Nahrungsstoffgemisch zur Verbrennung.

Neben der Tatsache eines auf Fettverbrennung hinweisenden niedrigen RQ bei Kältebelastung neugeborener Kinder und Meerschweinchen fällt noch eine zweite Besonderheit der neonatalen Temperaturregulation auf: Das für den erwachsenen Warmblüter so typische Kältezittern — es dient der Stoffwechselsteigerung und damit der Wärmebildung — ist beim Neugeborenen wenig ausgeprägt oder fehlt überhaupt (BRÜCK und WÜNNENBERG 1965, 1966). Die weitere Beschreibung wendet sich daher den Mechanismen der zitterfreien Thermogenese des Neugeborenen zu.

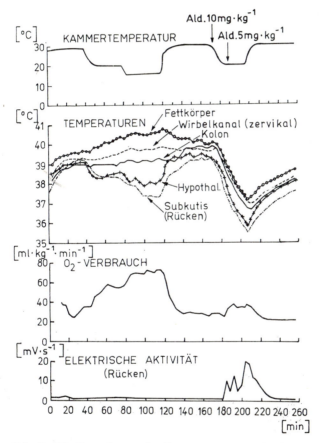

Abb. 13. Die Veränderung der Temperatur in verschiedenen Körperabschnitten, des O_2-Verbrauches des Gesamtorganismus sowie der Amplitude der elektromyographischen Aktivität in der Rückenmuskulatur beim neugeborenen Meerschweinchen bei Senkung der Umgebungstemperatur sowie unter den Bedingungen der Blockierung der zitterfreien Thermogenese durch Alderingabe (Ald.). Die Beschreibung der Kurven findet sich im Text (nach BRÜCK und WÜNNENBERG 1966).

3.3.2. Die zitterfreie Thermogenese und die Bedeutung des braunen Fettgewebes

Anhand systematischer Untersuchungen an Mensch und Meerschweinchen haben BRÜCK und WÜNNENBERG (1965) sowie BRÜCK (1968) die wesentlichen Gesetzmäßigkeiten der werdenden Temperaturregulation studiert und beschrieben (s. Abb. 13). Wenn nachfolgend vorwiegend auf diese Befunde und auf solche Ergebnisse Bezug genommen wird, die den an Mensch und Meerschweinchen erhobenen ähneln, so vor allem, um von für die Klinik relevanten Daten nicht allzu weit abzukommen. Die beim Menschen und Meerschweinchen gefundenen Prinzipien der perinatalen Temperaturregulation mittels der zitterfreien Thermogenese finden sich bei anderen bisher untersuchten Tierarten während der postnatalen Entwicklung in unterschiedlichem Ausmaß verwirklicht. Eine umfangreiche Zusammenstellung der bezüglichen Literatur ist SMITH und HORWITZ (1969) sowie HEY (1975) zu verdanken, auf die an dieser Stelle verwiesen sei.

Bringt man ein neugeborenes Meerschweinchen in eine Umgebungstemperatur von 8°C, so kommt es zu keiner Erhöhung des Muskeltonus; elektromyographisch findet sich das gleiche Potentialmuster wie bei 32°C Umgebungstemperatur. 8 Tage später hingegen wird eine Senkung der Umgebungstemperatur von 32°C auf 8°C mit dem für das erwachsene Tier typischen Kältezittern beantwortet; elektromyographisch zeigen sich charakteristische Entladungssalven (BRÜCK und WÜNNENBERG 1965). Beim Goldhamster fehlt das Kältezittern bis zum 9. LT. Es entwickelt sich in den nachfolgenden Lebenswochen und erreicht am 34. LT noch nicht das Ausmaß, wie es bei ausgewachsenen Tieren gefunden wird. Der Lemming beginnt vom 6. postnatalen LT an, nach Senkung der Umgebungstemperatur unter 35°C zu zittern (HISSA 1968). Gabe von d-Tubocurarin führt beim 24—27 Tage alten Hamster zu einem Ausfallen der normalerweise unter Kältebelastung in diesem Alter zu beobachtenden Stoffwechselsteigerung. Dieser Befund zeigt, daß in diesem Alter bereits die Hauptenergiemenge zur Aufrechterhaltung der Körpertemperatur über den Mechanismus des Kältezitterns gewonnen wird (HISSA 1968). Beim neugeborenen Meerschweinchen und Kaninchen wurde unter den gleichen Versuchsbedingungen auch bei völliger Muskellähmung die kältebedingte O_2-Verbrauchssteigerung weiterhin beobachtet. Diese Spezies entwickeln die zur Aufrechterhaltung der Körpertemperatur erforderliche Energie in der Perinatalperiode also nicht über den Mechanismus der Erhöhung des Muskeltonus. Durch solche Befunde bleibt eine Frage unbeantwortet: Woher nehmen die unter den Bedingungen einer Kältebelastung nicht zitternden Neugeborenen verschiedener Spezies die zur Aufrechterhaltung der Körpertemperatur notwendige Energie?

Bei den Neugeborenen verschiedener Spezies war unter Kältebelastung ein RQ kleiner als 0,8 gefunden worden. Damit wurde wahrscheinlich gemacht, daß dem Jungtier in einer solchen Experimentalsituation vorwiegend die aus Fettdepots gewonnene Energie zur Aufrechterhaltung der Körpertemperatur dient. Dieses im Dienste der Temperaturregulation des Neugeborenen — wie auch winterschlafender, erwachsener Tiere — stehende Fettgewebe unterscheidet sich morphologisch, biochemisch und physiologisch vom üblichen weißen Depotfett. Makroskopisch weicht es durch die Farbe und die für die Neugeborenen verschiedener Spezies charakteristische Verteilung im Körper vom weißen Fett ab. Der hohe Gehalt an Mitochondrien verleiht diesem Fett seine eindrucksvolle Farbe, die zur Bezeichnung braunes Fett (b. F.) geführt hat. Die Literatur über die histologischen, histochemischen und elektronenmikroskopischen Besonderheiten des b. F. wurden von HULL (1966), BRÜCK (1968), MROSOVSKY und ROWLATT (1968), SMITH und HORWITZ (1969), SUTER (1969) sowie SUTER und STÄUBLI (1970) zusammengestellt. Der an Einzelheiten, insbesondere im Hinblick auf Speziesdifferenzen, interessierte Leser sei auf dieses Schrifttum hingewiesen.

Die b. F.-Depots der Neugeborenen finden sich beim Menschen (DAWKINS und HULL 1965), Kaninchen (HULL 1966), Hamster (HISSA 1968), Meerschweinchen (BRÜCK und WÜNNENBERG 1965) und bei der Maus (SMITH 1963) hauptsächlich im Schultergürtelbereich, am Hals und perirenal. Ausdehnung und Anordnung des braunen Fettgewebes sind bei diesen Spezies unterschiedlich. Beim Neugeborenen des Kaninchens beträgt der Anteil des b. F. am Gesamtfett 75% und liegt damit höher als bei der Mehrzahl der anderen daraufhin untersuchten Säugetiere (ROWLATT et al. 1971). Das neugeborene Schwein verfügt über kein b. F. (DAWKINS und HULL 1965) und somit auch nicht über die Fähigkeit zur zitterfreien Thermogenese (BRÜCK et al. 1967).

Licht- und elektronenoptisch sind weißes und braunes Fett eindeutig voneinander unterscheidbar: In der b. F.-Zelle ist das Fett in zahlreichen Vakuolen gespeichert, während in den Zellen des weißen Fettgewebes zumeist nur eine Fettvakuole vorhanden ist. Damit besitzt das gleiche Volumen b. F. eine größere intrazelluläre Oberfläche als das weiße Fett, was für die raschere Nutzung des b. F. im Stoffwechsel bedeutungsvoll ist. Die vergleichsweise große Zahl von Mitochondrien mit dicht angeordneten Cristae liegt häufig den Fettvakuolen im Plasma der b. F.-Zellen unmittelbar an und weist ebenfalls auf einen intensiven Stoffwechsel dieser Zellen hin. Das b. F. der einem Kältestress ausgesetzten Neugeborenen erfährt charakteristische Veränderungen, von denen die Zellen des weißen Fettgewebes nicht betroffen sind: Bei Abnahme der Zahl der Fettvakuolen im Zytoplasma breiten sich die Mitochondrien im ganzen Zytoplasma in einer solchen Weise aus, daß eine relativ homogene Verteilung entsteht.

Die b. F.-Depots sind im Gegensatz zum weißen Fett reichlich mit Gefäßen versorgt: Ein Drittel der Oberfläche jeder b. F.-Zelle befindet sich im unmittelbaren Kontakt mit der Wand von Kapillaren (AHERNE und HULL 1966). Beim Kaninchen wird das b. F. von aus der Aorta oder der Arteria carotis stammenden Gefäßen im Halsbereich versorgt (HULL und SEGALL 1965), bei anderen Spezies je nach der topographischen Lage der b. F.-Depots von ebenfalls großkalibrigen Gefäßen. Im Kältestress wächst die das b. F. durchströmende Blutmenge von 90% des b. F.-Zellvolumens bei Neutraltemperatur auf 300% des b. F.-Volumens pro Minute an. Das aus den b. F.-Depots ausströmende venöse Blut ist wärmer, als das arterielle zufließende Blut. Es fließt überwiegend dem Sinus venosus vertebralis internus zu, der „wie eine Temperierschlange das Rückenmark umgibt"

(BRÜCK 1968, S. 169), ein Befund, der für das Verständnis der Unterdrückung des Kältezitterns bei den Neugeborenen zahlreicher Spezies von Wichtigkeit ist (SMITH und ROBERTS 1964, AHERNE und HULL 1966).

Neben der ausgiebigen Gefäßversorgung ist das b. F. mit adrenergen Nervenfasern dicht umsponnen: jede einzelne b. F.-Zelle ist in ein feines Netz dieser Fasern eingehüllt (WIRSEN und HAMBERGER 1967). Bei der Ratte wurde die Entwicklung der sympathischen Nervenversorgung der b. F.-Zellen während der postnatalen Ontogenese untersucht. Fluoreszenzmikroskopisch konnte gezeigt werden, daß der Katecholamingehalt dieser Nerven postnatal noch zunimmt. Bei Foeten hatte sich noch keine Katecholaminfluoreszenz finden lassen (DERRY und DANIEL 1970).

Die b. F.-Depots werden im Laufe der Entwicklung kleiner und verschwinden schließlich. Am Meerschweinchen konnten BRÜCK und WÜNNENBERG (1966) zeigen, daß dieser Involutionsprozeß von der Aufzuchttemperatur der Jungtiere abhängt. Bei in 28—30°C gehaltenen Tieren war im Alter von 4 Wochen kein braunes Fettgewebe mehr nachweisbar, während sich nach der gleichen Zeit bei in 3—10°C heranwachsenden Meerschweinchen noch Bezirke braunen Fettgewebes fanden. Die Rückbildung des b. F. scheint sich beim Menschen bis zum Ende der ersten Lebensjahre zu erstrecken (KRAUSE 1946). Eingehendere diesbezügliche Untersuchungen stehen noch aus.

Die Kältebelastung neugeborener Menschen und Tiere führt zu funktionellen Veränderungen am braunen Fettgewebe (HULL 1966; BRÜCK und WÜNNENBERG 1965, BRÜCK 1968). Vergleichsmessungen der Temperatur des b. F., im Kolon und in der Subkutis ergaben ein charakteristisch unterschiedliches Verhalten. Während sich das b. F. unter der Kältebelastung des intakten Ganztieres erwärmte, blieb die Kolontemperatur unverändert und die subkutane Temperatur fiel. Im Bereich des Abstromes des im b. F. aufgewärmten Blutes, also im Zervikalwirbelkanal, wurde ein Temperaturanstieg registriert, während im hypothalamischen Wärmezentrum ein Temperaturabfall zur Beobachtung kam (s. Abb. 13). Im Laufe der natürlichen Entwicklung ändert sich das Temperaturverteilungsmuster unter solchen Versuchsbedingungen: An allen angeführten Meßstellen, so auch im Bereich des in Rückbildung befindlichen b. F., fällt die Temperatur unter Kältebelastung beim jugendlichen Erwachsenen dieser Tierart. Während der Mehrdurchblutung und gleichzeitigen Erwärmung des b. F. steigt der Sauerstoffverbrauch des Meerschweinchens auf den 2—3fachen Ausgangswert (Abb. 13).

Um die im b. F. bereitgestellte Energie zu mobilisieren, braucht das Neugeborene neben funktionstüchtigen kältesensiblen Hautrezeptoren ein leistungsfähiges Sympathikussystem. In einer Reihe von Versuchen wurden die Veränderungen in den b. F.-Depots nach Katecholamingaben bei wachsenden Laboratoriumstieren geprüft (HULL 1966, HARDMAN und HULL 1970). Es ergab sich, daß eine Noradrenalininfusion ($2\,\mu g \cdot kg^{-1} \cdot min^{-1}$) beim neugeborenen Kaninchen eine sofortige Temperatursteigerung in denervierten b. F.-Depots auslöst. Zum gleichen Resultat führte die elektrische Stimulation des mit dem b. F. in natürlichem Kontakt befindlichen Halssympathikus. Sympathikolytika wie das Alderin unterbinden die Adrenalinwirkung und verhindern damit auch die Erwärmung des b. F. beim kältebelasteten Meerschweinchen (BRÜCK und WÜNNENBERG 1965). Das Adrenalin vermag also den thermogenetischen Prozeß in den b. F.-Zellen des Neugeborenen auszulösen, ein Befund, der in vitro an b. F.-Schnitten bestätigt werden konnte (JOEL 1965).

Neben den Katecholaminen ist das Kortison als eine auf den b. F.-Stoffwechsel wirkende Substanz bei neugeborenen Ratten beschrieben worden. Kortisongaben führen bei dieser Spezies zu einer Vergrößerung der b. F.-Depots in der Neonatalperiode. Gleichzeitig nimmt der Noradrenalingehalt im b. F. durch Kortisongabe ab. Das Hormon verursacht eine Abnahme der durch Noradrenalininjektion verursachten Sauerstoffverbrauchssteigerung, verändert aber die Freisetzung leicht verbrennbarer Fettsäuren nur geringfügig. Da jede Kältebelastung, die längere Zeit andauert, von einer Erhöhung des Blutkortisonspiegels gefolgt ist, kann man unter diesen Bedingungen erwarten, daß das Kortison zu einer Regenerierung der im akuten Kältestress stark in Anspruch genommenen b. F.-Depots beiträgt (HAHN et al. 1969).

Bei der oxidativen Spaltung des b. F. entstehen ebenso wie beim Stoffwechsel des weißen Fettes als Spaltprodukte Glyzerin und freie Fettsäuren. Während aber beim weißen Fett diese Substanzen in gleicher Menge auftreten, verhalten sich beim b. F. die Mengen von Fettsäuren zu Glyzerin wie 5 zu 1. Im b. F. werden also im Gegensatz zum weißen Fettstoffwechsel in höherem Maße Fettsäuren verbraucht. Diese Befunde weisen auf einen unterschiedlichen Intermediärstoffwechsel von weißem und braunem Fett hin. Beim b. F. entstehen im wesentlichen keine energiereicheren Verbindungen während der Spaltung; die gesamte, durch oxidative Umwandlung der Fettsäuren freiwerdende Energie kann also als Wärme abgegeben werden (HOHORST und STRATMANN, zit. nach BRÜCK 1968).

Neugeborene, die ihre Energie zur Aufrechterhaltung der Körpertemperatur im Kälteversuch weitgehend aus dem Abbau des b. F. decken, zeigen kein Kältezittern. BRÜCK (1968) ist es an Hand systematischer Untersuchungen an neugeborenen Meerschweinchen weitgehend gelungen, den Mechanismus der Unterdrückung des Kältezitterns in der unmittelbaren Postnatalperiode aufzuklären. Das vom b. F.-Depot im Schulter-Hals-Bereich während einer Kältebelastung angewärmte Blut führt über den venösen Abfluß zu einer umschriebenen Erwärmung des Zervikalrückenmarkes. Diese Erwärmung reizt noch nicht näher lokalisierte Rezeptoren, die eine Hemmung des Muskelzitterns auslösen. Eine Abkühlung in diesem Halsmark-Bereich wird auch vom neugeborenen Meerschweinchen sofort mit Muskelzittern beantwortet. Die Neugeborenen der den b. F.-Mechanismus zur Temperaturregulation benutzenden Spezies zittern unter Kältebelastung also deshalb nicht, weil sie durch eine Erwärmung des Halsmarkes über die Möglichkeit verfügen, den Zittermechanismus auszuschalten. Sobald mit der Rückbildung des b. F. mit steigendem Lebensalter die Erwärmung des Halsmarkes während einer Kältebelastung nicht mehr zustande kommt, das Halsmark sich vielmehr wie beim Erwachsenen unter den gleichen Versuchsbedingungen abkühlt, wird das Kältezittern nicht mehr gehemmt, und die für den Erwachsenenorganismus charakteristische Wärmeproduktion, die von einer Erhöhung des Muskeltonus bis zum Zittern begleitet wird, hat begonnen.

Es wurde oben (s. S. 63) bereits erwähnt, daß die zitterfreie Thermogenese keineswegs ein universales Prinzip der Temperaturregulation der neugeborenen Warmblüter darstellt. Schweine verfügen beispielsweise auch in der Neonatalperiode über keine b. F.-Depots und zittern in kalter Umgebung wie die erwachsenen Tiere. Der menschliche Säugling besitzt keine so ausgedehnten b. F.-Depots wie das neugeborene Meerschweinchen oder Kaninchen. Dennoch führt Noradrenalininfusion (0,4 $\mu g \cdot kg^{-1} \cdot min^{-1}$) wie bei diesen Spezies, so auch beim Menschen, zu einer Erhöhung des O_2-Verbrauches bei einem RQ um 0,75. Die Noradrenalingabe bewirkt also eine Stoffwechselsteigerung, die vorwiegend aus Fettdepots gespeist wird (KARLBERG et al. 1965). Daß es sich bei diesem im Energiewechsel verbrauchten Fett um b. F. handelt, kann aus dem Ansteigen des Glyzerinspiegels bei etwa gleichbleibendem Fettsäurespiegel im Plasma geschlossen werden (DAWKINS und SCOPES 1965). Dennoch spielt der b. F.-Mechanismus beim neugeborenen Menschen bei weitem nicht eine so bedeutende Rolle wie bei Kaninchen und Meerschweinchen. Das kommt darin zum Ausdruck, daß Früh- und Neugeborene in kalter Umgebung zu zittern beginnen. Das menschliche Neugeborene benutzt also neben dem b. F. auch die Stoffwechselerhöhung durch Steigerung des Muskeltonus als Energiequelle zur Aufrechterhaltung der Körpertemperatur. In welchem Alter der b. F.-Mechanismus für den Menschen bedeutungslos wird, scheint bisher nicht systematisch untersucht worden zu sein.

3.3.3. Die Hautdurchblutung

Die Durchblutung der Haut bei Senkung der Umgebungstemperatur wurde bei neugeborenen Schweinen (MOUNT 1964) und eingehend an menschlichen Früh- und Neugeborenen gemessen (BRÜCK 1959, 1961). Die nachfolgende Beschreibung gibt die Ergebnisse von Hautdurchblutungsmessungen am Menschen wieder; die am Schwein erhobenen Befunde weichen im Prinzip von denen am Menschen nicht ab.

BRÜCK verwendete zur Hautdurchblutungsmessung ein von HENSEL (1956) beschriebenes Prinzip: Ein wechselstromgespeister Konstantandraht wird mit konstantem Strom aufgeheizt und erzeugt gegenüber einem Vergleichsdraht eine von der Hautwärmeleitfähigkeit abhängige Übergangstemperatur, die mittels einer Gruppe von Bimetallelementen gemessen werden kann. Die auf diese Weise bestimmten Temperaturwerte sind der Größe der Hautdurchblutung bis zu einer Gewebstiefe von 4 mm proportional. Meßköpfe, in denen dieses Prinzip Verwendung findet, können technisch sehr klein ausgeführt werden und eignen sich damit auch für die Messung an Säuglingen.

Kältebelastung, wie sie der Übergang von 33°C auf 23°C in der einen unbekleideten Säugling umgebenden Lufthülle darstellt, beantworten Früh- und Neugeborene bereits in den ersten Lebensstunden mit einer Abnahme der Hautdurchblutung. Wird diese gleichzeitig an verschiedenen Hautabschnitten gemessen, so ergibt sich, daß sich die Durchblutungsänderungen nicht gleichsinnig verhalten.

Während die Hautdurchblutung an der Ferse unter den verschiedenen Versuchsbedingungen auf etwa ein Drittel des Ausgangswertes abnimmt, bleibt sie an der Wade unverändert und fällt erst bei Unterschreitung von 27 °C Umgebungstemperatur plötzlich ab. Die Latenz dieser Reaktion nimmt mit steigendem Lebensalter ab und das Ausmaß der Durchblutungsverminderung zu. Wann die Erwachsenenwerte erreicht werden, ist zur Zeit nicht bekannt. Zur Auslösung der Veränderung der Hautdurchblutung ist durchaus keine Abkühlung der gesamten Hautoberfläche erforderlich: Durchblutungsänderungen an der Ferse können bei Frühgeborenen beispielsweise durch Applikation eines kalten Luftstroms im Gesichtsbereich ausgelöst werden. Beim jungen Säugling nimmt die Hautdurchblutung nach Senkung der Umgebungstemperatur unter die Neutraltemperatur im Bereich der gesamten Körperoberfläche ab. Diese Durchblutungsveränderung verläuft durchaus nicht gleichmäßig für alle Hautpartien (DAWES 1968a), so daß durch Stimulation unterschiedlicher Hautbezirke jeweils different Reaktionsmuster ausgelöst werden, deren Altersgang zu beschreiben eine Aufgabe künftiger Forschung sein könnte.

3.4. Die Temperaturregulation bei Erhöhung der Umgebungstemperatur über den Neutralbereich

Wie beim Erwachsenen, so ist auch beim menschlichen Neugeborenen eine Erhöhung der Umgebungstemperatur über den Neutraltemperaturbereich von Veränderungen im O_2-Verbrauch, der Hautdurchblutung sowie schließlich der Absonderung von Schweiß gefolgt. Neugeborene Ratten, Kaninchen und Rhesusaffen beantworten Erwärmung in ihrer Umgebung über Werte um 35 °C ebenfalls mit einer Steigerung des Sauerstoffverbrauchs. Da diese Spezies nicht schwitzen, transportieren sie die im Körperinneren produzierte Wärmeenergie vorwiegend durch Erhöhung der Atem- und Herzfrequenz in die Umgebung. Beim angezogenen Neugeborenen fanden BRÜCK et al. (1958) bei Zimmertemperaturen von 23 °C bis 25 °C bereits eine halbe Stunde nach der Geburt eine Abnahme des O_2-Verbrauches, also eine Senkung der chemischen Wärmeproduktion. Höheren Umgebungstemperaturen scheinen menschliche Neugeborene bisher nicht ausgesetzt worden zu sein, so daß es unbekannt ist, in welchem Ausmaße sie ihren Stoffwechsel unter solchen Bedingungen steigern. Neben der Abnahme des Sauerstoffverbrauchs beobachtete BRÜCK einen Anstieg der Hautdurchblutung am Unterschenkel und an der Ferse, wobei die Gefäßerweiterung am Unterschenkel vor der an der Ferse eintrat. Diese Fähigkeit zur Vergrößerung der Hautdurchblutung ist eine werdende Funktion: Sie ist am ersten LT nicht nachweisbar und entwickelt sich zunehmend vom 3. LT an. Bei Frühgeborenen tritt dieser Entwicklungsgang zeitlich verzögert ein. Ähnlich verhält sich die Herzfrequenz: Erhöhung der Körpertemperatur von 36,5 °C auf 38 °C ist bei termingerecht Neugeborenen erst vom etwa 3. LT an von einem Anstieg der Herzfrequenz gefolgt. Bei jüngeren Kindern finden sich keine sicher der Körpertemperaturerhöhung zuzuordnenden Frequenzänderungen. Die für den Wärmeabstrom wichtigen Mechanismen treten also beim Menschen erst allmählich während des postnatalen Entwicklungsabschnittes in Funktion.

Sobald die mittlere Hauttemperatur reifer menschlicher Neugeborener 36,5 °C bis 37 °C übersteigt, beginnen sie Schweiß abzusondern (BRÜCK 1961). Damit liegt die zur Auslösung der Schweißproduktion erforderliche Minimaltemperatur beim Neugeborenen höher als beim Erwachsenen (ca. 35 °C). Frühgeborene vermögen ebenfalls zu schwitzen, systematische Untersuchungen über ihr Verhalten in erhöhter Umgebungstemperatur stehen aber noch aus. Jenseits der Neugeborenenperiode werden die Temperaturregulationsmechanismen des Erwachsenen zu einem noch nicht bekannten Zeitpunkt funktionstüchtig.

3.5. Die Unterschiede in der Temperaturregulation zwischen Neugeborenem und Erwachsenem

Nach HENSEL (1955) kann man die Temperaturregulation als Regelsystem mit Störwertaufschaltung beschreiben. Die geregelte Größe, die Körpertemperatur, verändert sich im Regelbereich nicht, da eine Reihe den Wärmeverlust bei niedriger oder die Wärmeaufnahme bei höherer Umgebungstemperatur beeinflussender Mechanismen durch die Reizung temperaturempfindlicher Hautrezeptoren in Gang gesetzt werden. Der Regelbereich des erwachsenen Menschen ist in Richtung der niedrigen Temperaturwerte bei −1 °C begrenzt; unterhalb dieses Wertes fällt bei längerer Exposition des unbekleideten Menschen auch die Körperkerntemperatur. Das reife menschliche Neugeborene weist demgegenüber die untere Grenze des Regelbereiches bei +23 °C auf. Es scheint nicht berechtigt zu sein, diese Einschränkung des Temperaturregelbereiches beim Neugeborenen im Vergleich zu dem des Erwachsenen als Ausdruck einer geringeren Leistungsfähigkeit der Temperaturregulation im Säuglingsalter anzusehen (BRÜCK 1961). Das Neugeborene regelt die Temperatur eines biologischen Systems, dessen Verhältnis von Masse zu Oberfläche, verglichen mit dem erwachsenen Organismus, zugunsten der Oberfläche verschoben ist. Setzt man das Verhältnis Körpermasse/Oberfläche des Erwachsenen = 1, so ergeben sich für das reife Neugeborene 2,7 und für das Frühgeborene (1500 g) 3,5. Das bedeutet, daß auch der Wärmeverlust in kälterer Umgebung entsprechend diesen Verhältniszahlen beim Säugling größer als beim Erwachsenen ist. Die relativ größere Körperoberfläche des Säuglings erhöht also erheblich die Anforderung an die Leistungsfähigkeit der Temperaturregulation. Darüber hinaus besitzt das Früh- und Neugeborene, verglichen mit dem Erwachsenen, ein geringeres Unterhautfettgewebe, so daß der Schutz vor Wärmeverlusten vergleichsweise geringer ist. Diese Tatsache findet in der Wärmeleitfähigkeit der Haut ihren Ausdruck. Sie beträgt beim Erwachsenen mit 11,2 kcal $\times$ m$^{-2} \cdot$ h$^{-1} \cdot$ °C^{-1} einen wesentlich geringeren Wert, als er beim Neugeborenen gefunden wurde (32,3 kcal $\cdot$ m$^{-2} \cdot$ h$^{-1} \cdot$ °C^{-1}).

Die Einschränkung des Regelbereiches beim Neugeborenen wird also erst unter Berücksichtigung dieser anatomisch funktionellen Besonderheiten des frühkindlichen Organismus und nicht unter ausschließlich regeltheoretischem Aspekt voll verständlich.

4.   Blut

Die Einsichten in die Entwicklung der Funktion des Blutes stammen fast ausschließlich aus dem 20. Jahrhundert. Nach der Entdeckung der Blutkörperchen (BK) durch LEEUWENHOEK (1673) hat es beinahe 200 Jahre gedauert, bis durch die Arbeiten von WELCKER (1854) und VIERORDT (1854) die Bemühung um eine Erfassung der Blutkörperchenzahl und damit die moderne quantitative Hämatologie ihren Anfang nahm (HORVÁTTH 1965).

Albrecht von HALLER (1762, Bd. 2) zitiert eine Arbeit von ROBINSON, der das Verhältnis von festen und flüssigen Bestandteilen des peripheren Blutes untersuchte und mit zunehmendem Alter eine Eindickung des Blutes fand. Jugend, mittleres Lebensalter und Greisenalter wurden miteinander verglichen. Diese Arbeit scheint die erste gewesen zu sein, die sich mit altersabhängigen Veränderungen des Blutes beschäftigt. PREVOST und DUMAS (zit. nach J. v. MÜLLER 1838) beschrieben erstmalig die Tatsache, daß embryonale Kaninchenerythrozyten einen größeren Durchmesser als die erwachsener Tiere besitzen.

4.1.   Die Erythrozyten

4.1.1.   Struktur und Zahl der Erythrozyten in der Ontogenese

Um die Aufklärung der Entstehung und Entwicklung der Erythrozyten in den Embryonalstadien des Menschen haben sich KNOLL (1932, 1957) und MAXIMOW (1909, 1927) verdient gemacht. Sie kamen zu dem Ergebnis, daß die Blutbildung im Bereich des Bauchstiels und des Dottersackes beginnt. Aus Zellhaufen lösen sich einzelne Mesodermzellen ab, werden selbständig und bilden sog. Blutinseln. Die Zellen besitzen einen großen Kern und ein basophiles Plasma. Aus dem größten Teil dieser primären Wanderzellen entwickeln sich Erythroblasten. Gleichzeitig entstehen erste Gefäßanlagen im Bauchstielmesenchym, die mit Endothel ausgekleidet sind. Durch Ablösung primärer Wanderzellen von den Wänden der Gefäßanlagen entstehen hier ebenfalls Erythroblasten. In den Blutinseln bleibt die Erythroblastenbildung bis zu einem Entwicklungsstadium von 2,5 mm Länge des Keimes in Funktion, während die intravasale Blutzellenbildung aus Gefäßwandzellen bis zu einem Stadium von 15 mm Körperlänge fortgesetzt wird. An beiden Blutbildungsorten entstehen die gleichen hämoglobin-(Hb)-beladenen Blutzellen der ersten Generation, die durch stark basophile Kerne und wachsende Hb-Beladung charakterisiert sind. Diese erste Erythrozytengeneration wird von Zellen mit großem Kern und schmalem Protoplasmasaum abgelöst, den Erythroblasten der 2. Generation. Ihr Bildungsort ist die Leber. Anfang des 5. Foetalmonats tritt die Blutbildung im Knochenmark hinzu. Es entstehen nun kernhaltige und kernlose Zellen in großer Menge. Leber und Milz treten als Blutbildungsorte zunehmend zurück, bis nach der Geburt die Blutzellenbildung in diesen Organen völlig erlischt und nur noch die myeloische Erythropoese übrigbleibt. Die Entwicklung menschlichen foetalen hämopoetischen Gewebes (KLEIN 1963) vollzieht sich grundsätzlich gleichartig wie die foetale Blutbildung bei verschiedenen Tierarten (Kalb und Ziege: WINQUIST 1954; Maus: RIFKIND et al. 1969; Hühnchen: CERESA-CASTELLANI und LEONE 1969; Katze: WINDLE 1941 u. a.). Eine Darstellung der zum Teil noch nicht in einen funktionellen Zusammenhang einfügbaren Besonderheiten der drei Erythrozytengenerationen soll hier nicht gegeben werden.

Die Erythrozyten im peripheren Blut erfahren im Laufe der Foetalentwicklung sowohl hinsichtlich ihrer Form, osmotischen Resistenz, der Eigenschaften ihrer Membran wie schließlich auch ihrer Anzahl systematische Veränderungen. Die foetalen Erythrozyten des Menschen sowie verschiedener Tierspezies zeigen Anisozythose und Polychromasie; sie weisen einen größeren Durchmesser auf und besitzen auch ein größeres Volumen als die der Erwachsenen (s. Tab. 3). Zusätzlich ergaben sich folgende Befunde: Nach der Geburt nimmt der Erythrozytendurch-

Tabelle 3. Die altersabhängigen Größenveränderungen der Erythrozyten (Daten von BARTELS et al. 1959b, POLONOWSKI und COLIN 1963)

Erythro-zyten-	10. GW	24. GW	36. GW	43. GW	Früh-geborene 6 Tage	Neugeborene		Er-wach-sene
						8 Wochen	12 Wochen	
Durch-messer [μm]	10,5	8,8	8,6	8,8	8,55	7,87	7,91	7,5
Dicke [μm]					1,9	1,8	1,75	2,0
Ober-fläche [μm²]					166,7	141,0	141,8	135,0
Volumen [μm³]	191,0	141,0	116,0	116,0	108,0	86,7	85,8	87,0

messer auf 8,40 μm zu; am Ende der ersten Lebenswoche werden 8,70 μm gefunden bei gleichzeitiger Abnahme der Erythrozytendicke auf 1,7 μm. Diese Veränderungen (Literatur bei KLEIHAUER 1966) führen zu einer Oberflächenvergrößerung der Zellen. Im Laufe des ersten Lebensjahres nehmen beim Menschen Erythrozytendurchmesser und Dicke wieder ab, um nachfolgend erneut anzusteigen, so daß um das 12. Lebensjahr die für den Erwachsenen typischen Maße erreicht werden. Das mittlere Volumen der Erythrozyten nimmt bei Mensch- und Schweinefoeten im 1. Schwangerschaftsdrittel steil ab, um von der Schwangerschaftsmitte an weniger rasch aber stetig weiter abzufallen. Bei Geburt erreichen die Schweineerythrozyten mit um 50 μm³ die Erwachsenenwerte dieser Spezies. Das menschliche Neugeborene verfügt mit 125 μm³ noch über voluminösere Erythrozyten als der Erwachsene (80 μm³) (DITTMER und GREBE 1958).

Die Zellmembran foetaler und erwachsener Erythrozyten wurde sowohl hinsichtlich ihrer Morphologie wie auch ihres Gehaltes an Lipiden untersucht. Es fanden sich in den foetalen Erythrozyten höhere Werte für die Gesamtlipide, das Cholesterin, die Phospholipide und die Syringomyeline (KLEIHAUER 1966). Die Abweichungen in der chemischen Zusammensetzung der Membran foetaler Erythrozyten von der des Erwachsenen sind nicht ohne Auswirkungen auf die Erythrozytenresistenz (SJÖLIN 1954). Die osmotische Resistenz foetaler Erythrozyten des Menschen ist im 3.—5. Schwangerschaftsmonat niedriger als bei Geburt; zu diesem Zeitpunkt sind erst 50% der Hämolysewerte mit denen der Erwachsenen identisch. Demgegenüber ist die Resistenzbreite, also die NaCl-Konzentrationsspanne von der beginnenden bis zur vollständigen Hämolyse, bei foetalen Erythrozyten größer. Da im Blut der Foeten und Neugeborenen jugendliche Erythrozyten, die sogenannten Retikulozyten, häufiger vorkommen als beim Erwachsenen und diese eine höhere osmotische Resistenz als ausgereifte Erythrozyten besitzen, könnten sie für die relativ große osmotische Resistenzbreite der dem Nabelschnurblut entnommenen Erythrozyten mit verantwortlich sein (SJÖLIN 1954). Die mechanische Resistenz foetaler Erythrozyten — sie wird durch Schütteln einer Erythrozytensuspension mit Glasperlen geprüft — ist geringer als die erwachsener, ihre Wärmeresistenz höher (KLEIHAUER 1966). Alle diese morphologischen und funktionellen Besonderheiten foetaler Erythrozyten können nicht ohne Einfluß auf deren Hauptfunktion, den Gastransport, sein, bestimmen doch unter anderem die Eigenschaften der Membran, die Oberfläche und das Volumen die in der Zeiteinheit in die Erythrozyten diffundierende Menge der zu transportierenden Gase.

Die Anzahl der Erythrozyten pro μl Blut wurden bei verschiedenen Spezies während der Foetalentwicklung untersucht (WINDLE 1941, WINQUIST 1954 u. a.). Es ergaben sich übereinstimmend ansteigende Werte mit zunehmendem Foetalalter, bis zum Zeitpunkt der Geburt die höchsten Erythrozytenzahlen gefunden wurden. Postnatal nimmt die Erythrozytenzahl beim Menschen (4,5—5,0 Millionen · μl^{-1}) im Laufe des ersten LT noch um etwa 0,5 Millionen · μl^{-1} zu, um bis zum Alter von 3—4 Monaten auf Werte um 3,8 Millionen · μl^{-1} abzufallen (s. Abb. 14). Diese Periode einer physiologischen Erythropenie wird von einem langsamen Anstieg der Erythrozytenzahlen gefolgt: Ende des ersten Lebensjahres werden um 4,9 Millionen · μl^{-1} und zwischen dem 7. und 12. Lebensjahr 5,1 Millionen · μl^{-1} gefunden. Mit dem Beginn des Pubertätswachstumsschubes (s. S. 29) entwickeln sich für die Geschlechter unterschiedliche Erythrozytenzahlen, so daß bei den Mädchen 5,0 Millionen · μl^{-1} zwischen dem 13. und 17. Lebensjahr, 5,4 Millionen · μl^{-1} bei den Knaben im gleichen Altersabschnitt beobachtet werden (WERNER 1965). Während bei letzteren damit die für den Erwachsenen typischen Werte erreicht sind, fällt bei den Mädchen die Erythrozytenzahl bis zum Ende der Pubertät auf 4,8 Millionen · μl^{-1} ab (PLENERT und HEINE 1973).

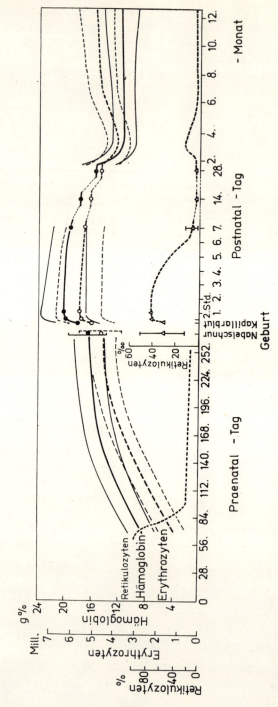

Abb. 14. Die Veränderungen der Erythrozytenzahl (Millionen · μl⁻¹; gestrichelte Kurven, offene Kreise), des %- bzw. ‰-Anteils der Retikulozyten an der Erythrozytenanzahl (gestrichelte Kurven, offene Dreiecke) sowie der Hämoglobingehalt des Blutes (ausgezogene Kurven, gefüllte Kreise) vom 3. Gestationsmonat bis zum Ende des ersten Lebensjahres beim Menschen (nach BETKE 1958).

Den Befunden beim Menschen analog entwickeln sich postnatal das Knochenmark und die Erythrozytenzahl bei der Ratte (GARCIA 1957), der Katze (WINDLE 1941) und beim Kaninchen (RUHRMANN und VEIGEL 1964), ohne daß die Einzelheiten der Altersgänge bei diesen Spezies hier beschrieben werden sollen.

Dem Entwicklungsgang der Zahl der Erythrozyten geht eine Abnahme der jugendlichen Erythrozyten, der sog. Retikulozyten, im peripheren Blut parallel: Die hohen Retikulozytenzahlen des Foeten — in der 10. GW des Menschen sind 80‰ aller Erythrozyten Retikulozyten — machen 35‰ Retikulozyten bei Geburt Platz. Im 2. Lebensjahr werden mit 5‰ der Erythrozyten die von beiden Geschlechtern bis zum Pubertätsende beibehaltenen Werte erreicht (Abb. 14). Beim Kalb wurde die Entwicklung der Retikulozytenzahl der des Menschen analog gefunden (WINQUIST 1954).

Von wesentlicher Bedeutung für die werdende Erythrozytenfunktion sind die altersabhängigen Veränderungen im Hb-Gehalt dieser Zellen. Während die Hb-Menge in 100 ml Blut bis zur Geburt bei verschiedenen Säugetierarten zunimmt (s. S. 74), fällt die Hb-Beladung des Einzelerythrozyten mit wachsendem Gestationsalter ab (WINQUIST 1954, SCHULMAN 1959). In der 10. Schwangerschaftswoche werden beim menschlichen Foeten um 60 pg gefunden. Ein quasilinearer Abfall der Hb-Beladung der Erythrozyten führt um die 25. Woche auf Werte von 40 pg. Zum Zeitpunkt der termingerechten Geburt werden um 37 pg, mit 7 Lebenstagen 36,2 pg und mit 6 Monaten 26 pg erreicht, ein Wert, der in den folgenden Monaten zum Erwachsenenwert ansteigt. Die geschlechtsspezifischen Unterschiede in der Hb-Beladung der Erythrozyten bilden sich beim Menschen erst im Laufe der Pubertät heraus (GUEST und BROWN 1957). Unter den Fermenten, denen eine wichtige Rolle beim Gasaustausch in den Erythrozyten zukommt, steht die Karboanhydrase an erster Stelle (s. S. 85). BETKE und BRUNNER (1964) bestimmten den Gehalt dieses Enzyms in den Erythrozyten menschlicher Früh- und Reifgeborener und fanden bei ersteren 10%, bei letzteren 30% der für den Erwachsenen typischen Aktivität. Im Laufe der ersten 8 postnatalen Lebensmonate steigt die Karboanhydraseaktivität auf etwa 25%, zum Teil auf 50% des Erwachsenenwertes an; wann dieser erreicht wird, scheint ebenso ununtersucht geblieben zu sein wie der Enzymgehalt foetaler Erythrozyten.

Die Regulation der Erythrozytenbildung und damit die Einstellung der Erythrozytenzahl auf den für den wachsenden Organismus jeweils aktuellen Bedarf ist für die frühe Foetalperiode u. W. nicht untersucht worden. Beim Schaffoeten ließ sich zwischen dem 95. und 123. GT durch Hypoxie, ausgelöst mit Hilfe von Phenylhydrazininjektion in die V. jugularis, eine Erythropoetinzunahme im Plasma erzielen (ZANJANI et al. 1969). Der Erythropoetingehalt des Plasmas der Erwachsenen nimmt unter Sauerstoffmangelbedingungen ebenfalls zu und regelt über im einzelnen noch ungeklärte Mechanismen die Erythrozytenanzahl im peripheren Blut bzw. die Zunahme und Zahl bestimmter Erythrozytenvorstufen, der Proerythroblasten (ALTHOFF 1962).

Beim Menschen scheint im letzten Abschnitt der Schwangerschaft die Regelung der Erythrozytenanzahl mit Hilfe des Erythropoetins bereits in Funktion zu sein, fanden sich doch bei praenatal einem Sauerstoffmangel ausgesetzten Neugeborenen erhöhte Erythropoetinwerte im Nabelschnurblut. Bei ungeschädigten Frühgeborenen wurden niedrigere Erythropoetinwerte als bei ebensolchen Reifgeborenen gefunden, was als Hinweis auf einen gewissen Altersgang dieser Regulation gewertet werden darf (FINNE 1966).

Die weitere Darstellung wendet sich den wichtigsten Hämoglobinen als den Vertretern jener Stoffgruppe zu, die entscheidend den Gasaustausch zwischen mütterlichem und foetalem Organismus bzw. der atmosphärischen Luft und dem postnatal wachsenden Jungtier und Menschen ermöglichen.

4.1.2. Der rote Blutfarbstoff

Die Hb-Konzentration in g pro 100 ml Blut erfährt im Laufe der prae- und unmittelbar postnatalen Entwicklung zum Teil entscheidende Veränderungen. Zu Beginn des 4. Schwangerschaftsmonats des Menschen werden 9 g% im Foetalblut gefunden; bis zum Ende des 6. Monats erreicht der Foet 14,5 g%, um bei Geburt 16 bis 16,5 g%, also den für den erwachsenen Mann typischen Wert zu zeigen (SCHULMAN 1959). Bereits in den ersten Stunden nach der Geburt steigt die Hb-Konzentration des Blutes auf 19—20 g%. Diese hohen Werte werden etwa bis zum Ende der ersten Lebenswoche beobachtet. Sie sind durch Abwanderung von Plasma in das Gewebe (s. S. 84) sowie die Fortsetzung der verglichen mit den späteren Befunden beim Säugling noch hohen Blutbildungsrate des Foeten über den Zeitpunkt der Geburt hinaus verursacht (WEIKER 1957). Bis zur 10. Lebenswoche fällt die Hämoglobinkonzentration ab und erreicht zu diesem Zeitpunkt mit 11,5 g% beim reifen, 8—10 g% beim frühgeborenen Säugling ein Minimum. Der allmählich nachfolgende Anstieg führt am Ende des ersten Lebensjahres auf 12,0 g%; während des Klein- und Schulkindalters steigt die Hb-Konzentration an, bis sich mit der Pubertät die für beide Geschlechter typischen Erwachsenenwerte von 14,5 g% für die Mädchen und 16,0 g% für die Jungen herausbilden. Wie BETKE (1964) eingehend dargestellt hat, ist dieser Altersgang die Resultante von Neubildungs- und Abbauvorgängen.

Die jeweils eingestellten Hämoglobinwerte entsprechen im Normalfall vollauf dem aktuellen Hb-Bedarf des wachsenden Organismus; sie sind Ausdruck aktiver Regulationsprozesse und keineswegs das Ergebnis einer zeitweiligen Knochenmarkinsuffizienz im Wachstumsalter, wie früher gelegentlich angenommen wurde.

Ebenso wie der Mensch zeigen Katze (WINDLE 1941), Kalb (WINQUIST 1954), Schaf (DITTMER und GREBE 1958) und Kaninchen (MOTT 1965) zunehmende Hb-Konzentrationen mit steigendem Foetalalter. Ausnahmslos alle darauf untersuchten Säugetierneugeborenen weisen wie der Mensch einen Abfall der Hb-Konzentration und des Hämatokrit im korrespondierenden postnatalen Altersabschnitt und einen nachfolgenden langsamen Anstieg bis zum Erreichen der Erwachsenenwerte um den Zeitabschnitt der beginnenden Geschlechtsreife auf. Auf eine Beschreibung der speziesdifferenten Entwicklungsgänge muß hier verzichtet werden; weiterführende Literatur findet sich bei DAWES (1968a), LITTLE (1970) und MASTERS et al. (1972).

Die summarische Beschreibung der ontogenetischen Entwicklung der Hb-Konzentration legt nahe, das Hb über den angegebenen Altersabschnitt hin als eine einheitliche Substanz aufzufassen. De facto lösen sich jedoch 3 Gruppen von Hämoglobinen im Entwicklungsgang ab, wenn auch ohne scharfe zeitliche Grenze: Die embryonalen werden von den foetalen und diese wiederum von den erwachsenen Hämoglobinen ersetzt. Die Zahl und Reihenfolge der in den Aminosäureketten auftretenden Einzelmoleküle erlaubt eine Unterscheidung der Hb-Typen, während der Häm-Anteil für embryonales, foetales und erwachsenes Hb gleich ist. Alle Hb bestehen aus einem Globinanteil — vier miteinander verbundenen Aminosäureketten, von denen jeweils 2 sowohl hinsichtlich der Zahl als auch der Reihenfolge der einzelnen Aminosäuren identisch sind — und einem mit diesem verbundenen Häm. Dieses besteht aus vier Porphyrinringen, die mit einem Fe-Molekül verknüpft sind. Während die zwei identischen Globinketten mittels von 2 verschiedenen Genen herstammenden Boten-RNS auf den Ribosomen synthetisiert werden, wird der Häm-Anteil von den Mitochondrien durch Zusammenfügung von 4 Molekülen δ-Aminolävolinsäure und nachfolgendem Eiseneinbau bereitgestellt.

Im Laufe der Embryonalperiode wurde beim Rind ein Hb gefunden, das lediglich die Hb Gower 1 und Gower 2 enthält (KLEIHAUER et al. 1966). Diese lassen sich elektrophoretisch von den ontogenetisch später auftretenden Hb abgrenzen und stellen das embryonale Hb dar (Hb-E). Das Hb-E fand sich auch bei menschlichen (KÜNZER et al. 1966, KALTSOYA et al. 1966), Mäuse- und Froschembryonen (ALLISON 1955, KURATA und ARAKAWA 1963). Es tritt vorwiegend in der Periode der Blutbildung im Dottersack auf und macht der Gruppe foetaler Hb (Hb-F) in jenem Altersabschnitt Platz, in dem die Blutbildung zunehmend in der Leber stattfindet. Die Hb-F weisen ebenfalls wie alle normalen Hb-Typen des Erwachsenen α_2-Aminosäureketten auf und besitzen darüberhinaus γ_2-Ketten. Mit verschiedenen Verfahren ließen sich sowohl beim Menschen (KARAKLIS und FESSAS 1963) wie auch bei der Ziege (HUISMAN 1959) mehrere Unterfraktionen des Hb-F nachweisen. Das Erwachsenenhämoglobin (Hb-A) tritt beim Menschen bereits um die 10. GW auf, nimmt von der 34. Schwangerschaftswoche an rasch zu und erreicht zum Zeitpunkt der termingerechten Geburt einen Wert von 25% des

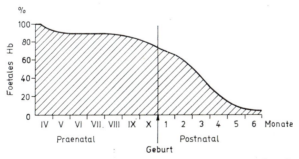

Abb. 15. Darstellung der Abnahme des prozentualen Anteils des foetalen Hämoglobins (Hb-F) am Gesamthämoglobin vom 4. Gestationsmonat bis zum Ende des ersten Lebenshalbjahres des Menschen (nach BETKE 1958).

Gesamt-Hb-Gehaltes im peripheren Blut (BETKE 1964; Abb. 15). Auch dieses Hb konnte in eine noch ständig zunehmende Zahl normaler Untergruppen unterteilt werden (KLEIHAUER 1966). Bei Ziegenfoeten finden sich zwei Hb-F-Fraktionen bis zum Zeitpunkt der Geburt; das Hb-A wird erst postnatal und dann in rasch wachsender Menge gebildet (HUISMAN 1959). Der Wechsel von Hb-F zu Hb-A vollzieht sich beim Schaf ähnlich wie beim Menschen. Die bezüglichen Untersuchungen BETKES (1964) haben sichergestellt, daß das Hb-E, Hb-F und Hb-A nebeneinander in ein und demselben Erythrozyten vorkommen können. Dieser Untersucher fand darüber hinaus keine Korrelation zwischen dem Durchmesser der Erythrozyten und der Art seiner Hb-Beladung. Damit ist erwiesen, daß die 3 Hb-Typen sowohl bei der Dottersack- wie auch bei der Leber- und Knochenmarkerythropoese entstehen und also keinem jeweils besonderen Entstehungsort zugeschrieben werden dürfen. Während zwischen dem Hb-E und dem Hb-F bisher keine über die chemische Abgrenzbarkeit dieser Typen voneinander hinausgehenden spezifischen Verschiedenheiten in den physiologischen Eigenschaften bekannt geworden sind, unterscheiden sich Hb-F und Hb-A bei der Mehrzahl der daraufhin untersuchten Säugetierspezies hinsichtlich der O_2-Affinität. Die hämolysierte Hb-Lösung von Hb-F bei Kalb, Schaf und Ziege weist eine höhere O_2-Affinität auf als die des Hb-A der jeweils gleichen Tierart. Beim Menschen sind die O_2-Affinitäten für Hb-F und Hb-A gleich (HUISMAN 1959). Befindet sich das Hb-F nicht in Lösung, sondern in den Erythrozyten des Blutes, so ist sowohl für die erwähnten Tierspezies wie auch für den Menschen die O_2-Affinität beim Foeten höher als die beim Erwachsenen. Beim Schaf nimmt die Sauerstoffaffinität des Blutes während der ersten 10 postnatalen LT ab. Als Gründe dafür können angesehen werden: 1. das Auftreten des Hb-A mit anderer Sauerstoffaffinität, als sie das Hb-F in situ besitzt; 2. Veränderungen der Konzentration der H-Ionen in den Erythrozyten; 3. eine unterschiedliche Reaktionsfähigkeit des foetalen und erwachsenen Hämoglobins auf Kofaktoren, die die Sauerstoffaffinität des Hämoglobins durch direkte Beeinflussung des Hämoglobinmoleküls verändern (z. B. 2,3 Diphosphorglyzerat und andere organische Phosphate); und 4. Veränderung der Konzentration dieser Kofaktoren (BAUMANN, R. et al. 1972). Die höhere Sauerstoffaffinität des foetalen Blutes führt zu einer Steilstellung und Linksverschiebung seiner Sauerstoffdissoziationskurve im Vergleich zu der der Mutter mit allen daraus resultierenden Vorteilen für den Gastransport vom und zum Foeten.

4.1.3.   Die Atmungsfunktion des Blutes während der prae- und postnatalen Entwicklung

Unter dieser Bezeichnung hat BARCROFT (1924) alle jene Funktionen beschrieben, die den Gaswechsel des Gewebes bewerkstelligen. Nachfolgend soll nur über die Gesetzmäßigkeiten gesprochen werden, die im Dienste der sog. inneren Atmung bei prae- und postnatal wachsenden Säugetieren, Vögeln und Kaltblütern stehen.

Im foetalen Lebensabschnitt vollzieht sich der Gaswechsel der Frucht über die

Plazenta oder durch die mehr oder weniger gasdurchlässige Eimembran und -schale. Der Foet nimmt mit Hilfe der Plazenta oder über die Eimembran aus dem mütterlichen Blut, der atmosphärischen Luft oder aus den im Wasser gelösten Gasen O_2 auf und gibt CO_2 in entgegengesetzter Richtung ab. Demgegenüber versorgt das gastransportierende Blut bei Säugetieren vom ersten postnatalen Atemzuge an das Gewebe aus der atmosphärischen Luft: Der plazentare Gaswechsel des Foeten wird mit der Geburt durch den pulmonalen Gaswechsel ersetzt. Vögel atmen schon einige Tage vor dem Schlüpfen aus der Luftkammer des Eies über die Lungen atmosphärische Luft. Die Bedingungen für die Entfaltung der Atemfunktion sind also im prae- und postnatalen Lebensabschnitt durchaus unterschiedlich; dem entsprechen differente physiologische Eigenschaften des Blutes in den verschiedenen Altersstufen. Eine ausführliche Darstellung des O_2- sowie CO_2-Transportes gaben BARCROFT (1946), METCALFE (1967), DAWES (1968a), BARTELS (1970) BARTELS et al. (1959b, 1972) sowie HASELHORST und STROMBERGER (1930/31).

Der Sauerstofftransport

Die Fähigkeit des Blutes, O_2 zu transportieren, ist eng mit der Funktion des Hb verbunden. Der im Blutplasma gelöste Sauerstoff wird an das in den Erythrozyten befindliche Hb angelagert, das eine bestimmte O_2-Affinität besitzt. Hinsichtlich der physiko-chemischen Gesetzmäßigkeiten, die die dem jeweiligen O_2-Partialdruckgefälle zwischen der Umgebung des Organismus und seinen zu versorgenden Geweben entsprechende O_2-Beladung des Hb verständlich machen, sei auf Lehrbücher der Physiologie verwiesen. Die O_2-Affinität des Blutes ist quantitativ durch jenen O_2-Druck gegeben, der gerade zu einer O_2-Beladung von 50% der mit dem Gasgemisch in Kontakt gebrachten Hb-Menge führt (BARTELS 1970). Dieser Wert (P_{50}) wird als von einer Reihe zusätzlicher Faktoren abhängig gefunden, von denen der jeweilige pH-Wert der Hb-Lösung (s. S. 83 über den BOHR-Effekt) sowie deren Temperatur hauptsächlich von Bedeutung sind. Bei der Bestimmung der O_2-Affinität ist daher dafür Sorge zu tragen, daß die Untersuchungen bei den für die jeweilig untersuchte Spezies normalen pH- und Temperaturwerten ausgeführt werden. Unter Einhaltung solcher Voraussetzungen finden sich unterschiedliche Affinitätswerte einmal für die reinen Hb-Lösungen und zum anderen für Blut- oder Erythrozytenaufschwemmungen gleichen Hb-Gehaltes. Da im Organismus das Hb seine O_2-Transportfunktion normalerweise innerhalb der Erythrozyten erfüllt, soll nachfolgend von der O_2-Affinität des Blutes die Rede sein und auf das Verhalten von Hb-Lösungen unterschiedlicher O_2-Beladung nur gelegentlich hingewiesen werden. Bringt man Blut bekannten Hb-Gehaltes mit standardisiertem pH-Wert unter konstanten Temperaturbedingungen mit Gasgemischen unterschiedlichen O_2-Partialdruckes in längeren Kontakt, so belädt sich das Hb mit einer dem jeweiligen O_2-Partialdruck des Kontaktgasgemisches entsprechenden O_2-Menge. Die so erhaltenen Meßwerte als O_2-Sättigungsprozente gegen die angebotenen O_2-Partialdrucke in einem Koordinatensystem aufgetragen, ergeben die sog. O_2-Dissoziationskurve, die einen S-förmigen Verlauf aufweist.

Sie drückt die O$_2$-Beladung des Blutes bei unterschiedlichen O$_2$-Partialdrucken im Kontaktgasgemisch aus. Untersucht man den Verlauf der O$_2$-Dissoziationskurve des mütterlichen und foetalen Blutes in der 2. Schwangerschaftshälfte, so ergibt sich für Rhesusaffe, Meerschweinchen, Schaf, Lama, Seehund, Elefant und Kamel ebenso wie für den Menschen eine links von der mütterlichen liegende foetale Kurve (Abb. 16a). Das bedeutet, daß eine im foetalen Blut höhere O$_2$-Beladung bei gleicher O$_2$-Konzentration im Kontaktgasgemisch als im Blut der Mutter besteht.

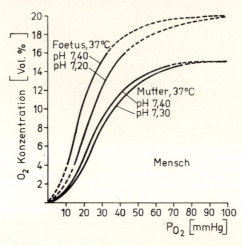

Abb. 16a. Die O$_2$-Sättigungskurve des Blutes von Mutter und Foet beim Menschen sowie die Veränderung der Lage der Kurven bei Senkung des Blut-pH-Wertes von 7,4 auf 7,2 bzw. 7,3 bei 37°C (nach METCALFE et al. 1967).

Eine solche höhere O$_2$-Affinität des foetalen Blutes fördert den O$_2$-Transport von der Mutter zum Foeten und führt zu einer ausreichenden O$_2$-Beladung des foetalen Blutes auch bei niedrigen O$_2$-Partialdrucken im Blute der A. uterina. Die genannten Befunde auf alle Spezies auszudehnen und für eine allgemeine Gesetzmäßigkeit während der 2. Hälfte der Gestation zu halten, scheint jedoch nicht erlaubt: Die O$_2$-Dissoziationskurven des Blutes von foetalen und mütterlichen Katzen verlaufen beispielsweise fast deckungsgleich. Schließlich fanden RIEGEL et al. (1967a, b) gegen Ende des ersten Gestationsviertels gleiche O$_2$-Dissoziationskurven des Blutes von Mutter und Foeten beim Elefanten. Somit scheint es ein Stadium der foetalen Entwicklung zu geben, das sich bei einigen Spezies bis in die Spätgestation erstreckt, in dem der O$_2$-Transport von der Mutter zum Foeten vonstatten geht, ohne daß eine unterschiedliche O$_2$-Affinität von mütterlichem und foetalem Blut (Abb. 16b) besteht.

Es erhebt sich nun die Frage, wie der Sauerstoff vom Hämoglobin des mütterlichen Organismus bis zum Gewebe des Foeten gelangen kann, wenn die Sauerstoffaffinitäten des mütterlichen und foetalen Blutes gleich sind, die Sauerstoffdissoziationskurven von Mutter und Foet sich also in ihrem Verlauf nicht unterscheiden. Um diese Frage beantworten zu können, ist es zunächst erforderlich, die O$_2$-Kapazität des Blutes zusätzlich in Betracht zu ziehen. Man versteht darunter jene O$_2$-Menge in ml, die von 100 ml Blut maximal transportiert werden

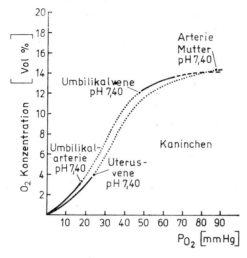

Abb. 16b. Die O$_2$-Sättigungskurven des Blutes von Mutter und Foet am Ende der Gestationszeit beim Kaninchen liegen sehr dicht beieinander; der O$_2$-Transport von der Mutter zum Foeten erfolgt nicht mit Hilfe der gleichen Mechanismen wie beim Menschen (nach METCALFE et al. 1967).

kann. Diese Kapazität wird neben der O$_2$-Affinität wesentlich von der im Blut befindlichen Hämoglobinmenge in den verschiedenen Entwicklungsstadien abhängig sein. Die O$_2$-Kapazitäten des mütterlichen und foetalen Blutes wurden bei einigen Spezies untersucht. Mensch (BEER et al. 1955), Rhesusaffe (HELLEGERS et al. 1964), Schaf (BARRON und MESCHIA 1954), Kamel (RIEGEL et al. 1967a, b) und Lama (MESCHIA et al. 1960) zeigen im Vergleich mit dem Blut der Mutter höhere foetale O$_2$-Kapazitäten, das Meerschwein für Mutter und Foet gleiche Werte (BARTELS et al. 1967), während Kaninchen und Ziege (BARTELS et al. 1967), bei ihren Foeten niedrigere O$_2$-Kapazitäten aufweisen. Diese Befunde zeigen, daß die O$_2$-Versorgung des Foeten sowohl mit größerer wie auch mit kleinerer O$_2$-Kapazität des foetalen im Vergleich zum mütterlichen Blut bewerkstelligt werden kann. Es ist daher unstatthaft, aus der relativ hohen O$_2$-Kapazität des menschlichen foetalen Blutes auf eine durch im Uterus herrschenden Sauerstoffmangel hervorgerufene, kompensatorische Polyglobulie zu schließen. Gegen eine solche Interpretation der an Mensch, Affe, Kamel, Schaf und Lama erhobenen Befunde spricht nicht nur das andersartige Verhalten der O$_2$-Kapazitäten der übrigen oben angeführten Tierarten, sondern auch ein bemerkenswerter am Schaf erhobener Befund: Bringt man ein trächtiges Muttertier in eine Unterdruckkammer, in der eine Höhe von 5000 m simuliert wird, so steigt außer der Hb-Konzentration im mütterlichen auch die im foetalen Blut um 30% an (KAISER et al. 1958). Der Foet kann also durchaus auf ein vermindertes O_2-Angebot mit einer kompensatorischen Polyglobulie und damit Vergrößerung seiner O_2-Kapazität reagieren. Wenn die oben beschriebenen Relationen zwischen mütterlicher und foetaler O_2-Kapazität bei den verschiedenen Tierarten unterschiedlich gefunden werden, so kann das nur Ausdruck differenter O_2-Transportmechanismen sein.

Der Sauerstofftransport in der Plazenta kann gemäß den von BARTELS (1970) sowie BARTELS et al. (1972) zusammengestellten Befunden auf dreierlei Weise vonstatten gehen: einmal durch eine hohe O_2-Kapazität des Blutes von Mutter und Foet, zum anderen durch eine höhere O_2-Affinität des foetalen als des mütterlichen Blutes und schließlich drittens bei geringer Differenz der O_2-Affinitäten und niedriger O_2-Kapazität von foetalem und mütterlichem Blut durch eine den Kontakt beider Blute optimal garantierende Anordnung der Plazentagefäße, die mütterliches und foetales Blut im Gegenstrom aneinander vorbeiführen. Damit wird verständlich, daß eine Einsicht in die Prinzipien des praenatalen O_2-Transportes nur auf Grund einer Vielzahl von Meßdaten erhalten werden kann, die nicht nur das Blut, seine Bestandteile und Eigenschaften, sondern auch die Struktur der Plazenta der jeweils untersuchten Spezies in Betracht ziehen müssen.

Eine quantitative Bestimmung des vom Blut der Mutter zum Foeten transportierten O_2-Volumens ($\dot{V}_{O_2}$) hat daher neben der O_2-Partialdruckdifferenz zwischen mütterlichem und foetalem Blut ($\bar{P}_{MO_2} - \bar{P}_{FO_2}$) eine die O_2-Diffusionskapazität charakterisierende Materialkonstante (K_{PO_2}) — sie kann für verschiedene Plazentatypen und Gestationsalter unterschiedlich sein —, die für den Gasaustausch verfügbare Fläche (A) und den Weg der Gasmoleküle vom mütterlichen zum foetalen Hb (L) zu berücksichtigen. Die alle diese Größen zusammenfassende FICKsche Diffusionsgleichung hat die Form

$$\dot{V}_{O_2} = K_{PO_2} \cdot A \, \frac{\bar{P}_{MO_2} - \bar{P}_{FO_2}}{L} \tag{17}$$

und besagt, daß die über die Plazentaschranke transportierte O_2-Menge proportional der O_2-Partialdruckdifferenz zwischen beiden Bluten, den Materialeigenschaften der Plazenta sowie deren aktiver Oberfläche ist und umgekehrt proportional vom Weg der O_2-Moleküle vom mütterlichen zum foetalen Hb abhängt. Der Ausdruck

$$\frac{K_{PO_2} \cdot A}{L} \tag{18}$$

beschreibt die sog. Diffusionskapazität der Plazenta D_{PO_2} in ml $O_2 \cdot$ min^{-1} $\times$ mm Hg^{-1} und läßt sich experimentell bestimmen, da

$$\frac{K_{PO_2} \cdot A}{L} = \frac{\dot{V}_{O_2}}{\bar{P}_{MO_2} - \bar{P}_{FO_2}} = D_{PO_2} \tag{19}$$

und sowohl $\dot{V}_{O_2}$ wie auch $\bar{P}_{MO_2}$ und $\bar{P}_{FO_2}$ gemessen werden können (Abb. 17). Hinsichtlich weiterer Einzelheiten der Bestimmungsmethoden und der Resultate solcher Messungen sowie deren Problematik sei auf DAWES (1968a), METCALFE et al. (1967) und BARTELS (1970) verwiesen. Hier sollen nur wenige Angaben, die

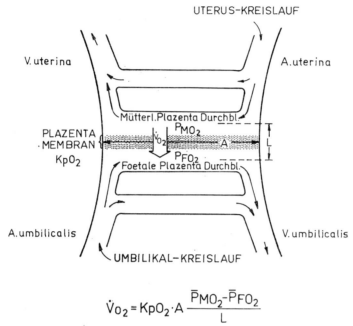

Abb. 17. Schematische Darstellung des Gasaustausches in der Plazenta am Beispiel der O_2-Transportrate $\dot{V}_{O_2}$. Der Gasaustausch erfolgt nach den Gasdiffusionsgesetzen: Seine Rate wird von den Materialeigenschaften der Plazentamembran (K_{PO_2}), der Plazentaoberfläche (A), der Partialdruckdifferenz des entsprechenden Gases zwischen mütterlichem und foetalem Blut ($\bar{P}_{MO_2} - \bar{P}_{FO_2}$) proportional und vom Diffusionsweg (L) umgekehrt proportional abhängig gefunden (nach METCALFE et al. 1967).

Befunde am Menschen betreffend, gemacht werden. Bei der menschlichen Gravida wurden im arteriellen Blut 92% Sättigung, das entspricht 14,4 ml Sauerstoff in 100 ml Blut, gefunden, in der V.uterina 65%; in der Nabelschnurvene des Neugeborenen war das Blut 43% und in der Arterie 24% gesättigt (STENGER et al. 1965). Ähnliche Ergebnisse erhielt YAMADA (1970). METCALFE et al. (1967) benutzten die bis dahin bekannten Angaben über die O_2-Partialdrucke diesseits und jenseits der Plazentaschranke und errechneten daraus, daß je nach dem, ob man gleich- oder entgegengesetzte Blutstromrichtungen in der Plazenta annimmt, ein O_2-Druckgradient von 17 oder 23 mm Hg vom mütterlichen zum foetalen Blut gegen Ende der Schwangerschaft besteht. Als O_2-Diffusionskapazität (D_{PO_2}, s. (19)) der menschlichen Plazenta wurden von den gleichen Autoren 0,32—0,37 ml $O_2 \cdot min^{-1}$ bezogen auf 1 kg KG des Foeten und 1 mm Hg Partialdruckdifferenz zwischen mütterlichem und foetalem Blut bestimmt. Analoge Befunde für Affen, Schaf, Kaninchen, Ziege und Hund veröffentlichten METCALFE et al. (1967).

Der Sauerstofftransport bei Vogelembryonen wurde in den letzten Jahren Gegenstand intensiver Forschungsarbeit. Eingehend wurden die Gesetzmäßigkeiten der Diffusion von Gasen durch die Schale von Hühnereiern untersucht. Es ergab sich, daß sich die Rate nicht mit dem Inkubationsalter ändert und lediglich von der Fläche der in der Eischale befindlichen Poren abhängt (WANGENSTEEN et al. 1970/71). Die experimentelle Verringerung der atmenden Eioberfläche führt daher zu einer Verschlechterung des Gaswechsels des Foeten. Das Ausmaß der für das Überleben des Foeten erforderlichen Eioberfläche wurde von PREYER (1885) und von TAZAWA (1971) bestimmt. WANGENSTEEN und RAHN (1970/71) untersuchten im weiteren mit Hilfe der FICKschen Diffusionsgleichung und der Messung von O_2- und CO_2-Partialdruck im Blut des wachsenden Hühnerembryos die Einzelheiten des Gaswechsels im Ei in Abhängigkeit vom Lebensalter. Auf die Details dieser wertvollen Untersuchungen kann hier nicht eingegangen werden (s. auch TAZAWA 1971, TAZAWA et al. 1971 sowie ERASMUS et al. 1970/71).

Die perinatale Entwicklung von O_2-Affinität und -Kapazität weist noch einige Besonderheiten auf. Entsprechende Angaben wurden für den Menschen von YAMADA (1970), für Mensch und Schaf von BARTELS (1970) gemacht und diskutiert. Beim menschlichen Foeten steht gegen Schwangerschaftsende eine O_2-Affinität (P_{50}) von 22 mm Hg einer O_2-Kapazität von 22 ml O_2 in 100 ml Blut gegenüber (BEER et al. 1955); die entsprechenden Werte des mütterlichen Blutes sind 26 mm Hg und 15 cm³ O_2 in 100 ml Blut. Der vergleichsweise niedrigere P_{50}-Wert bzw. die höhere O_2-Affinität des foetalen Blutes bewirkt eine Aufsättigung bei geringerem O_2-Partialdruck, als er für die Erreichung gleicher Sättigungswerte des mütterlichen Blutes erforderlich ist. Die hohe O_2-Kapazität seines Blutes erlaubt es dem Foeten, im gleichen Blutvolumen mehr O_2 zu transportieren als die Mutter. In den ersten postnatalen Lebensmonaten steigt der P_{50}-Wert bis auf 29 mm Hg an, während die O_2-Kapazität auf 14 ml O_2 pro 100 ml Blut abfällt. Somit wird nun weniger O_2 in 100 ml Blut transportiert bei gleichzeitig höherem P_{50}-Wert.

Wie BARTELS (1970) berechnen konnte, führen diese entgegengesetzt gerichteten, altersabhängigen Veränderungen von P_{50}-Wert und O_2-Kapazität beim menschlichen Säugling zu dem Ergebnis, daß das O_2-Angebot an das Gewebe mit 5 ml O_2 pro 100 ml Blut in den ersten Lebenswochen unverändert bleibt. Ein gleichsinniges Verhalten von O_2-Affinität und -Kapazität beim Schaf führt zu einem steigenden O_2-Angebot an das Gewebe von 5 auf 10 ml O_2 pro 100 ml Blut vom 10. bis zum 60. postnatalen LT. So zeigt sich an diesen Spezies sehr deutlich, wie die unterschiedlichen Entwicklungsgänge der für den O_2-Transport wesentlichen Eigenschaften des Blutes zu einem differenten O_2-Angebot an das Gewebe in den untersuchten Altersabschnitten führen. Die für den erwachsenen Organismus typischen Verhältnisse werden beim Menschen um das 8. Lebensjahr erreicht (RIEGEL 1962). Für andere Spezies wurden die Untersuchungen bisher nicht über den ganzen postnatalen Entwicklungsabschnitt ausgedehnt, so daß es unbekannt ist, wann die ontogenetische Entwicklung der Sauerstofftransportmechanismen zum Abschluß kommt.

Wie oben (s. S. 77) bereits erwähnt wurde, ist die O_2-Affinität des Blutes von dessen aktuellem pH-Wert abhängig. Diese Gesetzmäßigkeit wird nach ihrem Entdecker BOHR-Effekt genannt (BOHR 1904). Die Säuerung des Blutes, wie sie beispielsweise bei der Aufnahme von CO_2 aus dem Gewebe zustande kommt, verringert die O_2-Affinität des Blutes, verschiebt also die O_2-Dissoziationskurve nach rechts und begünstigt damit die Sauerstoffabgabe in das Gewebe. In der Plazenta bzw. Lunge findet der umgekehrte Prozeß statt: Durch die CO_2-Abgabe und die daraus resultierende Alkalisierung des Blutes wird die O_2-Aufnahme begünstigt. Die quantitative Beschreibung des BOHR-Effektes

$$\text{BOHR-Effekt} = \frac{\Delta \log P_{O_2}}{\Delta \text{pH}} \qquad (20)$$

besagt, daß das O_2-Volumen, das zur Sättigung einer bestimmten Hb-Menge benötigt wird, vom Grad der Säuerung der Hb-Lösung, ihrem pH-Wert, abhängt. Am ausgeprägtesten wird diese Abhängigkeit zwischen 15 und 60 mm Hg P_{O_2} gefunden (KIRSCHBAUM 1963). Der BOHR-Effekt im foetalen Blute des Menschen beträgt in der zweiten Schwangerschaftshälfte 0,46 und unterscheidet sich damit nicht signifikant von dem Erwachsenenwert 0,48 (KIRSCHBAUM 1963). Auch bei anderen Spezies wurde der BOHR-Effekt im Blut von Mutter und Foet gleich groß gefunden (HILPERT et al. 1963). Man darf daher annehmen, daß dieser Effekt kaum Ursache der speziesdifferenten Besonderheiten der Sauerstofftransportmechanismen in der Foetalperiode ist.

Prae- und postnatal ist der Wirkungsmechanismus des BOHR-Effektes unterschiedlich. In der Plazenta wird dem mütterlichen arterialisierten Blut CO_2 aus dem foetalen Blut zugeführt. Gemäß dem BOHR-Effekt verschiebt sich dadurch die O_2-Dissoziationskurve im mütterlichen Plazentablut nach rechts, was eine Abgabe des mitgeführten O_2 an das Blut des Foeten begünstigt. Auf der foetalen Seite der Plazenta vollzieht sich der entgegengesetzte Prozeß (s. Abb. 16a).

Der CO_2-Transport (Abb. 18)

Ebenso wie für den O_2-Transport ist die treibende Kraft für den CO_2-Transport im foetalen Lebensabschnitt die Partialdruckdifferenz zwischen foetalem Gewebe und Blut bzw. zwischen foetalem venösem und mütterlichem arteriellem Blut. Letztere Partialdruckdifferenz beträgt gegen Schwangerschaftsende beim Menschen 12—14 mm Hg (WULF 1962, STENGER et al. 1964); bei anderen Spezies, wie Kaninchen und Schaf, liegen die Werte in der gleichen Größenordnung (YOUNG 1952, KAISER et al. 1958). Die Menge des diaplazentar transportierten CO_2 wird ebenfalls (s. S. 80) mit Hilfe der FICKschen Gleichung beschrieben:

$$\dot{V}_{CO_2} = K_{PCO_2} \cdot A \cdot \frac{\overline{P}_{FCO_2} - \overline{P}_{MCO_2}}{L} \qquad (21)$$

K_{PCO_2} ist die mittlere Diffusionskonstante des CO_2 durch die Plazentaschranke, $\bar{P}_{FCO_2}$ bzw. $\bar{P}_{MCO_2}$ die mittleren CO_2-Partialdrucke im mütterlichen und foetalen Blut, A die austauschende Fläche und L die Länge des Weges, den die CO_2-Moleküle vom foetalen zum mütterlichen Blut zurücklegen müssen.

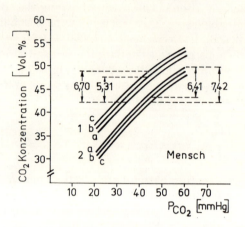

Abb. 18. Die CO_2-Bindungskurve des mütterlichen (1a, b, c) und des foetalen (2a, b, c) Blutes verändert ihre Lage je nach dem Ausmaß der O_2-Beladung bzw. dem Standardbikarbonatgehalt des Blutes.
1a) arterialisiertes Blut (98% O_2-Sättigung), 1b) V.uterina (53,5% O_2-Sättigung), 1c) 53,5% O_2-Sättigung und Standardbikarbonat wie bei 1a).
2a) A.umbilicalis (13,7% O_2-Sättigung), 2b) V.umbilicalis (47,7% O_2-Sättigung bei einem Bikarbonatspiegel wie bei 2a).
Fehlen nichtflüchtige Säuren, so nimmt das mütterliche Blut beispielsweise 6,7 Vol.-% CO_2 auf, während der Foet 7,42 Vol.% CO_2 abgibt. Beim Vorhandensein nichtflüchtiger Säuren verändert sich die Austauschrate unter sonst gleichen Bedingungen: 5,31 Vol.% CO_2 auf der mütterlichen stehen nur 6,41 Vol.-% CO_2 auf der foetalen Seite gegenüber (nach METCALFE et al. 1967).

Die CO_2-Partialdruckdifferenz, die für den Austausch zwischen foetalem und mütterlichem Blut ausreicht, ist nur etwa halb so groß wie die für den O_2-Austausch erforderliche. Da sich der CO_2-Transport anderer physiologischer Mechanismen bedient als der O_2-Transport, reicht diese relativ niedrige CO_2-Partialdruckdifferenz für die CO_2-Plazentapassage aus.

Einzelheiten darüber findet der Leser in den Lehrbüchern der Physiologie, auf die an dieser Stelle verwiesen sei. Hier sollen nur Angaben Platz finden, die zum Verständnis der werdenden CO_2-Transportfunktion des Blutes erforderlich sind. Die CO_2-Löslichkeit ist in Wasser etwa 21mal höher, als die des O_2. Da die Herabsetzung der Löslichkeit beider Gase durch die Serumeiweiße etwa gleich groß gefunden wird, müßte eine 20fach kleinere Partialdruckdifferenz des CO_2 als des O_2 zwischen mütterlichem und foetalem Plazentablut zur Gewährleistung des CO_2-Austausches ausreichend sein. Wie oben beschrieben wurde, wird aber nicht $1/20$, sondern $1/2$ der O_2-Partialdruckdifferenz an der Plazentaschranke als CO_2-

Partialdruckdifferenz gegen Schwangerschaftsende gemessen. Dieser höhere Wert wird aus den beim CO_2-Transport stattfindenden und von den beim O_2-Transport abweichenden Mechanismen verständlich: Das im Blutplasma der Mutter gelöste CO_2 diffundiert in die Erythrozyten, wird hier unter der katalytischen Wirkung des Fermentes Karboanhydrase an Wasser angelagert und dissoziiert anschließend in HCO_3^- und H^+. HCO_3^- wird gegen Cl^-, das sich im Plasma befindet, ausgetauscht, die in den Erythrozyten verbleibenden H^+-Ionen werden hauptsächlich durch das Hb abgepuffert. 62% des aufgenommenen CO_2 werden in dieser Weise als Bikarbonat transportiert, der Rest findet sich zum Teil physikalisch im Plasma gelöst (8%) und wird zum anderen Teil direkt an die HN_2-Gruppe des Hb angelagert (30%) (ROUGTEN 1964). Die letztere Form des CO_2-Transportes ist vom Karboanhydrasegehalt der Erythrozyten unabhängig, wird aber in ihrem Ausmaß von der jeweiligen O_2-Beladung des Hb-Moleküls bestimmt, wobei eine niedrige O_2-Beladung zu einer hohen CO_2-Transportrate führt und umgekehrt. Es ist offensichtlich, daß durch den zuletzt beschriebenen Mechanismus, den sogenannten HALDANE-Effekt, die CO_2-Aufnahme im mütterlichen Kreislaufabschnitt der Plazenta ebenso wie die CO_2-Abgabe in der mütterlichen Lunge begünstigt wird. Diese Gesetzmäßigkeit wird besonders augenfällig, wenn man analog zur O_2-Dissoziationskurve (s. oben S. 77) die CO_2-Dissoziationskurve sowohl des mütterlichen wie auch des foetalen Blutes aufnimmt und das Verhalten beider Kurven während der O_2-Abgabe an den Foeten bestimmt. O_2-Abgabe erhöht die CO_2-Aufnahme-Fähigkeit des mütterlichen Blutes, O_2-Aufnahme verringert die CO_2-Bindung an das Hb des Foeten. Somit resultiert ein doppelter HALDANE-Effekt in der Plazenta, der sich in einer Steilstellung und Linksverschiebung der mütterlichen und einer Abflachung und Rechtsverschiebung der foetalen CO_2-Dissoziationskurve ausdrückt (BARTELS 1970). Damit wird die Wirkung der CO_2-Partialdruckdifferenz zwischen foetalem und mütterlichem Blut erhöht und der Gasaustausch erleichtert (Abb. 18). Daß trotz dieser den CO_2-Austausch begünstigenden Faktoren noch eine Partialdruckdifferenz von ca. 10 mm Hg zwischen beiden Seiten der Plazentaschranke als Voraussetzung für den diaplazentaren CO_2-Transport besteht, hat folgende Ursachen (METCALFE et al. 1967):

a) Der Karboanhydrasegehalt der foetalen Erythrozyten ist geringer, als der der Mutter (MELDRUM und ROUGHTON 1933, SMITH 1959). Damit wird die Freisetzung des CO_2 im foetalen Teil der Plazenta nicht so rasch wie die Aufnahme in das mütterliche Blut erfolgen.
b) Die Oberfläche der foetalen Erythrozyten ist im Verhältnis zu ihrem Volumen über weite Abschnitte der Schwangerschaft kleiner als bei der Mutter. Sie bietet damit vergleichsweise eine geringere Fläche für den Gasaustausch.
c) Die Durchblutungsrate auf beiden Seiten der Plazentaschranke ist nicht gleich groß, was zwangsläufig zu einer Behinderung des CO_2-Austausches führt (POWER et al. 1966).

Untersuchungen über die Veränderungen dieser Parameter über größere Schwangerschaftsabschnitte wurden bisher nicht durchgeführt; somit fehlt auch die Grundlage für das Verständnis des CO_2-Transportes und seiner Besonderheiten in verschiedenen foetalen Entwicklungsstufen. Die bisher erhobenen Befunde geben nur über den letzten Abschnitt der Schwangerschaft Auskunft. Lediglich die Untersuchungen von YAMADA (1970), die Blutgaswerte bei menschlichen Foeten von der 15. GW an bekannt gemacht haben, waren um eine systematische Erweiterung der Einsichten über den Gaswechsel auch in früheren praenatalen Entwicklungsabschnitten bemüht. Es ergaben sich hinsichtlich des CO_2-Partialdrucks im foetalen Blut keine signifikant höheren Werte um die 15. GW im Vergleich zu den am Schwangerschaftsende erhobenen Daten.

Eng mit dem CO_2-Transport ist die Regulation des pH-Wertes im Blut verbunden, werden doch die im foetalen Stoffwechsel anfallenden sauren Endprodukte in der Hauptsache durch die Bikarbonatkapazität des Blutes abgepuffert. Die quantitativen, den aktuellen pH-Wert des Blutes bestimmenden Verhältnisse beschreibt die HENDERSON-HASSELBALCH-Gleichung:

$$\mathrm{pH} = K + \log \frac{[HCO_3^-]}{[H_2CO_3]} \tag{22}$$

Der pH-Wert ist also vom Verhältnis der Menge der im Plasma vorhandenen Bikarbonat-Ionen zum Partialdruck des im Plasma gelösten CO_2 logarithmisch abhängig. Durch Abatmung von CO_2 über die Plazenta oder die Lunge kann der Nenner, durch mehr oder weniger starke Beladung des Bikarbonatpools mit den H^+ nichtflüchtiger, dissoziierter Säuren der Zähler der Gleichung eine Veränderung erfahren. Die Abgabe nichtflüchtiger Säuren erfolgt im foetalen Lebensabschnitt durch eine aktive Leistung der Plazenta, im postnatalen Leben in der Hauptsache über die Nieren (s. S. 320.)

Die Regulierung des foetalen Blut-pH-Wertes kann nur mit Hilfe des Austausches von CO_2 und nichtflüchtigen Säuren in der Plazenta vonstatten gehen. Die Plazentadurchblutung sowohl auf der mütterlichen wie auf der foetalen Seite bestimmt das Ausmaß dieses Stoffwechsels wesentlich. Darüber hinaus ist die Menge der anfallenden sauren Stoffwechselendprodukte des wachsenden Foeten in ihrem Verhältnis zur Größe des Stoffaustausches in der Plazenta für den pH-Wert des foetalen Blutes von Einfluß.

Die Durchblutung der mütterlichen Seite der Plazenta steigt im Laufe der Gestation absolut an, sowohl bei verschiedenen Säugetieren (Schaf: HUCKABEE 1962; Ziege: METCALFE et al. 1959; Kaninchen: BARCROFT et al. 1933) wie auch beim Menschen (METCALFE et al. 1955), nimmt aber bezogen auf das Foetengewicht bei Schaf und Kaninchen mit steigendem Gestationsalter ab. Die absolute Zunahme der Uterusdurchblutung wird beim Menschen (Literatur s. bei METCALFE et al. 1967) durch den mit zunehmender Schwangerschaftsdauer steigenden Östradiolspiegel verursacht. Der Mehrdurchblutung der Plazenta geht eine steigende Durchlässigkeit der Plazentaschranke, eine zunehmende Diffusionskapazität der Plazenta, für O_2 und Harnstoff parallel (MESCHIA et al. 1965). Sauerstoffmangel der Mutter, durch verschiedene pathophysiologische Mechanismen verursacht, ist von einer Mehrdurchblutung des Uterus gefolgt, die beim Schaf bis zu 35% des Ausgangswertes betragen kann (METCALFE et al. 1962). Zum gleichen Ergebnis führt eine Erhöhung der CO_2-Spannung in der Einatmungsluft des Muttertieres (ASSALI et al. 1962). Diese Veränderung in der Plazentadurchblutung bringt es mit sich, daß die O_2- und CO_2-Beladung des foetalen Blutes unverändert bleibt, wenn die O_2-Spannung im mütterlichen Plazentablut von 60 mm Hg auf 40 mm Hg abfällt.

Auf der foetalen Seite erfolgt eine Regulation der Plazentadurchblutung durch die unmittelbare Wirkung der O_2- und CO_2-Spannung des foetalen Blutes auf die Nabelgefäße. Höhere O_2-Beladung des foetalen Blutes führt zu einer Abnahme, steigende CO_2-Beladung zu einer Zunahme des Durchmessers der Nabelarterien (PANIEGEL 1962). Schließlich vermag der Foet einem unzureichenden Gaswechsel in der Plazenta, der durch Mehrdurchblutung des foetalen Plazentaabschnittes nicht mehr ausgeglichen werden kann, noch durch eine Einschränkung des O_2-Verbrauchs und den Übergang vom oxydativen zum vorwiegend anoxidativen Stoffwechsel zu begegnen (HUCKABEE et al. 1962). Diese Mechanismen sind zureichend, um einen konstanten Gaswechsel auch beim zunehmend wachsenden Foeten in der Spätschwangerschaft zu garantieren. Das findet seinen Ausdruck im gleichbleibenden P_{O_2}-, P_{CO_2}- und pH-Wert von der 15. GW an bis zum Schwangerschaftsende beim Menschen (YAMADA 1970). Ganz im Gegensatz zu den Ergebnissen an älteren, isolierten, aber mit dem Muttertier über die Plazentazirkulation verbundenen Foeten, die übereinstimmend gegen Ende der Gestation bei verschiedenen Spezies eine abnehmende O_2-Versorgung und sinkende O_2-Sättigung des foetalen Blutes beschreiben, haben am intakten Schaffoeten im chronischen Versuch erhobene Befunde eindeutig gezeigt, daß die Foeten auch dieses Tieres in der Spätgestation nicht unter Sauerstoffmangel stehen, sondern vielmehr gleichmäßig mit O_2 versorgt werden bzw. CO_2 abgeben können (BARRON et al. 1965, COMLINE und SILVER 1975.; s. auch S. 189).

Unter der Geburt wird dieses Gleichgewicht gestört: Die Gravida beginnt intra partum zu hyperventilieren und gibt damit mehr CO_2 ab als vor Geburtsbeginn. Darüber hinaus fallen durch die mit dem Geburtsakt verbundene Muskelarbeit nichtflüchtige Säuren in größerer Menge an als zuvor. Damit werden der Zähler und auch der Nenner der HENDERSON-HASSELBALCH-Gleichung (22) hinsichtlich der Werte im mütterlichen Blut verändert. Auf seiten des Foeten verschlechtert sich wegen der Uteruskontraktionen die Möglichkeit zum Gasaustausch über die Plazenta, was zwangsläufig zu einer Säuerung des foetalen Blutes führen muß. Sowohl auf seiten der Mutter wie auch des Foeten werden damit in bezug auf die Güte der pH-Regulation unter der Geburt ganz besondere Anforderungen gestellt. Auf welche Weise der in dieser Situation ungemein belastete Foet normalerweise ohne Stoffwechselentgleisung überlebt, wird nachfolgend zu beschreiben sein.

Das Säuren-Basen-Gleichgewicht im Blut, dessen jeweilig aktueller Ausdruck der pH-Wert ist, kann gemäß der HENDERSON-HASSELBALCH-Gleichung (22) noch im Normbereich gefunden werden, wenn Zähler und Nenner schon erheblich von der Norm abweichen: Es liegt z. B. eine kompensierte respiratorische oder metabolische Azidose vor, je nachdem, ob Zähler oder Nenner abnorm erhöht sind. Die vollständige Beschreibung der den aktuellen pH-Wert des Blutes bedingenden Faktoren ist deshalb zum für die Klinik so wichtigen Verständnis einer gegebenen Situation in der Säure-Basen-Gleichgewichtsregelung eines bestimmten Patienten wesentliche Voraussetzung. Die Ermittlung des pH-Wertes im Blut wird daher grundsätzlich durch die Messung des aktuellen P_{CO_2} sowie des Standardbikarbonats (St. B.) ergänzt werden müssen. Der insgesamt zur Verfügung stehende Pufferbasenbestand ist vom absoluten Hb-Gehalt des Blutes abhängig und beträgt 47—51 mmol · l^{-1} beim Erwachsenen in ausgeglichener Stoffwechsellage. Abweichungen vom jeweiligen Normwert (bezogen auf den aktuellen Hb-Gehalt) heißen positiver oder negativer Basenüberschuß (B. E.) (WULF und MANZKE 1964). Schließlich kann durch die Bestimmung des Gehaltes an nichtflüchtigen Säuren im Blut ein Einblick in die Beanspruchung der Pufferkapazität des Blutes durch die aus dem anaeroben Anteil des Stoffwechsels anfallenden Produkte gewonnen werden; Laktate und Pyruvate sind in diesem Zusammenhang bedeutungsvoll.

Methoden zur Bestimmung der Werte des pH, HCO_3^-, P_{CO_2}, B. E., Standardbikarbonat und der nichtflüchtigen Säuren im menschlichen foetalen Blut in der Klinik sind nicht ohne Kritik geblieben. Unter der Geburt wurden Mikroblutproben vom vorangehenden Kindsteil, zumeist der Kopfschwarte, entnommen und analysiert (SALING 1964). Das Verfahren ist in zweierlei Hinsicht mit Unsicherheiten belastet: a) die Blutzirkulation im vorangehenden Körperteil des Foeten kann im Laufe der Austreibungsperiode in einer im einzelnen unbestimmbaren Weise wechseln. Es brauchen deshalb Blutproben aus den gestauten Hautgefäßen des vorangehenden Körperteils durchaus keine für das arterielle Blut repräsentativen blutchemischen Werte aufzuweisen (KIRSCHBAUM und DEHAVEN 1968); b) in der entnommenen Blutprobe treten rasch Veränderungen durch Stoffwechselvorgänge in den Blutzellen ein, die die schließlich ermittelten biochemischen Werte gegenüber den in vivo bestehenden Verhältnissen verfälschen. Das wird um so mehr der Fall sein, je länger die Zeitspanne zwischen Entnahme und Untersuchung der Blutprobe ist.

Trotz der Berechtigung dieser und weiterer Einwände hat sich die Kontrolle des foetalen Säure-Basen-Haushalts unter der Geburt mit Hilfe der Analyse von Mikroblutentnahmen vom vorangehenden Teil praktisch bewährt, da sich die foetale Kopfschwarte als stark vaskularisiert erweist und darum weniger unter der Geburt in ihrer Durchblutung behindert wird, als theoretisch anzunehmen ist. Auch der Einwand b) wird zum Teil hinfällig, wenn eine sofortige Bestimmung der für die pH-Regulation wichtigen Substanzen mit Hilfe direkter Messungen erfolgt. Die Verwendung von Nomogrammen, mit deren Hilfe beispielsweise aus pH- und P_{CO_2}-Werten auf den B. E. geschlossen werden kann, führt evtl. zu folgenschweren Irrtümern, wenn nach so gewonnenen Werten entsprechende therapeutische Maßnahmen eingeleitet werden (WULF 1963). Eine eingehende Besprechung der mit der Kontrolle des Säure-Basen-Haushalts unter der Geburt verbundenen Probleme wurde auf dem Symposium „Perinatal Medicine" gegeben (Hrsg. HUNTINGFORT et al. 1969), worauf an dieser Stelle verwiesen sei.

Unter der Wehentätigkeit finden sich im mütterlichen und foetalen Kapillarblut des Menschen Abweichungen von den jeweiligen Werten in den Wehenpausen (WULF et al. 1967):

Tabelle 4. Abweichungen des Blutchemismus im Kapillarblut unter der Wehentätigkeit (nach WULF et al. 1967)

Blutchem. Wert	Mutter	Foet
pH	−0,04	−0,08
	(7,40−7,36)	(7,39−7,31)
P_{CO_2} [mm Hg]	−6	+5,0
St. B. [mval · l^{-1}]	−4,5	−0,33
B. E. [mval · l^{-1}]	−7,3	−5,0
Laktat [mval · l^{-1}]	+2,71	

Gemäß den pH-Werten besteht also unter der Geburt, sowohl bei der Mutter wie auch beim Foeten, eine Azidose, die beim Foeten ausgeprägter als bei der Mutter gefunden wird. Diese Azidose findet ihren weiteren Ausdruck in der Abnahme der Pufferkapazität des Blutes: St. B. und auch B. E. sind beiderseits der Plazentaschranke erniedrigt. Außerdem entwickelt sich im Kapillarblut der Mutter noch ein Laktatüberschuß, der durch die Muskelarbeit bei der Wehentätigkeit verursacht ist, während gleichzeitig die forcierte Atmung zu einem Abnehmen des P_{CO_2} führt. Auf seiten der Mutter besteht also eine metabolische, kompensierte Azidose. Das foetale Kapillarblut weist eine kombinierte respiratorisch-metabolische Azidose aus: B. E. und St. B. sind erniedrigt. Im Gegensatz zum mütterlichen Kapillarblut findet sich in dem des Foeten ferner eine Erhöhung des P_{CO_2} um 5,0 mm Hg. Diese Hyperkapnie hat ihren Ausdruck in der stärkeren Senkung des Blut-pH im Vergleich zu dem der Mutter und ist durch die während der Wehen behinderte CO_2-Abgabe in der Plazenta — die Uterusdurchblutung nimmt während der Wehentätigkeit ab — verursacht. Der Säure-Basen-Haushalt des Foeten erweist sich dadurch unter der Geburt als weit stärker hinsichtlich seiner Pufferkapazität beansprucht als der der Mutter.

Unmittelbar nach der Geburt besteht die Möglichkeit, die Veränderungen des Säure-Basen-Status des Neonaten anhand von Blutproben zu untersuchen, die der Nabelarterie und -vene entnommen sind (Tab. 5). Die schon während der Wehentätigkeit im foetalen Blut zu beobachtende P_{CO_2}-Erhöhung überdauert den Geburtsakt; auch in den übrigen blutchemischen Parametern besteht eine weitgehende Übereinstimmung zwischen den vom Foeten und Neugeborenen erhobenen Befunden. Demnach existiert bis zum Ende des Geburtsaktes bei Mutter und Foet eine metabolische bzw. kombiniert respiratorisch-metabolische Azidose, wobei die durch die anfallenden nichtflüchtigen Säuren in Anspruch genommene Pufferkapazität zu einer Freisetzung von CO_2 führt. Die Mutter vermag durch Hyperventilation das anfallende CO_2 abzuatmen, der Foet aber durch den behinderten Gasaustausch in der Plazenta bzw. den noch fehlenden

Gasaustausch in der Lunge nur in weit geringerem Ausmaß. Schwankungen zwischen 20 und 60 mm Hg P_{CO_2} kann der mütterliche Organismus mit Hilfe von Bikarbonatkonzentrationen zwischen 15 und 40 mval · l^{-1} ausgleichen. Diese Grenzen werden normalerweise nicht erreicht oder überschritten. Bei Foeten ist der kompensierte Bereich wesentlich geringer (YAMADA 1970): 20—30 mval · l^{-1} Bikarbonat stehen im Kapillarblut (der Kopfschwarte entnommen) zur Verfügung. Damit können CO_2-Partialdrucke über 50 mm Hg in vivo nicht mehr ausgeglichen werden. Es besteht daher für den Foeten ständig die Gefahr einer Dekompensation des Säure-Basen-Gleichgewichts unter der Geburt mit einer deletären Senkung des Blut-pH-Wertes (Angaben über die pH-Regulation nach Beginn der Lungenatmung finden sich auf Seite 160).

Tabelle 5. Säure-Basen-Status von Mutter und Foet unmittelbar nach der Geburt (Daten von WULF et al. 1967)

Blutchem. Wert	Mutter Kapillarblut	Foet Nabel-Vene	Nabel-Arterie
pH	7,36	7,30	7,24
B. E.	—5,1	—6,4	—8,4 mval · l^{-1}
St. B.	19,6	19,5	17,9 mval · l^{-1}
HCO_3^-	17,5	19,0	20,5 mval · l^{-1}
P_{CO2}	31,0	42,0	50,0 mm Hg
Laktat	4,88	3,80	4,21 mval · l^{-1}
Pyrovat	0,23	0,15	0,17 mval · l^{-1}

Im Laufe des ersten Lebensjahres entwickelt sich beim Menschen eine dem Erwachsenen entsprechende Säure-Basen-Regulationsbreite. In den ersten 3 Lebensmonaten ist der pH-Wert im arteriellen Blut noch um 0,02 Einheiten niedriger als in den kommenden Monaten; auch das St. B. ist in diesem Alter um 1 mval · l^{-1} niedriger. Gleichzeitig findet sich in den ersten Lebensmonaten noch eine geringere CO_2-Beladung des Blutes: Im Mittel werden 33,8 mm Hg gegenüber dem Erwachsenenwert von ca. 40 mm Hg P_{CO_2} gefunden. Der junge Säugling entlastet also seine vergleichsweise geringere Pufferkapazität durch eine Hyperventilation und damit ausgiebigere Abgabe von CO_2. Auf diese Weise wird ein altersentsprechender Blut-pH-Wert erreicht (BARTELS und WENNER 1965, RIEGEL 1963).

In jüngerer Zeit hat die Veränderung im Säure-Basen-Haushalt während der Metamorphose von Fröschen Beachtung gefunden (ERASMUS et al. 1970/71). Es zeigte sich, daß bei den im Wasser lebenden Larven eine geringere Pufferkapazität besteht, als bei den luftatmenden Jungtieren. Der P_{CO_2}-Wert im Blut der Larven betrug 3,2 mm Hg und stieg im Laufe der Metamorphose auf 13 mm Hg an. Im gleichen Altersabschnitt nahm der Bikarbonatpool von 5,5 auf 30 mval · l^{-1} zu. Dieser Entwicklungsgang führt dazu, daß der Blut-pH-Wert 7,83 bei der Larve und 7,90 beim erwachsenen Frosch beträgt. Wie beim Übergang der Säugetierfoeten vom intra- zum extrauterinen Leben wird also auch bei Kaltblütern ein relativ gleichbleibender pH-Wert für beide Entwicklungsstadien mit Hilfe von Mechanismen erreicht, die im prae- und postnatalen Lebensabschnitt unterschiedlich sind.

4.2. Die Leukozyten

Mit der Untersuchung der werdenden Leukozytenfunktion wurde vor fast 100 Jahren begonnen, als HAYEM (1877) erstmalig die Leukozytenzahl pro µl Blut des menschlichen Neugeborenen bestimmte. Inzwischen wurden diesem Gegenstand zahlreiche Untersuchungen gewidmet: Zusammenfassende Darstellungen lieferten unter anderem KNOLL (1957; Foetalentwicklung), HUUHTANEN (1957; 1—15jährige Kinder) und BALLOWITZ (1964; Leukozyten in der Ontogenese).

4.2.1. Die foetalen Leukozyten

Beim Menschen treten am Ende der 2. GW erste weiße Blutzellen im zirkulierenden Blut auf, also im gleichen Entwicklungsabschnitt, in dem die 2. Erythrozytengeneration sich zu bilden beginnt (s. oben S. 69). Diese frühesten Lenkozyten sind Myeloblasten, neutrophile oder eosinophile Granulozyten (GR), und enthalten einen Kern, der häufig noch mehrere Nucleoli besitzt. Erst 3—4 Wochen nach den GR kommen erste Lymphozyten (LY) zur Beobachtung (KNOLL 1957). Die Myeloblasten werden zuerst im Dottersackmesenchym gebildet und später, sobald dort die Erythropoese beginnt, auch in der Leber. Der wesentliche Anstieg der Leukozytenzahl während der praenatalen Entwicklungsperiode vollzieht sich erst mit dem Übergang von der Leber- zur Knochenmarkblutbildung. Die LY entstehen zuerst im Mesenchym des den Lymphgefäßen benachbarten Gewebes sowie in den primitiven Lymphsäckchen.

Die Anzahl der verschiedenen Leukozytenformen und deren jeweilige zahlenmäßige Entwicklung wurden bei foetalen Ratten (KINDRED und COREY 1930), Hunden (FELDMAN 1920), Katzen (WINDLE 1941) und Rindern (WINQUIST 1954) bestimmt. Das in der Entwicklung des Menschen beobachtete zeitliche Nacheinander von erstmalig auftretenden Leukozytenformen — die Entwicklung der GR erfolgt zuerst und anschließend die der LY — ist bei den übrigen untersuchten Säugetierspezies nicht so eindeutig nachweisbar gewesen. WINQUIST (1954) fand beispielsweise bei Rinderembryonen von 7 cm Länge bereits LY im peripheren Blut, aber erst im 12,5-cm-Stadium neutrophile und eosinophile GR. Monozyten kamen beim 44 cm und basophile Zellen beim 50 cm langen Rinderfoeten erstmalig vor. Auch im sich entwickelnden Knochenmark wird erst zwischen dem 18- und 30-cm-Stadium eine ständig zunehmende Bildung von GR gefunden.

Die Zahl der Leukozyten steigt im peripheren Blut des foetalen Rindes nicht stetig mit dem Alter. Bei einer Scheitel-Steiß-Länge von 7—22,5 cm werden 1100 Leukozyten pro µl, bei 23—34 cm 1500, bei 38—61 cm 1600 und 70—92 cm Länge 6300 Leukozyten pro µl Blut gefunden. Postnatal sind zwischen dem 4. und

11. LT 8300 und zwischen dem 12. und 53. LT 8600 Leukozyten pro µl gezählt worden. Im Differentialblutbild ergibt sich, daß bis zu einer Scheitel-Steiß-Länge von 61 cm über 80% der weißen Zellen LY sind. Erst in der nachfolgenden Altersgruppe nimmt mit dem drastischen Anstieg der Blutbildungsrate im Knochenmark auch der Anteil der GR am Gesamtbestand der im peripheren Blut gefundenen Leukozyten zu, so daß bei Geburt mehr als ein Drittel aller Leukozyten den GR angehören (WINQUIST 1954). Untersuchungen über die Funktionsentwicklung der foetalen Leukozyten wurden bisher u. W. kaum unternommen (s. auch S. 93).

4.2.2.   *Die Leukozyten während des postnatalen Entwicklungsabschnitts*

Wegen ihrer Bedeutung für die Kinderheilkunde sollen nachfolgend hauptsächlich die am Menschen erhobenen Befunde zusammengestellt werden. Bevor auf die Entwicklung der einzelnen Zelltypen eingegangen wird, werden die GR- und die LY-Zahlen im peripheren Blut von der Geburt bis zum 15. Lebensjahr angegeben (weiterführende Literatur bei HUUHTANEN 1957, TOYOTA 1968, XANTHOU 1970, Abb. 19).

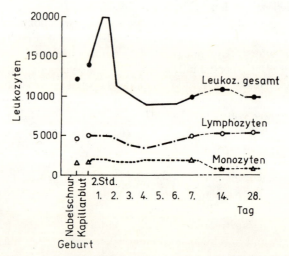

Abb. 19. Die Veränderung der Leukozytenanzahl insgesamt, der Lymphozyten- und der Monozytenzahl pro µl Blut von der Geburt bis zum 28. LT beim Menschen (nach BETKE 1958).

Sechs Stunden nach der Geburt finden sich bei Frühgeborenen bis 1500 g KG um 9500 GR und 3800 LY pro µl. Frühgeborene zwischen 1500 und 2000 g KG zeigen 7500 GR und 1500 LY pro µl, während Kinder über 2000 g Geburtsgewicht 7000 GR und 3000 LY pro µl. aufweisen. Die Veränderungen, die das weiße Blutbild während der ersten 80 Lebensstunden beim reifen Neugeborenen erfährt, sind Ursache für die große Streuung der Meßdaten sowohl der Gesamtleukozytenzahl wie auch der Zellzahl der einzelnen Typen in diesem Lebensabschnitt. Die Gesamtleukozytenzahl beträgt beim reifen Neugeborenen 18000 (7000—35000) pro µl. Demgegenüber werden für den Erwachsenen 7000 Leukozyten pro µl (5000 bis 10000) gefunden. Die großen Streuungen erschweren die Beurteilung des weißen Blutbildes von Säuglingen und Kleinkindern erheblich. Die Gesamtzahl der Leukozyten nimmt im Laufe der postnatalen Entwicklung ab. Lediglich am 1. LT steigen die mittleren Leukozytenzahlen von 18000 auf 22000 an. Zwischen der 2. Lebenswoche und dem 6. Monat gibt es nach einem Leukozytensturz auf 10000, im Laufe des ersten Lebensjahres einen erneuten Anstieg auf 12500 Leukozyten pro µl. Abgesehen von diesen Schwankungen nimmt die Leukozytenzahl relativ stetig mit dem Alter ab und läßt sich zwischen dem 1. und 15. Lebensjahr befriedigend mit einer linearen Regressionsgleichung beschreiben, deren Regressionskoeffizient hoch signifikant ist. Die Gesamtleukozytenzahlen gehen in diesem Altersabschnitt von 8500 auf 5600 pro µl zurück.

Wendet man sich den Entwicklungsgängen von GR und LY zu, so fällt auf, daß sich die Kurven für beide Zelltypen zweimal schneiden: In der zweiten Hälfte des 1. LT fällt die GR-Zahl steil ab, während die Anzahl der LY unverändert bleibt; um das 4. Lebensjahr fällt die LY-Anzahl allmählich, während die GR-Zahl geringfügig zunimmt. Daraus resultiert die zweite Kreuzung beider Kurven. Anzahl und Funktion der einzelnen Leukozytenzelltypen verändern sich in folgender Weise:

a) Polymorphkernige neutrophile Zellen

Dieser Zelltyp ist im Differentialblutbild des Neugeborenen mit 8000 pro µl am häufigsten vertreten. Die Zellzahl steigt in den ersten postnatalen Lebensstunden rasch an und erreicht um die 12. Stunde mit 13000 Zellen pro µl ihren Gipfel, um nachfolgend im Alter um 72 Stunden auf 4000 Zellen pro µl abzufallen. Diese Zahl ändert sich in den ersten 10 LT nicht mehr signifikant. Durch stetes geringfügiges Ansteigen werden schließlich um das 14. Lebensjahr mit 4500 Zellen pro µl die Erwachsenenwerte erreicht. Bei Frühgeborenen liegen die Werte um 5000 pro µl bei Geburt, 8000 pro µl mit 12 Stunden, 4000 pro µl mit 72 Stunden und fallen anschließend bis zum 28. LT auf 2500 pro µl ab.

Für reife wie für unreife Neugeborene werden jenseits der ersten 72 Lebensstunden normalerweise Werte über 7000 Zellen pro µl nicht mehr gefunden (XANTHOU 1970).

Die mit der Infektionsabwehr verbundenen Funktionen der polymorphkernigen neutrophilen Zellen entwickeln sich erst im Laufe des postnatalen Lebensabschnitts. Diese Zellen beseitigen beim Erwachsenen in den Körper eingedrungene Mikroorganismen in drei voneinander abgrenzbaren Einzelschritten: Zuerst legen sich die Zellen an die Gefäßwand an, dann durchwandern sie dieselbe und bewegen sich aktiv in den Gewebsspalten auf die eingedrungenen Teile zu, die sie schließlich in einem dritten Schritt phagozytieren (ausführliches Literaturverzeichnis bei BALLOWITZ 1964). Foetale menschliche GR zeigen eine geringe Haftfähigkeit an glatten Oberflächen, und auch beim reifen Neugeborenen ist sie noch niedriger als beim Erwachsenen. Sie steigt zum Zeitpunkt des steilen Abfalls der GR-Anzahl im peripheren Blut (48.—72. Lebensstunde) über den Erwachsenenwert hinaus an — die Gründe für diese Funktionsveränderung sind bisher unbekannt — und erreicht mit der Einstellung der GR-Zahl auf 4500 pro μl die im weiteren Leben unveränderten Werte.

Die Bestimmung der Wanderungsgeschwindigkeit der GR ist methodisch schwierig und führte zu unübersichtlichen Resultaten. Insgesamt scheint sie beim Neugeborenen und Säugling geringer als beim Erwachsenen zu sein. Genaue quantitative Angaben sind schwer zu erhalten, weil die Wanderungsgeschwindigkeit der Leukozyten jeder Altersstufe von zahlreichen Faktoren beeinflußt werden kann, die für verschieden alte Probanden schlecht standardisierbar sind.

Die Fähigkeit der Leukozyten zur Phagozytose ist im Vergleich mit den beim Erwachsenen erhobenen Befunden bei Frühgeborenen noch mehr als bei reifen Neugeborenen herabgesetzt. Mit dem Abbau der von der Mutter diaplazentar übernommenen Antikörper im Laufe der ersten 6 Monate nimmt auch die Phagozytosefähigkeit der GR im Säuglingsblut vorübergehend ab; sie steigt nachfolgend in dem Maße wieder an, in dem der Säugling die Fähigkeit zu eigener Antikörperbildung entwickelt (BALLOWITZ 1957).

b) Die Monozyten

Den neutrophilen, unter a) beschriebenen Zellen folgend, „wandern ... die Monozyten und schließlich die Lymphozyten ins Entzündungsgebiet" (BALLOWITZ 1964, S. 107). Sie bewegen sich langsamer und mit Hilfe von Pseudopodien. Innerhalb der ersten 12 Lebensstunden steigt die Anzahl der Monozyten von im Mittel 1000 auf 1500 Zellen pro μl an, um bis zum Ende des 3. LT auf 800 pro μl zurückzugehen. Anschließend steigen die Monozytenzahlen langsam und stetig bis auf einen Wert von 1000 pro μl, um im Laufe des ersten Lebensjahres auf 700 pro μl und zu Beginn des Schulalters auf 350 pro μl abzufallen. Damit wird ein Minimum erreicht, dem sich ein über Jahre verteilter Anstieg der Monozytenzahl anschließt, bis mit dem 12. Lebensjahr die für den Erwachsenen typischen Werte von 400 bis 500 Zellen pro μl erreicht werden.

c) Die eosinophilen und basophilen Zellen

Bei Geburt treten die eosinophilen Zellen in einer Anzahl von 100 bis 2500 pro μl auf. Beim reifen Neugeborenen nimmt ihre Zahl im Laufe der ersten 3 LT ab, um anschließend geringfügig anzusteigen. Demgegenüber wächst die mittlere Eosinophilen-Anzahl bei den Frühgeborenen von 600 pro μl (1. Lebenswoche) auf 800 (Ende der 2. Lebenswoche) und schließlich 1000 pro μl am Ende des ersten Lebensmonats an. Mit 250 bis 300 Zellen pro μl werden gegen Ende des ersten Lebensjahres die Erwachsenenwerte erreicht.

Die basophilen Zellen treten in sehr geringer Anzahl auf und scheinen dem Altersgang der eosinophilen Zellen zu folgen, ohne daß eine statistische Bearbeitung des Materials möglich wäre. Der Entwicklungsgang und die Funktion dieser Zellen bedürfen weiterer Untersuchungen.

d) Die Lymphozyten

Sie sind in im einzelnen noch unaufgeklärter Weise an zellulären Immunitätsreaktionen, Überempfindlichkeitsreaktionen sowie der Bildung von Antikörpern beteiligt (Literatur bei ŠTERZL und ŘIHA 1970). Die altersabhängige Veränderung der Anzahl dieser Zellen wurde oben bereits summarisch angegeben. An dieser Stelle ist die Entwicklung in den ersten LT nachzutragen. Beginnend mit im Mittel 5750 pro µl (1. LT) kommt es beim reifen Neugeborenen bis zum 3. LT zu einem Abfall auf etwa 3000 pro µl und anschließend zu einem Anstieg auf 6500 pro µl am 10. LT. Bei Frühgeborenen werden jenseits des 10. LT bis zum Ende des ersten Monats relativ konstante LY-Werte erreicht. Da noch keine sicheren Angaben über die Funktionsentwicklung dieser Zellen vorliegen, wird auf eine Zusammenstellung der sich zum Teil widersprechenden Befunde verzichtet (weiterführende Literatur bei PAPIERNIK 1971).

4.3. Die Plasmaproteine

Die Eiweiße (EW) im Blutplasma stellen eine Stoffgruppe von großer Mannigfaltigkeit dar, hinsichtlich ihrer physikochemischen wie auch ihrer funktionellen Eigenschaften. Nachfolgend sollen nur einige allgemeinere Resultate der vorwiegend biochemischen Forschung zusammenfassend referiert werden, da eine detaillierte Darstellung ihren legitimen Platz in einer „Biochemie des wachsenden Organismus" finden müßte.

Methodische Probleme

Zur Analyse der quantitativen Anteile einzelner EW-Fraktionen am Gesamtplasmaprotein haben sich in der medizinischen Praxis elektrophoretische Verfahren bewährt (DITTMER 1961). Sie machen sich die Tatsache zunutze, daß EW in Abhängigkeit von ihrer Ladung und Molekülgröße in einem Gleichstromfeld mit unterschiedlicher Geschwindigkeit in Richtung der Anode wandern. Bei dem ursprünglich von TISELIUS (1937) inaugurierten Verfahren wurde ein U-förmiges Rohr mit der zu analysierenden Eiweißlösung beschickt und nachfolgend für einige Zeit stromdurchflossen. Dadurch trat eine Trennung der Eiweiße in der Lösung derart ein, daß die kleinmolekularen EW, die Albumine, sich am weitesten der Anode näherten, während sich die großmolekularen Globuline in 3 hinsichtlich ihrer Wanderungsgeschwindigkeit unterschiedliche Fraktionen aufspalteten. Die schnellste Fraktion wurde als α-, die nächstfolgende als β- und die am langsamsten wandernde als γ-Globulin bezeichnet. ANTWEILER (1957) modifizierte das Verfahren, indem er statt des U-Rohres einen elektrolytgetränkten, horizontal liegenden, stromdurchflossenen Filterpapierstreifen benutzte, der kathodennah mit einem Tropfen des zu analysierenden Serums beschickt wurde. Nach der elektrophoretischen Trennung der EW in ihre Fraktionen wurde der Papierstreifen angefärbt; dadurch wurden die EW-Fraktionen unmittelbar sichtbar gemacht. Durch Kombination dieser TISELIUS-ANTWEILERschen Elektrophorese mit der sog. Geldiffusionstechnik wurde eine noch weiter gehende Trennung der Plasmaproteine in Fraktionen möglich. Bei der Geldiffusionstechnik fand eine Entdeckung BECHHOLDS (1912) Anwendung, der beim Eindiffundieren von Antiziegen-Kaninchen-

Serum in eine Ziegenserumgallerte erstmalig das Entstehen einer Doppelschicht beobachtete. Die Antigen-Antikörper-Reaktion führte bei dieser Versuchsanordnung zum Auftreten scharfer Linien, die aus präzipitiertem EW bestanden.

Die Spezifität dieser Reaktion zieht bei in einer dünnen Agarschicht elektrophoretisch getrennten Serum-EW und zusätzlicher Beschickung dieses Agars mit einem Antikörperserum die Ausbildung scharfer Präzipitationslinien in der Agarschicht nach sich. Die folgenden EW konnten bestimmten Präzipitationslinien zugeordnet werden, wobei die Reihenfolge der Wanderungsgeschwindigkeit im elektrischen Gleichstromfeld entspricht: Tryptophanreiches Praealbumin, Albumin, α_1-Seromukoid, α_1-Lipoproteid, α_2-Makroglobulin, Haptoglobulin, α-Caeruloplasmin, α_2-Lipoproteid, β_1-Lipoproteid, Transferrin, β_{A2}-Globulin, β_{2M}-Globulin und γ-Globulin als der am langsamsten wandernden Fraktion.

Wie ersichtlich, führt also die Immunoelektrophorese zur Darstellung einer Reihe weiterer EW-Körper, die bei der Anwendung der TISELIUS-ANTWEILERschen Methode der Beobachtung entgehen. Die altersabhängigen Veränderungen der quantitativen Anteile dieser EW-Körper am Gesamtplasma-EW sowie ihrer Funktion werden nachfolgend zusammengefaßt.

4.3.1. Die foetalen Plasmaproteine

Beim Menschen nimmt das foetale Gesamteiweiß (GE) im Plasma von 1,5 g% im 3. auf 3 g% im 7. Gestationsmonat und schließlich auf 6,3 g% am termingerechten Schwangerschaftsende zu (EVERBECK und LEVENS 1950a, b). Bei Frühgeborenen sind daher im Vergleich zum ausgetragenen Säugling erniedrigte GE-Werte zu erwarten, die um so geringer sind, je unreifer das Kind geboren wird. Analoge Befunde sind von Schweinefoeten beschrieben worden: 2,65 g% GE 16 Tage vor der Geburt haben bis 4 Tage ante partum auf 2,60 g% abgenommen, um bis zur Geburt auf 3,50 g% anzusteigen. Offensichtlich nimmt bei diesen Spezies gegen Ende der Gestation der GE-Plasmagehalt rascher zu, als in den vergleichsweise langen Perioden der frühen und mittleren Gestationszeit. Die Zunahme des foetalen Plasma-GE geht mit einer Verschiebung der prozentualen Anteile der einzelnen EW am GE einher. Im 3. Schwangerschaftsmonat besteht das menschliche GE im Mittel aus 88,9% Albumin; bei Schwangerschaftsende ist der Albumingehalt nach einem quasilinearen Abfall auf im Mittel 65% gesunken. Im gleichen Entwicklungsabschnitt nimmt die Fraktion der α- und β-Globuline von niedrigen Werten stetig zu und steigt von 5,3% auf 26,3% (EVERBECK und LEVENS 1950a, b). Beim Schweinefoeten wird kein Anstieg des Albuminspiegels zwischen dem 16. und 4. Tag vor der Geburt gefunden; erst in den letzten vier praenatalen Entwicklungstagen nimmt der Albuminspiegel von bis dahin 0,4 g% auf 0,75 g% zu. Einen parallelen Entwicklungsgang nehmen das β- und γ-Globulin. Demgegenüber fällt der Serumgehalt an α-Globulin von 1,5 g% auf 1,0 g% ab.

Ganz ähnlich verläuft der Entwicklungsgang der Serumeiweißfraktionen bei Vogelembryonen (TUREEN et al. 1966). Der höchste Gipfel liegt in der Mitte der gesamten Entwicklungsperiode im Ei bei den α_2-Globulinen. Mit steigendem Inkubationsalter wachsen der β- und γ-Gipfel aus. Ersterer übersteigt den α_2-Globulingipfel am 15. BT, letzterer am 18. Tag. Zum Zeitpunkt des Schlüpfens (21. BT) hat sich bereits ein EW-Fraktionsspektrum herausgebildet, das von dem der Säugetiere abweicht. Beim Hühnchen übertrifft der β- und γ-Globulingipfel den des Albumins. Das Praealbumin ist beim Hühnchen um den 15. Inkubationstag aus dem Serum verschwunden.

Immunoelektrophoretische Untersuchungen haben im menschlichen Foetalserum das zeitliche Nacheinander des ersten Auftretens einzelner EW-Fraktionen deutlich werden lassen. Unter den 5 Serumproteinen des 8 Wochen alten Embryos waren Praealbumin und Albumin nachweisbar, mit 14 Wochen fand sich erstes γ-Globulin und auch bei Geburt sind noch deutliche Unterschiede im Vergleich zum Eiweißspektrum im Serum des Erwachsenen zu beobachten: α_2-Globuline, β_1- und β_2-Globuline sind vermindert oder fehlen ganz. Die mögliche funktionelle Bedeutung dieser insgesamt für die bisher untersuchten Spezies (weiterführende Lit. u. a. bei PLÜCKTHUN 1959, KARTE 1964) ziemlich übereinstimmenden Entwicklung der Plasmaeiweiße wird nach der Beschreibung der postnatalen Veränderungen im Serumeiweißspektrum besprochen.

4.3.2. *Die postnatale Entwicklung der Plasmaproteine*

Bei termingerechter Geburt wurde im menschlichen Nabelschnurblut ein Plasma-GE von $6{,}13 \pm 0{,}67$ g% bestimmt (ACHARYA und PAYNE 1965). Der minimale Wert betrug 4,8 g%, der maximale 7,3 g%. Im Laufe der ersten 48 Lebensstunden steigt der GE-Gehalt des Serums noch an und erreicht mit 24 Stunden $6{,}78 \pm 0{,}72$ g% und nach 48 Stunden $7{,}17 \pm 0{,}76$ g%, um anschließend abzufallen. Mit 28 Tagen werden bei den Knaben $5{,}87 \pm 0{,}50$ g% und bei den Mädchen 6,04 g% gefunden. In den nachfolgenden Lebenswochen und Monaten steigen die GE-Konzentrationen im Plasma für beide Geschlechter langsam an. Die Geburtswerte werden mit 112 LT, die Erwachsenenwerte aber erst im 5. Lebensjahr erreicht (FOMON et al. 1970).

Bei neugeborenen Schweinen wird bei Geburt ein Plasma-GE-Gehalt von 3,5 g%, am 2. LT 5,40 g%, am 4. LT 4,91 g% und am 6. LT 4,80 g% gefunden. Es zeigt sich also in der Perinatalperiode dieser Spezies der gleiche Trend im Entwicklungsgang wie beim Menschen (BROOKS und DAVIS 1969). Bei der elektrophoretischen Trennung des Plasmagesamteiweißes in einzelne Fraktionen ergab sich, daß der Abfall des GE im Laufe des ersten Lebensmonats sowohl beim Menschen wie auch beim Schwein durch eine Abnahme des Albumin- und γ-Globulinanteils verursacht wird. Von 3,5 g% bei Geburt fällt der menschliche Albuminanteil auf 3,0 g%, das γ-Globulin von 1,0 g% auf 0,57 g% im Laufe des ersten Lebensmonats bei beiden Geschlechtern. Für die Albuminfraktion treten in den nachfolgenden Wochen keine geschlechtsdifferenten Entwicklungsgänge auf, ein langsames Ansteigen des Plasmaalbumingehaltes führt am 112. LT zu

4,38 ± 0,40 g% bei den Knaben und 4,36 ± 0,42 g% bei den Mädchen. Die γ-Globuline fallen im Serum der Knaben jenseits des 28. LT ab: 0,57 ± 0,14 g% (28. LT), 0,38 ± 0,09 g% (56. LT), 0,28 ± 0,08 g% (84. LT), 0,26 ± 0,10 g% (112. LT), steigen aber bei den Mädchen zwischen dem 84. und 112. LT an, so daß zu diesem Zeitpunkt eine statistisch signifikante Differenz im γ-Globulingehalt der Seren beider Geschlechter besteht (FOMON et al. 1970). Dieses differente Verhalten könnte darin begründet sein, daß bei den Mädchen die eigene γ-Globulinproduktion eher als bei den Knaben beginnt (s. ferner S. 357).

Immunoelektrophoretische Untersuchungen am Serum menschlicher Früh- und Neugeborener wurden von KARLSSON et al. (1972) ausgeführt. Es fand sich eine komplizierte Verschiebung der verschiedenen Plasmafraktionen; insbesondere kam ein steiler Abfall des Foetoproteins zwischen der 25. und 40. GW zur Beobachtung. Postnatal fiel im Laufe der ersten Lebensstunden der Plasmagehalt an diesem Protein weiterhin signifikant ab. Einzelheiten müßten der Originalarbeit entnommen werden. Jenseits des 4. bis 5. Lebensmonats steigt der γ-Globulinspiegel auch bei den Knaben, so daß etwa zu Beginn des Schulalters die Erwachsenenwerte erreicht werden. Die Entwicklungsgänge der übrigen Globuline weisen keine markanten Einschnitte zum Zeitpunkt der Geburt auf: Ein kontinuierliches Ansteigen der Plasmakonzentration führt zu Beginn des Schulalters zu den Erwachsenenwerten, ohne daß Geschlechtsdifferenzen zur Beobachtung kämen. Bei Frühgeborenen werden bei Geburt jene Plasma-EW-Konzentrationen gefunden, die dem jeweiligen Gestationsalter entsprechen. Von diesen Ausgangswerten an vollziehen sich postnatal die gleichen Verschiebungen im Gehalt des Plasmas an den einzelnen Fraktionen, wie sie beim reifgeborenen Säugling beschrieben wurden. Je unreifer die Kinder bei Geburt sind, um so mehr ist der postnatale Entwicklungsgang der Plasma-EW zeitlich in die Länge gezogen (WERDER-KIND 1963).

Bei postnatal wachsenden Vögeln wird weder ein Albumin-, noch ein γ-Globulinabfall in ähnlicher Weise wie bei den bisher daraufhin untersuchten Säugetierarten gefunden (TUREEN et al. 1966). Demgegenüber beobachtete man auch bei Vögeln in diesem Altersabschnitt immunoelektrophoretisch faßbare Veränderungen im Plasmagehalt verschiedener EW-Fraktionen, auf deren Beschreibung wegen der z. Z. noch bestehenden Unklarheit über die Funktion der Mehrzahl dieser EW verzichtet werden soll.

4.3.3. *Herkunft und Funktion der Plasmaeiweiße während der Entwicklung*

Der altersabhängige Wandel in den Serumkonzentrationen der einzelnen EW Fraktionen im mütterlichen und foetalen Blut kann als ein erster Hinweis darauf verwendet werden, ob eine bestimmte EW-Fraktion vom Foeten synthetisiert oder von der Mutter diaplazentar übertragen wird. Schließlich besteht auch die Möglichkeit, daß beide Mechanismen stattfinden oder die Plazenta selbst EW produziert; letzteres ist beim Menschen bisher nicht sicher nachweisbar gewesen.

Sowohl das GE wie auch alle Fraktionen liegen in ihrem Plasmagehalt im frühen

Foetalalter weit unter jenen Werten, die im mütterlichen Plasma gefunden werden und nehmen — abgesehen vom γ-Globulin — mehr oder weniger stetig im intrauterinen Lebensabschnitt zu, ohne daß eine Beziehung zwischen foetalen und mütterlichen Plasmakonzentrationen nachweisbar wäre. Auch unter pathologischen Verhältnissen, die mit Verschiebungen des mütterlichen Plasma-EW-Gehaltes einhergehen, ist das Serum-EW-Bild des Neugeborenen unverändert gefunden worden (Literatur bei PLÜCKTHUN 1959). Dieses Verhalten der foetalen Eiweiße erlaubt den Schluß, daß der Foet bis auf das γ-Globulin die einzelnen EW-Fraktionen unabhängig vom mütterlichen Organismus in einer komplizierten zeitlichen Reihenfolge zu bilden beginnt. Als EW-Bildungsort ist mit Hilfe markierter Substanzen die Leber erkannt worden (DANCIS et al. 1957). Die γ-Globuline im foetalen Serum stammen aus einer geringen Eigenproduktion des Foeten und vom Ende des 6. Schwangerschaftsmonats an zunehmend aus dem mütterlichen Blut. Wie beim Kaninchen direkt gezeigt werden konnte — markiertes, der Mutter injiziertes γ-Globulin war 48 Stunden nach der Einspritzung zu 80% im foetalen Serum nachweisbar (STERNBERG et al. 1956) —, steigt auch beim menschlichen Foeten mit der zunehmenden Durchlässigkeit der Plazenta für die γ-Globulinmoleküle der Mutter der Globulin-Spiegel im foetalen Blut. Im Anschluß an die Geburt führen diese Gegebenheiten zu einem steilen Abfall des γ-Globulingehaltes im Serum des Neugeborenen. Es erwirbt erst im Laufe seiner nachgeburtlichen Entwicklung die Fähigkeit zur γ-Globulinbildung. Einerseits verursacht der Abbau der praenatal diaplazentar übernommenen γ-Globuline und andererseits die nur langsam wachsende Befähigung zu eigener Produktion dieser EW-Fraktion die bis in das 2. Lebenshalbjahr hineinreichende Konzentrationssenke. Schließlich treten einige immunoelektrophoretisch abgrenzbare Globuline postnatal überhaupt erstmalig auf und entstammen damit also dem kindlichen Organismus (Literatur bei ŠTERZL und ŘIHA 1970).

In den Albuminen liegt die Transportform der EW vor. Der Anstieg der Konzentration dieser EW-Fraktion im Plasma geht beim wachsenden Organismus der Massenzunahme des Gesamtorganismus mit steigendem Lebensalter parallel und ist damit Ausdruck des zunehmenden Bedarfs an transportiertem Eiweiß. Die γ-Globuline stellen die Träger der spezifischen Antikörper gegen körperfremdes Eiweiß dar (v. MURALT et al. 1959). Ihr Spiegel steigt postnatal in jenem Maße, in dem der vorwiegend parenterale Kontakt mit körperfremdem EW zunimmt. Die Erwachsenenwerte dieser Fraktion werden daher von den einzelnen Kindern zu sehr unterschiedlichem Alter erreicht (7. bis 11. Lebensjahr; SHOCK 1966). Über die Aufgaben, die die übrigen Globulinfraktionen erfüllen, ist wenig Unwidersprochengebliebenes bekannt, weshalb ihre Entwicklungsgänge z. Z. noch zu keiner tieferen Einsicht in die werdende Plasmafunktion zusammengefaßt werden können.

Abschließend sei darauf hingewiesen, daß die altersdifferenten Konzentrationen der EW-Fraktionen im Plasma zu einem von den Erwachsenenbefunden abweichenden Ausfall der sog. Serumlabilitätsproben führen, was bei der Beurteilung der Resultate solcher Untersuchungen bei Säuglingen und Kindern berücksichtigt werden muß (Normwerte bei PLENERT und HEINE 1973).

5. Atmung

Vom klinischen Standpunkt aus betrachtet ist die Atmung die wichtigste Funktion eines neugeborenen Kindes. Während der ersten postpartalen Minuten muß das Kind eine an das extrauterine Leben vollständig angepaßte Lungenfunktion entwickeln, wenn dieses Leben nicht in ernste Gefahr kommen soll. Nicht sehr selten jedoch treten Anzeichen und Symptome von respiratorischem Distress auf, die schließlich die häufigste Todesursache der Neugeborenen sind. Viele andere Neugeborenenerkrankungen, die nicht primär Erkrankungen der Lunge sind, machen sich zuerst in Form von Atemstörungen bemerkbar. Abgesehen von der wichtigen Rolle, die die weitere Entwicklung der Atmungsfunktion während des Wachstums- und Reifungsalters, auch in ihrer vielfältigen Verknüpfung mit anderen Körperfunktionen, spielt, unterstreicht allein die klinische Bedeutung der Neugeborenenatmung die Notwendigkeit, sich mit den physiologischen Grundlagen des äußeren Gaswechsels im Entwicklungsalter auseinanderzusetzen. Das Verständnis der normalen Entwicklungsanatomie und -physiologie der Lunge vor und nach der Geburt ist zudem die Voraussetzung für die Erkennung ätiologischer Faktoren von Asthma und Bronchiektasen im Kindesalter.

5.1. Die postnatale Entwicklung der Strukturen der oberen Luftwege

Die Dimensionen der oberen Luftwege des Menschen sind während des postnatalen Wachstums etwa altersentsprechend kleiner als beim Erwachsenen. Darüber hinaus weichen die anatomischen Details in einigen für die Funktion der äußeren Atmung wichtigen Besonderheiten von den Erwachsenen-Verhältnissen ab. Die Proportionen zwischen Hirn- und Gesichtsschädel verschieben sich im Laufe der Wachstumsperiode zugunsten des letzteren. Während sich die Größe des Hirnschädels nach dem 3. Lebensjahr nur noch wenig ändert, zeigt der Gesichtsschädel bis etwa zum 12. Lebensjahr weiterhin eine erhebliche Größenzunahme (SCHMID und WEBER 1955; s. Abb. 20 und 65). Die Strukturen vor allem der Nase, des Mundes und der Nasennebenhöhlen nehmen bei weitem mehr zwischen Kindheit und Erwachsenenalter an Größe zu als der Hirnschädel.

Das Innere der verhältnismäßig tiefen Säuglingsnase, das durch das kurze, breite Septum in zwei voneinander getrennte Hohlräume geteilt wird, ist in der fronto-okzipitalen Richtung etwa so groß wie in der kraniokaudalen. Das Nasenseptum wächst im 1. Lebensjahr um die Hälfte, bis zum Erwachsenenalter um das Dreifache in die Höhe. Die Choanen vergrößern sich während der ersten 6 Lebensmonate rasch und wesentlich langsamer in der übrigen Kindheit (CAFFEY 1950). Eine detaillierte Beschreibung der Ausbildung der Nasenmuscheln des Früh- und Neugeborenen, durch deren Anordnung sich die Luftstromverteilung innerhalb

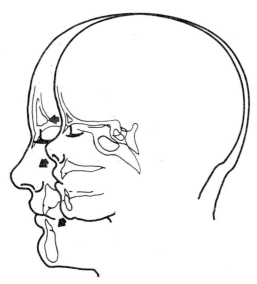

Abb. 20. Das Wachstum des Kopfes von der Kindheit bis zum Erwachsenenleben. Einzelheiten im Text (nach PROCTOR 1964).

der Nase anders als beim Erwachsenen gestaltet, sowie der Verteilung von Riechepithel und Drüsen auf der Nasenschleimhaut kann einer Arbeit von LIVINGSTONE (1932) entnommen werden. Die von der Nase her durch Schleimhautausstülpungen entstehenden Nasennebenhöhlen bleiben mit dem Nasenraum in Verbindung und sind daher mit Luft gefüllt. Die paarig angelegten Sinus ethmoidales und maxillares können bereits beim Neugeborenen gefunden werden, sind jedoch häufig seitenunterschiedlich entwickelt und mit weniger Drüsen ausgestattet als später (LIVINGSTONE 1932). Das Durchschnittsalter, in dem Stirnbeinhöhlen im Röntgenbild erkennbar werden, liegt bei 3 Jahren. Sie sind dann regelmäßig seiten- und formverschieden ausgebildet. Der Beginn der Entwicklung der Sinus frontales wird jedoch bei einigen Kindern schon zwischen dem 1. und 2. Lebensjahr festgestellt, bei anderen nicht vor dem 6. bis 8. Jahr (MARESH 1940). Ähnliches kann von der Keilbeinhöhle gesagt werden, die vom 5. Lebensjahr an in den meisten Fällen nachzuweisen ist und deren interindividuelle Variationen als außergewöhnlich beschrieben werden (SCHMID und WEBER 1955). Die morphologische Entwicklung aller Nasennebenhöhlen ist erst um das 20. Lebensjahr abgeschlossen (PROCTOR 1964).

Der Luftweg durch die Nase des Neugeborenen hat eine Weite von weniger als 1 mm. Auch die Epiglottis des Säuglings ist schmal und neigt überdies dazu, sich in longitudinaler Richtung zu falten. Dabei werden die aryepiglottischen Falten angehoben und der Eingang in den Larynx im Verhältnis zu seinen übrigen altersentsprechend kleinen Proportionen zusätzlich verengt. Die eingehende Beschreibung der Entwicklungsanatomie des kindlichen Larynx findet sich bei ECKENHOFF (1951), bei dem die für eine Endotrachealanaesthesie wichtigen Aspekte besonders berücksichtigt sind. Es wird hervorgehoben, daß beim jungen Kind der Krikoidring kleiner als die Rima glottidis und der innere Durchmesser der Trachea sein kann. Der anterior-posteriore Durchmesser der Glottis wird mit 7—9 mm angegeben, während der subglottische Larynx noch 1—2 mm weniger mißt. Bei Frühgeborenen kann der subglottische Durchmesser des Larynx nur 4 mm groß sein (TUCKER 1932, STAHLMAN und MEECE 1957). Die Anzahl der Trachealringe variiert beim Säugling zwischen 18 und 20, unterscheidet sich also nicht vom Erwachsenen, und die durchschnittliche Länge der Trachea, gemessen am lebenden Kind, beläuft sich bei 0—3 Monate alten Säuglingen auf 5,7 (5,0—7,5) cm, bei 3—6 Monate alten auf 6,7 (5,5—8,0) cm und bei 6—12 Monate alten auf 7,2 (5,0—9,0) cm. Bei 12 Kindern im Alter von 12 bis 18 Monaten wurde eine mittlere Länge von 8,1 cm gemessen. Postmortale Längenmessungen hatten kleinere Werte für die entsprechenden Altersstufen ergeben (GUNDOBIN 1912, ENGEL 1950). Der Grund für diese Diskrepanz wird in der beim lebenden Kind wirksamen Zugkraft des Zwerchfells gesehen, die u. a. eine Verlängerung der Trachea bewirkt (FEARON und WHALEN 1967). Auf Grund von Vergleichen von Ausgußpräparaten des Bronchialbaums kommt ENGEL (1950) zu dem Schluß, daß die Länge der Trachea zwischen Neugeborenen- und Pubertätsalter um 50% und bis zum Erwachsenenalter um das 3fache wächst. Dabei entspricht das Wachstum der Luftröhre dem allgemeinen Wachstum des Körpers und des Brustkorbes. Trachea und Hauptbronchien nehmen an Länge und Weite in vier voneinander abgrenzbaren Lebensabschnitten mit unterschiedlicher Wachstumsrate zu: während der ersten 3 Lebensmonate äußerst schnell, vom 4. Monat bis zum 4. Jahr etwas langsamer, von da bis zur Pubertät unbeträchtlich, worauf mit Beginn der Pubertät ein neuer Wachstumsschub erfolgt, der sehr rasch zur Verdopplung der Maße führt. Während der ersten beiden Zeitabschnitte ist der Querschnitt der Trachea ebenso groß wie der der Summe der beiden Hauptbronchien, wogegen dieser Wert das Kaliber der Trachea in der Pubertät um etwa 40% übertrifft.

Mit dem Wachstum der oberen Luftwege ist die Änderung ihrer topographischen Beziehungen zum knöchernen Thorax verbunden. Die Epiglottis befindet sich beim Neugeborenen in Höhe des 1. Halswirbels, beim Erwachsenen in Höhe des 3. Halswirbels. Der Kehlkopf liegt bei normalen Neugeborenen und Säuglingen dem 4. Zervikalwirbel gegenüber und steigt mit dem Wachstum des Kindes allmählich herab, bis er im Erwachsenenalter in Höhe des 6.—7. Halswirbels gefunden wird (NOBACK 1923, TUCKER 1932). Ebenso wandert die Bifurkation der Trachea abwärts, und zwar von der Höhe des 3. Brustwirbels beim Neugeborenen und Säugling bis zu der des 5. Brustwirbels etwa im 10. Lebensjahr, wo sie ihre endgültige Lage erreicht hat (NOBACK 1923, CAFFEY 1950).

5.2. Die postnatale Entwicklung der Funktion der oberen Luftwege

Der obere Respirationstrakt trägt neben seiner Aufgabe, dem Bronchialbaum und der Lunge Luft zuzuleiten, noch zu mehreren physiologischen Funktionen des Körpers bei, darunter zur Veränderung der eingeatmeten Umgebungsluft, so daß sie für das Lungengewebe unschädlich wird, zur Abwehr des Körpers gegen Noxen, zum Riechen und zum Sprechen. Er bewerkstelligt außerdem den Verschluß der Luftwege während des Schluckens. Die im oberen Respirationstrakt enthaltene Luft nimmt nicht am Gasaustausch teil, sondern gehört der sogenannten Totraumluft (s. S. 121) an.

5.2.1. Der Luftstrom

Bei ruhiger Atmung bewegen sich die Nasenflügel des Menschen nicht; sie werden jedoch bei forcierter Inspiration infolge körperlicher Belastung und bei Erhöhung des Atemwiderstandes (s. S. 130) wegen pathologischer Prozesse in Bronchien und Lunge während der Einatmung erweitert. Ein bekanntes Beispiel dafür ist das „Nasenflügeln" pneumonischer und schwer bronchitiskranker Säuglinge und Kleinkinder. Das menschliche Neugeborene ist ein obligatorischer Nasenatmer (POLGAR und KONG 1965), und es ist nahezu unmöglich, Mundatmung hervorzurufen. Kinder mit angeborener Choanalatresie müssen ersticken, wenn nicht für einen oropharyngealen Luftweg Sorge getragen wird (PROCTOR 1964).

Druckdifferenzen zwischen zwei Punkten des Respirationstraktes können entweder durch Strömen der Luft in der einen oder anderen Richtung ausgeglichen werden, oder sie können durch den Verschluß von normalerweise vorhandenen Öffnungen zwischen einem lufthaltigen Raum und der umgebenden Luft bestehen bleiben. Solche Druckdifferenzen werden sich zwischen entzündlich veränderten Paranasalsinus, deren geschwollene Schleimhaut das in die Nase mündende Orificium verschließt, und der Nasenluft entwickeln. Die mit dem Strömen der Luft verbundenen Druckdifferenzen haben ihre Ursache in der von den Atemmuskeln entfalteten Kraft und sind vom Strömungswiderstand innerhalb des Respirationstraktes abhängig, so daß die den Luftstrom verursachende Muskelkraft und die daraus resultierende Luftstromgeschwindigkeit und die Gestalt der Luftwege entscheidenden Einfluß auf den Strömungswiderstand nehmen. Der Druckgradient die Nasenpassage entlang wird mit 1 cm H_2O für den Erwachsenen angegeben (PROCTOR 1964). Strömungsgeschwindigkeit und Strömungswiderstand (s. S. 123) in der Nase sind bei 5 Neugeborenen von POLGAR und KONG (1965) gemessen und mit Befunden von 5 Erwachsenen (BUTLER 1960) verglichen worden. Es zeigte sich, daß sich das Verhältnis zwischen dem Strömungswiderstand in der Nase und dem Gesamtluftwegswiderstand beim Neugeborenen kaum wesentlich vom gleichen Verhältnis bei Erwachsenen unterscheidet. Der Strömungswiderstand in der Neugeborenennase beträgt im Mittel 5,5 cm $H_2O \cdot l^{-1} \cdot s^{-1}$ und damit etwa 42% des Gesamtluftwegswiderstandes, der beim Atmen durch die Nase auftritt. Der Vergleich mit den entsprechenden Werten von Erwachsenen legt nahe, daß die

Luftwegsdimensionen bei Säuglingen generell verhältnismäßig größer als bei erwachsenen Personen sind. Im gleichen Zusammenhang weisen POLGAR und KONG (1965) auf für das Verständnis der Gefährlichkeit des „Säuglingsschnupfens" entscheidende funktionelle Gegebenheiten hin: Die obligatorische Nasenatmung der Neugeborenen einerseits und die große Leichtigkeit, mit der der Nasenluftweg zuschwellen kann andererseits, stehen offensichtlich im Widerspruch zu dem üblicherweise eingehaltenen Prinzip der physiologischen Reserven und Adaptationsmechanismen zum Schutze der vitalen Funktionen. Eine Erklärung für dieses Übergangsstadium der verhältnismäßig großen Anfälligkeit der Atemwegsfunktion wird in einer besonderen Situation der phylogenetischen Entwicklung gesehen und gefolgert, daß einige Wochen der extrauterinen Strukturentwicklung des menschlichen Larynx und Pharynx nötig sind, um den Status des obligatorischen Nasenatmers zu überwinden. Während dieser Periode aber kann der Verschluß des Nasenweges schweren respiratorischen Distress bewirken. Andererseits verfügt bereits der sehr junge Säugling über zwei Reflexe zum Schutz seiner Luftwegsfunktion: das Husten und das Niesen. Beide Ereignisse stellen kräftige reflektorische Exspirationen dar, wobei der größere Luftstrom beim Husten durch den Mund, beim Niesen durch die Nase entweicht. Husten ist gewöhnlich die Antwortreaktion auf einen Reiz, der im Pharynx oder in kaudaleren Abschnitten der oberen Luftwege wirksam wird. Der Niesreflex kann durch Reizung in der Nase ausgelöst werden. Beim Neugeborenen und sehr jungen Kind hat der reflektorische Verschluß der Glottis vor dem Hustenreflex den Vorrang, wenn der Larynx gereizt wird, was keineswegs gleichbedeutend ist mit dem Fehlen des Hustenreflexes in diesem Alter. Während einer Bronchoskopie kann das Neugeborene bis zu 30 s den Atem anhalten ohne zu husten, wogegen auch sehr junge Säuglinge nach Aspiration von Flüssigkeiten gewöhnlich spontan husten (PROCTOR 1964).

5.2.2. *Die Veränderungen der Umgebungsluft*

Während die inspirierte Luft durch die Nase strömt, wird sie nahezu vollständig wasserdampfgesättigt, in gewissem Ausmaß gereinigt und der Körpertemperatur angeglichen. Diese drei Veränderungen, die die Außenluft erfährt, noch ehe sie den Nasopharynx erreicht, hängen von der Beschaffenheit und Größe der Oberfläche ab, die sie pro Zeiteinheit überstreicht. Die dem Luftstrom zur Verfügung stehende Oberfläche wird erheblich von der Dicke ihrer Schleimhaut beeinflußt. Die Nasenschleimhaut rechnet wegen ihres sehr ausgedehnten submukösen Gefäßnetzes unter die erektilen Gewebe und kann ihre Dicke in erheblichem Maße während kurzer Zeit verändern (4 mm innerhalb weniger Minuten beim Erwachsenen). Nach Schrumpfen der Schleimhaut wird die Nase des Neugeborenen mehr als doppelt so weit, so daß eine Sonde von 2 mm Durchmesser am Nasengrund passieren kann (PROCTOR 1964). Erektiles Gewebe findet sich auch in den Paranasalsinus, beim Früh- und Neugeborenen weniger ausgeprägt als später (LIVINGSTONE 1932). Der obere Respirationstrakt ist vollständig mit Flimmerepithel ausgekleidet, das in der Nasenhöhle schon beim 4 Monate alten menschlichen Foeten nachgewiesen wurde (SCHAEFER 1932). Der von Becherzellen und multizellulären Drüsen kontinuierlich produzierte Schleim wird durch die Flimmerepithelzellen gleichmäßig über die gesamte Nasen- und Nasennebenhöhlenschleimhaut verteilt und in Richtung auf den Oesophagus zu transportiert. Da im Nasopharynx des Kindes dieser Schleimstrom, der in der Luft suspendierte Partikel aufnimmt, sehr dicht an den Adenoiden oder über sie hinläuft, können manche mit der Luft in den Körper gelangte Teilchen in den Krypten der Mandeln abgelagert werden (PROCTOR 1964).

5.3. Die postnatale strukturelle Thoraxentwicklung

5.3.1. Die Thoraxform

Vor dem ersten Atemzug hat der Thorax eine glockenähnliche Form mit konkaven Seitenwänden, breiter Basis und schmaler oberer Apertur. Nach Beginn der Atmung nimmt der Thorax eine mehr zylindrische Gestalt an, so daß die transversale und die ventrodorsale Achse etwa gleich groß werden. Der luftgefüllte Neugeborenenthorax wird im Vergleich zum luftleeren kleineren Brustkorb des reifen Foeten eher kugelförmig. Bereits im Laufe des ersten Lebensjahres wachsen die transversale und die vertikale Achse schneller als der ventrodorsale Durchmesser, so daß eine zunehmende Verlängerung und Abflachung des Brustkorbes zustande kommt (GUNDOBIN 1912, CAFFEY 1950). Der Thorax wächst am raschesten innerhalb der ersten 12 Lebensmonate, in denen sein Umfang um 45—50% zunimmt (ENGEL 1950), und während der Pubertät, wo die bedeutendsten Formveränderungen statthaben und die Differenz zwischen den beiden Durchmessern 6 bis 12 cm betragen kann (HALL 1955). TAKAHASHI und ATSUMI (1952) bezeichnen das Verhältnis von Tiefe zu Breite des Brustkorbes als Thoraxindex. Der Durchschnittsthoraxindex von Neugeborenen beträgt bei beiden Geschlechtern 84; von der Geburt an fällt er rasch ab auf 72 bei vierjährigen Knaben und 71 bei Mädchen des gleichen Alters. Bis zur Pubertät wird der Index kontinuierlich kleiner, der Thorax der Mädchen bleibt flacher als der von Knaben, später kehren sich die Verhältnisse um. Bei 16jährigen beträgt der Thoraxindex 71 für das weibliche und 69 für das männliche Geschlecht.

Die Rippen des Foeten und des jungen Kindes sind horizontal angeordnet. Sie bilden mit Wirbelsäule und Sternum rechte Winkel. Erst nach dem zweiten Lebensjahr senken sich die Rippen merklich (HALL 1955), wobei der Beginn dieser Entwicklung um den 7. Lebensmonat zu suchen ist (ENGEL 1950). Noch beim 4jährigen beträgt der Winkel zwischen Rippenstellung und Körperlängsachse nur 8°, während beim 36jährigen Mann 26° gemessen wurden (MEHNERT 1901).

Bei der Begründung des Phänomens der zunehmenden Steilstellung der Rippen im Kindesalter wird häufig angeführt, daß der Zug der Bauchorgane den Wandel veranlaßt, wenn das Kind beginnt sich aufzurichten. Es ist jedoch bekannt, daß sich bei Zerebralgeschädigten, die niemals sitzen oder stehen lernen, die Rippensenkung ebenso entwickelt wie bei gesunden Kindern. Nach ENGEL (1950) können die Rippen ihrer natürlichen Neigung zur Schiefstellung vielmehr im Kleinkindesalter deshalb folgen, weil der Brustkorb schneller wächst als die Lunge. In frühester Kindheit bestehe ein gewisses Mißverhältnis zwischen Thorax- und Lungengröße, worauf die horizontale Rippenstellung und die auf den Lungen bereits im späten Foetal- und dann im Säuglingsalter deutlichen Rippeneindrücke auf der Lungenoberfläche hinwiesen.

GUNDOBIN (1912) macht die besonders während des ersten Lebensjahres dünneren Wandungen des Thorax (CAFFEY 1950) für das Auftreten des puerilen Atemgeräusches verantwortlich.

5.3.2. Die Ossifikation des Thoraxskeletts

Die Verknöcherung des Thoraxskeletts vollzieht sich zwischen der 5. GW und dem 25. Lebensjahr. Das altersabhängige Erscheinen der einzelnen Ossifikationszentren ist für den in der Kinderheilkunde tätigen Röntgenologen von besonderem Interesse und findet sich im einzelnen bei CAFFEY in „Pediatric X-ray diagnosis" (1950) beschrieben. Das Sternum wird wegen seiner leicht zugänglichen Lage häufig als Ort der Wahl für Knochenmarkpunktionen beim Erwachsenen benutzt. In den ersten Lebensmonaten enthält es wenig und ungleichmäßig verteiltes Mark in kleinen Ossifikationszentren, die den Rippenzwischenräumen gegenüber liegen. Das Zentrum im Manubrium sterni ist während der Kindheit am größten, aber wegen der dahinter liegenden großen Gefäße für die Markpunktion am wenigsten geeignet. Auch für eine Marktransfusion sind die Ossifikationszentren im Sternum während der ersten Lebensjahre auf Grund ihrer Kleinheit unbrauchbar (CAFFEY 1950).

5.3.3. Das Diaphragma

Der Thorax wird kaudal vom Zwerchfell begrenzt, das während der frühesten Kindheit insgesamt höher steht als später. Da der häufig ausgedehnte kindliche Magen von der Geburt bis etwa zum 6. Lebensmonat nach kranial verlagert ist, wird die linke Zwerchfellkuppel entsprechend höher gefunden als die rechte. In der zweiten Hälfte des ersten Lebensjahres liegen beide Zwerchfellkuppeln auf demselben Niveau, jenseits des ersten Jahres steht die rechte Seite des Diaphragmas wieder tiefer als die linke. Dieses Schema weist erhebliche Abweichungen bei normal entwickelten Säuglingen und Kindern aller Altersstufen auf. Kleinkinder und Säuglinge zeigen im allgemeinen ein flacheres Zwerchfell und mehr stumpfwinklige Sinus phrenicocostales als Erwachsene (CAFFEY 1950).

5.4. Die postnatale funktionelle Thoraxentwicklung

Die beschriebene strukturelle Entwicklung mit ihren vom Erwachsenenzustand abweichenden Gegebenheiten bedingt erhebliche Änderungen der Atemgrößen während der Kindheit sowie einen Funktionswandel der Atemmechanik, der in den

Beziehungen zwischen der Atemarbeit und den sich ändernden Gewebseigenschaften des Atemapparates begründet ist. Auch der Atemtyp des Neugeborenen weicht von der Art der Atmung im späteren Leben ab. Die Atmung während der Neugeborenen- und Säuglingsperiode wird wesentlich vom Diaphragma und den Abdominalmuskeln ausgeführt, während der Thorax nicht viel mehr als eine halbwegs feste Kammer darstellt, in die hinein das sich zusammenziehende Zwerchfell die Luft befördert (SMITH 1959).

Die Ergebnisse von Ventilationsmessungen sind in hohem Maße von der verwendeten Untersuchungstechnik abhängig. Eine Reihe von Verfahren, die sich beim Erwachsenen bewährt haben, bedürfen der Modifikation oder sind überhaupt nicht anwendbar, sobald es sich um Messungen am Säugling und Kleinkind handelt. Ganz allgemein gilt, daß die zu messenden Atemgrößen dann verfälscht werden, wenn die an das Kind angeschlossene Meßapparatur eine merkliche Vergrößerung der Atemarbeit hervorruft, die ihrerseits zu erhöhtem O_2-Verbrauch des Organismus, damit aber zu Atemminutenvolumina führt, die nicht den Ruhebedingungen entsprechen. Für Säuglinge und Kleinkinder entsteht eine zusätzliche Schwierigkeit. Vergleichbare Ergebnisse wird man nur erhalten, wenn die Kinder während der Messung schlafen oder sich im „basic state" befinden (State 1 oder 3; s. S. 109), d. h. sich ruhig ohne sichtbare Bewegungen der Extremitäten- und Gesichtsmuskeln verhalten. Solange die Kinder durch die Untersuchung belästigt werden, können selbst bei sehr kurzen Meßdauern keine zuverlässigen Ergebnisse erwartet werden. Die Bestimmung des RQ, des Verhältnisses von abgeatmetem Kohlendioxid zu aufgenommenem Sauerstoff, schafft eine zusätzliche Möglichkeit, sich über den Aktivitätszustand des Organismus während der Ventilationsmessungen zu informieren: Ein $RQ > 0{,}95$ spricht für Hyperventilation, $RQ < 0{,}7$ für Hypoventilation (BARTELS et al. 1959a). So sind die Messungen von STAHLMAN und MEECE (1957) z. B. an Neugeborenen mit einem RQ von 0,8 vorgenommen worden. Die Bestimmung der Atemgrößen bei Neugeborenen und Säuglingen erfolgt überwiegend entweder durch Plethysmographie (CROSS 1949) oder durch die Pneumotachographie (HAHN und BLÖMER 1962), während bei älteren Kindern meistens spirometrische Verfahren, bei denen über Mundstücke oder Gesichtsmasken geatmet wird, zur Anwendung kommen.

Zur Aufzeichnung der Atemfrequenz und des Atemzugvolumens mittels Plethysmographie wird der Säugling auf dem Rücken liegend in einen 65—105 l fassenden Körperplethysmographen so eingebracht, daß sein Gesicht durch einen luftdicht abschließenden Ring heraussieht. Der mit Luft gefüllte Plethysmograph wird an ein KROGH-Spirometer angeschlossen, das auf einer Schreibtrommel die Volumenänderungen des Systems, die durch die Atembewegungen des Kindes hervorgerufen werden, registrieren läßt (COOK et al. 1955). Andere Verfahren bedienen sich zur Aufzeichnung der Volumenschwankungen im Plethysmographen einer Druck-Transducer-Verstärker-Einheit und elektronischer Direktschreiber (Mingograph; KOCH 1968a). Soll die Ausatmungsluft zum Zwecke der Atemgasanalyse gesammelt werden, so wird das Gesicht des Säuglings mit einer Maske bedeckt, und zusätzlich werden Klappen benötigt, die den Weg des Luftstromes regulieren, so daß eine mehr oder weniger bedeutende Vergrößerung des Totraumes und vermehrte Atemarbeit entstehen. STAHLMAN und MEECE (1955) wandten auch beim Neu-und Frühgeborenen die Methode der direkten Spirometrie an, indem sie die Säuglinge über dicht an das Gesicht modellierte Masken mit sehr geringer Totraumvergrößerung atmen ließen und dadurch eine empfindlichere Registrierung, als sie mit der indirekten Plethysmographie möglich ist, erreichten. NELSON et al. (1962) verbesserten die Technik der Spirometrie und der Exspirationsluftsammlung für Säuglinge dadurch, daß sie besonders leichtgehende Ballventile und statt der Gesichtsmaske einen Nasentubus verwendeten. Der Totraum einer solchen Versuchsanordnung beträgt nur 0,76 ml; sie eignet sich bei entsprechender Vervollständigung auch für die Aufzeichnung von Stickstoffauswaschungskurven (s. S. 115; HANSON und SHINOZAKI 1970).

Die Pneumotachographie gestattet neben der Ermittlung von Atemfrequenz und Atemzugvolumen Aussagen über die Luftstromgeschwindigkeit in jedem Augenblick der Atmung. Sie wird bei Messungen an Säuglingen ebenfalls angewendet, wobei durch ausgefeilte Technik die unvermeidliche Totraumvergrößerung auf 2 ml beschränkt werden kann (HAHN und BLÖMER 1963, BENSO et al. 1968). Da der physiologische Totraum des Neugeborenen aber im Mittel nur 5 ml beträgt, geht in die Messungen mittels Pneumotachographie ein sicher nicht zu vernachlässigender Betrag an Atemmehrarbeit ein. Die eleganteste Methode zur Bestimmung der Atemfrequenz von jungen Säuglingen geben PRECHTL et al. (1968) an. Da das menschliche Neugeborene obligatorischer Nasenatmer ist, ist es sinnvoll, eine kleine Plastikhalterung, die einen plättchenförmigen Thermistor beherbergt, so am Nasenrücken des Kindes festzukleben, daß der Thermistor vor ein Nasenloch zu liegen kommt, ohne es zu verschließen. Diese Meßanordnung, die durch DC-Verstärker mit großer Zeitkonstante und elektronischen Direktschreiber vervollständigt wird, belästigt den Säugling überhaupt nicht. Auf diese Weise wird es möglich, die Atemfrequenz kontinuierlich über viele Stunden aufzuzeichnen.

Für Ventilationsmessungen an Schulkindern werden die für Erwachsene üblichen Spirometer benutzt, die durch technische Modifikationen den Gegebenheiten der kindlichen Atmung angepaßt sind. Ein System mit besonders niedrigem Strömungswiderstand und sehr kleinen Registrierfehlern für Frequenzen bis zu 110 Atemzügen · min^{-1} entwickelte BJURE (1963): Der Schlauch zwischen Versuchsperson und Spirometer wurde auf 4 cm inneren Durchmesser erweitert und mit einer für jedes Alter entsprechend passenden Gummimaske anstatt des Mundstückes verbunden; die Masse der beweglichen Teile des Systems wurde reduziert (Gewicht der Plexiglasglocke 195 g) und der Querschnitt der Spirometerglocke auf 18 cm vergrößert, wodurch die Beschleunigung der Glocke bei Volumenänderungen geringer wird und so die Druckänderungen innerhalb des Spirometers sich verkleinern; der Wassermantel um die Glocke herum wurde im Verhältnis zur inneren Wasseroberfläche vergrößert, damit Oscillationen im Inneren durch die große Wassermasse außerhalb der Glocke gedämpft werden. Die Spirometerkurven dieser Anordnung werden auf einem Kymographion mit 3 verschiedenen Papiergeschwindigkeiten (15, 300 und 3000 mm · min^{-1}) registriert.

5.4.1. Die Atemfrequenzentwicklung

Ein erster wichtiger Unterschied zwischen der Ventilation von Kindern und Erwachsenen betrifft die Atemfrequenz (AF). Die im doppeltlogarithmischen Maßstab aufgetragene AF unter Grundumsatzbedingungen (s. S. 52) zeigt eine lineare Abhängigkeit vom Alter zwischen dem 1. und 30. Lebensjahr (Abb. 21). Die von DÖNHARDT (1953) gegebene Darstellung war für den praktischen Gebrauch zum

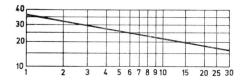

Abb. 21. Atemfrequenz in Abhängigkeit vom Lebensalter, aufgetragen im doppeltlogarithmischen Maßstab (nach DÖNHARDT 1953).

Einstellen der AF in der eisernen Lunge vorgeschlagen und stellt die tatsächlichen Verhältnisse nur summarisch dar. Wie aus Tabelle 6a ersichtlich, variieren die von verschiedenen Untersuchern mit unterschiedlichen Methoden gefundenen Atemfrequenzwerte besonders bei Säuglingen, wobei sich alle Autoren darin einig sind, daß die Spanne zwischen Minimal- und Maximalfrequenz beim gesunden Neugeborenen selbst unter Ruhebedingungen ganz erheblich groß sein und im Einzelfall bis 316% betragen kann (CROSS und OPPÉ, 1952). Dadurch stößt die Abgrenzung normaler von pathologisch veränderten Atemfrequenzen auf äußerste Schwierigkeiten. Neuere Untersuchungen aus dem Gebiet der Verhaltensphysiologie des Säuglings (PRECHTL 1968) haben die Abhängigkeit der AF vom Schlaf-Wach-Zustand erhärtet. PRECHTL und seine Mitarbeiter unterscheiden fünf Zustände unterschiedlichen Schlaf-Wach-Verhaltens, denen sich u. a. typische EEG-Bilder, Elektrookulogramme, Elektromyogramme sowie Herz- und Atemfrequenzverläufe zuordnen lassen (PRECHTL 1969). Die Verhaltenszustände des menschlichen Säuglings werden wie folgt definiert:

State 1: Augen geschlossen, regelmäßige Atmung, keine Bewegungen
State 2: Augen geschlossen, unregelmäßige Atmung, keine groben Bewegungen
State 3: Augen offen, keine groben Bewegungen
State 4: Augen offen, grobe Bewegungen, kein Schreien
State 5: Augen offen oder geschlossen, Schreien.

Abbildung 22 gibt ein eindrucksvolles Beispiel von der State-Abhängigkeit der AF eines 8 Tage alten, gesunden, termingerecht geborenen Kindes.

Bei 107 gesunden Früh- und Neugeborenen ließ sich keine Korrelation zwischen der AF und dem KG finden (s. a. S. 127). Darüber hinaus zeigten weder früh- noch termingerecht geborene Kinder signifikante Änderungen der AF während der ersten zwei oder mehr Wochen (SMITH 1959). ENGSTRÖM et al. (1966) beschrieben jedoch für die ersten Lebensminuten von drei gesunden Kindern Veränderungen:

Tabelle 6a. Atemfrequenz von Früh- und Neugeborenen

Alter Früh- bzw. Neugeborene Gewicht Schlaf-Wach-Zustand	Atemzahl pro Minute	Standardabweichung bzw. min.–max. Wert	Meßmethode	Untersucher	Fallzahl
Alter nicht angegeben Neugeborene Gewicht nicht angegeben wachend	ca. 40		beobachtet und gezählt	Vierordt 1906; dort Zusammenstellg. älterer Untersuchungen von 1838 an	
wenige Min. p.p. bis 7. Tag Neugeborene Gewicht nicht angegeben Schlaf-Wach-Zustand nicht angegeben	68	28–140	Thoraxbewegungen registriert durch am Abdomen oder Thorax befestigten Gurt mit Hilfe einer Mareyschen Kapsel	Hishikawa 1923	41
Alter nicht angegeben Neugeborene Gewicht nicht angegeben ruhige Atmung oder schlafend	36	27–48	desgl.	Vogt 1929	33
0–13 Tage alt Neugeborene ⌀ 3,5 kg ruhiger Schlaf	28	±5,2	Plethysmographie	Cross 1949	26
1.–10. Tag Frühgeborene ⌀ 1,97 kg schlafend	34,39	13–64 (316% im Einzelfall)	Plethysmographie	Cross und Oppé 1952	30

5 Std.—4 Tage Frühgeborene ⌀ 2,24 kg überwiegend schlafend	32,20	25—50	Plethysmographie mit Plastik-Gesichtsmaske zur Sammlung der Ausatmungsluft	Cook et. al 1955	10
5 Std.—7 Tage Neugeborene ⌀ 2,99 kg überwiegend schlafend	34,44	25—50	Plethysmographie mit Gesichtsmaske	Cook et. al 1955	25
9—96 Std. Neugeborene ⌀ 3,27 kg überwiegend schlafend	52,2	±1,8	Spirometrie mit Hilfe einer aus Gesicht modellierten Maske bei sehr geringer Totraumvergrößerung	Stahlmann und Meece 1957	31
1 Std.—6 Tage Neugeborene ⌀ 3,03 kg ruhige Atmung	38	24—51	Plethysmographie ohne Maske	Cook et. al. 1957	18
12 Std. Frühgeborene 1000 g und weniger Schlaf-Wach-Zustand nicht angegeben	57	±2 33—81	nicht angegeben	Silverman 1961	16
12 Std. Frühgeborene 1001—1500 g Schlaf-Wach-Zustand nicht angegeben	56	±2 24—88	nicht angegeben	Silverman 1961	67
12 Std. Frühgeborene 1501—2000 g Schlaf-Wach-Zustand nicht angegeben	55	±2 23—87	nicht angegeben	Silverman 1961	119

Tabelle 6a. (Fortsetzung)

Alter Früh- bzw. Neugeborene Gewicht Schlaf-Wach-Zustand	Atemzahl pro Minute	Standardabweichung bzw. min.–max. Wert	Meßmethode	Untersucher	Fall-zahl
30 Min.–8 Tage Neugeborene 2,7–3,9 kg ruhige Atmung	41	±12	Plethysmographie	Strang 1961	9
16 Std.–11 Tage Neugeborene einschl. 2 Frühgeborene (2360–4270 g) ⌀ 3,11 kg wachend	49,7	±3,43 28–69	Pneumotachographie, Gesichtsmaske mit Fleischscher Düse, Totraumvergrößerung 2 ml	Hahn und Blömer 1962	18
24 Std. Neugeborene 3,6 kg ruhige Atmung	44	±9,0 27–79	Plethysmographie mit Gesichtsmaske	Koch 1968a	33
7 Tage Neugeborene Gewicht nicht angegeben Schlaf-Wach-Zustand nicht angegeben	39	±8,0 29–54	desgl.	Koch 1968a	29
5. Lebenstag Neugeborene unter 3,0 kg 3,0–3,5 kg über 3,5 kg ruhige Atmung	63 63 60	±14 ±25 ±11	Pneumotachographie mit Gesichtsmaske	Benso 1968	17 27 6
2 Std.–42 Tage Frühgeborene, Neugeborene und Säuglinge 1,13–3,74 kg Schlaf-Wach-Zustand nicht angegeben	38		Nasentubus und leichtgehende Ballventile	Nelson 1962	25

Die Untersucher fanden während der ersten Minute p. p. eine niedrige AF von 5—10 Zügen pro Minute. Die anschließende Periode des Schreiens und der unregelmäßigen Atmung war dann durch eine Beschleunigung der Frequenz auf 40—60 Atemzüge pro Minute charakterisiert.

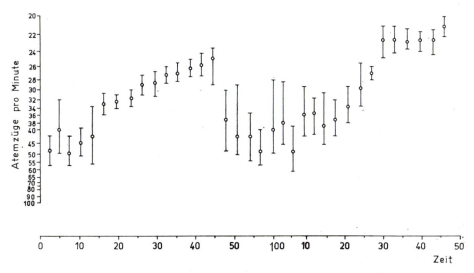

Abb. 22. Sequenzdiagramm der Mediane und 75. Perzentile (s. Seite 23) der Atemfrequenz in Atemzügen pro Minute (Ordinate) über die Zeit in Minuten (Abszisse). Die dem automatisch berechneten Diagramm zugrunde liegende Registrierung der Atmung eines 8 Tage alten Säuglings begann eine Stunde nach einer Mahlzeit; jede dargestellte Einheit von Median und Perzentile repräsentiert eine Zeit von 3 Minuten. Während der ersten 15 Minuten befand sich das Kind in State 2, anschließend in State 1. Nach 45 Minuten Registrierdauer trat ein plötzlicher Wechsel nach State 2 ein, dem $1^{1}/_{2}$ Stunde später erneut State 1 folgte. Der Wechsel von State 2 nach State 1 war jedesmal von einem deutlichen Frequenzabfall begleitet. Außerdem ist beachtenswert, daß die Atemfrequenz während der Beobachtungszeit insgesamt abnahm (nach PRECHTL 1968, verändert).

Für Vorschul- und jüngere Schulkinder finden sich in der Literatur nur wenige Angaben zu AF-Messungen. Zudem sind die von HALL (1955) für $^{6}/_{12}$—8jährige Kinder mitgeteilten Ergebnisse sicher nicht zu verallgemeinern, da sich die von ihm untersuchten Patienten aus Anlaß von Hernienoperationen und ähnlichen, nicht den Respirationstrakt betreffenden Eingriffen unter dem Einfluß einer Allgemeinnarkose befanden. Methodisch zuverlässiger sind die Experimente von HAHN und BLÖMER (1963), deren Fallzahl aber für eine gültige Aussage zu klein erscheint. Die von einem tschechoslowakischen Team (Autorenkollektiv 1970) publizierten Daten von biologischen Parametern großer Kinderkollektive 12- und 15jähriger geben dagegen verläßliche Auskunft auch über die AF dieser Altersgruppen (in Ruhe und bei Belastung), die sich übrigens mit den aus dem DÖNHARDTschen Diagramm ablesbaren entsprechenden Werten decken. Die umfangreichsten Messungen an 95 Jungen und 93 Mädchen im Alter von 2 Monaten bis

Tabelle 6 b. Atemfrequenzen von 188 Probanden im Alter von 2 Monaten bis zu 18 Jahren (nach Iliff und Lee 1952)

Alter in Jahren	Jungen Anzahl der Bestimmungen	$\bar{x} \pm S_{\bar{x}}$* von AF	S_x**	Mädchen Anzahl der Bestimmungen	$\bar{x} \pm S_{\bar{x}}$* von AF	S_x**
0—1	38	31 ± 1,3	8	55	30 ± 0,8	6
1—2	69	26 ± 0,5	4	79	27 ± 0,5	4
2—3	118	25 ± 0,4	4	134	25 ± 0,3	3
3—4	131	24 ± 0,2	3	119	24 ± 0,2	3
4—5	122	23 ± 0,2	2	113	22 ± 0,2	2
5—6	110	22 ± 0,2	2	100	21 ± 0,2	2
6—7	128	21 ± 0,2	3	97	21 ± 0,3	3
7—8	119	20 ± 0,2	3	97	20 ± 0,2	2
8—9	113	20 ± 0,2	2	101	20 ± 0,2	2
9—10	141	19 ± 0,2	2	98	19 ± 0,2	2
10—11	141	19 ± 0,2	2	90	19 ± 0,2	2
11—12	123	19 ± 0,2	3	82	19 ± 0,3	3
12—13	131	19 ± 0,2	3	72	19 ± 0,3	2
13—14	110	19 ± 0,2	3	68	18 ± 0,3	2
14—15	106	18 ± 0,2	2	57	18 ± 0,4	3
15—16	76	17 ± 0,3	3	47	18 ± 0,4	3
16—17	45	17 ± 0,4	2	30	17 ± 0,5	3
17—18	38	16 ± 0,5	3	20	17 ± 0,7	3

* = Mittelwert und Streuung des Mittelwertes
** = Streuung der Einzelwerte

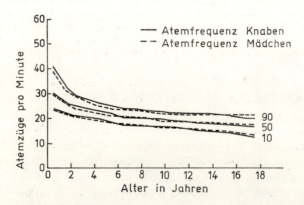

Abb. 23. 10., 50. und 90. Perzentile der Atemfrequenzen von 188 Personen im Alter von 2 Monaten bis 18 Jahren, getrennt nach Jungen (durchgezogene Kurven) und Mädchen (gestrichelte Kurven). Die Probanden befanden sich während der insgesamt 3318 Frequenzbestimmungen unter Grundumsatzbedingungen (nach Iliff und Lee 1952).

18 Jahren mit insgesamt 3318 Bestimmungen unter Grundumsatzbedingungen stammen von ILIFF und LEE (1952). Mittelwerte und Streuungen dieser Untersuchungen sind in Tabelle 6b aufgeführt, während die Abbildung 23 die altersabhängige Entwicklung der AF-Perzentile zeigt. An diesen Kurven wird ganz besonders deutlich, daß der Abfall der AF in den ersten zwei Lebensjahren größer als später ist. Zwischen der mittleren AF bei Jungen und Mädchen wurde nahezu kein Unterschied gefunden.

5.4.2. *Die Atemvolumina*

Im Anschluß an eine maximale Einatmung ist in der Lunge ein Luftvolumen enthalten, das *Totalkapazität* (TK) genannt wird. Der TK ordnen sich nach funktionellen Gesichtspunkten mehrere Volumina unter, deren absolute Größe wesentlich von der morphologischen Entwicklung des Atemapparates abhängt. In der Abbildung 24 sind die verschiedenen Volumina in ihren Größenbeziehungen zu

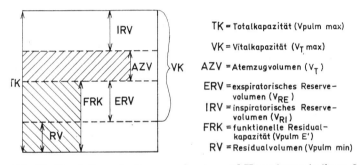

Abb. 24. Darstellung der Lungenvolumina und Kapazitäten in ihren Größenverhältnissen zueinander. Die in Klammern geschriebenen Abkürzungen sind die im englischen Schrifttum üblichen Symbole für die entsprechenden deutschen Ausdrücke.

einander schematisch dargestellt. Die *funktionelle Residualkapazität* (FRK) wird durch Summation von exspiratorischer Reserve und Residualvolumen erhalten. Das *Residualvolumen* (RV), das nach tiefster Exspiration noch in der Lunge verbleibt, ist nicht mit Hilfe der Spirometrie meßbar, sondern wird entweder durch Auswaschung des in der Lunge befindlichen Stickstoffs oder durch Gasmischmethoden, z. B. mit der von ENGSTRÖM et al. (1956) bei Kindern und von BERGLUND und KARLBERG (1956) sowie KOCH (1968a) bei Säuglingen angewandten Heliummischmethode im geschlossenen System gefunden. Neben der Bestimmung der in Abbildung 24 dargestellten Volumina haben auch für Kinder eine Reihe von Atemtesten Anwendung gefunden; z. B. wurden Atemstoßteste, die Sekundenkapazität oder der Atemgrenzwert (AGW) untersucht (BJURE 1963, BÖHMER und SCHOBERTH 1966, Autorenkollektiv 1970).

Als *Atemzugvolumen* (AZV) wird die bei ruhiger Ein- oder Ausatmung bewegte Luftmenge bezeichnet. Sie ist im allgemeinen um so kleiner, je höher die AF wird. Erinnert man sich an die große Variabilität der AF während des frühkindlichen Lebens, so kann die relativ weite Streuung der zugehörigen Atemzugvolumenwerte, die als Normbefunde anzusehen sind, nicht verwundern. Während Cook et al. (1955) 15 ml AZV für das Neugeborene, das mit einer Frequenz von 34 Zügen pro Minute atmet, als Norm bezeichnen, haben Stahlman und Meece (1957) für durchschnittlich 52 Atemzüge pro Minute des Neugeborenen nur 9 ml ventiliertes Volumen gemessen. Trotzdem ließ sich eine direkte Beziehung zwischen dem AZV und dem KG bei 107 unter 7 Tage alten früh- und termingerecht geborenen Kindern finden. Ein 4,9 kg schweres Neugeborenes dieser Untersuchungsreihe hatte ein AZV von 30 ml, während ein Frühgeborenes von 1,4 kg KG nur 5 ml AZV aufbrachte (Cook et al. 1955). Gleichzeitig ist damit eine Korrelation zwischen AZV und Konzeptionsalter gegeben, wobei diese Atemgröße nach den ersten Lebensstunden während der weiteren Neugeborenenperiode nicht mehr wächst (Smith 1959).

Das Einatmungsvolumen des ersten Atemzuges (s. S. 147) liegt nach Karlberg (1960) zwischen 20 und 75 ml. Die volle *Vitalkapazität* (VK; s. Abb. 24) wird mit diesem ersten Atemzug jedoch noch nicht erreicht. Durch Messung des maximalen Ausatmungsvolumens bei heftigem Schreien kann sie schon beim Neugeborenen bestimmt werden und macht 140—180 ml aus (Smith 1959).

Für das *Atemminutenvolumen* (AMV), das ist die pro Minute ventilierte Gasmenge, gilt die gleiche Abhängigkeit vom KG des Neugeborenen, die auf Grund der tieferen Atemzüge der schwereren Kinder, nicht aber auf Kosten ihrer AF zustande kommt (Smith 1959). Der Mittelwert des AMV für gesunde Früh- und Neugeborene (35 Kinder) mit einem durchschnittlichen KG von 2,6 kg wird mit 517 ml (Cook et al. 1955), der einer Gruppe 5 Tage alter Säuglinge (50 Kinder) mit KG von 2650 g aufwärts mit 901 ml (Benso et al. 1968) angegeben. Zwischen diesen beiden extremen Werten bewegen sich die von anderen Autoren gemessenen AMV-Größen der entsprechenden Alters- und Gewichtsgruppen (Cross 1949, Cross und Oppé 1952, Hahn und Blömer 1962, Blömer und Hahn 1963, Polgar 1967, Koch 1968a). Allgemein wird beim Neugeborenen mit einem AMV von 171 ml pro kg KG bei 3500 g Geburtsgewicht und mit einem Zuwachs von 120 ml AMV pro kg KG für schwerere Kinder gerechnet (James 1959). Zur Vorausberechnung des mittleren AMV für gesunde Neugeborene gaben Cross und Oppé (1952) eine Regressionsgleichung an, in der für x das Gewicht des Kindes in kg eingesetzt und für y das AMV in ml erhalten wird:

$$y = 111{,}7x + 203{,}3 \tag{23a}$$

Die Streuung um die Regressionsgerade beträgt $\pm 102{,}55$. Die entsprechende Gleichung für Frühgeborene lautet:

$$y = 265{,}8x - 127{,}3 \tag{23b}$$

mit einer Streuung von $\pm 63{,}62$ um die Regressionsgerade.

Eine interessante Ausnahme von diesen körpergewichtsbezogenen Atemwertsnormen kann sich nach ENGSTRÖM et al. (1966) bei Neugeborenen entwickeln, die jünger als eine Stunde sind. Das AZV von Kindern, deren Nabelschnurzirkulation innerhalb der ersten Minute nach der Geburt noch funktionierte, betrug zwischen der 2. und 4. Minute p.p. 30—60 ml, was bei gleichzeitig relativ hoher AF Minutenvolumina von 1000—1500 ml ergab; das ist die doppelte Menge der eine Stunde später ventilierten Luft.

Gesunde Neugeborene, bei denen die Entwicklung der FRK von 1—2 bis 24 Stunden nach der Geburt verfolgt wurde, hatten bei der ersten Messung 91 ml, nach 24 Stunden aber 105 ml Luft in der Lunge am Ende einer ruhigen Ausatmung. Der Zuwachs von durchschnittlich 14 ml FRK während der ersten 24 Lebensstunden erwies sich als statistisch signifikant, während zwischen dem 2. und 12. LT keine weitere Änderung mehr eintrat (KLAUS et al. 1962, KOCH 1968a). Vergleichende Untersuchungen der FRK Neugeborener mit verschiedenen Meßmethoden hatten auf Grund von Differenzen zwischen der plethysmographisch gefundenen Totalkapazität und der mit der Stickstoffauswaschungs-Methode bestimmten „wahren" FRK nahegelegt (NELSON et al. 1963), daß sich bei manchen gesunden Kindern nach Beginn der Atmung eine nicht unbedeutende Anzahl kleiner Luftwege verschließt und die Luft in den Alveolen gewissermaßen gefangen gehalten wird (sog. „trapped air"; THIBEAULT et al. 1968).

Neuere, methodisch aufwendige Untersuchungen von einer Reihe aufeinanderfolgender Atemzüge (20—35; HANSON und SHINOZAKI 1970) unter Einsatz eines Hybridcomputers konnten für die FRK Neugeborener und Frühgeborener ebenfalls Beziehungen zu KG und Körperoberfläche der Kinder rechnerisch belegen, obwohl die Autoren davor warnen, solche Abhängigkeiten als absolut gültig zu verstehen. Die Klassifizierung der FRK nach den ersten Atemzügen und ihrer später folgenden Veränderungen oder der alveolären Ventilation (s. S. 121) in Form von Mittelwerten nach Gewicht, Oberfläche und Alter der Säuglinge stellen eine etwas künstliche Einteilung dar, die die hochgradige individuelle Variabilität und die unvorhersagbaren zeitlichen Entwicklungsfaktoren außer acht läßt. Die Korrelation zwischen Geburtsgewicht und FRK reifer, gesunder Neugeborener wird durch eine Polynomgleichung zweiter Ordnung beschrieben:

$$y = (0{,}548 \cdot 10^{-5})\, x^2 + 0{,}519 x - 52{,}8 \tag{24}$$

Dabei wird für x das KG in g eingesetzt und für y die FRK in ml erhalten. Bezieht man die FRK auf die Körperoberfläche (x in m²), so ergibt sich eine einfache Regressionsgleichung:

$$y = 364{,}2 x - 17{,}49 \tag{25}$$

Für 5 frühgeborene Kinder mit Geburtsgewichten zwischen 1899 und 2499 g lautete die Beziehung zwischen FRK und Gewicht (x in g)

$$y = 0{,}0445 x - 56{,}3 \tag{26}$$

Die Entwicklung der Atemvolumina jenseits der Säuglingsperiode ist eng mit dem Wachstumstempo des Brustkorbes verknüpft. Ältere Untersuchungen, die ihre Ergebnisse auf das Lebensalter der Kinder beziehen, müssen wegen der Entwicklungsakzeleration während der letzten Jahrzehnte als nicht mehr stichhaltig gelten. Nach TANNER (1962) sind die 5—7jährigen zwischen 1880 und 1950 je Dezennium um $1^{1}/_{2}$ cm größer und $^{1}/_{2}$ kg schwerer gewesen; außerdem wird angenommen, daß der gleiche Trend der Wachstumsbeschleunigung schon für Kinder des Vorschulalters, vielleicht sogar für Neugeborene gilt (s. S. 34). Am deutlichsten wird der relative Vorsprung zur Zeit des Pubertätswachstumsschubes, zumal die Pubertät in immer früherem Lebensalter beginnt. Da sich die größere Wachstumsgeschwindigkeit vor allem auf die Gesamtkörperlänge bezieht, ohne die Proportionen wesentlich zu verändern, wird das Verhältnis der Thoraxgröße und der Atemvolumina zum Lebensalter ebenfalls den säkularen Veränderungen unterliegen. Der folgende Abschnitt berücksichtigt daher nur moderne Literatur, die sich mit der Entwicklung der kindlichen Atemgrößen beschäftigt. Wegen der bedeutenden interindividuellen Streuung der körperlichen Entwicklung von Kindern gleichen Alters entstehen zusätzlich Schwierigkeiten bei der Festlegung von Altersnormen für Atemgrößen. Deshalb wurden in neueren Untersuchungen häufig Korrelationen zwischen gemessenen Atemvolumina und Parametern wie dem KG, der Körperoberfläche, der Körperlänge und der Sitzhöhe gesucht, oder es wurde versucht, das Verhältnis zwischen zwei Atemgrößen in Abhängigkeit vom Lebensalter als Kriterium für die Entscheidung „normal" oder „pathologisch verändert" zu benutzen. Dabei ergab die Berechnung der Quotienten FRK:TK und RV:TK für Kinderkollektive im Schulalter so geringe Unterschiede zwischen jüngeren und älteren Probanden, daß die Durchschnittswerte aller 93 Kinder einer Untersuchungsreihe als Normen für das gesunde Kind von 6 bis 15 Jahren empfohlen wurden, und zwar für FRK:TK 0,429 (95%-Vertrauensgrenze 0,355—0,503) und für RV:TK 0,217 (95%-Vertrauensgrenze 0,158—0,276). Diese Daten wurden durch spätere Untersuchungen mit verbesserter Versuchstechnik bestätigt (ENGSTRÖM et al. 1956, 1959, 1962). Die gleichen Autoren fanden im übrigen lineare Beziehungen zwischen verschiedenen Atemgrößen und der Körperlänge, wenn die Meßwerte der Volumina im doppelt logarithmischen Maßstab in Abhängigkeit von der Körperlänge aufgetragen wurden. Sie gaben ein Diagramm an, das die Abgrenzung normaler von pathologischen Befunden für Kinder beiderlei Geschlechts zwischen 120 und 170 cm Körperlänge mit großer Wahrscheinlichkeit erlaubt, wenn die aktuell gemessene TK, FRK und das RV des untersuchten Kindes in das vorgeschlagene Diagramm eingezeichnet werden (Abb. 25).

Formeln zur Berechnung von Normwerten der FRK, VK und TK für Kinder und Jugendliche beiderlei Geschlechts zwischen 5 und 25 Jahren sind 1961 von COOK und HAMANN publiziert worden. BJURE (1963) veröffentlichte Nomogramme ebenfalls zur Bestimmung von Normwerten der VK, der Sekundenkapazität sowie des AGW bei vorgegebener oder freiwillig gewählter AF für Kinder zwischen 7 und 17 Jahren. Sie fanden für die genannten Atemgrößen die straffste Linearität bei Bezug auf die 3. Potenz der Körperlänge und signifikante Unterschiede dieser

Werte für Jungen und Mädchen, die 160 cm und größer, also bereits in die Pubertät eingetreten waren. Den gleichen Unterschied in der VK von Jungen und Mädchen vom Pubertätsalter an konnten FERRIS et al. (1952) und FERRIS und SMITH (1953) zeigen, die ihre Meßwerte in Abhängigkeit von der Körperoberfläche darstellten.

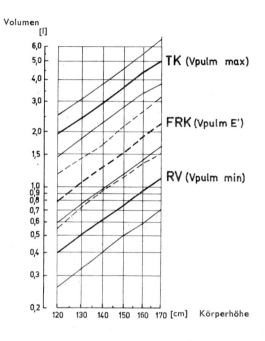

Abb. 25. Regressionen mit den zugehörigen 95% Vertrauensgrenzen für die Totalkapazität (TK), die funktionelle Residualkapazität (FRK) und das Residualvolumen (RV), bezogen auf Körperlängen zwischen 120 und 170 cm. Die Darstellung erfolgte im doppelt logarithmischen Maßstab (nach ENGSTRÖM et al. 1956).

Einen zusätzlichen Aspekt zu solchen Befunden berücksichtigten die Untersuchungen von ZAPLETAL et al. (1969), die die Beziehungen zwischen Lungenvolumen und Körpergröße vom Ausmaß der Lungenbelüftung abhängig fanden: Das nach Ausatmung der exspiratorischen Reserve in der Lunge verbleibende RV ist linear mit der Körperlänge verknüpft; bei maximaler Einatmung (TK) wächst das Lungenvolumen pro Einheit der Körperlängenzunahme progressiv mit fortschreitendem Wachstum an. Die TK und die VK von Jugendlichen sind nach der Pubertät genau so groß wie von Erwachsenen derselben Körpergröße und gleichen Geschlechts.

Die schon erwähnten umfangreichen Untersuchungen an tschechoslowakischen 12- und 15jährigen Schulkindern (616 Mädchen, 698 Jungen) machen den Sachverhalt nochmals deutlich (Autorenkollektiv 1970). Die VK wuchs für Jungen vom

13. bis zum 16. Lebensjahr von 2623 ± 399 ml auf 4290 ± 815 ml an, während die mit 2463 ± 430 ml schon bei 12jährigen Mädchen geringere VK nur auf 3486 ± 437 ml stieg. Die Differenz betrug also bei den jüngeren Kindern etwa 200 ml, um sich für die 15jährigen auf 800 ml zu vergrößern. Analog verhielt sich das AZV, das bei den Jungen von 499 ± 144 ml auf 639 ± 145 ml und bei den Mädchen von 427 ± 117 ml auf 568 ± 147 ml innerhalb dieser drei Entwicklungsjahre zunahm. Die 15jährigen bieten zudem einen augenfälligen Unterschied im AGW, dem nach maximaler Hyperventilation erreichten AMV, wobei Jungen 109,8 ± 26,0 l und Mädchen 86,4 ± 17,6 l atmeten. TANNER (1962) sieht die Ursache für die geschlechtsdifferente Entwicklung der Atemgrößen im stärkeren Wachstum von Schulterbreite, Brustumfang und Lungen bei Jungen vom Beginn der Pubertät an, die nach dem oben angeführten Bericht (Autorenkollektiv 1970) mit 15 Jahren einen um mindestens 2 cm größeren Thoraxumfang als gleichaltrige Mädchen aufweisen. Ähnliches läßt sich über die Entwicklung des AZV älterer amerikanischer Kinder aussagen: Während es bei Knaben mit $11^{1}/_{2}$ Jahren bei 285 ml und mit 17 Jahren bei 410 ml liegt, wächst das AZV bei Mädchen im gleichen Altersabschnitt nur wenig von 280 auf 310 ml (SHOCK 1946). Für die Veränderungen der Atemgrößen bei körperlicher Leistung zwischen 1,0 und 4,23 Watt pro kg KG, wie sie u. a. von den gleichen Autoren untersucht wurden, stellt RUTENFRANZ (1964) fest, daß das AMV bei Kindern wie bei Erwachsenen linear mit steigender Leistung zunimmt und erst bei individuell maximalen Leistungen stärker, als der linearen Funktion entspricht, ansteigt. HOLLMANN und BOUCHARD (1970) kommen auf Grund umfangreicher, komplex angelegter Untersuchungen 8—18jähriger Jungen zu dem Schluß, daß die maximale ventilatorische Leistungsfähigkeit mit dem 16.—17. Lebensjahr erreicht wird, während Mädchen bereits mit dem vollendeten 15.—16. Lebensjahr über ihr maximales Sauerstoffaufnahmevermögen verfügen (HOLLMANN 1963). Schließlich sei erwähnt, daß die absolute Größe der VK auch bei Kindern verschiedenen Alters davon abhängig ist, ob die Messungen am liegenden, sitzenden oder stehenden Probanden durchgeführt wurden, und ob es sich um erstmalig untersuchte oder bereits geübte, mit dem Untersuchungsprogramm vertraute Kinder handelte (DRESSLER 1960).

Für die Altersgruppen vom 1. Quartal des 1. bis zum 7. Lebensjahr finden sich nur wenige moderne Messungen des AMV und des AZV in der Literatur. BLÖMER und HAHN publizierten 1963 ihre an kleinem Material erhobenen Daten und gaben einen Anstieg des AZV (BTPS, in ml) von 17,50 ± 2,67 mit einer Variationsbreite von 11,02 bis 28,05 bei Säuglingen des 1. Quartals jenseits der Neugeborenenperiode auf 203,03 ± 6,54 (Variationsbreite von 180,20—222,50) bei 6—7jährigen Vorschulkindern an. Sie teilen mit, daß wegen methodischer Schwierigkeiten, verursacht durch die nicht zu beeinflussende Unruhe der Kinder im Krabbelalter, Messungen an 1—2jährigen unmöglich waren. Die korrespondierenden Werte des AMV bewegten sich zwischen 1,031 ± 0,098 (0,754—1,374) l im 1. Quartal und 4,260 ± 0,210 (3,700—4,920) l im 7. Lebensjahr (s. auch POLGAR und PROMADHAT 1971).

Berechnungen des Atemzeitquotienten, der das Verhältnis der Exspirations- zur Inspirationsdauer angibt, haben für 121 Jungen und 66 Mädchen einen Mittelwert von 1,48 für beide Geschlechter ergeben. Er erwies sich als wenig abhängig von Alter, Körperlänge und KG (DRESSLER 1960) und lag bereits bei Zweijährigen im Bereich des Erwachsenenwertes (BLÖMER und HAHN 1963). Für 5 Tage alte Neugeborene ließ sich ebenfalls ein Unterschied zwischen der Inspirationsdauer (0,48 s) und der Exspirationsdauer (0,52 s) statistisch sichern (BENSO et al. 1968).

Bei der Behandlung der Größe der Atemvolumina im Kindesalter blieb bisher ihre funktionelle Bedeutung unbesprochen. Die unausgesetzte Atmung dient dem Gasaustausch zwischen der atmosphärischen Luft und dem Blut. Der Ort dieses Gasaustausches sind die Lungenalveolen und die Lungenkapillaren. Nur derjenige Anteil der Luft, der bis zu diesem Ort gelangt, kann tatsächlich am Gasaustausch teilnehmen. Der Rest füllt den sog. Totraum. Das AZV setzt sich daher aus zwei Anteilen zusammen, dem Volumen des physiologischen Totraumes (V_D) und dem Volumen der alveolären Ventilation ($\dot{V}_A$). Für die Effektivität der Atmung ist das Verhältnis von Totraumluft zu alveolärer Ventilation wichtig, steigt doch mit Vergrößerung des V_D, u. a. bei über die Ruhefrequenz gesteigerter AF, die Atemarbeit an. Direkte Messungen am Neugeborenen, den anatomischen Totraum betreffend, der von Mund und Nase bis an das distale Ende der Bronchioli reicht, sind nur sehr spärlich bekannt geworden (Symposium on Anoxia of the Newborn Infant, London 1951). Mit Hilfe der BOHRschen Formel wurde der anatomische Totraum des neugeborenen Kindes von STRANG (1961) auf ein Volumen von 9,2 ml berechnet. Diese Zahl erscheint zu groß, haben doch mehrere andere Untersucher bei Berechnung des V_D kleinere Werte erhalten. Da der physiologische Totraum zusätzlich zum anatomischen noch die Volumina schlecht durchbluteter Alveolen und solcher mit Überschußventilation umfaßt, ist er stets etwas größer als die Gesamtheit der zuführenden Luftwege. Für V_D Neugeborener wurden zwischen 0,9 und 7,7 ml (JAMES 1959), im Mittel 5,24 ml (COOK et al. 1955) nach der BOHRschen Formel erhalten, wobei der im arterialisierten Kapillarblut gemessene CO_2-Gehalt als repräsentativ für den CO_2-Partialdruck der Alveolarluft angesehen wurde. Die Größe des physiologischen Totraums erwies sich als abhängig vom KG, so daß die Regressionsgleichung

$$V_D \text{ [ml]} = 2{,}84 + 0{,}88 \cdot \text{KG [kg]} \tag{27}$$

die Vorausberechnung des Normwertes für Neugeborene erlaubt. Auch für die normale Größe der alveolären Ventilation, gemessen in ml · min^{-1}, ließ sich eine körpergewichtsabhängige Regression ermitteln:

$$\dot{V}_A \text{ [ml} \cdot \text{min}^{-1}\text{]} = 208 + 59 \cdot \text{KG [kg]} \tag{28}$$

Das über die Effektivität der Atmung entscheidende Verhältnis zwischen Totraum- und Atemzugvolumen ergab bei dieser Untersuchungsreihe im Mittel 0,32 (0,13 bis 0,55) (COOK et al. 1955), bei von STRANG (1961) untersuchten Kindern 0,50 ± 0,08, ohne daß eine direkte Beziehung zum KG oder zum Alter der Neugeborenen gezeigt werden konnte. Vergleichende Untersuchungen Neugeborener am 1. und am 7. LT führten zu prinzipiell den gleichen Ergebnissen (Koch 1968a), so daß geschlossen werden kann, daß der Quotient aus physiologischem Totraum zu Atemzugvolumen ($V_D : V_T$) beim Neugeborenen und beim gesunden Erwachsenen unter Ruhebedingungen in der gleichen Größenordnung liegt. Für den Ventilationskoeffizienten $\frac{V_T - V_D}{FRK}$ trifft dasselbe zu. Er beträgt beim Neugeborenen und beim Erwachsenen gleichermaßen 0,13 (Smith 1959). Die $\dot{V}_A$, berechnet pro Einheit Lungenvolumen des Säuglings, ist jedoch etwa doppelt so groß wie beim Erwachsenen und macht 378 ml · min^{-1} bei einem AZV von 18 ml (Adams 1965) und 355 ml · min^{-1} bei einem AZV von 15 ml (Cook et al. 1955) aus.

Wird ein neugeborenes Kind aus der liegenden in eine aufrechte Stellung gebracht oder umgekehrt, so bleiben die AF, das AZV und die $\dot{V}_A$, anders als beim Erwachsenen, unbeeinflußt. Das Strecken des Körpers verändert die pulmonale Ventilation des Neugeborenen ebensowenig signifikant, möglicherweise wegen seines kürzeren Abdomens und der größeren Nachgiebigkeit seines Brustkorbes (Adams 1965).

Für ältere Kinder fand Hall (1955), der verschiedene Atemgrößen an 6 Monate bis 8 Jahre alten Kindern gemessen hatte, einen brauchbaren Schätzwert des kindlichen Totraums, wenn er ihn zu $^1/_5$ des AZV annahm.

5.4.3. Atemmechanik und Atemarbeit

Die Atembewegungen vollziehen sich an zwei aus unterschiedlichen Geweben aufgebauten, elastischen Funktionseinheiten: den Lungen, die bestrebt sind, ihr Volumen zu verkleinern (ein Pneumothorax läßt die Lunge bis auf das Kollapsvolumen zusammenfallen) und dem Thorax, dessen Struktureigenschaften ihn zu einer Vergrößerung seines Volumens neigen lassen (der Thorax ohne Lunge hat seine elastische Gleichgewichtslage bei etwa 70% der VK). Die beiden Systeme sind durch Kohäsionskräfte miteinander verbunden, die zwischen den Pleurablättern wirksam werden. Am Ende einer ruhigen Ausatmung besteht zwischen beiden elastischen Systemen ein Gleichgewicht, in welchem nur die entgegengerichteten elastischen Kräfte von Lunge und Thorax wirken. Um eine Einatmung zu bewerkstelligen, müssen sich die Inspirationsmuskeln kontrahieren und drei Bewegungen veranlassen: 1. des Brustkorbes, 2. der Lungen und 3. der Luft in den Luftwegen der Lunge und des oberen Respirationstraktes. Dabei werden verschiedene, diese Bewegungen hindernde Kräfte überwunden.

1. *Elastische Widerstände* (Änderungen der elastischen Spannung):

a) Mit zunehmender Ausdehnung der Lunge ist eine Zunahme ihrer elastischen Spannung verbunden, die unabhängig ist von der Geschwindigkeit des Volumenzuwachses.

b) Da die elastische Spannung des Brustkorbes im Gegensatz zu der der Lunge im Verlaufe der Einatmung zunehmend geringer wird, er also immer weniger geneigt ist, sich allein auf Grund seiner elastischen Eigenschaften zu erweitern, je mehr die Inspiration ihrem Gipfel zustrebt, muß von den Einatmungsmuskeln zusätzlich Kraft aufgewendet werden.

2. *Visköse Widerstände* (Reibungswiderstände als Folge der Atembewegungen):

a) Der Luftströmungswiderstand, einerseits zwischen den Gasmolekülen selbst, andererseits zwischen Luftstrom und Respirationstrakt, hängt von der Gestalt der Luftwege und der Strömungsgeschwindigkeit sowie von der Dichte des ventilierten Gases ab.

b) Der Reibungs- und Deformationswiderstand entwickelt sich durch die Bewegung nicht elastischer Gewebe in Lungen und Brustkorb (einschließlich des Zwerchfells) in Abhängigkeit von der Beschaffenheit und der Menge des Gewebes sowie der Geschwindigkeit seiner Bewegung. Die viskösen Widerstände werden gewöhnlich nicht getrennt gemessen.

3. Unter bestimmten Bedingungen muß die *Kohäsion* zwischen feuchten Wänden als zu überwindende Kraft in Betracht gezogen werden, wenn nämlich kollabierte Teile des Respirationstraktes belüftet werden sollen. In einem solchen Falle muß zunächst ein „Eröffnungsdruck" produziert werden, ehe eine Luftbewegung zustande kommt.

4. Der *Trägheitswiderstand* ist sehr klein und kann deshalb vernachlässigt werden.

Am Ende der Inspiration, wenn keine Atembewegung auftritt, besteht auch keine Reibung. Mißt man an diesem Punkt das eingeatmete Volumen und den für dieses Volumen aufgewendeten Druck, so gibt die Beziehung zwischen diesen beiden Größen Auskunft über die elastischen Eigenschaften des Thorax-Lungensystems. Da die Messung des intrathorakalen Druckes auf technische Schwierigkeiten stößt und besonders für Kinder und Säuglinge kaum anwendbar erscheint, andererseits auch die mechanischen Verhältnisse innerhalb der Lunge von größerem diagnostischem Interesse sind, begnügt man sich im allgemeinen mit der Bestimmung des Intrapleuraldruckes, dessen Änderungen im Verlaufe des Atemzyklus aus anatomischen Gründen durch ähnliche Druckänderungen im Oesophagus widergespiegelt und dort leicht gemessen werden können.

Der Koeffizient $C = \dfrac{V_T}{P_{el}}$ [ml · cm^{-1} H$_2$O] (P_{el} = Druck, der die elastische Retraktionskraft der Lunge überwinden muß, gemessen als intraoesophagealer Druck zwischen den Umschlagspunkten des Atemzyklus; V_T entspricht dem AZV) ist für jedes Individuum für verschiedene Atemzüge angenähert konstant und besagt, wie „compliant" oder dehnbar die Lunge in Beantwortung einer bestimmten Druckänderung ist. Das umgekehrte Verhältnis dieser sog. *Compliance* wird als *Elastance* oder elastischer Widerstand bezeichnet und durch den Koeffizienten

$E' = \dfrac{P_{el}}{V_T}$ [cm H$_2$O · ml^{-1}] ausgedrückt.

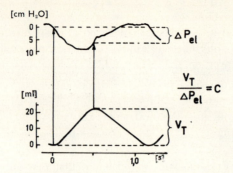

Abb. 26. Methode zur Berechnung der Lungen-Compliance. Wie aus der schematischen Darstellung der simultan aufgenommenen Druck- und Volumenkurven ersichtlich ist, wird die Compliance (C) bestimmt als Verhältnis des AZV (V_T) zur Oesophagusdruckveränderung (ΔP_{el}), gemessen zwischen Punkten, an denen keine Luftströmung stattfindet, also an den Wendepunkten der AZV-Kurve (nach COOK et al. 1957).

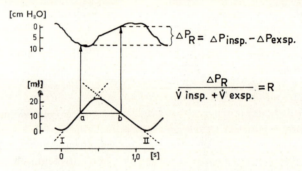

Abb. 27. Methode zur Berechnung des Strömungswiderstandes. Der visköse Widerstand (R) wird gemessen als Verhältnis der Gesamtdruckänderung (ΔP_R) zur zugehörigen Gesamtluftstromvolumenänderung ($\dot{V}$ insp. $+ \dot{V}$ exsp.) zwischen Punkten gleichen Volumens (a und b). Die Gesamtluftstromvolumenänderung wurde durch Ausmessen des Anstiegs (Linien I und II) der Volumenkurve in den Punkten a und b gefunden (verändert nach COOK et al. 1957).

Bei normaler ruhiger Atmung ist der Luftstrom im Respirationstrakt im wesentlichen laminar. Deshalb kann die Beziehung zwischen den viskösen Widerständen und der Luftströmung als linear betrachtet werden, so daß der Koeffizient $R = \dfrac{P_R}{\dot{V}}$ [cm $H_2O \cdot l^{-1} \cdot s$], bezeichnet als Strömungswiderstand, ebenfalls für jedes Individuum bei jedem ruhigen Atemzug konstant ist. In der Formel bedeuten P_R den Druck zur Überwindung der viskösen Widerstände und $\dot{V}$ die Luftströmung oder Volumenänderung pro Zeiteinheit. Der Koeffizient R ist ein Widerstand im Sinne des OHMschen Gesetzes und kann nach MEAD und WHITTENBERGER (1954) als das Verhältnis der Druckdifferenz ($\Delta P_{\text{insp.}} - \Delta P_{\text{exsp.}}$), erhalten aus der fortlaufend registrierten Kurve des Oesophagusdruckes, zur korrespondierenden Luftstromvolumenänderung ($\dot{V}_{\text{insp.}} + \dot{V}_{\text{exsp.}}$) aus dem Pneumotachogramm berechnet werden. Dabei müssen alle in die Formel eingehenden Werte an Punkten gleichen Volumens, einmal während der Inspiration, zum anderen während der Exspiration, gemessen werden. Dieses Verfahren fand durch Cook et al. (1957) Anwendung auf Untersuchungen der Atemmechanik an Neugeborenen. Auf eine ähnliche graphische Weise wurde aus den gleichen Kurven auch die Compliance bestimmt (s. Abb. 26, 27).

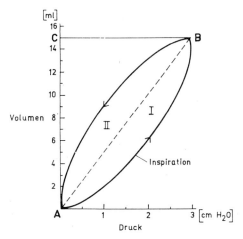

Abb. 28. Schematische Darstellung einer normalen Atemschleife. Die elastische Arbeit wird von dem Dreieck ABC repräsentiert. Die Arbeit zur Überwindung der inspiratorischen und exspiratorischen Strömungswiderstände wird durch die Flächen I bzw. II dargestellt. Vorausgesetzt, daß die Exspiration passiv verläuft, entspricht die gesamte geleistete Arbeit der Summe der elastischen Arbeit (Dreieck ABC) und der viskösen Arbeit während der Inspiration (Fläche I). (Nach Cook et al. 1957.)

Compliance (ml · cm^{-1} H$_2$O) und Strömungswiderstand (cm H$_2$O · l^{-1} · s) sind mechanische Charakteristika der Lungen eines Individuums. Das reziproke Verhältnis, $\dot{V}/P_R$, wird Leitfähigkeit (L) genannt und trägt die Dimension l · s^{-1} × cm H$_2$O. Statt der Compliance wird auch gelegentlich die statische Retraktionskraft der Lunge, gemessen als Oesophagusdruck in cm H$_2$O, sowie die Strömungsgeschwindigkeit in l · s^{-1} getrennt angegeben. Die funktionelle Bedeutung der mechanischen Atemparameter kann durch die Berechnung der Atemarbeit bei einem Atemzug oder pro Zeiteinheit beurteilt werden. Eine brauchbare graphische Methode zur Schätzung der für einen Atemzug aufgewendeten Arbeit, die für ein Volumensystem die Dimension cmp · min^{-1} trägt, bedient sich der Atemschleife (Abb. 28), die erhalten wird, wenn in aequidistanten Abständen, z. B. von 0,1 s, die korrespondierenden Werte der Druck- und Volumenänderungen ΔP und ΔV —

in bezug auf die Werte am Schluß einer Exspiration — in ein Diagramm eingetragen werden, das auf der Abszisse den Druck in cm H$_2$O und auf der Ordinate das Volumen in ml anzeigt. Alle Meßpunkte und zusätzlich je ein Punkt am Ende der Inspiration (B) und der Exspiration (A) werden miteinander verbunden. Die Kurve hat angenähert die Gestalt einer Ellipse. Die Arbeit, die zur Überwindung der mechanischen Kräfte in der Lunge während eines Atemzuges geleistet werden muß, kann aus dem graphisch ermittelten Integral einzelner Anteile der Atemschleife gefunden und in verschiedene Komponenten unterteilt werden, die die bei Inspiration und passiver sowie forcierter Exspiration geleistete Arbeit betreffen und die elastische von der viskösen Arbeit unterscheiden lassen (COOK et al. 1957, BARTELS et al. 1959a, KARLBERG et al. 1960).

Zur Beurteilung der Gesamtatemarbeit benutzten COOK und seine Mitarbeiter (1957) zwei Formeln, die, für die Berechnung der Atemarbeit des Erwachsenen aufgestellt, auch auf die Verhältnisse beim regelmäßig atmenden Neugeborenen anwendbar sind, wodurch die Konstruktion der Atemschleife umgangen werden kann. Nach McILROY et al. (1954) wurde mit einem vereinfachten Ansatz als einer adaequaten Approximation an die Atemarbeit während der Ein- und Ausatmung gerechnet:

$$\text{Arbeit [cmp} \cdot \text{min}^{-1}] = 0{,}6\, P\dot{V} \tag{29}$$

wobei P die Gesamtdruckänderung während eines Atemzyklus in cm H$_2$O und $\dot{V}$ das AMV in ml · min^{-1} ist. Diese Formel gründet sich auf die Tatsache, daß, wenn der Oesophagusdruck eine Sinuswelle beschreibt, die elastische Arbeit durch die Beziehung $0{,}5\, P\dot{V}$ (die Fläche eines Dreiecks), die visköse Arbeit durch die Beziehung $0{,}79\, P\dot{V}$ (die Fläche einer Ellipse) ausgedrückt wird und ferner auf den Befund, daß etwa 70% der Arbeit bei der normalen Atmung des gesunden Erwachsenen den elastischen Anteil betrifft.

Außerdem kann, wenn Compliance und Strömungswiderstand neben AZV und AF bekannt sind, eine Formel von OTIS, et al. (1950) zur Berechnung der Atemarbeit des Neugeborenen adaptiert werden:

$$\text{Arbeit [cmp} \cdot \text{min}^{-1}] = {}^1\!/_2 f K_{el}(V_T)^2 + {}^1\!/_4 K_r \pi^2 f^2 (V_T)^2 \tag{30}$$

$K_{el} = \dfrac{1}{\text{Compliance}}$ [cm H$_2$O · ml^{-1}]

$K_r =$ Strömungswiderstand [cm H$_2$O · ml^{-1} · min]

$V_T =$ AZV [ml]

$f =$ Atemzüge pro Minute

Die gleichen Untersucher (COOK et al. 1957) kamen zu dem Schluß, daß die Atemarbeit während ruhiger Atmung für einen Säugling von 3000 g KG etwa 1% des Grundumsatzes ausmacht und damit in der gleichen Größenordnung liegt wie beim Erwachsenen. Darüber hinaus fanden sie eine interessante Beziehung zwischen AF und Atemarbeit beim gesunden Neugeborenen. Ihre Überlegungen gingen zunächst von den aus der Physiologie des Erwachsenen bekannten Atemregulationsmechanismen aus, die über die Einstellung eines optimalen Verhältnisses von AF und Atemtiefe für die Minimierung der Atemarbeit in Ruhe und bei Belastung sorgen. Es zeigte sich nun, daß das theoretische Minimum der Atemarbeit des Neugeborenen bei etwa 37 Atemzügen pro Minute liegt und daß sich bei Fre-

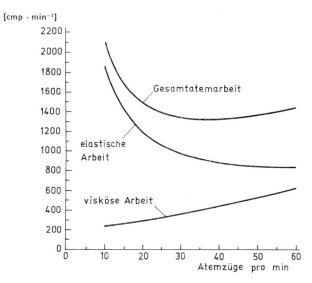

Abb. 29. Nach der Formel von OTIS et al. (1950) wurde die Atemarbeit des Neugeborenen bei konstanter alveolärer Ventilation für verschiedene Atemfrequenzen berechnet.
Das theoretische Minimum an Atemarbeit liegt bei 37 Atemzügen pro Minute (verändert nach COOK et al. 1957).

quenzen zwischen 30 und 50 die Atemarbeit nur sehr wenig ändert (s. Abb. 29). Die Verfasser halten die große Variabilität der normalen AF des Neugeborenen (s. Tabelle 6a) u. a. in diesen Zusammenhängen für möglicherweise mit begründet.

Für die Beurteilung der Ergebnisse atemmechanischer Messungen an Neugeborenen muß vorausgeschickt werden, daß die in der Erwachsenenphysiologie übliche Meßgenauigkeit bisher aus verschiedenen Gründen nicht erreicht wurde: Schwierigkeiten bei der Handhabung der leicht gestörten und nicht mitarbeitenden Probanden, Fehler durch die Notwendigkeit der Anwendung indirekter Meßmethoden und zum Teil unerklärte Varianten bei den einzelnen Komponenten der Atemmechanik (POLGAR 1967). Es kommt hinzu, daß während der ersten Lebensstunden die mechanischen Atemgrößen beachtlich von denen der späteren Neugeborenenperiode abweichen (DRORBAUGH et al. 1963). Beispielsweise gibt KOCH (1968a) für die Gesamtarbeit pro Atemzug der 2—35 Minuten alten Säuglinge 245 cmp an, während die gleiche Arbeit bei denselben 1—8 Tage alten Kindern nur

Tabelle 7. Physikalische Atemgrößen bei Neugeborenen und Erwachsenen

Atemgröße	Neugeborener jünger als 24 Std.	Neugeborener älter als 24 Std.	Erwachsener
Atemzugvolumen [l]	0,029 (KOCH 1968a) 0,030—0,060 (ENGSTRÖM et al. 1966)	0,015 (COOK et al. 1957)	0,5
Lungencompliance [l · cm^{-1} H$_2$O]	0,0027 (KOCH 1968a)	0,005 (POLGAR 1967) 0,0056 (KOCH 1968a)	0,17
Lungenelastance [cm H$_2$O · l^{-1}] (elastische Widerstände)		200,0	6,0
aufgebrachter Druck zur Überwindung des elast. Widerstandes [cm H$_2$O] pro Atemzug	68% der Atemarbeit (KOCH 1968a)	1,5 (POLGAR 1967) 60% der Atemarbeit (KOCH 1968a)	1,5
Minutenventilation [l · s^{-1}]	2.—4. Lebensmin. 0,017—0,025 entsprechend 1000 bis 1500 ml · min^{-1} (ENGSTRÖM et al. 1966)	0,0084 (POLGAR 1967)	0,134
Visköse Widerstände [cm H$_2$O · l^{-1} · s^{-1}]	35 (KOCH 1968a)	Nase: 12,1 Luftwege: 16,4 Lungengewebe: 8,7 Gesamt: 37,2 (POLGAR 1967)	Nase: 2,2 Luftwege: 1,3 Lungengewebe: 0,3 Gesamt: 3,8
aufgebrachter Druck zur Überwindung des viskösen Widerstandes [cm H$_2$O] pro Atemzug		Nase: 0,2 Luftwege: 0,27 Lungengewebe: 0,15 Gesamt bei Nasenatmung: 0,62 Gesamt bei Mundatmung: 0,42 (POLGAR 1967)	Nase: 0,6 Luftwege: 0,35 Lungengewebe: 0,08 Gesamt bei Nasenatmung: 1,03 Gesamt bei Mundatmung: 0,43

noch 190 cmp ausmacht. Der Autor bemerkt, daß seine Absolutwerte aus technischen Gründen keine repräsentativen Standards darstellen. Sie können jedoch die für die erste Zeit der Neugeborenenperiode typischen Veränderungen anzeigen. Tabelle 7 gibt einen Vergleich der wichtigsten atemmechanischen Parameter, die bei Neugeborenen gemessen wurden, mit den entsprechenden Werten von Erwachsenen. POLGAR (1967) schlußfolgert aus seinen in der Tabelle aufgeführten Ergebnissen:

1. Die von der Lunge entwickelten, einer Einatmung entgegenwirkenden elastischen und viskösen Drucke sind, insbesondere bei der Mundatmung, beim Neugeborenen und beim Erwachsenen gleich groß.

2. Der bedeutendste Anteil des Gesamtwiderstandes rührt von der elastischen Retraktionskraft der Lunge her. Nach Koch (1968a) werden 60% der Atemarbeit des 1—8 Tage alten Säuglings als elastische Arbeit verbraucht.

3. Die größere Minutenventilation des Neugeborenen im Verhältnis zum Erwachsenen bezogen auf ein kg KG wird ohne die Anwendung eines höheren Druckes erreicht wegen der in Relation zum Lungenvolumen niedrigeren Strömungswiderstände. Der Luftwegswiderstand des Neugeborenen ist absolut 14mal so groß wie beim Erwachsenen, wobei aber bei Betrachtung der Beziehungen zwischen Leitfähigkeit und Volumen der Lunge des Erwachsenen und rechnerischer Übertragung dieser Verhältnisse auf das Neugeborene ein Anwachsen des Strömungswiderstandes um das 50fache erwartet werden müßte. In Wirklichkeit ist der gemessene Strömungswiderstand kleiner als der auf das Lungenvolumen bezogen berechnete. Daraus geht hervor, daß neben der Verkürzung der Luftwege proportional zur Körpergröße des Neugeborenen auch eine relative Verbreiterung gegenüber den Erwachsenenmaßen vorliegen muß. Wenn die Minutenventilation des Neugeborenen proportional zum Körpergewichtsverhältnis zwischen Neugeborenen und Erwachsenen (1:23) reduziert wäre, könnte der Säugling, da sein Strömungswiderstand nur 14mal größer ist, gegenüber dem Erwachsenen im Vorteil sein. Da jedoch das tatsächliche Verhältnis der Minutenventilation zwischen Neugeborenem und Erwachsenem wie 1:16 ist, bringt schon der Säugling in der Neugeborenenperiode einen Druck zur Überwindung der viskösen Widerstände auf, der dem des Erwachsenen gleich ist.

4. Die Reibungswiderstände des Lungengewebes sind beim Neugeborenen größer als beim Erwachsenen, nehmen aber nach den ersten LT rasch ab. Es wird angenommen, daß die Abnahme des Flüssigkeitsgehaltes der Lungen post partum zur Reduzierung des Lungengewebsreibungswiderstandes führt. Die Trägheitswiderstände, die sich der Beschleunigung des Luftstroms proportional verhalten, sind, ebenso wie die Reibungswiderstände des Brustkorbes, beim menschlichen Neugeborenen bisher nicht gemessen worden. Der Vergleich zwischen Neugeborenen- und Erwachsenenthoraxcompliance zeigte bei Versuchen an Hunden eine erhebliche Abnahme dieser Größe mit zunehmendem Lebensalter (Agostoni 1959). Darüber hinaus weisen die in Tabelle 7 aufgeführten Werte das Anwachsen der Lungencompliance während der ersten LT aus. Auch die spezifische Compliance, die das Verhältnis zwischen FRK und Lungencompliance ausdrückt, nimmt signifikant zu, allerdings bereits zwischen der 1.—2. und der 24. Lebensstunde. Danach wird ein Wert von 0,05 ± 0,01 (Koch 1968a) erreicht, der bereits in der Erwachsenengrößenordnung liegt. Nach Karlberg (1960) kann die Bestimmung der Lungencompliance während ruhiger Atmung beim wenige Minuten alten Kind benutzt werden zur Beurteilung des Ausmaßes der Lungenbelüftung, obwohl noch andere Faktoren die Änderung der Lungencompliance in diesem frühen Alter beeinflussen können (Koch 1968a): Alterationen der elastischen Elemente nach mehrfach wiederholter Dehnung, die Abnahme des Flüssigkeitsgehaltes der Lunge und Veränderungen der oberflächenaktiven Schicht in den Alveolen (s. S. 140, 149).

Bei Säuglingen mit respiratorischem Distress wurde eine beträchtliche Senkung des Lungencompliancewertes (0,001 l · cm^{-1} H$_2$O) gefunden, die Lungen waren „steifer" geworden. Auf Grund der verringerten Compliance und der gleichzeitigen pathologischen Zunahme der AF war bei diesen Kindern die Atemarbeit um mehr als 40% gestiegen. Die Abnahme der Lungencompliance kann an den klinischen Zeichen der interkostalen, subkostalen, sternalen und suprasternalen Einziehungen leicht erkannt werden (JAMES 1959).

Diese gleichen klinischen Zeichen werden gewöhnlich auch bei Kindern mit angeborenen Herzfehlern beobachtet. Entsprechend wurden erniedrigte Compliance-Werte bei Säuglingen mit Körperlängen zwischen 45 und 85 cm gemessen, die einen persistierenden Ductus BOTALLI oder einen Ventrikelseptumdefekt mit erhöhtem Blutdruck im kleinen Kreislauf hatten. Nach operativer Korrektur des Fehlers war die Compliance in fast allen Fällen zur Norm angestiegen. Säuglinge mit kongenitalen Kardiopathien bei normalem Druck in der Arteria pulmonalis oder mit einer Pulmonalstenose zeigten normale Compliance-Werte (GRIFFIN et al. 1972). Auf die prognostische Bedeutung der relativ einfachen Messung der Lungen-Compliance bei angeborenen Herzfehlern, die keinen diagnostischen Eingriff erfordert, wird in der Arbeit hingewiesen.

Unter pathologischen Bedingungen, die eine Hyperventilation verursachen, steigt beim Neugeborenen zumeist die AF an; in gewissen Grenzen und solange die Luftwege nicht verengt sind, ist dieses Verhalten arbeitsökonomischer als eine Vergrößerung des Zugvolumens. Außerdem erschwert die geringe Elastizität des Neugeborenenbrustkorbes das Anwachsen des AZV, denn der größere negative Druck während der Inspiration führt eher zu einer Zusammenziehung des weichen Brustkorbes als zu ausgedehnterer Erweiterung. Wenn dazu noch die Lungencompliance abgesunken ist, wird der Mangel an elastischem Gegendruck von seiten des Brustkorbes desto empfindlicher für das Neugeborene. Unter extremen Bedingungen kann sich die Lunge dann nur noch in der Richtung des sich senkenden Zwerchfells ausdehnen, was zu einer starken Vorwölbung des Abdomens während der Inspiration bei gleichzeitig paradoxer Thoraxabflachung führt. Die gleiche relative Abnahme der Lungencompliance bedeutet für den Säugling also ein schwerer wiegendes Ereignis als für den Erwachsenen. Wenn der Luftwegswiderstand ansteigt, d. h. die Luftwege verengt sind, neigt der Erwachsene dazu, das AZV zu vergrößern und so zu verhindern, daß die Luftwege kollabieren. Beim Neugeborenen dagegen wird auch unter den Bedingungen der Luftwegsobstruktion die AF erhöht. Da aber die angestiegene Strömungsgeschwindigkeit durch die verengten Luftwege nicht lange aufrechterhalten werden kann, wird die Atmung sehr schnell oberflächlich und kommt in die Nähe der gefährlichen „Totraumatmung" (POLGAR 1967).

Die Entwicklung von Compliance und Strömungswiderstand in der Periode des extrauterinen Wachstums wurde von COOK et al. (1958) untersucht. Das Verhältnis zwischen Lungencompliance und Lungenvolumen bleibt während des gesamten Altersabschnitts relativ konstant und beträgt im Mittel 0,057 ml × cm^{-1} H$_2$O pro ml FRK und 0,035 ml · cm^{-1} H$_2$O pro ml VK. Auch das Lungencompliance-Lungengewichtsverhältnis bleibt konstant; lediglich der Wert für Neugeborene ist nur halb so groß wie der der älteren Probanden. Für die Relation Lungencompliance zu Körperlänge findet sich eine lineare Abhängigkeit, wenn die Größen im doppelt logarithmischen Maßstab aufgetragen werden. Zur Vorausberechnung der Lungencompliance kann folgende Gleichung benutzt werden:

$$C\ [\text{ml} \cdot \text{cm}^{-1}\ H_2O] = 1{,}78 \cdot \text{Körperlänge}^{2{,}65}\ [\text{cm}] \cdot 10^{-4} \qquad (31)$$

Diese Beziehung lautet etwas anders, wenn die Compliance des gesamten Respirationssystems, also von Lunge und Thorax gemeinsam, berechnet werden und sie vom Neugeborenen- bis einschließlich zum Erwachsenenalter gelten soll (SHARP et al. 1970):

$$C_{\text{gesamt}}\ [\text{ml} \cdot \text{cm}^{-1}\ H_2O] = 3{,}95 \cdot \text{Körperlänge}^{2{,}38}\ [\text{cm}] \cdot 10^{-4} \qquad (32)$$

Die gleichen Autoren bilden ein Nomogramm ab, das Schätzungen des Normwertes der Gesamtcompliance anhand von Körpergröße und Lebensalter erlaubt.

Eine Möglichkeit, sich über die elastischen Eigenschaften der Lunge zu unterrichten, besteht auch in der Messung der statischen Retraktionskraft, die bei 71 Kindern und Jugendlichen von 7 bis 17 Jahren auf der Grundlage von Druck-Volumen-Diagrammen, gewonnen unter quasistatischen Bedingungen, von ZAPLETAL et al. (1971) bestimmt wurde. Sie nimmt mit der Körperlänge zu und betrug für Kinder kleiner als 150 cm $16{,}6 \pm 2{,}5$ cm H_2O bei 90% der TK, für die größeren (über 150 cm Körperlänge) $20{,}0 \pm 2{,}6$ cm H_2O bei 90% der TK.

Der Strömungswiderstand nimmt mit steigendem Körper- und Lungengewicht ab. Eine befriedigende Korrelation zwischen der Größe des Strömungswiderstandes und irgendeinem Lungen- oder Körpermaß hatte sich mit Hilfe von Regressionsrechnungen nicht finden lassen, weil offenbar eine Reihe quantitativ während des Wachstums eines Individuums nicht zu fassender Faktoren, wie Anzahl und Dimension der kleineren Luftwege und der Anteil an turbulent strömendem Gas am AZV, in die oben genannte Beziehung eingehen (HELLIESEN et al. 1958). Auch die Leitfähigkeit in $l \cdot s^{-1} \cdot$ cm H_2O bezogen auf die Sekundenkapazität gehorcht nach ENGSTRÖM et al. (1962) zwar einer Regressionsgleichung, der zugehörige Korrelationskoeffizient beträgt aber nur 0,58. Neuere Untersuchungen von ZAPLETAL et al. (1969) mit verbesserter Versuchsmethodik an Kindern und Jugendlichen zwischen 6 und 18 Jahren zeigten nun Zusammenhänge zwischen verschiedenen Lungenvolumina und der Leitfähigkeit, die für 50% VK ihrer Probanden 0,1 TK $\cdot s^{-1} \cdot$ cm H_2O betrug. Die Verfasser glauben, daß eine solche Beziehung geeignet ist, zwischen Wachstumseffekten und krankhaften Prozessen, die sich beide auf die Atemmechanik auswirken, unterscheiden zu können, und zwar besonders dann, wenn Längsschnittuntersuchungen vorliegen. Eine zusammenfassende Besprechung weiterer diesbezüglicher Arbeiten kann bei BOUHUYS (1971) nachgelesen werden. 1971 publizierte Befunde (BARAN und ENGLERT) von gesunden Probanden desselben Lebensalters lassen außerdem eine quadratische Abhängigkeit zwischen Leitfähigkeit und Körperlänge erkennen. Die Regressionskurve folgt der Gleichung

$$L [\text{l} \cdot \text{s}^{-1} \cdot \text{cm H}_2\text{O}] = 1{,}008 \cdot \text{Körperlänge}^2 [\text{cm}]$$
$$- 2{,}396 \cdot \text{Körperlänge [cm]} + 1{,}649 \qquad (33)$$

Die Korrelation ist signifikant; der Korrelationskoeffizient liegt bei 0,81.

5.5. Die prae- und postnatale Entwicklung der Struktur des Bronchialbaumes und der Lunge

TOWERS gibt in dem 1968 erschienenen Buch „Biology of Gestation" (Ed.: ASSALI) einen der zeitlichen Folge nach tabellarisch geordneten Überblick der praenatalen Entstehung und Differenzierung des gesamten Respirationssystems des Menschen vom 30. Tag bis zur 34. Woche der Gestation. Die Embryonalentwicklung der Lunge, die in der 3. Schwangerschaftswoche ihren Anfang nimmt, ist mit dem Beginn der glandulären Periode (bronchiale Lunge) des 4. und 5. Foetalmonats beendet.

Vor der glandulären Periode sind aus der ersten embryonalen Lungenanlage in der 4. Woche zunächst zwei primäre Bronchialknospen entstanden, welche in der 6. Woche erste Seitenzweige bilden und zwar zwei nach der rechten und einen nach der linken Seite. Diese Seitenzweige sind die Vorläufer der späteren Luftwege der drei rechten und der zwei linken Lungenlappen. In der 10. Entwicklungswoche sind 10 rechte und 9 linke Zweige zu erkennen. Die Terminologie der bronchopulmonalen Segmente der Erwachsenenlunge leitet sich aus diesem konstant zu beobachtenden Entwicklungsgang her (KRAHL 1964). Durch fortgesetzte Verzweigungen erzeugt jede der 19 Bronchialknospen Segmentbronchus und Luftwegssystem zu einem Lungensegment. Das diese sich verzweigenden Epithelschläuche umgebende Mesenchym bildet winzige Lobuli aus, die im mikroskopischen Bild den Anblick einer tubuloalveolären Drüse bieten. Die fortschreitende Differenzierung des umhüllenden Mesenchyms bringt Bindegewebe, glatte Muskulatur, Knorpel und alle anderen, die späteren Luftwege begleitenden Elemente hervor.

Die weitere Verzweigung der entodermalen, blind endenden Epithelschläuche produziert innerhalb des wachsenden mesenchymalen Gewebes rund 17 Generationen von Bronchien während der *glandulären Periode*, von denen die ersten 13 mit Zylinderepithel, bis zu 10 Generationen mit Zilien besetzt, ausgekleidet sind. Das Zylinderepithel verwandelt sich zwischen der 13. und 14. Generation in einfaches kubisches Epithel (KRAHL 1964). Nach REID (1967) ist die Bronchialentwicklung und damit die glanduläre Periode bereits in der 16. GW beendet, nachdem zwischen der 10. und 14. Woche eine forcierte Bildung von 70% aller Generationen die axialen Bronchien entlang stattgefunden hat. Danach wachsen die langen Lungensegmente weiter bis zur 16. Woche, wodurch hier 20—25 Generationen Bronchien entstehen können, während die kürzeren Segmente nur ungefähr 15 enthalten. Etwa im 3. Gestationsmonat tauchen zuerst elastische Fasern auf, die im 5. Monat in der Pleura, den größeren Blutgefäßen und den Bronchialwänden gut ausgebildet sind. Das Mesenchym, das die Tubuli umgibt, ist noch überwiegend blutgefäßlos (KRAHL 1964).

Von der 18. bis zur 28. (PLANK 1967) Schwangerschaftswoche erstreckt sich die *kanalikuläre Periode* der Lungenentwicklung, für die vor allem die Vaskularisierung des mesenchymalen Gewebes in dichter Nachbarschaft zu den Epithelzellen und den elastischen Fasern typisch ist. Während der letzten 6 Wochen dieser Zeit differenzieren sich respiratorische Lobuli durch einfache Verzweigung von Kanälen, die von den terminalen Bronchioli stammen. In den Wänden der respiratorischen Bronchioli sind elastische Fasern und Kapillaren nachweisbar (KRAHL 1964). PLANK (1967) beschreibt die Entwicklung vom glandulären zum kanalikulären Zustand der Foetallunge als eine „Transformation" des Lungengewebes und führt aus, daß die Wände zwischen den „Lufträumen" zusammenbrechen, kubisches Epithel desquamiert und ein neues Hohlsystem entsteht. Die Reste des nicht zusammengebrochenen Gewebes bauen die Wände der neuen Kanäle der kanalikulären Lunge auf, die erst nach Abschluß ihrer Ausbildung vaskularisiert werden.

Der 3. Abschnitt der praenatalen Lungenentwicklung wird *alveoläre Periode* genannt und dauert bis zur Geburtsreife des Foeten. Sie ist durch fortschreitende Vaskularisierung und Umwandlung der respiratorischen Kanälchen in Ductus alveolares, säckchenartige Gänge mit sehr kleinen, flachen alveolären Ausstülpungen, charakterisiert (KRAHL 1964). Insgesamt wird eine solche Vergrößerung der respiratorischen Oberfläche erreicht, die das Leben unter extrauterinen Bedingungen ermöglicht, denn während der alveolären Periode der Lungenentwicklung geborene Foeten sind für gewöhnlich lebensfähig.

Jede innere Alveolenoberfläche ist von einer vollständig durchgehenden Epithelschicht bedeckt, die der entodermalen Auskleidung des Respirationsbaumes entstammt, so daß die spätere Luft-Blutschranke von einer Doppelschicht aus dem Endothel der Kapillaren und dem Epithel der Alveolen aufgebaut wird. Die Alveolarepithelzellen können ihre Form durch auf sie einwirkende Reize verändern: Flächenhafte Fortsätze benachbarter Alveolarepithelien berühren sich an ihren Enden und bedecken die Alveolenwand wie eine ununterbrochene Zellschicht, oder — z. B. unter dem Einfluß von Sauerstoffmangel — kugelig gestaltete Alveolarepithelzellen haben ihre Fortsätze eingezogen und lassen die Kapillaroberflächen zwischen sich nur noch mit der Alveolarmembran bekleidet erscheinen (v. HAYEK 1951, CLEMENS 1954). Die langgezogenen Fortsätze sind an ihren flachsten Stellen 0,2 µm oder dünner; die für den Gasaustausch maßgebliche Dicke der Doppelzellschicht beträgt bei neugeborenen Ratten 0,75 µm. Die Tiere erreichen am 10. LT bereits den Erwachsenenwert von 0,5 µm (WEIBEL 1966, 1967). Die Alveolarmembran stellt sich im Elektronenmikroskop als eine kontinuierliche, strukturlose Grenzschicht von durchschnittlich 0,05 µm Dicke dar, die die tieferen Schichten der Alveolarsepten von den Atemgasen trennen, wenn die Epithelzellfortsätze zurückgezogen sind (KRAHL 1964; WEIBEL 1970). Man nimmt an, daß das erste Einströmen von Luft in zuvor flüssigkeitsgefüllte Alveolen (s. S. 149) das ursprünglich kubische Epithel der Alveolaroberfläche in eine extrem dünne Schicht von Plattenepithel verwandelt (KRAHL 1964).

Die praenatale Entwicklung des für die Mechanik der Lungenfunktion wichtigen elastischen Fasergerüstes vollzieht sich in zwei verschiedenen Systemen: Bei Embryonen des 2. bis 3. Entwicklungsmonats sind spärliche Elastikafibrillen um die Bronchien herum und feine elastische Fäserchen in der Pleura, in den Gefäßwänden der Hauptäste der Arteria pulmonalis (das elastische Gefäßfasernetz) und in der Wand der Trachea nachweisbar. Erst gegen Ende der Foetalzeit wird das broncho-alveoläre Fasernetz gefunden, das dann vor allem nach der Geburt seine volle Ausgestaltung erfährt. Das alveoläre Fasernetz verbindet sich mit dem früher entwickelten Gefäßfasernetz, so daß bei Frühgeborenen möglicherweise die Gefäßelastika die mechanische Lungenfunktion aufrecht erhalten hilft (HODEL 1969).

Die Gewichtsentwicklung beider menschlicher Lungen vom 5. Gestationsmonat bis zur Geburtsreife reicht von 5,2 g (weibliche Foeten) und 7,3 g (männliche Foeten) bis 65 bzw. 66 g, wobei die rechte Lunge stets schwerer als die linke ist. Ein interessanter Unterschied wurde zwischen den Gewichten der Lungen tot- und lebendgeborener reifer Kinder festgestellt. Das statistisch signifikant höhere Lungengewicht solcher Säuglinge, die bis eine Woche lang gelebt hatten, wird auf den größeren Blutgehalt des beatmeten Organs zurückgeführt (SCHULZ et al. 1962).

Von vielen Autoren wird betont, man habe sich die Neugeborenenlunge nicht als eine Miniaturausführung der Erwachsenenlunge vorzustellen, obwohl die Anzahl der Segmente, Lobuli und Azini bei der Geburt vollzählig entwickelt ist (REID 1967). In neueren Untersuchungen wurde gezeigt, daß auch die praeazinären Luftwege beim Neugeborenen tatsächlich vollständig sind und postnatal keine weitere Teilung, sondern nur ein altersentsprechendes Längen- und Weitenwachstum erfahren (HISLOP et al. 1972). Diejenigen Anteile der kindlichen Lunge, in denen kein Gasaustausch stattfindet, entstehen also praenatal, während sich die, welche die respiratorische Oberfläche ausmachen, im wesentlichen postnatal entwickeln und zu vielfältiger Umgestaltung der Lungenstruktur führen. Dieser Prozeß dauert an, bis das Wachstum des Brustkorbes beendet ist (DAVIES und REID 1970). Die bei der Geburt in der Lunge vorhandene kleinste Einheit eines Luftraumes hat zunächst nicht die Dimension und Gestalt von Alveolen (DUNNILL 1962, BOYDEN 1965), sondern von sog. Sacculi (Ductus alveolares), die größer als eine Alveole und mit mehreren sehr kleinen, flachen Aussackungen besetzt sind. Im Alter von 2 Monaten haben sich die am weitesten distal gelegenen respiratorischen Bronchioli ebenfalls in Ductus alveolares mit je 25—30 tieferen Alveolen umgewandelt. Die rasche Zunahme des Intrazellularraumes, die mit der Bildung neuer Alveolen verbunden ist, wird auch durch Ergebnisse von Bestimmungen des Mineral- und Wassergehaltes der Lungen wachsender Ratten belegt. REIMOLD (1962b) fand in foetalen Lungen einen ungewöhnlich hohen Wasser-, Natrium- und Chlorgehalt, der in den ersten LT auf kleinere Werte abfiel, wohingegen die Kaliumkonzentration in der Lungentrockensubstanz postnatal nur verzögert erniedrigt wurde.

Durch weiter andauernde Umgestaltung von terminalen in respiratorische Bronchioli und von diesen in Ductus alveolares sowie die zunehmende Besetzung dieser Strukturen mit Alveolen und deren Vergrößerung schreitet die Lungenstrukturentwicklung etwa während der ersten 8 Lebensjahre fort (BOYDEN 1965). Nach den Ergebnissen von DUNNILL (1962) nimmt die Anzahl der Alveolen von der Geburt bis zum 9. Lebensjahr exponentiell von $24 \cdot 10^6$ auf $280 \cdot 10^6$ zu, die Zahl der respiratorischen Bronchioli von $1,5 \cdot 10^6$ auf $14,0 \cdot 10^6$. Nach dem 9. Lebensjahr findet die weitere Volumenvergrößerung der Lunge durch das einfache Wachstum ihrer Elemente statt. Die Vergrößerung des Lungenvolumens geht wie die Körpergewichtszunahme während des Lebens nicht gleichmäßig vonstatten. In den ersten Lebensmonaten verdoppelt der Säugling sein Lungenvolumen, im 1. Lebensjahr vervierfacht er es. Während des Schulalters dauert es dagegen einige Jahre, ehe das Lungenvolumen abermals verdoppelt ist. Die Differenzierungsgeschwindigkeit des Lungengewebes ist dagegen weniger von der Körpergewichtsentwicklung als vom Lebensalter abhängig, was besonders auffällig beim Vergleich von gleich schweren früh- und reifgeborenen Säuglingen wird (ENGEL 1950). ENGEL (1950) und CAFFEY (1950) betonen ferner den engen Zusammenhang zwischen Lungen- und Thoraxskelettwachstum. Untersuchungen an einer rezessiven, letalen Mutation bei Ratten mit einer erblichen Hypertrophie des Rippenknorpels zeigten postnatal in engem Thorax kleine, primitive Lungen, welche auf einem quasi foetalen Zustand stehengeblieben waren (ENGEL 1950).

Die unteren Lungengrenzen befinden sich schon beim neugeborenen Kind in der gleichen Höhe wie beim Erwachsenen, nachdem sie während des Foetallebens um etwas mehr als einen Wirbel und eine Zwischenwirbelscheibe nach kaudal gerückt sind. Auch dieser von NOBACK (1923) erhobene Befund stützt die Ansicht von der Parallelität des postnatalen Lungen- und Brustkorbwachstums (s. aber auch S. 106). Zwischen 8 und 25 Jahren verdoppelt der Mensch sein Lungenvolumen ebenfalls, wobei der Alveolendurchmesser, der bei der Geburt nur etwa 150 μm beträgt, vom 9. Lebensjahr bis zum Erwachsenenalter von 230 μm bis auf 280 μm anwächst (DUNNILL 1962). Zu vergleichbaren Ergebnissen kamen auch EMERY und MITHAL (1960) sowie WEIBEL (1967). Das Verhältnis zwischen lufthaltigen Alveolen und Ductus alveolares einerseits sowie Lungengewebe und Gefäßen andererseits verändert sich im Laufe der postnatalen Lungenentwicklung. Während zum Zeitpunkt der Geburt reichlich Gewebe in Gestalt von lockerem, vaskularisiertem Mesenchym an den Teilungsstellen der respiratorischen Bronchioli und Ductus alveolares vorhanden ist (23,5% des Gesamtvolumens), findet sich in der Erwachsenenlunge nur noch ein Gewebsanteil von 10,8% (DUNNILL 1962). Eine größere Lunge enthält mehr respiratorisches Gewebe als eine kleinere (ENGEL 1950). Berechnungen der Gasaustauschkapazität, die sich auf den Befund der Linearität der Vergrößerung der inneren Oberfläche und des Volumens der Lunge stützen, haben ergeben, daß diese direkt mit dem KG ansteigt, so daß die relative Gasaustauschkapazität von der Geburt bis ins Erwachsenenalter unverändert bleibt (DUNNILL 1962; WEIBEL 1966). Entsprechend wachsen auch das Kapillarvolumen und die Kapillaroberfläche proportional zur Alveolaroberfläche (WEIBEL 1966).

Elektronenoptische und morphometrische Studien (WEIBEL 1970), die gasaustauschende Oberfläche und das Blutvolumen der Lungen bei postnatal wachsenden Ratten betreffend, konnten die proportionale Zunahme von Diffusionskapazität und KG nachweisen und wahrscheinlich machen, daß das Lungenwachstum auch von Umweltbedingungen in dem Sinne beeinflußt wird, daß chronische Hypoxie zur Entwicklung eines vergrößerten, Hyperoxie zu einem relativ kleineren Gasaustauschapparat führt. Die Faktoren, die die postnatale Bildung neuer Alveolen veranlassen und kontrollieren, sind noch nicht überschaubar; aber das Ausmaß dieser Neubildung scheint von den Stoffwechselanforderungen des Organismus bestimmt zu werden (BARTLETT 1970). Durch Untersuchungen an hypophysektomierten infantilen Ratten wurden Einflüsse des Wachstumshormons auf Anzahl und Größe der Alveolen nahegelegt (BRODY und BUHAIN 1971).

1967 formulierte REID drei Gesetze der Strukturentwicklung des menschlichen Respirationssystems:

a) Die Bildung der zuführenden Luftwege ist bis zur 16. Woche des intrauterinen Lebens abgeschlossen.

b) Die Alveolen entwickeln sich nach der Geburt, nehmen an Zahl bis zum 9. Lebensjahr und an Größe bis zum Abschluß des Thoraxwachstums zu.

c) Die Blutgefäße werden umgeformt und vermehren sich — sicher, solange neue Alveolen entstehen und möglicherweise, solange der Thorax wächst.

Die arterielle Gefäßversorgung der Lunge des Erwachsenen erfolgt durch zwei im wesentlichen getrennte Systeme, von denen das eine, zum Pulmonalkreislauf gehörige, das Lungenparenchym selbst (funktioneller Lungenkreislauf), das andere, der Aorta entspringende, die bronchialen Strukturen (nutritiver Lungenkreislauf) erreicht. In der foetalen und der Lunge des Kindes treten dagegen auch kleine Äste der Arteria bronchialis in das Parenchym der Lunge ein und enden als alveoläre Kapillaren. Diese „bronchopulmonalen Arterien" obliterieren allmählich während der postnatalen Lungenentwicklung bis zum Erwachsenenalter (WAGENVOORT und WAGENVOORT 1966). Bei Patienten mit angeborenen Herzfehlern und herabgesetzter Lungendurchblutung wurden bronchopulmonale Anastomosen jedoch in großer Anzahl festgestellt. Man schließt daraus, daß die „bronchopulmonalen Arterien" in solchen Fällen als wichtiger Shunt zwischen dem System- und dem Lungenkreislauf dienen (ROBERTSON 1967, 1969a). Die Ursache für die bei gesunden Neugeborenen und Kindern noch bestehenden Anastomosen wird in einer lokal begrenzten Erhaltung der frühfoetalen Lungengefäßverteilung gesehen: Vor der 4. GW ist das Kapillarnetz der sich entwickelnden Lunge, der Plexus pulmonalis communis, an Zweige aus dem großen Kreislauf angeschlossen, während die Pulmonalarterien in der Folge aus dem Plexus pulmonalis communis selbst aussprossen und die Versorgung des pulmonalen Kapillarnetzes übernehmen (WEIBEL 1959; ROBERTSON 1969b; s. auch S. 163).

Vor der Geburt sind die Pulmonalarterien dem Systemblutdruck ausgesetzt. Bei Foeten und Säuglingen des 1. Trimenons findet man deshalb in Pulmonalarterien und Aorta sowie deren Verzweigungen die gleichen muskulären und elastischen Strukturen (SALDANA und ARIAS-STELLA 1963), jedoch nimmt die Muskelmasse über eine Reduktion der Muskelfasern in den kleinen Lungenarterien bereits während der ersten 3 Lebensmonate ab (NAEYE 1966). Aber noch in der Erwachsenenlunge sind die kleinkalibrigen Arterien relativ muskelfaserreich und daher imstande, ein erhebliches Ansteigen des pulmonalen Gefäßwiderstandes im Rahmen der Kreislaufregulation zu bewirken (REID 1967). Andererseits wird der mit beginnender Atmung auftretende Widerstandsabfall im Pulmonalkreislauf und der Anstieg der Lungendurchblutung ursächlich für die Reduktion der Muskelmasse der Pulmonalarterien verantwortlich gemacht (NAEYE 1966). Nach der Geburt findet außerdem eine Umformung des arteriellen Lungengefäßsystems dergestalt statt, daß Kapillaren zu Arteriolen werden und viele neue Kapillaren proportional dem Zuwachs an Alveolen aussprossen (WEIBEL 1966, REID 1967). Nach WEIBEL (1962) bleibt die Anzahl der Kapillaren dann vom 9. bis zum 75. Lebensjahr mit 277 Millionen konstant.

Die Entwicklung des Lymphsystems der Lunge beginnt ebenfalls schon in der Embryonalzeit. Im 2. Schwangerschaftsmonat erreichen Lymphgefäße die Hilusregion und verästeln sich bis zum Ende des 3. Monats zu netzförmig angeordneten Kanälen entlang den Bronchien, Pulmonalarterien und -venen und im subpleuralen Bindegewebe. Ihr Verlauf geht vielfach in dichteste Nachbarschaft der späteren Alveolenwände; auch das lymphatische Gefäßnetz des subpleuralen Bindegewebes liegt nur wenige Mikron von den nächsten Alveolen entfernt. Die Lunge ist reichlicher mit Lymphgefäßen versehen als Leber und Niere, und besonders bei Foeten- und Neugeborenenlungen läßt sich das Lymphsystem vollständiger injizieren und besser in lichtmikroskopischen Präparaten darstellen als bei älteren Lungen. Der Lymphstrom wird mit Hilfe einfacher Klappen zum Lungenhilus gelenkt (KRAHL 1964).

5.6. Die praenatale Funktion der Lunge

Wachstum und Organdifferenzierung vor der Geburt zielen stets auf zwei verschiedene funktionelle Anforderungen ab: erstens auf die des intrauterinen Lebens und zweitens auf die künftigen des extrauterinen Lebens. Das Entstehungsmuster beider Komponenten der foetalen Funktionen ist im genetischen Code vorgegeben. Auch die praenatale Entwicklung der Lunge muß deshalb unter zwei Gesichtspunkten betrachtet werden. Während der Foetalzeit übernimmt die Plazenta den Gasaustausch zwischen Foet und Umwelt; die foetale Lunge wird als Respirationsorgan weder gebraucht, noch ist sie fähig, vor der Geburt diese Funktion auszuüben. Vielmehr arbeitet sie wie eine exokrine Drüse. Das Überleben des neugeborenen Kindes ist vom prompten Funktionswandel dieser exokrinen Drüse in das Organ des Gasaustausches abhängig. Die Voraussetzungen für die pünktliche und plötzliche Umstellung werden während des intrauterinen Lebens geschaffen.

5.6.1. Die foetale Lungenflüssigkeit

Die Lungen eines reifen Schaffoeten enthalten 40—80 ml Flüssigkeit, das sind 10—20 ml $\cdot$ kg^{-1} KG oder etwa das Volumen der FRK nach Beginn der Atmung. Die Neubildungsrate liegt bei 0,015—0,055 ml $\cdot$ min^{-1} $\cdot$ kg^{-1} KG beim reifen Schaffoeten (LANMAN et al. 1971). Ein Vergleich der Ionengehalte und die Berechnung ihrer DONNAN-Gleichgewichte zwischen Blutplasma und Lungenflüssigkeit zeigen, daß es sich bei der Bildung der Lungenflüssigkeit nicht um einen Ultrafiltrationsprozeß handelt, sondern um eine aktive Sekretionsleistung der Lungen selbst. Auch von der Amnionflüssigkeit ist die Lungenflüssigkeit verschieden durch ihre Osmolarität und ihre Protein- (300 mg $\cdot$ 100 ml^{-1}), Zucker-, Harnstoff- und Bikarbonatkonzentration (ADAMS et al. 1963a, STRANG 1967b). Ebensowenig stellt sie eine Mischung von Amnionflüssigkeit mit einem Plasmaultrafiltrat dar. Die niedrige Proteinkonzentration und die spezifischen Elektrolytverhältnisse — [H$^+$], [K$^+$] und [Cl$^-$] zeigen höhere Werte in der Lungenflüssigkeit als im Plasma — sind von den Eigenschaften der Alveolarzellschicht abhängig, die die Lungenflüssigkeit möglicherweise in einem der HCl-Sekretion des Magens ähnlichen Prozeß bildet: In foetalen Lungen wurde etwas Karboanhydrase gefunden (BERFENSTAM 1952), die bei der Bildung von HCl eine wichtige Rolle spielt. Der pH-Wert der Lungenflüssigkeit beträgt 6,27, ihr HCO$_3^-$-Gehalt und ihre Pufferkapazität sind niedrig. Die geringe HCO$_3^-$-Konzentration wird auf die wahrscheinliche Zugabe einer aktiv sezernierten Säure (am ehesten HCl) zur Lungenflüssigkeit zurückgeführt, die HCO$_3^-$ unter Bildung von CO$_2$, das in das Plasma diffundiert, ständig erniedrigen müßte (ADAMSON et al. 1969).

Zum Verständnis des Sekretionsmechanismus der foetalen Säugetierlunge als einer exokrinen Drüse legte TOWERS (1968) ein hypothetisches Konzept vor, in dessen Mittelpunkt das „Pneumon", die funktionell kleinste Einheit der Lunge, steht. Die diesem Konzept zugrunde liegenden Befunde wurden aus Untersuchungen am Schaf gewonnen; die erhaltenen physiologischen und morphologischen Ergebnisse dürfen aber nur unter Vorbehalt für speziesinvariant gelten, so daß die Übertragung der gefundenen Zusammenhänge auf die Verhältnisse bei der menschlichen praenatalen Entwicklung nicht ohne weiteres erlaubt ist:

Die kleinste funktionelle Einheit der foetalen Lunge entspricht morphologisch dem späteren Lobulus und wird wegen der Veränderungen ihres morphologischen Bildes als Folge von Sekretionszyklen in Anlehnung an das Nephron der Niere mit dem weniger statischen Begriff „Pneumon" belegt. Ein Pneumon besteht in der Regel aus einem 1—2 mm im Durchmesser großen, pyramidenförmigen Läppchen, das von seinen Nachbarn in frühen Entwicklungsstadien durch Bindegewebe mit Blut- und Lymphgefäßen, in späteren nur durch die Gefäße, getrennt ist. Diese scharf abgrenzbaren Gebilde können jedoch auch im Verlaufe ihrer Sekretionszyklen zu größeren Einheiten zusammengeschlossen werden, so daß dann mehrere Lobuli ein Pneumon ausmachen. Das Pneumon verfügt über einen Öffnungs- und Schließungsmechanismus in Gestalt der vagusgesteuerten Bronchialmuskulatur. Solange die Bronchialmuskeln kontrahiert sind — der Vagustonus überwiegt während des Foetallebens den Sympathikuseinfluß und ist für die größere Muskelaktivität und möglicherweise auch für die Sekretionsvorgänge in der foetalen Lunge verantwortlich — bleibt der Ausgang des Pneumons über einen kleinen Zweig des Bronchialbaumes geschlossen. Die Quelle vieler Bestandteile der Lungenflüssigkeit kann das Blut sein, das mit relativ hohem Druck über die Pulmonalarterien herangeführt wird. Eine nervös gesteuerte Kontrolle des Gefäßmuskeltonus kann als Regulativ des Blutstromes durch das foetale Lungenkapillarbett ebenfalls über den Vagus verwirklicht sein, so daß der Blutzufluß je nach dem Bedarf des in einer bestimmten Funktionsphase befindlichen Pneumons bemessen sein könnte. Wenn sich im Inneren eines Pneumons durch Sekretion seiner Epithelzellen Lungenflüssigkeit sammelt und sein bronchialer Sphinkter geschlossen ist, so werden die ,,Alveolen" aufgedehnt. Da die Blut- und Lymphgefäße an der Peripherie der Lobuli sitzen, wird der steigende Druck im Innern des Pneumons sie komprimieren und die Resorption der Flüssigkeit aus den ,,Alveolen" bei andauernder Sekretion zunehmend eingeschränkt, bis entweder der Blutstrom sistiert, weil der Innendruck im Pneumon größer als der Kapillardruck geworden ist — oder der Sphinkter erschlafft und sich der Inhalt des Pneumons in das Bronchialsystem entleert. Ein neuer Funktionszyklus würde wieder mit dem Schluß des Bronchialsphinkters beginnen müssen. Der Druck im Pneumon kann nie für längere Zeit unter Werte von 1,0—1,5 cm H_2O, die in der Trachea des Foeten gemessen werden, fallen. Es ist anzunehmen, daß er in der gesamten Lunge häufig wesentlich höher liegt. Dadurch wird verständlich, warum die Lymphgefäße der Pleura histologisch in nicht injizierten Präparaten reifer Foeten nur schwer zu sehen sind, während sie nach dem Beginn der Atmung deutlich hervortreten.

Beim Schafföten ließ sich röntgenologisch ein weiterer Sphinktermechanismus (Thyroarytenoid-Muskeln) am Eingang der Trachea nachweisen. Der klappenähnliche Larynxsphinkter öffnet sich in kürzeren Abständen (3—4mal pro Minute), um jeweils eine Portion Lungenflüssigkeit in den Larynx gelangen zu lassen, die daraufhin sofort fast völlig verschluckt wird. Die Tatsache, daß diese verschluckte, in der Lunge produzierte Flüssigkeit sauer und fetthaltig (s. unten) ist, hat zu einer Plausibilitätserklärung der außergewöhnlichen Verdauungskapazität des Neugeborenenmagens und -dünndarms für Milch (s. S. 344) Veranlassung gegeben. Die Funktion einer das Bronchialsystem rhythmisch verschließenden Klappe trägt zur Aufrechterhaltung des positiven Druckes von 1,0—1,5 cm H_2O in der Trachea bei, der wahrscheinlich für Ausdehnung und Wachstum der foetalen Lunge von wesentlicher Bedeutung ist. Der Transport der Lungenflüssigkeit vom Pneumon hin zum Pharynx beginnt schon in einem frühen Praenatalstadium, nämlich sobald Zilien und glatte Muskeln funktionieren. Auch die Sekretion von Schleim durch Becherzellen und Schleimdrüsen in der Trachea und den größeren Bronchien nimmt bereits in der 13. Entwicklungswoche (REID 1967) ihren Anfang. Die in der Trachea befindliche Flüssigkeit enthält deshalb im Gegensatz zu der aus der Tiefe der Lunge gewonnenen stets etwas Schleim. Einen Beitrag zur Bildung der Amnionflüssigkeit scheint sie jedoch kaum zu leisten; dagegen wird ihr eine wichtige Rolle bei der Regulation eines Teils der extrazellulären Körperflüssigkeit des Foeten zugeschrieben.

Gegen das dargelegte Konzept von Towers (1968) sind auf Grund anderer Experimente an Schaffoeten Einwände erhoben worden (Goodlin und Rudolph 1970). Weitere Untersuchungen werden nötig sein, wenn die Hypothese von der Funktion des Pneumons erhärtet werden soll.

5.6.2. Der Oberflächenfilm der Lunge

Ein weiteres wesentliches Merkmal der Lungenflüssigkeit, das sie unter den Körperflüssigkeiten einen besonderen Platz einnehmen und im Dienste der Vorbereitung der extrauterinen Lungenfunktion stehen läßt, ist ihr Gehalt an oberflächenaktiven Lipoproteinen (Adams und Fujiwara 1963b), welche gegen Ende der Schwangerschaft an Menge bedeutend zunehmen. Die biochemische Entwicklung der Oberflächenaktivität der Lunge foetaler und neugeborener Säugetiere wurde von Clements (1967) sowie von Gluck et al. (1970) im einzelnen beschrieben und kann unter dem speziellen Aspekt der Synthetisierung der oberflächenaktiven Lipoprotein-Komplexe, deren wichtigster das Dipalmithyllezithin ist, dort nachgelesen werden. Die funktionelle Bedeutung des oberflächenaktiven Films in beatmeten Alveolen erhellt aus folgenden, von Reynolds und Strang (1966) sowie Strang (1967a) referierten Überlegungen: Auswaschungen von Lungenextrakten bilden bei geeigneter Experimentieranordnung (Clements und Tierney 1965) einen Oberflächenfilm auf einer Flüssigkeit, der in ausgestrecktem Zustand eine Oberflächenspannung von 40–50 dyn · cm^{-1} und in komprimiertem Zustand eine wesentlich kleinere Oberflächenspannung von 5 dyn · cm^{-1} erzeugt. Die Funktion eines solchen Films wird anhand eines Modells veranschaulicht. Zwei kugelförmige Alveolen von unterschiedlichem Volumen werden betrachtet, die über eine Luftwegsverzweigung miteinander verbunden sein sollen (Abb. 30). Der Radius der größeren Alveole soll 5×10^{-3} cm und der der kleineren $2,5 \times 10^{-3}$ cm betragen. In einer Kugel entsteht ein von ihrer Wandspannung abhängiger Druck $P = \dfrac{2\gamma}{r}$ (P = Druck, γ = Spannung, r = Radius). Die größere Alveole würde eine Retraktionskraft von 22,5 cm H$_2$O, die kleinere von 45 cm H$_2$O entwickeln, wenn ihre Oberflächenspannung die gleiche wie zwischen Plasma und Luft wäre, nämlich 55 dyn · cm^{-1}. Weil in beiden Fällen diese Kraft größer als der endexspiratorische Pleuradruck wäre, müßten die Alveolen bei jedem Atemzyklus kollabieren, und darüber hinaus würde die kleinere sich in die größere entleeren. Nimmt man hingegen an, daß die beiden gedachten Alveolen mit einem Film von oberflächenaktivem Lipoprotein ausgekleidet seien, so entsteht bei dessen Kompression eine Spannung von 1–5 dyn · cm^{-1}. Dieser Film würde dann nur eine Retraktionskraft von 0,4–2,0 cm H$_2$O in der großen Alveole entwickeln lassen. In der kleineren Alveole, die zunächst den höheren Druck hervorbringt, würde die stärkere Kompression des Oberflächenfilms die Wandspannung auch entsprechend stärker erniedrigen, so daß sich der Druck in den beiden Alveolen ausgleichen und eine Instabilität des Gesamtsystems verhindert werden könnte. Neuerdings erhobene Kritik an der Vorstellung, daß die Lunge insgesamt tatsächlich wie eine Aneinanderreihung solcher Blasenmodelle funktioniert, gibt zu bedenken, ob das Alveolensystem nicht richtiger als eine Art Schaum mit polyederähnlichen Gasräumen zu betrachten sei (Schoedel 1973), nimmt aber der Funktion der oberflächenaktiven Lipoproteine nichts von ihrer grundsätzlichen Bedeutung.

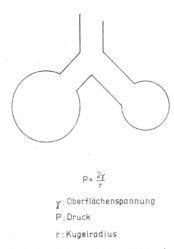

$P = \dfrac{2\gamma}{r}$

γ : Oberflächenspannung
P : Druck
r : Kugelradius

Abb. 30. Schematische Zeichnung zweier Alveolen unterschiedlichen Volumens und gleicher Oberflächenspannung. Der Druck in den Alveolen ist von ihrem Radius abhängig und wird in der kleineren Alveole größer (nach Reynolds und Strang 1966).

Die mechanische Stabilität des Lipoproteinfilms spricht für eine feste Verbindung zwischen Eiweiß und Fett, die wahrscheinlich eine Doppelschicht bilden, bei der die Proteine die untere und die Lipide die oberflächliche Lage ausmachen. Der Film wird als halbe Einheit einer Membran aufgefaßt und unterscheidet sich so betrachtet nicht prinzipiell von anderen zellulären oder subzellulären Membranen des Organismus. Chemische Untersuchungen über verschiedene Wege der Synthese des Lezithins in Abhängigkeit vom Foetalalter legen es nahe, daß granuläre Pneumozyten die oberflächenaktive Schicht in den Alveolen produzieren. Die granulären Pneumozyten sind große, in den Ecken der Alveolen gelegene Zellen, die reichlich Mitochondrien, lamelläre Einschlußkörperchen, einen Golgi-Apparat und multivesikuläre Körperchen enthalten (Clements 1967). Sie werden bereits in foetalen Lungen gefunden. Das erste Erscheinen oberflächenaktiven Materials in der menschlichen foetalen Lunge fällt zeitlich mit dem Übergang von der glandulären zur kanalikulären Entwicklungsperiode zusammen. Nach dem Abbruch des kubischen Epithels beginnen die Pneumozyten die oberflächenaktiven Stoffe zu synthetisieren (Clements und Tierney 1965, Reid 1967). Von der 23. GW an werden sie beim Menschen sicher nachgewiesen (REYNOLDS und STRANG 1966). Nach anderer Auffassung ist die Bildung des oberflächenaktiven Materials direkt an die Desquamation von Alveolarepithelien gebunden. Die Proliferationsrate dieser Zellen nimmt zwischen Geburt und Pubertät des Menschen von 4,8 auf 5,4% zu. Der kontinuierliche Zellverlust während des Lebens könnte eine stete Quelle der

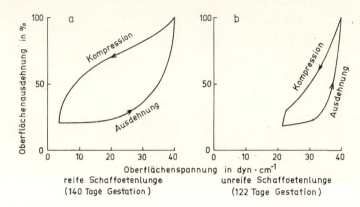

Abb. 31. Ausdehnungs-Spannungsdiagramme der Oberfläche a) eines Lungenextraktes vom reifen Schaffoeten und b) eines Lungenextraktes vom unreifen Schaffoeten (nach REYNOLDS and STRANG 1966). Erläuterungen im Text.

oberflächenaktiven Lipoproteine sein (KURY et al. 1967). Beim geburtsreifen Foeten enthält die Lungenflüssigkeit große Mengen dieser Stoffe, den sog. Antiatelektasefaktor („surfactant" im englischen Sprachgebrauch), der bei der Resorption der Flüssigkeit mit Beginn der Atmung auf dem Alveolarepithel zurückbleibt und dort den funktionell so wichtigen oberflächenaktiven Film bildet (STRANG 1967a), der sich in elektronenoptischen Aufnahmen als besondere Struktur abgrenzen läßt (WEIBEL 1970). Bei unreifen Foeten reicht die vorhandene Menge nicht aus, um eine normale Lungenfunktion zu gewährleisten. REYNOLDS und STRANG (1966) haben die Beziehungen zwischen der Oberflächenausdehnung und der Oberflächenspannung von Lungenextrakten reifer und unreifer Schaffoeten bestimmt (Abb. 31). Die Lungenextrakte bildeten einen Film auf einer Flüssigkeit, auf der sie ausgezogen und komprimiert und die dabei von ihnen entwickelten Spannungen gemessen werden konnten. Es zeigte sich, daß beim Ausziehen des Films die Oberflächenspannung beider Lungenextrakte gleich groß war, während bei der Kompression die reife Lunge eine wesentlich niedrigere Oberflächenspannung erreichte. Sehr wahrscheinlich verhalten sich die Oberflächenfilme in vivo ganz ähnlich. Das würde für die unreife Lunge das Persistieren einer hohen Oberflächenspannung auch bei der Volumenverkleinerung der Alveolen während der Ausatmung und damit den Kollaps der Lunge bei jeder Exspiration bedeuten. Die Errichtung eines stabilen Alveolarvolumens bzw. die Aufrechterhaltung eines Residualvolumens am Ende der Ausatmung scheint also von der Bildung eines intakten Oberflächenfilms auf den Innenwänden der Alveolen, der beim ersten Eintritt von Luft in die Lunge eine niedrige Oberflächenspannung erzeugt, abzuhängen. Dieser Film wird beim unreifen Tier nicht vollständig aufgebaut, so daß die Alveolen bei jedem Atemzug erneut eröffnet werden müssen und die Atemarbeit erheblich ansteigt (s. unten).

Auch die Entstehung hyaliner Membranen beim respiratorischen Distress frühgeborener Lämmer wird auf die biochemische Unreife, d. h. auf den Mangel an Dipalmithylphospholipiden, zurückgeführt (ADAMS et al. 1971). Die Lungen menschlicher Säuglinge, die mit hyalinen Membranen starben, enthielten weniger als $1/_{10}$ des in gesunden Säuglingslungen gefundenen Antiatelektasefaktors (ABRAMS 1966). Ein ungenügend entwickelter Alveolarfilm kann außerdem die Ursache für alle kardiopulmonalen Symptome des respiratorischen Distress bei Neugeborenen sein. Die Insuffizienz des Oberflächenfilms ruft Atelektasen, herabgesetzte FRK und erniedrigte Lungencompliance sowie ungleichmäßige oder sogar insuffiziente alveoläre Ventilation hervor, in deren Gefolge es zu Hypoxaemie, Hyperkapnie oder Lungenkollaps kommt. Diese wiederum führen zum Ansteigen des Lungengefäßwiderstandes und zu erheblichem Rechts-Links-Shunt durch den Ductus BOTALLI und das Foramen ovale sowie zur Ausbildung einer respiratorischen und metabolischen Azidose. Es gibt Hinweise dafür, daß das Auftreten des respiratorischen Distress durch solche Einflüsse gefördert wird, die eine intrauterine Asphyxie verursachen (CLEMENTS und TIERNEY 1965, STRANG 1965, REYNOLDS und STRANG 1966, SCHOEDEL und RÜFER 1968).

In diesem Zusammenhang ist es interessant, daß bei Kaninchenfoeten eine Beschleunigung der Lungenepithelzellreifung und die vorzeitige Zunahme des Antiatelektasefaktors nach Kortikosteroidgabe festgestellt wurde (KOTAS und AVERY 1971, WANG et al. 1971). Entsprechend solchen und weiteren Tierversuchsergebnissen wurden Schwangeren vor der 32. GW Glukokortikoide verabreicht mit dem Ziel, die Syntheserate des Antiatelektasefaktors in der foetalen Lunge zu steigern bzw. seine Bildung vorzuverlegen, um bei Frühgeborenen dem Auftreten hyaliner Membranen vorzubeugen (AVERY 1975). Jedoch scheint bei Schafen der plötzliche physiologische Anstieg der foetalen Plasmakortikoide etwa 10 Tage vor der Geburt nicht der auslösende Reiz für die Bildung des Antiatelektasefaktors zu sein, obwohl Kaninchen-, Schaf- und Menschenlungen spezifische Glukokortikoidrezeptoren enthalten, die die Wirkung der Kortikoide auf die Zellreifung in der foetalen Lunge ermöglichen könnten. Die Schafversuche weisen aber aus, daß die im Blut zirkulierenden Kortikoide die Freisetzung des Antiatelektasefaktors in die Alveolen nicht veranlassen, so daß es fraglich ist, ob medikamentös erzeugte Blutkortikoidspiegel seine vorzeitige Bildung überhaupt bewirken. Das rechtzeitige physiologische Auftreten des Antiatelektasefaktors scheint genetisch oder durch andere Hormone determiniert zu sein (MESCHER et al. 1975). In Untersuchungen an Zwergschweinfoeten mit erniedrigtem Lipoidphosphatgehalt der Lunge konnte RÜFER (1972) die Wirksamkeit von Fluorkarbon nachweisen; kurzzeitige Flüssigkeitsbeatmung der lebenden Foeten mit einer internen Fluorkohlenstoffverbindung führte nach Entfernung der überschüssigen Flüssigkeit zu andauernder Erniedrigung der alveolären Oberflächenspannung.

5.6.3. Die praenatalen Atembewegungen

Erste Muskelbewegungen des Rumpfes und der Extremitäten werden bei 8 Wochen alten menschlichen Embryonen beobachtet. Ist der Foet 12 Wochen alt, haben nach Unterbrechung der Plazentarzirkulation einige dieser Bewegungen atmungsähnlichen Charakter (WINDLE et al. 1938). Es besteht kein Zweifel darüber, daß Säugetierfoeten imstande sind, rhythmische Bewegungen auszuführen, die sich wie eine rasche, oberflächliche Atmung oder sogar wie eine dyspnoische Schnappatmung ausnehmen. Beispiele dafür sind von vielen Untersuchern an verschiedenen Laboratoriumstieren beschrieben worden (PREYER 1885, COREY 1932, BARCROFT et al. 1940, WINDLE 1941, HOWATT et al. 1965, BERGSTRÖM et al. 1966, ŠVEHLOVÁ 1967, DAWES 1968a). Uneinigkeit herrscht dagegen nach wie vor in der einschlägigen Literatur über die Bedingungen, unter denen Foeten Atembewegungen vollführen bzw. darüber, ob sie es normalerweise und regelmäßig tun. Nachdem die meisten Autoren zu der 1968 von TOWERS formulierten Ansicht neigten, daß Foeten in physiologischem Zustand im Uterus nicht „atmen" (weiterführende Literatur bei TOWERS 1968, ADAMS 1965, HOWATT et al. 1965, BECKER et al. 1964), sind von experimenteller u. klinischer Seite erneut schwerwiegende Zweifel geäußert (DAWES et al. 1972, BODDY und MANTELL 1972) und die seit 1890 (AHLFELD 1890,1905) vertretenen und ebenfalls vielfach durch Beobachtungen und Experimente gestützten Hypothesen von der Existenz physiologischer Atembewegungen des Foeten im Uterus aktualisiert worden (s. auch SMITH 1959, WIESENER 1964a). DAWES et al. (1972) registrierten in Versuchen an Schafen bereits bei Foeten des 40. GT, das ist im ersten Drittel des praenatalen Lebens, gelegentliche, spontane Atembewegungen, die mit wachsendem Foetalalter an Zahl und Ausmaß zunahmen. Bei 66 Tage alten Schaffoeten, bei denen nach chronischer Implantation von Trachea-, Karotis- und Amnionkathetern die Beobachtungen über viele Tage fortgesetzt wurden, traten zuerst unregelmäßige, respiratorische Bewegungen sowie tiefere Schnappatemzüge auf. Die foetalen Atembewegungen während der gesamten weiteren intrauterinen Entwicklung waren von nur kleinen pulmonalen Volumenänderungen begleitet, die weniger als das Totraumvolumen ausmachten. Ab und zu führte eine verlängerte Exspiration zum Auswärtsfluß von Lungenflüssigkeit. Außerdem waren die Atembewegungen häufig mit verhältnismäßig bedeutenden Veränderungen der foetalen Herzfrequenz, des Blutdrucks und des Aortendurchflusses vergesellschaftet. Die unregelmäßige rasche Atemform trat zugleich mit anderen Erscheinungen des REM-Schlafes (State 2, s. S. 409) auf. Diese nach DAWES et al. (1972) normalerweise im Uterus ausgeführten Atembewegungen sind unabhängig vom HERING-BREUER-Reflex (s. auch S. 157), dessen Funktionstüchtigkeit jedoch ebenfalls am foetalen Schaf nachgewiesen werden kann durch künstliche Erniedrigung bzw. Erhöhung des intratrachealen Druckes, was jeweils zur Beschleunigung bzw. Verlangsamung einer zuvor experimentell induzierten, regelmäßigen und größere Volumina fördernden Atmung des Foeten führt (DAWES 1968a). Durchschneidung beider Nn. vagi im Halsbereich läßt den HERING-BREUER-Reflex erlöschen, nimmt jedoch keinen Einfluß auf die spontan auftretenden, unregelmäßigen, oberflächlichen Atembewegungen, deren Kontrolle und Steuerung ungeklärt bleiben. Der HERING-BREUER-Reflex spielt nämlich für die Steuerung der Neugeborenenatmung vermutlich eine äußerst wichtige Rolle, und die Durchschneidung der Nn. vagi bei der neugeborenen Katze hat tödliche Wirkung. Das Neugeborene verfügt noch nicht über ein reifes Gammakontrollsystem der Muskelspindeln seiner Interkostalmuskeln und des Diaphragmas (SCHWIELER 1968). Der gleiche Untersucher wies einen über Vagusafferenzen vermittelten Hemmeffekt auf die inspiratorische Tätigkeit der Interkostalmuskeln des Neugeborenen nach. Die foetalen Atembewegungen sind beim Menschen nach BODDY und DAWES (1975) von der 12. GW an registrierbar und ab da bis zur 20. GW wie beim unreifen Lammfoeten von unregelmäßigem Rhythmus. Nach der 36. Schwangerschaftswoche sollen viele Foeten so regelmäßig wie nach der termingerechten Geburt atmen, wobei die AF mit $30-70 \cdot \text{min}^{-1}$ angegeben wird. Diese mit einer Ultraschallmethode gemessenen foetalen Atembewegungen lassen sich BODDY und DAWES (1975) zufolge eindeutig von Extremitätenbewegungen und foetalem Schlucken unterscheiden.

Als gesichertes Wissen gilt, daß mechanische Reize und foetaler Sauerstoffmangel Atembewegungen veranlassen und daß Foeten im Tierexperiment nach Unterbrechung der Plazentarzirkulation Flüssigkeit ventilieren. HOWATT et al. (1965) beschrieben das Respirationsverhalten reifer Schaffoeten nach Abklemmen der Nabelschnur: Nach 1—2 Minuten fing der Foet an, Schnappatembewegungen mit einer Frequenz von $2 \cdot \text{min}^{-1}$ zu zeigen. Dabei wurden der Pleuradruck bis -68 cm H_2O und das verdrängte Flüssigkeitsvolumen bis zu 14,5 ml gefunden. War die Plazentarzirkulation 7 Minuten oder länger unterbrochen, stand die Schnappatmung nach vorhergehendem Frequenzabfall still, um nach Freigabe der Nabelschnur erneut einzusetzen und dann häufig in eine Phase regelmäßiger Flüssigkeitsventilation mit Raten zwischen 20 und $30 \cdot \text{min}^{-1}$ überzugehen. Dauer und Frequenz der Schnappatmung, Menge der ventilierten Flüssigkeit und Volumen des einzelnen Schnappers waren bei jüngeren Foeten geringer als bei reiferen. Zwischen den Schnappatemzügen war der Pleuradruck gleich dem atmosphärischen Druck. Am Ende einer Inspiration kehrte der negative Pleuradruck auf den Atmosphärendruck zurück, die Exspiration vollzog sich mit Strömungsraten zwischen 50 und 150 ml · min⁻¹ passiv. Während die Inspiration nur jeweils 0,5—1 s dauerte, dehnte sich die passive Exspiration über etwa 10 s aus. In der Phase der regelmäßigen Atmung bei Frequenzen über $20 \cdot \text{min}^{-1}$ wurde auch die Exspiration aktiv mit Pleuradrucken bis zu 12 cm H_2O und Strömungsraten bis zu 400 ml $\times \text{min}^{-1}$ ausgeführt. Messungen der Compliance ergaben Werte zwischen 9 und 14 ml · cm⁻¹ H_2O, des Strömungswiderstandes zwischen 900 und 1290 cm H_2O $\times$ l⁻¹ · s und des Trägheitswiderstandes einen Wert von 77 cm H_2O · l⁻¹ · s². Der vom foetalen Schaf aufgebrachte Pleuradruck ist sehr viel größer als bei Luftatmung, hauptsächlich wegen des hohen Atemwegswiderstandes gegenüber der Lungenflüssigkeit. Wird der foetale Strömungswiderstand mit dem Verhältnis der Viskositäten von Luft und Wasser (0,028) multipliziert, so wird ein Durchschnittswert von 29 cm $H_2O \cdot l^{-1} \cdot s$ erhalten, womit sich die Größen des Strömungswiderstandes von der Lunge des foetalen Schafes und des neugeborenen Menschen nahezu gleichen (s. Tabelle 7). Bei Luft ventilierenden Lungen wird der aufzubringende Druck im wesentlichen durch den Strömungswiderstand bestimmt, denn die Trägheitswiderstände sind vernachlässigbar klein. Dagegen trifft für die flüssigkeitsventilierte Lunge das Umgekehrte zu, so daß der entwickelte Druck über die entstehende Strömung entscheidet.

Aus Versuchen mit radioaktiv markierten Substanzen (HOWATT et al. 1965) oder mit Thorotrast (BECKER et al. 1964), die in das Amnion verschiedener Tierfoeten eingebracht wurden, kann sicher geschlossen werden, daß sich bei Foeten mit hypoxischer Schnappatmung eine beträchtliche Menge Amnionflüssigkeit mit der Lungenflüssigkeit vermischt und in den foetalen Lungen nachgewiesen werden kann. Niemals zeigte sich Thorotrast aus der Amnionflüssigkeit in den Lungen normaler, nicht asphyktisch gewesener Foeten. Es kann deshalb nach WINDLE (1941) und HOWATT et al. (1965) kaum bezweifelt werden, daß der Befund von Vernix caseosa, Lanugohaaren, Mekonium oder anderen festen Bestandteilen aus dem Amnion im Bronchialbaum von Neugeborenen unphysiologisch ist und auf einen vorangegangenen Zustand von Hypoxie im Uterus zurückgeführt werden muß, der zu tiefen Schnappatemzügen Veranlassung gegeben hat. HOWATT et al. (1965) erörtern zudem die Möglichkeit der Auswaschung des Antiatelektasefaktors aus den Lungen asphyktischer Foeten durch die Ventilation mit Amnionflüssigkeit. Die Entstehung des respiratorischen Distress vorzugsweise bei Kindern, die durch eine Periode intrauterinen Sauerstoffmangels gegangen sind, fände in einer solchen Möglichkeit eine seiner Ursachen (s. S. 142).

5.7. Der Beginn der Lungenbelüftung nach der Geburt

Bei einer natürlichen Geburt in Schädellage wird der Thorax des Foeten während seiner Passage durch den Geburtskanal zusammengedrückt und gestreckt. Der auf den kindlichen Brustkorb dabei ausgeübte Druck beträgt etwa 60 mm Hg und führt zu einer Verkleinerung des Thoraxvolumens. Wenn gegen Ende der Geburt auch das Abdomen des Kindes komprimiert wird, dringen aus Mund und Nase des bereits geborenen kindlichen Kopfes etwa 5 ml der in den oberen Luftwegsabschnitten schleimhaltigen Lungenflüssigkeit (JOHNSON 1962). Der positive intrathorakale Druck des Foeten sinkt nach der Befreiung desselben aus dem Geburtskanal auf nahezu 0 ab, und die plötzliche, mit dem Wegfall der Kompression des Brustkorbes unter der Geburt verbundene Volumenzunahme im Brustraum, die auf Grund der elastischen Spannung des Brustkorbes erfolgt, führt zum Einsaugen von Luft in Pharynx und oberen Respirationstrakt (KARLBERG 1960, FAWCITT et al. 1960). Nach KARLBERG (1960) macht die Menge der so eingeströmten Luft ein Viertel bis ein Drittel der zu erwartenden FRK aus. Während dieser kurzen Übergangsperiode zwischen der Geburt des Kindes und seinem ersten Atemzug tritt normalerweise keine Belüftung der Lungen selbst ein, obwohl das

Volumen der Luft im oberen Respirationstrakt und auch der intraoesophageale Druck Schwankungen unterworfen sein können, die das Ergebnis von dem Schlukken ähnlichen Bewegungen der Pharynxmuskulatur vor dem ersten Atemzug sind (BOSMA und LIND 1960). Weiterhin werden vor der ersten aktiven Inspiration nahezu immer Einwärtsbewegungen des Brustkorbes hauptsächlich in Höhe der 4.—6. Rippe, in manchen Fällen mehrfach, sichtbar. Beim ersten Atemzug erweitert sich dann der untere Teil des Brustkorbes infolge einer kräftigen Zwerchfellkontraktion, während die lateralen Partien des Thoraxes einwärts gezogen werden. Im Röntgenbild sieht man bei einer kräftigen ersten Inspiration die Trachea erweitert, eine vollständige oder nahezu vollständige Belüftung des Lungenparenchyms, den Herz- und Diaphragmaschatten scharf abgesetzt und das Zwerchfell in tiefer Stellung. Bei nur relativ oberflächlicher erster Einatmung erweitert sich die Trachea weniger, und die Belüftung kann wesentlich unvollständiger sein. Der untere posteriore Anteil der Lungen wird dabei eher und besser belüftet als die oberen und die vorderen Partien. Ein oder mehrere Lappen können beim ersten Atemzug noch unbelüftet bleiben (FAWCITT et al. 1960, LIND et al. 1963). Nach 20—30 s atmet das Neugeborene gewöhnlich zum 5. Mal, und dieser 5. Atemzug ist im allgemeinen derjenige, von dem an sich Blutgase und pH-Wert im Nabelarterienblut nach einer anfänglichen Asphyxie während der ersten Sekunden p. p. zu verbessern beginnen (CHOU et al. 1974). Das histologische Bild der Lunge Neugeborener zeigt zwischen den luftgefüllten Alveolen immer einige atelektatische und nicht alle Azini gleichmäßig ausgedehnt. Frühgeborene mit belüfteten Lungen weisen mehr kollaptische Alveolen auf als reife Neugeborene. In solchen Lungen kann auch der einzelne Alveolus mehr oder weniger mit Luft gefüllt sein. Die Lungenflüssigkeit, die in partiell belüfteten Alveolen noch enthalten ist, umschließt die Luft in gleicher Weise wie die Alveolenwand in einem vollständig mit Luft gefüllten Lungenbläschen (PLANK 1967). Weitere Einzelheiten über klinische Beobachtungen unterschiedlichen Beginns der Atmung menschlicher Neugeborener können dem Buch ,,The Physiology of the Newborn" (1959) von C. A. SMITH, S. 49/50 entnommen werden.

Die Folgen der beginnenden Belüftung der Lungen, die von der Aktivität der Atemmuskeln und ihrer nervalen Steuerung abhängt, sind mannigfaltig. Soweit sie die Lungenfunktion selbst betreffen, sollen sie im folgenden in drei Abschnitten besprochen werden: 1. die Ausbildung des alveolären Gasvolumens; 2. die Resorption der Lungenflüssigkeit und 3. die Steigerung der Lungendurchblutung.

5.7.1.   Die Ausbildung des alveolären Gasvolumens

Abb. 32a zeigt zwei Atemschleifen, die durch Einblasen von Luft durch die Trachea in die Lunge eines reifen Lämmchens, das noch nicht geatmet hatte, gewonnen wurden (STRANG 1965). Würde statt des positiven Druckes, der bei dieser künstlichen Beatmung angewendet wurde, der negative Pleuradruck einer aktiven Einatmung wirksam, so ergäben sich die gleichen Druck-Volumen-Beziehungen, so daß die abgebildeten Kurven tatsächlich die physiologischen Verhältnisse repräsentieren.

Bei der ersten Entfaltung der Lunge mit Luft wird ein Eröffnungsdruck von 18 cm H_2O benötigt, ehe überhaupt Luft in die Alveolen eintritt. Danach genügt ein geringer Druckzuwachs, um die Lunge nun rasch vollständig mit Luft zu füllen. Die Ausatmungskurve liegt weit links von der Einatmungskurve: Bei jedem Druck befindet sich während der Ausatmung erheblich mehr Luft in der Lunge als während der Einatmung. Selbst wenn der Beatmungsdruck 0 erreicht hat, verbleiben noch 25% des Gesamtgasvolumens in der Lunge. Für den zweiten Atemzug (gestrichelte Kurve) wird kein Eröffnungsdruck wieder gebraucht; das Lungenvolumen steigt auf 80% an bei einem Druck, der für den ersten Atemzug noch nicht als Eröffnungsdruck genügt hatte. Bei menschlichen Neugeborenen wurde das Volumen des ersten Atemzuges bei gleichzeitiger Registrierung des intraoesophagealen Druckes gemessen und 12—75 ml bei —4 bis —70 cm H_2O gefunden (KARLBERG et al. 1962, KOCH 1968a). Auf diese Weise bildet sich ein stabiles Alveolarvolumen als funktionelle Residualkapazität sogleich nach dem ersten Atemzug heraus, und die weitere Atmung kann mit verhältnismäßig kleinen Pleuradruckänderungen bewerkstelligt werden. Jeder folgende Atemzug ersetzt etwa 30% der FRK durch frische Luft, während der Austausch von Sauerstoff und Kohlendioxid zwischen Luft und Blut kontinuierlich vonstatten gehen kann (STRANG und MCGRATH 1962).

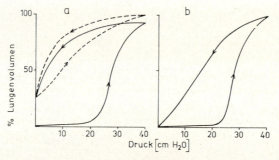

Abb. 32a) Beziehung zwischen Beatmungsdruck und Gasvolumen in der Lunge während des ersten (durchgezogene Kurve) und des zweiten (gestrichelte Kurve) Atemzuges eines reifen Lämmchens.

b) Beatmungsdruck und Gasvolumen der Lunge eines unreifen Lämmchens (122. Gestationstag; Gestationsdauer = 147 Tage). Die Kurven des ersten und zweiten Atemzuges fallen zusammen (nach STRANG 1965).

Für die unreife Lunge des 122 Tage alten Schaffoeten (Abb. 32b) sieht das Ergebnis der Beatmungsversuche wesentlich anders aus. Die Ausatmungskurve liegt dichter an der für reife und unreife Tiere gleich verlaufenden Einatmungskurve; beim Druck 0 ist die Lunge wieder so leer von Luft wie vor der ersten Beatmung. Folglich muß zu Beginn des zweiten Atemzuges und jedes weiteren erneut der Eröffnungsdruck aufgebracht werden, eine funktionelle Residualluft verbleibt nicht in der Lunge, und der Gasaustausch zwischen Luft und Blut kann nur während der Inspiration stattfinden. Die Ausbildung einer stabilen FRK und die gleichmäßige Verteilung dieses Volumens in der Lunge sind an das Vorhandensein des Antiatelektasefaktors in ausreichender Menge zur Formierung eines alveolären Oberflächenfilms gebunden (s. S. 140). Die Atemschleifen der ersten Atemzüge, besonders aber der ersten Ein- und Ausatmung menschlicher Neugeborener, haben eine mehr oder weniger quadratische Gestalt und zeigen damit einen großen Lungenwiderstand bei meist niedrigen Compliancewerten an. Die Atemarbeit für den ersten Atemzug ist signifikant größer als bei späterem ruhigem Atmen, liegt jedoch in der gleichen Größenordnung wie bei einige Tage alten schreienden Neugeborenen (KOCH 1968a).

5.7.2. Die Resorption der Lungenflüssigkeit

Die Lungen eines reifen Schaffoeten enthalten ein Flüssigkeitsvolumen, das der FRK (s. Abb. 24) des neugeborenen Lämmchens entspricht. Wenn die alveoläre Oberflächenspannung gering ist, wie normalerweise bei reifen Foeten, ist das in der Lunge befindliche Relaxationsvolumen (die elastische Spannung der Lunge wird durch die entgegengerichtete elastische Spannung des Thoraxes gerade kompensiert) etwa gleich groß für Flüssigkeiten und Gase. Bei großer Oberflächenspannung wäre das Flüssigkeitsvolumen größer als die Gasmenge. Es ist nun zu fragen, wohin die Lungenflüssigkeit verschwindet, wenn die Luftatmung beginnt. Die in der Lunge nach der Geburt verbleibende Flüssigkeitsmenge variiert in Abhängigkeit vom Geburtsmodus; sie wird nach einer Sectio caesarea, bei der der Foet den Geburtskanal nicht passiert, am größten sein. Da die Überlebenschance reifer, durch Sectio caesarea entbundener Kinder genau so groß ist wie nach einer vaginalen Entbindung, scheint das normalerweise nach der Geburt des Kopfes aus den oberen Luftwegen abfließende Flüssigkeitsvolumen für das Überleben des Kindes ohne Bedeutung zu sein (STRANG 1965). Von DAWES (1968a) stammt die Vermutung, daß das Auspressen von Flüssigkeit aus dem Respirationssystem des Foeten während seiner Passage durch den natürlichen Geburtskanal den tracheobronchialen Druck herabsetzen und dadurch zur pulmonalen Vasodilatation nach der Geburt (s. S. 153) beitragen könnte. Trotz der in den Lungen enthaltenen Flüssigkeit kommt es bei Beginn der Atmung zu relativ gleichmäßiger Ausdehnung der Lunge, ohne daß sich in den Alveolen etwa Schaum bildete. Der Schluß auf eine rasche Resorption der Flüssigkeit aus den Alveolen wird nahe gelegt. Systematische Bestimmungen des Lungengewichtes von Lämmern während der ersten postnatalen Lebensstunden erbrachten einen progressiven Lungengewichtsverlust von 45 g · kg^{-1} KG auf 22 g · kg^{-1} während der ersten 5 Stunden, danach aber keine wesentliche Gewichtsabnahme mehr (STRANG 1967b). Diese Gewichtsdifferenz entspricht nahezu der gesamten in der foetalen Lunge zum Zeitpunkt der Geburt befindlichen Flüssigkeitsmenge. Eine Reihe von Überlegungen und Befunden führten zu der Überzeugung, daß die Lungenflüssigkeit zu einem großen Teil über die Lymphgefäße abtransportiert wird (STRANG 1967b): Der Druck in den

Alveolarkapillaren gleicht sehr wahrscheinlich dem Druck in den Alveolen während der Inspiration, so daß zwischen Alveolen und Kapillaren kein Flüssigkeitstransport während der Einatmungsphase zustande kommt. Zugleich ist aber der Druck in den Alveolen höher als der Pleuradruck und auch höher als der Druck im Interstitium, wodurch ein Flüssigkeitsstrom aus den Alveolen in das Interstitium bewirkt werden könnte. Die Vermehrung der interstitiellen Flüssigkeit um ein großes Volumen proteinarmer Flüssigkeit aus den Alveolen erhöht den Druck im interstitiellen Raum bei gleichzeitiger Erniedrigung seines onkotischen Druckes. Beides führt zum Abströmen der Flüssigkeit aus dem Interstitium in das Blut über die Lymphgefäße, die im histologischen Präparat der einige Stunden lang beatmeten Neugeborenenlunge vom Menschen, Kaninchen und Schaf gegenüber dem Befund beim Foeten enorm erweitert erscheinen (AHERNE und DAWKINS 1964; TOWERS 1968). Messungen des Lungenlymphflusses beim Schaf vor und nach Beginn der Atmung ergaben das Ansteigen des Lymphstromes aus der Lunge um das Dreifache beim luftatmenden Tier für die Zeit der ersten 5—6 Lebensstunden. Bereits nach 2 Stunden waren etwa $2/3$ der Lungenflüssigkeit abtransportiert, davon 40% über die Lymphgefäße (NORMAND 1968). Aus der Lunge unreif geborener Schafe floß in der gleichen Zeit nur die Hälfte dieser Menge ab und davon nur 25% über die Lymphgefäße. Dabei fiel die Proteinkonzentration der Lymphe ab, und der Proteinabstrom nahm in einer Weise zu, daß mit der Auswaschung der Eiweiße aus der interstitiellen Flüssigkeit durch den großen Flüssigkeitsstrom von den Alveolen über das Interstitium in die Lymph- und Blutbahn gerechnet wird (HUMPHREYS et al. 1967).

Noch eine zweite Kraft wirkt auf die Lungenflüssigkeit ein, diese jedoch in entgegengesetzter Richtung. Die Oberflächenspannung, die sich bei Beginn der Luftatmung an der Grenzfläche zwischen Lungenflüssigkeit und Luft in den Alveolen ausbildet, entfaltet eine die Lungenflüssigkeit in den Alveolen zurückhaltende Kraft. Da diese Kraft der Oberflächenspannung proportional, beim reifen Neugeborenen also klein ist, fällt sie nur beim Frühgeborenen ins Gewicht, bei dem sie groß genug sein kann, um am Ende der Exspiration Lungenflüssigkeit aus dem Interstitium in die Alveolen zurückzubefördern (STRANG 1967b, NORMAND 1968, KOCH 1968a).

Histologische Schnitte von beatmeten Neugeborenenlungen hatten die Ansammlung von Protein im Interstitium und in den Lymphgefäßen gezeigt (AHERNE und DAWKINS 1964). Neuere Versuche mit radioaktiv markierten Molekülen verschiedener Größe erlaubten auf Grund ihrer meßbaren Wanderung zwischen Alveolen, Lymph- und Blutgefäßen in den Lungen von Schaffoeten die Bestimmung von Porengrößen in Kapillaren und Alveolenwänden. Es ließ sich ein Durchmesser von 150 Å für die auch morphologisch gefundenen Kapillarporen erweisen, während die Alveolarwände nur Durchtrittsflächen von 5,5 Å bieten. Das bedeutet, daß Plasmaeiweiße normalerweise nicht in die Alveolen gelangen (BOYD et al. 1969; NORMAND et al. 1971). Die Impermeabilität der alveolär-interstitiellen Schranke für Makromoleküle wird als mögliche Ursache für den sehr geringen Eiweißgehalt der Lungenflüssigkeit erwogen. Diese Verhältnisse ändern sich, wenn eine reife foetale Lunge mit Luft beatmet wird. Die Bewegungen der Ventilation scheinen den zeitweisen Zusammenbruch der alveolär-interstitiellen Schranke zu bewirken, so daß sie für Makromoleküle in beiden Richtungen durchlässig wird: Der Eiweißgehalt in Interstitium und Lungenflüssigkeit gleicht sich allmählich aus (1,5 g%). Die Empfindlichkeit der alveolär-interstitiellen Schranke gegenüber Störungen bei Beginn der Luftatmung ist bei unreifen Lungen besonders groß. Dieser Befund dient der Erklärung des Eindringens von proteinreicher Flüssigkeit in die Lufträume, die zur Bildung der hyalinen Membranen in der Lunge von Frühgeborenen mit respiratorischem Distress führt. Hyaline Membranen werden niemals in foetalen Lungen gefunden (NORMAND et al. 1970).

5.7.3. Die Steigerung der Lungendurchblutung

Akute und chronische Experimente zur Messung der Lungendurchblutung und des Pulmonalarteriendruckes sind an foetalen und neugeborenen Schafen ausgeführt worden. Die Ermittlung des Widerstandes der Lungengefäße des Foeten erfolgt nach der Beziehung

$$P_{VR} = \frac{P_{PA} - P_{LA}}{\dot{Q}_{PA} - \dot{Q}_D} \tag{34}$$

wobei P_{VR} der pulmonale Gefäßwiderstand, P_{PA} der Pulmonalarteriendruck, P_{LA} der Druck im linken Vorhof, $\dot{Q}_{PA}$ der Pulmonalarteriendurchfluß und $\dot{Q}_D$ der Durchfluß im Ductus arteriosus BOTALLI sind. Die Differenz unter dem Bruchstrich ergibt den Nettoblutstrom durch die foetale Lunge. Zunächst konnte festgestellt werden, daß der Lungengefäßwiderstand bei 75—90 Tage alten Schaffoeten höher ist als bei reifen Tieren vor der Geburt (CASSIN et al. 1964a) und daß der Durchfluß durch die foetale Lunge gegen Ende der Gestation, beim Schaf vor allem nach dem 120. Tag, zunimmt. RUDOLPH und HEYMANN (1970) halten den Zusammenhang zwischen der gesteigerten Lungendurchblutung und der vergrößerten Stoffwechselaktivität des Lungengewebes zur Bildung des Antiatelektasefaktors während der gleichen intrauterinen Entwicklungsphase für sehr gut möglich. Ergebnisse, die Lungendurchblutung und den Druck in der Pulmonalarterie betreffend, die nach der Applikation von Adrenalin, Noradrenalin, Acetylcholin und Histamin sowie unter dem Einfluß von Hypoxie, pH-Wert-Verschiebungen und Hyperkapnie erhalten wurden, sprechen für das Vorhandensein eines pulmonalen Vasomotorentonus, der möglicherweise durch Änderungen des inneren Milieus in jeder Richtung alteriert werden kann, auch schon bei jüngsten Foeten (CASSIN et al. 1964a, RUDOLPH und HEYMANN 1968). Die glatte Gefäßmuskulatur vermehrt sich entsprechend während der zweiten Schwangerschaftshälfte, die Lumina der Gefäße werden größer, ihre Wände dicker (WAGENVOORT und WAGENVOORT 1966, NAEYE 1966). Insgesamt aber macht die Blutmenge in der Lunge des Foeten nur einen kleinen Teil des Schlagvolumens aus, beim 60 bis 85 Tage alten Schaffoeten 3,7% oder 38 ml $\cdot$ 100 g^{-1} $\cdot$ min^{-1}, kurz vor der Geburt

7—10% oder 128 ml · min^{-1} · 100 g^{-1} Lunge (DAWES 1968a; RUDOLPH und HEYMANN 1970). Der pulmonale Gefäßwiderstand ist beim Foeten 5mal größer als der Widerstand im Systemkreislauf. Dieser große Lungengefäßwiderstand ist hauptverantwortlich für die geringe foetale Lungendurchblutung und den hohen Druck im Pulmonalkreislauf. Er veranlaßt die Umleitung des größeren Anteils des Schlagvolumens der rechten Herzkammer in die Aorta via Ductus BOTALLI. Den pulmonalen Widerstandsgefäßen entsprechen nach Untersuchungen an foetalen Ziegen (GILBERT et al. 1972) die Lungenarterien und -kapillaren mit einem Anteil von 84% am Gesamtwiderstand. Die restlichen 16% werden von den Lungenvenen jenseits des Kapillarbettes aufgebracht. Die Ursachen für den großen Widerstand im Lungengefäßsystem werden in zwei Gegebenheiten gesehen: Einmal liefern mechanische Faktoren der unbelüfteten, flüssigkeitsgefüllten Alveolen mit dem dichten Netz gewundener arterieller Kapillaren einen wesentlichen Beitrag (REYNOLDS 1956, BOLTON et al. 1969). Der Abfall des Gefäßwiderstandes und die Zunahme der Lungendurchblutung nach Ventilation foetaler Lungen mit einem beliebigen Gasgemisch, auch mit reinem Stickstoff, machen diese Effekte deutlich (CASSIN et al. 1964b). Bei Stickstoffbelüftung war der initiale Pulmonalarteriendruckabfall jedoch als Folge des wirksam werdenden Sauerstoffmangels von einer die Stickstoffapplikation überdauernden Vasokonstriktion mit Druckanstieg im Lungenkreislauf gefolgt (DAWES 1968a), woraus geschlossen wurde, daß andererseits der Sauerstoffpartialdruck (P_{O_2}) den Pulmonalgefäßwiderstand lokal reflektorisch oder über die Freisetzung eines gefäßaktiven Stoffes in hohem Maße beeinflußt (ASSALI et al. 1968b). Das wird um so verständlicher, als der O_2-Bedarf des foetalen Lungengewebes selbst keineswegs gering ist, sondern 5% des O_2-Verbrauchs des Gesamtorganismus beträgt (DAWES 1968a). ASSALI et al. (1968b) konnten einen bedeutenden Anstieg der Lungendurchblutung bei schlagartiger Verringerung des Gefäßwiderstandes zeigen, wenn der Sauerstoffpartialdruck im Lungenblut reifer Schaffoeten auf mehr als 35 mm Hg angestiegen war. Der vasodilatierende Effekt des Sauerstoffs auf den Pulmonalkreislauf tritt auch nach Zerstörung der die Lunge versorgenden autonomen Nerven auf; die Vasokonstriktion unter Hypoxie wird ebenfalls einer direkten Wirkung auf die glatte Gefäßmuskulatur oder der lokalen Freisetzung eines Vasokonstriktion verursachenden Stoffes (z. B. Noradrenalin) zugeschrieben (DAWES 1968a). Schwere Asphyxie paralysiert dagegen den Vasomotorentonus in der Lunge des foetalen Schafes, so daß der Gefäßwiderstand fast auf ein Minimum abfällt (BOLTON et al. 1969). Während sich eine nahezu lineare Beziehung zwischen steigendem P_{O_2} und abfallendem Pulmonalgefäßwiderstand nachweisen ließ, konnte, solange eine ausreichende Sauerstoffversorgung der Lunge gewährleistet war, kein Einfluß von verändertem CO_2-Partialdruck oder pH-Wert im Pulmonalarterienblut auf den Widerstand im Lungenkreislauf gefunden werden (ASSALI et al. 1970).

Nach der Geburt und dem Beginn der Atmung wächst die Lungendurchblutung um das Fünffache an. Dieser Zuwachs entsteht 1. als Folge der Umkehr des Stromes durch den Ductus BOTALLI, der nach dem Anstieg des Gefäßwiderstandes im Systemkreislauf (s. S. 214) nun von links nach rechts gerichtet wird und Aortenblut der A. pulmonalis zuführt, sowie 2. durch die Tatsache, daß alles im rechten Ventrikel ankommende Blut in den Lungenkreislauf ausgeworfen wird. Der Nettolungendurchfluß des Neugeborenen ergibt sich daher aus der Summe von $\dot{Q}_{PA}$ und $\dot{Q}_D$ (Pulmonalarterien- plus Duktusdurchfluß). Die stark vermehrte Lungendurchblutung nach Einsetzen der Luftatmung wird möglich wegen der entscheidenden Herabsetzung des Gefäßwiderstandes, die zu 25% durch die bei der Entfaltung der Lunge wegfallende mechanische Behinderung der Kapillardilatation (REYNOLDS 1956, STRANG 1966, BOLTON et al. 1969) und der Rest durch den angestiegenen P_{O_2} des der Lunge zufließenden Blutes zustande kommt (COOK et al. 1963). Auch die Entwicklung eines negativen Druckes um die Alveolen herum im Gefolge der entgegengesetzt wirkenden Kräfte von alveolärer Oberflächenspannung und Thoraxspannung als Ursache für eine Kapillarerweiterung ist diskutiert worden (ENHÖRNING et al. 1966). Die Mechanismen, durch welche der Sauerstoff die Widerstandsherabsetzung der Lungengefäße erzielt, sind noch unbekannt. In letzter Zeit ist vermutet worden, daß das Bradykinin eine wichtige Rolle bei der Umgestaltung des Kreislaufs zu Beginn der Atmung spielt (DAWES 1968a, CAMPBELL et al. 1968, ASSALI et al. 1971) und daß die Wirkung des Sauerstoffs auf die Gefäße durch die Freisetzung dieses Stoffes, der in foetalen Leukozyten gebildet wird, vermittelt sein könnte. Die Bradykininwirkung auf den foetalen Lungenkreislauf besteht in einer profunden pulmonalen Vasodilatation mit Senkung des pulmonalen Blutdrucks und als deren Folge in der Umlenkung des gesamten Schlagvolumens des rechten Herzens in die Lungenarterie (ASSALI et al. 1971).

Bei gesunden Kindern werden eine gute Belüftung und ausreichende Mehrdurchblutung der Lungen innerhalb weniger Minuten nach der Geburt erreicht (KARLBERG 1960). Bestimmungen des pulmonalen Blutvolumens pro Lungengewichtseinheit am Meerschweinchen zeigen jedoch noch einen über Stunden dauernden Zuwachs: innerhalb der ersten 5 Minuten 25%, in den ersten 7 Lebensstunden 85% und bis zur 16. Lebensstunde 100% (EVERETT 1952, EVERETT und SIMMONS 1954) des Erwachsenenwertes. Die pulmonale Kreislaufzeit beträgt bei weniger als eine Stunde alten Neugeborenen 1,85 s oder 4 Herzschläge, während es beim erwachsenen Menschen etwa 4 s dauert, bis das Blut durch die Lungengefäße vom rechten zum linken Herzen gelangt ist (BLANKENSHIP et al. 1965). Dabei konnte in Versuchen an Schafen gezeigt werden, daß sich die Lungenkreislaufzeit nach dem funktionellen Verschluß des Ductus arteriosus BOTALLI noch auf fast die Hälfte verkürzt (BARCLAY et al. 1942). Der pulmonale Durchfluß wurde für das 2—28 Stunden alte Neugeborene des Menschen zu 320 ml · kg^{-1} · min^{-1} bestimmt und das Ventilations-Perfusions-Verhältnis zu 0,37 berechnet (BURNARD 1966). Die Lungendurchblutungsrate bei 4—8 Tage alten Rhesusaffen ergab mit 300 ml · kg^{-1} · min^{-1} einen davon nicht wesentlich abweichenden Wert (BEHRMAN und LEES 1971). Die Umkehr des foetalen Rechts-Links-Stroms durch den Ductus BOTALLI in einen von links nach rechts gerichteten Shunt wird auch bei der Mehrzahl der untersuchten menschlichen Neugeborenen gefunden, die jünger als 15 Stunden sind. Der Pulmonalarteriendruck sinkt jedoch im Gegensatz zu dem, was man vom neugeborenen Schaf weiß, nicht plötzlich bei Beginn der Lungenventilation, sondern erreicht nach graduellem Abfall gegen Ende des ersten LT immerhin erst ein Niveau von 50% des mittleren Systemblutdrucks (Moss et al. 1963a, EMMANOUILIDES et al. 1964). Bei Kindern, denen man sofort nach der Geburt die Nabelschnur abklemmt, ist der Druck im kleinen Kreislauf bereits nach 4 Lebensstunden auf nahezu 50% des Aortendrucks gesunken, während spätes Abklemmen der Nabelschnur (3—5 Minuten p. p.) mit plazentarer Transfusion (s. S. 206) zu einem Pulmonalarteriendruck von annähernd 80% des Aortendrucks innerhalb der ersten 7 Lebensstunden führt (ARCILLA et al. 1966). Auch junge Hunde verhalten sich ähnlich: Zwischen dem 3. und 4. LT erreicht der Druck in der rechten Herzkammer eine Höhe wie beim erwachsenen Tier (AVERILL et al. 1963). Erst bei 75 Stunden alten menschlichen Neugeborenen wurde ein etwa dem Erwachsenenwert entsprechender Druck in der Pulmonalarterie ermittelt. Während der ersten Lebensstunde des Kindes kann der Druck im kleinen Kreislauf sogar denjenigen des Systemkreislaufs noch übertreffen und der foetale Shunt durch den Ductus arteriosus in die Aorta hinein erhalten bleiben. Es wird angenommen, daß der während dieser Zeit besonders niedrige P_{O_2} im Pulmonalarterienblut, der auch bis gegen Ende des 3. LT niedriger als später sein kann, eine gewisse Vasokonstriktion der pulmonalen Widerstandsgefäße nicht aufzuheben imstande ist. Mit dem Anstieg des P_{O_2} des Pulmonalarterienblutes jenseits der frühen Neugeborenenperiode wird die als foetaler Rest verbliebene Vasokonstriktion in der Lunge beseitigt, und der pulmonale Blutdruck kann auf den Erwachsenenwert abfallen, wobei sicher auch die sich allmählich vollziehenden morphologischen Umgestaltungsprozesse an der Lungengefäßmuskulatur beteiligt sind (EMMANOUILIDES et al. 1964; s. S. 137).

5.8. Die Steuerung der kindlichen Atmung

Seit BARCROFTS Untersuchungen (1946) am Schaffoeten nimmt man an, daß mit zunehmender Gestationsdauer die Reizintensität erhöht werden muß, wenn man foetale Atembewegungen auslösen will. Im Uterus befindet sich der Foet jedoch in einem Milieu, in dem Veränderungen auf ihn einwirkender sensibler oder chemischer Reize normalerweise minimal sind. Zudem verhalten sich die Chemorezeptoren im Glomus caroticum gegenüber solchen Schwankungen des arteriellen P_{O_2} oder P_{CO_2} unempfindlich, die beim Neugeborenen schon reizwirksam werden (BISCOE et al. 1969). Gröbere Änderungen der Sauerstoffsättigung des foetalen Karotisblutes — entsprechend einer P_{O_2}-Erniedrigung von 40 auf 20 mm Hg — erzeugten beim Schaffoeten Hypertension im Systemkreislauf und Tachykardie; noch weitere Senkung des P_{O_2} war mit Bradykardie und Kreislaufversagen verbunden. Aus solchen Befunden ergibt sich die wichtige Schlußfolgerung, daß die Chemorezeptoren während des intrauterinen Lebens an der Kreislaufregulation teilhaben (DAWES 1968a, DAWES et al. 1969a), da der foetale Gasaustausch hauptsächlich von der Durchflußrate durch die Nabelschnurgefäße bestimmt wird (PURVES und BISCOE 1966).

Die tonische Aktivität der Chemorezeptoren selbst ist bei einem P_{O_2} von 20 bis 25 mm Hg im foetalen Karotisblut sehr gering, wird durch erhebliche Schwankungen des mütterlichen arteriellen P_{O_2} nicht beeinflußt und kann durch Injektion von Salzlösung oder Blut mit hoher Sauerstoffspannung in die Arteria carotis des Foeten unterdrückt werden. Die Aktivität des Halssympathikus ist gleichermaßen gering und durch Veränderungen des foetalen arteriellen P_{O_2} unbeeinflußbar. Wenn aber die Nabelschnur abgeklemmt wird, steigt die vom Sympathikus ableitbare Aktionspotentialfrequenz sehr schnell an und zeigt Entladungsgruppen noch vor dem ersten Atemzug. Der Zunahme der Sympathikuspotentiale folgt fast sofort ein vergleichbarer Aktivitätszuwachs der Chemorezeptoren. Der erste Atemzug tritt ein, nachdem die Impulsfolge von Sympathikus und Chemorezeptoren einen neuen, gleichbleibenden Stand erreicht hat. Der Anstieg des P_{O_2} im arteriellen Blut nach Beginn der Luftatmung läßt die Potentialfrequenz an den Chemorezeptoren und vom Halssympathikus wieder abnehmen; trotzdem bleiben beide auf einem 10 bis 100mal höheren Niveau als während der intakten Plazentarzirkulation. Sie antworten von nun an auf geringe Schwankungen im P_{O_2} und P_{CO_2} des arteriellen Blutes (BISCOE und PURVES 1965). Diese an Schafen erhobenen Befunde wurden von PURVES (1967) dahingehend interpretiert, daß der Beginn der Luftatmung genau wie später der Beginn jeder einzelnen Einatmung eng mit der Aktivierung des Sympathikus verbunden ist. Die Steigerung des Sympathikustonus wird als eine Manifestation der Aktivierung medullärer Neurone des Atemzentrums betrachtet, zumal die Sympathikusimpulsfolge beim Erwachsenen sich als abhängig vom Atemrhythmus mit seiner zum Teil zentralen Genese erwiesen hatte. Das Respirationszentrum, von dem BARCROFT (1946) annahm, es sei während des späteren Foetallebens aktiv gehemmt, könnte bei der Geburt durch extero- und propriozeptive Reize aktiviert werden, unter denen die von Thermorezeptoren der feuchten, abgekühlten Haut sicher von Bedeutung sind (DAWES 1965, HARNED et al. 1970, HARNED und FERREIRO 1973). Nach einer normalen Geburt oder einer Sectio caesarea sind die medullären respiratorischen Neurone einer Flut neuer, afferenter Impulse ausgesetzt. Auch die Barorezeptoren, die durch die Blutdruckveränderungen infolge der Kreislaufumschaltung gereizt werden, könnten solche Impulse zur Aktivierung des Atemzentrums beisteuern, obwohl die experimentelle Beeinflussung des foetalen Blutdrucks noch nicht zur Auslösung von Atembewegungen führt (PAGTAKHAN et al. 1971). Das aktiv gewordene Atemzentrum sendet dann nicht nur efferente Impulse über den N. phrenicus und die Interkostalnerven aus, sondern veranlaßt auch eine erhebliche Zunahme des Sympathikustonus, die nicht notwendig auf den zervikalen Sympathikus beschränkt sein muß. Die erste Folge der Sympathikusaktivierung wäre die Einschaltung der Chemorezeptoren in die Atemregulation des Neugeborenen (BISCOE et al. 1969). Durch neuere Versuche mit Ganglienblockaden an der Trachea- und Bronchialmuskulatur foetaler und neugeborener Schafe (ISABEL et al. 1972) wurde noch eine andere wichtige Wirkung des Sympathikus auf die Atmung des Neugeborenen unterstrichen: Während im Foetalleben ein überwiegender Vagustonus auch die Steuerung des Muskeltonus der Bronchien beherrscht, folgt aus der Zunahme der

Sympathikusaktivität nach der Geburt eine Tonusabnahme der glatten Muskeln in Trachea und Bronchien und befördert dadurch die Erweiterung der Luftwege bei jeder Einatmung. In diesem Sinne wird die pathophysiologische Grundlage für das kindliche Asthma bronchiale als ein Restzustand foetalphysiologischer Verhältnisse gedeutet (TOWERS 1968).

Die Mitwirkung von Katecholaminen aus der Nebenniere scheint für die Steuerung des postnatalen Atembeginns keine Bedeutung zu haben. Obwohl die durch den N. splanchnicus vermittelte Sekretion der Nebennieren einen generellen Aktivitätszuwachs im sympathischen System widerspiegelt, kommt die Freisetzung von Katecholaminen nach Nabelschnurabklemmung doch nur bei der Entstehung einer extremen Hypoxie zustande (COMLINE und SILVER 1966). Die Aktivierung des Atemzentrums nach der Geburt und vor Beginn der Lungenbelüftung ist sicherlich ein komplexer Prozeß und kann nicht allein aus der Wirkung peripherer Reize, die das Neugeborene empfängt, oder aus der Änderung seiner Blutgaszusammensetzung erklärt werden. Eine bisher in ihrem Wirkungsmechanismus noch nicht bekannte direkte Enthemmung des Zentrums selbst scheint außerdem im Spiel zu sein (PURVES 1967).

Vom ersten Atemzug an sind die Chemorezeptoren bis ins Erwachsenenalter hinein an der Atemregulation beteiligt (SCHWIELER 1968). Unter den Bedingungen andauernder Hypoxie, die zunächst über eine Zunahme der Entladungen der Chemorezeptoren als Atemantrieb wirkt, kommt es bei neugeborenen Katzen, Kaninchen (SCHWIELER 1968), Lämmchen (DAWES 1968a) und Menschen (BRADY und DUNN 1970) in einer zweiten Phase zur Atemdepression. Mit fortschreitender Hypoxie wurde bei Katzen und Kaninchen das Absinken der CO_2-Spannung und das Ansteigen des pH-Wertes im arteriellen Blut festgestellt, die eine Reduzierung des oxidativen Stoffwechsels anzeigen. Die fehlende Stimulierung des Atemzentrums hypoxischer Neugeborener durch den sonst unter Sauerstoffmangel bei älteren Säuglingen, Kindern und Erwachsenen ansteigenden CO_2-Gehalt des Blutes wird für das biphasische Verhalten der Atmung des Neugeborenen unter Hypoxie verantwortlich gemacht. Die Ursache für die bekannte Tatsache, daß Neugeborene unter Sauerstoffmangel länger überleben als Erwachsene, ist in ihrer größeren Fähigkeit zu suchen, aus anaeroben Stoffwechselquellen Energie zu gewinnen (HIMWICH 1951; s. auch S. 445).

Der durch erhöhte CO_2-Spannung bei normalem P_{O_2} im Karotissinusblut foetaler Schafe auslösbare erste Atemzug tritt später als die bei erniedrigter Sauerstoffspannung einsetzende Atmung ein. Diese verzögerte CO_2-Antwort wird auf eine geringere Empfindlichkeit der peripheren oder zentralen Chemorezeptoren beim neugeborenen Schaf gegenüber Hyperkapnie zurückgeführt (WOODRUM et al. 1972). Bei menschlichen Neu- und Frühgeborenen mit bereits etablierter, regelmäßiger Atmung sind allerdings Befunde erhoben worden, die für eine höhere CO_2-Empfindlichkeit des Atemzentrums sprechen als im späteren Leben, wenn man die Kinder Gasgemische mit normalem Sauerstoff- und 0,05%, 1% oder 2% CO_2-Gehalt atmen ließ. In jedem Falle kam es zu statistisch signifikantem Atemantrieb, der größer als beim Erwachsenen unter vergleichbaren Bedingungen war

(CROSS et al. 1953; s. aber auch S. 161). Weitere pathophysiologisch-klinisch orientierte Untersuchungen zum Einfluß von Änderungen der O_2- und CO_2-Drucke auf die Atmung des neugeborenen und älteren Säuglings werden bei WENNER (1968) mitgeteilt.

Während die chemische Atemregulation von der Geburt an funktionstüchtig ist (BRADY et al. 1964), finden sich für die Selbststeuerung der Atmung Unterschiede zwischen der Neugeborenenperiode und dem Erwachsenenalter. Die pulmonalen Dehnungsrezeptoren, die die Meßfühler im Regelkreis der mechanischen Atemregulation über den HERING-BREUER-Reflex darstellen, zeigen in der Neugeborenenperiode verschiedener Säugetierspezies (DAWES und MOTT 1959a, Kaninchen; HUGHES, D. T. D. et al. 1967, Schaf; SCHWIELER 1968, Katze) zwar eine niedrigere Entladungsfrequenz als später, senden ihre Impulse aber kontinuierlich bei bestehender Dehnung der Lunge aus. Vergleichende morphologische Befunde der zugehörigen bronchialen Afferenzen mit anderen sensiblen Nerven sprechen für ihren relativ reifen Entwicklungsstand zum Zeitpunkt der Geburt. Der HERING-BREUER-Reflex der neugeborenen Katze gewinnt für die Aufrechterhaltung der unausgesetzten Atmung besonders deshalb an vitaler Bedeutung, weil das Gammakontrollsystem der Interkostalmuskulatur noch unentwickelt und die sensiblen Interkostalnerven verhältnismäßig unreif sind. Die Kontrolle des Dehnungszustandes der Interkostalmuskeln und des Diaphragmas ist somit ausschließlich auf Afferenzen im Lungenvagus angewiesen (SCHWIELER 1968). Beim neugeborenen Menschen erwies sich der HERING-BREUER-Reflex funktionstüchtig und stärker ausgebildet als beim Erwachsenen (CROSS et al. 1960), so daß hier ebenfalls das Fehlen des Gammakontrollsystems der Interkostalmuskelspindeln vermutet wird. Ein wesentlicher Unterschied zwischen Neugeborenen- und Erwachsenenatemregulation besteht in dem minimalen Einfluß von seiten der thorakalen Hinterwurzelafferenzen, deren Durchschneidung bei neugeborenen Katzen ausgeführt werden kann, ohne daß sich ihre Atmung verändert (SCHWIELER 1968).

HARTHORN (1975) weist neuerlich darauf hin, daß beim Studium der Atemsteuerung von Neugeborenen sowohl die stateabhängigen Modifizierungen der AF und des AZV wie auch der Stand der Reifung des Zentralnervensystems als individuelle Parameter berücksichtigt werden müssen und die Tatsache speziesdifferenter Entwicklungen eine bedeutende Rolle spielt.

Jenseits der Neugeborenenperiode entwickeln sich die Mechanismen der Selbststeuerung der Atmung sehr bald zum Erwachsenenzustand. Von welchem Säuglingsalter an bei den verschiedenen Spezies mit dem Abschluß dieser Entwicklung gerechnet werden kann, ist im einzelnen nicht bekannt.

5.9. Die postnatale Entwicklung der Lungenfunktion

Einen Einblick in das Ausmaß der Funktionsentwicklung der Lunge während des postnatalen Wachstums kann der Vergleich zwischen Atemgrößen des Neugeborenen und des jugendlichen Erwachsenen geben, der das Ende der hier betrachteten Entwicklung markiert, die mit der nach 30—60 Lebensminuten voll funktionstüchtigen Neugeborenenatmung beginnt. Ein solcher Vergleich macht außerdem klar, wie wenig berechtigt es ist, in der Respirationsweise des jugendlichen Erwachsenen das Ziel der kindlichen Atmungsentwicklung zu sehen, weil sich herausstellt, daß die durch die Wärmeproduktion des Körpers determinierte Atmung den Erfordernissen jeder Altersstufe angepaßt ist. Da der Basalmetabolismus, bezogen auf die Körperoberfläche, beim Neugeborenen und beim Erwachsenen nicht gleich groß ist, eignet sich die Einheit der Wärmeproduktion am besten als Bezugsgröße für unseren Vergleich. Während der Sauerstoffverbrauch pro kg KG des reifen Schaffoeten in utero dem des Mutterschafes entspricht, steigt er nach der Geburt um das Dreifache an. Dieser erheblich vergrößerte Sauerstoffbedarf des geborenen Lämmchens resultiert aus der Notwendigkeit, die Körpertemperatur unter den Bedingungen des extrauterinen Lebens aufrechtzuerhalten und der Tatsache, daß das Verhältnis zwischen Körperoberfläche und Körpergewicht von Muttertier zu Neugeborenem wie 1:3 ist (DAWES und MOTT 1959b). Die im weiteren besprochene Tabelle (s. Tab. 8) folgt den Ergebnissen und Berechnungen aus Versuchen am Menschen von COOK et al. (1955, 1957). In Spalte I sind die Normwerte des Erwachsenen aufgeführt. Das Verhältnis zwischen der Neugeborenen- und der Erwachsenenwärmeproduktion beträgt 115:1610 kcal

Tabelle 8. Die Atmung bei Neugeborenen im Vergleich zu jugendlichen Erwachsenen (verändert nach COOK et al. 1955).

Vergleichsgrößen	I	II	III
	Normwerte jugendl. Erwachsener	vorausberechnete Normwerte für Neugeborene	Mittelwerte aus Meßdaten von gesunden Neugeborenen
Körpergewicht in kg	70	2,5	2,5
Basalstoffwechsel in kcal pro 24 Std.	1610	115	115
O_2-Verbrauch pro min in ml	232	16,6	17
CO_2-Produktion pro min in ml	200	14,3	12,3
Atemminutenvolumen in ml	6000	430	498
Alveoläre Ventilation pro min in ml	4140	296	355
Funktionelle Residualkapazität in ml	2700	193	70
Atemfrequenz	12	—	34
Atemzugvolumen in ml	500	13	15
Funktioneller Totraum in ml	155	4	5
Totraum/Atemzugvol.	0,31	—	0,32
Ventilationskoeffizient	0,13	0,13	0,13
Compliance in ml · cm^{-1} H_2O pro ml FRK (spezif. Compliance)	0,063	—	0,065
Intraoesophageale Druckdifferenz in cm H_2O	4,7	—	5,0
Atemarbeit pro min in cmp	16900	1210	1450

in 24 Stunden. Die Spalte II enthält die entsprechend diesem Verhältnis aus den Standarderwachsenenwerten vorausberechneten Atemgrößen für Neugeborene mit einem KG von 2,5 kg und die Spalte III die realen Mittelwerte, die Cook et al. (1955) aus Messungen der Atemgrößen solcher Kinder errechneten.

Der Vergleich der in der Tabelle aufgeführten, auf den Basalstoffwechsel bezogenen, aus den Werten von Erwachsenen berechneten und den gemessenen Atemgrößen von Neugeborenen ergibt annähernd Übereinstimmung für das Minutenvolumen, die alveoläre Ventilation und die Atemarbeit. Unter Berücksichtigung der hohen AF der Neugeborenen bei der Vorausbestimmung des Atemzugvolumens und des funktionellen Totraums sowie deren Verhältnis zueinander werden auch für diese Größen nahezu entsprechende Werte bei Erwachsenen und Neugeborenen gefunden. Lediglich die funktionelle Residualkapazität erweist sich als signifikant kleiner beim Neugeborenen, während der Ventilationskoeffizient für beide Altersgruppen den gleichen Wert ergibt. Die höhere AF Neugeborener ist offenbar nicht nur wegen des bei ihnen kleinen Totraumvolumens möglich — die Totraumventilation macht etwa 7% der alveolären Ventilation aus (Koch 1968b) —, sondern den elastischen und viskösen Eigenschaften der Neugeborenenlunge optimal angepaßt, was sich auch in der fast gleichen Größe der spezifischen Compliance von Erwachsenen und Neugeborenen ausspricht (Karlberg 1970). Schließlich zeigt das funktionell so wichtige Verhältnis von Sauerstoffverbrauch zu alveolärer Ventilation bei Erwachsenen und neugeborenen Kindern eine auffallende Annäherung (39 bzw. 33 ml pro l ventilierte Luft; Cross 1965).

Messungen der Diffusionskapazität (Koch 1968b) bestätigen die Überzeugung von der funktionstüchtigen Atmung bereits des neugeborenen Kindes. Der zunächst überraschende Befund der gleich großen relativen Diffusionskapazität bei Neugeborenen und Erwachsenen findet seine Erklärung durch Ergebnisse von morphologischen Untersuchungen von Dunnill (1962) und Weibel (1970), die das Wachstum der Austauschkapazität der Lunge stets proportional zum Körperwachstum zeigen konnten. Während die alveoläre Sauerstoffspannung (P_{AO_2}) in der Neugeborenenlunge des Menschen in der gleichen Größenordnung wie beim Erwachsenen liegt, wurde eine durchschnittlich signifikant höhere O_2-Partialdruckdifferenz von rund 30 mm Hg zwischen Alveole und arteriellem Blut (P_{aO_2}) im Neugeborenenalter gemessen (Koch 1968b), für die im wesentlichen die Beimischung venösen Blutes in den postpulmonalen Kreislauf als Folge eines weiter bestehenden Rechts-Links-Shunt im transitorischen Kreislauf (s. S. 210), der knapp 10% des Herzminutenvolumens betragen kann (s. S. 214), verantwortlich gemacht wird. Das im Neugeborenenalter niedriger als beim Erwachsenen gefundene Ventilations-Perfusions-Verhältnis (0,65), das man aus den Größen der alveolären Ventilation und des Gesamtblutdurchflusses berechnen kann, trägt außerdem zu der hohen P_{AO_2}-P_{aO_2}-Differenz bei (Koch 1970). Stahlman und Sexton (1961) führen das niedrige Ventilations-Perfusionsverhältnis des Neugeborenen auf den gesteigerten Blutdurchfluß durch die Lunge zurück, verursacht durch einen von links nach rechts gerichteten Shunt via Ductus Botalli (s. S. 214). Die Folge eines solchen Kreislaufverhaltens könnte auch der beim gesunden Neugeborenen stets gefundene niedrige CO_2-Partialdruck im arteriellen Blut sein (s. u.).

Der O_2-Partialdruck erreicht 5—10 Minuten nach der Geburt im Blut der absteigenden Aorta einen Wert von 50 ± 10 mm Hg, nach 5 Lebensstunden bereits 74 ± 12 mm Hg, was einer Sauerstoffsättigung von $96 \pm 3\%$ entspricht (KOCH 1968a). Bei vielen Kindern ließ sich durch Untersuchungen des Blutes aus dem linken Vorhof eine 95%ige O_2-Sättigung des Pulmonalvenenblutes bereits innerhalb von 15 Minuten nach der Geburt feststellen (JAMES 1959, s. S. 214 u. Abb. 41). Der arterielle CO_2-Partialdruck (P_{aCO_2}) fällt während der ersten 5—10 Minuten post partum auf 46 ± 7 mm Hg ab (KOCH 1968a). Nach 30—60 Minuten sind P_{aCO_2}-Werte von 38 bzw. 36 mm Hg erreicht, und die respiratorische Azidose des Neugeborenen ist im allgemeinen überwunden (KOCH 1968a). Einige Kinder zeigten während der ersten Lebensminuten sogar eine CO_2-Elimination, die die Produktionsrate von CO_2 im Gewebe überstieg, während gleichzeitig die metabolische Azidose (s. S. 89) noch zunahm. ENGSTRÖM et al. (1966) bezeichnen diesen Befund als positiven respiratorischen Ausgleich („positive respiratory balance"). Nach dem ersten Lebenstag besitzt das Neugeborene eine nur sehr geringe oder gar keine P_{CO_2}-Differenz (0—2 mm Hg) zwischen Alveolarluft und arteriellem Blut (NELSON et al. 1962, WULF 1963, KOCH 1968b). Die Rückbildung der metabolischen Azidose, untersucht durch Bestimmungen des Laktatspiegels im arteriellen Blut, nimmt bis zu 24 Stunden in Anspruch, zu welchem Zeitpunkt der Säure-Basen-Status des Neugeborenen dem der Mutter vor der Entbindung gleicht. Das bedeutet, daß eine Hypokapnie von im Mittel 33 mm Hg, eine Hypobasaemie von 20 mval $\cdot$ l^{-1} St. B., eine Bikarbonationenkonzentration von 19 mval $\cdot$ l^{-1} und ein pH von etwas unter 7,4 bestehen, Verhältnisse also, denen der Foet im Uterus ausgesetzt war. Schon im Laufe der ersten Lebenswoche — nach anderen Autoren erst später — steigen der P_{aCO_2} und die Standard-Bikarbonatkonzentration an bis zur unteren Grenze des Erwachsenennormwertes bei nach dem initialen Abfall im wesentlichen unverändertem Laktatspiegel. Die Veränderungen, die pH-Wert, P_{aCO_2}, St. B., P_{aO_2} und Sauerstoffsättigung im Laufe der ersten 7 Tage erfahren, sind dem Lebensalter signifikant korreliert. Sie können mit Hilfe von Regressionsgleichungen vorausberechnet und so von pathologischen Entwicklungen abgegrenzt werden:

$$\text{pH-Wert} \qquad y = 0{,}04 \cdot \lg x + 7{,}29 \qquad (35)$$

$$P_{aCO_2} \text{ [mm Hg]} \qquad y = -2{,}51 \cdot \lg x + 38{,}6 \qquad (36)$$

$$\text{St. B. [mval} \cdot \text{l}^{-1}\text{]} \qquad y = 1{,}14 \cdot \lg x + 18{,}3 \qquad (36)$$

$$P_{aO_2} \text{ [mm Hg]} \qquad y = 7{,}7 \cdot \lg x + 58{,}7 \qquad (37)$$

$$O_2\text{-Sättigung (\%)} \qquad y = 49{,}2 \cdot \lg x + 88{,}8 \qquad (37)$$

Für x ist jeweils das Lebensalter in Stunden einzusetzen (KOCH 1968a).

Im Alter von 1—2 Wochen ist der neugeborene Säugling bereits in der Lage, die künstliche Erhöhung des CO_2-Gehaltes auf 4% in der Einatmungsluft mit einer Hyperventilation zu beantworten und dadurch eine Retention von CO_2 und einen Anstieg des CO_2-Partialdruckes in der Alveolarluft zu verhindern. Solange die alveoläre CO_2-Spannung noch niedrig ist, ein Phänomen, über dessen Ursache noch keine endgültige Klarheit herrscht (WENNER 1968), bleibt die Steigerung der alveolären Ventilation nach Reizung mit 4% CO_2 in der Inspirationsluft aus (STAHLMAN und SEXTON 1961). Die O_2-Aufnahme im Verhältnis zur alveolären Ventilation ist, wie schon erwähnt, bei Neugeborenen und Erwachsenen nahezu gleich groß. Allerdings gibt es einen Unterschied bezüglich der pulmonalen Reservekapazität, mit der die Differenz zwischen maximal möglicher Sauerstoffaufnahme bei Belastung und der O_2-Aufnahme unter Basalstoffwechselbedingungen gemeint ist. Die pulmonale Reservekapazität wird durch die Transportfähigkeit des Kreislaufs für Sauerstoff wesentlich bestimmt. Sie ist eine Funktion der Körpergröße und wächst mit steigendem Lebensalter entscheidend. Beim Neugeborenen mit einer Körperlänge von 50 cm beträgt sie etwa 20 ml · min^{-1}, beim Jugendlichen von 170 cm Körperlänge etwa 3300 ml · min^{-1} (KARLBERG 1970). Ein junger Säugling kann seinen Sauerstoffverbrauch bei Leistungsanforderungen, z. B. zur Aufrechterhaltung der Körpertemperatur in kühler Umgebung, nur um das Zwei- bis Zweieinhalbfache erhöhen (s. S. 59); dagegen ist der jugendliche Erwachsene zu einer Sauerstoffverbrauchssteigerung um das 10—15fache befähigt. Die Begrenzung der O_2-Konsumption hängt dabei nicht so sehr von Faktoren der Atmung ab — das AMV des Säuglings kann während des Schreiens das 4—6fache der Ruheatmung betragen —, sondern u. a. außerdem von der Lungendurchblutung und vom Herzzeitvolumen (CROSS 1965).

6. Herz-Kreislaufsystem

Zu Beginn des vorangehenden Kapitels war behauptet worden, daß von klinischer Warte aus betrachtet die Atmung die wichtigste Funktion eines neugeborenen Kindes sei. Diese Aussage bedarf nun einer Ergänzung, nachdem die dynamische Verknüpfung zwischen respiratorischer und zirkulatorischer Funktion besonders während der kurzen Periode der Etablierung der Luftatmung nach der Geburt deutlich geworden ist. Tatsächlich stellt die Anpassung des Foeten an das extrauterine Leben einen überaus vielgestaltigen, den ganzen Organismus betreffenden Prozeß dar. Alle ärztlichen Bemühungen, das Überleben des Neugeborenen gefährdende Abweichungen vom Ablauf der physiologischen Anpassung zu verhindern oder zu beheben, können durch Kenntnis der normalen prae- und postnatalen Entwicklung gerade auch der Herz-Kreislauf-Funktion unterstützt werden, weil der erfolgreiche Eintritt des Kindes in das extrauterine Leben von der prompten Umstellung des Respirations- *und* des Kreislaufsystems abhängig ist. Außerdem wird durch Befunde der Entwicklungsmorphologie und -physiologie das Verständnis der angeborenen Kardiopathien wesentlich gefördert. Schließlich sei daran erinnert, daß kaum eine Erkrankung im frühen Kindesalter ohne mehr oder weniger dramatisches Fehlfunktionieren des Herz-Kreislaufsystems abläuft, so daß auch unter diesem Aspekt Veranlassung besteht, sich mit der Entwicklungsphysiologie von Herz und Kreislauf zu beschäftigen.

6.1. Funktionelle Morphologie und Physiologie des embryonalen Herz-Kreislaufsystems

Zwischen dem 20. und 50. Tag des Embryonallebens vollzieht sich beim menschlichen Keimling die Organogenese von Herz und Blutgefäßen (GOERTTLER 1971). Die Angiogenese beginnt mit der Bildung primärer Blutinseln, die kanalisiert werden und sich zu kapillären Plexus zusammenfügen. Die ersten venösen und arteriellen Gefäße entstehen also nicht etwa vom Herzen aus, sondern in sog. Kanalisierungsgebieten an verschiedensten Stellen des Embryokörpers, die in einer bevorzugten Richtung vakuolisiert und so aufgelockert werden. Die Kanalisierung innerhalb des Mesoderms beginnt in der Gegend des Amnions und bildet die Anlagen der Venae umbilicales bereits beim 2 mm langen, 3 Wochen alten Embryo. Sie setzt sich über die Herzanlage fort in die Kanalisierungszonen der Aortenanlagen. Beim 2,5 mm langen Embryo sind dann schon paarige, symmetrisch angeordnete Kopf- und Rumpfvenen sowie die beiden Arteriae umbilicales vorhanden. Mit der Abfaltung des Embryos von den Eihäuten ist die Entstehung der Nabelschnur verbunden. Da ihre Blutgefäße ungleich schnell wachsen, dreht sie sich um ihre Längsachse. Die Arterien entwickeln in dem flüssigkeitsreichen Stroma des Amnions keine längsgestraffte Adventitia, die ihr Längenwachstum behindern könnte, so daß sie schließlich mehrere Dezimeter lang werden. Die ursprünglich ebenfalls paarig und seitengleich angelegten Aorten wachsen in der 5. Entwicklungswoche zusammen. Der Auf- und Umbau der bilateralsymmetrischen Kiemenbogenarterien (anatomisch-topographische Details bei PREYER 1885 und DOERR 1955) führt in der 7. Entwicklungswoche dazu, daß nach Auflösung der Verbindung zwischen dem 3. und 4. Kiemenbogen die Blutströmung in den bleibenden Gefäßen der A. carotis communis und der Aorta descendens bereits entgegengesetzt gerichtet ist. Ein weiteres Beispiel für eine Kanalisierung als Vorbereitung für die Entwicklung von Blutgefäßen bietet sich am Herzen selbst: Das Epikard wird im Sulcus coronarius im Laufe der Entwicklung von seiner Unterlage abgehoben. In diesem neu entstandenen Raum bilden sich Koronargefäße aus (s. aber auch u.).

Bei allen solchen Entwicklungsvorgängen verbinden die jeweils gerade ausgebildeten Arterien regelmäßig Orte größeren Sauerstoffverbrauchs mit solchen größeren Sauerstoffangebots. BLECHSCHMIDT (1960, S. 150) unterstreicht in diesem Zusammenhang die Bedeutung der Blutgefäße als „Brücken zwischen differenten Stoffwechselfeldern". Der zeitliche Verlauf der Bildung und des teilweisen Abbaus der embryonalen Gefäße bzw. ihre Umgestaltung zum Gefäßnetz des Foeten und ihr Zeitbezug zur Ontogenese des Herzens und anderer Organe ist von GOERTTLER (1963a) tabellarisch zusammengestellt worden. Bei den Umbauvorgängen des embryonalen Gefäßnetzes spielen haemodynamische Faktoren eine bedingende Rolle: Die am stärksten durchbluteten Arterien und die Venen mit den günstigsten Abflußwegen zum Herzen bleiben erhalten und erweitern sich; funktionell weniger oder im Laufe der Embryonalentwicklung schließlich nicht mehr beanspruchte Gefäße obliterieren (GOERTTLER 1958). Dieses Prinzip der Strukturanpassung an funktionelle Erfordernisse innerhalb des Gefäßsystems erweist sich bis zur postnatalen Kreislaufumschaltung und in gewissem Sinne darüber hinaus als wirksam. Das Herz selbst, als ein Teil des Gefäßsystems den allgemeinen Gesetzen der Angiogenese unterworfen, schlägt wahrscheinlich schon, ehe ein geschlossener Kreislauf ausgebildet ist (GOSS 1942, DOERR 1955). Über direkte Beobachtungen des Kontraktionsbeginns bei menschlichen embryonalen Herzen liegen keine Berichte vor. Man nimmt jedoch den 22. Entwicklungstag als frühesten Termin an und glaubt, daß sicher vom 24. Tag ab Blut peristaltisch durch das Herz getrieben wird (DE VRIES und DE SAUNDERS 1962). PFLÜGER (1877) sah an einem menschlichen Ei der 3. Entwicklungswoche spontane Kontraktionen des Embryoherzens. Nach BLECHSCHMIDT (1960) nimmt das strömende Blut während der Diastole Einfluß auf die Wachstumsdilatation der Herzwand und dadurch auf die Ausrichtung ihrer Muskelfasern.

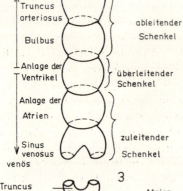
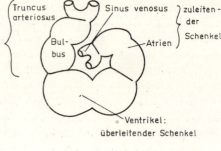
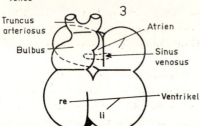
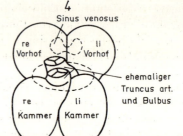

Abb. 33. Schematische Darstellung der Umformung des embryonalen Herzschlauches zum fertigen Organ (verändert nach GOERTTLER 1963a und b)

1: Von dorsal betrachteter, bereits in seine in Wirklichkeit erst mit der Schleifenbildung auftretenden Abschnitte eingeteilter Herzschlauch, der nach dem Zusammenwachsen seiner paarigen Endokardschläuche entstanden ist. Der arterielle und der venöse Herzschenkel sind in diesem Stadium identisch aufgebaut.

2: Durch bevorzugtes Wachsen des Überleitungsschenkels, besonders seiner linken Anteile, ist eine Krümmung des Herzschlauches eingetreten, die die Anlage der Ventrikel am weitesten nach vorn verlagert.

3: Die Vorhofteile und der Sinus venosus haben sich zu sackförmigen Blutspeichern ausgebildet; die Größenreduktion des Bulbus hat begonnen. Der venöse zuleitende Schenkel der Herzanlage differenziert sich zeitlich vor dem arteriellen.

4: Das nächste Stadium der embryonalen Herzentwicklung zeichnet sich durch die starke Erweiterung beider Vorhöfe und die weitere Schrumpfung des weitlumigen Bulbus zu den arteriellen Ansatzstutzen der Herzkammern aus. Sie besitzen nun als „Druckschläuche" eine festgewebte Wandung, während der zuleitende Schenkel die Wandcharakteristika venöser Gefäßabschnitte erhalten hat.

In den Kanalisierungsgebieten der frühembryonalen Halsregion wachsen während der 4. Entwicklungswoche zwei Endokardschläuche in ihrer Längsachse asymmetrisch zusammen und bilden mit dem dorsal innerhalb der Perikardhöhle liegenden Mesoderm gemeinsam die primitive Herz-Gefäßanlage. Der frühembryonale Herzschlauch ist die Kapillare des jungen Embryos mit dem größten Querschnitt geworden. Sie läßt einen zuleitenden, einen überleitenden und einen ableitenden Schenkel erkennen. Das Überleitungsstück, das der am meisten ausladende Teil wird, dilatiert während der Diastole und knickt sich dabei gegen die Anlage der Vorhöfe (zuleitender Schenkel) und gegen die Anlage der Aorta ventralis (ableitender Schenkel) ab (s. Abb. 33). Die bilaterale Asymmetrie des frühembryonalen Herzschlauches bleibt während der weiteren Entwicklung insofern erhalten, als die linke Antimere im Wachstums- und Differenzierungstempo, bei Hühnchen- (BOYD 1965) und Rattenembryonen (GOSS 1952) sogar im Funktionsbeginn, der rechten vorauseilt (GOERTTLER 1955). Die Folge dieser Wachstumsdifferenzen ist die Umgestaltung der zuerst schlauchförmigen Herzanlage in ein schleifen-, dann kropfförmiges Gebilde. Am Anfang des 2. Entwicklungsmonats ist das Herz im Verhältnis zum Embryo noch viel zu groß. Die Herzarbeit wird in der Hauptsache für die Durchblutung der Choriongefäße und nur zu einem geringen Teil zur Durchblutung der Gefäße des Embryos geleistet. Die Größe des Herzens zu dieser Zeit ist der Größe des ganzen Eies, nicht aber der Größe des Embryos allein korreliert (BLECHSCHMIDT 1960). Die Angaben über die Länge im Verhältnis zum Alter embryologischer Objekte differieren etwas bei verschiedenen Autoren. Im folgenden entsprechen alle angegebenen Alter-Längen-Beziehungen den Daten von SISSMAN (1970).

Ist der Embryo 5 mm lang und etwa 29 Tage alt geworden, beginnen Septierung und differenzierte Ausgestaltung der Innenräume des Herzens. Die noch dünnen Kammerwände werden lumenwärts schwammig, die Teilung zwischen der aortalen und der pulmonalen Strombahn wird allmählich vollzogen. Beim 10 mm langen menschlichen Embryo, wenn der muskuläre Teil des Ventrikelseptums und das Septum primum des Vorhofs vollständig ausgebildet sind, ist das Herz symmetrisch im Körper angeordnet. Die beiden rechten Kammern liegen direkt nach rechts im Verhältnis zu denen des linken Herzens. Die Septen zwischen Vorhöfen und Ventrikeln befinden sich genau in der Körpermittellinie. Die Drehung des gesamten Herzens, die wiederum durch unterschiedlich rasches Wachsen seiner Teile zustande kommt, beginnt kurze Zeit nach dem 10-mm-Stadium in der Weise, daß der vordere Interventrikularsulkus nach links und die hintere Ansatzstelle des Vorhofseptums nach rechts plaziert werden. Das rechte Herz kommt zunehmend vor das linke zu liegen. Die Änderung von der symmetrischen zur asymmetrischen Orientierung des Herzens im Brustraum erfolgt somit noch während der Embryogenese und ist harmonisch mit dem asymmetrischen Wachstum der angrenzenden Organe verbunden. Während sich das Herz insgesamt nach links wendet, wird die rechte Lunge größer als die linke, und der schnell wachsende rechte Leberlappen reicht weiter nach kranial als der linke (WALMSLEY 1958).

Die meisten modernen Untersucher sind sich darüber einig, daß die durch das Herz fließenden Blutströme für die Endokarddifferenzierung und die Bildung der Scheidewände verantwortlich sind (GOERTTLER 1955, DE VRIES und DE SAUNDERS 1962, JAFFEE 1962, 1963, 1965). Strömungsphysikalische Studien an Glasmodellen des embryonalen Herzens verschiedener Entwicklungsstadien, die zu sorgfältigen morphologischen und experimentell-physiologischen Untersuchungen in Beziehung gesetzt wurden, haben zu einem Konzept geführt, das u. a. von GOERTTLER (1971) vertreten wird: Zwischen der anfangs einschichtigen Endothellage des Endokardrohres und dem stärkerwandigen embryonalen Myokardschlauch befindet sich eine Schicht gelatinösen, nicht ortsfesten Retikulums, das später hauptsächlich vom Endokard aus zellig organisiert wird (OKAMOTO et al. 1968) und dann eine unverschiebliche Verbindung zwischen Myokard und Endokard herstellt. Die durch differentes Wachstumstempo der Herzantimere entstehenden Krümmungen des ursprünglich gestreckten Herzschlauches führen in der Phase der fehlenden festen Verbindung der beiden Rohre zu Anhäufungen dieses gelatinösen Materials, das das Epikard lumenwärts an der Konkavität und der Konvexität der Schlauchkrümmungen auffaltet. Bei stark konvexer Krümmung wird auch Myokard mit eingefaltet, so daß die muskulären Anteile des Septum ventriculorum und des Septum atriorum als Myokardduplikaturen primär von der Form der Herzschleife abhängig sind. Die Konvexitätsleisten über Vorhof und Kammer tragen den Hauptanteil an der Bildung von Vorhof- und Kammersepten. Die Herausbildung der Herzsepten aus primären Leisten erfolgt nun wesentlich durch Wachstumsprozesse vom Endokard aus. Dabei ist die Formation der Blutströme von entscheidender Bedeutung. Nur an Stellen im Inneren des embryonalen Herzens, an denen die von GOERTTLER (1963a) sogenannten „Totwasserzonen" entstehen, findet das zarte Endokardgewebe Bedingungen, die ihm lumenwärtiges Fortwachsen erlauben. Direktbeobachtungen embryonaler Hühnchenherzen (JAFFEE 1965) zeigten beim lebenden biologischen Objekt, was frühere Strömungsversuche am Modell (GOERTTLER 1955) ergeben hatten: Schon vor der Septierung fließen durch das Herz zwei sich nicht miteinander vermischende Ströme, die in Abhängigkeit von der jeweils gerade vorliegenden Herzform einander spiralig umschlingen. Zwischen diesen beiden Strömen entstehen an den Bildungsorten der Herzsepten Totwasserzonen, in denen kein einseitiger Druck herrscht. Die im Glasmodell strömende Flüssigkeit eingebrachte Tuschelösung bleibt an solchen Stellen liegen. An allen anderen Wandpartien verhindert der Druck des strömenden Blutes das lumenwärts gerichtete Endokardwachstum auf den durch die wachstumsbedingten Krümmungen des Herzschlauches in Form von Leisten entstandenen gelatinösen Polstern. Die ersten Herzklappen entstehen auf die gleiche Weise am Ostium atrioventriculare, der ersten Knickstelle des Herzschlauches. Das freie Endokard wird dort in Richtung des Blutstromes eingestellt (BLECHSCHMIDT 1960).

In Amphibienversuchen (Unkenembryonen STÖHR 1925, Froschembryonen JAFFEE 1962) war es möglich, durch zeitige Eingriffe in die sich entwickelnden haemodynamischen Verhältnisse die Herzbildung zu beeinflussen. Die Exzision der Vornierenanlagen von Froschembryonen führte zu Änderungen des venösen Zuflusses zum Herzen, die Exzision von Kiemenanlagegewebe änderte den Ausstrom durch Anomalien der Aortenbogenentwicklung. Beide Prozeduren erzeugten anomale Herzen. Entsprechende Befunde sind aus Versuchen am Hühnchenembryo berichtet worden (JAFFEE 1965).

Die beiden getrennt voneinander und in verschiedener Richtung einfließenden

Blutströme belasten die Wandabschnitte des Herzinnern ungleichmäßig. Die Modellierung der Innenstrukturen ist von der Kraft, Menge und Aufprallrichtung des einströmenden Blutes und damit auch von der diskontinuierlichen Herzaktion abhängig. Die Spongiosabezirke der Kammern sind haemodynamisch stärker belastet als die Myokardabschnitte, die keine Schwammstruktur aufweisen (GOERTTLER 1963a). Trotzdem entwickeln sich die Trabekel nicht allein als Folge haemodynamischer Einflüsse auf die Herzinnenwände. Bei Unkenembryonen entsteht im experimentell blutleer gemachten Herzen ein, wenn auch weniger differenziertes, Trabekelwerk. Solche leer schlagenden embryonalen Herzen bleiben insgesamt im Wachstum zurück (STÖHR 1925).

Den Schlüssel zum Verständnis der embryonalen Kardiogenese liefert die Einsicht in die gegenseitige Bedingtheit von Gestalt und Funktion. Kein anderes Organ des Keimes muß so früh, zu einer Zeit, da es noch bedeutende Umformungen erfährt, schon voll funktionstüchtig sein, wenn die normale Entwicklung des Embryos garantiert sein soll. Wachstumsmechanische Betrachtungen allein können den Prozeß der Bildung von Herz und Gefäßen deshalb nicht erhellen, sondern Wachstum und Funktion der embryonalen Herzanlage müssen als gleichberechtigte Gestaltungsfaktoren berücksichtigt werden. Dabei zeigt es sich, daß das Herz-Kreislaufsystem in jeder Phase seiner Entwicklung den funktionellen Anforderungen durchaus optimal genügt.

Die Ausbildung eines normal funktionierenden Herzens ist darüber hinaus natürlich abhängig von den Ernährungsbedingungen seiner Gewebe, die während der Embryonalzeit eine zunehmend hohe Mitoserate zeigen (SISSMAN 1966). Von VOBOŘIL und SCHIEBLER (1970) wurde die in 3 Phasen ablaufende Ontogenese der Herzernährung systematisch an embryonalen Ratten untersucht. Einige ihrer Befunde stimmen nicht überein mit der von BLECHSCHMIDT (1960) für die menschliche Entwicklung mitgeteilten Entstehung der Koronargefäße als Folge von Kanalisierungen im Sulcus coronarius. Möglicherweise handelt es sich bei den Unterschieden um Speziesdifferenzen. In der frühesten Embryonalzeit erfolgt die Ernährung des Myokards ausschließlich durch Diffusion, für deren Effektivität bei noch relativ dünner Muskulatur und der durch die muskuläre Spongiosa vergrößerten Oberfläche günstige Voraussetzungen gegeben sind. Eine 2. Periode, die bei menschlichen Keimlingen von 12 mm Länge etwa am 35. Tag mit der Entstehung von Herzvenen beginnt, ist durch die sinusoido-venöse Zirkulation charakterisiert. Unter Sinusoiden werden blinde Aussackungen der Ventrikelhöhlen zwischen den Trabekeln verstanden, von denen Endokardausstülpungen durch das gelatinöse Retikulum bis zum Myokard reichen, die erste Kapillaranlagen darstellen. Während diese allmählich kapilläre Plexus bilden, knospen gleichzeitig aus dem Sinus coronarius die ersten Herzvenen aus. Nach sekundärer Vereinigung der Herzvenen mit den Kapillaren führt der sinusoidovenöse Kreislauf Blut aus den Ventrikeln durch die Sinusoide, Kapillaren und Venen in den Sinus coronarius ab. Damit ist aber auch bereits ein bedeutender Teil des in der 3. Periode entstehenden Koronarkreislaufes angelegt, weil nämlich zur Ausbildung der koronaren Strombahn die vorhandenen Kapillaren benutzt werden, zu denen die aus dem Sinus aortae aussprossenden Koronararterien Verbindung finden. Außerdem werden bereits entstandene Kapillaren zu Arteriolen und Venolen umgebildet. Die Koronargefäße bedecken schließlich am letzten Tag des praenatalen Lebens der Ratte die gesamte Oberfläche der Ventrikel (RYCHTER et al. 1971a). Die Entwicklung des Koronarbettes geht derjenigen der Lymphgefäße stets voraus, die niemals in Myokardbezirke einwachsen, in denen noch keine gut entwickelten Blutgefäße vorhanden sind (RYCHTER et al. 1971b). Eine geschlossene Koronarzirkulation wird bei menschlichen Früchten, die älter als 8 Wochen sind, beschrieben. Nach LICATA (1956) sowie VOBOŘIL und SCHIEBLER (1970) bleiben Reste der Sinusoide mit ihren Verbindungen zu den Kapillaren im Erwachsenenherzen als thebesische Gefäße erhalten, über deren funktionelle Bedeutung noch keine Klarheit bestehe.

Mit der in zeitlicher Folge stattfindenden Entwicklung der beiden Herzkreisläufe werden die steigenden Stoffwechselanforderungen des Myokards befriedigt, das sich aus einer zuerst einfachen Wand später in drei, dann vier Schichten differenziert. Die äußere Schicht wird die Vortex- oder äußere Längsmuskelschicht; eine embryonale Leistenschicht bildet mit muskulären Septenanteilen zusammen die mittlere Ringmuskelschicht des Erwachsenenherzens aus. Die Schwammstrukturen, bei denen zwei Schichten unterschieden werden, formen die innere Längsmuskelschicht mit Trabekeln und Papillarmuskeln (SHANER 1928). Eine kompakte äußere Muskelschicht entsteht dabei später als das komplizierte Schwammwerk der nachmaligen Trabekelmuskulatur (BOYD 1965).

Um die Zeit des Kontraktionsbeginns, möglicherweise auch schon etwas eher, lassen sich im elektronenoptischen Bild des embryonalen Hühnchenherzens erste primitive Myofibrillen unterscheiden (LLORCA und SANTANDER 1967, SISSMAN 1970). Die wenig danach auftretenden Bündel von parallelen Myofibrillen werden schon durch Z-Streifen in Sarkomere geteilt. Der Z-Streifen erzeugt die erste deutliche Querstreifung der embryonalen Myokardzellen. Bei älteren Rattenembryonen sind Glanzstreifen (interkaläre Scheiben) oder deren Vorläufer nachweisbar (SJÖSTRAND und ANDERSSON-CEDERGREN 1960). Die interkalären Scheiben bestehen aus zwei gegenüberliegenden Zellmembranen, die von den Myofibrillen niemals überquert werden. Anzeichen für die Kontinuität des Protoplasmas über die Glanzstreifen hinweg finden sich ebensowenig. Jede myokardiale Faser ist vielmehr von einer intakten Plasmamembran umgeben (MUIR 1957, DE HAAN 1961). Diese Befunde haben DE HAAN (1961) und andere zu dem Schluß geführt, daß es für die Auffassung des Herzmuskels als eines Synzytiums weder für den Embryo noch für den Erwachsenen eine befriedigende anatomische Basis gibt. Die Zellen des Herzmuskels bilden aber an den Stellen des Zell-zu-Zell-Kontaktes dichte Verbindungen oder „Nexus", wo der gewöhnliche interzelluläre Spalt von 70—150 Å verschwindet und die äußeren Teile der aneinandergrenzenden Zellmembranen zu verschmelzen scheinen. Diese Verbindungen sind mit Regionen niedriger interzellulärer Impedanz und des transzellulären Flusses von Ionen und anderen Stoffen in Zusammenhang gebracht worden (DE HAAN 1969).

Die Differenzierungsgeschwindigkeit der Myokardzellen ist nach ihrer intermuralen Lage verschieden. Die in der Mitte einer Kammerwand gelegenen erreichen die Merkmale ausgereifter Herzmuskelzellen eher als die subendokardialen. Sarkoplasmatisches Retikulum (L- und T-System) ist im embryonalen Rattenherzmuskel weniger ausgeprägt entwickelt als bei erwachsenen Tieren, bei embryonalen Hühnchenherzmuskelzellen des 6.—10. BT scheint es noch ganz zu fehlen (KAUFMANN et al. 1969). Nach FORSSMANN et al. (1967) ist es gegenwärtig kaum möglich, physiologische Eigenschaften des Embryoherzens anhand der ultrastrukturellen Befunde zu deuten, weil die morphologisch-funktionellen Kenntnisse über die embryonale Herzmuskelzelle immer noch zu gering sind. Die an Herzschnitten eines menschlichen Embryos von 9 mm Länge gemachten elektronenmikroskopischen Beobachtungen haben die bei Tieren erhobenen Befunde bestätigen können (OKAMOTO et al. 1968).

Das Reizleitungssystem besteht aus dem an der Grenze zwischen Sinus venosus und rechtem Vorhof liegenden Sinusknoten, dem Atrioventrikular-(A.-V.-)Knoten und dem HISschen Bündel mit seinen beiden Hauptschenkeln im Ventrikelseptum sowie in der rechten und linken Kammerwand; darüber hinaus aus einem Netz von PURKINJE-Fasern. Die PURKINJE-Fasern des Embryos sind nichts anderes als differenzierte Bündelfasern mit Myofibrillen und Querstreifen an ihrer Peripherie. Die meisten PURKINJE-Fasern zeigen Vakuolen und einen mittelständigen, großen Zellkern; einige besitzen zwei Kerne. Von den sie umgebenden Ventrikelfasern unterscheiden sie sich morphologisch auch durch ihre größere Breite. Moderne elektronenoptische Untersuchungen an menschlichen embryonalen Herzen konnten die Überzeugung von der speziellen Feinstruktur der Fasern des A.-V.-Knotens und des Sinusknotens weiter ausbauen (YAMAUCHI 1965). Anzeichen dafür, daß die Reizleitungsfasern ein auf primitiver Entwicklungsstufe stehengebliebenes embryonales Überbleibsel sind, finden sich nirgends (WALLS 1948, SCHIEBLER und DOERR 1963, BOYD 1965, JAMES 1970). Im Gegenteil wird der Befund, daß diese Fasern hochspezialisierte Elemente darstellen, u. a. bereits durch Versuche von ERLANGER (1909) gestützt, der nach ihrer Zerstörung keinerlei Regeneration fand. DE HAAN (1961) und BOYD (1965) geben zwischen allen Zellen des embryonalen Reizleitungssystems und der myokardialen Arbeitsmuskulatur außer eindeutigen histologischen Unterschieden auch solche im Fermentbesatz an. Das konduktile Herzgewebe ist widerstandsfähiger gegenüber Sauerstoffmangel; sein normaler Sauerstoffverbrauch beträgt nur ein Fünftel desjenigen der übrigen Myokardmuskulatur.

Zum besseren Verständnis von Bildung und Funktion des Reizleitungssystems sollen an dieser Stelle einige wenige anatomische Details des sich entwickelnden Herzinneren nachgetragen werden: Die Entstehung der Herzschleife ist die Voraussetzung für eine regelrechte Septierung, die ihren Ausgang von Endokardkissen und -leisten, die z. T. auf Myokardduplikaturen sitzen, nimmt. Der Sinus venosus, die Vereinigung der oberen und unteren Vena cava mit dem linken Sinushorn, trägt an seiner Mündungsstelle in den rechten Vorhofteil zwei seitliche Venenklappen, die in den Vorhof hineinragen. Von ihnen aus zieht ein solches Leistensystem bis zu den zwei deutlich vorspringenden Endokardhöckern im Ostium atrioventriculare, dem dorsalen und ventralen Endokardkissen. Das Leistenpaar der Kammersepten beginnt an den beiden Endokardkissen und reicht bis hin zur Scheidewand des Bulbus-Truncus, wo es mit dem Teilungssporn zwischen der aortalen und pulmonalen Strombahn verbunden wird. Das dorsale Endokardkissen kreuzt den muskulären Ring des Atrioventrikularkanals und erstreckt sich vom Vorhof bis in die linke Kammer hinein. An dieser Stelle bleibt die Verdrängung der Muskulatur des Ohrkanals durch das entstehende bindegewebige Herzskelett aus; eine Muskelbrücke verbindet Vorhof und Ventrikel (GOERTTLER 1963a). Der Artrioventrikularknoten liegt stets an der Dorsalseite des Herzens und mit einem Anteil im Boden des rechten Vorhofes. Dieser Teil des Knotens läßt im erwachsenen Herzen noch die bis in den embryonalen Vorhof reichende Ausdehnung des dorsalen Endokardkissens erkennen. Der an der Atrioventrikulargrenze gelegene Teil des A.-V.-Knotens wird ebenfalls auf vom embryonalen Endokardkissen bedeckte Muskelpartien zurückgeführt, denn die dorsale endotheliale Bedeckung soll das Myokard konservieren und vor der Invasion von Bindegewebe schützen (HEINE 1972). Der A.-V.-Knoten wird auch auf Grund seiner physiologischen Eigenschaften als ein Rest bzw. als Nachfolger des embryonalen A.-V.-Ringes betrachtet (LIEBERMAN und PAES DE CARVALHO 1965a), wobei hervorgehoben werden muß, daß die Zytodifferenzierung des Herzgewebes in früher Embryonalzeit erfolgt und in zwei verschiedenen Zellpopulationen resultiert: derjenigen der Arbeitsmuskulatur und der der spezialisierten Zellen des Reizleitungsgewebes, die sich in histologischer, biochemischer und physiologischer Beziehung voneinander unterscheiden. Die für die späteren Schrittmacherzellmembranen typische Fähigkeit zur elektrischen Vordepolarisation bildet sich schon lange vor der histologischen Unterscheidbarkeit von Knoten- oder Reizleitungsgewebe gegenüber ihrer Umgebung aus (DE HAAN 1961, BOYD 1965). Ob allerdings alle primitiven Herzmuskelzellen zu einem früheren Entwicklungszeitpunkt Schrittmacherpotentiale bilden, oder aber Schrittmacherzellen und Arbeitsmuskulatur von vornherein getrennt entstehen, ohne sich eins aus dem anderen zu entwickeln, ist noch nicht abschließend aufgeklärt (BOYD 1965, LIEBERMAN und PAES DE CARVALHO 1965a; auch u.). WALLS (1948) führten seine morphologischen Untersuchungen zu der Erkenntnis, daß, während der A.-V.-Knoten einen Teil des ehemaligen A.-V.-Kanals repräsentiert, das HISsche Bündel eine Neubildung darstellt, die vom primitiven Knotengewebe ausgehend durch aktives Wachstum entsteht. Andere Autoren (Literatur bei JAMES 1970) halten die Entstehung des HISschen Bündels und seiner Verzweigungen per se und unabhängig vom A.-V.-Knoten für wahrscheinlicher.

Die strukturelle Differenzierung des spezialisierten Leitungsgewebes beginnt im menschlichen Herzen um den 30. Entwicklungstag beim 7—8 mm großen Embryo und ist abhängig von der pünktlichen Ausbildung der Arterialisation der betreffenden Gewebsanteile (LICATA 1956). Der A.-V.-Knoten und das HISsche Bündel bilden sich zeitlich vor dem Sinusknoten heraus (WALLS 1948, YAMAUCHI 1965, NAVARATNAM 1965). Erste Kontraktionen des menschlichen Herzens werden jedoch schon bei 22 Tage alten, 2 mm großen menschlichen

Embryonen vermutet (DE VRIES und DE SAUNDERS 1962). Dieses Entwicklungsstadium entspricht funktionell etwa dem des 10-Somiten-Hühnchenembryos (33—38 Stunden Bebrütungsdauer), bei dem mit Hilfe intrazellulärer Mikroelektrodentechnik automatisch entstandene Aktionspotentiale aus Ventrikelzellen abgeleitet werden konnten (SHIMIZU und TASAKI 1966). GOSS (1952) beschreibt die funktionelle Frühentwicklung des Herzens an Rattenembryonen, die vom venösen zum arteriellen Ende hin voranschreitet. Erste Kontraktionen waren bei Embryonen mit 3 Somiten (1 mm Länge, etwa 9 Tage alt) an dem noch aus zwei lateralen Teilstücken bestehenden Herzen zu sehen. Die früheste Aktivität bestand im schwachen Zucken einiger Zellen des linken Herzens mit regelmäßigem Rhythmus von 34—42 Kontraktionen in der Minute. Zwei Stunden später folgte unabhängig davon und mit niedrigerer Frequenz eine entsprechende, nahe dem A.-V.-Kanal gelegene Partie des rechten Herzens. Im 5-Somiten-Stadium kontrahierten die nun morphologisch verschmolzenen Herzhälften als eine Einheit. Gegen Ende des 6-Somiten-Stadiums begannen einige Zellen des atrialen Herzabschnitts 0,1—0,2 s vor dem Ventrikel zu schlagen, so daß der Vorhof der Schrittmacher des ganzen Herzens wurde. Im 8-Somiten-Stadium (etwa 10 Tage alter Rattenembryo) setzte die Zirkulation ein. Dabei war die koordinierte Schlagfolge des Herzens durch die bereits ausgebildete Verzögerung der elektrischen Überleitung im A.-V.-Kanal möglich geworden (s. auch u. S. 176). Da sich die Strukturentwicklung des menschlichen Embryoherzens ebenso wie bei anderen Säugetierspezies vollzieht, wird angenommen, daß es sich auch in seiner Funktionsentwicklung analog dem bei der Ratte beschriebenen Ablauf verhält. Es würde demzufolge auch ohne die Ausbildung des spezifischen Reizleitungsgewebes in Gestalt des HISschen Bündels funktionieren können. WALLS (1948) sieht die funktionelle Notwendigkeit der Entwicklung des PURKINJE-Gewebes in der im Laufe der Embryogenese rasch ansteigenden Herzfrequenz beim Säuger. PURKINJE-Zellen leiten die Erregung 10mal schneller als die Arbeitsmuskulatur und garantieren damit die rasche und gleichmäßige Ausbreitung der vom Schrittmacher im Sinusknoten ausgesandten höherfrequenten Impulse.

Die erste Anlage des Sinusknotens wird beim 10 mm langen menschlichen Embryo als ein dicht gepackter Zellhaufen an typischer Stelle noch ohne lichtmikroskopisch identifizierbare spezifische Merkmale der reifen Schrittmacherzellen gefunden. Elektronenoptisch untersuchte Herzen menschlicher Embryonen erlaubten dagegen schon beim 7-mm-Stadium klare Unterscheidungen zwischen der Arbeitsmuskulatur und den Geweben im A.-V.- und Sinusknoten (YAMAUCHI 1965). Bei älteren, 20 mm langen Embryonen entwickeln sich zuerst in dichter Nachbarschaft zum Sinusknoten zahlreiche Ganglienzellen, von denen Nervenfasern in das Knotengewebe eindringen, so daß die Tätigkeit des Sinusknotens von einem sehr frühen Zeitpunkt der Entwicklung des menschlichen Embryos an unter nervöser Beeinflussung sein könnte. Reizung des dorsalen Vaguskernes am Boden des IV. Ventrikels bei 5—6 Tage alten Hühnchenembryonen verursachten die signifikante Abnahme der Herzschlagzahl, womit gezeigt werden konnte, daß eine Kontrolle der Herzfrequenz durch den Nervus vagus beim Hühnchen bereits in einem Entwicklungsstadium funktionieren kann, das dem des menschlichen Embryos von 28—35 Tagen entsprechen würde (LE GRANDE et al. 1966). Die Fragen, ob Ganglienzellen oder Nervenfasern früher im embryonalen Herzen anzutreffen sind, oder ob die Differenzierung des speziellen Knotengewebes überhaupt erst durch nervöse Elemente veranlaßt wird, sind übrigens noch nicht endgültig entschieden (NAVARATNAM 1965).

Um die Zeit des Auftretens von Nerven im Sinusknoten wächst beim Menschen die später beträchtlich dicke Sinusknotenarterie als Ast der rechten oder linken Herzkranzschlagader in das Zentrum des Sinusknotens ein. Die topographische Nähe des Ursprungs der Sinusknotenarterie zur Aorta einerseits und ihre Lage mitten im Sinusknotengewebe andererseits haben zu Überlegungen über mögliche direkte örtliche Beziehungen zwischen Aortendruck und -puls sowie der Impulsbildung an den Schrittmacherzellen im Gesamtgefüge der Herz-Kreislauf-Regulationsmechanismen geführt (JAMES 1970).

Das in seine beiden Schenkel geteilte HISsche Bündel findet WALLS (1948) zuerst beim 13 mm langen, 35 Tage alten menschlichen Embryo, während ausdifferenzierte PURKINJE-Fasern erst nach dem 3. Entwicklungsmonat sichtbar werden, zu welcher Zeit auch Nervenfasern im Bündel und den oberen Anteilen beider Schenkel auftauchen. Die zeitliche Reihenfolge des Erscheinens von A.-V.- und Sinusknoten kehrt sich also bei ihrer sukzessiven nervösen Versorgung um: Dürftige Nervenfaseranordnungen im A.-V.-Knoten stehen im Gegensatz zu einer Fülle zeitiger einwachsender Nerven im Sinusknoten (YAMAUCHI 1965).

In der 5. Entwicklungswoche lassen sich die Anlagen des Ganglion jugulare und nodosum sowie absteigende Vagus- und Sympathikusfasern rechts und links neben der Trachea erkennen, und spätestens in der 7. Woche bilden sich die Plexus cardiaci aus dem Vagus und den Sympathikusgrenzsträngen. Alle zum Herzen führenden größeren Nervenstämme sind am Ende des 2. Monats oder vielleicht schon eher vorhanden (GOERTTLER 1963a, NAVARATNAM 1965), die Verzweigungen des Nervus vagus dabei weiter entwickelt als die sympathischen Äste (LICATA 1954). Die frühembryonalen topographischen Verhältnisse in der Halsregion, welche den Herzschlauch enthält (BLECHSCHMIDT 1960), machen es verständlich, daß besonders der arterielle Teil des Herzens von Rami cardiaci aus dem Halsbereich innerviert wird (s. Abb. 33). Der venöse Herzschenkel bezieht seine nervöse Versorgung früher, reichhaltiger und überwiegend aus den Thorakalsegmenten: Das sinu-atriale Geflecht der Nn. vagi wird von Ästen aus der Thoraxregion gebildet, wobei ein rechter Ast in den Sinusknoten, ein linker in den A.-V.-Knoten einwächst. Aus den Sympathikusganglien des Halsbereiches lassen sich drei größere, zum Herzen ziehende Äste abgrenzen, während Anzahl und Verzweigungen der thorakalen Sympathikusfasern nicht genau bekannt sind. Von der 9. Entwicklungswoche an werden Ansammlungen von Ganglienzellen in der Nähe großer Gefäße des Herzens gefunden und zwar besonders reichlich am Sinus caroticus, den Sulcus intratrialis entlang, zwischen Sinus coronarius und einmündenden Lungenvenen und in der dorsalen Wandung der Vena cava inferior (LICATA 1954). Neuroblasten dringen ferner in die Herzwand ein (GOERTTLER

1963a, NAVARATNAM 1965). WENSING (1965) beschreibt die Ausbreitung nervöser Elemente im Myokard dergestalt, daß schließlich jede Muskelfaser mit Nervengewebe in Kontakt tritt. Seine aus histologischen Untersuchungen des embryonalen und erwachsenen Schweineherzens gezogenen Schlußfolgerungen erscheinen jedoch sehr weitreichend: Erzeugung und Weiterleitung der Impulse des Säugerherzens seien neurogene, nicht myogene Prozesse. Ein dichtes Netz CAJALscher autonomer, interstitieller Zellen im Sinusknoten veranlasse die Impulsentstehung, die möglicherweise durch neurosekretorische Produkte der autonomen, interstiellen Zellen verursacht sei. Die Leitung des Impulses im rechten Vorhof zum A.-V.-Knoten erfolge über beide Knoten miteinander verbindende Nervenfasern. Jenseits des A.-V.-Knotens fände die Leitung ebenfalls über postganglionäre Fasern statt, welche im Verlaufe des HISschen Bündels und seiner Verzweigungen lokalisiert sind. Die Übertragung der Impulse auf die Muskelfasern geschehe wieder durch CAJALsche Zellen, die allenthalben zwischen den Myokardfasern liegen und auch innerhalb des A.-V.-Knotens gefunden werden können. Eindeutige Bestätigungen dieser Hypothese stehen vorläufig aus. Von HOAR und HALL (1970) wird für möglich gehalten, daß die die Myokardfasern umhüllenden Nervenfasern afferenter Natur sind.

Barorezeptoren im Aortenbogen, im Karotissinus sowie eine schon reiche nervöse Innervation der Chemorezeptoren im Sinus caroticum sind bei 20 mm langen menschlichen Embryonen (etwa 40 Tage alt) histologisch unterscheidbar (BOYD 1965). Über den Entwicklungsgang des systolischen und diastolischen Blutdrucks menschlicher Embryonen und seine Regulation ist allerdings bisher nichts bekannt geworden. Experimente an Hühnchenembryonen liegen jedoch vor, aus denen ein linear abhängiges Ansteigen von KG und systolischem Blutdruck nach dem 4. BT ersichtlich wird. Bei 46 Stunden alten Hühnchenembryonen war erstmalig ein pulsierender arterieller Druck von 0,4 zu 0,3 mm Hg meßbar, der am Ende des 3. BT 1,2 zu 0,8 mm Hg betrug. Bis zum 20. Entwicklungstag war der Blutdruck auf 36/22 mm Hg, am 1. postnatalen LT auf 56/38 mm Hg angestiegen. Direkte Messungen des Ventrikeldruckes konnten bei 3 Tage alten Hühnerembryonen bereits die vom erwachsenen Tier bekannten typischen Kurvenverläufe erbringen, bei denen sich der enddiastolische Druck dem Wert 0 nähert. Diese Ventrikeldruckkurven und der direkte Nachweis, daß weder während der Systole noch während der Diastole irgendwelche Refluxe von Blut zu beobachten sind, lassen auf das Funktionieren eines klappenartigen Mechanismus zu einem Zeitpunkt der Embryogenese schließen, zu dem das Herz noch nicht über wahre anatomische Klappen verfügt (s. auch u. S. 177). Endokardiale Gewebsmassen in Gestalt der oben beschriebenen Endokardleisten, welche sich auch in den Gegenden der späteren Herzklappen auffalten, arbeiten klappenähnlich und verhindern das Zurückströmen des Blutes in Vorhöfe und Ventrikel während der Systole bzw. der Diastole (VAN MIEROP und BERTUCH 1967, FABER 1968).

Von der Regulation des embryonalen Blutdruckes weiß man noch wenig. Die Applikation von Adrenalin veranlaßt schon beim sehr jungen Hühnchenembryo (2.—3. Entwicklungstag) eine Steigerung des systolischen und des diastolischen

Druckes, hauptsächlich über die Widerstandserhöhung in den nicht innervierten Arterien der extraembryonalen Membranen, deren Gefäßversorgung noch während der 2. Bebrütungswoche viel ausgedehnter ist als die des Embryos selbst. Beim 5 Tage alten Hühnchenembryo steigt der systolische Blutdruck nach Adrenalingabe durchschnittlich um 64%, der diastolische um 54%. Der adrenalininduzierte relative Druckzuwachs wird mit zunehmendem Embryonalalter geringer und ist bei einen Tag alten Küken am wenigsten ausgeprägt. Von systematischen Untersuchungen des Einflusses weiterer vegetativer Pharmaka (PICKERING registrierte 1893 die Wirkung von Atropin, Pilocarpin und Strychnin auf 2,5—3 Tage alte Hühnchenembryoherzen, ohne den Altersgang dieser Wirkung zu studieren) auf das embryonale Herz-Kreislaufsystem wird die Aufklärung des Beginns der funktionellen Innervation und des ersten Auftretens von α- und β-Rezeptoren in Herz und Blutgefäßen erwartet, wobei vermutlich in bestimmten Entwicklungsstadien nur α- oder nur β-Rezeptoren vorhanden sein werden (HOFFMAN und VAN MIEROP 1971).

Die Herzschlagzahl nimmt ebenfalls mit wachsendem Embryonalalter zu, in frühen Stadien sehr rasch, später langsamer (WERNICKE 1877, PREYER 1885, WINDLE 1941, BARRY 1941, ADOLPH 1967). HOFFMAN und VAN MIEROP (1971) fanden die höchste Herzfrequenz beim 8 Tage alten Hühnerembryo, bei dem sie mehr als 200 Schläge · min^{-1} betrug, um in der 3. Bebrütungswoche sogar wieder etwas abzusinken. Sie erwies sich als abhängig von der Temperatur und der Durchblutung. Vollständige Entblutung oder Abkühlung der embryonalen Herzen verringerte ihre Schlagzahl (WERNICKE 1877, PREYER 1885, PICKERING 1893, BARRY 1941). Der Einfluß der Umgebungstemperatur auf die Kontraktionsfrequenz konnte auch für in vitro kultivierte Einzelzellen und kleinere Zellkomplexe embryonaler Hühnchenherzen demonstriert werden: Die Senkung der Temperatur von 37°C auf 22°C verlangsamte die Pulsationsrate ($Q_{10} = 2,4$ bei Abkühlung; 3,8 bei Wiedererwärmung) und verlängerte die Dauer des Aktionspotentials (AP), die Gipfelzeit und die Erschlaffungszeit. Der Q_{10} betrug 2,3 für Temperaturänderungen in beiden Richtungen bei den 3 letzteren Meßgrößen (KAUFMANN et al. 1969). Die Herzfrequenz embryonaler bzw. foetaler Ratten, untersucht vom 13. Entwicklungstag an bis zur Geburt am 22. Tag, nahm progressiv während dieser Zeit von 78 auf 114 Schläge · min^{-1} zu (BERNARD und GARGOUÏL 1967). Die Beeinflußbarkeit des Herzrhythmus durch die Überträgerstoffe der vegetativen Nerven konnte für die embryonale Ratte nachgewiesen werden. Die Herzen waren gegenüber Acetylcholin (ACH) empfindlich von der Zeit an, zu der sie ihre parasympathischen Nerven erhalten hatten (PAGER et al. 1965). Der positiv chronotrope Effekt von Adrenalin war ebenfalls durch Applikation dieser Substanz dann nachweisbar, wenn das Herz anatomisch sympathikusinnerviert war (nach WINCKLER 1969 einen Tag vor der Geburt). Im Gegensatz dazu wird Noradrenalin an noch nicht innervierten Rattenherzen positiv chronotrop wirksam, während es keine Frequenzerhöhung mehr in der späteren foetalen Periode auslöst. Die Ursache dieser altersabhängig unterschiedlichen Wirkung der Katecholamine am praenatalen Rattenherzen wird auf die Entwicklung und das

Verschwinden von verschiedenen β-Rezeptoren im Verlaufe der vorgeburtlichen Entwicklung bezogen, die spezifisch entweder für Noradrenalin oder für Adrenalin empfindlich sind (BERNARD und GARGOUÏL 1967, BERNARD et al. 1967). Am noch von Nerven freien Hühnchenembryoherzen ließ sich durch zugeführtes Adrenalin ebensowenig ein positiv chronotroper Effekt hervorrufen, wohl aber durch Atropingabe (s. u.). Die Frequenz des weniger als 5 Tage alten embryonalen Hühnerherzens scheint unter physiologischen Bedingungen bereits ein Maximum zu erreichen, so daß die Herzschlagfolge durch künstliche Adrenalinapplikation nicht weiter beschleunigt werden kann. Adrenalin und Noradrenalin wurden im Dotter bebrüteter Hühnereier und in den Herzen der Embryonen der 1. Entwicklungswoche gefunden, noch bevor am 5. BT mit der Innervation des Herzens auch die Synthese dieser Stoffe durch den Embryo selbst beginnen kann. Von dieser Zeit an wirkt die Gabe von Adrenalin positiv inotrop auf das embryonale Hühnerherz (KAUFMANN et al. 1969). Vor dem 5. Entwicklungstag werden die Katecholamine wahrscheinlich aus Reserven im Eidotter mobilisiert. Man nimmt aus diesen Gründen eine Beeinflussung der Herztätigkeit durch dem Ei eigenes Noradrenalin in Richtung auf die Maximierung der Frequenz an (SHIDEMAN und IGNARRO 1967, HOFFMAN und VAN MIEROP 1971).

Auch cholinerge Rezeptoren scheinen ebenso wie Acetylcholinesterase im noch nicht innervierten Embryoherzen vorhanden zu sein. Bei sehr jungen Hühnchenembryonen führt ACH-Gabe entweder zur Herzfrequenzverlangsamung oder zur Beschleunigung in Abhängigkeit von der Spontanfrequenz und von der Dosierung. Die Empfindlichkeit gegenüber dem Parasympathikomimetikum wird merklich gesteigert nach der Innervation durch Vagusfasern, die die Vorhofmuskulatur zuerst am 5. BT erreichen. Darüber hinaus ließ sich mit Hilfe biologischer Testung am Rückenmuskel des Blutegels die Existenz einer wie ACH wirkenden Substanz im noch nicht innervierten embryonalen Hühnchenherzen sicherstellen. Da die Spontanfrequenz durch Atropinbehandlung gesteigert werden kann, denkt man sich die Freisetzung von intrazellulär in Granula und Vesikeln gespeichertem ACH bei Gegenwart von Kalzium als einen während der Herzaktion stattfindenden Prozeß. Das möglicherweise in den Herzmuskelzellen selbst produzierte ACH könnte dann ähnlich den Katecholaminen in die Regulation des embryonalen Herzrhythmus eingreifen (CORABOEUF et al. 1970a, b). Außerdem scheint die Steuerung der atrioventrikulären Erregungsübertragung im nicht durch Nerven versorgten Hühnchenherzen (20-Somiten-Stadium, etwa 50 Stunden alt) ebenfalls durch ACH zu erfolgen. Die Behandlung solcher Präparate mit Acetylcholinesterase resultiert stets in einer Verlängerung der Überleitungszeit bis zum kompletten A.-V.-Block, eine Wirkung, die durch Zugabe von ACH rückgängig gemacht werden kann (PAFF et al. 1968).

Anders dagegen verhielt sich das embryonale Rattenherz, das eine flüchtige Frequenzverminderung nach ACH-Applikation zuerst am 16. Entwicklungstag erkennen ließ, dem Stadium der anatomisch vollendeten Vagusversorgung des Herzens der Ratte. Früher war niemals ein chronotroper ACH-Effekt zu erreichen, später jedoch regelmäßig und ausgeprägt (PAGER et al. 1965). So bleibt es vorläufig dahingestellt, ob die Wirksamkeit der Neurotransmitter am nicht innervierten Herzen eine spezielle Eigenart des Vogelembryos ist, obwohl cholinesteraseaktive Gebiete histochemisch auch im Rattenherzen vom 13. Embryonaltag an gefunden werden können (GYÉVAI 1969; s. auch S. 197).

Die Entwicklung der elektrischen Membraneigenschaften in Ruhe und bei Erregung embryonaler Herzmuskelzellen wurde überwiegend an Hühnchen, gelegentlich auch an Rattenembryonen untersucht. Eine Mitteilung über die elektrische Aktivität von 7—12 Wochen alten menschlichen Embryonen (TUGANOWSKI und CEKAŃSKI 1971) kommt zu dem Schluß, daß in diesem Alter die elektrischen Eigenschaften des menschlichen Myokards schon denen des erwachsenen Herzens gleichen. VAN MIEROP (1967) leitete von Hühnchenherzen des 8-Somiten-Stadiums (34—35 Stunden lang bebrütet) bereits AP ab, das ist zu einer Zeit, da sich das Herz noch nicht kontrahiert. Vom Beginn der elektrischen Aktivität an ist der Schrittmacher des Herzens in der sinoatrialen Region lokalisiert. Der Ventrikel folgt diesem Schrittmacher im Sinus venosus sogar dann, wenn Arrhythmien auftreten. Schrittmacherpotentiale mit ihrer typischen diastolischen Vordepolarisation können in embryonalen Hühnerherzen außer im Sinus venosus auch noch in der Muskulatur der Sinoatrialklappen und dem A.-V.-Ring gefunden werden. Entstanden in diesen verschiedenen Regionen, unterscheiden sie sich voneinander durch eine Reihe von Merkmalen: AP von Zellen des Sinus venosus haben die höchste Frequenz, die kürzeste Dauer, die größte diastolische Vordepolarisation, die geringste Anstiegsgeschwindigkeit und Amplitude sowie einen abgerundeten Gipfel und kein Plateau. Die beiden letzten Eigenschaften sind Charakteristika aller embryonalen Schrittmacherpotentiale. Von atrialen und ventrikulären embryonalen Myokardzellen, die nicht dem spezifischen Reizleitungsgewebe angehören, war es niemals möglich, die spontan auftretende diastolische Vordepolarisation abzuleiten. Ein solches Potential der Arbeitsmuskulatur unterscheidet sich von allen Schrittmacherpotentialen durch seinen konstanten Ruhewert während der diastolischen Periode, durch sehr große Anstiegsgeschwindigkeit, einen ausgeprägten Spike im Overshoot und ein anschließendes Plateau im AP. Es übertrifft die Schrittmacherpotentiale an Dauer und Amplitude (LIEBERMAN und PAES DE CARVALHO 1965a).

Außer der Tatsache des Sitzes des Schrittmachers für das ganze Herz im Sinus venosus vom Anfang der Entwicklung der elektrischen Aktivität an, ist auch die Verzögerung der Überleitung zwischen Atrium und Ventrikel ein Charakteristikum der Erregungsausbreitung im jungen embryonalen Herzen, das noch gar nicht über einen morphologisch identifizierbaren A.-V.-Knoten verfügt. Die Überleitungszeit bleibt während der gesamten Embryonalentwicklung des Hühnchens konstant zwischen 90 und 100 ms und liegt in der gleichen Größenordnung wie bei geborenen älteren Tieren (VAN MIEROP 1967). Da die vom embryonalen A.-V.-Ring ableitbaren AP in Frequenz und Konfiguration A.-V.-Knotenpotentialen des Erwachsenen gleichen, wird das embryonale A.-V.-Ringgewebe für die Verzögerung der atrioventrikulären Erregungsübertragung verantwortlich gemacht (LIEBERMAN und PAES DE CARVALHO 1965a). Bei Versuchen mit 7—20 Tage alten

Hühnerembryonen konnten die gleichen Verfasser die Leitungsgeschwindigkeit innerhalb des Vorhofes zu 0,4—0,5 m · s^{-1} und diejenige durch den A.-V.-Ring zu 0,003—0,005 m · s^{-1} bestimmen. Die Überleitung zwischen Atrium und Ventrikel erfolgte mit Dekrement, d. h., daß sich die Amplitude und das Ausmaß der Vordepolarisation der AP progressiv vermindern beim Fortschreiten der elektrischen Erregung von kranial nach kaudal innerhalb des A.-V.-Ringes senkrecht zur A.-V.-Klappe und die Wirksamkeit des Stimulus für die nächst angrenzenden Gebiete kontinuierlich geringer wird (LIEBERMAN und PAES DE CARVALHO 1965b). So ist es nicht verwunderlich, im Elektrokardiogramm (EKG) ein normales PR-Intervall bei Embryonen zu finden, bei denen noch eine ringförmige, ununterbrochene muskuläre Verbindung zwischen Atrium und Ventrikel besteht (BOUCEK et al. 1959). Die Verzögerung der Erregungsleitung im A.-V.-Ring erfüllt die gleiche Funktion im klappenlosen Hühnerembryoherzen wie die des A.-V.-Knotens später: Nach der Impulsaussendung aus dem Gebiet des Sinus venosus und der raschen, gleichmäßigen Erregungsausbreitung über das Atrium kontrahiert sich dieses, während die Ventrikelregion erschlafft ist und das Fortschreiten der elektrischen Erregung im A.-V.-Ring verzögert wird. Im Anschluß an die Vorhofkontraktion wird der Ventrikel erregt und beginnt mit der Kontraktion. Der Bulbusabschnitt ist das zuletzt aktivierte Gebiet, seine Kontraktion ist langsam und länger andauernd. Diese von vornherein eingehaltene Abfolge der elektrischen und mechanischen Aktivierung einzelner Herzabschnitte trägt zur Verhinderung von Refluxen bei (PICKERING 1893, PAFF et al. 1968).

Trotz der generellen Vergleichbarkeit der embryonalen und adulten AP des Herzens läßt sich ein Entwicklungsgang der elektrischen Membraneigenschaften in Abhängigkeit von den Ionengehalten des Herzgewebes und den sich ändernden Permeabilitätscharakteristika der Zellmembran zeigen. Nach SHIMIZU und TASAKI (1966) stehen Änderungen der elektrischen Erregbarkeit, getestet mit Hilfe von Messungen der Rheobase und der Membranzeitkonstanten, ermittelt in Form von Chronaxiemessungen, direkt für Strukturänderungen der Membran selbst. Wiederum an embryonalen Hühnchenherzen vom 2.—19. BT wurde ein zuerst rasches, mit zunehmendem Alter langsameres Absinken von Rheobase und Chronaxie deutlich. Die Chronaxie, die bei den jüngsten Exemplaren noch 5 ms betragen hatte, erreichte bei späteren Embryonalstadien Zeiten von weniger als 1 ms und damit einen Wert, der vom erwachsenen Myokard bekannt ist (VRÁNA et al. 1970). Die Elektrolytanalysen von HARSCH und GREEN (1963) und neuere Ergebnisse von MCDONALD und DE HAAN (1973) zeigen, daß das embryonale Hühnerherzgewebe bezüglich seines Extrazellulärraumes, seiner intrazellulären Ionenkonzentration und seiner Membranpotentiale zwischen dem 14. und 18. BT die Eigenschaften erwachsener Herzen gewinnt. Die embryonale Entwicklung zu den Erwachsenenverhältnissen hin wird durch die Abnahme des EZW und des intrazellulären Kaliumgehaltes sowie durch das Anwachsen des Ruhemembranpotentials und des Overshoot bei gleichbleibendem intrazellulärem Natriumgehalt gekennzeichnet (s. Abb. 34). Entsprechend veränderte sich die Relation der Permeabilitätskonstanten von Na$^+$ und K$^+$ zwischen dem 3. und dem 14. Entwicklungstag von $P_{Na}/P_K = 0{,}08$ auf 0,01. Das durchschnittliche Ruhemembranpotential wuchs im gleichen Zeitabschnitt von $-61{,}8$ mV auf -80 mV, der mittlere Overshoot von 12 auf 30 mV. Nahezu identische Werte wurden von Couch et al. (1969) für die Embryogenese der Ratte erhalten. Die Schwellenkonzentration für extrazelluläres K^+, die genügt, um die embryonale

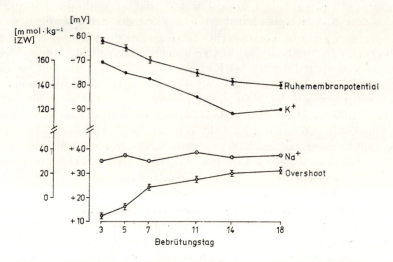

Abb. 34. Intrazellulärer Na^+- und K^+-Gehalt sowie Ruhemembran-Potential und Overshoot des Aktionspotentials von Herzmuskelzellen verschieden alter Hühnchenembryonen. Während der Na^+-Gehalt nahezu konstant bleibt über den untersuchten Entwicklungsabschnitt, wächst die Amplitude des Aktionspotentials statistisch signifikant zwischen dem 3. und dem 14. Bebrütungstag an. Der intrazelluläre K^+-Gehalt wird im Laufe der Embryogenese von 160 auf 118 mmol erniedrigt; das mittlere Ruhemembranpotential steigt von -60 auf -80 mV an (verändert nach McDonald und De Haan 1973).

Herzaktion zum Stillstand zu bringen, nimmt mit wachsendem Embryoalter ab, was auf altersabhängige Veränderungen der Durchlässigkeitsauswahl der Membran bezogen wird (De Haan und Gottlieb 1968). Die im Laufe der Embryonalentwicklung eintretende Verkürzung der Dauer des AP wird durch eine Verbesserung der Membranpermeabilität für K^+ während der Repolarisation hervorgerufen, wie aus Versuchen mit Tetraäthylammonium (TEA) an embryonalen Rattenherzen ersichtlich ist (Bernard et al. 1968, Bernard und Gargouïl 1968). Adrenalin setzt die Permeabilität für K^+-Ionen herab. Tatsächlich bewirkt Adrenalin an der embryonalen Rattenherzmuskelzelle eine Verlängerung der Repolarisationsphase des AP von der Zeit an, zu der das Herz überhaupt adrenalinempfindlich ist. Zugleich werden die Kontraktionsamplitude und die Herzfrequenz vergrößert (Bernard et al. 1967). Umgekehrt verkürzt sich das AP embryonaler Rattenherzmuskelzellen vom 16. Entwicklungstag an um 30% unter der Einwirkung einer 10^{-6} g · ml^{-1} konzentrierten ACH-Lösung (Pager et al. 1965).

Zwischen der Abnahme der intrazellulären K$^+$-Konzentration und der Proteinsyntheserate in den Herzzellen, die bei jungen Embryonen größer als bei älteren ist, soll ebenfalls eine funktionelle Beziehung bestehen (McDonald und De Haan 1973). Yeh und Hoffman (1968) fanden das Ruhemembranpotential dichter am Kaliumgleichgewichtspotential bei 19 Tage alten Hühnchenembryonen als bei jüngeren. Darüber hinaus konnten sie die Abhängigkeit der Größe des Overshoot vom Niveau des Ruhemembranpotentials embryonaler Herzmuskelzellen demonstrieren. Da die Wirksamkeit des Na$^+$-Kanals am Nerven von der Größe des Ruhemembranpotentials bestimmt wird, soll auch der im Laufe der Embryonalentwicklung wachsende Overshoot an den Herzmuskelzellen zum größer werdenden Ruhemembranpotential in Verbindung stehen. Außerdem wird der entwicklungsabhängig zunehmende Overshoot des AP auf Veränderungen des Na$^+$-Kanals selbst zurückgeführt. Während nämlich 2—4 Tage alte Hühnchenembryoherzen in Tetrodotoxin (TTX), das spezifisch die Zunahme der Na$^+$-Leitfähigkeit während der raschen Anstiegsphase des AP blockiert, weiter schlagen, wird die Spontanaktivität 7 Tage alter Herzen unterbunden. Zudem vergrößert sich die Anstiegsgeschwindigkeit des AP von $10-20$ V · s^{-1} am 2.—4. Tag auf 160 V · s^{-1} am 18. Tag der Bebrütung. Diese Befunde legen den Übergang von einem „langsamen" zu einem „schnellen" Natriumkanal während der Embryogenese nahe (McDonald und De Haan 1973; über die langsame und die schnelle Komponente des Anstiegs des AP von Muskelzellen erwachsener Herzen, denen „langsame" und „schnelle" Ionenmechanismen zugrunde liegen, s. bei Paes de Carvalho et al. 1969). Ähnlich angelegte Versuche mit embryonalen Rattenventrikeln, an denen außer TTX zwei weitere spezifische Hemmstoffe, das Manganchlorid, Hemmer des „langsamen" Kalziumkanals, und das TEA, Hemmer der verzögerten Kaliumpermeabilitätssteigerung, getestet wurden, ließen eine während der praenatalen Entwicklung vom Alter abhängende Ausbildung der Membranpermeabilität für die verschiedenen Ionen in zeitlicher Folge wahrscheinlich werden. Beim 10 Tage alten Embryoherzen besteht lediglich ein „langsamer" Kanal, der Ca^{++} befördert und für die Kontraktion verantwortlich ist, die bei Rattenherzen dieses Alters gerade begonnen hat (s. S. 171). Am 13. Embryonaltag der Ratte erscheint am AP die rasche initiale Na$^+$-Phase, und erst am 21. Entwicklungstag werden der autoregenerative Natriummechanismus und der „langsame" Kalziumkanal durch die verzögerte Permeabilitätssteigerung der Membran für K$^+$ ergänzt. Diese bereits foetalen Herzen waren also gegenüber TTX, TEA und Manganchlorid empfindlich (Gargouïl und Bernard 1971).

Kaufmann et al. (1969) haben Versuche mit Zellkulturen embryonaler Hühnchenherzen des 6.—10. BT zum Studium der elektromechanischen Ankopplung durchgeführt. Durch Erhöhung des extrazellulären Ca^{++}-Angebotes gelang es, eine Amplituden- und Dauernzunahme des Mechanogramms (positiv inotroper Ca^{++}-Effekt) sowie die Verkürzung der im normalen extrazellulären Milieu auffällig langen elektromechanischen Latenz von 85 ms auf 40 ms zu erreichen. Die Verfasser schließen daraus auf eine im embryonalen Herzen vorliegende elektromechanische „Kopplungsinsuffizienz" infolge eines natürlichen intrazellulären „Ca^{++}-Defizits". Die noch mangelhafte (SCHULZE 1963) — oder wie beim Hühnchenembryo gänzlich fehlende — Ausbildung von sarkoplasmatischem Retikulum mag zur Verlängerung der elektromechanischen Latenz beitragen.

Bald nachdem die erste elektrische Aktivität von den Zellen des embryonalen Hühnchenherzens im 8-Somiten-Stadium registriert werden kann, hat man bei entsprechender Versuchsanordnung die Möglichkeit, auch das Summenpotential der elektrischen Herzaktion abzuleiten. PAFF et al. (1968) erhielten das erste konstante EKG von 11—12-Somiten-Embryonen, gelegentlich auch schon von einem 10-Somiten-Embryo. Dieses Entwicklungsalter entspricht einer Bebrütungszeit von 35—38 Stunden; das Herz beginnt eben, sich zu kontrahieren und befördert noch kein Blut. Das früheste EKG besteht aus einer einfachen V-förmigen Welle. Über verschiedene Stadien der Umgestaltung entsteht daraus schließlich, ableitbar vom 22-Somiten-Embryo (50—53 Stunden alt), ein komplettes EKG vom Erwachsenentyp, das eine vom QRS-Komplex durch das PR-Intervall abgesetzte P-Zacke und eine unverkennbare T-Zacke besitzt (s. auch SCHWARTZE, H. 1974). HOFF et al. (1939) betonen, daß ein EKG mit allen Merkmalen der kardioelektrischen Kurven Erwachsener vom Embryo schon in einem Stadium seiner Entwicklung erhalten werden kann, in dem sich weder die Nerven noch das spezifische Reizleitungsgewebe im Herzen ausgebildet haben. Obwohl entsprechend früh ansetzende elektrokardiographische Untersuchungen von menschlichen Embryonen bisher fehlen, rechnet man mit der vollständigen Ausprägung des Elektrokardiogramms im Alter von etwa 4 Wochen, da auch beim Kaninchenembryo der Entwicklungsgang derselbe wie beim Hühnchen ist und mit dem jeweils gleichen strukturellen und funktionellen Stand der Kardiogenese korreliert werden kann (SAEZ und BASMAJIAN 1963). Das EKG zeigt in der Phylogenese eine bemerkenswerte Konstanz, so daß man Anlaß hat, die Ontogenese der kardialen Summenpotentiale bei verschiedenen Spezies ebenfalls als einheitlich ablaufend anzunehmen.

Einige wenige Berichte über die Ableitung menschlicher embryonaler Elektrokardiogramme liegen vor, die jedoch alle von Untersuchungsobjekten solcher Altersstufen stammen, daß für den ontogenetischen Aspekt des EKG nichts gewonnen wird (MARCEL und EXCHAQUET 1938, STRAUS et al. 1961, ARESIN 1962).

6.2. Struktur und Funktion des foetalen Herz-Kreislaufsystems

6.2.1. *Der Aufbau des foetalen Kreislaufs, die Blutvolumenverteilung und die Blutdruckentwicklung*

Der Blutstrom durch das foetale Herz nimmt wegen des vom erwachsenen Herzen abweichenden Aufbaues seiner Strukturen andere Wege als beim geborenen Individuum. Außer den post partum obliterierenden Nabelgefäßen sind der Ductus venosus, der Ductus arteriosus und das Foramen ovale von ausschlaggebender Bedeutung für die foetale Kreislauffunktion (Abb. 35). Das Foramen ovale öffnet sich zwischen der Vena cava inferior und dem linken Vorhof, so daß der größere Teil des Blutes aus der unteren Hohlvene (73%) direkt in die

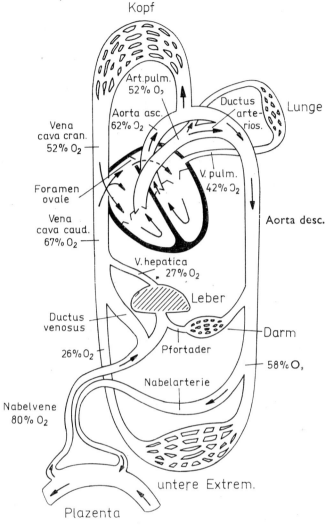

Abb. 35. Schema des foetalen Herz-Kreislaufsystems.
Besprechung der Einzelheiten im Text (verändert nach BORN et al. 1954).

linke Vorkammer gelangt und sich nur ein kleiner Teil (27%) mit dem Blut der oberen Hohlvene in der rechten Vorkammer mischt (DAWES 1964, 1968a). Die Teilung des unteren Hohlvenenblutstromes erfolgt an der Crista dividens, die eine Abgrenzung des Foramen ovale gegenüber dem rechten Vorhof bewirkt (BARCLAY et al. 1946, LIND et al. 1964). Das Foramen ovale stellt also unter physiologischen Bedingungen keine funktionelle Verbindung zwischen den beiden Vorhöfen her, wie lange Zeit angenommen wurde (PETER 1947, LICATA 1954).

Das über die untere Hohlvene in den linken Vorhof einströmende Blut mit hohem Sauerstoffgehalt (67%) gelangt in die linke Kammer und von dort, vermischt mit Pulmonalvenenblut, in die Aorta ascendens bzw. die Gefäße des Kopfes und der oberen Extremitäten. Es versorgt außerdem den Koronarkreislauf. Kopf, obere Extremitäten und Herzmuskel erhalten so das im foetalen Kreislauf den meisten Sauerstoff enthaltende Blut, wenn man vom linken Leberlappen absieht, der mit frisch arterialisiertem, unvermischtem Nabelvenenblut versorgt wird. Die obere Hohlvene führt das aus Kopf- und Armbereichen zurückkehrende venöse Blut mit einer O_2-Sättigung von 25% dem rechten Vorhof zu, wo es mit dem venösen Blut des Sinus coronarius und dem kleineren Anteil besser arterialisierten Blutes aus der Vena cava inferior vermischt und in den rechten Ventrikel weitergeleitet wird. Dieses Mischblut gelangt zu 52% mit O_2 gesättigt einesteils in die Arteria pulmonalis, um die Lungengefäße zu versorgen, fließt aber zum größten Teil in den Ductus arteriosus. An der Mündung des Ductus arteriosus in die Aorta befindet sich abermals eine Mischstelle des foetalen Kreislaufs, an der zwei Blutströme mit unterschiedlichem Sauerstoffgehalt zusammentreffen. Das Blut aus der Aorta ascendens und dem Ductus arteriosus fließt mit einer O_2-Sättigung von 58% gemeinsam in die Aorta descendens und schließlich in die Nabelarterie. Ein Teil des Blutes der Aorta descendens passiert außerdem die Gefäße des Darmes sowie die unteren Extremitäten und kehrt über die Pfortader, den rechten Leberlappen und die Vena hepatica bzw. über die Beinvenen in die Vena cava inferior zurück. Der Ductus venosus führt frisch arterialisiertes Blut (80% O_2) aus der Nabelvene heran, das in der Vena cava inferior mit dem Lebervenenblut (27% O_2) und dem venösen Rückstrom aus den unteren Extremitäten (26% O_2) vermischt in die linke Vorkammer transportiert wird. Die angeführten Sauerstoffsättigungswerte stammen von synchron entnommenen Blutproben aus den verschiedenen Bezirken des Kreislaufs foetaler Schafe, die möglicherweise nicht unbeeinflußt waren von den Experimentierbedingungen, unter denen das Blut gewonnen wurde (DAWES et al. 1954). Trotzdem geben diese Versuche im Zusammenhang mit Kontraströntgenfilmaufnahmen des Herz-Kreislaufsystems beim foetalen Schaf (BARCLAY et al. 1946) und Menschen (LIND und WEGELIUS 1954, LIND et al. 1964) sowie mit radioaktiven Phosphorinjektionen bei Meerschweinchen und Hunden (EVERETT und JOHNSON 1949) hinreichend genau über die Wege der foetalen Blutströmung Auskunft und erlauben auch Berechnungen der Blutvolumenverteilung in den einzelnen Kreislaufabschnitten. Nach DAWES (1964, 1968a) kann folgendes sicher geschlossen werden: In das foetale Herz treten 4 Blutströme ein, einer aus der Vena cava inferior 67% O_2-gesättigt, einer aus der Vena cava superior 25% O_2-gesättigt, einer aus den Pulmonalvenen 42% O_2-gesättigt und einer durch den Koronarsinus aus den Koronarvenen und dem linken Hemiazygosvenensystem, etwa 15% O_2-gesättigt. 3 Blutströme verlassen das Herz, einer in die Aorta ascendens mit 62% Sauerstoffsättigung, einer in die Aorta descendens mit 58% O_2-Sättigung und ein dritter in die Lungen mit 52% O_2-Sättigung. Die Mischung der unterschiedlich mit Sauerstoff beladenen Blutströme wird als sehr effektiv bezeichnet. Sie findet innerhalb des Herzens in beiden

Vorkammern statt, in der rechten aus oberem und einem kleineren Teil unterem Hohlvenenblut, in der linken aus dem größeren Teil des unteren Hohlvenenblutes und der keineswegs ganz geringen Menge des Pulmonalvenenblutes. Insgesamt entsteht eine Vermischung von jeweils 2 Blutströmen mit unterschiedlichem Sauerstoffgehalt an 4 Stellen des foetalen Kreislaufs. DAWES (1964) konnte auf der Basis der synchronen Messungen des O_2-Gehaltes in verschiedenen Gefäß-

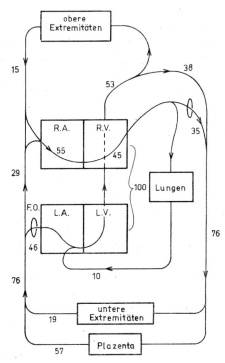

Abb. 36. Kreislauf des reifen foetalen Lämmchens. Die Zahlen bedeuten den prozentualen Blutvolumenanteil am Gesamtschlagvolumen beider Herzkammern in den verschiedenen Kreislaufgebieten (verändert nach DAWES 1964, 1968a).

abschnitten des foetalen Lämmchens gegen Ende der Tragzeit und gewisser hypothetischer Annahmen die relativen Volumenanteile des foetalen Schlagvolumens (V_s) beider Ventrikel für einzelne Kreislaufgebiete berechnen (Abb. 36). Durch die Plazenta als Kreislaufabschnitt mit niedrigem Widerstand, der mit dem System- und Pulmonalkreislauf des Foeten parallel geschaltet ist, fließen 57% der Summe des V_s beider Ventrikel. Der nicht zu vernachlässigende Blutstrom durch die Lungen macht 7—10% aus. Durch das Foramen ovale gelangen 46%, durch den Ductus arteriosus 35% bezogen auf das V_s beider Kammern. Auf die drei parallel geschalteten Kreislaufgebiete des Foeten verteilen sich also mehr als 50% im Plazentarkreislauf mit seinem niedrigen Gefäßwiderstand, etwa 10% im Lungenkreislauf mit seinem hohen Widerstand und im Körperkreislauf ungefähr 30% der Summe des V_s beider Ventrikel. Nach DAWES (1964) liegt das V_s des linken Ventrikels mit einem Anteil von 55% höher als das des rechten (45%), wobei angenommen wird, daß die beiden Herzkammern beim Foeten parallel — anstatt wie beim Erwachsenen in Serie — arbeiten und das Blut aus den großen Venen gleichzeitig in die Pulmonalarterie bzw. die Aorta pumpen (PREYER 1885, BORN et al. 1954, DAWES 1968a). Unter dieser Voraussetzung besteht für die Annahme eines gleich großen V_s des rechten und des linken Ventrikels keine Notwendigkeit. ASSALI et al. (1968b) sind der Überzeugung, daß auch das foetale Herz mit einem Asynchronieintervall arbeitet (s. S. 192). Der Auswurf des rechten Ventrikels geht beim foetalen Schaf diesen Autoren zufolge dem des linken um ein in Abhängigkeit von den Experimentierbedingungen äußerst variables Zeitintervall voran. Die V_s beider Kammern wurden nahezu gleich groß gefunden. Weitere Untersuchungen werden nötig sein, um diesen Teil der foetalen Herz-Kreislauffunktion überschaubarer zu machen.

DAWES (1964) betont, die von ihm berechneten Volumenverteilungszahlen führten vorerst eher zu einer Modellvorstellung vom reifen foetalen Kreislauf, als daß sie sich schon eigneten, Gesetzmäßigkeiten von universeller Anwendbarkeit zu beschreiben. Es kommt hinzu, daß die Größen der die einzelnen foetalen Blutwege passierenden Volumina in hohem Maße vom Zustand des Foeten abhängen. Der elektromagnetisch gemessene Durchfluß durch den Ductus arteriosus nimmt z. B. erheblich ab, wenn das V_s der rechten Herzkammer kleiner wird, der P_{O_2} des Duktusblutes ansteigt oder sich die Herzfrequenz ändert (ASSALI et al. 1968b, DAWES 1968a). Von den Veränderungen des Blutstromes im Ductus arteriosus aber ist das effektive V_s des Foeten hochgradig beeinflußt, weil der Zufluß über den Ductus arteriosus zum Systemkreislauf bis zu 50% betragen kann (ASSALI et al. 1968b). Bezüglich des mittleren Durchflusses durch beide Ventrikel (ml · min^{-1} · kg^{-1}) kann nach METCALFE und PARER (1966), DAWES (1968a), ASSALI et al. (1968b) sowie BEHRMAN und LEES (1971) geschlossen werden, er sei beim foetalen Schaf und Rhesusaffen größer als beim erwachsenen Tier, während der pulmonale Durchfluß relativ gering bleibe. Bezogen auf das Blutvolumen des ganzen Körpers, das bei der foetalen Ziege 9% des Körper- plus Plazentagewichtes beträgt, ist das durch beide Herzseiten strömende Minutenvolumen (V_m) beim erwachsenen Tier größer als beim Foeten. Das körper- plus plazentagewichtsbezogene Herzzeitvolumen des Ziegenfoeten bleibt während der zweiten Hälfte der Gestation nahezu konstant. Betrachtet man jedoch das vom Herzen geförderte Volumen in Relation zum durchströmten foetalen Gewebe, so wächst das Herzzeitvolumen stetig während der vorgeburtlichen Entwicklung an. Während zu Beginn der zweiten Hälfte der Tragzeit etwa die Hälfte des foetalen Blutes in einer Minute durch den Kreislauf fließt, fördert das Herz zum Zeitpunkt der Geburt das Anderthalbfache des Blutvolumens pro Minute (BARCROFT 1936). Neuere direkte Durchflußmessungen bei Schafen haben Ergebnisse auch zur Entwicklung des durch einzelne Organe fließenden Blutvolumens in Abhängigkeit vom Foetenalter erbracht (RUDOLPH und HEYMANN 1970): Umbilikaldurchfluß und Herzschlagvolumen wachsen proportional zum Foetengewicht an. Das Verhältnis der Auswurfmenge beider Ventrikel zum Plazentadurchfluß nimmt von etwa 50% bei 60 Tage alten Foeten auf 40% geburtsreifer Tiere ab. Der Anteil des die Lungen und die Baucheingeweide durchfließenden Blutvolumens wird besonders nach dem 120. Gestationstag größer. Eine Untersuchung von Pavianfoeten nahe dem Geburtstermin mit Tracern (PATON et al. 1973) lieferte ergänzende Daten. Der prozentuale Anteil einzelner Organe am Schlagvolumen beider Ventrikel beträgt bei diesen Tieren für das Herz 4%, die Lungen 9%, die Leber (A. hepatica) 1%, den Gastrointestinaltrakt 4,5%, die Milz 1%, die Nebennieren 0,7%, die Nieren 3% und das Gehirn 14%. Der Hirnstamm wird besser durchblutet als Großhirn, Mesenzephalon und Cerebellum. Die Durchblutung pro Gramm Gewebe zeigt für fast alle Organe kaum Speziesdifferenzen zwischen Schaf, Rhesusaffen und Pavian. Die Durchblutung des Gehirns nimmt mit steigendem Hirngewicht im Laufe der praenatalen Entwicklung einen unverhältnismäßig größeren Anteil am Gesamtschlagvolumen in Anspruch. Beim reifen Affenfoeten gelangen rund 20% des O_2-reichen Ductus-venosus-Blutes zum Gehirn. Nach ASSALI et al. (1968b) bleibt der Sauerstoffverbrauch des foetalen Gehirns immer verhältnismäßig hoch, selbst dann, wenn sich im mütterlichen oder foetalen O_2-Partialdruck größere Veränderungen vollziehen. Nimmt die Hirndurchblutung ab oder zu, so soll sich die Sauerstoffentnahme aus dem Blut reziprok ändern. Lediglich kurz nach der Geburt, wenn die Hirndurchblutung abrupt zurückgeht, fällt auch der zerebrale Sauerstoffverbrauch ab. Die an Schafen erhobenen Befunde widersprechen allerdings Ergebnissen von reifen Affenfoeten, welche nach Asphyxie neuropathologische Veränderungen ähnlich denen bei zerebralgeschädigten, reifen menschlichen Säuglingen zeigen. Die pathologischen Läsionen der neugeborenen Affen sollen direkt durch während der foetalen Asphyxie mit autoradiographischer Technik in utero nachweisbare, regionale, zerebrale Durchblutungsstörungen verursacht sein (REIVICH et al. 1971).

Die prozentualen V_s-Anteile, die sich auf Nieren, Herz, Haut und Muskulatur verteilen, bleiben während der normalen intrauterinen Entwicklung unverändert, d. h., ihre Durchblutung wächst linear mit dem Organgewicht an. Bei regulatorischen Umverteilungen des Blutvolumens (s. u.) spielt die Lunge mit ihrer nur relativ kleinen absoluten Blutmenge keine bedeutende Rolle, während Haut und Muskulatur, die einen großen Anteil vom Gesamtblutvolumen erhalten, diejenigen Organe zu sein scheinen, in denen vasomotorische Reaktionen zu erheblichen Volumenverteilungsänderungen im Foetenkörper führen.

Das V_m pro kg KG ohne Plazenta gilt als sicher größer als beim Erwachsenen, und zwar sowohl für reife Foeten wie auch für Neugeborene des Schafes, Schweines, Kaninchens und des Menschen (ARCILIA et al. 1967, DAWES 1968b, EMMANOUILIDES et al. 1970, WINSBERG 1972). Das experimentell bestimmte V_m eines Ventrikels des Schaffoeten gegen Ende der Gestation beträgt zwischen 140 und 180 ml · min^{-1} · kg^{-1}, das berechnete von 13 menschlichen Foeten, die zwischen 31 und 40 Wochen alt waren, im Durchschnitt 109 ml · min^{-1} · kg^{-1}. Die Bestimmung von V_s bei menschlichen Foeten wurde in vivo durch die Messung des Ventrikeldurchmessers während der Systole und der Diastole des Herzens mit Hilfe der Echokardiographie möglich. Die Berechnung wird nach dem Ansatz $V_s = Dd^3 - Ds^3$ vorgenommen, wobei Dd der diastolische und Ds der systolische Durchmesser ist (WINSBERG 1972).

Der parallel geschaltete Plazentarkreislauf mit seinem niedrigen Gefäßwiderstand wird als eine Ursache für das große foetale V_m betrachtet. Beim Neugeborenen, dessen Sauerstoffverbrauch innerhalb der ersten 9 LT stark ansteigt, spielt wahrscheinlich die hohe Stoffwechselrate zur Aufrechterhaltung der Körpertemperatur eine ursächliche Rolle für sein großes V_m (s. S. 60).

Obwohl das foetale V_m also sehr groß ist, bleibt der arterielle Blutdruck des Foeten niedrig. Bei allen bisher untersuchten Säugetierspezies (Zusammenstellung und weiterführende Literatur bei DAWES 1968b, REEVES et al. 1972) einschließlich des Menschen (WOODBURY et al. 1938) steigt er während der intrauterinen Entwicklung schon an, erreicht aber erst im Laufe einer speziesabhängig verschieden langen postnatalen Periode den Erwachsenenwert. Direkte Messungen des Systemblutdrucks bei Frühgeborenen zwischen dem 5. und 8. Gestationsmonat ergaben Werte von 33/24 mm Hg im 5. Schwangerschaftsmonat kontinuierlich ansteigend bis auf 75/45 im 8. Monat (WOODBURY et al. 1938). Zu ganz ähnlichen Ergebnissen gelangte SILVERMAN (1961), der den arteriellen Mitteldruck bei Frühgeborenen von 4 verschiedenen Gewichtsklassen bestimmte und mit dem reifgeborener Säuglinge verglich. Auch hier zeigte sich eine Abhängigkeit des 0—6 Stunden nach der Geburt gemessenen Blutdrucks vom Gestationsalter der Kinder. Bezüglich der Höhe des arteriellen Mitteldrucks verschiedener Spezies zum Zeitpunkt der Geburt glaubte man zunächst, sie hänge vom Reifegrad des neugeborenen Tieres ab und sei umso höher, je eher das Neugeborene imstande sei, sich frei zu bewegen (BARCROFT und BARRON 1945). Tatsächlich liegt der arterielle Mitteldruck des neugeborenen Lämmchens höher als der des neugeborenen Kindes. Dieses Prinzip scheint jedoch nicht allgemein zu gelten (SCHÖNFELDER et al. 1973). Jedenfalls werden beim neugeborenen menschlichen Säugling höhere Blutdruckwerte gefunden als beim Rhesusaffen, der zu den nestflüchtenden Tieren zählt (DAWES 1968a). Das Zusammentreffen eines großen V_s und eines niedrigen Systemblutdrucks weist auf einen niedrigen totalen peripheren Gefäßwiderstand beim Foeten und auch beim Neugeborenen mit transitorischem Kreislauf (s. S. 222) hin. Dabei ist über den Beitrag der einzelnen sich entwickelnden Organe zum gesamten peripheren Widerstand noch wenig bekannt (DAWES 1968b; über die foetale Entwicklung des Lungengefäßwiderstandes s. S. 151). Man weiß aber aus Messungen des Druckes und der Durchblutung an den unteren Extremitäten von Schaffoeten, daß beispielsweise eine bedeutende Widerstandszunahme in den Gefäßen der im letzten Drittel der Gestation rasch wachsenden Hinterbeine foetaler Lämmer eintritt (DAWES et al. 1968). Zur Erklärung des während der vorgeburtlichen Entwicklung allmählich ansteigenden arteriellen Blutdrucks und des zunehmenden peripheren Widerstandes, die funktionell eng miteinander verknüpft sind, werden mehrere

Faktoren herangezogen: Untersuchungen der elastischen Eigenschaften isolierter foetaler Karotisarteriensegmente zeigten deren Steiferwerden mit wachsendem Gestationsalter, aber auch mit steigendem Foetengewicht, wie aus Zwillingsversuchen bei Schaffoeten hervorgeht, so daß die Entwicklung der Gefäßwände offenbar nicht ausschließlich ein altersabhängiger Prozeß ist (ROACH 1970). Weiterhin kommt ein zunehmender Sympathikustonus ursächlich in Frage, denn die Durchschneidung des N. ischiadicus, der nahezu alle sympathischen Efferenzen der unteren Extremitäten des Schaffoeten enthält, bewirkt eine Vasodilatation der Hinterbeingefäße. Gegenüber Adrenalininjektionen erwiesen sich ältere Schaffoeten als empfindlicher als jüngere; arterieller Mitteldruck, Nabelvenendruck und Herzfrequenz erhöhten sich in umso größerem Ausmaß, je älter die Foeten waren (REYNOLDS und MACKIE 1962). Das periphere Gefäßnetz foetaler Mäuse reagiert in analoger Weise auf Noradrenalinapplikation (CHRISTIANSEN et al. 1963).

Ebenfalls adrenergisch kontrolliert scheint der Sphinktermechanismus des Ductus venosus zu sein. Dieser Sphinkter, der an der Einmündung der Umbilikalvene in den Ductus venosus liegt, kontrahiert nach Adrenalineinwirkung z. B. im Falle einer extremen foetalen Hypoxie, bei welcher Adrenalin aus den Nebennieren im Foetenorganismus freigesetzt und durch den darauf folgenden Druckanstieg in der Nabelvene der andernfalls paralysierte Plazentablutfluß zugunsten des Foeten aufrecht erhalten bleibt (REYNOLDS und MACKIE 1962). Der Sphinkter des Ductus venosus öffnet oder schließt sich in Abhängigkeit vom venösen Angebot der Plazenta. Mit Hilfe des nervös gesteuerten Sphinktermechanismus wird mehr Blut bei großem plazentarem Durchfluß in die Leber geleitet als bei einem kleinen Angebot. Die Leber wird so zeitweilig zum Blutspeicher, der das foetale Herz vor einer Volumenüberlastung schützt. Gerade dieses Steuerungssystem unterscheidet nach REYNOLDS (1954c) den foetalen Kreislauf erheblich vom Erwachsenenzustand, da beim Foeten auf der Ebene des Leberkreislaufs etwa zwei Drittel des venösen Rückstroms zum Herzen kontrolliert werden. Andere Untersucher sehen allerdings im Ductus venosus nur eine passive Struktur, die ihren Querschnitt gerade dann vergrößert, wenn die Durchflußrate der Vv. umbilicales hoch ist (RUDOLPH und HEYMANN 1968). Diese verschiedenen Auffassungen finden möglicherweise durch Speziesdifferenzen in der Struktur des Ductus venosus ihre Erklärung. Bei menschlichen Früchten verschiedener Entwicklungsstadien wurde zwar ein mit zunehmendem Gestationsalter immer deutlicher in das Gefäßlumen vorspringender Sporn in Gestalt eines subendothelialen Polsters aus Bindegewebszellen und einigen von elastischen Elementen umgebenen Muskelfasern gefunden, jedoch keine Ringmuskulatur im Sinne eines Sphinkters (SALZER 1970). Die Maus hingegen bildet sogar eine echte Klappe an der Einmündungsstelle des Ductus venosus in die V. cava inferior aus (SALZER und THEILER 1970).

Neben dem Adrenalin könnten weitere vasokonstriktorisch wirkende Stoffe, wie das Vasopressin oder das Renin-Angiotensin-System (s. S. 220), in wachsendem Maße den peripheren Gefäßwiderstand beeinflussen (MOTT 1975).

Solche altersabhängigen Veränderungen vollziehen sich sicher in allen peripheren Gefäßgebieten einschließlich der Koronarien. Anders dagegen verläuft die Entwicklung im Nabelgefäßbereich, dessen Widerstand beim Schaffoeten nach dem 90. GT zuerst rasch, später langsamer von 500 mm Hg · l⁻¹ · min⁻¹ auf etwa 60 mm Hg · l⁻¹ · min⁻¹ abfällt. Die bedeutende Zunahme der Nabelgefäßdurchblutung im letzten Drittel des praenatalen Wachstums, in dem das Lämmchen sein KG verdoppelt, steht im Zusammenhang mit dieser Gefäß-

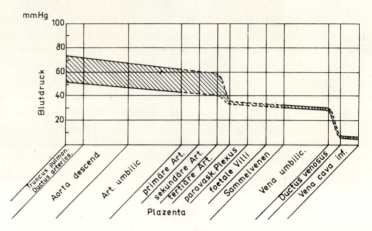

Abb. 37. Schema der Blutdruckamplituden aus beobachteten (Bezirke mit durchgezogenen Linien) und hypothetischen (gestrichelte Linien) Werten. Das Verhalten des arteriellen und venösen Blutdrucks in verschiedenen Gefäßgebieten des reifen foetalen Schafes ist dargestellt (nach REYNOLDS 1954c).

widerstandsabnahme und dem Anstieg des arteriellen Blutdrucks (nach dem 115. GT bis zur Geburt von 43 auf 62 mm Hg; RUDOLPH und HEYMANN 1968, DAWES 1968a). Vergleichende Messungen des arteriellen und des venösen Druckes in den Nabelgefäßen von Schaffoeten (BARCROFT 1946) belegen einerseits ebenfalls den mit zunehmendem Foetenalter ansteigenden Arterienblutdruck. Andererseits zeigen sie, daß der Umbilikalvenendruck sich vom 50. Entwicklungstag an kaum noch verändert. Die Blutdruckdifferenz zwischen der arteriellen und der venösen Seite, die bei sehr jungen Foeten nur 15 mm Hg ausmachte, betrug schließlich kurz vor der Geburt des Lammes 40 mm Hg. Abbildung 37 zeigt das Verhalten des arteriellen und venösen Blutdrucks in verschiedenen Gefäßgebieten beim reifen Schaffoeten.

6.2.2. *Die Steuerungsmechanismen des foetalen Kreislaufs*

In der Zeit der allmählichen Zunahme des peripheren Widerstandes im Foetenkreislauf entwickeln sich auch die nervösen Steuerungsmechanismen. Der über die Pressorezeptoren laufende Karotissinusreflex ließ sich bei 90 Tage alten Schaffoeten auslösen (DONATELLI 1940), weniger konstant aber bei menschlichen Frühgeborenen (PHILLIPS et al. 1964) und nicht bei neugeborenen Kätzchen

(CELANDER 1966; s. S. 218). Die Homöosthase der Blutgase hängt nach der Geburt von den Chemorezeptoren am Boden des IV. Ventrikels sowie im Glomus caroticum und Glomus aorticum ab (s. S. 154), die Kreislauf und Atmung kontrollieren. Während des Foetallebens ist jedoch nicht die Lunge, sondern die Plazenta das Gasaustauschorgan. Der Kreislauf des Schaffoeten wird in bedeutendem Maße von den aortalen Chemo- und arteriellen Pressorezeptoren kontrolliert, wogegen die Chemorezeptoren im Karotissinus und im ZNS beim Foeten noch nicht zu funktionieren scheinen oder zumindest extrem unempfindlich sind. Mäßige Hypoxie im Blut des foetalen Schafes (40—15 mm Hg P_{O_2}) verursacht einen zunehmenden Anstieg des arteriellen Blutdrucks und der Herzfrequenz sowie eine Umverteilung des V_s mit Durchblutungssteigerung in den Nabelgefäßen. Die direkte Reizung der Chemorezeptoren in der Aorta durch Einspritzen von Natriumcyanid in den Aortenbogen foetaler Schafe hat deutliche Umverteilungen des V_s zugunsten der linken Kammer bei gleichbleibendem Gesamtschlagvolumen des Herzens, den Anstieg des arteriellen Blutdrucks sowie die Zunahme der Durchblutung der Nabelgefäße zur Folge. Nach Durchschneidung der Sinusnerven oder der zervikalen Vagi verschwinden diese Effekte (CASSIN et al. 1964a, DAWES et al. 1969b, GOODWIN et al. 1973). Die Rezeptoren im Sinus aorticum üben einen tonisierenden Einfluß auf den foetalen Kreislauf aus. Diese Erkenntnis ergibt sich aus den erwähnten Nervendurchschneidungsbefunden, die zum Absinken des arteriellen Druckes, zur Durchblutungssteigerung in den Gefäßen der Hinterbeine und zur Verminderung der Widerstandskraft des Foeten gegenüber kurz dauernder Hypoxie oder Asphyxie führen (DAWES 1971), während direkte Reizung der aortalen Chemorezeptoren die periphere Vasokonstriktion mit folgendem Anstieg des arteriellen Blutdrucks und die Steigerung der Umbilikaldurchblutung veranlaßt (GOODWIN et al. 1973). Auch beim menschlichen Foeten verursacht eine milde Hypoxie zuerst eine Tachykardie, ein Anhalt dafür, daß hier zumindest vorzugsweise ebenfalls eine Reizung der aortalen Chemorezeptoren erfolgt ist. Die Empfindlichkeit dieses Kontrollmechanismus ist insofern von der Höhe des arteriellen P_{CO_2} abhängig, als eine bestimmte hypoxische Blutsauerstoffspannung bei gleichzeitig bestehender Hyperkapnie eine größere Reflexantwort auslöst (DAWES 1971). Mit steigender Dauer der Asphyxie werden jedoch sowohl der Blutdruck wie auch die Herzfrequenz menschlicher Foeten entschieden gesenkt (ENHÖRNING und WESTIN 1954).

Die tierexperimentell nachgewiesenen Umverteilungen des V_s dienen SALING (1966) als Grundlage seiner Vorstellungen von der „O_2-Sparschaltung", die die Deutung einer Reihe pathophysiologischer Zustände des menschlichen Foeten erlaubt: Bei schleichend auftretendem Sauerstoffmangel im Gefolge einer Plazentainsuffizienz aus verschiedenen Ursachen wird die Durchblutung weniger wichtiger Körperabschnitte, wie der Muskulatur, Haut, Lungen und Eingeweide, durch Vasokonstriktion herabgesetzt, der Gesamt-O_2-Verbrauch des Foeten eingeschränkt und die notwendige, normale Sauerstoffversorgung der lebenswichtigen foetalen Organe garantiert. Als Folge der „Sparschaltung" kann wegen der einsetzenden anaeroben Glykolyse in den schlechter durchbluteten Gewebsbezirken der Milchsäurespiegel im Foetenblut ansteigen. In solchen Fällen pflegt der blutchemische Laborbefund eine normale O_2-Spannung bei gleichzeitiger metabolischer Azidose anzuzeigen. Die praktisch wichtige Folgerung dieser Hypothese besteht in der Feststellung, daß aus dem Sauerstoffgehalt des foetalen Blutes allein kein Rückschluß auf den Zustand des Foeten möglich ist.

In diesem Zusammenhang sind Einflüsse auf das kardiovaskuläre System des Foeten im letzten Drittel der Tragzeit bemerkenswert, die bei Reizung oder Arbeitsbelastung der Mutter auftreten. Die Stimulation von Schmerz-, Druck- und akustischen Rezeptoren sowie des N. vagus trächtiger Schafe, Hunde und Kaninchen führte zu Kreislaufreaktionen ihrer Foeten. Dabei war die Durchblutungsänderung von Gehirn, Nieren und A. carotis der empfindlichste Indikator für die mütterlich bedingte Störung des Foeten; die foetalen Hirn- und Nierengefäße zeigten lang andauernde Dilatation oder Konstriktion nach einmaliger kurzer Reizung des Muttertieres, deren eigene Kreislaufreaktion in Gestalt von Durchblutungsänderungen des Uterus und der Plazenta in wesentlich kürzerer Zeit abklangen. Der foetale Karotisarteriendruck und vor allem die foetale Herzfrequenz reagierten weniger empfindlich (GEBER 1962), so daß beim Auftreten von Herzfrequenzschwankungen beim Foeten nach körperlicher Belastung der Mutter, wie sie als Stufentest in der gynäkologischen Praxis geübt wird (ŠTEMBERA 1970), bereits mit einer ausgeprägten Beeinflussung des foetalen Kreislaufs gerechnet werden muß. Aus Versuchen mit trächtigen Schafen wird geschlossen, daß $1/2$–1stündige mittelschwere Arbeit des Muttertieres für Foeten mit gestörter Umbilikalzirkulation wegen anhaltender pH-Wert- und P_{O_2}-Veränderungen des Foetalblutes durchaus schädlich ist, während normale Foeten dieselbe mütterliche Arbeit ohne bleibende Beeinträchtigung tolerieren können (EMMANOUILIDES et al. 1972). Wenn man berücksichtigt, daß asphyktische Zustände von mehr als 7 Minuten Dauer bei reifen Rhesusaffenfoeten bereits histologisch nachweisbare Hirnstammschädigungen hinterlassen (DAWES et al. 1964), erhalten solche Untersuchungen um so mehr Gewicht.

Obwohl man geneigt sein könnte anzunehmen, die Organogenese des Herz-Kreislaufsystems sei zu einem verhältnismäßig frühen Zeitpunkt des intrauterinen Lebens abgeschlossen, erfährt es in Wahrheit nicht nur funktionelle, sondern auch strukturelle Veränderungen noch lange vor und nach der Geburt. Dabei sind die morphologischen und physiologischen altersabhängigen Entwicklungen auch des Herzens selbst von Bedeutung.

6.2.3. *Die Strukturanpassung des Herzens an den foetalen Kreislauf*

Das Verhältnis zwischen Herz- und Körpergewicht ändert sich im Laufe des foetalen Wachstums. Nach MERKEL und WITT (1955) beträgt das proportionale Herzgewicht menschlicher Foeten bis zu 200 g KG 0,0043, bei allen schwereren Foeten 0,005. Modernere Untersuchungen an Herzen foetaler Ratten weisen allerdings aus, daß nur das Herztrockengewicht schneller als das Gesamtkörpergewicht bis zur Geburt zunimmt, während das totale Herzgewicht mit steigendem Gestationsalter relativ hinter dem KG zurückbleibt, woraus auf den hohen Wassergehalt des Foetenherzens geschlossen wird (OŠŤÁDAL et al. 1967). So macht der Anteil des Wassers am Rattenherzen kurz vor der Geburt 88,3% aus, während es beim erwachsenen Tier nur zu 76% aus Wasser besteht. Die weitere Entwicklung wird von der Abnahme des Extrazellulärraumes bei gleichzeitiger Vergrößerung des Intrazellulärraumes geprägt. Wie Bestimmungen des Wasser- und Mineralgehaltes prae- und postnataler Herzen gezeigt haben, ist die Volumenzunahme des Intrazellulärraumes in einer echten Zellvermehrung und nicht in einer Zunahme des Wassergehaltes der einzelnen Zellen begründet (REIMOLD 1962a).

Das Herzgewicht des Foeten und auch noch des Neugeborenen macht einen signifikant größeren Anteil am KG aus als beim Erwachsenen (0,7% gegenüber 0,4—0,45% nach VIERORDT 1906; 0,6% gegenüber 0,49% nach ROMERO et al. 1972). Dabei wachsen die Kammern während des Foetallebens stärker als die Vorhöfe: Das Gewicht der Vorhöfe beträgt zwischen $^1/_3$ und nahezu $^1/_2$ des Kammerngewichtes bei menschlichen Foeten, die weniger als 300 g schwer sind; gegen Ende der Schwangerschaft fällt der Atrioventrikularindex jedoch auf 0,17 ab (MERKEL und WITT 1955). Das im Verhältnis zu den Vorhöfen stärkere Kammernwachstum wirkt sich auch auf die Lage des Herzens im Thoraxraum aus. Die Mittelachse des Interventrikularseptums richtet sich allmählich auf und wendet sich weiter nach links, so daß die Herzspitze zunehmend mehr nach links unten zeigt (SCHUBERT et al. 1966).

Das praenatale Herzwachstum erfolgt durch mitotische Vermehrung der Muskelzellen, wobei in den Herzmuskelkernen eine lebhafte DNS-Synthese mit in der Regel folgenden mitotischen Kernteilungen stattfindet. KLINGE und SIEPMANN (1970) konnten zeigen, daß schon während des praenatalen Lebens von Ratten nur 60—70% dieser Mitosen ungestört ablaufen. In den ersten postnatalen LT steigt der Anteil der bei verschiedenen Teilungsphasen abgebrochenen Mitosen sprunghaft an, bis schließlich vom 26. LT an keine Zellteilungen mehr vorkommen. Die endgültige Zahl der Herzmuskelzellen und -kerne ist nach der 3. Lebenswoche erreicht. Abgesehen von der etwas größeren postnatalen Zeitspanne, in der noch eine echte Muskelzellvermehrung auftritt (LINZBACH 1950, HORT 1953), dürfte diese Entwicklung am menschlichen Herzen analog ablaufen.

Das Herz des etwa 6 Wochen alten menschlichen Embryos (14—15 mm lang) zeigt beide Kammern von gleicher Größe, Wandstärke und Trabekulation (VERNALL 1962). Es ist eine immer noch nicht entschiedene Frage, ob diese Verhältnisse bis zur Geburt bestehen bleiben oder nicht. 3—5 Monate alte menschliche Foetenherzen lassen jedenfalls noch gleich dicke Ventrikel oder etwas stärkere linke Kammeranteile erkennen (SCHUBERT et al. 1966). Beim Versuch funktioneller Deutung der morphologischen Befunde von Säugetierfoeten, für die verschiedene Untersucher übereinstimmend gleiche Wandstärken bei beiden Ventrikeln angeben, würde für die rechte und die linke Kammer auch die gleiche Arbeitsleistung angenommen werden müssen, paßt sich doch die Herzmuskulatur durch Vermehrung und Dickenwachstum ihrer Elemente an die von ihr geforderte Leistung an (HORT 1951). Die gegensätzlichen Auffassungen zweier Autorengruppen bezüglich der Druck-Volumen-Arbeit der beiden Ventrikel des Foetenherzens, die für eine ganze Reihe von weiteren Forschern stehen mögen, seien angeführt: Entsprechend den Versuchsergebnissen von DAWES und seinen Mitarbeitern (1968b, dort weiterführende Literatur) wird das V_s der rechten und der linken Herzkammer während des intrauterinen Lebens parallel ausgeworfen. Der Pulmonalarteriendruck liegt wenige mm Hg über dem in der Aorta herrschenden Druck, das V_s der linken Herzkammer aber kann das der rechten beim reifen Schaffoeten um bis zu 20% übertreffen. Messungen der größten Weite zwischen Ventrikelaußenwand und Interventrikularseptum aus Echokardiogrammen von 20 menschlichen Foeten während der letzten 8 GW ergaben den größten Durchmesser für die linke Herzkammer; das Verhältnis linker zu rechtem Ventrikel betrug 1,23 (GARRETT und ROBINSON 1970). Echokardioagramme von 200 gesunden, menschlichen Neugeborenen der 10.—72. Lebensstunde ließen ebensowenig auf das Vorliegen eines stärkeren Ventrikels rechts als links schließen. Weder endsystolisch noch enddiastolisch bestanden statistisch signifikante Differenzen zwischen rechter und linker Kammerwandstärke (HAGAN et al. 1973).

Tatsächlich werden auch beim geburtsreifen Säugetierfoeten der freie Anteil der linken Kammerwand etwas schwerer und dicker als der rechte Ventrikel oder beide Kammern gleich schwer gefunden (PREYER 1885, DAWES et al. 1954, SCHWARTZE und SCHUBERT 1966, SCHWARTZE 1970b, ROMERO et al. 1972, LEE et al. 1975, SCHWARTZE, H. 1976).

Die Arbeitsgruppe um ASSALI (ASSALI et al. 1968b), die ebenfalls an Schaffoeten in Nähe des Geburtstermins arbeitete, fand den Mitteldruck in der Pulmonalarterie konstant wenige mm Hg höher als in der Aorta, den pulmonalen systolischen Spitzendruck sogar 10—15 mm Hg über dem aortalen. Da aber die V_s des rechten und linken Herzens gleich groß oder rechts größer als links bestimmt wurden, und außerdem die rechte Herzkammer mit variablem Asynchronieintervall vor der linken schlug, wird bezüglich des Druckes und der Leistung dem rechten Ventrikel ein Überwiegen über den linken während des späten Foetallebens zugesprochen (MORRIS et al. 1965). Morphologische Kontrolluntersuchungen wurden in diesem Zusammenhang nicht mitgeteilt. HORT (1966) möchte aus Untersuchungen an Katzen und Sektionsmaterial menschlicher Foeten auf das funktionelle, für den Menschen auch auf das strukturelle Übergewicht der rechten Kammer über die linke während der letzten Zeit der Gestation schließen. Er bezieht seine physiologische Interpretation der morphologischen Befunde ursächlich auf eine während der 3 letzten Schwangerschaftsmonate des Menschen angenommene foetale Lungendurchblutungssteigerung — die für das Schaf im letzten Monat der Tragzeit tatsächlich nachgewiesen ist (CASSIN et al. 1964a) — und auf eine Abnahme des Stromes durch das Foramen ovale (PATTEN et al. 1929/30, LICATA 1954). Histologische Schnitte menschlicher Foeten- und Neugeborenenlungen zeigen an den Arterien vom muskulo-elastischen Typ und den Arteriolen ein außerordentlich enges Lumen bis zum 5. Entwicklungsmonat, wonach die Gefäße geringgradig weiter werden. Nach dem 10. postnatalen LT erst stehen Arterien und Arteriolen weit offen. LARROCHE et al. (1959) sprechen dem praenatalen Lungengefäßsystem des Menschen daher eine nur unbedeutende funktionelle Rolle zu. DAWES (1968b) stellt zu dem angesprochenen Problem fest, daß es keine experimentell fundierte Information über das Verhältnis der V_s des rechten und linken Herzens beim menschlichen Foeten gibt und die Angaben darüber, ob die freien Muskelwände des rechten und des linken Ventrikels gleich schwer und dick sind oder die rechte Kammer überwiegt, bei verschiedenen Autoren differieren (MÜLLER 1883, BOELLAARD 1952, KEEN 1955, HORT 1955, KJELLBERG et al. 1959, EMERY und MACDONALD 1960, EMERY und MITHAL 1961, RECAVARREN und ARIAS-STELLA 1964). Die an Säugetieren erhobenen morphologischen Befunde stammen stets von frisch getöteten Foeten, wogegen das menschliche Sektionsmaterial agonal oder postmortal entstandene Veränderungen aufweisen kann. DAWES (1968a) hält deshalb für möglich, daß es sich bei den berichteten Diskrepanzen weniger um echte Speziesdifferenzen, als vielmehr um Strukturveränderungen der Kammerwände noch intra vitam im Verlauf des Sterbeprozesses handeln könnte. Es kommt hinzu, daß die Vaskularisation des Herzmuskels, untersucht an älteren menschlichen Foeten, in beiden Kammern etwa gleich groß gefunden wurde (WHITTEN 1930). Kapillarisierung und Muskelwachstum aber sind voneinander untrennbare Vorgänge, wie an der postnatalen Entwicklung deutlich wird (s. S. 229).

6.2.4. Die Physiologie des foetalen Herzens

Die Herzarbeit nimmt mit wachsendem Foetenalter zu, beim Ziegenfoeten zwischen dem 90. und 150. Entwicklungstag etwa um das Zwanzigfache (BARCROFT 1936). Das vom Herzen zu fördernde Blutvolumen wächst dabei stetig an, und zwar wesentlich zugunsten des den Foeten durchströmenden Blutes. Der 100 Tage alte Schaffoet besitzt ein Blutvolumen, das etwa gleich groß ist mit der in der Plazenta plus Nabelschnur vorhandenen Blutmenge, während der Körper des geburtsreifen Tieres mit einem Gewicht von 4—5 kg ungefähr 500 ml Blut enthält, zu dem das Herz zusätzlich 100 ml oder mehr Plazentablut anzutreiben hat. Dabei erweist sich das absolute Blutvolumen des Schaffoeten als streng mit dem Gestationsalter (in Tagen) und dem KG (in kg) korreliert, so daß es nach dem Ansatz

$$\text{Blutvolumen [ml]} = -1260 + 12{,}5 \cdot \text{Alter} + 16{,}6 \cdot \text{Gewicht} \qquad (40)$$

berechnet werden kann (BROUGHTON PIPKIN und KIRKPATRICK 1973). Zugleich ist der entwickelte Blutdruck im Verhältnis zum Erwachsenenherzen niedrig; die erforderliche foetale Herzmuskelkraft wird also geringer sein. Entsprechend werden die Änderungen der Röntgenschattenkontur des foetalen Schafherzens während des Kontraktionszyklus weniger ausgeprägt als beim Erwachsenen gesehen (BARCLAY et al. 1946).

Die mechanischen Eigenschaften des foetalen Herzmuskels

Interessanterweise unterscheiden sich foetale und erwachsene Herzen auch durch ihre mechanischen Eigenschaften. Diesbezügliche Untersuchungen an Schafen (ROMERO et al. 1972) konnten beim isolierten foetalen Herzen identische Druck-Volumenbeziehungen des rechten und des linken Ventrikels nachweisen. Bei erwachsenen Herzen dagegen entwickelte sich ein signifikant größerer Druck links als rechts, wenn die Ventrikel der gleichen Volumenbelastung ausgesetzt waren. Ganz entsprechend weicht das vom inneren Durchmesser der Kammern abhängige Spannungsverhalten der Ventrikelmuskulatur des Foetenherzens vom erwachsenen Herzen ab. Bei jeder Vergrößerung des Kammervolumens waren die Wandspannungen unabhängig von der Ausgangsspannung beider Ventrikel beim Foeten signifikant höher als beim Erwachsenen. Darüber hinaus zeigte jeder foetale Ventrikel eine im Vergleich zum erwachsenen größere Dehnbarkeitsabnahme, wenn nur die kontralaterale Kammer gefüllt wurde. Die Untersucher sehen in diesem Verhalten die Ursache für ein bei früh- und neugeborenen Kindern beobachtetes Phänomen, deren Kreislauf im Falle von mit linksventrikulären Veränderungen des Druckes oder des Volumens einhergehenden Herzfehlern sehr leicht dekompensiert. Eine steigende Volumenbelastung des linken Ventrikels würde beim Säugling zu stärker verminderter Dehnbarkeit der rechten Kammer als beim Erwachsenen führen, die so nicht in der Lage wäre, das vermehrte venöse Angebot ohne weiteres aufzunehmen. Auch an aus der rechten Kammer isolierter Muskulatur war die Zunahme der Compliance mit fortschreitender Entwicklung nachweisbar. Zur Deutung der offensichtlich größeren Steifheit foetaler und auch noch der Herzen aus der Neugeborenenperiode werden elektronenmikroskopische Bilder herangezogen. In foetalem Herzgewebe ist der Durchmesser der Myofilamente signifikant kleiner als bei Erwachsenen, und nichtkontraktile Strukturen, wie Kerne, Mitochondrien und Oberflächenmembranen, überwiegen darin. Der relativ vergrößerte Anteil nichtkontraktiler Zellelemente in foetalen Herzen soll zu den altersabhängigen Unterschieden in den mechanischen Eigenschaften der Ventrikelmuskulatur beitragen.

Eine für die geburtshilfliche Praxis bedeutsame Schlußfolgerung ergibt sich aus Versuchen mit isolierten Herzen menschlicher Foeten im Alter von 14—24 Wochen (ANDERSSON et al. 1970a): Bei verringerter Herzfrequenz zeigten die Präparate einen positiv inotropen Effekt, wodurch nahe gelegt wird, daß eine foetale Bradykardie in vivo das Ausmaß der durch den einzelnen Herzschlag geleisteten Arbeit nicht herabsetzt. Werden jedoch im isolierten Herzpräparat (foetales Schaf) die glykolytischen Stoffwechselvorgänge durch Jodazetat blockiert, so kann das Foetenherz weder seine Kontraktionsrate noch seine Kontraktionskraft länger aufrechterhalten. Es erweist sich als stärker von der Energiezufuhr abhängig als erwachsene Herzen, obwohl es in der Lage ist, unter Anoxiebedingungen länger zu überleben (SU und FRIEDMAN 1973). Die Kontraktilität des Herzmuskels, als deren Maß die Anstiegsgeschwindigkeit des Ventrikeldruckes (dp/dt) benutzt werden kann, nahm an den erwähnten Präparaten von menschlichen Foeten bei niedriger

Schlagzahl ab. Das V_s blieb aber durch eine kompensierende Verlängerung des Kontraktionszyklus mit mäßiger Erhöhung des systolischen Spitzendruckes unverändert. Bei über die Norm gesteigerter Herzfrequenz wurde dp/dt ebenfalls kleiner mit zugleich reduziertem systolischem Spitzendruck. Näherungsweise Bestimmungen der Systolen- und Diastolendauer aus Phonokardiogrammen menschlicher Foeten in utero im Alter von 18—45 Wochen scheinen diese Versuchsergebnisse zu stützen. Sowohl die Systole wie auch die Diastole dauerten um so länger, je niedriger die foetale Herzfrequenz war. Die Diastole verkürzte sich mit wachsender Herzfrequenz stärker als die Systole: Während bei einer Frequenz von 90 Schlägen · min^{-1} die Diastole fast die doppelte Systolenzeit in Anspruch nahm, wurde die Differenz zwischen Kontraktions- und Erschlaffungsphase des Herzens bei einer Schlagfrequenz von 180 · min^{-1} nahezu aufgehoben, wobei beide erheblich schneller abliefen (KELLY 1965). In diesen Zusammenhang ordnen sich auch die Versuche von ORGAN et al. (1973a) an Schafen ein, die für das nicht isolierte Foetenherz eine reziproke Beziehung zwischen der Anspannungszeit und der maximalen Druckanstiegsgeschwindigkeit als Ausdruck der Kontraktionskraft des linken Ventrikels deutlich werden lassen. Mit der Ultraschall-Doppler-Technik ist die Bestimmung der Kammer-Anspannungszeit auch am menschlichen reifen Foeten und unter der Geburt möglich (ORGAN et al. 1973b). Damit erlangt die Kenntnis der erwähnten Beziehung praktische Relevanz: Bei Herzfrequenzabfall und unter Hypoxie verkürzte sich sehr konstant die Anspannungszeit, und die Kraft der Kontraktion des linken Ventrikels nahm zu. Somit verhält sich das Schaffoetenherz im Verband des Organismus genau wie das isolierte Foetenherz vom Menschen. Das unter Frequenzabnahme beobachtete positiv inotrope Verhalten der foetalen Herzen scheint daher eher eine Grundeigenschaft des foetalen Myokards als eine Folge von im asphyktischen Foeten freigesetzten Katecholaminen zu sein, wie ORGAN et al. (1973a) annehmen.

Weitere Daten aus den Versuchen von ANDERSSON et al. (1970a) legen außerdem nahe, daß das isolierte, menschliche foetale Herz sich dem FRANK-STARLING-schen Gesetz entsprechend verhalten kann. Eine Steigerung des enddiastolischen Druckes bis zu 10 mm Hg beantwortete es mit der Entwicklung eines vergrößerten systolischen Spitzendrucks. Die weitere Erhöhung des enddiastolischen Druckes, die gleichbedeutend mit zunehmend vergrößerter Vorspannung der Herzmuskelfasern ist, ließ die Kraft der Kontraktion dann nicht mehr anwachsen. Das isolierte Herz des menschlichen Foeten bot eine dem Erwachsenenherzen vergleichsweise analoge Leistung; beide fördern bei etwa dem gleichen enddiastolischen Druck ihr maximales V_s. Inotrope Effekte am isolierten Herzen von 14 bis 24 Wochen alten Foeten konnten zudem durch Erhöhung der Kalziumkonzentration im Außenmedium (s. auch S. 179) und durch Adrenalingabe, auch bei erniedrigtem extrazellulärem pH-Wert, erzielt werden. Die funktionelle Reifung der β-Rezeptoren im Herzmuskelgewebe geht, zumindest beim foetalen Kaninchen (s. auch S. 174), der vollständigen Innervation durch sympathische Nerven voraus, die selbst beim reifen Foeten in nur geringer Dichte histochemisch darstellbar sind (FRIEDMAN et al. 1968). Die die Kraft der Kontraktion steigernde Wirkung von zugeführtem Adrenalin am jüngeren Foetenherzen wird so verständlich. Eine zunehmende pH-Wert-Senkung der Durchströmungsflüssigkeit des Herzpräparates allein erzeugt dagegen negativ inotrope Erscheinungen. Es wird für möglich gehalten, daß unter den pathophysiologischen Bedingungen einer Azidose in vivo bei gleichzeitig bestehender Bradykardie negative und positive inotrope Effekte am Herzen einander kompensieren können (ANDERSSON et al. 1970b). Ebenso bereits in den Bereich der Pathophysiologie gehören die Untersuchungen von GELLI (1968) über den Glykogenstoffwechsel foetaler Kaninchenherzen unter Anoxie. Sie seien angeführt, weil sie die Bedeutung eines möglichst großen Glykogenspeichers im Herzgewebe zur Zeit der Geburt hervorheben und zu wichtigen Konsequenzen in der Geburtshilfe-Praxis geführt haben: Unter Sauerstoffmangelbedingungen schlugen foetale Herzen, die über einen ausreichenden Glykogenvorrat verfügten, länger und regelmäßiger, das EKG wurde später pathologisch verändert, und ultramikroskopisch nachweisbare Schäden an den Mitochondrien und dem sarkoplasmatischen Retikulum traten verzögert auf gegenüber solchen Foetenherzen, die weniger Glykogen enthielten (GELLI et al. 1968b). Die Herzmuskelzellen unter Anoxie, die durch ihren reichen Glykogenvorrat länger zu funktionieren in der Lage waren, nahmen im Laufe der Zeit große Mengen von Milchsäure, Kalium und Wasser in sich auf. Experimentell gesicherte Gründe sprechen dafür, daß tatsächlich das Glykogen das einzige bedeutende Depot für die anaerobe Energiegewinnung im Foetenherzen ist. Herzen foetaler Schafe besitzen gegen Ende der Gestationszeit 3—4mal mehr Glykogen als erwachsene Herzen (SU und FRIEDMAN 1973). Die Bedeutung dieser und ähnlicher Tierversuchsergebnisse an Ratten (SCHEUER und STEZOSKI 1970) erhellt aus der sicheren Möglichkeit, den Glykogengehalt des Foetenherzens durch Glukoseinfusionen der Mutter hoch signifikant zu steigern (GELLI et al. 1968a).

Schließlich soll erwähnt werden, daß anhand von Versuchen an isolierten Papillarmuskeln aus Herzen menschlicher Foeten auch in die aktuelle Diskussion um die Aktivatorhypothese der elektromechanischen Ankopplung im Myokard eingegriffen worden ist (GENNSER und NILSSON 1968). Die Versuchsergebnisse bestätigten Befunde, die früher an Papillarmuskeln erwachsener Säugetiere erhoben wurden, und brachten für den entwicklungsphysiologischen Standpunkt keine zusätzlichen Aspekte.

Das Frequenzverhalten des foetalen Herzens

„Die rhythmische Tätigkeit des foetalen Herzmuskels gehört zu den konstantesten, resistentesten und nach der Extraktion des Foetus am längsten anhaltenden foetalen Funktionen" (MINKOWSKI 1938, S. 512). Bei den verschiedenen Spezies gibt es keine einheitliche Beziehung zwischen der prae- und der postnatalen Herzfrequenz: Das Kükenherz schlägt nach dem Schlüpfen, das Meerschweinchenherz nach der Geburt schneller, das Ziegen- und Hundeherz vor und nach der Geburt etwa gleich schnell, bei Mensch und Kuh ist die Neugeborenenherzfrequenz geringer als die des Foeten. Die Herzen der Erwachsenen von Mensch, Kuh, Hund, Schaf und Ziege schlagen langsamer als die ihrer Foeten (REYNOLDS 1960); bei Kaninchen und Katzen gibt es zwischen den Frequenzen des reifen Foeten und des erwachsenen Tieres keinen Unterschied (YOUNG 1963). Die Durchschnittsherzfrequenz des reifen menschlichen Foeten beträgt 130—150 Schläge in der Minute, jedoch werden häufiger auch Extremfrequenzen von 110 und 180 beobachtet. Foetale Herzfrequenzen unter 100 Schlägen pro Minute gelten als pathologisch (WINDLE 1941, BAUMGARTEN et al. 1966). Hochgradiges Basendefizit im Umbilikalarterienblut (13,98 mval · l^{-1}) war nach den Ergebnissen von KHAZIN et al. (1971) stets mit andauernder und ausgeprägter Bradykardie verbunden. Bei im Experiment in hypoxischen Zustand gebrachten, geburtsreifen Lammfoeten, deren Sauerstoffpartialdruck im Karotisblut um 50% unter die Norm absank, fällt die Herzfrequenz um etwa 30% bei gleichzeitiger Abnahme der Lungendurchblutungsrate und Senkung des Blut-pH. Wird die Lunge solcher hypoxischer Foeten mit 50 oder 100% O_2 belüftet, kehren die Herzfrequenz, der pH-Wert des Blutes und der Pulmonalgefäßwiderstand nahezu zur Norm zurück. Dagegen übt die Infusion von Bikarbonatlösungen keinen normalisierenden Einfluß auf das Herz-Kreislaufsystem des Sauerstoffmangel leidenden Schaffoeten aus (JOHNSON et al. 1972). Bei Rattenfoeten, die Senkung des O_2-Partialdruckes im Blut ebenfalls mit einer Bradykardie beantworten, blieben Atropingaben ohne Wirkung auf die pathologisch veränderte Herzfrequenz. Man nimmt deshalb eine direkte Beeinflussung des Stoffwechsels der Schrittmacherzellen im foetalen Herzen durch das Sauerstoffdefizit an. Das gleiche gilt für durch 7% CO_2 in der Einatmungsluft des Muttertieres erzeugte Hyperkapnie von Rattenfoeten, die chemische Effekte im Schrittmacherzellstoffwechsel hervorrufen soll (ADOLPH 1965).

Die unter der Geburt während starker Wehentätigkeit beobachteten, vorübergehenden Herzfrequenzsenkungen beim Menschen und im Tierversuch sollen ihre Ursache nicht so sehr in einer Sauerstoffmangelversorgung (ALTHABE et al. 1967), als vielmehr in der durch den erhöhten Uterusdruck hervorgerufenen Vagusreizung beim Foeten haben (KHAZIN et al. 1971). Manuell ausgeübter Druck auf die vordere Fontanelle geborener, unreifer Kinder (weniger als 2500 g Geburtsgewicht) führte in nahezu 50% der Versuche zu z. T. erheblichen Herzfrequenzsenkungen. Eine Reizung der Zweige des 1. und 2. Trigeminusastes käme ursächlich in Frage, die Teile der Dura mater und der Falx cerebri sowie ihrer Gefäße versorgen. Diese Nerven könnten die afferenten Bahnen eines Reflexbogens sein, dessen Efferenzen im Herzvagus zu suchen sind, da der Trigeminus Kontakt mit den entsprechenden Kreislaufzentren im Hirnstamm hat (PHILLIPS et al. 1964). Bradykardien, die nach Quetschungen der Nabelschnur auftreten, scheinen sekundär infolge einer initialen Hypertension ausgelöst zu werden (YOUNG 1963). Reizung der peripheren Stümpfe der durchtrennten Vagi wird beim Schaffoeten in der 2. Hälfte der Gestation prompt von einer Bradykardie gefolgt (DAWES et al. 1956). Bei Behandlung isolierter Herzen menschlicher Foeten der 14. bis 22. GW mit Karbamylcholin wird ebenfalls ein Frequenzrückgang mit gleichzeitiger Verkürzung der Repolarisationszeit des AP beobachtet (COLTART et al.

1971), eine Reaktion, wie sie später für das vagusbeeinflußte Herz typisch ist. In ähnlicher Weise führen direkte Berührungen bei Rattenversuchen, wie Drücken oder Stechen des Foeten, zur Verlangsamung des Herzrhythmus, die den Reiz überdauert (ADOLPH 1965). Ähnliche reversible Frequenzverminderungen folgen auf zeitweilige Kompressionen entweder der ganzen Nabelschnur, der Umbilikalarterien allein oder nur der Nabelvenen bei Schaf- und Kaninchenfoeten. Neben der sicher nerval bedingten negativ chronotropen Reaktion des Herzens in solchen Versuchen spielen noch andere Einflüsse — Hypoxie, geringere Füllung des Herzens, verkleinertes V_s — eine ursächliche Rolle (REYNOLDS 1954a, b, HAEFELI 1961, ASSALI et al. 1968b). REYNOLDS (1960) kommt auf Grund seiner Versuchsergebnisse am Schaffoeten zu dem Schluß, daß der N. vagus die Ruhefrequenz des Herzens während des intrauterinen Lebens nicht steuert, wohl aber Stress-Situationen zur Tonussteigerung des Parasympathikus und damit zur typischen Vaguswirkung auf den Herzschrittmacher führen. Injektionen von 0,15 mg Atropin i.m. beim menschlichen Foeten unter der Geburt erhöhten seine Herzfrequenz länger als 2 Stunden um durchschnittlich 25 Schläge · min^{-1} und wirkten rhythmusstabilisierend durch Auslöschung kurzfristiger Frequenzschwankungen (CALDEYRO-BARCIA et al. 1966). Der Frequenzanstieg unter Atropineinfluß beträgt beim Foeten 15% (HON 1962), beim erwachsenen Menschen 80%, ein weiterer Hinweis für die geringe Vagusaktivität am Herzen vor der Geburt. Die während vieler Stunden registrierte Herzfrequenz von Foeten nicht anaesthesierter Schafe zeigte dann auch eine bemerkenswerte Gleichförmigkeit (RUDOLPH und HEYMANN 1968).

Läßt sich schon kaum eine steuernde Funktion des N. vagus auf das Herz des im Uterus nicht gestörten Foeten feststellen, so noch weniger eine Beeinflussung durch den Sympathikus, der ontogenetisch und phylogenetisch später als der Parasympathikus erworben wird. Histo- und biochemische Nachweise der sympathischen Transmitter in spärlicher Menge im Herzmuskel foetaler Kaninchen wurden zwar erbracht, jedoch zeigen sich im praenatalen Myokard nur in geringer Anzahl Neurone und noch gar keine Nervenfasern, die Katecholamine enthalten (FRIEDMAN et al. 1968). Allerdings machen neuere Versuche mit Herzmuskelstreifen wahrscheinlich, daß das Myokard von reifen Schaffoeten signifikant empfindlicher als Erwachsenenherzen gegenüber gewebseigenem Noradrenalin reagiert und auf Hypoxie kombiniert mit Glukoseentzug anfangs chronotrop und inotrop positiv antwortet (SU und FRIEDMAN 1973, s. auch S. 194).

Elektrische Reizung der sympathischen Herznerven kann die foetale Herzfrequenz beim Schaf auch unbeeinflußt lassen, während Gaben von Adrenalin eine Tachykardie (ASSALI et al. 1968b) oder aber eine Frequenzsenkung verbunden mit einem Blutdruckanstieg (JOELSSON et al. 1972) hervorrufen. JOELSSON und seine Mitarbeiter (1972), deren Versuchstiere im geschlossenen Uterus und ohne Narkose untersucht worden waren, geben zu bedenken, daß Schaffoetenherzen in vivo auf Sympathikomimetika nicht positiv chronotrop zu reagieren brauchen, und daß Tachykardie nach zugeführtem Adrenalin oder Noradrenalin die Folge einer erhöhten Schwelle der Barorezeptoren unter dem Einfluß verschiedener Narkotika bzw. durch Azidose und Hypoxie der extirpierten Foeten sein könnten. Blutdruckanstieg verbunden mit Herzfrequenzabfall hatte schon BARCROFT (1938) sofort nach dem Abklemmen der Nabelschnur (weniger als 5 s Latenz) bei eben geborenen Lämmern und Ziegen beschrieben. Beide Reaktionen, die als ein Reflexgeschehen aufgefaßt wurden, erloschen nach Vagusdurchtrennung. Foetale Rattenherzen boten nur dann eine Frequenzsteigerung, wenn der Schrittmacher selbst elektrisch getrieben wurde, wohingegen die Stimulation der Nn. accelerantes keinen beschleunigenden Einfluß ausübte. Lediglich bei Rattenfoeten, die einen Tag vor der Geburt standen, veranlaßte die Applikation eines β-Blockers (Propanolol), der die Übertragung der sympathischen Impulse postganglionär verhindert, eine geringe Abnahme der Herzfrequenz, was für einen fortgesetzten sympathischen Antrieb des spätfoetalen Rattenherzens sprechen könnte. Ähnlich wie beim Schaffoeten ließ sich auch bei narkotisierten Ratten eine Herzfrequenzzunahme durch Behandlung mit Katecholaminen erreichen (ADOLPH 1967; s. auch S. 174). Endogen produziertes Katecholamin ist für den Foeten in Stress-Situationen offenbar von Wichtigkeit: Wird bei Schaffoeten mit vollständig denerviertem Herzen die Nabelschnur lange genug abgeklemmt, kommt es zu schwerer Bradykardie und profundem Blutdruckabfall im Systemkreislauf. Nach Eröffnung der Umbilikalzirkulation stellt sich der Kreislauf wieder her, die Herzfrequenz aber steigt für lange Zeit weit über den Ausgangswert an. Wenn in einem solchen Experiment die Nebennieren abgeklemmt waren, blieb die Tachykardie im Anschluß an die überstandene Asphyxie aus. Die Versuchsergebnisse gelten als Beweis dafür, daß Foeten, die an die Grenzen ihrer physiologischen Reserven gebracht werden, zur endogenen Sekretion von Katecholamin befähigt sind (REYNOLDS 1960, COMLINE und SILVER 1966). HON und LEE (1963) berichteten über analoge Befunde bei sterbenden menschlichen Foeten nahe dem Geburtstermin in utero; Vor dem Auftreten einer irreversiblen Bradykardie, die schließlich den Tod herbeiführte, wurde eine Periode anhaltender Tachykardie mit über 200 Schlägen · min^{-1} registriert. Tatsächlich wurden in den Nebennieren reifer foetaler Kaninchen beträchtliche Mengen an Katecholaminen mit einem Anteil von 85% Adrenalin und 15% Noradrenalin gefunden, und es konnte gezeigt werden, daß die funktionelle Reifung der β-Rezeptoren im Herzmuskel dem Abschluß der Entwicklung der sympathischen Herzinnervation zeitlich vorausgeht (FRIEDMAN et al. 1968), wobei diese Daten nicht speziesinvariant zu sein scheinen (s. S. 175). Selbst denervierte Nebennieren schütten bei asphyktischen Zuständen herzantreibende Hormone aus. Hinzu kommt eine doppelt so große Quantität reinen Noradrenalins in den Paraganglia aortica abdominalis (ZUCKERKANDL-Organe), chromaffinem Gewebe, das sich bei Foeten und Neugeborenen von Mensch und Säugetieren außerhalb und in der Nähe der Nebennieren findet und postnatal alsbaldiger Involution verfällt. Die Paraganglia sind wahrscheinlich nicht funktionell, d. h. durch Sympathikusfasern, innerviert; sie sezernieren bei Asphyxie (BRUNDIN 1966).

Die elektrische Aktivität des foetalen Herzens

Die vom Sinusknoten ausgehende elektrische Erregung der Vorhöfe menschlicher Foeten aus dem 6. bis 10. Gestationsmonat breitet sich konzentrisch und gleichzeitig nach hinten und vorn oben aus. Sie wird von einem unregelmäßig begrenzten, depolarisierten Gebiet innerhalb der Knotenregion zwischen 0 und 5 ms nach dem Beginn der P-Zacke des EKG gestartet. Die Aktivierungsfront schreitet dann in rascher Folge in kranio-kaudaler Richtung und von rechts nach links voran und erreicht den A.-V.-Knoten nach etwa 50 ms (GENNSER und NILSSON 1970). Die Größe der isochronen Wellen ist in allen Regionen einheitlich und spricht für eine gleichmäßige Leitungsgeschwindigkeit innerhalb der Vorhöfe, so daß die Existenz spezieller Leitungsbahnen durch diese elektrophysiologischen Befunde nicht wahrscheinlich gemacht werden kann. Sollten, wie man annimmt, die mechanischen Abläufe in der Vorhofmuskulatur dem gleichen Zeitmuster wie die elektrische Aktivierung folgen, so erwiese sich dieses Muster als für die Vorhofsystole am zweckmäßigsten, während der das Blut in Richtung auf die A.-V.-Klappen gepreßt und der Ein- und Ausstrom für beide Venae cavae blockiert wird (BRUSCA et al. 1972). An isolierten Herzen erwachsener Menschen wurde die Erregungsausbreitung über die Vorhöfe in gleicher Weise konzentrische isochrone Linien entlang gefunden (DURRER et al. 1970). Dieses Erregungsmuster bietet ebensowenig eine Stütze für die von Morphologen diskutierten speziellen Vorhofleitungswege, welche sich zwischen dem Sinus- und dem A.-V.-Knoten erstrecken sollen.

Die Muskelfasern der Kammern kontrahieren nicht gleichzeitig, sondern in bestimmter raumzeitlicher Reihenfolge. Auch am Erwachsenenherzen verkürzen sich die Einströmungsbahnen vor den Ausstrompartien in Form einer peristaltischen Welle die Strombahn entlang (PUFF 1965), wie für das Herz des Embryos oben beschrieben wurde (s. S. 177). Die Kontraktion der Kammerfasern folgt sehr wahrscheinlich ebenso wie in den Vorhöfen der gleichen Zeitsequenz wie ihre Depolarisation (HESSE und MINKUS 1949). Das Raum-Zeit-Muster der Erregungsausbreitung in der Muskulatur beider Herzkammern von isolierten menschlichen Foetenherzen wurde 1972 dargestellt (BRUSCA et al.). Wesentliche Unterschiede gegenüber den vom erwachsenen Menschenherzen bekannten Befunden (DURRER et al. 1970) hatten sich nicht ergeben. Die epikardiale Aktivierung erwies sich als hochgradig komplex und äußerst variabel von einem normalen Herzen zum anderen. Die frühesten Aktivierungsherde innerhalb der Ventrikel wurden jedoch stets in 3 Regionen angetroffen, die den Lokalisationen der 3 Äste des HISschen Bündels im linken Ventrikel entsprechen können. Der Beginn der elektrischen Aktivierung des Inneren der rechten Kammer hinkte dem des fast vollständig erregten Endokards des linken Ventrikels und dem Anfang des QRS-Komplexes im EKG um 15 ms nach. Die Erregungsausbreitung in den Kammerwänden war generell von der Spitze zur Basis und im Septum von links nach rechts gerichtet. Da die Leitungsgeschwindigkeit in Abschnitten mit dickerer Muskulatur größer ist (DURRER et al. 1970), könnte in der rascheren Aktivierung des linken Ventrikels eine Unterstützung der Annahme seiner größeren Muskelmasse auch beim menschlichen Foeten gesehen werden. Die Erregungsausbreitung im linken Endokard erfolgt mit einem Vorsprung von 10 ms vor der Depolarisierung des jeweils darüberliegenden Epikards und schreitet von innen nach außen konzentrische isochrone Linien entlang fort. Dagegen erscheint die epikardiale Aktivität des rechten Ventrikels nahezu synchron mit seiner endokardialen oder etwas eher und verläuft tangential zur Muskulatur (BRUSCA und ROSETTANI 1973). Die Erregungsausbreitungsgeschwindigkeit lag bei elektrisch getriebenen Herzen (120—140 Reize in der Minute) menschlicher Foeten der 18.—25. Schwangerschaftswoche in Vorhöfen und Kammern zwischen 0,4 und 0,7 m · s^{-1}. Es bleibt unentschieden, ob diese Meßergebnisse auch für die Verhältnisse in situ gelten, fanden doch DURRER et al. (1970) die Leitungsgeschwindigkeit isolierter Erwachsenenherzen größer als am Lebenden. Höhere Reizfrequenzen verringerten die Leitungsgeschwindigkeit im Foetenmyokard, das Ruhemembranpotential der Einzelzellen wurde jedoch nicht verändert. Man glaubt, daß die Restitution des Na^{+}-Kanals an den Membranen der mit hoher Frequenz getriebenen Myokardzellen unvollständig wird. In bezug auf die Temperaturabhängigkeit der Erregungsleitungsprozesse im menschlichen foetalen Herzmuskelgewebe wurde ein Q_{10} von 2 erhalten. Die Überleitungszeit im A.-V.-Knoten, die bei einer Reizfrequenz von 120 · min^{-1} und einer Temperatur von 37°C 100 ms dauerte, wurde um 50% verlängert nach Senkung der Temperatur auf 32°C (GENNSER und NILSSON 1970). Sie nimmt auch zu bei Frequenzsteigerungen, und zwar um durchschnittlich 4 ms pro 10 Herzschläge zwischen 100 und 180 Schlägen · min^{-1}, bis es bei noch höheren Reizfrequenzen zum Überleitungsblock kommt (ANDERSSON et al. 1970a). Für Überleitungszeit und Leitungsgeschwindigkeit waren schon die gleichen Werte für den Hühnchenembryo angegeben worden (s. S. 177).

Das Elektrokardiogramm menschlicher Foeten ist seit 1934 wiederholt Gegenstand des Interesses gewesen. Es wurde entweder bei Gelegenheit einer Sectio caesarea von den isolierten Früchten direkt oder im Verlaufe der Schwangerschaft vom mütterlichen Abdomen abgeleitet. Obwohl nach Auswertung des direkt vom Foeten abgegriffenen EKG öfter die Diagnose einer vorliegenden sog. „physiologischen Rechtsherzhypertrophie" gestellt wurde (HEARD et al. 1935, ENHÖRNING und WESTIN 1954, STERN et al. 1961), konnten andere Untersuchungen diesen Befund nicht bestätigen (EASBY 1934, VARA und NIEMINEVA 1957). Insbesondere der Vergleich von Vektorkardiogrammen als Darstellung von direkt abgeleiteten kardioelektrischen Summenpotentialen menschlicher Foeten des 3.—5. Gestationsmonats mit Meßergebnissen der foetalen Ventrikelwandstärken haben gezeigt, daß Gestalt und Richtung der Vektorkardiogramme besser als die Form des QRS-Komplexes in Brustwand- oder Extremitäten-EKG geeignet sind, die höchstwahrscheinlich bestehende Beziehung zwischen der Herzkammernstruktur und der Vorzugsrichtung der Erregungsausbreitung deutlich zu machen. Bei 11 menschlichen Foeten der erwähnten Altersgruppe wurde weder aus den Vektorkardiogrammen noch aus morphologischen Herzbefunden ein Anhalt für das Überwiegen des rechten Ventrikels gewonnen (SCHUBERT et al. 1966, dort weiterführende Literatur).

Isolierte menschliche Foeten aus der Mitte der Schwangerschaft dienten ferner dem Studium der durch Asphyxie bedingten EKG-Veränderungen (ENHÖRNING und WESTIN 1954): Zunehmende Grade von Hypoxie, Hyperkapnie und Azidaemie bewirkten nacheinander eine wachsende Verlängerung der Überleitungszeit, die Inversion der T-Zacke, die Senkung der ST-Strecke und schließlich die Deformierung des QRS-Komplexes. Die Transfusion von oxygenisiertem Blut verursachte die Rückbildung der pathologischen Zeichen im EKG bei gleichzeitigem Wiederanstieg von Herzfrequenz und arteriellem Blutdruck. Tierversuche an Kaninchen erbrachten bestätigende Ergebnisse (MONTAUBAN VAN SWYNDREGT 1962). Mildere Grade von Hypoxie (P_{O_2}: 14—20 mm Hg im Karotisblut), untersucht an Mutter-Foet-Präparaten vom Schaf, wobei das Muttertier sauerstoffarme Gasgemische atmete, hatten trotz typischer Kreislaufreaktionen und pH-Wert-Abfalls bei reifen Foeten keine EKG-Konfigurationsveränderungen zur Folge. Das gleiche Ergebnis wurde bei jüngeren Schaffoeten (120—125 GT) unter schwerer Hypoxie von 6—14 mm Hg P_{O_2} und Azidaemie (pH = 7,0) erhalten, während die geburtsreifen Tiere ebenso wie die menschlichen Foeten hier mit einer Verlängerung von PQ und den Zeichen der ventrikulären Repolarisationsstörung reagierten. Da auch in diesen Versuchen sich das EKG nach Beendigung der Hypoxieperiode normalisierte, scheinen die Herzmuskelzellen nicht irreversibel geschädigt gewesen zu sein. Bei den jüngeren Foeten sieht man in der Unveränderlichkeit des EKG bei schwerem Sauerstoffmangel einen Hinweis dafür, daß sie besser als die älteren imstande sind, ausreichend Energie aus der anaeroben Glykolyse ihrer Myokardzellen zur Aufrechterhaltung der normalen elektrischen Aktivität des Herzens zu gewinnen (DAWES 1964, PARDI et al. 1971), zumal sie über um so größere Kohlenhydratreserven im Herzen verfügen, je jünger sie sind (YOUNG 1963).

Die Abhängigkeit des EKG von der Reizfrequenz erhellt aus den bereits angeführten Experimenten von ANDERSSON et al. (1970a) an elektrisch getriebenen isolierten Herzen 14—24 Wochen alter menschlicher Foeten. Eine Zunahme der Reizfrequenz brachte außer der Verlängerung der PQ-Zeit die Verbreiterung des QRS-Komplexes und bei Reizfolgen über $180 \cdot min^{-1}$ seine Deformierung entsprechend der schon erwähnten verringerten Leitungsgeschwindigkeit im Myokard.

Die Veränderung verschiedener EKG-Größen in Abhängigkeit vom Gestationsalter beim Menschen zeigen Ableitungen der foetalen kardioelektrischen Potentiale vom Abdomen der Schwangeren zwischen dem 5. und 9. Monat. Die Elektrodenlokalisation wurde jeweils so lange verändert, bis maximal große R-Zacken aufgezeichnet werden konnten. Die in Abbildung 38 dargestellten Regressionsgeraden wurden aus je etwa 50 Einzelmeßwerten, zum größten Teil aus Längsschnittuntersuchungen stammend, berechnet (BEHRER et al. 1968). Sie geben einen Überblick über die stetige Zunahme der QRS-Amplitude, des PR-Intervalls und der Dauer des Kammerkomplexes im Laufe des Foetenwachstums. Das EKG des geburtsreifen menschlichen Foeten ist durch folgende Normalwerte charakterisiert, die aus während der Geburt direkt vom kindlichen Kopf und Gesäß abgegriffenen Kurven gemessen wurden (FIGUEROA-LONGO et al. 1966): Die Amplitude des größten Komplexes, QRS, wird am häufigsten bei 20 μV gefunden, kann aber bis 60 μV betragen und macht rund 5% des Erwachsenenwertes aus. Die QRS-Dauer variiert von 30—70 ms und ist typisch bei 50 ms. Das Frequenzspektrum des foetalen EKG liegt zwischen 0,2 und 250 Hz, das des mütterlichen zwischen 1 und 100 Hz bei den von den Untersuchern benutzten Meßbedingungen. Die QT-Zeit des Foeten dauert 250 ms, die ST-Strecke 190 ms und die T-Zacke 140 ms. Die im direkt abgeleiteten EKG des reifen Foeten gemessenen Zeiten entsprechen denen von Neugeborenen und betragen 60—80% der Norm der gleichen Größen von gesunden Erwachsenen. Vor und nach dem ersten Atemzug aufgenommene EKG zeigten in bezug auf die Größe und Form der P- und T-Zacken sowie des QRS-Komplexes volle Übereinstimmung; auch die elektrischen Herzachsen in der Frontalebene boten peripartal bei den gleichen Individuen so gut wie keine Abweichungen (STERN und LIND 1960, LARKS 1965).

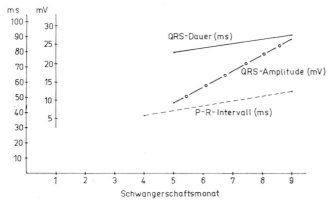

Abb. 38. Regressionsgeraden von EKG-Parametern menschlicher Foeten in Abhängigkeit vom Gestationsalter (verändert nach BEHRER et al. 1968).

6.3. Die Kreislaufumschaltung nach dem ersten Atemzug — der transitorische Neugeborenenkreislauf

1954 beschrieben DAWES und seine Arbeitsgruppe (BORN et al. 1954) als erste den Kreislauf des Neugeborenen als spezifisch abweichend von den funktionellen und morphologischen Verhältnissen des Foeten- und des Erwachsenenkreislaufs. Während man bis dahin der Überzeugung war, die funktionellen, mit dem Atmungsbeginn verbundenen Veränderungen des Kreislaufs vollzögen sich prompt und relativ abrupt zum Zeitpunkt der Geburt, wiesen diese Untersucher nach, daß die postfoetalen Veränderungen nicht plötzlich auftreten, sondern Stunden oder Tage zur Herausbildung der vom Erwachsenen bekannten Kreislaufsituation benötigt werden. Sie postulierten die Existenz eines eigenen, speziesabhängig unterschiedlich lange bestehenden Neugeborenenkreislaufs, den sie transitorisch nannten. Die zunächst am neugeborenen Lamm erkannten Zusammenhänge wurden für den Menschen von der schwedischen Forschergruppe um LIND seit 1956 (zusammenfassende Darstellung bei LIND et al. 1964) durch angiographische Befunde und Messung des Druckes in den Aa. pulmonalis und femoralis sowie von SALING (1960) durch Katheterisierung der Herzhöhlen und großen Gefäße mit der Möglichkeit zur Druckmessung und Blutgasbestimmung auch im Herzblut bestätigt. Abbildung 39 gibt die für die drei Kreisläufe (foetal, transitorisch, er-

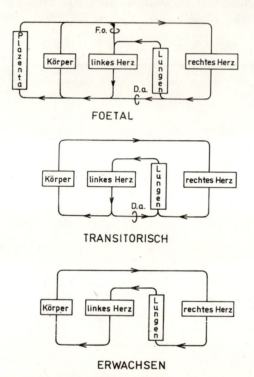

Abb. 39. Schematische Darstellung der Kreislaufumschaltung beim Neugeborenen nach BORN et al. (1954). Beim Foeten arbeiten beide Ventrikel parallel, um das Blut aus den großen Venen in die Arterien zu treiben. Das Unterbinden der Nabelschnur schaltet den Plazentarkreislauf aus. Infolge der Reduzierung des Blutstromes in der V. cava inferior und der bedeutenden Zunahme der Lungendurchblutung schließt sich das Foramen ovale (F. o.) funktionell. Diese Veränderungen erzeugen den transitorischen Neugeborenenkreislauf, in dem ein vergrößertes Blutvolumen die Lungen passiert auf Kosten eines größeren Linksherzschlagvolumens, solange der Ductus arteriosus (D. a.) noch offen ist. In einer speziesabhängig verschieden langen Zeit schließt sich der Ductus arteriosus, während zugleich die Lungen voll durchblutet werden, so daß der Erwachsenenkreislauf entsteht. Beide Ventrikel arbeiten dann in Serie und pumpen das Blut getrennt in den Lungen- und den Körperkreislauf.

wachsen) unterschiedlichen funktionellen Zusammenhänge schematisiert wieder. Nach DAWES (1968a) weicht der Neugeborenenkreislauf durch die folgenden 6 wesentlichen Merkmale vom bleibenden Kreislauf ab:

1. die fortgesetzte Durchgängigkeit des Foramen ovale mit der Möglichkeit des intrakardinalen Rechts-Links-Shunt,

2. die andauernde Durchgängigkeit des Ductus arteriosus mit der Möglichkeit des extrakardialen Shunt in beiden Richtungen,

3. die ungewöhnliche Fähigkeit der Lungengefäße zur Konstriktion bei Hypoxie, Hyperkapnie oder metabolischer Azidose (s. S. 152),

4. die Tatsache, daß zur Geburt der rechte Ventrikel etwa die gleiche Wandstärke wie der linke aufweist (s. S. 192),

5. den niedrigeren Systemblutdruck und

6. das relativ große Ruheherzminutenvolumen, das als Folge des hohen O_2-Verbrauchs des Neugeborenen aufgefaßt wird.

Für das Verständnis des transitorischen Kreislaufs sind die zeitlichen Beziehungen des Verschlusses der nur spezifisch foetalen Blutwege als Folge der Veränderungen der funktionellen Relation zwischen Lungen- und Systemkreislauf und des Verlustes des Plazentastrombettes von entscheidender Bedeutung.

6.3.1.   Die Nabelgefäße und die Plazenta

Der Blutstrom in den Nabelgefäßen kann nach der Geburt des Kindes noch 3—5 Minuten lang erhalten bleiben, vorausgesetzt, daß die Nabelschnur nicht gezerrt oder sonst mechanisch irritiert wurde. Die Durchflußrate, die anfangs 75 ml $\cdot$ min^{-1} $\cdot$ kg^{-1} KG beträgt, nimmt schon nach 100 s gewöhnlich entschieden ab (ŠTEMBERA et al. 1965). Wird die Nabelschnur nicht abgeklemmt, so sistiert der Blutstrom schließlich von selbst vollständig, bedingt durch den aktiven Verschluß der Nabelgefäße, deren glatte Muskulatur sich im Gefolge verschiedener Reize energisch kontrahiert. Mechanische Reizung der Nabelschnur im Tierversuch verursacht die Depolarisation der glatten Muskelzellen und die Erzeugung eines lokalen Spasmus, der sich nicht notwendig ausbreitet und unter physiologischen Bedingungen nach einigen Minuten wieder verschwindet oder durch Papaverinauftropfen gelöst werden kann (DAWES 1968a, SCHWARTZE et al. 1972). Auch die Nabelschnur des menschlichen Neugeborenen zeigt nach Berührung kontrahierte Gefäße (HASELHORST 1929). Menschliche Nabelarterienpräparate boten in sauerstoffgesättigter, gepufferter Ringerlösung eine kräftige Kontraktion, die bis zum Verschluß des Lumens führte, in CO_2- oder N_2-angereicherter Lösung dagegen Erschlaffung (RECH 1925). Es liegt nahe anzunehmen, daß der nach Beginn der Lungenatmung im Nabelschnurblut ansteigende Sauerstoffpartialdruck (innerhalb 60 s in der Umbilikalarterie von 3,1 auf 10,3 Vol.-%, in der Vene von 8,7 auf 12,0 Vol.-% nach HASELHORST 1929) einen natürlichen Reiz zur Kontraktion dieser Gefäße darstellt. Weitere kontraktionsauslösende Reize sind herabgesetzte Temperatur (HASELHORST 1929), möglicherweise Bradykinin und Angiotensin sowie erhöhter transmuraler Druck als Folge von Dehnung bei isolierten Aa. umbilicales (DAVIGNON et al. 1965) oder auch vielleicht der mit dem Einsetzen der Atmung allgemein erhöhte Sympathikustonus (s. S. 155), der eine direkte Wirkung an den innervierten intraabdominalen Anteilen der Nabelgefäße (PEARSON und SAUTER 1969) entfalten und dadurch zum Absinken der Durchflußmenge durch die Nabelschnur beitragen könnte (DAWES 1968a). Der Blutdruck in den Nabelgefäßen wird hingegen durch das Einsetzen der kindlichen Atmung offenbar zunächst nicht beeinflußt, so daß eine Druckänderung in vivo innerhalb der Gefäße keinen Kontraktionsreiz darstellen wird (HASELHORST 1929). Der Druck im intraabdominalen Teil der Nabelvene geborener Kinder zeigt statt dessen erwartungsgemäß dann einen Anstieg oder Abfall, wenn ihnen bei Gelegenheit von Austauschtransfusionen größere Mengen Blut (bis zu 12 ml $\cdot$ kg^{-1} KG) über die V. umbilicalis zugeführt bzw. abgenommen werden (HINTZE 1963). Die Nabelgefäße enthalten bei der Geburt 10—15 ml Blut, die bei ihrer Konstriktion entweder in die Plazenta oder in die kindliche V. cava inferior in Abhängigkeit vom herrschenden Druckgefälle ausgepreßt werden.

Die Frage nach der Blutmenge, die in der Zeit zwischen Geburt und Abnabelung aus der foetalen Seite der Plazenta selbst in den kindlichen Organismus gelangt, hat Geburtshelfer und Kinderärzte schon seit den Untersuchungen RIBEMONTS (1879) beschäftigt, weil das Problem der Zweckmäßigkeit frühen oder späten Abklemmens der Nabelschnur praktische Bedeutung besitzt. Das Blutvolumen des frühgeborenen Kindes bezogen auf sein KG ist einige Stunden oder Tage nach der Geburt um etwa 30 ml größer und das des reif geborenen Säuglings wahrscheinlich rund 20 ml größer als das des Erwachsenen. Dabei besitzt das Frühgeborene ein größeres Zell- und Plasmavolumen, das reife Neugeborene im wesentlichen eine größere Blutzellmenge (SMITH 1959, USHER und LIND 1965). Das Blutvolumen pro kg KG ist auch bei den Neugeborenen der meisten Säugetierspezies größer als bei den erwachsenen Tieren und wie beim Menschen abhängig vom Ausmaß der sog. plazentaren Transfusion (MOTT 1965). Wird die Nabelschnur nach Einsetzen der Atmung vor dem Sistieren ihrer Pulsation nicht abgeklemmt, und befindet sich das menschliche Neugeborene auf oder unter dem Höhenniveau der Plazenta, so soll der dem Kinde transfundierte Anteil Plazentablut zwischen 50 und 100 ml, in einem Falle eines 3500 g schweren Kindes sogar 166 ml oder bis zu 50% und mehr des eigenen Blutvolumens, das WALLGREN et al. (1960) beim reifen Neugeborenen auf 300—350 ml schätzten, ausmachen können (USHER et al. 1963). An neugeborenen Lämmchen ausgeführte systematische Untersuchungen über die Anpassung des Herz-Kreislaufsystems an große Bluttransfusionen liegen von FOURON und HÉBERT (1970) vor. Den durch Sectio caesarea gewonnenen Versuchstieren wurde ihr eigenes Blutvolumen durch rasche Transfusion um etwa 50% vermehrt. Während und 3 Stunden lang nach der akuten Volumenbelastung wurden verschiedene Kreislaufparameter gemessen. Die Ergebnisse beinhalten einen bemerkenswerten Anstieg des Herzminutenvolumens um anfangs 60%. Auch nach der 3stündigen Beobachtungszeit wurde das Ausgangsniveau nicht zurückerlangt. Der Ductus arteriosus schloß sich während oder kurz nach der Blutübertragung. Sowohl im System- wie im Lungenkreislauf wurde ein einstündiger Druckanstieg registriert, der in der Aorta 25% betrug, besonders ausgeprägt aber in beiden Vorhöfen war. Der Druck im linken Atrium erreichte zehnmal höhere Werte als vor der Transfusion, um sich nach 30—60 min wieder zu normalisieren, während der Druck im rechten Vorhof weniger hoch, dafür aber länger anhaltend stieg. Herzrhythmus und O_2-Verbrauch waren nicht verändert. Aus diesen Versuchen schließen die Untersucher, daß sich das Niederdrucksystem des Neugeborenen weniger gut an einen großen, akuten Volumenzuwachs anpassen kann als das des Erwachsenen, bei dem bei vergleichbar großer intravenöser Flüssigkeitszufuhr weder das V_m, noch der mittlere Systemblutdruck für längere Zeit ansteigen (PRATHER et al. 1969). Ähnliche Beobachtungen wie die von FOURON und HÉBERT (1970) am Lämmchen sind an neugeborenen Kindern gemacht worden, die wegen einer Erythroblastose Austauschtransfusionen erhielten (WALLGREN et al. 1963, 1964). Der stufenweise Entzug von 25% des kindlichen Blutvolumens war von der signifikanten Verminderung der Herzgröße, des Füllungsdruckes im rechten Herzen und des Druckes im Pulmonal- und Systemkreislauf gefolgt. Die Transfusion von etwa 25% Blut zusätzlich zum normalen Blutvolumen erzeugte die umgekehrten Reaktionen in ungefähr proportionalem Ausmaß. Auch völlig gesunde Säuglinge im Alter von 7—28 Stunden tolerieren einen Blutvolumenentzug (bis 15%) merklich schlechter als Erwachsene; der venöse Rückstrom zum Herzen wird ausgiebiger gesenkt, und V_s und V_m nehmen in größerem Umfang ab, so daß auch bei menschlichen Neugeborenen weniger wirksame Regulationsmechanismen im Niederdrucksystem vermutet werden (WALLGREN et al. 1967a), obwohl infolge der am menschlichen Säugling gebotenen kurzen Beobachtungsdauer möglicherweise spät wirksam werdende Kreislaufkompensationsvorgänge nicht ausgeschlossen werden können. DAWES (1968a) erörtert ausführlich die Vor- und Nachteile einer großen plazentaren Transfusion und weist darauf hin, daß andererseits auch die Gefahr eines kindlichen Blutverlustes in die Plazenta hinein besteht, wenn das Kind bei nicht abgeklemmter Nabelschnur über das Höhenniveau der Plazenta gehalten wird — beispielsweise bei einer Sektio-Entbindung — oder wenn die Nabelschnur nur teilweise komprimiert ist, so daß aus den Nabelarterien Blut ausfließen kann, der Rückstrom jedoch verhindert wird.

Das rechtzeitige Abklemmen der Nabelschnur, das sowohl eine große plazentare Transfusion wie auch einen Blutverlust in die Plazenta hinein unterbindet, scheint das neugeborene Kind in einen Zustand ausgeglichenen Kreislaufvolumens zu bringen (WALLGREN und LIND 1967). Während nämlich Neugeborene, denen man künstlich nur 15% ihres Blutvolumens für 25—30 min entzog, mit einer Steigerung des peripheren Gefäßwiderstandes in der Extremitätenmuskulatur bei Erhaltung eines normalen Systemblutdrucks und der kurzfristigen Auffüllung von rund 30% des verlorenen Volumens aus interstitiellen Flüssigkeitsräumen reagieren, bleibt der Haematokrit der frühzeitig von der Plazenta getrennten Kinder stabil. Das bedeutet, daß sie nicht genötigt sind, die mit der Plazenta verlorenen 50—100 ml Flüssigkeit durch Steigerung ihres Plasmavolumens aus eigenen Reserven zu ersetzen, um ihre normale Kreislauffunktion aufrechterhalten zu können. Im Gegensatz dazu steigern Neugeborene nach plazentarer Transfusion ihren Haematokrit stetig, entledigen sich also eines Teils der im Kreislauf zirkulierenden Flüssigkeit (nach USHER et al. 1963 bis zu 50% des körpereigenen Plasmavolumens). So kommt man zu der wohl berechtigten Annahme, eine große plazentare Transfusion berge für das Neugeborene eher die Gefahr der Volumenüberlastung in sich, als daß sich die in der Plazenta verbleibende Blutmenge nachteilig für seine physiologischen Funktionen auswirken könnte. Im Gegenteil reduziert sich bei Neugeborenen mit einem anfänglich kleineren Blutvolumen z. B. die Atemarbeit (s. auch S. 117). Da das intrathorakale Reservevolumen bei Hypovolaemie verringert wird (WALLGREN et al. 1964), zeigen solche Kinder eine große funktionelle Residualkapazität und Lungencompliance (WALLGREN et al. 1967a). Unter Berücksichtigung des gleichzeitigen Verlustes des Strombettes der kindlichen Seite der Plazenta, die als parallel geschalteter Kreislauf mit sehr niedrigem Widerstand vom Foetenherzen ohne weiteres durchblutet wurde, und der über Stunden bis Tage andauernden Widerstandsreduzierung und Volumenzunahme im Lungenkreislauf (s. S. 154) erscheinen diese Zusammenhänge besonders einleuchtend.

6.3.2. *Der Ductus venosus Arantii und der Pfortaderkreislauf*

Aufs engste verknüpft mit dem Sistieren des Blutstromes im Nabelbereich ist der Verschluß des Ductus venosus, also desjenigen foetalen Blutweges, der sauerstoffreiches Plazentablut unter Umgehung der foetalen Leber der V. cava inferior zuführt. Vena umbilicalis und Ductus venosus anastomosieren an ihrer gegenseitigen Verbindungsstelle direkt mit dem linken Ast der V. portae, deren Stamm quasi im Nebenschluß ihrer beiden ein horizontales, gestrecktes Gefäßrohr ausmachenden Äste liegt. Der intrahepatische Rezessus der V. umbilicalis bildet mit den beiden Pfortaderhauptästen den portalen Sinus. Der funktionelle Verschluß des Ductus venosus wird innerhalb weniger Minuten nach der Geburt zunächst unvollständig vollzogen. Statt des Nabelvenenblutes wird nun während der ersten Lebensstunden eine nicht ganz geringe Menge Pfortaderblut durch den venösen Duktus geleitet (MEYER und LIND 1966a). Während des Foetallebens fließt ein Teil des Nabelvenenblutes in die beiden Hauptäste der Pfortader, die dann ein großes Lumen besitzen und dem Umbilikalvenendruck ausgesetzt sind. Dagegen ist der Stamm der Pfortader, der nur eine geringe Blutmenge aus dem inaktiven Gastrointestinaltrakt führt, eng, obwohl auch er mit ungefähr dem gleichen Druck durchströmt wird. Sogleich nach der Geburt wird der Leber der Zufluß aus der Nabelvene entzogen, der Pfortadervenendruck fällt auf $1/4$ des Umbilikalvenendruckes, und der linke Leberlappen, der bisher frisch oxigenisiertes Plazentablut erhielt, bleibt in der Folge in seinem Wachstum zurück. Statt dessen eilt die postnatale Größenzunahme des rechten Leberlappens voran, weil das in der Foetalzeit spärlicher mit O_2 versorgte Gebiet nun durch die gesteigerte Durchblutung im Pfortaderkreislauf sogar begünstigt wird (die Öffnung der V. portae ist nach rechts gerichtet). Mit dem Beginn der Gastrointestinalfunktion wird der Blutfluß im Pfortadersystem so vermehrt, daß der Durchmesser dieser Vene sich im Laufe der ersten 3 Wochen verdoppelt (MEYER und LIND 1966b).

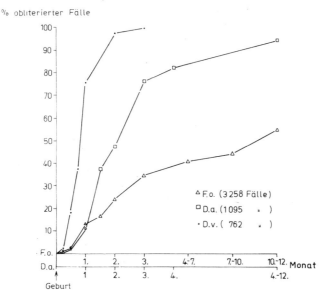

Abb. 40. Diagramm nach Daten von SCAMMON und NORRIS (1918), gewonnen aus menschlichen Obduktionen. F. o. = Foramen ovale, D. a. = Ductus arteriosus BOTALLI, D. v. = Ductus venosus ARANTII. Auf der Abszisse ist das Lebensalter in Monaten abgetragen, auf der Ordinate die Fälle mit vollständigem anatomischem Verschluß des jeweiligen foetalen Blutweges in Prozent des insgesamt untersuchten Materials.

Beim menschlichen Neugeborenen rechnet man mit dem kompletten oder nahezu kompletten funktionellen Verschluß des Ductus venosus innerhalb der ersten 3 Lebensstunden (JÉGIER et al. 1963). Über den Schließungsmechanismus herrscht noch immer keine Klarheit. Während BARCLAY et al. (1946), REYNOLDS (1954c), PEARSON und SAUTER (1969) und andere einen strukturell nachweisbaren Sphinkter zwischen Umbilikalvene und Ductus venosus beim Schaf- und Menschenfoeten beschrieben, wird die Existenz von ringförmig angeordneter glatter Gefäßmuskulatur in der Duktus- oder Nabelvenenwand von anderer Seite abgelehnt (SALZER 1970). Schon BARCROFT (1946) meinte, ein Duktussphinkter müsse sich nach der Geburt unter dem Einfluß des autonomen Nervensystems schließen. Der anatomische Befund von schmalen Nervenfaserbündeln, die vom anterioren und posterioren Vagusstamm und vom Plexus coeliacus her die Verbindungsstelle zwischen V. umbilicalis und Ductus venosus erreichen, und von Ganglienzellen im Bindegewebe, das das distale Ende des Duktus umgibt (PEARSON und SAUTER 1969), könnte diese Ansicht stützen. Jedoch führten Reizung des peripheren Vagus sowie die Injektion von ACH, Adrenalin oder Noradrenalin in die Umbilikal- oder Jugularvene 3—6 Tage alter Lämmchen zur Wiedereröffnung des Ductus venosus. Möglicherweise sind Veränderungen des Muskeltonus innerhalb des Lebergewebes am Schließungs- und Öffnungsmechanismus beteiligt (DAWES 1968a). Der anatomische Verschluß des menschlichen Ductus venosus wird nach dem 3. Lebensmonat in fast 100% der untersuchten Fälle gefunden. Er scheint nach den Nabelschnurgefäßen der am frühesten obliterierende foetale Blutweg zu sein (s. Abb. 40 nach den Daten von SCAMMON und NORRIS 1918). Die Quellung eines am Eingang des Duktus nachweisbaren subendothelialen Polsters (SALZER 1970) und die Proliferation des obliterierenden Bindegewebes in speziell strukturierten Strängen (MEYER und LIND 1966a) leiten den Prozeß der Vernarbung ein.

6.3.3. Das Foramen ovale und der intrakardiale Shunt

—Der Verschluß der Nabelarterien reduziert Volumen und Druck in der V. cava inferior und damit die Kraft, mit der das aus der unteren Hohlvene im Herzen ankommende Blut von rechts gegen die Klappe des Foramen ovale drückt, die unter foetalen Kreislaufverhältnissen in den linken Vorhof hinein offen gehalten wurde. So wird schon unabhängig davon, ob die Lungen beatmet sind oder nicht, die Druckdifferenz zwischen der V. cava inferior und dem linken Vorhof herabgesetzt (DAWES et al. 1955). Hat die Atmung begonnen und mit ihr die Widerstandsabnahme im Lungenkreislauf, kehrt sich der foetale Druckgradient durch das Foramen ovale vollends um. Wenn der Gefäßwiderstand im Lungenkreislauf niedrig geworden ist, kann durch den offenen Ductus arteriosus eine extrakardiale Shunt-Umkehr erfolgen, die die pulmonale Durchblutung und dadurch den Druck im linken Atrium weiter steigert. Beim Lamm wird so die Klappe des Foramen ovale sofort nach dem Einsetzen der Lungenatmung durch haemodynamische Faktoren geschlossen gehalten (DAWES 1957) sogar dann, wenn die Nabelschnur noch nicht abgeklemmt wurde (BARCLAY et al. 1946). Auch am isolierten Herz-Lungen-Präparat vom neugeborenen Schwein läßt sich das Funktionieren der Klappe des Foramen ovale als ein Einwegeventil zeigen (VAN NIE et al. 1970). Der funktionelle Verschluß des Foramen ovale braucht aber, besonders beim Menschen, nicht plötzlich und vor allem nicht vollständig einzutreten, weil die Klappe selbst gefenstert sein kann. Durch Veränderungen der Herzlage nach Atmungsbeginn (s. S. 230) kann das Foramen ovale während der ersten Lebensstunden nun eine Verbindung zwischen den beiden Vorhöfen herstellen und etwa von der 2. Lebensstunde ab einen von links nach rechts gerichteten intrakardinalen Shunt ermöglichen, zumal bei der Mehrzahl der Kinder der Druck im linken

Vorhof bald nach der Geburt bei durchschnittlich 9 mm Hg, im rechten bei 4,5 mm Hg liegt (BLANKENSHIP et al. 1965). Da außerdem der Druck im Lungengefäßsystem erst über Stunden allmählich niedriger wird (s. S. 155), fließt über den offenen Ductus BOTALLI vorerst weiterhin eine beträchtliche Menge Blut aus der A. pulmonalis in die Aorta. Demgegenüber ist ein in Abhängigkeit von den aktuellen Druckverhältnissen auftretender, kleiner intrakardialer Links-Rechts-Shunt durch das Foramen ovale von geringerer physiologischer Bedeutung. Respiratorische Störungen beim Neugeborenen mit der Konsequenz der Widerstandszunahme im Lungenkreislauf haben neben allen anderen Gefahren den Rückfall in foetale Kreislaufverhältnisse bzw. 'die Verhinderung des fortschreitenden Übergangs zum transitorischen Kreislauf zur Folge (LIND und WEGELIUS 1954, SALING 1960, STRANG 1965). Dabei sind Frühgeborene besonders benachteiligt: Während termingerecht geborene, gesunde Kinder einen persistierenden, aber unbedeutenden intrakardialen Rechts-Links-Shunt schon jenseits der 2. Lebensstunde in nur 20% der Fälle zeigen (ARCILLA et al. 1967), tritt er bei Frühgeborenen noch im Alter von 20 Stunden auf und kann bis zu 14% vom V_s des linken Ventrikels ausmachen (WALLGREN et al. 1967b). Auch reife Säuglinge mit einer angeborenen Stenose der A. pulmonalis oder mit aus anderen Gründen andauerndem hohem Lungengefäßwiderstand, deren rechter Ventrikel nach der Geburt muskelstark bleibt, lassen den normalerweise eintretenden Druckabfall im rechten Vorhof vermissen, so daß ein erheblicher Rechts-Links-Shunt durch das Foramen ovale wegen der pathologischen haemodynamischen Bedingungen erhalten bleibt. Versuche an postnatal wachsenden Katzen deckten Zusammenhänge zwischen der Compliance der Herzkammern und der Höhe des Druckes in ihren zugehörigen Vorhöfen auf. Ein größerer Widerstand gegen die Füllung einer muskelstarken rechten Kammer (s. auch S. 194) bedingt die Entstehung eines entsprechend höheren Druckes im rechten Vorhof und kann daher den funktionellen Schluß des Foramen ovale verhindern (VAN HARREVELD und RUSSELL 1956). Selbst bei gesunden Neugeborenen, die älter als 1—2 Stunden sind, kann es in Abhängigkeit vom State des Kindes (s. S. 199) zur Shuntumkehr durch das Foramen ovale kommen, wie der mit Hilfe eines Ohrläppchenoxymeters gemessene arterielle Sauerstoffpartialdruck zeigt (PREC und CASSELS 1952). Im Hautarterienblut sehr junger Säuglinge fällt die Sauerstoffspannung ab, wenn sie schreien („bis sie blau sind"), da der durch das Pressen gegen die geschlossene Glottis gestiegene intrapulmonale Druck den Blutdruck im rechten Vorhof erhöht und größere Mengen O_2-armes Blut durch das wieder eröffnete Foramen ovale in den linken Vorhof shuntet. Etwa nach dem 4. Lebenstag wird statt dessen zumeist ein ansteigender P_{O_2} im arteriellen Blut während des Schreiens gefunden. Der intrakardiale Rechts-Links-Shunt ist nun nicht mehr möglich, weil wenige Tage nach der Geburt das Verwachsen der Klappe mit dem Vorhofseptum beginnt und die durch die vertiefte Atmung vergrößerte alveoläre Ventilation dem Ausmaß der Sauerstoffsättigung des arteriellen Blutes zugute kommt. Der Befund der Shuntumkehr beim Schreien in der 1. Lebenswoche wurde auch röntgenologisch bestätigt (LIND 1960). Bei Säuglingen der 2. Lebenswoche war schließlich nur noch ein sehr schmaler, für Kontrastmittel durchgängiger Spalt zwischen beiden Vorhöfen nachweisbar.

Der endgültige anatomische Verschluß des Foramen ovale ist nach Ansicht der Morphologen ein über Jahre sich erstreckender Prozeß. SCAMMON und NORRIS (1918) fanden in 3258 untersuchten Fällen die vollständige Obliteration der atrialen Verbindung bei Erwachsenen in 72%, im 2. Dezennium bei zwei Drittel, am Ende des 1. Lebensjahres bei etwa der Hälfte und nach 3 Lebensmonaten bei einem Drittel ihres Materials (s. Abb. 40).

6.3.4. Der Ductus arteriosus Botalli und der extrakardiale Shunt

Wie bei den anderen nur speziell foetalen Blutwegen geht auch beim Ductus arteriosus ein funktioneller Verschluß der endgültigen Obliteration dieses Gefäßes voraus. Nach DAWES (1968a) ist der Ductus arteriosus beim reifen Schaffoeten ein Gefäß, das fast das Kaliber des Aortenbogens erreicht; der Duktus des geburtsreifen Kindes ist ebenfalls nur unerheblich enger als die Aorta (WETZEL und PETER 1938). Seine Wand setzt sich vorwiegend aus glattem Muskelgewebe zusammen, wohingegen die Aorta und die A. pulmonalis, die beiden durch ihn miteinander verbundenen Gefäße, in der Hauptsache aus dicht gelagerten elastischen Membranen bestehen. Diese Strukturunterschiede sind umso auffälliger, als alle drei Gefäße während der intrauterinen Entwicklung der gleichen kreislaufmechanischen Beanspruchung ausgesetzt sind (MEYER und SIMON 1960). Der Feinbau des menschlichen Ductus arteriosus wurde von v. HAYEK (1935) untersucht. Dabei zeigten sich die glatten Muskelfasern in sich überkreuzenden Schneckenlinien angeordnet, wobei sich die Kreuzungswinkel mit der Erweiterung oder Verengerung des Gefäßlumens verändern. Diese Verlaufsrichtung der Muskelfasern führt dazu, daß die gleiche relative Verkürzung einen Verschluß des Lumens herbeiführen kann, die bei einer zirkulären Anordnung der Fasern nur eine geringe Verkleinerung des Gefäßquerschnittes bewirken würde. Der Ductus arteriosus erhält seine nervöse Versorgung aus der aortalen Depressorzone und als feine, nicht myelinisierte Aussprossungen aus dem Plexus cardiacus (KENNEDY und CLARK 1941). Am Meerschweinchen-, Kaninchen-, Hund-, Menschen- und Schafduktus sind adrenerge Nervenendigungen sowie Anhäufungen von Glomuszellen mit reichlich Katecholaminen fluoreszensmikroskopisch nachweisbar (BORÉUS et al. 1969, KOVALČIK et al. 1969, KRIŠKA et al. 1970, IKEDA 1970). Elektronenoptische und Acetylcholinesterase-Untersuchungen des Ductus arteriosus des Schaffoeten bestätigten erneut die Befunde, nach denen adrenerge und cholinerge Nerven sowohl die Adventitia wie auch die Media des Gefäßes erreichen (SILVA und IKEDA 1971). Die Vermutung, das autonome Nervensystem könne beim funktionellen Verschluß des Ductus BOTALLI von Bedeutung sein, lag entsprechend den morphologischen Gegebenheiten nahe. Jedoch blieben die Reizung des linken Vagus und des Ganglion stellatum ohne Effekt auf den Duktus des Meerschweinchens (KENNEDY und CLARK 1942). Gaben von Noradrenalin und

Bradykinin hatten auf die Duktusmuskulatur von Hunden und Kaninchen in vitro eine sehr viel geringere Wirkung als auf die des Meerschweinchens, was besonders deshalb bedeutsam ist, weil Duktuspräparate von Hunden und Kaninchen auch nicht wie solche von anderen Säugetieren auf eine Steigerung des Sauerstoffpartialdruckes in der Versuchslösung mit Kontraktion antworten (GILLMAN und BURTON 1966, KRIŠKA et al. 1970). Die Verabfolgung von Reserpin an Meerschweinchenfoeten sowie die Behandlung des isolierten Duktus dieser Tiere mit adrenergischen Blockern zeigten ebenfalls, daß die adrenergische motorische Innervation der Duktusmuskulatur bei ihrer Kontraktion keine bedeutende Rolle spielt (KOVALČIK et al. 1969). Am foetalen Schaf hingegen konnte die Kontraktion des Duktus in vivo durch die Infusion allerdings sehr großer Dosen von Adrenalin und Noradrenalin ausgelöst werden (BORN et al. 1956). So sicher man weiß, daß der Verschlußmechanismus des Ductus arteriosus speziesabhängig verschieden ist, so wenig Klarheit herrscht bis jetzt über alle Details dieses Mechanismus. Mit Ausnahme von Hund und Kaninchen wurde jedoch für alle anderen untersuchten Säugetiere die Abhängigkeit der Weite des Duktuslumens von der Höhe der Sauerstoffspannung im umgebenden Medium erkannt, wobei Untersuchungen am Menschen naturgemäß nur indirekt möglich waren. Lediglich an isolierten Duktuspräparaten von abortierten menschlichen Foeten der 10.—24. Schwangerschaftswoche wurden kontraktionsauslösende Einflüsse von ACH und Noradrenalin bei gleichmäßig hoher Sauerstoffspannung in der Versuchslösung nachgewiesen. Wie der Sauerstoff selbst auf solche Präparate wirkt, wurde dabei nicht untersucht (BORÉUS et al. 1969).

Seit KOVALČIK (1963) eine direkte Aktion des Sauerstoffs an der glatten Muskulatur des Ductus arteriosus postulierte, brachten die Versuche von FAY (1971) weitere Aufklärung: Der isolierte Duktus von neugeborenen Meerschweinchen wurde so ausgespannt, daß seine Innen- und Außenseite kontrollierten O_2-Partialdrucken ausgesetzt werden konnte. Die Muskeln erreichten ihre halbmaximale isometrische Spannung bei 70 mm Hg P_{O_2} an beiden Seiten. Diese Sauerstoffempfindlichkeit reicht aus, um den Gefäßverschluß postnatal in vivo herbeizuführen. Aufwendige Untersuchungen mit Stoffwechselblockern machen es nun sehr wahrscheinlich, daß der Sauerstoff die Kontraktion der glatten Muskelfasern des Ductus BOTALLI triggert, da die nötige Zunahme oxidativer Phosphorylierungsvorgänge vom wachsenden O_2-Angebot an eine terminale Zytochromkomponente, das Zytochrom a_3, abhängt. Unter hypoxischen Bedingungen dilatierte der zuvor kontrahierte Duktus des Meerschweinchens auch in vitro, wenn er nicht älter als 72 Stunden nach der Geburt war. Präparate von älteren Versuchstieren blieben wahrscheinlich auf Grund einer mechanischen Hemmung irreversibel geschlossen, während ihre Sauerstoffsensibilität bis zu 4 Tagen p. p. bestand. Die mechanische Öffnungshemmung des Duktus wird durch die bereits im Alter von 24 Stunden beginnenden, irreversiblen Strukturveränderungen mit Nekrosen in der Gefäßwand und Endothelverlust verursacht. Da die Nekrosen an der Lumenseite des Duktus lokalisiert sind, wird angenommen, der Zelltod sei durch Stoffwechselstörungen nach Sistieren des Blutstromes im Gefäß veranlaßt.

Ein irreversibler Verschluß des Ductus Botalli tritt, wiewohl verzögert, auch bei solchen Meerschweinchen ein, die man unter hypoxischen Bedingungen hält — ein weiterer Hinweis dafür, daß die Reaktion der glatten Gefäßmuskulatur auf die postnatale Erhöhung der Sauerstoffspannung im Blut nicht der einzige wirksame Schließungsmechanismus sein kann (Fay und Cooke 1972).

Beim reifen menschlichen Neugeborenen soll der Ductus arteriosus gegen Ende des 1. LT funktionell verschlossen sein (Moss et al. 1964). Frühgeborene (Danilowicz et al. 1966) und hypoxische Säuglinge (Stahlman et al. 1966) zeigen einen verzögerten Duktusverschluß. Über den Zeitgang des Schließungsprozesses ist man nicht sehr zuverlässig informiert, weil es unmöglich ist, mit Hilfe indirekter Untersuchungsverfahren, wie Berechnungen aus Blutgasanalysen oder Farbstoffverdünnungskurven, Auskunft über alle die aktuelle Weite des Duktus beeinflussenden Einzelfaktoren zu erhalten. Gesunde, reife Neugeborene haben nach solchen Berechnungen innerhalb der ersten 55 Lebensminuten eine Kurzschlußblutmenge von 24% des Herzminutenvolumens, die während der ersten 5 Stunden auf weniger als 10% sinkt. Die weiteren Veränderungen bis zum Ende der ersten Lebenswoche sind dann geringfügig (Koch 1968a). Der Schluß auf die anfangs rasche, später langsame Verminderung des extrakardialen Rechts-Links-Shunt liegt nahe, zumal aus vielen Tierexperimenten ein solcher zeitlicher Verlauf der Duktuskonstriktion bekannt ist. Dawes (1968a) weist jedoch darauf hin, daß das durch den Duktus fließende Blutvolumen allein kein zuverlässiger Gradmesser für seine Durchgängigkeit sein kann. Die Durchflußmenge hängt in beiden Richtungen ab vom V_s des Herzens, den Widerständen im großen und kleinen Kreislauf sowie dem Ausmaß der Kontraktion, der Länge und der Richtung des Ductus arteriosus selbst. Behält man alle diese Einflußfaktoren vor Augen, kann es nicht verwundern, daß die Angaben über Größe und Richtung des Shunt durch den Ductus Botalli auch für gesunde, reife Neugeborene differieren. So fanden Emmanouilides et al. (1964, 1970) während der ersten 15 Lebensstunden, Blankenship et al. (1965) bereits gegen Ende der ersten Lebensstunde einen Duktus-Shunt von links nach rechts bei solchen Kindern, die einen relativ hohen Widerstand im Systemkreislauf mit enstprechend geringerer Durchströmungsrate aufwiesen. Möglicherweise ist die Shuntmenge auch speziesabhängig verschieden groß, wie man Experimenten mit neugeborenen Kälbern (Reeves und Leathers 1964), Rhesusaffen (Behrman und Lees 1971) und anderen Laboratoriumstieren entnehmen kann. Der Beginn der Konstriktion des Ductus arteriosus bzw. die entsprechend den veränderten Druck- und Widerstandsverhältnissen im transitorischen Kreislauf folgende Umkehr des foetalen extrakardialen Rechts-Links- in den Links-Rechts-Shunt zusammen mit dem funktionellen Schluß des Foramen ovale des neugeborenen Kindes führen jedenfalls normalerweise dazu, daß nach etwa 3 Stunden dieser Kreislauf zu den Geweben Blut transportiert, das genauso ausreichend mit Sauerstoff gesättigt ist wie das des Erwachsenen (s. Abb. 41).

Der Altersgang der endgültigen Obliteration des Ductus arteriosus ist aus Abbildung 40 ablesbar, jedoch sind, wie neuere tierexperimentelle Untersuchungen zeigen, diesbezügliche Befunde von menschlichen Obduktionen kritisch zu betrachten, da durch postmortale Veränderungen, deren Eintritt sich bei Versuchstieren nachweisen läßt, der wahre Zeitverlauf des irreversiblen anatomischen Verschlusses oder seiner funktionellen Vorstufen verfälscht wird (HÖRNBLAD und

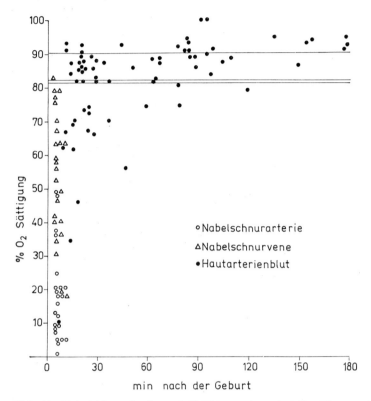

Abb. 41. Entwicklung der Sauerstoffsättigung des arteriellen Blutes während der ersten 3 Lebensstunden. Bei 31 gesunden, reifen Neugeborenen wurden 121 Blutgasbestimmungen durchgeführt. Die einfach gezeichnete Linie gibt den bei Erwachsenen gefundenen niedrigsten normalen Sauerstoffsättigungsgrad im arteriellen peripheren Blut an; Meßwerte unterhalb der doppelten Linie können Zynose anzeigen (nach SMITH 1959).

LARSSON 1967a). Sehr sorgfältige histologische Untersuchungen verschiedener Säugetiere (Schaf, Schwein, Meerschweinchen, Ratte, Kaninchen und Maus), die HÖRNBLAD und seine Mitarbeiter (1967, 1967b, 1969) unternommen haben, lassen Speziesdifferenzen sowohl im zeitlichen Ablauf des funktionellen und des anatomischen Verschlusses des Duktus wie auch Unterschiede in den der Obliteration vorangehenden morphologischen Details deutlich werden. Die Untersucher wandten zur Vorbereitung ihrer Präparate eine Ganzkörpergefriermethode an, die der Ausbildung postmortaler Veränderungen der Gewebe keine Zeit läßt und deshalb zumindest bei kleinen Spezies — 36 Stunden alte Meerschweinchen benötigen immerhin 3,5 min, ehe ihr Körper bei −75° durchgefroren ist (EVERETT und SIMMONS 1954) — zuverlässigere Befunde ergibt, als das bei menschlichem Material möglich ist.

6.3.5.   *Der Systemblutdruck und die Kreislaufregulation beim Neugeborenen*

Die perinatalen Veränderungen im Systemkreislauf vor und nach Beginn der Atmung und dem Abklemmen der Nabelschnur sind wiederum beim Schaf am ausführlichsten untersucht worden (BARCROFT 1946, DAWES et al. 1953, ASSALI et al. 1965), aber auch von anderen Säugetieren und vom Menschen liegen Daten zur Entwicklung des Systemblutdrucks vor (Zusammenstellung bei DAWES 1968a). Speziesunterschiede im Zeitgang der Widerstands- und Blutdruckabnahme im Pulmonalkreislauf nach der Geburt zwischen Mensch und Schaf wurden bereits beschrieben (s. S. 153). Ähnliche Unterschiede scheinen für die Verhältnisse im großen Kreislauf vorzuliegen. Wird beim Schaffoeten nach Sectio caesarea die Nabelschnur abgeklemmt, so steigt der Widerstand im Systemkreislauf sofort um durchschnittlich 19% an (DAWES et al. 1953). Widerstandszunahme und Anstieg des aortalen Mitteldruckes sind unabhängig von den unter der Geburt veränderten blutchemischen Parametern bzw. werden nicht durch den wachsenden Sauerstoffpartialdruck im arteriellen Blut nach Atmungsbeginn verursacht. Vielmehr ist für das neugeborene Lamm gesichert, daß die Ausschaltung des Plazentarkreislaufs mit seinem niedrigen Widerstand auf reflektorischem Wege den eigentlichen Anstoß zur andauernden Widerstands- und Blutdrucksteigerung im großen Kreislauf gibt (ASSALI et al. 1970). Beim Kaninchen wird der Beginn des Blutdruckanstieges in der Aorta vom Ausmaß der plazentaren Transfusion beeinflußt (s. S. 206). Das Blutvolumen dieser Tiere nimmt postnatal genau wie bei anderen Spezies progressiv ab (weiterführende Literatur bei BROUGHTON PIPKIN und KIRKPATRICK 1973) und erst, wenn nach einem großen Ausgangsvolumen (bis 84 ml · kg^{-1}) ein bestimmter Wert erreicht ist (unter 60 ml · kg^{-1}), steigt der Systemblutdruck an (MOTT 1966).

Das menschliche unreife und reife Neugeborene scheint den vom Schaf her bekannten, mit der Trennung von der Plazenta verbundenen, sofortigen Blutdruckanstieg im großen Kreislauf überhaupt vermissen zu lassen, wie WOODBURY et al. (1938) durch blutige, fortlaufende Messungen in der Nabelarterie sowie ASHWORTH und NELIGAN (1959) mit einer indirekten Armmanschettenmethode (2,5 cm breite Manschette) gezeigt haben. Weder das Einsetzen der Atmung noch das Abklemmen der Nabelschnur verändern den arteriellen Blutdruck plötzlich und andauernd. Statt dessen wurden bei direkter intraaortaler und bei indirekter Messung in den ersten 30 min p. p. ein rascher Blutdruckabfall und ein geringerer während der folgenden 2—3,5 Stunden unabhängig vom Geburtsgewicht beobachtet (VORHERR und GRASER 1963, KITTERMAN et al. 1969, ASHWORTH und NELIGAN 1959, SILVERMAN 1961). Der arterielle Blutdruck direkt nach der Geburt wird wahrscheinlich wie beim Kaninchen von der Größe der plazentaren Transfusion beeinflußt: Spätes Unterbinden der Nabelschnur nach dem Sistieren ihrer Pulsationen verzögert den Blutdruckabfall und führt zu einem spät auftretenden (bis zu 13 Minuten nach dem Abklemmen) und einige Minuten andauernden Anstieg des systolischen Druckes. Eine abschließende Beurteilung des peripartalen arteriellen Blutdruckverhaltens beim Menschen ist noch nicht möglich, weil kontinuierliche, direkte Messungen vor und unter der Geburt bislang nicht realisierbar waren. Da aber der arterielle Blutdruck des Neugeborenen bereits durch eine Vielzahl von Einflüssen verändert wird, könnten nur solche Messungen genaue Aufschlüsse geben. Mit der Manschettenmethode über 12 Stunden in 2-min-Intervallen durchgeführte automatische Bestimmungen des systolischen und diastolischen Blutdrucks sowie fortlaufende Vergleichsmessungen in der Umbilikalarterie innerhalb der ersten 24 Lebensstunden (GUPTA und SCOPES 1965, YOUNG, M. 1966) lassen seine individuelle Variabilität als ein hervorstechendes Merkmal deutlich werden. Der arterielle Mitteldruck kann im ruhigen Schlaf bis zu 20 mm Hg absinken gegenüber einem Zustand ruhigen Wachseins, und er kann um den gleichen Betrag bei heftigem Schreien ansteigen. Ein arterieller Blutdruckanstieg um etwa 10 mm Hg und ein Venendruckanstieg um 2—3 cm H_2O findet sich bei Lagewechsel. Passives Aufrichten des Oberkörpers für 2 min steigert den Blutdruck gesunder früh- und reifgeborener Kinder gleichermaßen. Die Einnahme einer Flaschenmahlzeit, sogar das Lutschen an einem Sauger, führen zum systolischen und diastolischen Blutdruckanstieg, nicht dagegen die Verabreichung der Nahrung über eine Magensonde. Schließlich erhöht sich der systolische Blutdruck vorübergehend um durchschnittlich 8 mm Hg nach Injektion von 20 ml Blut bei Austauschtransfusionen. Eine Blutentnahme von 20 ml (s. auch S. 207) sowie Lagewechsel aus der sitzenden in eine liegende Position veranlassen entsprechendes Absinken des arteriellen Druckes im Systemkreislauf. Vergegenwärtigt man sich die mit einer vaginalen Entbindung normalerweise einhergehenden mehr oder weniger raschen Lage- und Druckwechsel, verbunden mit einer möglicherweise schließlich eintretenden Volumenbe- oder auch -entlastung des Kreislaufs, denen der kindliche Körper, besonders aber der Kopf und der Thorax, ausgesetzt werden, so verwundert es einerseits nicht, daß die durch Sectio caesarea unter definierten Experimentierbedingungen geborenen Lämmer sich wohl tatsächlich anders verhalten als menschliche Neugeborene und andererseits ebensowenig, daß der arterielle Mitteldruck des neugeborenen Kindes unmittelbar nach der Geburt höher — der durchschnittliche Aortendruck von 16 Kindern betrug 70 mm Hg (VORHERR und GRASER 1963) — als wenige Stunden später sein kann. Bei durch Sektio entbundenen Kindern ist einem Bericht von HOLLAND und YOUNG (1956) zufolge der arterielle Blutdruck niedriger als nach vaginaler Entbindung (s. S. 146).

Asphyktische Kinder haben dagegen anfangs einen höheren systolischen Blutdruck (s. auch S. 220), so daß die Ursache für den postpartalen Druckabfall von manchen Autoren auch in den durch das Ingangkommen der Atmung verbesserten Blutgasspannungen gesucht wird (DAWES 1968a). Experimente an neugeborenen Kaninchen weisen jedoch eher einen entgegengesetzten Mechanismus aus: Bei durch Stickstoffatmung asphyktisch gemachten Tieren fällt der Blutdruck ab, und zwar um so weiter, je schwerer die Asphyxie ist (CROSS 1968). Auch menschliche Neugeborene, die man 3 Minuten lang ein Luftgemisch mit nur 15—10% O_2 atmen ließ, was einen arteriellen P_{O_2} von 50—35 mm Hg ergibt, zeigten arteriellen Blutdruckabfall um 10% und um mehr, wenn die Expositionszeit verlängert wurde (JAMES und ROWE 1957). Inwieweit solche Reaktionen auf das Funktionieren der an der Regulation des arteriellen Blutdrucks beteiligten Chemorezeptoren, die zweifellos beim Neugeborenen tätig sind, allein zurückzuführen ist, oder inwieweit das bei einer generalisierten Asphyxie ebenso betroffene ZNS, das Herz selbst und die peripheren Gefäße an dieser Blutdrucksteuerung teilhaben, läßt sich so nicht entscheiden. Beim 1—2 Tage alten Lamm scheinen die Chemorezeptoren jedenfalls bereits auf Reizung durch minimale Dosen von in die V. jugularis injiziertem Natriumcyanid anzusprechen, bewirken aber lediglich einen Atemantrieb, während Foeten durch intraaortale Cyanidstimulation nicht zu Atembewegungen angeregt werden, wohl aber mit einer Blutdrucksteigerung reagieren (REYNOLDS und MACKIE 1961; s. auch S. 189). Befunde nach direkter Reizung der Chemorezeptoren durch Injektion von Natriumcyanid in den Aortenbogen liegen an neugeborenen Tieren im Gegensatz zu Tierfoeten (GOODWIN et al. 1973 und andere) u. W. noch nicht vor, so daß eine endgültige Beurteilung ihrer Funktion im transitorischen Kreislauf vorläufig aussteht.

Ähnliches ist über die Pressorezeptoren im Lungenkreislauf sowie über Rezeptoren im Herzen selbst zu sagen. Da der pulmonale Arteriendruck nach der Geburt erheblich fällt, wird eine bedeutende Aktivitätsabnahme der Barorezeptoren in der Lunge zu erwarten sein. Außerdem wäre es von großem Interesse zu wissen, ob an der postnatalen Kreislaufumschaltung Reflexe beteiligt sind, die ihre Rezeptoren in den Vorhöfen und Kammern des Herzens selbst haben und zur Förderung des veränderten venösen Angebotes (s. S. 206) durch Änderung des V_s bzw. der Herzfrequenz beitragen. Der BAINBRIDGE-Effekt, der u. a. für eine solche Regulation in Anspruch genommen werden könnte, ist jedoch auch für das erwachsene Herz noch Gegenstand der Diskussion. Als gesichert gilt bisher nur die Beteiligung eines im rechten Vorhof lokal wirksam werdenden Mechanismus, der nach Zunahme des atrialen Innendruckes oder Senkung des extrakardialen Druckes — beides resultiert in einer Erhöhung des transmuralen Vorhofdruckes und damit in einer Dehnung der Vorhofmuskulatur — eine Herzfrequenzzunahme veranlaßt (ROSSBERG 1973). Am Herz-Lungenpräparat neugeborener Schweine (12—60 Stunden alt) ließ sich jedoch bei konstant gehaltenem Aortendruck, P_{O_2}, P_{CO_2} und pH-Wert sowie konstanter Bluttemperatur nicht einmal dieser intramurale BAINBRIDGE-Mechanismus nachweisen (VERSPRILLE et al. 1970; s. auch S. 207). Vom BEZOLD-JARISCH-Reflex, dessen Rezeptoren besonders in den Ventrikeln zu suchen sind, ist für das Neugeborenenalter u. W. nichts bekannt.

Über die Funktionstüchtigkeit der Pressorezeptoren im Glomus aorticum und caroticum zur Zeit der Geburt weiß man aus Tierversuchen und modifizierten Kreislauftests an Neugeborenen besser Bescheid. Schwellenbestimmungen an Barorezeptornerven von Kaninchen erwiesen das Vorliegen eines gemischten

Faserspektrums schon beim neugeborenen Tier. Es besteht eine lineare Beziehung zwischen Entladungsfrequenz der Rezeptoren und arteriellem Druck; die Empfindlichkeit des Systems, die als Spikefrequenzänderung im Nerven pro Einheit der Druckänderung gemessen wurde, war für alle untersuchten Altersstufen vom Neugeborenen bis zum Erwachsenen bei arteriellen Mitteldrucken zwischen 30 und 100 mm Hg gleich (BLOOR 1964). Entsprechend zeigten neugeborene Kaninchen einen Abfall des arteriellen Mitteldruckes, wenn der statische Druck in einem vom übrigen Kreislauf isolierten Karotissinus mit intakt gebliebenen afferenten Nerven erhöht wurde. Pulsierende Drucke waren noch wirksamer als statische. Während sich die Blutdruckantwort nach Pressorezeptorenreizung wie beim erwachsenen Tier verhielt, blieb die Herzfrequenzreaktion wesentlich geringer bei neugeborenen Kaninchen (DOWNING 1960). Hier könnte sich eine Erklärung dafür anbieten, daß viele Untersucher der Überzeugung sind, der Karotissinusreflex lasse sich beim menschlichen reifen und unreifen Neugeborenen nicht oder nur in wenigen Fällen auslösen (PHILLIPS et al. 1964 und andere), wird doch als eine positive Reflexantwort die Verlangsamung der Herzschlagfolge erwartet. Reizt man jedoch den N. vagus anstelle der Rezeptorregion im Karotissinus, z. B. durch Druck auf die Augen (okulokardialer Reflex) oder auf die Gegend der vorderen Fontanelle, so reagieren Früh- und Reifgeborene in einem hohen Prozentsatz mit Herzfrequenzsenkungen (PHILLIPS et al. 1964), wie sie ja auch im Gefolge des Geburtsvorganges beschrieben sind (s. S. 197).

Zur Deutung der zunächst überraschenden Tatsache, daß sich die Empfindlichkeit der Pressorezeptoren — zumindest beim Kaninchen (BLOOR 1964) und beim Rhesusaffen (DAWES et al. 1960) — mit zunehmendem Alter nicht verändert, wird folgende Überlegung angestellt: Zur Geburt ist die Aorta klein und der transmurale Druck gering; beim Erwachsenen sind Aorta und transmuraler Druck größer. Daher ist es denkbar, daß die Wandspannung des Gefäßes in jedem Alter etwa gleich groß und deshalb die durch eine gegebene transmurale Druckänderung erfolgende Deformierung des Rezeptors ebenfalls von gleichem Ausmaß ist (BLOOR 1964). Den Pressorezeptoren wird schon beim Neugeborenen wie beim Erwachsenen eine blutdruckzügelnde Funktion zugeschrieben, führt doch ihre experimentelle Ausschaltung beim Kaninchen zum Anstieg des Ruheblutdrucks bei allen Altersstufen (BROUGHTON PIPKIN 1971).

Das Studium der Kreislaufreflexe am Menschen muß mit indirekten Methoden erfolgen. Beim Erwachsenen beruhen Kreislauffunktionstests, wie das VALSALVA-Manöver, der Lagewechsel vom Liegen zum Stehen bzw. die orthostatische Stehprobe oder auch Volumenbe- und -entlastungen auf der Provokation der Vasokonstriktion der Arteriolen, Venolen und Venen als Antwort auf das Absinken des arteriellen Blutdrucks über den Weg des Depressor- und des Karotissinusreflexes. Das Bild, das man sich von der Gesamtregulation des Erwachsenen-Kreislaufs machen kann, ist besonders auch durch regeltheoretische Deutungen sorgfältiger und zeitlich differenzierter Analysen der Reaktionen von Blutdruck und Herzfrequenz schon sehr detailliert (WAGNER 1954, DRISCHEL et al. 1963). Die genannten Tests stellen aber keinen kontrollierten Reiz für die Pressorezeptoren im Glomus aorticum und caroticum dar, sondern erfassen sicherlich auch Rezeptoren im linken Ventrikel, im rechten Vorhof und im pulmonalen Arteriensystem. So erscheint es nicht ganz erlaubt, aus der Antwort des Neugeborenenkreislaufs auf ähnliche modifizierte Funktionsprüfungen Schlüsse auf die Tätigkeit der arteriellen Pressorezeptoren beim Menschen zur Zeit der Geburt zu ziehen. Der Vergleich zwischen der Regulation im transitorischen und im Erwachsenen-Kreislauf muß außerdem die Unterschiede von Körpergröße und -proportionen berücksichtigen, die zu unterschiedlichen Blutvolumenverteilungen in Kopf, Rumpf und Gliedmaßen führen und bedenken, daß Foramen ovale und Ductus arteriosus offen sind (YOUNG und COTTOM 1966, YOUNG, M. 1966). Es sollte daher nicht überraschen, wenn die Neugeborenenreaktionen auf Volumenverschiebungen durch Lagewechsel, Blutentnahme bzw. intravenöse Flüssigkeitszufuhr oder Überdruckbeatmung, die das VALSALVA-Manöver nachahmt, anders ausfallen (s. S. 217), als man vermuten könnte.

Eine wirksame Kreislaufregulation ist nicht nur von funktionstüchtigen Rezeptoren und entsprechend reifen medullären Zentren abhängig, sondern auch von der Reaktionsfähigkeit der Effektoren im Reflexbogen, die aus dem Herzen (s. S. 232) und den peripheren Gefäßen bestehen. Die Aufrechterhaltung des venösen Rückstromes zum rechten Herzen bei Volumenverschiebungen im Kreislauf hängt dabei wesentlich von Tonusveränderungen bei den Widerstandsgefäßen, den Arteriolen, ab. Nach DAWES (1968a) sind lokale Mechanismen von diesen Gefäßen zur Geburt schon gut entwickelt, die Vasodilatation in Gewebsbezirken mit hoher Stoffwechselrate bewirken, z. B. in Herz oder Gehirn während Hypoxie und Hyperkapnie, in den Respirationsmuskeln während der Atmung sowie in braunem Fettgewebe oder Muskeln mit gesteigertem Tonus während Kälteeinwirkung. Auch die Vasokonstriktion der Pulmonalgefäße bei Hypoxie und die Konstriktion des Ductus arteriosus beim Ansteigen des arteriellen P_{O_2} (s. S. 213) gehören zu den lokalen Mechanismen, die die Durchblutung steigern, wo Arbeit geleistet wird, und beispielsweise verringern in schlecht ventilierten Gebieten der Lunge. Neben dieser durch lokale Stoffwechselprodukte erfolgenden Beeinflussung der Gefäßweite kann mit der Freisetzung von Katecholaminen aus den Nebennieren und anderem chromaffinen Gewebe unter pathophysiologischen Bedingungen bei Sauerstoffmangel, wie sie bereits für den älteren Foeten beschrieben wurden (s. S. 199), gerechnet werden. Adrenalin, Noradrenalin und das Renin-Angiotensin-System rufen dort, wo die Gefäße nicht aus lokalen Ursachen erweitert sind, Vasokonstriktion hervor und tragen so zu Volumenverschiebungen innerhalb des Kreislaufs bei. Die extrem blasse Hautfarbe asphyktischer Neugeborener beruht auf katecholamin-induzierter Gefäßkonstriktion, die offenbar auch tiefer gelegene Gewebe erfassen und an Fuß und Unterschenkel als Volumenabnahme plethysmographisch gemessen werden kann (CELANDER 1966). Bei neugeborenen Kaninchen ließ sich durch proportionale Gaben von Adrenalin und Vasopressin ein größerer prozentualer Blutdruckanstieg erreichen als bei älteren Tieren; sie sind also diesen Hormonen gegenüber empfindlicher als später (s. auch S. 198). Solche Beobachtungen bekommen um so mehr Gewicht, als man aus Versuchen an verschieden alten Kaninchen die große Bedeutung des Renin-Angiotensin-Systems für das Neugeborene erkannt hat und zum Zeitpunkt der Geburt das autonome Nervensystem noch nicht das beim Erwachsenen gefundene Verteilungsmuster über die einzelnen Gefäßgebiete ausgebildet hat (GEROVÁ und GERO 1971). Die Angiotensin-II-Aktivität im arteriellen Blut neugeborener Kaninchen und ihre Zunahme nach einem Blutverlust überstieg die der erwachsenen um ein Vielfaches (BROUGHTEN PIPKIN et al. 1970); die Geschwindigkeit und das bedeutende Ausmaß des Blutdruckabfalls nach doppelseitiger Nephrektomie beim neugeborenen Tier zeigte, daß die Elimination des Renins prompt zum Sistieren der Angiotensin-II-Produktion führte, dessen Halbwertzeit im Kreislauf mit der Latenz der Blutdrucksenkung (innerhalb 3 min) übereinstimmte. Injektionen von Hypertensin verursachten bei den nephrektomierten neugeborenen Kaninchen einen größeren Wiederanstieg des Blutdrucks als bei älteren (BROUGHTEN PIPKIN 1971). Also nicht nur für den Fall einer Hypoxie, sondern für den physiologischen arteriellen Gefäßtonus scheinen mehr noch die Hormone als das vegetative Nervensystem des Neugeborenen verantwortlich zu sein, obwohl direkte Reizung des N. vagus ebenfalls einen Blutdruckabfall zur Folge hat (DAWES et al. 1957) und Reizung des sympathischen Grenzstranges neugeborener Hunde die Verkleinerung des Lumens der A. femoralis um ein Drittel veranlaßt (GEROVÁ und GERO 1971). Umgekehrt aber wird der durch Denervierung der Karotisbifurkation und Durchschneidung des N. depressor gestiegene arterielle Blutdruck bei neugeborenen Kaninchen durch Hypertensingaben weiter gesteigert, und zwar prozentual mehr als bei älteren Tieren (BROUGHTEN PIPKIN 1971), ein zusätzlicher Hinweis für die vorzugsweise Steuerung des Neugeborenengefäßtonus durch vasoaktive Hormone. Bei vasodilatatorischen Vorgängen ist möglicherweise das Bradykinin im Spiel, das bei neugeborenen Lämmern eine ganze Reihe von Kreislaufwirkungen entfaltet, u. a. Gefäßerweiterungen im Lungen- und Systemkreislauf (ASSALI et al. 1971, GILBERT et al. 1973, s. S. 153). Die an menschlichen Neugeborenen durchgeführten Untersuchungen über vasomotorische Reaktionen der Hautgefäße nach Wärme- (YOUNG und COTTON 1966) oder Kälteapplikation (Moss et al. 1963b) lassen nach DAWES (1968a) keine Entscheidung darüber zu, ob die beobachteten Reaktionen auf lokale Sympathikusaktivität oder die Einwirkung gefäßaktiver Hormone zurückzuführen sind.

Innerhalb der ersten 12 Lebensstunden konnte vom beschriebenen initialen Blutdruckabfall abgesehen keine signifikante altersabhängige Veränderung des direkt gemessenen Aortendruckes bei 45 daraufhin untersuchten Neugeborenen gefunden werden. Statt dessen ergab sich ein positiver Zusammenhang zwischen dem Gestationsalter und dem mittleren Aortendruck für jede der ersten 12 Lebensstunden, der noch dichter wird, wenn statt des Gestationsalters die Höhe des mittleren Aortendruckes mit dem Geburtsgewicht korreliert wird. Die Abhängigkeit des Aortendruckes vom Geburtsgewicht während der ersten Lebensstunde wird durch eine lineare Regression mit einem Korrelationskoeffizienten von 0,91 beschrieben. Für die Vorausberechnung des normalen Aortendruckes innerhalb der ersten 12

Lebensstunden geben KITTERMAN et al. (1969) eine parabolische Regression an, in deren 95%-Vertrauensbereich sich klinisch verwendbare Normwerte einordnen lassen:

$$y = 35{,}53 + 0{,}36x + 1{,}01x^2 \tag{41}$$

wobei y der mittlere Aortendruck in mm Hg und x das Geburtsgewicht in kg ist.

Mittelwerte des intraaortal bestimmten Blutdrucks von $70 \pm 8/45 \pm 10$ mm Hg teilt YOUNG, M. (1966) als von 170 reifen Neugeborenen erhaltene Norm für die ersten drei LT mit. Bei Frühgeborenen liegt der Druck in Abhängigkeit vom Gestationsalter niedriger; in der Gewichtsgruppe 2000—2500 g um etwa 5 mm Hg systolisch, bei Kindern zwischen 1500 und 2000 g KG um etwa 10 mm Hg gegenüber den reif geborenen (SILVERMAN 1961). KITTERMAN et al. (1969) ermittelten noch etwas niedrigere Werte. Für die üblicherweise beim neugeborenen Kind gefundene kleine Blutdruckamplitude von 15—25 mm Hg wird das hochgradig steife arterielle Gefäßsystem mit seinen dem jugendlichen Erwachsenen gegenüber veränderten Windkesseleigenschaften mitverantwortlich gemacht (s. S. 260).

Blutdruckwerte der gleichen Größe werden auch mit modernen indirekten Meßverfahren erhalten (KAFKA und OH 1971, KIRKLAND und KIRKLAND 1972). Dabei ist das Problem der Manschettengröße für Blutdruckmessungen beim Säugling immer noch nicht ganz gelöst (LONG et al. 1971). Am häufigsten verwendet werden 2,5 cm breite Armmanschetten, deren aufblasbarer Gummiteil aber manchmal nicht lang genug ist, um den Arm eines Neugeborenen vollständig zu umgeben, so daß selbst bei richtiger Position über der Arterie diese in der Nähe des systolischen Druckes nur ungenügend verschlossen wird. Auf diese Weise sind irrtümlich schon systolische Drucke von 150—200 mm Hg bestimmt und unnütze Untersuchungen gesunder Kinder eingeleitet worden (LIPTON et al. 1965). Die passende Manschettengröße zur indirekten Blutdruckmessung im Kindesalter am Oberschenkel, mit der Werte wie bei Messungen in der A. femoralis erhalten werden, ist 25% breiter als der mittlere Durchmesser des Beines; für Armmanschetten sollte eine Breite verwendet werden, die um 20% über dem Durchmesser des Armes liegt (PARK und GUNTHEROTH 1970).

6.3.6. Die Durchblutung der Peripherie

Wenn die Anpassungsfähigkeit des Kreislaufs an das extrauterine Leben beurteilt werden soll, darf man sich nicht mit der Messung der Drucke im Pulmonal- und Systemkreislauf begnügen, sondern sollte außerdem wissen, wie sich Durchblutungsgröße und Gefäßwiderstände in einzelnen Kreislaufabschnitten während der transitorischen Periode entwickeln. Vom menschlichen Neugeborenen sind nicht sehr umfängliche, experimentell gewonnene Angaben vorhanden. CELANDER (1966) und seine Arbeitsgruppe untersuchten mit Hilfe eines an die Erfordernisse des Säuglings adaptierten Venenverschlußplethysmographen Durchblutung und systolischen Arteriendruck am Unterschenkel und Fuß bei 18 schlafenden

Kindern in kurzen Abständen von der 2. Viertelstunde post partum an. Der Widerstand wurde als Quotient aus den Werten der Ruhedurchflußrate und des systolischen Blutdrucks berechnet. Nach einem etwa 30 min dauernden ersten Abschnitt mäßigen Resistenzzuwachses war die auffälligste Änderung während der nächsten zwei oder mehr Stunden nach der Geburt die Zunahme der Durchblutung in Unterschenkel und Fuß auf Kosten einer Widerstandsabnahme. Im Gegensatz dazu war beim asphyktischen Neugeborenen die periphere Durchflußrate wegen der Vasokonstriktion fast 0. Die Untersuchungen von WALLGREN und LIND (1967), die mit einer ähnlichen Technik an 12 Neugeborenen im Alter zwischen 1,5 und 58 Stunden vorgenommen wurden, kamen zu dem Ergebnis, daß der periphere Vasomotorentonus den Systemblutdruck solcher Kinder bereits adaequat kontrolliert. Nach graduellem Entzug von 15% des geschätzten Gesamtblutvolumens wurde die Durchblutung in der Unterschenkelmuskulatur wirksam gesenkt bei Anwachsen des Gefäßwiderstandes auf das Doppelte, so daß der Systemblutdruck durch Volumenverschiebungen in zentripetaler Richtung unverändert blieb (s. auch S. 207).

Die Entwicklung von Durchblutung und Gefäßwiderstand in verschiedenen regionalen Gebieten während der Neugeborenenperiode wurde an nicht narkotisierten Rhesusaffen mit Hilfe intravasaler Katheter zur Druckmessung und Blutentnahme und der Applikation radioaktiver Substanzen verfolgt (BEHRMAN und LEES 1971). Die bei 1—2 Tage alten Äffchen gefundenen Werte, deren Links-Rechts-Duktus-Shunt noch rund 11% des V_s des linken Herzens betrug, wurden mit solchen von Rhesussäuglingen jenseits der Kreislaufanpassungszeit (4—8 Tage alt) und mit Meßgrößen von erwachsenen Tieren verglichen. Folgende Gefäßregionen sind untersucht worden: Gehirn (gesamt sowie rechte und linke Hemisphäre, Hirnstamm, Mittelhirn, Kleinhirn), Herz, Lungen, Nieren, Milz, Leber, Gastrointestinaltrakt, Nebennieren, Oberkörper und Unterkörper. Bei 5 Affen, die sowohl als Neugeborene wie auch 4—6 Tage später im Versuch waren, gab es keine unterschiedliche Organdurchblutung pro Gramm Gewebe; ausgenommen waren eine Durchströmungsverminderung in der Leber und ein Anwachsen der Blutmenge, die den Gastrointestinaltrakt versorgte (s. auch S. 209). Daß aber die postnatale Entwicklung der Durchblutungsgröße verschiedener Körperabschnitte außerdem ein sich über die kurze Zeit des transitorischen Kreislauf hinaus erstreckender Prozeß ist, an dem vor allem auch Strukturveränderungen der Gefäßwände (s. S. 225) teilhaben, zeigen Vergleiche zwischen den Meßwerten von erwachsenen Rhesusaffen und denen der aus 26 Tieren bestehenden 1—8 Tage alten Säuglingsgruppe. Die altersabhängig unterschiedlichen, mit Wachstum und Funktion in enger Beziehung stehenden Stoffwechselanforderungen spiegeln sich in solchen Kreislaufgrößen wider: Der zu Gehirn, Nebennieren, Milz, Leber, Gastrointestinaltrakt und Rumpf fließende Anteil des V_s war bei den Säuglingen den Erwachsenen gegenüber erhöht. Dagegen waren Herz und Lungen erwachsener Tiere reichlicher durchblutet. Die Durchblutung der Nieren war für beide Altersstufen gleich, während OH et al. (1966) eine signifikante Zunahme der Nierendurchblutung bei menschlichen Neugeborenen von 12 bis 48 Stunden post partum gefunden hatten, und RAKUŠAN und MARCINEK (1973) für Ratten vom Neugeborenen- bis zum Erwachsenenalter eine andauernde Nierendurchströmungszunahme angeben. Der Widerstand im Lungenkreislauf war signifikant höher bei Rhesussäuglingen als bei erwachsenen Affen (s. S. 153), die Gefäßwiderstände in Hirnstamm, Leber, Verdauungstrakt und Nieren signifikant niedriger im Neugeborenenalter. Dieser niedrige Nierengefäßwiderstand erlaubt trotz des niedrigen Aortendrucks eine genauso effektive Durchblutung wie beim Erwachsenen (s. S. 303). An der unterschiedlichen Entwicklung der Nierendurchblutung bei verschiedenen Spezies (s. S. 301) ist zu bemerken, daß bei der Verallgemeinerung von Befunden über die postnatale Schlagvolumenverteilung Vorsicht geboten ist.

ARCILLA et al. (1967) betonen den allgemein höheren Widerstand und die geringere Durchströmung im Systemkreislauf am 1. LT des Menschen, und

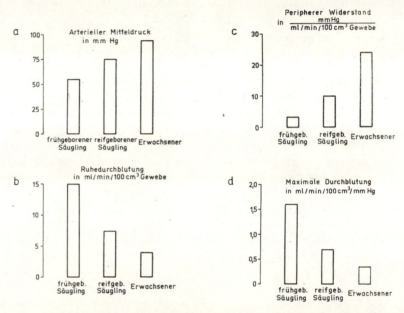

Abb. 42. Diagramme zum peripheren Kreislauf von menschlichen Frühgeborenen, reifen Neugeborenen und Erwachsenen. Der Blutdruck im Systemkreislauf ist am niedrigsten bei Frühgeborenen, am höchsten im Erwachsenenalter (s. a), so daß der verfügbare Spitzendruck zur Perfusion der Gewebe bei den Säuglingen viel geringer ist. Da jedoch nicht der Druck, sondern die Menge des die Kapillaren durchströmenden Blutes für das Gewebe entscheidend ist (s. b), ist das Neugeborene mit seinem niedrigen peripheren Gefäßwiderstand (s. c) nicht benachteiligt. Bezüglich der maximal möglichen Durchblutung sind Früh- und Neugeborene dem Erwachsenen gegenüber überlegen (s. d): Die Säulen zeigen, wieviel Blut pro Zeit- (min) und Gewebeeinheit (cm³) von jedem mm Hg arteriellen Druckes maximal durch die Gefäße einer Extremität getrieben werden, wenn nach Freigabe einer arteriellen Okklusion reaktive Hyperaemie eintritt (nach CELANDER 1966).

CELANDER (1966, dort weiterführende Literatur) entwickelte auf Grund der eigenen, an reif- und frühgeborenen Kindern durchgeführten, plethysmographischen Untersuchungen Vorstellungen über die beim Neugeborenen und Erwachsenen unterschiedlichen Verhältnisse in peripheren Gefäßgebieten, die in Abbildung 42 diagrammatisch dargestellt sind. Man sollte bei Betrachtung der Schemata jedoch nicht vergessen, daß sie aus Ergebnissen von Messungen der Extremitätendurchblutung entstanden sind, also keine allgemeine Gültigkeit für den gesamten Systemkreislauf beanspruchen können. Die an den Rhesusaffen gefundenen Funktionsunterschiede in verschiedenen Gefäßregionen lassen ähnliches bei menschlichen Neugeborenen erwarten, zumal auch von morphologischer Seite (ECKSTEIN 1933) auf entsprechende Unterschiede zwischen Frühgeborenen und Erwachsenen aufmerksam gemacht wurde: Die großen Extremitätenarterien Frühgeborener sind im Verhältnis zum Querschnitt des Herzens außerordentlich klein, und die feinere Gefäßversorgung ist in den Gliedmaßen sehr viel spärlicher als in Leber, Kopf und Hals. Hinzu kommt die schon mit wachsendem Foetenalter, aber auch postnatal weiterhin zunehmende Anzahl Kapillaren pro Gewebeeinheit überall, sogar in so reichlich versorgten Gebieten wie Leber und Gehirn (MALI und RÄIHÄ 1936), von deren höchstwahrscheinlich regional unterschiedlichem Wachstumstempo die Durchblutungsänderung ebenfalls abhängig sein dürfte. Selbst innerhalb eines funktionell einheitlichen Gefäßversorgungsgebietes, wie der unteren Extremität, zeigen sich Entwicklungsdifferenzen. Der histologische Vergleich der sympathischen Nervenendigungen an der Grenze zwischen Media und Adventitia ergab für die Aa. femoralis und dorsalis pedis neugeborener Hunde ein reich ausgebildetes adrenerges Netzwerk in beiden Arterien. Demgegenüber wurden bei 4 Monate alten Hunden wie bei erwachsenen in der A. femoralis nur noch einzelne, weit verstreute Nervenendigungen in den inzwischen verdickten elastischen Membranen oder an der Oberfläche der Vasae vasorum der Adventitia gefunden. Die A. dorsalis pedis durchläuft keineswegs den gleichen Entwicklungsweg. Sie zeigt sich beim erwachsenen Tier bezüglich ihrer Innervation und der Verteilung ihres elastischen Materials noch so wie beim Neugeborenen (DOLEŽEL 1971). Die funktionellen Konsequenzen der Strukturveränderungen an der großen Beinschlagader sind durch Reizung des Sympathikusgrenzstranges nachweisbar: Die maximale Kontraktion der A. femoralis der Säuglinge verkleinerte den Gefäßdurchmesser um 33%; die gleiche Reizfrequenz führte bei erwachsenen Hunden zur Femoralislumenverkleinerung von nur 13% (GEROVÁ und GERO 1971).

ROMINGER (1923) war der Überzeugung, daß der Gesamtkapillarquerschnitt im Verhältnis zum Körpervolumen beim Säugling größer als später ist, d. h., daß die Kapillaren eine verhältnismäßig größere Menge Blut aufnehmen könnten und sie in der Zeiteinheit auch rascher durchströmt würden (s. Abb. 42b, d). Da das Blutvolumen des Neugeborenen größer als das des Erwachsenen (s. S. 206) und die neonatale Kreislaufzeit wesentlich kürzer ist, könnten moderne Untersuchungen die mit indirekten Meßverfahren gewonnenen Ergebnisse ROMINGERS (1923) bestätigen. Für die Systemkreislaufzeit, gemessen als Wegezeit des Farbstoffes Indiozyaningrün vom linken Vorhof in das Kapillarnetz des Ohrläppchens, berechneten BLANKENSHIP et al. (1965) 3,16 ± 0,5 s. Die pulmonale Durchflußzeit (s. S. 153) betrug 59% der System- und 37% der Gesamtkreislaufzeit. Den indirekt gemessenen Kapillardruck am Fingernagelfalz fand ROMINGER (1923) vom Neugeborenenalter bis zur Pubertät ungefähr gleich groß. Die Nachprüfung dieses Befundes durch direkte Kapillardruckmessungen im Kindesalter steht aus.

Wenn Foramen ovale und Ductus arteriosus geschlossen sind, werden die Blutströme im Pulmonal- und Systemkreislauf gleich. Das V_m wächst dann etwa proportional zum KG an, der arterielle Blutdruck steigt, und der Gefäßwiderstand ändert sich allmählich. Parallel mit diesen postnatalen Druck- und Widerstandsänderungen entwickeln sich die wachstumsabhängigen Struktur- und Funktionseigenschaften des Herzens in über längere Zeit andauernden Prozessen.

6.4. Das Herz in der postnatalen Wachstumsperiode

6.4.1. Funktionell-morphologische und metabolische Besonderheiten des kindlichen Herzens

In der Perinatalperiode verändert sich das Verhältnis zwischen Körper- und Herzgewicht, wie OŠŤÁDAL et al. (1967) an Ratten gezeigt haben, und wie es auch von anderen Labortieren und vom Menschen bekannt ist. Während vor der Geburt das relative Herzgewicht abnimmt, der Körper gegen Ende der Foetalentwicklung also schneller schwerer wird als das Herz, gewinnen Herz und Körper infantiler Ratten in den ersten 3 Lebenswochen proportional an Gewicht. Junge Hunde steigern ihr Herzgewicht postnatal sogar etwas rascher als das Körpergewicht (HOUSE und EDERSTROM 1968). In der gleichen Lebensspanne, für die man beim Menschen in diesem Zusammenhang ungefähr die ersten 3 Lebensmonate ansetzen könnte, erfährt das Herz noch eine echte Zell- und Kernvermehrung (LINZBACH 1950, HORT 1951, 1953, KLINGE und SIEPMANN 1970) und einen erheblichen Zuwachs an Kapillaren. Dabei verändert sich zugleich das Verhältnis zwischen der Anzahl der Fasern und der Gefäße: Im Neugeborenenherzen werden 4—6 Muskelfasern durch nur eine Kapillare versorgt. Nach Abschluß der Vermehrung der Elemente besitzt etwa jede Muskelfaser ihr eigenes Gefäß (ROBERTS und WEARN 1941, HORT 1955 Untersuchungen an Material vom Menschen, RAKUŠAN et al. 1965a von der Ratte). Durch weiter andauerndes Dickenwachstum der Herzmuskelfasern, das mit der Zunahme des arteriellen Blutdrucks und dem verhältnismäßig rascheren Faserlängenwachstum (HOUSE und EDERSTROM 1968) parallel läuft, wird jedoch trotzdem der Diffusionsweg für die zwischen Blut und Gewebe ausgetauschten Stoffe länger (RAKUŠAN und POUPA 1963; s. Abb. 43). Die Gesamtgrößenzunahme des menschlichen Herzens während des postnatalen Wachstums macht mehr als eine Zehnerpotenz aus; es wiegt beim Neugeborenen durchschnittlich 23,6 g, beim jugendlichen Erwachsenen 305,3 g (WETZEL und PETER 1938), wobei der relativ größte Gewichtszuwachs im Laufe des 1. Lebensmonats gewonnen wird (KEEN 1955).

Die Strukturumwandlungsvorgänge besonders während des Säuglingsalters bringen entsprechende Veränderungen der stofflichen Zusammensetzung des Herzgewebes mit sich. Die Proteinkonzentration pro Gramm Herzgewebe (RAKUŠAN und POUPA 1966) und der Myoglobingehalt (RAKUŠAN et al. 1965b) nehmen bei Ratten vor allem während der rund 4 Wochen dauernden Säuglingszeit zu. Um

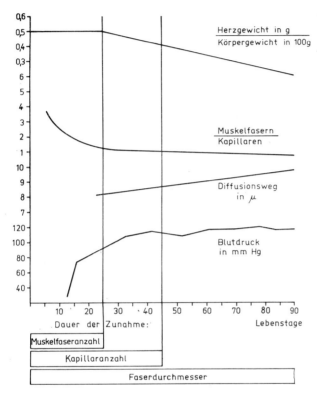

Abb. 43. Die Abbildung zeigt die Veränderung verschiedener rechnerischer Größen, die die Strukturentwicklung des Herzens postnatal wachsender Ratten beschreiben, und des peripher unblutig gemessenen systolischen Blutdrucks (Ordinate) in Abhängigkeit vom Lebensalter (Abszisse). Verändert nach RAKUŠAN et al. (1965a).

den 40. LT wird der relativ höchste Gehalt an kontraktilen Proteinen (Aktin, Myosin und Tropomyosin) erreicht, wogegen das Eiweißspektrum in der Herzmuskulatur später zugunsten von plasmatischen Proteinen, zu denen das Myoglobin, Zellenzyme und Zellgranula, also die den Zellstoffwechsel regulierenden Eiweiße, gehören, und von Stromaproteinen, kollagenen Substanzen in Muskelfasern, Membranen, Gefäßwänden und interstitiellem Bindegewebe, verschoben wird. Bereits während der späten Foetalentwicklung beginnt eine Wasserabgabe aus dem Herzmuskelgewebe, die sich in der postnatalen Periode bis etwa zum

227

40. LT fortsetzt, in welcher Zeit auch der Kaliumbestand — bestimmt im Frischgewebebrei — zuerst rasch, dann später weniger ansteigt. Beides wird als Ausdruck der Zunahme der Muskelzellmasse und des intensiven Zellstoffwechsels angesehen. Der Natrium- und Chloridgehalt, der besonders in bindegewebigen Strukturen hoch ist, geht gleichzeitig stark zurück (REIMOLD 1962a).

Bei der Besprechung der Strukturanpassung des Herzens an die funktionellen Erfordernisse im foetalen Kreislauf war bereits von dem vom Erwachsenenherzen verschiedenen Muskelmassenverhältnis zwischen den beiden Ventrikeln zur Zeit der Geburt die Rede gewesen (s. S. 192); die gleiche oder nahezu gleiche Wandstärke der Herzkammern gilt als eines der Charakteristika des transitorischen Kreislaufs (s. S. 205). PEMBREY machte schon 1928 darauf aufmerksam, daß Speziesdifferenzen oder auch interindividuelle Unterschiede innerhalb der gleichen Spezies in bezug auf die Dicke der Kammermuskulatur beeinflußt sein können vom Reifegrad bzw. KG zur Zeit der Geburt, zumal Tiere eines Wurfes, also desselben Entwicklungsalters, häufiger im Geburtsgewicht differieren (JACKSON 1913; s. S. 19). Menschliche „small for dates" zeigen nach NAYE (1965) eine gegenüber normalen Neugeborenen verringerte Sarkoplasmamasse in den einzelnen Herzmuskelfasern.

Nach der Etablierung des bleibenden Kreislaufs wird der linke Ventrikel rasch dicker und schwerer, während der rechte sehr viel langsamer an Masse zunimmt (LATIMER und SAWIN 1960 — Kaninchen, RAKUŠAN et al. 1963 — Ratte, BOOTH et al. 1966 — Schwein, ROMERO et al. 1972 — Schaf, SCHWARTZE, H. 1976 — Meerschweinchen). Entsprechend der Uneinigkeit über den Stand des Dicken- oder Gewichtsverhältnisses der beiden Herzkammern bei menschlichen Neugeborenen (s. S. 191) sind die Morphologen auch unterschiedlicher Auffassung darüber, ob der rechte Ventrikel in der nachgeburtlichen Entwicklung des Menschen nur langsamer wächst als der linke — der Gewichtsverlust also relativ bleibt wie z. B. beim Hund, wo lediglich das Verhältnis von rechtem Kammergewicht zum Gesamtherzgewicht, nicht das Gewicht der rechten Kammer selbst streng mit der postnatalen Blutdruckabnahme im Lungenkreislauf korreliert ist (AVERILL et al. 1963) —, oder ob es sich um einen echten Gewichtsverlust handelt. HORT (1955) und KEEN (1955) fanden unabhängig voneinander an insgesamt 367 Herzen der postnatalen Wachstumsperiode einen absoluten Feucht- und Trockengewichtsschwund um durchschnittlich 20% für die rechte Kammermuskulatur innerhalb der ersten 4 Lebenswochen, der von einer Verschmälerung der rechten Myokardzellen herrühren soll (LINZBACH 1950, HORT 1955), nicht aber von einer numerischen Atrophie (BOELLAARD 1952). Die Anzahl der Herzmuskelfasern ist übrigens in beiden Ventrikeln gleich. Zwischen dem Ende des 2. Monats und spätestens dem Ende des 1. Trimenons wurden dann beim Säugling Kammermassenverhältnisse wie beim Erwachsenen gefunden; gegen Ende des 1. Halbjahres hat der rechte Ventrikel nach HORT (1955) sein Geburtsgewicht erst wieder erreicht.

WENDT und HESSE (1947) geben für die Faserbreite der linken Ventrikelmuskulatur 25% mehr als für Muskelfasern der rechten Kammer bei normalen Erwachsenenherzen an, welcher Unterschied sich nach diesen Untersuchern nur durch rascheres Dickenwachstum links herausbilden soll, ohne daß es anfangs zu einer echten Atrophie der rechten Ventrikelwand gekommen wäre. Ein langsames, aber stetiges Wachstum ohne anfänglichen Gewichtssturz fanden auch DE LA CRUZ et al. (1960) am rechten Ventrikel Früh- und Neugeborener, der bei 100 untersuchten herzgesunden Fällen im Alter zwischen dem 6. praenatalen Entwicklungsmonat und dem 13. Lebensjahr immer eine dünnere Wand hatte als die linke Kammer.

Da Blutmenge und V_s jenseits der transitorischen Kreislaufperiode während des Körperwachstums des Säuglings allmählich zunehmen, darf, ob nun die Wand der rechten Herzkammer atrophiert oder nur sehr langsam wächst, ihr Fassungsvermögen nicht hinter der linken zurückbleiben. Die dünner werdende rechte Wand kann als hypotrophisch nach Druckentlastung (s. S. 154) aufgefaßt werden. Sie macht beim Menschen innerhalb der ersten 14 Tage nach der Geburt eine physiologische Gefügedilatation ohne Dehnung ihrer Fasern durch, bei der die Schichtzahl der Muskelzellen in der Kammerwand verringert wird, ohne daß sich die Oberfläche der Kammer dadurch verkleinert. Eine Umschichtung des synzytialen Gefüges kommt durch Eintreten von Muskelzellen einer Myokardschicht in die Lücken einer benachbarten Schicht zustande (LINZBACH 1950, BOELLARD 1952).

Parallel mit der seitenverschiedenen Differenzierung der Muskulatur geht die postnatale Ausbildung des kardialen Gefäßnetzes und die Änderung der Durchblutung des Myokards. Bei der Geburt ist die Vaskularisation beider Ventrikel des menschlichen Säuglings ungefähr gleich, am Ende des 2. Lebensjahres der linke Ventrikel endgültig stärker vaskularisiert als der rechte, wobei sich auch ein Überwiegen der venösen Zirkulation im linken Ventrikel im Vergleich mit der des rechten nachweisen ließ (WHITTEN 1930). Diese sich über längere Zeit erstreckenden Umgestaltungsprozesse am koronaren Gefäßnetz folgen auf kurz nach der Geburt eingeleitete, funktionell bedingte Durchblutungsänderungen in der Herzkammermuskulatur, welche auf die von jedem Ventrikel zu leistende Arbeit abgestimmt ist. Daß die Tonusverstellungen im koronaren Gefäßbett bei Neugeborenen genauso möglich sind wie beim Erwachsenen, haben LEE et al. (1973) gezeigt. Schon zwei Stunden alte Lämmchen boten unter Hypoxie, besonders wenn diese mit einer Azidaemie verbunden war, eine erhebliche Steigerung der Durchblutungsrate mit proportionaler Widerstandsabnahme in den Koronarien. Die Ursachen für die koronare Vasodilatation bei Sauerstoffmangel im Blut ist bisher nicht abschließend geklärt. Die innerhalb weniger Tage nach der Geburt im rechten und linken Ventrikel unterschiedlich veränderte Durchblutung geht mit größerer Wahrscheinlichkeit ebenfalls auf Gefäßtonusverstellungen als auf in so kurzer Zeit schon entscheidende Wachstumsdifferenzen im Gefäßnetz zurück. Traceruntersuchungen gestatteten bei infantilen Schweinen die Bestimmung des Blutstromes zum linken und rechten Myokard getrennt (YUAN et al. 1966). Danach flossen dem linken Ventrikel am 1. LT genau wie dem rechten 1,9 ml · min^{-1} Blut zu. Aber während die Durchblutung der linken Kammer kontinuierlich auf 4,1 ml · min^{-1} am 5. und auf 6,6 ml · min^{-1} am 7. Tag anwuchs, ging sie in der rechten Kammer zurück auf

1,3 ml · min^{-1} am 5. Tag, um dann bis zum 7. Tag auf nur 2,8 ml · min^{-1} anzusteigen. Derselbe Entwicklungsgang wird deutlich, wenn die Blutmenge pro Gramm Muskelgewebe und Minute bestimmt wird. Es zeigte sich, daß nach der ersten Lebenswoche im rechten Ventrikel rund die Hälfte Menge Blut für die gleiche Menge Gewebe in der gleichen Zeit zur Verfügung steht wie im linken. Entsprechend ist der Sauerstoffverbrauch des linken Ventrikels höher, was sich an Rattenherzen auch in vitro zeigen ließ (SZEKERES und LICHNER 1962). Eng verknüpft damit ist der Befund des postnatal rasch ansteigenden Myoglobingehalts der Herzmuskulatur, der nach Abschluß der Wachstumsperiode im linken Ventrikel am höchsten, niedriger im Septum und im rechten Ventrikel am niedrigsten ist (RAKUŠAN et al. 1965b).

Auch die äußere Form des Herzens und seine topographischen Beziehungen zu den anderen Thoraxorganen sind im Laufe des Kindesalters Veränderungen unterworfen. Das Herz des Neugeborenen ist rundlicher und im Verhältnis zum KG, von dem es 0,7—0,8% (nach MÜLLER 1883 0,6%) ausmacht, größer als zu irgend einer späteren Zeit; sein größter Querdurchmesser ist verhältnismäßig breiter als beim Erwachsenen. Es liegt mit größerer Fläche der vorderen Thoraxwand an (WETZEL und PETER 1938). Die Vorhöfe, die vier großen Ostien, die an diese unmittelbar angrenzende Ventrikelmuskulatur und das oberste Stück Septum wachsen postnatal über längere Zeit und etwas schneller als die konstanteren mittleren Partien der Kammern und die Gegend der Herzspitze, die zuerst relativ, später auch absolut verkürzt wird. So verändert das normale Herz seine Gestalt in der Weise, daß seine Basis immer breiter wird, und es sich nach unten mehr und mehr zuspitzt (KIRCH 1921).

Mit dem Beginn der Atmung nach der Geburt tritt das Zwerchfell ventral höher als dorsal, wodurch sich die Herzspitze der vorderen Brustwand zuwendet, und die anatomische Herzachse um etwa 15° aus einer steileren in eine mehr horizontale Position gebracht wird. Am Ende des ersten Lebensjahres gleicht sich diese zusätzliche Schräglage weitgehend wieder aus. Vor der Pubertät wird dann die endgültige Steilstellung des Erwachsenenherzens erreicht (GUNDOBIN 1912, GRÄPER 1938). Infolge solcher Unterschiede zwischen Säuglings- und Erwachsenenherztopographie ist auch die Projektion des Herzens auf die vordere Brustwand dem normalen Befund beim Erwachsenen gegenüber verändert. Im 1. Lebensjahr liegt die obere Grenze der absoluten Herzdämpfung auf der 3. Rippe, die untere Herzgrenze in Höhe des Sternalansatzes der 5. Rippe. Der „Spitzenstoß" wird im 4. Interkostalraum gefühlt, obwohl an dieser Stelle nicht die von einem Zipfel der linken Lunge bedeckte Herzspitze zu finden ist, sondern weiter darüber befindliche, direkt der vorderen Thoraxwand anliegende Partien des linken Ventrikels lokalisiert sind (GRÄPER 1938). Der Herzschatten im Röntgenbild ist rundlicher und befindet sich mehr in der Mittellinie als in der späteren Kinderzeit (SMITH 1959).

Will man sich über die Größenentwicklung des kindlichen Herzens am Lebenden orientieren, so können die vom Herzschatten bedeckten Flächen in Thorax-Röntgen-Aufnahmen in zwei zueinander senkrechten Ebenen gemessen und in angenäherte Volumenwerte umgerechnet werden (technische Details s. bei SCHMID und WEBER 1955). KJELLBERG et al. (1954) fanden bei früh- und reifgeborenen Kindern eine gute Korrelation zwischen KG und Herzvolumen und geben für das ausgetragene Neugeborene 48 ml als Durchschnittswert (nach LIND und WEGELIUS 1954 sind es 42 ml) am 1. LT an. Dabei soll das Herz in der ersten Viertelstunde nach der Geburt etwas an Volumen zunehmen (LIND und WEGELIUS 1954), um sich an den folgenden 4 Tagen progressiv um insgesamt rund 25% zu verkleinern. Die Volumenreduktion ist bei Frühgeborenen noch ausgeprägter. Plazentare Transfusion und spätere Abnahme des Blutvolumens in der Neugeborenenperiode (s. S. 207) werden als Hauptursache für die beschriebenen Herzgrößenveränderungen verantwortlich gemacht. Es bleibt jedoch außerdem zu bedenken, daß die anfängliche Volumenvergrößerung wenigstens zum Teil durch den mit der Entfaltung der Lungen verbundenen Lagewechsel des Herzens, das in seiner neuen, mehr horizontalen Position einen breiteren Röntgenschatten auf anterior-posterioren Aufnahmen verursacht als Erwachsenenherzen, auch vorgetäuscht wird. Die weitere Entwicklung bringt das stetige Anwachsen des Herzvolumens mit sich, das im 2. Lebensjahr schon 100—115 ml beträgt. Dieses röntgenologisch bestimmbare Maß steht zu Körpergewicht und -oberfläche in einem konstanteren Verhältnis als zu chronologischem Alter, Größe und Thoraxabmessungen (LIND 1950). Trotzdem eignet sich der aus dem größten Herzquerdurchmesser und dem Thoraxquerdurchmesser gebildete Quotient bei Beachtung der breiten physiologischen Streuung und der atemphasenabhängigen Variabilität des Herzschattens im Röntgenbild zur Abgrenzung normal großer von pathologisch veränderten Herzen im Kindesalter (ausführliches Zahlenmaterial bei GRÄVINGHOFF 1938, CAFFEY 1950 sowie SCHMID und WEBER 1955). Wird anstelle des chronologischen Alters das an Skelettreifungskriterien festgestellte biologische Alter als Bezugsgröße zum röntgenologisch bestimmten Herzvolumen benutzt, so ergeben sich konstante, enge Beziehungen bei 8—18jährigen Jungen, die nach SJÖSTRAND (1956) sowie HOLLMANN und BOUCHARD (1970) die Harmonie des Wachstumsgeschehens zwischen Körperperipherie und inneren Organen beweisen, welche besonders bei akzelerierten Jugendlichen gelegentlich in Frage gestellt wurde (KIRCHHOFF 1958).

Der Herzmuskelstoffwechsel, dessen Besonderheiten beim Foeten schon angedeutet wurden (s. S. 196), macht postnatal einen charakteristischen Altersgang durch, der mit der allmählichen Durchblutungsänderung des Myokards in Zusammenhang stehen könnte. Die arterio-venöse Sauerstoffdifferenz des Koronarblutes ist bei 7 Tage alten Hunden signifikant kleiner als bei größeren oder erwachsenen (BREUER et al. 1967), und die geringste O_2-Ausschöpfung des Blutes im Herzmuskel fand sich daher bei den jüngsten Tieren (59% bei 7 Tage alten gegenüber 83% bei erwachsenen). Bei Hypoxie wird zwar die Ausschöpfung verbessert, aber nur ein mittlerer Grad an Sauerstoffmangel läßt den myokardialen O_2-Verbrauch ansteigen. Schwere Zustände von Hypoxie (15 mm Hg P_{aO_2}) führen zu starker Einschränkung der Sauerstoffkonsumption des Herzens neugeborener Schafe (LEE et al. 1973).

Als sicheres Anzeichen eines im Verhältnis zu später unter physiologischen

Bedingungen reduzierten oxidativen Myokardstoffwechsels gilt die bei der jüngsten Hundegruppe festgestellte Abgabe von Milchsäure in das venöse Koronarblut, während ältere infantile und erwachsene Tiere Milchsäure aus dem arteriellen Koronarblut aufnehmen und verbrennen. Die Milchsäureproduktion im Säuglingsherzen wird durch eine hohe Rate anoxidativer Glykolyse hervorgerufen, die bis 14 Tage nach der Geburt des Hundes auftritt und bei erwachsenen Tieren nur noch unter extrem asphyktischen Bedingungen (1,3 Vol.-% O_2 in der Einatmungsluft) vorkommt. Dagegen wird die arterio-venöse Laktatdifferenz 2 Stunden bis 6 Tage alter Lämmer nur bei P_{aO_2}-Werten von weniger als 40 mm Hg negativ, woraus LEE et al. (1973) auf die erst unter mäßiger Hypoxie einsetzende anaerobe Energiegewinnung im Neugeborenenmyokard schließen. Ob es sich um Speziesdifferenzen oder um durch die Anlage der sehr schwierigen Experimente bedingte unterschiedliche Ergebnisse handelt, muß dahingestellt bleiben. Bei jungen Hunden wurden zusätzlich bezüglich der zeitlichen Relation zur allgemeinen postnatalen Entwicklung ähnliche Änderungen im Fettstoffwechsel des Myokards festgestellt: Während bis zum Ende der 2. Lebenswoche Fettsäuren aus dem arteriellen Koronarblut weder im Hunger noch in Verdauungsphasen extrahiert werden, nimmt der Herzmuskel etwa von der 3. Woche an freie Fettsäuren auf. Die Energiegewinnung aus Fettsäuren scheint aber dann vom Glukoseverbrauch im Myokard abzuhängen, mit dem sie linear negativ korreliert ist. Infantile Hunde decken ihren Herzmuskelenergiebedarf nach Möglichkeit vorzugsweise auch dann aus dem Kohlehydratstoffwechsel, wenn sie älter als 14 Tage und schon zur Fettsäureaufnahme befähigt sind (BREUER et al. 1968).

6.4.2. *Die Physiologie des kindlichen Herzens*

Die Kreislaufumstellung und die biochemischen Veränderungen im Gefolge der Geburt bringen für den linken Ventrikel eine zusätzliche Arbeitslast mit sich. Der Anstieg des Gefäßwiderstandes im Systemkreislauf nach dem Ausscheiden des Plazentarkreislaufs mit seiner niedrigen Resistenz, der gestiegene Sauerstoffverbrauch, der z. T. durch die angewachsene Durchflußrate im großen Kreislauf gedeckt wird, und die Umkehr des Blutstromes durch den Ductus BOTALLI nach der Widerstandsabnahme im Pulmonalkreislauf führen alle zu vermehrter Druck- bzw. Volumenbelastung des linken Ventrikels.

Grundeigenschaften der Herzmuskulatur und Steuerungsmechanismen

Die während der postnatalen Ontogenese geforderte steigende Spannungsentwicklung könnte unter anderem eine rasche Vergrößerung des kollagenen Stützgerüstes im Myokard verursachen, wie v. KNORRING (1970) aus seinen Bestimmungen des unlöslichen Kollagens in Herzmuskelhomogenaten wachsender Ratten folgert. Von anderer Seite (ROMERO et al. 1972) wird jedoch eingewandt, eine postnatale Bindegewebsvermehrung im Herzen, die aus der altersabhängigen Hydroxiprolinzunahme pro Feuchtgewicht Muskelgewebe geschlossen wurde, kann durch den höheren Wassergehalt der infantilen gegenüber den erwachsenen Ratten vorgetäuscht sein. In der wasserfreien Herzmuskelsubstanz bleibt der Hydroxiprolingehalt konstant bei unterschiedlichem Lebensalter und zeigt keine Vergrößerung des Bindegewebsanteils im postnatal wachsenden Herzen an. Betrachtet man nun zunächst die mechanischen Eigenschaften der Herzen der postnatalen Wachstumsperiode, so reiht sich der Befund des anteilig nicht vermehrten Kollagens zwanglos ein in ihr Ruhe-Dehnungs-Verhalten: Die Herzen mit der größten Steifheit gehören in die letzte Zeit der intrauterinen Entwicklung; die größte Dehnbarkeit dagegen zeigen erwachsene Herzen. In der frühen postnatalen Periode ändern beide Ventrikel ihre Compliance. Obwohl die Muskulatur der rechten Herzkammer in jedem Lebensalter dehnbarer als die linke ist, nimmt ihre Compliance doch vom Neugeborenen- bis zum Erwachsenenalter noch zu. Die größere Steifheit des linken im Verhältnis zum rechten Ventrikel ist bereits beim Neugeborenen bemerkbar. Bei erwachsenen Herzen wird die Differenz ausgeprägter. Die an Schafmyokardpräparaten aufgenommenen Ruhe-Dehnungs-Kurven für beide Kammern wurden durch morphometrische Untersuchungen ergänzt, die disproportionale Änderungsraten von Kammergröße und Gewicht ganz offensichtlich werden ließen. Postnatal wird der linke Ventrikel schneller größer und dickerwandig als der rechte größer und dünnerwandig, so daß die rasch stärker werdende linke Ventrikelwand sehr bald nach der Geburt die Ruhe-Dehnungs-Charakteristika der erwachsenen linken Kammer zeigt, wogegen sich rechts die foetalen Verhältnisse langsamer ändern (ROMERO et al. 1972; s. S. 228). Die geringere Compliance des linken Ventrikels ist zweifellos mitverantwortlich für den beim menschlichen Neugeborenen und verschiedenen Säugetieren (s. S. 194) gefundenen höheren Druck im linken Vorhof im Vergleich zum rechten. Eine dickere Wand und eine geringere Größe der linken Vorkammer gegenüber der rechten tragen außerdem direkt zu ihrer größeren Steifheit bei (BLANKENSHIP et al. 1965). Druck-Volumen-Diagramme von Vorhöfen menschlicher Kinder zeigten wie bei der Kammermuskulatur der Schafherzen altersabhängige Veränderungen an: Vom Frühgeborenen- über das Säuglings- und Kleinkindalter bis zu 8jährigen wurden die Vorhöfe immer dehnbarer, wobei Kapazität und Compliance des rechten Atriums stets größer als die des linken waren (BREINING et al. 1969).

Diese altersabhängigen Entwicklungen der passiven Myokardeigenschaften mögen unter anderem — wie vielleicht auch postnatal stattfindende Umbauvorgänge im Reizleitungssystem, die diskutiert werden (JAMES 1970), oder die Zunahme des ACH-Gehaltes sowie der Cholinesterase- und ACH-Transferaseaktivität nach der Geburt (TUČEK 1965) und der parallel laufende Anstieg der sympathischen Transmitter (FRIEDMAN et al. 1968) — beitragen zur Veränderung des Kontraktionsgeschehens im Laufe der Kindheit. Die Dauer der einzelnen Phasen des Kontraktionszyklus, die darüber hinaus auch noch von den Entwicklungen im Gefäßsystem beeinflußt werden (WETTERER 1956), sind solchen Änderungen unterworfen. Naturgemäß ist es nicht möglich, den Ablauf einer Herzaktion in situ bei Kindern direkt messend zu verfolgen. Mit Hilfe indirekter Verfahren, denen immer technische Mängel anhaften, gewonnene Ergebnisse können zwar weniger für Fragestellungen der physiologischen Grundlagenforschung nützlich sein, aber der Abgrenzung physiologischer von pathophysiologischen Zuständen des Herzens dienen, vorausgesetzt, daß man die altersabhängig veränderbaren, indirekt gewonnenen Meßgrößen einer genügend großen, gesunden Popu-

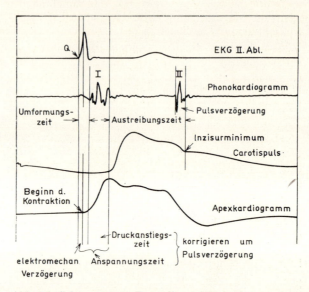

Abb. 44. Schematisierte Darstellung des synchron aufgenommenen Elektro-, Phono- und Mechanogramms des Herzens und der Karotiskurve. Die für die Berechnung der Herzaktionsphasen wichtigen Zeitabschnitte sind durch Längsstriche markiert (Einzelheiten im Text).

lation kennt. Die moderne Technik der simultanen, externen Polykardiographie ermöglicht auch bei Säuglingen und Kindern die Aufnahme von artefaktfreien Kurven mit hoher Auflösbarkeit, aus deren zeitlichen Beziehungen untereinander auf die Dauer der verschiedenen Abschnitte des Funktionsablaufs in einer Herzperiode geschlossen wird (s. Abb. 44). GOLDE und BURSTIN (1970) teilen eine Reihe aus Polykardiogrammen ermittelter Werte von 390 gesunden Kindern im Alter von einem Monat bis 13 Jahren mit, wobei zwischen herzfrequenzabhängigen und altersabhängigen Einflüssen auf den Zeitbedarf der Herzaktionsphasen unterschieden wird. Durch Untersuchung verschieden alter Kinder mit der gleichen Herzfrequenz und Gleichaltriger mit verschiedenen Herzfrequenzen wurden die nur vom Lebensalter abhängenden Veränderungen dieses Zeitbedarfs abgegrenzt. Bei der Bestimmung der Systolendauer, Anspannungs- und Austreibungszeit gingen die Autoren wie aus Abbildung 44 ersichtlich vor: Die Dauer der elektromechanischen Systole reicht von der Q-Zacke des EKG bis zum Beginn des II. Herztones; die Anspannungszeit wird berechnet aus der Strecke von Q bis zum Beginn des Ansteigens der Pulskurve abzüglich der Zeit der Pulsverzögerung, die sich vom Beginn des II. Herztones bis zum Inzisurminimum der Karotispulskurve ergibt; die Austreibungszeit wird als Intervall vom beginnenden Pulskurvenanstieg bis zum Inzisurminimum gefunden. Der Systolenquotient (SQ) ist eine rechnerische Größe aus dem Verhältnis von Austreibungszeit zu Anspannungszeit. Er ist weitgehend frequenzunabhängig und wird mit zunehmendem Alter der Kinder kleiner (s. Tab. 9). Darüber hinaus ist es vielfach üblich, die Anspannungszeit aufzuteilen in Umformungs- und Druckanstiegszeit, wobei die Umformungszeit von Q bis zum Beginn des I. Herztones dauert. Die Druckanstiegszeit wird vom Beginn des I. Herztones bis zum Beginn des Karotispulskurvenanstieges, korrigiert um die Pulsverzögerung, gemessen und der isovolumetrischen Kontraktionsphase des Herzens zugeordnet. Zwischen Q und dem Beginn des Anstieges der Spitzenstoßkurve läßt sich die Zeit der elektromechanischen Verzögerung abtrennen. Allerdings sind die so bestimmten Dauern von elektromechanischer Verzögerung, Umformung und des Druckanstiegs kaum gleichzusetzen mit physiologisch exakt faßbaren Funktionsabläufen innerhalb des Herzzyklus (s. hierzu auch Schütz 1958).

Tabelle 9. Altersabhängigkeit der Herzaktionsphasen
(nach Werten von Golde und Burstin (1970) sowie Schütz (1958))

Alter	Herzfrequenz [min^{-1}]	Systolendauer [s]	Anspannungszeit [s]	Austreibungszeit [s]	elektromech. Verzögerung [s]	Umformungszeit [s]	Druckanstiegszeit [s]	Systolenquotient
$1^7/_{12}$ ♀	120	0,220	0,034	0,186	0,002	0,021	0,014	5,48
$1^6/_{12}$ ♂	119	0,220	0,034	0,186	0,002	0,021	0,014	5,43
$5^3/_{12}$ ♀	106	0,256	0,048	0,207	0,006	0,031	0,018	4,21
$5^6/_{12}$ ♂	104	0,257	0,050	0,207	0,006	0,031	0,018	4,15
$6^8/_{12}$ ♀	105	0,265	0,056	0,209	0,011	0,036	0,020	3,70
$6^7/_{12}$ ♂	90	0,294	0,063	0,232	0,014	0,043	0,021	3,71
$8^7/_{12}$ ♀	94	0,321	0,060	0,260	0,012	0,035	0,025	4,30
$8^6/_{12}$ ♂	92	0,320	0,061	0,260	0,014	0,037	0,024	4,28
$13^8/_{12}$ ♀	84	0,367	0,093	0,274	0,029	0,060	0,033	2,97
$13^6/_{12}$ ♂	87	0,357	0,089	0,268	0,028	0,057	0,032	3,01
erwachsen		0,340	0,086	0,290	0,038	0,054	0,032	3,30

Tabelle 9 gibt eine Zusammenstellung von Mittelwerten einer Querschnittsuntersuchung der aus Polykardiogrammen von jeweils 30 gesunden Kindern erhaltenen Dauern der Herzaktionsphasen in Sekunden, geordnet nach Alter und Geschlecht. Zur Berechnung der Normwerte der gleichen Parameter geben Golde und Burstin (1970) Regressionsgleichungen an. Die berechneten und die von 390 Kindern gemessenen Phasendauern korrelieren mit r-Werten zwischen 0,78 (für SQ) und 0,97 (für die Systolendauer). Für M ist das Alter in Monaten, für F die Herzfrequenz einzusetzen.

Systole	[ms]	$= 0{,}65\,M - 1{,}66\,F + 402$	(42)
Anspannungszeit	[ms]	$= 0{,}30\,M - 0{,}32\,F + 65$	(43)
Austreibungszeit	[ms]	$= 0{,}35 - 1{,}35\,F + 337$	(44)
elektromechanische Verzögerung	[ms]	$= 0{,}21\,M - 5{,}6$	(45)
Umformungszeit	[ms]	$= 0{,}18 - 0{,}31\,F + 53$	(46)
Druckanstiegszeit	[ms]	$= 0{,}12\,M + 11$	(47)
SQ		$= 5{,}47 - 0{,}015\,M$	(48)

Die Systolendauer wächst während der Kindheit an; sie ist bei gleichem Alter, aber höherer Herzfrequenz kürzer (s. S. 194). Für eine gegebene Herzfrequenz dauert die Systole bei älteren Kindern länger, die Diastole kürzer. Das bedeutet, daß die Diastole einen relativ kleineren Anteil am Herzzyklus beansprucht, je älter die Kinder werden, obwohl die absolute Diastolendauer mit dem Alter zunimmt.

Der Altersgang des prozentualen Anteils der einzelnen Phasen an der Gesamtdauer der Systole ist in Tabelle 10 aufgeführt. Die elektromechanische Verzögerung und die Druckanstiegszeit werden beide größer mit wachsendem Lebensalter, nehmen einen zunehmenden Anteil an der Systolendauer ein und zeigen sich

Tabelle 10. Altersabhängiger Anteil der systolischen Aktionsphasen an der Gesamtsystolendauer (nach GOLDE und BURSTIN 1970)

Alter[1]	Anspannung[2]	Austreibung[2]	elektromech. Verzögerung[2]	Umformung[2]	Druckanstieg[2]
1	15,6	84,4	0,8	9,0	6,5
2	15,9	84,1	0,8	9,5	6,5
3	16,8	83,2	0,9	10,6	6,6
4	18,7	81,3	2,1	11,9	6,8
5	19,3	80,7	2,3	12,3	7,0
6	21,3	78,7	4,4	14,0	7,3
7	20,7	79,3	4,6	13,2	7,6
8	19,1	80,9	4,1	11,3	7,6
9	20,5	79,5	5,2	12,9	7,6
10	20,4	79,7	5,1	12,9	7,5
11	21,9	78,1	7,7	14,5	7,4
12	24,4	75,7	8,5	15,9	8,5
13	25,1	75,9	7,8	16,2	9,0

[1] Alter in Jahren
[2] in % Gesamtsystolendauer

frequenzabhängig, weshalb ihre Regressionen auch nur eine Variable enthalten. Die bei jüngeren Kindern gegenüber den älteren kürzere Anspannungszeit rührt wesentlich von der Entwicklung dieser beiden systolischen Phasen her. Die Austreibungszeit, die mit größerem Alter der Kinder ebenfalls verlängert wird, verbraucht jedoch allmählich einen relativ geringeren Teil der Systolendauer, so daß der aus Anspannungs- und Austreibungszeit gebildete Quotient (SQ) sich umgekehrt proportional zum Alter entwickelt. GOLDE und BURSTIN (1970) halten es für möglich, daß gerade die altersabhängige Entwicklung von Anspannungs- und Austreibungszeit Ausdruck veränderter myokardialer Kontraktilität (s. S. 195) sein oder direkt zum wachsenden Ventrikelvolumen und steigenden Aortendruck in Beziehung stehen könnte. Die Notwendigkeit weiterer physiologischer Grundlagenuntersuchungen über diese Zusammenhänge wird von den Autoren betont.

Über welches Ausmaß von Anpassungsmöglichkeiten seiner kontraktilen Eigenschaften schon das Herz des Neugeborenen verfügt, wurde von DOWNING et al. (1965) an Schafen untersucht. 6 Stunden bis 5 Tage alte Lämmchen wurden verwendet, um am Ganztier Experimentierbedingungen zu schaffen, die quasi einem isolierten Herz-Lungen-Präparat entsprachen. Die Herzen der in Pentobarbitalnarkose thorakotomierten Tiere wurden mit konstanter Frequenz stimuliert und ihre Aa. brachiocephalicae und subclaviae zur Ausschaltung autonomer Kreislaufreflexe unterbunden. Die aus den Ergebnissen solcher Versuche herleitbaren Gesetzmäßigkeiten zeigen, welche Grundeigenschaften den Neugeborenenherzmuskel befähigen, sich ohne nervöse Beeinflussung an geforderte Leistungen anzupassen. Das Herz des neugeborenen Lammes ist genau wie das menschliche foetale Herz (s. S. 195) imstande, sich an größere Druck- und Volumenänderungen mit Hilfe des FRANK-STARLING-Mechanismus zu adaptieren: V_s erwies sich als eine Funktion des enddiastolischem Druckes oder Volumens in der linken Kammer. Bei konstantem enddiastolischen Druck konnte ein linksventrikuläres Volumen bis zu 300 ml · kg^{-1} · min^{-1} gegen Aortendrucke zwischen 50 und 75 mm Hg gefördert werden. Wurde der mittlere Aortendruck jedoch weiter erhöht, so nahm V_s ab, es sei denn, daß die diastolische Vorspannung der Herzmuskelfasern durch Veränderung des enddiastolischen Ventrikelvolumens vergrößert wurde. An den gleichen Versuchstieren ließ sich der Einfluß von Noradrenalin auf die Kraft und die Geschwindigkeit der Kontraktion zeigen. Nach Noradrenalingabe waren V_s, Herzarbeit und Kontraktionskraft bei jedem vorgegebenen enddiastolischen Volumen gegenüber den unbehandelten Präparaten unter sonst gleichen Bedingungen erhöht. Dieser positiv inotrope Einfluß des Noradrenalins blieb unverändert erhalten bei Azidose oder Hypoxaemie (DOWNING et al. 1966a), die ja beide die Umstellung des Herzens von der intrauterinen auf die postnatale Funktionsweise beeinflussen können.

Die zuletzt erwähnten Befunde lenken die Aufmerksamkeit auf mögliche sympathikusgesteuerte Funktionsanpassungen des Neugeborenenherzens, zumal am eine Stunde alten Kaninchen von afferenten Nervenfasern des Karotissinus und der Depressorregion mit dem Herzschlag synchrone Entladungen abgeleitet werden können (DOWNING 1960, BLOOR 1964). ADOLPH (1967), der an Ratten experimentierte, schreibt zwei vegetativen Schrittmacherzentren in der Medulla oblongata den Beginn ihrer Tätigkeit zu verschiedenen Zeitpunkten der Entwicklung zu. Dasjenige, das rhythmische Impulse über die sympathischen Herznerven sendet, wird bei Ratten ein bis zwei Tage vor der Geburt aktiv, während die Impulsaussendung über parasympathische Herznerven von einem zweiten medullären Zentrum erst zwischen dem 17. und 21. postnatalen Tag beginnt. Bereits eben geborene Ratten zeigen nach β-Blockade Herzfrequenzsenkung, die sich mit zunehmendem Alter vergrößert; Atropin wird als Blockade eines bestehenden Vagustonus dagegen nicht vor dem 17. LT wirksam, wobei schon foetale Rattenherzen gegenüber der Applikation von ACH oder der künstlichen Stimulation des Herzvagus durchaus empfindlich sind (s. S. 199). Bei allen infantilen Ratten übertrifft der ständig wirkende sympathische Antrieb des Herzens den Vaguseinfluß.

Ähnliche Experimente wie die von DOWNING et al. (1965) an neugeborenen Schafen beschriebenen, bei denen aber in der A. brachiocephalica ein definierter und vom übrigen Kreislauf völlig unabhängiger Druck erzeugt werden konnte, führten zu der Einsicht, daß die nach Druckabfall in der A. brachiocephalica erfolgende eindeutig positiv inotrope und auch chronotrope Reaktion des Neugeborenenherzens primär neurogenen Ursprungs und auf eine vermehrte Sympathikusaktivität zurückzuführen ist. Dabei soll der Zuwachs an Kontraktionskraft des Herzmuskels und wahrscheinlich die Herzfrequenzsteigerung sowie eine Widerstandszunahme im Systemkreislauf nicht durch Reizung der Presso- oder Chemorezeptoren des Karotissinus oder des Aortenbogens verursacht, sondern vielmehr das Ergebnis der Aktivierung der sympathischen Herz- und Gefäßzentren im ZNS selbst sein, die bei Senkung des Blutdrucks in der A. brachiocephalica mit nachfolgender zerebraler Hypotension durch lokale Veränderungen des P_{O_2}, P_{CO_2} und pH ausgelöst werden könnte (DOWNING et al. 1966b; s. auch S. 223). Die Beeinflussung der myokardialen Kontraktilität auf neurogenem Wege ist unabhängig von der Freisetzung von Katecholaminen aus der Nebenniere, für welche der Herzmuskel neugeborener Schafe bereits ein eigenes Adenyl-Zyklase-System besitzt. Für die Transmittersubstanzen des Sympathikus stehen dem Neugeborenenherzen außerdem funktionsfähige α- und β-Rezeptoren zur Verfügung (ADOLPH 1967, DAWES et al. 1968, DOWNING et al. 1969), jedenfalls soweit es sich um Ratten und Schafe handelt. Auch an nicht durch operative Eingriffe beeinflußten neugeborenen Lämmern ließen sich durch hypoxische Blutsauerstoffspannungen Schlagvolumenvergrößerungen um 31—35% sowie geringe Frequenzsteigerungen hervorrufen. Bestand gleichzeitig eine schwere Azidose, so wurde das V_s signifikant gesenkt (KOIVIKKO 1969).

Sicherlich ist es nicht erlaubt, diese Befunde für speziesinvariant zu halten. KOROVINA (1973) beschreibt Unterschiede der nervösen Regulation der Herzfrequenz zwischen Kaninchen und Hunden in der postnatalen Wachstumsperiode. Während sich in Nervendurchschneidungsexperimenten oder nach Atropingabe bei Kaninchen schon tonische Vaguseinflüsse auf das Herz gleich nach der Geburt nachweisen ließen, wurden sie bei jungen Hunden erst deutlich nach dem LT, an dem diese die Augen öffnen, bei infantilen Ratten noch weit später (ADOLPH 1967; s. auch S. 197). Außerdem sei an dieser Stelle noch einmal auf die Arbeit von FRIEDMAN et al. (1968) hingewiesen, in der für die postnatale Herzentwicklung des Kaninchens der Nachweis eines progressiven Anstiegs des Noradrenalin- und Adrenalingehalts im Myokard parallel mit der zunehmenden Innervation durch den Sympathikus geführt wird. Bei 3 Wochen alten Kaninchen sind Verhältnisse wie bei erwachsenen Tieren erreicht.

Frequenzentwicklung

Während der Austreibungsperiode der Geburt wird die Herzaktion des menschlichen Foeten bradykard. Sofort nach der Geburt setzt eine erhebliche Akzeleration der Herzschlagfolge mit einem Gipfel nach 2 min ein, die wieder von einer geringeren Frequenz abgelöst wird, worauf sich der Wechsel zwischen höherer und niedrigerer Pulszahl bei 96% der gesunden, reifen Neugeborenen in mehr oder weniger großem Ausmaße weiter fortsetzt (VALLBONA et al. 1963). In der ersten Stunde nach der Geburt ist die Tendenz der Frequenz insgesamt fallend, nach welcher Zeit eine Art Plateau erreicht wird, das als Mittellage der erwähnten Frequenzschwankungen erkennbar wird (DESMOND et al. 1963). Die Durchschnittsfrequenz von 50 eine Stunde bis sieben Tage alten Kindern, die über 3,5 bis 5 Stunden fortlaufend untersucht wurden, war 130 Schläge in der Minute. Die niedrigsten Frequenzen lagen bei 70, die höchsten bei 180 pro Minute; dabei steigerten manche Neugeborene ihre Pulsrate innerhalb kürzester Frist von 75 auf 150 Schläge (MORGAN und GUNTHEROTH 1965). Solche bemerkenswerten Unterschiede im Verhalten der Herzfrequenz zwischen Neugeborenen und Erwachsenen lassen VALLBONA et al. (1963) zu der Überzeugung von einer ungedämpften, instabilen Frequenzregulation mit überschießenden und oszillierenden Verläufen kommen, die dem Neugeborenen auch bei anderen Funktionen eigen sei. Auch nach BIRJUKOVIČ (1969) können bei vielen Neugeborenen der ersten 8 Tage kurze und länger andauernde Oszillationen der Herzschlagfolgen und des Atemrhythmus beobachtet werden.

Gesunde Neugeborene bieten gelegentlich, vor allem in den ersten 2 LT, Rhythmusanomalien ohne irgendwelche anderen pathologischen Befunde. Die am häufigsten auftretenden ektopischen Rhythmen in einer Gruppe von 30 gesunden, reifen Neugeborenen waren neben banalen Sinusarrhythmien sinu-aurikuläre Blöcke und supraventrikuläre Extrasystolen. Beziehungen zum Gewicht, Gestationsalter, Geschlecht oder State (s. S. 109) der Säuglinge ließen sich nicht nachweisen (VÄLIMÄKI 1971).

Sehr unreife Frühgeborene (26.—31. GW) haben im allgemeinen wie Foeten (s. S. 198) einen starreren, auch vom Schlafstadium unabhängigen Herzrhythmus (VALLBONA et al. 1965, WATANABE et al. 1973). Ihre durchschnittliche Ruheherzfrequenz steigt in den ersten 3 Lebenswochen an, um dann ein Niveau im ganzen 1. Trimenon beizubehalten, das über dem der reifgeborenen Kinder liegt (HUBSHER 1961). Die Herzfrequenzentwicklung von Frühgeborenen scheint auch postnatal noch eher mit ihrem Gestations- als mit ihrem Lebensalter verknüpft zu sein: Die Frequenz ist um so niedriger, je älter die Kinder sind, wenn man als „wahres Alter" ihre intrauterine und extrauterine Zeit summiert, um mit 42 Wochen beim Stand der ausgetragenen Neugeborenen angekommen zu sein (JAGIELSKI und NOLIS 1966). Beide Befunde lassen an eine größere funktionelle Unreife der medullären Kreislaufzentren denken als beim reifen Neugeborenen, zumal Denervierung des Herzens bei erwachsenen Katzen zum vollständigen Verschwinden der Herzfrequenzschwankungen im synchronisierten Schlaf (s. S. 410) und bilaterale Durchschneidung der Nn. vagi zur Auslöschung der Frequenzoszillationen im desynchronisierten Schlaf (State 2) führen (BAUST und BOHNERT 1969). Der normale Sinusrhythmus wird bei Frühgeborenen, besonders bei Kindern mit weniger als 1500 g Geburtsgewicht, in höherem Prozentsatz als bei termingerecht Geborenen durch Sinusbradykardien und sinu-aurikuläre Blöcke mit Pausen bis zu 2 s unterbrochen. Mit wachsendem postnatalem Alter und KG nehmen Häufigkeit und Schwere der Arrhythmien ab. Auch solche Befunde sprechen für die funktionelle Unreife der vegetativen Regulation der Herztätigkeit zum Zeitpunkt der Geburt bei Frühgeborenen, vor allem, weil 91% der Arrhythmien, die im Zusammenhang mit einer nachweislichen Reizung des autonomen Nervensystems auftraten, mit gastrointestinalen Reizen (Füttern, Erbrechen, Defäkation) verbunden waren. Mehr als 25% der Rhythmusstörungen kamen gleichzeitig mit Startle-Reaktionen (s. u.) vor (CHURCH et al. 1967).

Eine fortschreitende postnatale Reifung der vegetativen Regulation der Herzfrequenz wird durch Stimulationsversuche ebenfalls wahrscheinlich gemacht, bei denen die Reaktion der Herzschlagfolge auf auditorische (10 Klicks in 2 s), taktile (0,5 s dauernder Luftstrom auf den Bauch) und olfaktorische (2 s lang eisessiggetränkter Wattebausch 5 mm vor die Nase) Reize geprüft wurde. Zwei Tage alte Neugeborene reagierten mit einem Frequenzanstieg, gefolgt von einem Frequenzrückgang. Bei 11 Wochen alten Säuglingen kam es im Gegensatz dazu als erste Reizantwort zu ausgeprägter Frequenzsenkung und erst im Anschluß daran zu einer mäßig tachykarden Reaktion. Neben Änderungen des kardialen Kontrollmechanismus während des 1. Trimenons, die in erster Linie eine zunehmende Regulation durch das parasympathische System beinhalten würde, werden von den Untersuchern (GRAY und CROWELL 1968) Einflüsse diskutiert, die sich auf die zentrale Verarbeitung der peripheren Reize mit der Auslösung von Abwehr- oder Orientierungsreaktionen (s. S. 457) zurückführen lassen und an Lernprozesse geknüpft sind. Die weniger spezifischen Abwehrreaktionen rufen Frequenzsteigerungen, die differenzierteres Verhalten voraussetzenden Orientierungsreaktionen Verlangsamung der Herzschlagfolge hervor. Sowohl die spontanen Frequenzschwankungen in der frühesten Neugeborenenperiode wie auch Herzfrequenzantworten auf äußere Reize fehlen bei Säuglingen mit respiratorischem Distress (RUDOLPH et al. 1965).

Eine „normale" Herzfrequenz für das gesunde, reife Kind der Neugeborenenzeit anzugeben, stößt auf ähnliche Schwierigkeiten, wie sie bei der Besprechung der Atemfrequenzbestimmung angeführt wurden (s. S. 109). Die Herzfrequenz jenseits der transitorischen Kreislaufperiode ist in hohem Maße vom Schlaf-

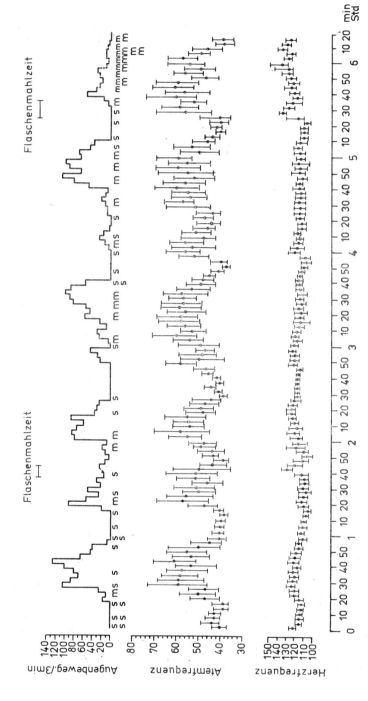

Abb. 45. Diagramm einer Computer-Analyse der über 6 Stunden registrierten State-Parameter eines 8 Tage alten, gesunden Neugeborenen. Jeder Diagrammpunkt steht für eine Dauer von 3 Minuten. Atem- und Herzfrequenz in Medianen und Quartilen von Minutenwerten, Augenbewegungen in Anzahl pro 3-Minuten-Perioden. m = gröbere Bewegung, s = ,,startles". Zwei in die 6stündige Beobachtungszeit fallende Flaschenmahlzeiten sind markiert. Nähere Erläuterungen im Text (nach PRECHTL 1968, verändert).

Wach-Zustand und vom Verhalten des Säuglings beeinflußt. Um solche Zusammenhänge aufzudecken, sind Langzeitbeobachtungen bzw. -registrierungen nötig, da die verschiedenen States (s. S. 409) einander periodisch folgen und vegetative Parameter, wie Herz- und Atemfrequenz, ihnen in bestimmter Weise zugeordnet sind (PRECHTL et al. 1968). Computer-Analysen der aufgezeichneten Größen ermöglichen anschließend eine Datenreduktion, so daß aus vielstündigen Messungen schließlich ein überschaubares und integriertes Bild dieser Parameter als Funktion der Zeit und damit der wechselnden States gewonnen wird (PRECHTL 1968). Abbildung 45 zeigt das Beispiel einer kontinuierlichen, mehr als 6 Stunden dauernden Registrierung von Augen- und Körperbewegungen sowie Atem- und Herzfrequenz bei einem 8 Tage alten, gesunden Neugeborenen. Jeder Wert im Diagramm steht für eine Periode von 3 Minuten; die beobachteten Körperbewegungen sind unterschieden nach kurzdauernden, plötzlichen (s) — sog. „startles" — und gröberen, länger andauernden Betätigungen vornehmlich der Extremitäten (m). Im State 1, der u. a. durch das Fehlen von Augenbewegungen ausgezeichnet ist, werden niedrige (40 Atemzüge pro Minute) und regelmäßige Atmung zusammen mit geringer (um 115 Schläge pro Minute) und stabiler Herzfrequenz beobachtet. Die darauf folgende Periode von REM-Schlaf (State 2) ist durch unregelmäßige, rasche Atmung (Frequenz um 60) und höhere, schwankende Herzfrequenzwerte (um 125) charakterisiert. Eine tachykarde Herzaktion wird, wie häufig (MORGAN und GUNTHEROTH 1965), so auch in diesem Fall, während des Fütterns gefunden (135—140 Schläge pro Minute). Einige Minuten nach Beendigung der Flaschenmahlzeit wird die Herzschlagfolge wieder langsamer. Das anschließende allmähliche Ansteigen der Herzfrequenz erreicht etwa $^{1}/_{2}$ Stunde nach dem Füttern einen Gipfel, der von einer stetigen Frequenzabnahme bis hin zur nächsten Mahlzeit abgelöst wird. Diesem Frequenzmuster folgt nach PRECHTL (1968) öfter nicht nur der Puls, sondern auch die Atmung, so daß an eine metabolisch bedingte Beeinflussung der vegetativen Rhythmen gedacht wurde. Tierversuche an 2 Wochen alten Rattensäuglingen erbrachten ergänzende Aspekte. Sie legen nahe, daß die neuronale Regulation der Herzfrequenz empfindlich auf kleine Veränderungen im zeitlichen und quantitativen Ernährungsregime reagiert, wobei für die Aufrechterhaltung der insgesamt hohen Herzfrequenz infantiler Ratten, die vom Muttertier betreut werden, ein Optimum an Zahl und Menge der Milchmahlzeiten existiert. Die Beschleunigung der Herzfrequenz während und nach einer Sondenmahlzeit analog den Befunden von flaschengefütterten menschlichen Kindern trat dann nicht ein, wenn anstelle von Milch eine für die Ernährung wertlose Vergleichslösung verfüttert wurde oder eine Blockade der β-Rezeptoren durch i. p.-Injektion von Propanolol erfolgt war. Die Rattenexperimente sprechen für die Existenz eines gastrokardialen Reflexes bei Säuglingen, der offenbar nicht abhängig ist von der Wandspannung des Magens und efferent über den Sympathikus läuft. Eine bis zu 16 Stunden andauernde, stetige Herzfrequenzsenkung bei 2 Wochen alten Ratten, die vom Muttertier getrennt gehalten wurden, hat ihre Ursache im verminderten Sympathikustonus (HOFER 1971).

Extreme Herzfrequenzsteigerungen bis 220 Schläge in der Minute können bei menschlichen Neugeborenen und Säuglingen im State 5 beobachtet werden. Neben der Abhängigkeit der Herztätigkeit vom Verhaltenszustand scheint die Frequenz aber bereits bei 1—2 Monate alten Säuglingen wie später während des ganzen Lebens, bei manchen Kindern auch vom Neugeborenenalter an, durch den allgemeinen 24-Stunden-Rhythmus (weiterführende Literatur bei DRISCHEL 1972a) beeinflußt zu sein. BIRJUKOVIČ (1970) fand gelegentlich vom 4. LT an schon eine langsamere Herzschlagfolge bei schlafenden Säuglingen zwischen 1 und 4 Uhr nachts als zu anderen Tages- oder Nachtstunden. Atem- und Herzfrequenz reifer Neugeborener fallen während der Nacht progressiv ab unabhängig davon, daß sie mit dem Wechsel des Schlafstadiums sich jeweils verändern (PRECHTL et al. 1969a). Es gibt unseres Wissens keine Untersuchungen darüber, in welchem Verhältnis die beiden vegetativen Partner an der Herzfrequenzregulation im Schlaf früher Altersstufen teilhaben. Aus der Erwachsenenphysiologie weiß man jedoch, daß der Frequenzrückgang im synchronisierten Schlaf durch steigenden Vagustonus verursacht ist und der weitere Frequenzabfall während des desynchronisierten Schlafs hauptsächlich durch Abnahme der Sympathikusimpulse zustande kommt. Die phasische Herzfrequenzzunahme nach einer Arousal (s. S. 405) wird durch eine phasische Hemmung des parasympathischen Kreislaufzentrums ausgelöst. Die phasische Steigerung der Herzfrequenz, die mit REM im desynchronisierten Schlaf gemeinsam auftritt, wird durch Aktivitätsänderung des Sympathikus und des Vagus hervorgerufen. Keinesfalls werden die schlafstate-abhängigen Änderungen der Herzschlagfolge durch quantitativ gleiche antagonistische Aktivitätsverschiebungen im vegetativen Nervensystem veranlaßt (BAUST und BOHNERT 1969). Atropin-Injektionen sollen die physiologische nächtliche Bradykardie im Kindesalter verhindern können (SUTHERLAND und McMICHAEL 1929).

Sinusarrhythmien mit vorwiegend respiratorischem Charakter gelten bei Kindern und Jugendlichen als ein häufig zu erhebender normaler Befund. BIRJUKOVIČ (1970) konnte respiratorische Arrhythmien schon beim Neugeborenen nachweisen. Bei 4- bis 15jährigen waren sie um so eher anzutreffen, je jünger die Kinder waren (SCHOLZ und KLIMT 1969, dort weiterführende Literatur). In Belastungstests derselben aus 426 Probanden bestehenden Untersuchungsgruppe verschwanden die Sinusarrhythmien schon bei Beginn der körperlichen Tätigkeit, um in der Erholungsphase z. T. in verstärktem Maße wiederzukehren.

Untersucht man die Pulsfrequenz verschieden alter, gesunder Kinder unter den stets gleichen Voraussetzungen, d. h. zur gleichen Tageszeit und unter Grundumsatzbedingungen (s. S. 52), so geben die erhaltenen unterschiedlichen Werte den Einfluß des Lebensalters auf die Ruhefrequenz der Herzaktionen wieder. ILIFF und LEE (1952) stellten die in Abbildung 46 gezeigten Perzentil-Kurven (s. S. 23) aus den Ergebnissen solcher Untersuchungen bei 102 Jungen und 95 Mädchen im Alter von 2 Monaten bis 18 Jahren dar. Mittelwerte und Streuungen der insgesamt 3796 Bestimmungen sind in Tabelle 11 aufgeführt. Danach fällt die mittlere Pulsfrequenz bei Jungen und Mädchen bis etwa zum Alter von 15 Jahren ab. Der größte Abstieg wird innerhalb der ersten beiden Lebensjahre erreicht. Bis die Kinder 10 Jahre alt sind, haben Mädchen und Jungen etwa die gleiche Pulsfrequenz. Zwischen 10 und 15 Jahren fällt die Frequenz bei Jungen rascher als bei Mädchen, so daß sie bei 15jährigen Jungen um 5 Schläge pro Minute unter dem Mädchenwert liegt. Dieser Unterschied bleibt in der Folgezeit bestehen. Die Perzentil-Kurven verlaufen für beide Geschlechter parallel, und die jährlichen Mediane (50. Perzentile) liegen für Jungen und Mädchen innerhalb von 2 Pulsschlägen pro Minute. Es ist nicht bekannt, ob die mit wachsendem Lebensalter abnehmende Herzfrequenz nur einer Verschiebung des regulatorischen Ein-

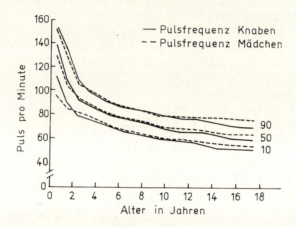

Abb. 46. 10., 50. und 90. Perzentile der Pulsfrequenzen von 197 Kindern im Alter von 2 Monaten bis zu 18 Jahren, getrennt nach Jungen (durchgezogene Kurven) und Mädchen (gestrichelte Kurven). Die Messungen wurden unter standardisierten Bedingungen durchgeführt (s. Text; nach ILIFF und LEE 1952).

flusses von Vagus und Sympathikus, wie man es an infantilen Ratten, Kaninchen und Hunden zeigen konnte, zu verdanken ist, oder ob sich zusätzlich auf der zellulären Ebene die Schlagfrequenz des Herzens berührende Veränderungen abspielen. Von der postnatalen Entwicklung des Rattenherzens, das seine Frequenz zwischen Geburt und 40. LT steigert, um erst danach allmählich auf den niedrigeren Wert der Erwachsenenherzfrequenz zu kommen, weiß man lediglich, daß sich die Depolarisationsphase des AP von Ventrikelzellen bei infantilen Tieren progressiv verkürzt (BERNARD et al. 1963). Kürzere Depolarisationsdauern würden zu beschleunigter Schlagfolge in einem überschaubaren Zusammenhang stehen.

Den umfassenden und methodisch zuverlässigen Untersuchungen von RUTENFRANZ (1964, dort weiterführende Literatur) zufolge eignet sich das Verhalten der Pulsfrequenz ganz besonders gut zur Beurteilung der entwicklungsbedingten Unterschiede in der körperlichen Leistungsfähigkeit von Kindern und Jugendlichen. Während der Sauerstoffmehrverbrauch, die Blutdruckamplitude, die arterio-venöse Sauerstoffdifferenz und das Herzzeitvolumen wohl linear mit der verlangten körperlichen Leistung ansteigen, aber unabhängig vom körperlichen Entwicklungsstand sind, zeigen die Pulsfrequenz und die Atemfrequenz sichere altersspezifische Beziehungen zu der geforderten Leistung. Die Steilheit des Puls- und Atemfrequenzanstieges ist mit der altersabhängig unterschiedlichen Leistungsfähigkeit eng verknüpft. Zur Verdeutlichung dieses Zusammenhanges soll ein Beispiel angeführt werden: Der mittlere Frequenzanstieg je Leistungszunahme um 60 mkp · min^{-1} zeigt signifikante Alters- und Geschlechtsunterschiede. Die Pulsfrequenz stieg bei Jungen und Mädchen bei gleicher Leistung um so steiler an, je jünger die Kinder waren. Jungen im Alter von 9 Jahren zeigten für den gleichen Leistungsanstieg eine durchschnittlich 2—3mal größere Pulsbeschleunigung als 19jährige. Bei den Mädchen erreichte die Pulsfrequenzsteigerung schon im 14. Lebensjahr die Werte erwachsener Frauen. In gleichen Altersgruppen war der Pulsanstieg bei Jugendlichen nach der Pubertät für das weibliche Geschlecht immer steiler als bei den Jungen (s. Abb. 47).

Tabelle 11. Altersabhängigkeit der Pulsfrequenz (nach ILIFF und LEE (1952))

Alter in Jahren	Anzahl der Bestimmungen	Jungen $\bar{x} \pm S_{\bar{x}}$*	S_x**	Anzahl der Bestimmungen	Mädchen $\bar{x} \pm S_{\bar{x}}$*	S_x**
0—1	33	135 ± 3,1	18	56	126 ± 2,8	21
1—2	82	105 ± 1,8	16	93	104 ± 1,8	17
2—3	150	93 ± 1,0	12	177	93 ± 0,7	9
3—4	157	87 ± 0,7	9	145	89 ± 0,7	9
4—5	157	84 ± 0,7	8	137	84 ± 0,7	8
5—6	150	79 ± 0,6	7	129	79 ± 0,6	7
6—7	146	76 ± 0,6	8	122	77 ± 0,7	8
7—8	140	75 ± 0,7	8	117	76 ± 0,8	8
8—9	112	73 ± 0,7	9	114	73 ± 0,6	7
9—10	168	70 ± 0,6	7	106	70 ± 0,7	8
10—11	164	67 ± 0,6	7	98	69 ± 0,8	8
11—12	129	67 ± 0,6	7	84	69 ± 0,8	7
12—13	131	66 ± 0,6	7	72	69 ± 0,9	8
13—14	110	65 ± 0,8	8	68	68 ± 0,9	8
14—15	106	62 ± 0,7	7	57	66 ± 1,1	8
15—16	76	61 ± 0,9	8	47	65 ± 1,1	8
16—17	45	61 ± 0,9	6	30	66 ± 1,4	8
17—18	38	60 ± 1,4	8	20	65 ± 1,7	7

* Mittelwert und Streuung des Mittelwertes
** Streuung der Einzelwerte

Allerdings macht die Messung verläßlicher Pulsfrequenzwerte unter Ruhe- und besonders unter Arbeitsbedingungen wegen der aus Kreislaufuntersuchungen in der Pädiatrie allgemein bekannten Labilität des Pulses einige Schwierigkeiten. Nach RUTENFRANZ (1964) wird unter dieser Labilität die besondere Leichtigkeit verstanden, mit der sich im Kreislauf des Kindes ohne Änderungen des Energieverbrauchs plötzliche und meist kurzfristige Alterationen einstellen, wobei die Labilität des kindlichen Pulses keine qualitative Besonderheit dieser Altersstufe darstellt, sondern sich lediglich die Art der Umwelteinflüsse, die zu psychogenen Kreislaufreaktionen führen, bei Kind und Erwachsenem unterscheiden. Psychisch ausgelöste Kreislaufreaktionen sind von der Bedeutungsvalenz des Reizes ab-

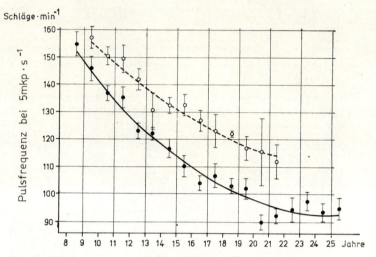

Abb. 47. Pulsfrequenzen und Streuungen während einer Belastung durch 5 mkp · s⁻¹ am Fahrradergometer von 668 männlichen (volle Kreise, ausgezogene Kurve) und 474 weiblichen (leere Kreise, gestrichelte Kurve) Personen im Alter von 8—25 Jahren nach kontinuierlichem Belastungsanstieg von 1 mkp · s⁻¹ je Minute. Bei der gleichen Leistung ist die Pulsfrequenz bei jüngeren Personen größer als bei älteren, bei Mädchen höher als bei Jungen (aus RUTENFRANZ 1964).

hängig; es leuchtet ein, daß Affekte, die Erwachsene nicht berühren, beim Kind sehr deutliche Reaktionen hervorrufen können. Diese Gegebenheiten müssen für die Versuchssituation berücksichtigt werden, besonders dann, wenn die Untersuchung mit einem den Kindern ungewohnten apparativen Aufwand verbunden ist. Reproduzierbare, stichhaltige Ergebnisse aus Arbeitsversuchen mit Kindern werden erhalten, wenn die folgenden 4 Bedingungen erfüllt sind:

1. Störungen durch die Pulslabilität infolge von Affekten besonders der Angst, Verlassenheit u. a. müssen durch guten persönlichen Kontakt mit den Kindern vermieden werden.

2. Die verlangte Arbeit soll auf einer bestimmten Belastungsstufe wenigstens 2 Minuten, braucht aber nicht länger als 5 Minuten zu dauern.

3. Die auszuführende Arbeit muß sich innerhalb der individuellen Dauerleistungsgrenze befinden, d. h. die Summe aller nach Arbeitsende über der Ruhefrequenz liegenden Pulse, die sog. Erholungspulssumme, soll unter 100 bleiben.

4. Bei kontinuierlich steigender Arbeitsform liegt die Dauerleistungsgrenze bei jüngeren Kindern höher als beim abrupten Übergang zu konstanter Arbeit aus der Ruhepause. Die unter allmählich ansteigender Leistung gewonnenen Meßwerte decken sich weitgehend mit entsprechenden Beobachtungen an Kindern und Erwachsenen im Steady State.

6.4.3. Die kardioelektrische Entwicklung des kindlichen Herzens

Die zeitliche und räumliche Verteilung aller am Herzen entstehenden Potentialdifferenzen in Gestalt der an der Thoraxoberfläche abgreifbaren Analogsignale aufzuzeichnen, ist das Anliegen der Elektrokardiographie. In die Interpretation des Elektrokardiogramms sind eine ganze Reihe elektrophysiologischer Konzepte und Entdeckungen von der Einzelfaser eingeflossen, die u. a. Elektrolytverschiebungen, Aktionspotentialdauern, Verletzungspotentiale oder Probleme der elektrischen Leitung und des Widerstandes betreffen (RUTTKAY-NEDECKÝ 1971a). Jedoch muß mit DUCHOSAL (1971/72) festgestellt werden, daß definitive Bezüge zwischen dem EKG und der Anzahl der Zellen, ihrer Größe, ihrer Anordnung oder ihrer Massenverteilung nicht bestehen. Ausschließlich qualitative Beziehungen sind erkannt und werden für die klinische Diagnostik z. B. von Hypertrophien, Erregungsleitungsstörungen oder funktionellen Gewebsverlusten des Herzens angewendet. Für die Deutung des kindlichen EKG und seiner vom Lebensalter abhängenden Veränderungen kommt erschwerend hinzu, daß kaum elektrophysiologische Untersuchungen auf dem Niveau von Einzelzellen der Herzen der postnatalen Wachstumsperiode unternommen worden sind (s. S. 224). So muß die Zuordnung von sich ändernden EKG-Parametern zu den funktionellen und morphologischen Wandlungen des Herz-Kreislaufsystems besonders während der transitorischen, aber auch während der ganzen folgenden Wachstumsperiode, empirisch bleiben. Sie darf dort, wo es sich um synchrone Phänomene zweier oder dreier — für die im Phonokardiogramm registrierten, mit der mechanischen Herzaktion verbundenen akustischen Erscheinungen gilt Analoges (VUKADINOVIĆ und WALLGREN 1971) — Vorgänge handelt, nicht auf vermuteten Kausalzusammenhängen als Gegebenheiten bestehen, solange diese nicht experimentell belegbar sind. Der empirische Charakter der Deutung der kardioelektrischen Körperoberflächenpotentiale nimmt dem Elektrokardiogramm nichts von seinem Wert für die klinische Diagnostik und Verlaufskontrolle bei bestimmten Herzerkrankungen (BOCK et al. 1971).

Eine weitere Schwierigkeit für die Beurteilung des Funktionszustandes des Herzens aus Elektrokardiogrammen entsteht dadurch, daß von der Oberfläche des Körpers die Summe der im Herzen generierten Potentialdifferenzen nicht unverfälscht abgegriffen werden kann und daß die Art und der Grad der Potentialverzerrung durch die das Herz umgebenden leitenden Gewebe zumindest beim Säugling wegen der in Entwicklung befindlichen Herztopographie und Gewebsimpedanzen nicht vorhersagbar und infolgedessen nur schwer korrigierbar sind (SCHAFFER et al. 1952). Zwei Wege wurden beschritten, um dieses Problem anzugehen:

Erstens versucht man, die Summen von Potentialdifferenzen bestimmter Bezirke des Herzens möglichst am Ort ihrer Entstehung zu messen und so genaueren Aufschluß über die einzelnen Abschnitte des Elektrokardioagramms und die ihnen zugrunde liegende elektrische Aktivität zu gewinnen. Beispiele für ein solches Vorgehen bei Kindern sind die Registrierung von Oesophagus-EKG (WALSH 1967) mit der bevorzugten Erfassung der Potentiale vom linken Atrium, von HIS-Bündel-EKG, die differenzierte Aussagen über die Entwicklung des PR-Intervalls in der Kindheit gestatten (ROBERTS und OLLEY 1972a, b), oder der Abgriff von Ventrikeloberflächenpotentialen anläßlich von Thorakotomien mit der Möglichkeit, zu genaueren Vorstellungen über die zeitliche Sequenz der über das ventrale Epikard der beiden Ventrikel fortgeleiteten Kammerkomplexe zu kommen (ARNTZENIUS 1970). Das letztere Verfahren kann nicht für gesunde Herzen angewendet werden. Von den durch die extrakardialen Gewebe erzeugten und mit der Atemphase variierenden Impedanzen (RUTTKAY-NEDECKÝ 1971b) wird man bei der Erfassung der Summenpotentiale unabhängig, wenn diese vom isolierten Herzen im homogenen Volumenleiter abgegriffen werden, wie es aber bisher für das Herz der postnatalen Wachstumsperiode im Gegensatz zum erwachsenen menschlichen Herzen (DURRER et al. 1970, VAN DAM 1974) nur im Tierversuch unternommen wurde (SCHREINER und SCHWARTZE 1972, 1974). Solche Untersuchungen haben den Vorzug, daß im Experiment veränderbare Größen, wie z. B. der Aortendruck, bezüglich ihres Einflusses auf die kardioelektrischen Potentiale direkt beurteilt werden können (SCHWARTZE und FUCHS 1973).

Eine zweite Möglichkeit sieht man in verschiedenen Varianten elektrischer Korrektur der von der Körperoberfläche abgeleiteten Potentiale durch das Einschalten von Netzen aus OHMschen Widerständen zwischen Ableitelektroden und Registriergerät. Dabei finden überwiegend drei bipolare, in den Raumebenen senkrecht aufeinander stehende, also orthogonale Ableitungen Anwendung, in die bei den einzelnen Systemen eine jeweils unterschiedliche Anzahl von Körperoberflächenpotentialen eingehen. Da das FRANK-System mit nur 7 Ableitelektroden auskommt, die auch im pädiatrischen Routinebetrieb leicht und schnell zu plazieren sind, wird dieses in der Praxis am häufigsten verwendet. Nach PIPBERGER et al. (1961) ist der durch drei orthogonale, elektrisch korrigierte Ableitungen vermittelte Informationsgehalt dem aus den 12 konventionellen Standard-EKG-Ableitungen vergleichbar. Aufnahme und Auswertung von FRANK-EKG sind gegenüber dem herkömmlichen EKG-Programm erleichtert, die Approximation an die tatsächlich vom Herzen ausgesandten Summenpotentiale auch durch die weitgehende Unterdrückung der Einflüsse unterschiedlicher Atemphasen auf Richtung und Größe der Vektoren des kardioelektrischen Feldes verbessert (FRANK 1956, HUGENHOLTZ und LIEBMAN 1962, FLAHERTY et al. 1967). Es bleibt ein, wenn auch für die klinische EKG-Praxis nicht sehr gewichtiger, Rest von

Ungenauigkeit aller im Routinebetrieb anwendbaren elektro- und vektorkardiographischen Ableitungen, die bei Kindern versucht wurden (AINGER 1968). Für Forschungszwecke entwickelten deshalb ELLISON et al. (1966) ein aus 120 Elektroden bestehendes Ableitsystem, die am kindlichen Thorax — das Untersuchungsgut bestand aus 3 Monate bis 16 Jahre alten Kindern — angebracht werden. Der Ausgang aller Elektroden wird verglichen mit den Potentialen eines Torsomodells, dessen elektrischer Dipol Spannungsdifferenzen auf der Torsooberfläche erzeugt, die mit einem parallel konstruierten Elektrodennetz abgegriffen werden. Das Angleichen der Modellpotentiale durch Veränderungen der Modellspannungsquelle ermöglicht Schlüsse auf die Größe des Dipolmoments im untersuchten kindlichen Herzen. Dabei zeigte es sich, daß das maximale räumliche Dipolmoment mit steigendem Lebensalter in der untersuchten Spanne von 0,3 auf 0,7 mV zunahm und eine straffe Korrelation zum Körpergewicht aufwies. Die elektromotorische Kraft wird offenbar mit wachsendem Herzen größer. In Tierversuchen an Meerschweinchen und Ratten wurden bestätigende Befunde erbracht (SCHWARTZE 1970a, RIPPA und RUTTKAY-NEDECKÝ 1971, SCHREINER und SCHWARTZE 1972, 1974).

Wenn im folgenden die altersabhängige Entwicklung der von der Körperoberfläche abgreifbaren Summenpotentiale beschrieben wird, so sollten bei der Beurteilung der Interpretation der Kurven die eingangs gemachten Vorbehalte nicht vergessen werden.

Ein wichtiges kardiologisches Anliegen der Kinderheilkunde ist es, den aktuellen Stand der vorliegenden haemodynamischen Verhältnisse und das Ausmaß der Arbeitsbelastung sowie die Größe der beiden Herzkammern und ihre Relation zueinander elektrokardiographisch zu definieren, so daß die Erkennung und Abgrenzung diesbezüglicher physiologischer gegenüber krankhaft veränderten Zuständen des Säuglings- und Kinderherzens möglich wird. Es ist zunächst zu fragen, welche elektrokardiographischen Parameter zu anatomischen Daten wie dem Ventrikelgewicht, das der Größe einer Herzkammer zugeordnet werden kann, in einer überschaubaren Beziehung stehen könnten. Nach ZIEGLER (1966) trifft das am ehesten für die Dauer des QRS-Komplexes zu, während für seine Amplitude, das Verhältnis von R/S oder die Richtung der elektrischen Herzachse in der Frontalebene kein direkter Bezug zur Kammerstruktur bestehe. Betrachtet man die Erregungsausbreitung jedoch als räumlichen Prozeß, so kommt ein weiteres Kriterium zur Diskussion. Die Hauptveränderungen der räumlichen elektrokardiographischen Charakteristika, die sich etwa im Laufe des 1. Trimenons vollziehen, werden als Zunahme der Größe und Spitzengeschwindigkeit der räumlichen Vektoren sowie als Änderung ihrer Vorzugsrichtung von rechts oben nach links unten (AINGER und SKINNER 1969) beschrieben. Besonders der Entwicklungstrend der Richtungsänderung des R-Vektors, der im zeitlichen Verlauf mit der Ausbildung des Muskelmassenverhältnisses der Herzkammern zum Erwachsenenzustand parallel läuft, ist oftmals als Ausdruck der Ventrikelstrukturentwicklung interpretiert worden (HUPKA und WENGER 1957, LIEBMAN 1966, dort weiterführende Literatur). Vektorkardiographische Untersuchungen von postnatal wachsenden Säugetieren (Ratte, Meerschweinchen, Pavian) im Längsschnitt wiesen denselben Trend aus und waren direkten Vergleichen mit morphologischen Präparaten der Herzen zugänglich (SCHWARTZE und SCHUBERT 1966, CHERKOWICH und RUTTKAY-NEDECKÝ 1967, SCHWARTZE 1970b). Die Möglichkeit eines kausalen Zusammenhangs der Veränderung der elektrokardiographischen Parameter der Erregungsausbreitung und der Herzkammerentwicklung wurde durch Versuche mit isolierten Herzen im homogenen Volumenleiter von Meerschweinchen der postnatalen Wachstumsperiode weiter wahrscheinlich gemacht: Die unabhängig von den extrakardialen Geweben abgeleiteten Summenpotentiale zeigten ähnliche altersabhängige Richtungs- und Größenänderungen und blieben unbeeinflußt von Druckänderungen in der Aorta (SCHREINER und SCHWARTZE 1972, 1974, SCHWARTZE und FUCHS 1973). Der bei neugeborenen Ratten (SCHWARTZE und SCHUBERT 1966) sowie menschlichen Früh- und Neugeborenen (LIEBMAN et al. 1966, HUPKA und WENGER 1957) übereinstimmend erhobene Befund eines am 2. LT zunächst sich entwickelnden zusätzlichen Übergewichtes der nach rechts gerichteten Instantanvektoren ist als Ausdruck einer Überlastung des linken Ventrikels infolge der Kreislaufumschaltung gedeutet worden; auf Grund von Tierversuchsergebnissen (SCHWARTZE und FUCHS 1973) muß jedoch den topographischen (s. S. 230) vor den haemodynamischen (s. S. 214) Veränderungen als mögliche Ursache der Vorzug gegeben werden. Trotz dieser relativ klaren Bezüge der von größeren Kollektiven gewonnenen statistischen Längs- und Querschnittsergebnissen ist für die Feststellung normal oder pathologisch verändert besonders beim EKG der Neugeborenen-, aber auch noch der späteren Säuglingszeit, wenig gewonnen. Alle Untersucher fanden für diesen Lebensabschnitt bei Mensch und Säugetieren eine erheblich größere Streuung der Vektorrichtungen als später. Die große Variabilität insbesondere der initialen QRS-Vektoren wird geradezu als ein Charakteristikum der Neugeborenenperiode bei reifen und unreifen Kindern angesehen (LIEBMAN et al. 1966, AINGER 1968), so daß der Schluß von individuellen EKG-Parametern eines bestimmten Zeitpunktes auf die zur gleichen Zeit erreichte strukturelle Entwicklungsstufe des Herzens nicht möglich ist (SCHWARTZE 1970b). Erst im 2. Lebenshalbjahr ändern sich die Verhältnisse so weit, daß die meisten klassischen EKG-Kriterien für eine Rechtsherzhypertrophie praktisch-diagnostische Bedeutung erlangen können (ZIEGLER 1966).

Statistisch gesicherte Durchschnittswerte, errechnet aus FRANK-Elektrogrammen von 175 gesunden Kindern im Alter von 1 Tag bis zu 15 Jahren, finden sich bei KHOURY und FOWLER (1967) und speziell für das Neugeborenen- und Säuglingsalter von 107 Kindern bei NAMIN et al. (1964). 6—15 Jahre alte Schulkinder zeigten bessere Korrelationen zwischen den Koordinaten der QRS-Vektoren und der Körpergröße als dem Alter, Gewicht oder Thoraxumfang (SCHÖNBERGER et al. 1973). Eine Studie von STRONG et al. (1972) teilt in tabellarischer Zusammenstellung eine Reihe von Parametern des Elektrokardiogramms gesunder Adoleszenten (114 11—19 Jahre alte Probanden) mit und grenzt diese gegenüber Kinder- und Erwachsenennormen ab. Die Unterschiede beziehen sich vor allem auf die bei den Mädchen gefundene progressive Amplitudenabnahme von QRS und T, während die Jungenwerte sich kaum ändern. Die Voltagen sind bei Jungen durchweg größer als bei Mädchen. Die Summe von SV_2 und RV_5 ist bei beiden Geschlechtern im Alter zwischen 11 und 19 Jahren erheblich größer als bei Erwachsenen, wo sie bei Überschreiten des Normwertes als Anzeichen für das Vorliegen einer Hypertrophie des linken Ventrikels gilt. Die Ursachen dieser Entwicklungen sind unbekannt.

Eine zweite für Grundlagenforschung und Klinik interessante Frage ist die nach Zusammenhängen zwischen elektrokardiologischer und funktioneller Herzentwicklung. Der Verlauf der Erregungsrückbildung an den Ventrikeln macht sehr deutliche Veränderungen schon während der transitorischen Kreislaufperiode durch, so daß man glaubt, die T-Zackenentwicklung im EKG berechtigt auf haemodynamische Faktoren beziehen zu dürfen (ZIEGLER 1956). Die T-Zacken zeigen sich mit großer Häufigkeit in den rechten Brustwandableitungen positiv während des 1. LT, wogegen sie nach etwa 24 Stunden nahezu plötzlich negativ werden. Dieses elektrokardiographische Kriterium gilt als spezifisches Zeichen für Hypertension oder angestiegene Druckarbeit der rechten Kammer und wird zusammen mit der im allgemeinen zugleich gefundenen T-Negativität über dem linken Praecordium als Ausdruck des noch hohen Druckes im Pulmonalkreislauf und der nach der Geburt plötzlich gestiegenen Arbeitsbelastung des linken Ventrikels (s. S. 232) betrachtet (WALSH 1964, ZIEGLER 1966). Aber auch in diesem Zusammenhang muß an die eingangs geltend gemachten Vorbehalte erinnert werden, zumal bei Frühgeborenen die T-Zacken in den rechten Brustwandableitungen innerhalb der ersten 30 Stunden um so öfter negativ sind, je geringer das Geburtsgewicht der Kinder ist (SALMI et al. 1961, COSTA et al. 1964). Frühgeborene aber machen zweifellos die gleiche Kreislaufumschaltung durch wie Neugeborene. VUKADINOVIĆ und WALLGREN (1971, dort weiterführende Literatur) versuchten die funktionelle Interpretation der perinatalen T-Veränderungen durch Hinzuziehung synchron mit dem EKG registrierter Phonokardiogramme besser zu fundieren. Sie fanden während der ersten 12 Lebensstunden eine Wanderung des horizontalen T-Vektors weiter nach rechts und zwischen dem 2. und 3. LT dann nach links entsprechend der Inversion der rechten praekordialen T-Zacken. Der II. Herzton, der während der ersten 6—12 Stunden p. p. nur schmal gesplittet war, splitterte sich in zeitlicher Übereinstimmung mit der T-Richtungsänderung entscheidend weiter auf. Obwohl beide Kriterien geeignet scheinen, veränderte Arbeitsbedingungen jedes Ventrikels (der II. Herzton beinhaltet die akustischen Begleitphänomene des Pulmonal- und Aortenklappenschlusses) anzuzeigen (CRAIGE und HARNED 1963, LIEBMAN 1966), sehen die Untersucher zunächst nur die Widerspiegelung des abnehmenden Lungengefäßwiderstandes in ihnen und betonen die Notwendigkeit weiterer experimenteller Arbeit, bevor mehr als empirisch begründete Aussagen möglich werden. Auch die Beeinflußbarkeit des infantilen EKG durch Stoffwechsel- und Mineralhaushaltveränderungen (s. S. 160) muß auf der Suche nach funktionellen Bezügen zusätzlich in Betracht gezogen werden. Positive T-Zacken in den rechten Brustwandableitungen werden bei solchen Säuglingen jenseits der Neugeborenenperiode registriert, die schwere Ernährungsstörungen haben oder unterernährt sind. Altersentsprechend normal gerichtete T-Zacken bieten diese Kinder nach erfolgreich durchgeführter Therapie (CASTELLANOS et al. 1963). Über die mit zunehmendem Alter vor sich gehende physiologische Rechtsverlagerung der T-Negativität über dem linken Praecordium bis ins 17. Lebensjahr kann man sich bei SCHUMACHER (1961) unterrichten. Die Ursachen auch dieser Entwicklung sind unbekannt.

Die Dauern der im EKG abgebildeten elektrischen Aktivitäten des Herzens nehmen mit wachsendem Lebensalter zu mit Ausnahme der ersten 1—3 Wochen, in welchen sich die bei Geburt verlängerten Intervalle (P, PR, QRS, QT) zunächst verkürzen (JAGIELSKI et al. 1964, WALSH 1967). Normwerte für verschiedene Altersgruppen zwischen 30 Stunden und 16 Jahren finden sich tabellarisch geordnet bei NAMIN und MILLER (1966) sowie LIEBMAN (1966). Der Grund für die Zunahme des Zeitbedarfs ist mit großer Wahrscheinlichkeit im Wachstum des Herzens gegeben, das zur Vergrößerung des von den Depolarisationsfronten zurückzulegenden Weges führt. Für das PR-Intervall, welches diejenige EKG-Zeit repräsentiert, die zwischen der Erregung im Sinusknoten und ihrer Ankunft in der Ventrikelmuskulatur vergeht, ließ sich eine solche Vermutung mit Hilfe von HIS-Bündel-Elektrogrammen bei Kindern im Alter von 2 Wochen bis 14 Jahren stützen. Unter Abgrenzung des Herzfrequenzeinflusses auf das PR-Intervall (ALIMURUNG und MASSELL 1956) wird die mit steigendem Lebensalter registrierbare Verlängerung der Zeit für die Fortleitung der Erregung innerhalb des HISschen Bündels deutlich, während die Ausbreitungsdauer in den Vorhöfen sich nicht signifikant verändert (ROBERTS und OLLEY 1972a). Obwohl auch hier Kenntnisse über die Entwicklung der AP und ihrer Fortleitungsgeschwindigkeit nebst ihrer Beeinflussung durch die vegetativen Nerven in Abhängigkeit vom Lebensalter vermißt werden müssen, ist doch der Zusammenhang zwischen länger dauerndem HIS-Bündel-Elektrogramm und größer werdender Wegstrecke im HISschen Bündel, in dem die Abfolge der Erregungsausbreitung altersunabhängig festliegt, plausibel. Allerdings wäre die Zunahme der Leitungszeiten während der Kindheit viel größer, wenn das Längenwachstum des Herzens allein darüber zu entscheiden hätte. Die gegenüber dem Wachstumsausmaß relativ geringe PQ- und QRS-Verlängerung erfordert eine gleichzeitige Zunahme der Leitungsgeschwindigkeit (MICHEL 1958).

Besonders im Hinblick auf die frühzeitige Diagnose angeborener Herzfehler wurde versucht, Beziehungen zwischen der Dauer oder der Amplitude der P-Zacke als Ausdruck der elektrischen Aktivität beider Vorhöfe, die bei genügend hoher Verstärkung des abgeleiteten Signals auch getrennt nach einem rechten und linken P-Zacken-Anteil beurteilt werden können (GREEN 1966), und der Größe der Vorhöfe bzw. des atrialen Druckes zu finden. Es ließ sich jedoch bei einen Tag alten, gesunden Säuglingen keine Abhängigkeit der P-Zacken-Amplitude im Oesophagus-EKG vom intrakardial gemessenen Druck im linken oder rechten Vorhof feststellen; ebensowenig besteht eine Relation zwischen der elektrischen P-Achse und dem Vorhofvolumen, oder ist eine eindeutige Zuordnung der Dauer der P-Zacke zur Haemodynamik der Vorhöfe möglich (WALSH 1967), wie man nach EKG-Aufzeichnungen bei Austauschtransfusionen angenommen hatte (VYHNÁLEK und ZAPLETAL 1964).

Bedenken gegen die Zuverlässigkeit des EKG als Ausdruck bestimmter Funktions- und Strukturverhältnisse des Herzens werden am nachdrücklichsten von Vertretern der Grundlagenforschung vorgebracht. Beiträge zur weiteren Aufklärung der angedeuteten Zusammenhänge werden daher am ehesten durch experimentelle Arbeiten zu erwarten sein, wie sie für die Elektrokardiologie der Foetalperiode schon zum Teil vorliegen (s. S. 200).

6.5. Der bleibende Kreislauf zwischen Neugeborenen- und Erwachsenenalter

6.5.1. Methoden zur Bestimmung verschiedener Kreislaufgrößen im Säuglings- und Kindesalter

Um sich Klarheit darüber zu verschaffen, auf welche Weise der Kreislauf während der postnatalen Wachstumsperiode seiner Aufgabe als Transportsystem für lebenswichtige Stoffe von den Zellen der Stoffwechselorgane zu den Verbraucherzellen und für Stoffwechselendprodukte zu den Stätten ihrer Eliminierung gerecht wird, obwohl das Körperwachstum und die Verschiebung der Körperproportionen im Laufe von Säuglingszeit, Kindheit und Adoleszentenalter zweifellos stetig wechselnde Anforderungen an ihn stellen, muß zuerst nach der Zuverlässigkeit der in diesen Altersgruppen verwendeten experimentellen Verfahren zur Ermittlung wichtiger Kreislaufparameter gefragt werden. Zwei prinzipiell verschiedene Methoden zur Minutenvolumenbestimmung kommen bei Kindern am häufigsten zur Anwendung:

1. erfolgt die Bestimmung des Herzminutenvolumens nach dem FICKschen Prinzip, wobei als Indikatorsubstanzen Sauerstoff (BURNARD 1966, KOCH 1968a, b), Lachgas (SEELY et al. 1974) oder Farbstoffe (HANSON et al. 1967, EMMANOUILIDES et al. 1970) dienen, und

2. ist die Berechnung des Schlagvolumens aus mechanischen Daten des Kreislaufs nach den auf FRANKS (1925/26a, b) grundlegende Vorstellungen zurückgehenden Formeln von BROEMSER und RANKE (RANKE 1949) oder WEZLER und BÖGER (WEZLER 1949) möglich.

Es sei noch erwähnt, daß auch die Ballistokardiographie (HARTLEB 1958) zur Schätzung des V_s von Schulkindern und die Echokardiographie (WINSBERG 1972) zum gleichen Zweck bei Neugeborenen benutzt wurden.

1. Das FICKsche Prinzip der Minutenvolumenbestimmung beruht auf der Messung der in der Zeiteinheit aufgenommenen Menge Sauerstoff durch die Lunge und der Kenntnis der arterio-venösen O_2-Differenz. Der mit dem Blut pro Minute transportierte O_2 (V_{O2} in ml) geteilt durch den im arteriellen Blut gemessenen Sauerstoffgehalt abzüglich des im venösen Blut gemessenen Sauerstoff-

gehaltes in Vol.-% multipliziert mit 100 ergibt das Herzminutenvolumen in ml.

$$V_m\,[\mathrm{ml}\cdot\mathrm{min}^{-1}] = \frac{V_{O_2}}{a\text{-}v\text{-Diff. }O_2} \cdot 100 \tag{49}$$

Über die Problematik der Genauigkeit von Atemgasbestimmungen im Säuglings- und Kindesalter ist bereits abgehandelt worden (s. S. 107), so daß an dieser Stelle nur noch einmal an die State-Abhängigkeit von Atemgrößen und die Häufigkeit des State-Wechsels bei Neugeborenen und Säuglingen hingewiesen werden soll, die die Schwierigkeit der Festlegung von Ruhe-Normwerten unterstreichen. Zusätzlich werden besonders sorgfältig Störungen der Kinder durch die für die Blutentnahmen notwendigen Eingriffe vermieden werden müssen, die zu Stoffwechselsteigerungen führen würden. Da das auch beim Neugeborenen leicht zugängliche Kapillarblut kein zuverlässiger Ersatz für Arterienblut ist (KOCH und WENDEL 1967), ist man auf Proben von Arterienblut angewiesen, die man aus dem Aortenbogen oder der Aorta descendens entnimmt. Um eine akute Irritation der Säuglinge durch Gefäßpunktionen zu vermeiden, wurden in die A. umbilicalis Verweilkatheter eingeführt, die bis zu 7 Tagen ohne nachteilige Folgen für die Neugeborenen liegen bleiben konnten (KOCH 1968a).

Statt des Sauerstoffs wird bei älteren Kindern auch Lachgas (N_2O) als Testgas für eine indirekte FICKsche Methode verwendet (SEELY et al. 1974). Das Verfahren erfordert die aktive Mitarbeit des Probanden. Die Lungendurchblutung und damit auch V_m werden berechnet aus dem pro Zeiteinheit aus einem Atemgemisch von $N_2O-He-O_2$ verschwindenden N_2O. Die Messungen der N_2O-Konzentration in der Alveolarluft werden nach vollständiger Auswaschung der atmosphärischen Luft aus den Alveolen und vor der Rezirkulation des N_2O innerhalb von 15—30 s nach Beginn der Testgasatmung vorgenommen (technische Einzelheiten s. bei BECKLAKE et al. 1962, 1965).

Die Schwierigkeiten exakter Atemgasmessungen werden vermieden, wenn man als Indikatorsubstanz einen in die arterielle Blutbahn zu spritzenden Farbstoff (Indiozyanin) benutzt, der als Wolke durch das Gefäßsystem wandert und dessen Laufzeit und Konzentration an geeigneter Stelle registriert werden. Das Herzminutenvolumen errechnet sich dann wie folgt:

$$V_m\,[\mathrm{ml}\cdot\mathrm{min}^{-1}] = \frac{60 \cdot V_I}{0{,}5(PC)\,(BT)} \cdot \mathrm{K} \tag{50}$$

Dabei bedeuten V_I die Menge des injizierten Farbstoffs, PC die Gipfelkonzentration, BT die Konzentrationszeit, d. h. die Zeit vom ersten Auftreten des Farbstoffs im Blut bis zum Erreichen der Gipfelkonzentration, und K eine Konstante, deren Größe von HANSON et al. (1967) für Neugeborene mit 0,34 angegeben wurde. Auch bei diesem Verfahren sind intraarterielle und intravenöse Katheter unentbehrlich, die beim Neugeborenen via Nabelgefäße ohne größeren Aufwand gelegt werden können (KOCH und WENDEL 1967). Der venöse Katheter passiert von der V. umbilicalis aus den Ductus venosus, das rechte Atrium und gelangt durch das Foramen ovale in den linken Vorhof, in den hinein bei der Untersuchung dann der Farbstoff schlagartig appliziert wird. Der arterielle Katheter liegt mit seiner Spitze im Aortenbogen. Durch wiederholte spektrophotometrische Bestimmung des Indiozyanins im Aortenblut werden Farbstoffverdünnungskurven erhalten, deren Ausmessung die für die Formel zur Berechnung von V_m benötigten Größen ergibt. Bei älteren Kindern und Jugendlichen erfordert das Verfahren das lege artis Legen eines Herzkatheters sowie eine Arterienpunktion, die jedoch auch im Arbeitsversuch toleriert werden (Mocellin et al. 1973). Untersuchungen über die Verläßlichkeit der Methode und die zu fordernden technischen Voraussetzungen wurden von Schröder et al. (1966) publiziert.

2. Die Vorteile größerer Genauigkeit der Meßergebnisse des V_m nach dem Fickschen Prinzip werden erkauft mit der Notwendigkeit der aktiven Mitarbeit der größeren Kinder bzw. des blutigen Eingriffs. Es werden deshalb auch heute noch physikalische Schlagvolumenbestimmungen nach Broemser-Ranke oder Wezler-Böger vorgenommen, die nur eines geringen technischen Aufwands bedürfen. Wenn dieses Vorgehen methodenkritischen Betrachtungen gegenüber auch weniger unbeschadet standhält als die moderneren invasiven Verfahren, so scheint es uns doch wegen der Darstellung einer ganzen Reihe von physikalischen Kreislaufgrößen in ihrem Zusammenwirken und ihrer gegenseitigen Beeinflussung für den entwicklungsphysiologischen Aspekt besonders fruchtbar zu sein. Die physikalische Bestimmung des Herzzeitvolumens geht von der Erkenntnis aus, daß das V_s, welches einer bestimmten Druckamplitude entspricht, von den Windkesseleigenschaften des arteriellen Gefäßsystems abhängt, d. h. um so größer ist, je größer der Aortenquerschnitt und je dehnbarer die Aorta ist. Ein Maß der Dehnbarkeit der Aorta bzw. des gesamten Windkessels ist der Volumenelastizitätskoeffizient (E'), der die Druckzunahme im Windkessel je ml Speichervolumen angibt. Der Windkessel ist um so steifer, je größere Werte E' annimmt und um so dehnbarer, je kleiner E' wird. Das im Windkessel systolisch gespeicherte Volumen erzeugt entsprechend E' des Windkessels die Blutdruckamplitude $\Delta p = p_S - p_D$. Aus den synchron registrierten Pulskurven (quantitative Sphygmometrie) der Aa. subclavia und femoralis sowie dem indirekt nach Korotkoff gemessenen Blutdruck und dem Querschnitt der Aorta ascendens werden alle erforderlichen Größen erhalten, die schließlich von der Berechnung des systolischen Speichervolumens auf die Größe des V_s schließen lassen und den Gesamtwiderstand des arteriellen Systems anzugeben erlauben. Das Verhältnis von Speichervolumen zum Schlagvolumen beträgt nach Wezler-Böger 1:2, die wirksame Länge L des Winkessels den vierten Teil der Eigenschwingungsdauer des Arteriensystems ($\lambda/4$, Wezler 1949). Die für die Untersuchung von Kindern bevorzugte Methode nach Wezler-Böger (Keuth und Peusquens 1956, Graser 1959) bedient sich folgender Formeln:

$$V_s \, [\text{cm}^3] = Q \cdot T_A \frac{p_S - p_D}{2\varrho \cdot c} \tag{51}$$

$$E' \,[\text{dyn} \cdot \text{cm}^{-5}] = \frac{4\varrho \cdot c}{Q \cdot T_A} \quad \text{oder} \quad \frac{c^2 \cdot \varrho}{Q \cdot L} \tag{52}$$

$$W \,[\text{dyn} \cdot \text{s} \cdot \text{cm}^{-5}] = \left(\frac{p_D}{p_S - p_D} + 0{,}43\right) \frac{E'}{2} \cdot T \quad \text{oder} \quad \frac{p_m}{V_s} \cdot T \tag{53}$$

Dabei bedeuten:

$V_s =$ Schlagvolumen, $Q =$ Aortenquerschnitt, $T_A =$ Grundschwingung des arteriellen Pulses, $\varrho =$ Dichte des Blutes, $c =$ Pulswellengeschwindigkeit, $L =$ Länge des Windkessels, $T =$ Pulsdauer, $p_S =$ systolischer Blutdruck, $p_D =$ diastolischer Blutdruck, $p_m =$ arterieller Mitteldruck. Die Verknüpfung von arteriellem Mitteldruck und Blutdruckamplitude ergibt sich nach WEZLER (1949) als

$$p_m = p_D + 0{,}43 \cdot \Delta p \tag{54}$$

Die relative Zuverlässigkeit der Formeln der quantitativen Haemodynamik der FRANKschen Schule wurde von mathematischer Seite stark angegriffen (s. hierzu GAUER 1960; dort weiterführende Literatur). Da aber die mit ihr in praxi erzielten Ergebnisse brauchbar und mit solchen durch andere Verfahren, wie den gasanalytischen, bei Paralleluntersuchungen erbrachten durchaus vergleichbar sind (WEZLER 1949), bezieht WEZLER (zit. nach GAUER 1960, S. 121) die Zuverlässigkeit der Resultate auf die „verschiedenen mehr oder weniger glücklichen Umstände in der Wahl und Abstimmung der verwandten Rechengrößen".

Solchen in der Theorie der physikalischen Schlagvolumenbestimmung begründeten Problemen schließen sich Schwierigkeiten in bezug auf die hinlängliche Genauigkeit der benötigten Meßgrößen im Kindesalter an. Zu Fragen der indirekten Blutdruckmessung und der Sphygmographie wurde schon Stellung genommen (s. S. 222). Der absolute Wert der Pulswellengeschwindigkeit ist durch den möglichen Fehler bei der Messung der Strecke zwischen den beiden Pulsabnahmestellen (Arterienstrecke) mit einer Ungenauigkeit von $\pm 5\%$ behaftet (WEZLER 1949). Obwohl der Aortenquerschnitt nicht nur altersabhängig verschieden ist, sondern auch von der Körpergröße und dem Gewicht abhängt (die relative Weite der großen Schlagadern ist z. B. im 1. Lebensjahr bezogen auf die Körperlänge groß, wird danach enger und erreicht ihre relativ geringste Ausdehnung mit Beginn der Pubertät; DRAGENDORFF 1938), wird dieser Wert doch für gewöhnlich aus altersbezogenen Tabellen (SUTER 1897) entnommen, die durch Messungen an Leichenaorten entstanden sind und zudem für das früheste Kindesalter nur unzureichendes Zahlenmaterial anbieten. Normwerte des Röntgenschattens der Aorta ascendens in Abhängigkeit von Alter und KG findet man bei GRÄVINGHOFF (1938), und natürlich ist es möglich, die individuelle Aortenbreite auf vorschriftsmäßig angefertigten Thorax-Röntgen-Aufnahmen auszumessen. Jedoch läßt sich dabei die Wandstärke nicht vom Lumen des Gefäßes abgrenzen. Dabei hat auch die Dickenzunahme der Aortenwand, die in der Hauptsache auf einer starken Vermehrung der glatten Muskelzellen beruht, ihren eigenen Altersgang: Die Media wächst von 0,5 mm beim Neugeborenen auf 0,9 mm bei

10jährigen bis zu 1,2 mm der Aorta 20jähriger, während sich die mittleren Durchmesser der Aorten bei den gleichen Altersstufen wie 8,2 mm:15,1 mm:20,7 mm verhalten. Das Wachstum der Intima fällt für die Wanddicke insgesamt weniger ins Gewicht, sie wächst aber in den ersten Jahren nach der Geburt schneller als die Media (DRAGENDORFF 1938). So liefert die röntgenologisch mögliche Bestimmung des Aortenquerschnitts am Lebenden dennoch für die Schlagvolumenbestimmung unsichere Werte, die um 10—15% über den anatomischen Daten liegen. Nach WEZLER (1949) wird der bei der Verwendung der SUTERschen Querschnitte anstelle der röntgenologisch ermittelten entstehende Fehler weitgehend durch den etwa gleich großen und gegensinnigen systematischen Fehler der nach KOROTKOFF gemessenen Blutdruckamplitude ausgeglichen.

6.5.2. Der Kreislauf des Neugeborenen im Vergleich zum jugendlichen Erwachsenen

Die in der Tabelle 12 zusammengestellten Kreislaufwerte können also nicht in jedem Falle Anspruch darauf erheben, „harte Daten" zu sein, liegen ihnen doch auch z. T. noch zu kleine Untersuchungsgruppen zugrunde oder wurden von mehreren Untersuchern unterschiedliche Ergebnisse bei Anwendung verschiedener Methoden erhalten. Insgesamt ist man davon überzeugt, daß alle heute zur Verfügung stehenden experimentellen, auch für den Säugling brauchbaren Verfahren nur Annäherungen der tatsächlichen Kreislaufgrößen liefern (EMMANOUILIDES et al. 1970). Trotzdem scheint es uns berechtigt, aus der Vergleichung der schon zur Verfügung stehenden Werte für das Neugeborene und den jugendlichen Erwachsenen Vorstellungen über funktionelle Zusammenhänge zu gewinnen, solange man den approximativen Charakter solcher Betrachtungen nicht aus dem Auge läßt.

Alle in der Tabelle 12 aufgeführten Meßgrößen außer den morphologischen Daten sind auf den Basalstoffwechsel bezogen, also unter Grundumsatzbedingungen erhalten worden. Der absolute Sollumsatz des jugendlichen Erwachsenen ist 12mal größer als der des Neugeborenen, obwohl dieses, bezogen auf sein KG, doppelt so viel Kalorien verbraucht. Um den gleichen Faktor 12 unterscheiden sich ferner der absolute Sauerstoffverbrauch, das Herzgewicht und die Herzleistung zwischen beiden Altersgruppen. Da Herzgewicht und Herzleistung im gleichen Verhältnis vom Neugeborenen- zum Erwachsenenleben anwachsen, bleibt die pro Kammergewicht zu erledigende Herzarbeit über die gesamte Wachstumsperiode gleich groß. Wegen der geringeren Sauerstoffausschöpfung des arteriellen Blutes (die $a\text{-}v$-Differenz des Erwachsenen beträgt das 1,5fache von der des Neugeborenen) muß beim Neugeborenen mit seinem dem Erwachsenen vergleichbar hohen O_2-Verbrauch das Herzminutenvolumen größer sein und ist es auch tatsächlich. Trotz des bei den Herzen beider Altersstufen pro Gramm Herzgewicht gleichen Arbeitsaufwandes erweist sich die Förderleistung des jungen Herzens als

Tabelle 12. Basalstoffwechselbezogene Meßgrößen des bleibenden Kreislaufs beim Neugeborenen und jugendlichen Erwachsenen

Meßgröße	Neugeborene (1)	Größen-verhältnis zwischen 1 und 2	jugendliche Erwachsene (2)
Sollumsatz in 24 Std. [kcal]	144 bei 3,5 kg Körpergewicht (MARSH und MURLIN 1925)	1:12	1680 bei 70 kg Körpergewicht (MARSH und MURLIN 1925)
Sollumsatz pro kg KG u. Std. [kcal]	2 (MARSH und MURLIN 1925)	2:1	1 (MARSH und MURLIN 1925)
O_2-Verbrauch [ml · min^{-1}]	20 (SMITH 1959)	1:12	232 (SMITH 1959)
arterio-venöse O_2-Differenz [Vol.-%]	3 (EMMANOUILIDES et al. 1970)	1:1,5	4,5 (GAUER 1960)
Aortenquerschnitt [cm^2]	0,39 (DRAGENDORFF 1938)	1:10	3,9 (SUTER 1897)
Aortenvolumen bei arteriellem Mitteldruck [ml]	7 (SIMON und MEYER 1958)	1:21	147 (SIMON und MEYER 1958)
Speichervolumen der Aorta bei physiologischer Blutdruckamplitude [ml]	14% des Aortenvolumens 1 (SIMON u. MEYER 1958)	1:35	24% des Aortenvolumens 35 (SIMON und MEYER 1958)
Elastizitätskoeffizient des Windkessels E' [dyn · cm^{-5}]	27000 (3 Wochen alter Säugling; GRASER 1959)	15:1	1800 (WEZLER 1949)
wirksamer Widerstand im Windkessel [dyn · s · cm^{-5}]	15000 (3 Wochen alter Säugling; GRASER 1959)	8:1	1800 (WEZLER 1949)
Pulsfrequenz [min^{-1}]	123 (KOCH 1968b)	1,7:1	72 (WEZLER 1949)
Pulswellengeschwindigkeit [cm · s^{-1}]	580 (3 Wochen alter Säugling; GRASER 1953)	1,2:1	550 (RANKE 1949, GOZNA et al. 1974)
arterieller Mitteldruck [mm Hg] Systemkreislauf	60 (EMMANOUILIDES et al. 1970)	1:1,7	100 (WEZLER 1949)
Blutdruckamplitude [mm Hg]	20 (EMMANOUILIDES et al. 1970)	1:2	40 (WEZLER 1949)

Tabelle 12. (Fortsetzung)

Meßgröße	Neugeborene (1)	Größen-verhältnis zwischen 1 und 2	jugendliche Erwachsene (2)
art. Mitteldr. Systemkreislauf art. Mitteldr. Lungenkreislauf	0,155 (2 Wochen alter Säugling; KROVETZ et al. 1967)	1:1	0,155 (KROVETZ et al. 1967)
Schlagvolumen [ml]	5,25 (KOCH 1968b)	1:13	67 (WEZLER 1949)
Minutenvolumen [ml · min^{-1}]	650 (KOCH 1968b)	1:7	4600 (WEZLER 1949)
Herzgewicht [g]	23,6 (WETZEL und PETER 1938)	1:12	305,3 (WETZEL und PETER 1938)
Herzleistung des linken Ventrikels ohne Beschleunigungsarbeit [mkp · min^{-1}]	0,52	1:12	6 (WEZLER 1949)
$\dfrac{\text{Herzarbeit [mkp]}}{\text{Gewicht d. linken Kammer [g]}}$	$\dfrac{0{,}01}{11}$ (WEZLER 1949)	1:1	$\dfrac{0{,}01}{11}$ (WEZLER 1949)

besser. Man hat sich nun zu fragen, welche physiologischen und morphologischen Gegebenheiten diese optimale Anpassung der Kreislauffunktion des Neugeborenen an seine Stoffwechselbedürfnisse ermöglichen, so daß von einer „physiologischen Insuffizienz" des Neugeborenenherzens keine Rede sein kann, sondern eher an eine besonders ökonomische Arbeitsweise gedacht werden muß.

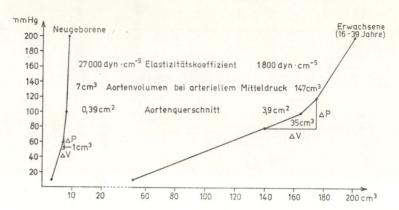

Abb. 48. Ruhedehnungskurven von Leichenaorten und ihre Speichervolumina im physiologischen Druckbereich von Neugeborenen und Erwachsenen (s. auch Tabelle 12).

Das Herz des Neugeborenen wirft sein V_s in eine absolut und relativ zur Herzgröße sehr enge (10mal enger als beim Jugendlichen!), aber relativ zur Körpergröße weite Aorta aus. Dieses V_s ist entsprechend der kleinen Blutdruckamplitude, die trotzdem immerhin noch halb so groß wie beim Erwachsenen ist, und der hochgradigen Steifheit der Aorta mit entsprechend erhöhter Pulswellengeschwindigkeit noch kleiner, als beim Vergleich der Stoffwechselanforderungen bei Neugeborenem und Erwachsenem zu erwarten wäre. Ein winziges Speichervolumen, das nur den fünften Teil des V_s ausmacht, steht einem Speichervolumen von rund der Hälfte des V_s beim Erwachsenen gegenüber (s. Abb. 48). Da die Abfolge von systolischer Speicherung, diastolischem Abfluß und erneuter systolischer Speicherung wegen der fast doppelt so hohen Herzfrequenz des Neugeborenen sehr viel rascher vor sich geht und der Unterschied zwischen systolischem Spitzendruck und diastolischem Druck in der Aorta nur 20 mm Hg ausmacht, dürfte trotz des kleinen Speichervolumens für einen halbwegs gleichmäßigen Abfluß des V_s gesorgt sein. Größe und elastische Eigenschaften des Windkessels determinieren das kleine Neugeborenenschlagvolumen, das gemeinsam mit der kleinen Blutdruckamplitude dem Neugeborenenherzen gerade so viel Arbeit aufbürdet, wie es seinem Gewicht, d. h. seiner Muskelmasse nach, leicht zu bewältigen imstande ist. Das dem Stoffwechselbedarf entsprechend übergroße V_m kommt durch die Verknüpfung des kleinen V_s mit der hohen Herzfrequenz zustande, ohne daß dem

Neugeborenenherzen dadurch ein höherer Leistungsanspruch entstünde als dem Erwachsenenherzen. Da schließlich auch noch das Verhältnis der Drucke im System- und Pulmonalkreislauf vom Neugeborenen- bis zum Erwachsenenalter unverändert bleibt, unterliegt die Arbeit des rechten Herzens wahrscheinlich ähnlichen Bedingungen, wie sie für das linke gelten, zumal sich zeigen ließ (MEYER 1964, GOZNA et al. 1974), daß auch die A. pulmonalis ihre elastischen Eigenschaften in ähnlicher Weise wie die Aorta mit dem Lebensalter ändert.

Weil der Blutdruck des Neugeborenen niedrig und der wirksame Widerstand im Windkessel hoch ist, kann nur ein kleines Schlagvolumen gefördert werden. Weil die Herzfrequenz hoch ist, kann trotz des großen Widerstandes mit geringem Blutdruck ein großes Herzminutenvolumen gefördert werden. Weil der Widerstand im Windkessel hoch und der Druck klein ist, entsteht dem Neugeborenenherzen keine übermäßige Arbeitslast.

Bei einer solchen Betrachtungsweise müssen der niedrige arterielle Sollblutdruck sowie die hohe Herzfrequenz als vorgegeben und nicht durch die mechanischen Eigenschaften des Kreislaufs bedingt angesehen werden, es sei denn, man könnte die Erzeugung des niedrigen systolischen Druckes auf die dem Erwachsenenherzen gegenüber veränderten Druck-Volumen-Beziehungen des Neugeborenenherzens selbst, die bei Schafen (ROMERO et al. 1972) und Ratten (HOPKINS et al. 1973) nachgewiesen sind (s. S. 233), zurückführen. Dazu wären aber zunächst weitere Untersuchungen wünschenswert, die klären müßten, inwieweit Compliance, Kontraktilität und Herzfrequenz (über die Veränderung der Dauer der Aktionsphasen) ursächlich für die Höhe des Blutdrucks in der Neugeborenenperiode und seine altersabhängigen Veränderungen während des postnatalen Wachstums zuständig sind (s. auch S. 236).

Es sei an dieser Stelle daran erinnert, daß das Herz-Kreislaufsystem des Neugeborenen bereits über ein breites Spektrum druck- und volumenregulatorischer Möglichkeiten verfügt (s. S. 206).

Die oben beschriebenen Zusammenhänge beleuchten die physikalischen Bezüge der Haemodynamik etwas zu vordergründig. Sie scheinen uns jedoch geeignet zu zeigen, auf welcher durch die Struktur vorgegebenen Grundlage sich die schon beim Neugeborenen durchaus erfolgreiche Anpassung des Kreislaufs an die aktuellen Erfordernisse des Organismus vollzieht.

Für die Kreislaufverhältnisse des Neugeborenen bleibt nachzutragen, daß beim Menschen kurz nach der Geburt, also unter den Bedingungen des transitorischen Kreislaufs, Schlag- und Minutenvolumen etwas größer gefunden werden als 5 Tage später (KOCH 1968b), wogegen beim Schaf (KOIVIKKO 1969) und Hund (ARANGO und ROWE 1971) beide Volumina während der ersten Lebenswoche anwachsen. Die Gegenüberstellung von entsprechenden Kreislaufparametern neugeborener Hunde und Schafe mit denen der erwachsenen Tiere bestätigt im übrigen die am Menschen gewonnenen Einsichten.

6.5.3. Die altersabhängige Veränderung der Kreislaufgrößen während der Wachstumsperiode

Der Blutdruck

Der systolische Blutdruck beginnt beim Menschen schon etwa nach dem 3. LT wieder anzusteigen (KIRKLAND und KIRKLAND 1972), offenbar in zeitlicher Parallele mit dem Abschluß der transitorischen Kreislaufperiode. Das scheint auch von Frühgeborenen mit ihrem bei der Geburt gegenüber den reifen Kindern niedrigeren Blutdruck zu gelten. Die Differenz zwischen dem arteriellen Mitteldruck termingerecht und zu früh geborener Säuglinge ist allerdings noch nach dem 1. Trimenon deutlich, besonders wenn es sich bei den unreifen um bei der Geburt sehr leichte Kinder (2000 g und darunter) gehandelt hat (SILVERMAN 1961). Der Blutdruckanstieg während der postnatalen Wachstumsperiode ist die Fortsetzung der praenatalen Blutdruckentwicklung, die nicht für alle Säugetierspezies dem gleichen Zeitmuster folgt. Bei Schaf und Mensch wird der größere Anteil der Blutdrucksteigerung von Null im noch nicht schlagenden embryonalen Herzen bis zum Erwachsenenwert in der kurzen Lebensspanne vor der Geburt absolviert, während ein gewisses Blutdruckplateau beim Menschen post partum erst nach der Pubertät, also nach vielen Jahren eines langsamen Anstiegs, erreicht wird. Anders vollzieht sich die Blutdruckentwicklung bei Ratte und Kaninchen. Die zweite Hälfte des intrauterinen Lebens der Ratte bringt den systolischen Blutdruck von fast 0 auf nur 20 mm Hg, während er in den ersten 5 Wochen p. p. bis 100 mm Hg steigt, worauf nur noch ein das ganze übrige Leben über andauernder schwacher Zuwachs folgt (LICHTFIELD 1958). Bei Kaninchen wird der arterielle Mitteldruck in den ersten beiden Wochen um rund 3 mm Hg täglich höher gefunden, d. h., er wächst auf insgesamt das Doppelte des Neugeborenendruckes in dieser kurzen Zeit (DOWNING 1960). Sieht man die prae- und postnatale Blutdruckentwicklung als ein Kontinuum, so werden auch die über einen längeren postnatalen Abschnitt noch niedrigeren Werte menschlicher Frühgeborener verständlich, welche offenbar in der nachgeburtlichen Herzfrequenzentwicklung ein Pendant haben (s. S. 240).

Abgesehen von den ersten 6 Lebensmonaten, in denen ein systolischer Zuwachs von 20 mm Hg gewonnen wird (HOLLAND und YOUNG 1956), nimmt der systolische Blutdruck während der weiteren Kindheit ziemlich stetig und nur sehr allmählich zu. Erst in der Pubertät beschleunigt sich der Anstieg wieder so, daß die Erwachsenenwerte dann in relativ kurzer Zeit erreicht werden. Dabei setzt die raschere Blutdrucksteigerung, wie zu erwarten, bei Mädchen früher ein als bei Jungen, deren späterer Blutdruckzuwachs aber größer ausfällt (TANNER 1962). Im Alter von 13 Jahren überflügelt er den bei Mädchen gefundenen systolischen Druck, und auch die Amplitude des Ruheblutdrucks der Jungen wird größer als die der Mädchen (MANSFELD 1965). Der diastolische Blutdruck, der, wie vergleichende direkte und indirekte Messungen an 3 bis 19 Jahre alten Personen gezeigt haben (Moss und ADAMS 1963), auskultatorisch richtig im Augenblick des Leiserwerdens, nicht des Verschwindens der KOROTKOFFschen Geräusche bestimmt wird, zeigt keine geschlechtsspezifischen Unterschiede und steigt insgesamt bedeutend weniger an, so daß die Blutdruckamplitude allmählich größer wird.

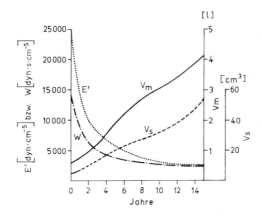

Abb. 49. Die Änderung von Schlag- (V_s) und Minutenvolumen (V_m) sowie Volumenelastizität (E') und Widerstand (W) im Laufe der Kindheit (verändert nach GRASER 1959).

Die 50. Perzentile des systolischen Ruheblutdruckes, untersucht an einem großen, auslesefreien Kollektiv im Längsschnitt (MANSFELD 1965), wuchs entsprechend bei Mädchen von 10 bis 16 Jahren von 106 auf 113 mm Hg, bei Jungen im gleichen Altersabschnitt von 105 auf 120 mm Hg; körperlich Akzelerierte boten mit 16 Jahren 122 (♀) und 129 (♂) mm Hg. Die am liegenden Probanden gemessenen Drucke unterscheiden sich nicht signifikant von denen nach vier- oder achtminütigem Stehen. Die 50. Perzentile des diastolischen Blutdruckes der gleichen Untersuchungsgruppe stieg von 67 auf 70 mm Hg bei den 10- bis 16jährigen Jungen an und von 66 auf 69,5 mm Hg bei den altersentsprechenden Mädchen. Sie zeigte einen Anstieg der Stehwerte nach 4 bzw. 8 Minuten (10jährige ♂ von 67 auf 71 bzw. 72 mm Hg, ♀ von 66 auf 71 bzw. 72,5 mm Hg; 16jährige ♂ von 70 auf 82 bzw. 80 mm Hg, ♀ von 69,5 auf 79,5 bzw. 80 mm Hg). Die systolischen Individualwerte aller Probanden gehörten in einem hohen Prozentsatz im Längsschnitt zu den gleichen 10-, 50- oder 80-Perzentilbereichen, was für eine erhebliche Konstanz des individuellen systolischen Blutdrucks spricht. Der Anstieg des systolischen Ruheblutdrucks von kindlichen zu jugendlichen Werten wird in seinem Zeitverlauf vom Tempo der Entwicklung der Geschlechtsreife bestimmt. Er ist daher auch mit der Körperoberfläche und dem KG der Jugendlichen positiv korreliert (HAHN 1952). Beim diastolischen Blutdruck wird mehr der regulatorische Anstieg im Stehen von der Pubertät beeinflußt als die Zunahme des Ruheblutdrucks.

Schlag- und Minutenvolumen

Trotz des erheblichen Herzfrequenzrückganges während der Kinderzeit (s. S. 245) wächst das V_m von wenig mehr als $1/2$ l auf über 4 l vom Neugeborenenalter bis zum 14jährigen (s. Abb. 49). Diese Entwicklung ist in erster Instanz wachstumsbedingt, wie sich an der drastischen Verkleinerung des Volumenelastizitätskoeffizienten E' zeigen läßt, der vom Volumen und von der Elastizität des arteriellen Systems abhängt und bestimmend für den Gesamtwiderstand und damit die Größe des V_s ist. Die Abnahme von E' bringt ferner die Vergrößerung der Blutdruckamplitude durch Vermehrung des systolischen Speichervolumens mit sich, weil der dehnbarer gewordene arterielle Windkessel auf den höheren systolischen Spitzendruck und das größere V_s mit der Speicherung eines größeren Volumens reagiert und so einen großen diastolischen Blutdruckanstieg verhindert. Größeres V_s wird selbstverständlich außerdem nur möglich, weil Herz und Gesamtvolumen entsprechend dem Körperwachstum größer werden.

Für die Ursache der Volumenelastizitätsabnahme, die mit einer entsprechenden Abnahme der Pulswellengeschwindigkeit einhergeht (GRASER 1953), können morphologische Befunde beigebracht werden. Über Einzelheiten des Längen- und Weitenwachstums der großen Arterien in Abhängigkeit vom Lebensalter kann man sich bei DRAGENDORFF (1938) unterrichten. Die Aorta des Neugeborenen faßt bei einem Druck von 60 mm Hg 7 ml, die des Jugendlichen nach der Pubertät bei 100 mm Hg 147 ml (SIMON und MEYER 1958). Das Verhältnis der Weite der Aorta zur Weite der A. pulmonalis ändert sich dahingehend, daß die Aorta in der Säuglingszeit rasch an Umfang gegenüber der schon beim Foeten größer kalibrigen Pulmonalis gewinnt. Ein verbleibender Weitenunterschied zuungunsten der Aorta gleicht sich erst nach der Pubertät langsam aus (DRAGENDORFF 1938). Das Gefäßvolumen ist aber außerdem von der Innervation durch das vegetative Nervensystem beeinflußt, wie WEZLER schon 1949 durch Messung der für die Berechnung von E' erforderlichen Kreislaufgrößen bei Erwachsenen mit sympathischer oder parasympathischer Tonuslage zeigen konnte. Entsprechende Versuche an Kindern fehlen, jedoch kann man aus Steigerungen des V_m unter Belastung (RUTENFRANZ 1964, MOCELLIN et al. 1973) auf die funktionelle Volumenänderung des Gefäßsystems schließen. Die frequenzbetonte Minutenvolumensteigerung bei gleicher körperlicher Leistung jüngerer Kinder gegenüber der schlagvolumenbetonten älterer (s. Abb. 47) ist ein weiterer Hinweis auf die dynamischen Veränderungen der Kreislauffunktion im Kindesalter, wie er sich schon beim Vergleich zwischen Neugeborenen und Erwachsenen erwarten läßt (s. S. 257). Eine 1974 publizierte Studie an 168 13- bis 18jährigen männlichen und weiblichen Probanden, die einer definierten Fahrradergometer-Belastung ausgesetzt wurden, bestätigt, daß größere Personen mit niedrigeren Herzfrequenzen und größerem V_s reagieren und trotzdem zu höherem V_m kommen als kleinere gleichen Alters. Bei männlichen Jugendlichen besteht außerdem eine Tendenz, unabhängig von Körpergröße und -gewicht mit zunehmendem Alter V_m über einen Frequenzrückgang ohne Erhöhung von V_s bei Belastung niedriger zu halten (SEELY et al. 1974). Für den experimentellen Nachweis der mit dem zunehmenden postnatalen Alter sich wandelnden Sympathikuseinflüsse an den großen Arterien muß auf Tierversuche verwiesen werden (s. S. 225).

Unterschiede im Ruhe-Dehnungs-Verhalten von Leichenaorten verschiedener Altersstufen einschließlich des Kindesalters wurden bereits von THOMA und KÄFER (1889) beschrieben. Veränderungen der Gefäßwandstruktur während der frühen Kindheit werden von morphologischer Seite dafür ursächlich verantwortlich gemacht (MEYER 1964). Die Dicke und die Zahl der elastischen Lamellenschichten, die Lage der Lamellen zueinander sowie Masse und Anordnung der elastischen Fasern wechselt von der Geburt bis zum Alter. Während der Wachstumsperiode werden die elastischen Lamellen stärker und größer und rücken weiter auseinander. Gleichzeitig erfolgt eine Zunahme der Muskulatur, die die weiter werdenden Lücken zwischen den elastischen Lamellen ausfüllt. Die Ausbildung der elastisch-muskulösen Aortenwandschicht schreitet bereits in den ersten Lebensmonaten rasch voran und setzt sich bis zum 10. Lebensjahr weiter fort (DRAGENDORFF 1938).

Das mit dem Körperwachstum größer werdende Volumen des pro Schlag und in der Minute vom Herzen ausgeworfenen Blutes läßt sich ebenso wie der Widerstand im System- (W_S) und Pulmonalkreislauf (W_P), welche mit dem steigenden Lebensalter und zunehmendem Körpergewicht reziprok verknüpft sind, berechnen (KROVETZ et al. 1967). Die im folgenden mitgeteilten Regressionsgleichungen gehen auf Meßergebnisse von Untersuchungen mit der Farbstoffverdünnungsmethode an 29 Kindern verschiedenen Alters zurück. Geschlechtsdifferenzen für die in dieser Reihe bestimmten Kreislaufgrößen wurden nicht nachgewiesen, weshalb die Untersucher annehmen, daß die öfter berichteten Unterschiede zwischen körperoberflächenbezogenen Jungen- und Mädchenwerten wegen der Nichtbeachtung der unterschiedlichen Körperkonfigurationen bei der Bestimmung der Körperoberfläche zustande kommen. Außerdem wurde wiederholt gezeigt, daß zwischen der Körperoberfläche und V_m keine befriedigende Beziehung besteht und der sog. Herzindex, der Quotient aus beiden Größen, physiologisch nicht sinnvoll und daher auch nicht aussagekräftig ist (s. hierzu SCHRÖDER et al. 1966). KROVETZ et al. (1967) geben außer für die Kreislaufgrößen eine Regressionsgleichung zur Vorausberechnung des Sauerstoffverbrauchs an, der ja in enger funktioneller Beziehung zum Herz-Kreislaufsystem steht (s. S. 161). Alle Normwerte gelten für männliche und weibliche Probanden bis zu 19 Jahren unter Ruhebedingungen:

$$O_2 \,[\text{ml} \cdot \text{min}^{-1}] = 3{,}03 + 0{,}961(KL) + 1{,}469(KG); \quad r = 0{,}74 \quad (55)$$

$$V_m \,[\text{l} \cdot \text{min}^{-1}] = -1{,}33 - 0{,}124(A) + 0{,}044(KL) + 0{,}035(KG);$$

$$r = 0{,}95 \quad (56)$$

$$V_s \,[\text{ml}] \quad = -13{,}81 + 0{,}386(KL) + 0{,}423(KG); \quad r = 0{,}90 \quad (57)$$

$$W_S \,[\text{mm Hg} \cdot \text{l}^{-1} \cdot \text{min}^{-1}] = 4{,}4 - \frac{0{,}12}{A} + \frac{336{,}6}{KG}; \quad r = 0{,}98 \qquad (58)$$

$$W_P \,[\text{mm Hg} \cdot \text{l}^{-1} \cdot \text{min}^{-1}] = 0{,}5 - \frac{0{,}02}{A} + \frac{65{,}7}{KG}; \quad r = 0{,}94 \qquad (59)$$

Dabei bedeuten A das Alter in Jahren, KG das Körpergewicht in kg und KL die Körperlänge in cm. r ist der Korrelationskoeffizient für die berechneten und die gemessenen Werte.

Bei Belastung nähern sich die Werte von in der Pubertät befindlichen Jugendlichen denen von Erwachsenen. 13- bis 14jährige Jungen nehmen unter den Bedingungen maximaler körperlicher Leistung 2,5 l O_2 in der Minute auf, V_m steigt auf 17,4 l · min^{-1}, V_s auf 87 ml bei einer Herzfrequenz von 200 Schlägen · min^{-1} und einer arterio-venösen Sauerstoffdifferenz von 14,5 ml · 100 ml^{-1}. V_s ändert sich von einer Frequenz von 105 · min^{-1} und 35% der maximal möglichen O_2-Aufnahme an aufwärts nicht mehr. Die maximale a-v-Differenz für O_2 der Jungen dieser Altersstufe ist derjenigen der Erwachsenen vergleichbar, nicht jedoch V_m bei einer gegebenen O_2-Aufnahme während der Belastung, die um 1—2 l · min^{-1} unter der erwachsener Männer liegt (ERIKSSON et al. 1971). Erst bei 18jährigen männlichen Jugendlichen, nach HOLLMANN und BOUCHARD (1970) bei 16jährigen, werden V_m sowie die Atemgrößen FRK, RV, exspiratorisches Reservevolumen, VK und Sekundenkapazität bei Leistungsanforderungen wie bei erwachsenen Männern von 25—30 Jahren gefunden. Die eher geschlechtsreifen Mädchen bieten die Atemwerte erwachsener Frauen schon mit 14—15 Jahren bei körperlicher Leistung, während die entsprechenden Kreislaufdaten sich noch weiterhin altersabhängig ändern. Sogar bei 18jährigen wurde V_m niedriger, die Herzfrequenz aber höher bestimmt als bei erwachsenen Frauen (SEELY et al. 1974) unter identischen Belastungsbedingungen.

Auch das Neugeborene und der Säugling können V_s und V_m steigern, wie aus Messungen mit verschiedenen blutigen Methoden bei Neugeborenen (Zusammenstellung der Befunde bis 1970 bei EMMANOUILIDES et al. 1970) und aus physikalischen Schlagvolumenbestimmungen an anämischen Säuglingen (GRASER 1959) hervorgeht. Untersuchungen regionaler Gefäßgebiete konnten zeigen, daß die Gefäße der Haut (BRÜCK et al. 1957), der Unterschenkelmuskulatur (CELANDER 1966) und wahrscheinlich die der Nieren (OH et al. 1966) Orte beachtlicher vasomotorischer Kontrollmechanismen sind und auf adäquate Reize genauso reagieren können wie der Kreislauf beim Erwachsenen.

Ebenso ist die nach Blutentnahmen unter Hypovolumaemie beobachtete Umverteilung des Blutes in zentripetaler Richtung (WALLGREN und LIND 1967; s. S. 207) mit entsprechender Verkleinerung von V_s und einem Anstieg des Aortenwiderstandes (WALLGREN et al. 1967a) bei Neugeborenen und Erwachsenen grundsätzlich gleich; Unterschiede in der Reaktion bei Hypo- und Hypervolumaemie werden auf weniger wirksame Regulationsmechanismen im Niederdrucksystem des Neugeborenen bezogen (s. S. 206). Weitere Untersuchungen mit verbesserter Technik werden zur Beurteilung des Problems von der den physiologischen Erfordernissen des Säuglings angepaßten Leistungsbreite des Herz-Kreislaufsystems beitragen können (s. S. 217).

7. Niere und ableitende Harnwege

Das Urogenitalsystem verdient die besondere Aufmerksamkeit des Entwicklungsphysiologen, sind doch bei 3—10% aller erkrankten Kinder die Nieren oder die ableitenden Harnwege mitbetroffen. Affektionen der Nieren stellen eine gefährliche Komplikation von sich an anderen Organsystemen hauptsächlich manifestierenden Krankheiten dar. Unter wenig charakteristischer Symptomatik werden sie leicht Ursache für einen ständig sich verschlechternden Zustand des Patienten (SCHWARTZE 1964). Moderne diagnostische Verfahren haben in vielfältiger Weise ermöglicht, auch beim jungen Säugling den wechselnden Funktionszustand der Nieren objektiv zu kontrollieren. Eine Voraussetzung für die Nutzung dieser Möglichkeiten ist die genaue Kenntnis des zeitgenössischen Wissens über die Entwicklung der Nierenfunktion.

7.1. Die funktionelle Anatomie

7.1.1. Die Niere

HELMREICH (1931) weist zu Recht darauf hin, daß die von der des erwachsenen Menschen abweichende makroskopische Topographie der Niere des Säuglings und Kleinkindes nicht ohne Bedeutung für die praktische Kinderheilkunde ist: Die Nieren wandern im Laufe des ersten Lebensjahres langsam aus dem Becken kranialwärts und erreichen während des zweiten Lebensjahres die für den Erwachsenen typische Lage. Infolgedessen lassen sie sich das ganze erste Lebensjahr hindurch bis in das zweite Jahr hinein paravertebral beiderseits im Lumbalbereich als symmetrisch angeordnete, ovale Resistenzen tasten. Bleibt die physiologische Wanderung aus, so entsteht als Hemmungsmißbildung die sog. Beckenniere.

Die Proportionen der Niere — das Verhältnis von Dicke zu Breite zu Länge — betragen beim Neugeborenen 1:1,2:2,3, beim Erwachsenen 1:1,8:3,5. Die mehr rundliche Niere des Neugeborenen plattet sich im Laufe des Wachstums ab und streckt sich. Setzt man die Dicke der Neugeborenenniere gleich 1, so erreicht man am Ende des 1. Lebensjahres 1,79, des 5. Lebensjahres 2,56 und beim 15jährigen 3,16. Das Dickenwachstum des Organs vollzieht sich also parallel zum Lebensalter (VIERORDT 1906). Ursache dafür ist die noch zu beschreibende sich postnatal ereignende Differenzierung der Rinde. Das Nierengewicht entwickelt sich ebenfalls dem KG und damit der Zellmasse des Organismus parallel (GUNDOBIN 1912, PETER 1938). Es beträgt für beide Nieren zusammen beim Neugeborenen 11—12 g, mit einem Jahr 36—37 g, mit 9 Jahren 74—76 g und mit 15 Jahren 115—120 g. Das Verhältnis des Nierengewichts zum KG beträgt beim Neugeborenen 1:261 und beim 15jährigen 1:320. Die Zahlen spiegeln die postnatale Zunahme der Leistungsfähigkeit des Organs wider, die ihre Grundlage in den Veränderungen im Feinbau des Nephrons hat.

Hinsichtlich der Nierenstrukturentwicklung in der Embryonal- und frühen Foetalperiode sei auf die Lehrbücher der Embryologie verwiesen (BLECHSCHMIDT 1960 u. a.). Die Entwicklung des Nephrons in der Nachniere vollzieht sich beim Menschen zwischen der 8. und 35. GW. Von der 10. Foetalwoche an erreicht eine zunehmende Anzahl von Nephronen ein Entwicklungsstadium, das erlaubt, größere Urinvolumina zu produzieren: 20% morphologisch relativ differenzierte Nephrone um die 12. GW werden von 30% differenzierten Nephronen um die 18. GW gefolgt (VERNIER und SMITH 1968). Die funktionell-morphologische Differenzierung der Nachniere läuft also in den frühen Foetalstadien verhältnismäßig langsam ab. In einer menschlichen Niere finden sich um die 20. GW etwa 350000 Nephrone, um die 40. Woche, nahe am Geburtstermin, mit 820000 Nephronen mehr als die doppelte Anzahl.

Ebenso wie beim Menschen, so ist auch bei den daraufhin untersuchten Laboratoriumstieren die morphologische Differenzierung der Nieren bei der Geburt noch nicht abgeschlossen. Die Anzahl der Glomeruli nimmt allerdings postnatal nur bei den unreif geborenen Spezies noch zu (POTTER und THIERSTEIN 1943). Jedoch wächst der Glomerulusdurchmesser in der postnatalen Periode beispielsweise beim Menschen von 200 µm bei Geburt auf ca. 400 µm um das 20. Lebensjahr. Die wesentliche Umgestaltung der Niere während der nachgeburtlichen Wachstumsperiode vollzieht sich aber am Tubulusapparat. Der Anwendung der subtilen Präparationstechnik PETERS (1927) sind die grundlegenden Einsichten in die Wachstumsgesetzmäßigkeiten des Tubulusapparates zu verdanken gewesen. Später hat PAATELA (1963) die Mikrosektionstechnik von PETER zur Untersuchung auch pathologischen Materials erfolgreich angewendet (weiterführende Literatur bei PAATELA 1963). Die Autorin fand eine Längenzunahme des proximalen Tubulus von 2,4—2,8 mm auf 6—8 mm zwischen dem 2. und 24. Lebensmonat. Der Durchmesser der HENLEschen Schleifen nahm für den absteigenden Schenkel von 0,007 mm auf 0,020 mm, für den aufsteigenden Schenkel von 0,013 mm auf 0,030 mm im gleichen Altersabschnitt zu. Demgegenüber fanden sich insbesondere beim angeborenen nephrotischen Syndrom charakteristische Veränderungen im Glomerulusdurchmesser und auch im Tubulusapparat.

POTTER und THIERSTEIN (1943), BAXTER und YOFFEY (1948), Boss et al. (1963), VERNIER und SMITH (1968) u. a. haben sich mit lichtmikroskopischen, HALL (1954), VERNIER und SMITH (1968) u. a. mit elektronenmikroskopischen Verfahren um die Strukturaufklärung des wachsenden Nephrons bemüht. Boss et al. faßten 1962 die Resultate ihrer Untersuchungen an der Rattenniere in einem Schema zusammen, das in Tabelle 13 wiedergegeben ist. Diesen Befunden nach beginnt die

Tabelle 13. Die morphologischen Entwicklungsetappen der Rattenniere (nach Boss et al. 1962)

	1. LT	11. LT	23. bis 33. LT
nephrogene Rindenzone	etwa die Hälfte der Rinde	unvollst. Differenzierung und Vaskularisierung	keine nephrogene Zone mehr
BOWMANsche Kapsel	kubisches Epithel	Vaskularisierung	plattes Epithel
Flüssigkeit im proximalen Tubulus	vorhanden, aber nicht vom Erwachsenentyp	Weder der Typ des Neugeborenen, noch des Erwachsenen ist zu finden	
Markanteil des proximalen Tubulus	nicht vorhanden	in Differenzierung	vorhanden
dünnes Segment der HENLEschen Schleife	keins oder sehr wenige	wenige	Erwachsenenzustand

Differenzierung des Nephrons an der BOWMANschen Kapsel und schreitet über den proximalen Tubulus und die HENLEsche Schleife zum distalen Tubulus hin fort. Während beim Menschen am Ende der Praenatalperiode die Bildung neuer Glomeruli bereits aufhört, kommt dieser Prozeß bei unreif geborenen Säugetieren, wie z. B. der Ratte, erst in der zweiten postnatalen Lebenswoche zum Abschluß. In der Zeit des Auswachsens der HENLEschen Schleife, also bei der Ratte beginnend von der Mitte der zweiten Lebenswoche an, entwickelt sich eine zunehmende Reaktionsfähigkeit der Rattenniere auf das antidiuretische Hormon, d. i. jene Form der Steuerung der Nierentätigkeit beim Erwachsenen, die zur Produktion eines hypertonen Urins unter der Wirkung dieses Hormons führt. Mit dem Auswachsen der HENLEschen Schleifen werden auch diejenigen anatomischen Voraussetzungen geschaffen, an die das Funktionieren des Haarnadelgegenstromprinzips gebunden ist. Solange nur wenige HENLEsche Schleifen ausgebildet sind, kann sich ein osmotisches Gefälle zwischen Nierenrinde und -mark nur unvollständig entwickeln. Das davon abhängige Haarnadelgegenstromprinzip wird also in dem Maße funktionstüchtig werden, in dem die Zahl der HENLEschen Schleifen mit steigendem Lebensalter zunimmt. Damit wird dann die Fähigkeit zur Produktion konzentrierten Urins erworben und das Jungtier von der Notwendigkeit einer ständigen Flüssigkeitsaufnahme befreit.

Beim Menschen sind zum Zeitpunkt der Geburt nur ein Teil der HENLEschen Schleifen voll ausgewachsen, und dementsprechend ist auch die renale Antwort auf Gaben des antidiuretischen Hormons weniger ausgeprägt als beim Erwachsenen (HELLER 1944). Im Laufe der ersten zwei Lebensjahre wachsen beim Menschen sowohl das proximale Tubuluskonvolut wie die HENLEsche Schleife noch weiter und erreichen dann in etwa die für das weitere Leben charakteristische Gestalt (PETER 1927, PAATELA 1963).

Die elektronenmikroskopische Untersuchung der Glomeruli ergab beim Menschen eine Dickenzunahme der zwischen dem Endothel der Kapillaren und dem Epithel der BOWMANschen Kapsel gelegenen Basalmembran von 500 Å zwischen 9. und 28. GW auf 1000 Å zum Zeitpunkt der termingerechten Geburt und 2500 Å im Alter von drei Jahren. Damit ist der für den Erwachsenen typische Wert erreicht. Die Entwicklung der für die Nierenkapillarendothelien des Erwachsenen so charakteristischen Fenster beginnt ebenso wie die der Fortsätze der Epithelzellen in der BOWMANschen Kapsel beim Menschen im foetalen Lebensabschnitt. Diesen anatomischen Gegebenheiten entspricht, daß die foetale Niere zur Ultrafiltration befähigt ist, wie unten zu zeigen sein wird (s. S. 273). Die Ultrastrukturentwicklung des Tubulusapparates wurde u. a. von HALL (1954) und CLARK (1957) sowie von KURTZ (1967) untersucht. Es fand sich in den Zellen der foetalen Tubuli neben kleinen Mitochondrien und wenigen Zellorganellen vor allem eine sehr geringe Fältelung der Basalmembranen. Alle diese Charakteristika wandeln sich zu denen der Erwachsenentubuli bei den einzelnen Tierarten zu sehr verschiedenem Lebensalter um. Dabei werden immer einzelne Tubuli gefunden, die bereits in frühen Entwicklungsstadien eine der erwachsenen sehr ähnliche Struktur aufweisen. Es scheint daher der Schluß berechtigt, daß die Funktionsentwicklung der Niere nicht nur durch die morphologische Umgestaltung der einzelnen Nephrone, sondern auch durch den verschiedenen Zeitgang dieser Umgestaltung für die Nephrone bestimmt wird. Diese komplexe Heterochronie der Ausreifung der Nephrone führt zu jedem Entwicklungszeitpunkt zu einem unterschiedlichen Verhältnis zwischen mehr oder weniger differenzierten Nephronenpopulationen und bildet damit die Grundlage für die aktuelle Nierenleistung.

7.1.2. *Die ableitenden Harnwege*

Das Nierenbecken wird beim menschlichen Neugeborenen plump gefunden: Die zwei bis drei großen Kelche sind deutlich, die bis zu 20 kleinen nicht im einzelnen im Röntgenbild erfaßbar. Mit zunehmendem Lebensalter ändert sich die Gestalt des Nierenbeckens; seine Gliederung nimmt mehr und mehr zu. Die Variabilität der Nierenbeckengestalt ist beim Erwachsenen groß. Ebenso findet sich beim Säugling und Kleinkind eine große Vielgestaltigkeit. Die Kelche und das Nierenbecken füllen sich durch einen der Herzdiastole ähnlichen Vorgang der Dilatation und entleeren sich durch Kontraktion. Die Altersgang dieses Phänomens scheint nicht untersucht worden zu sein. Es wird daher auf eine Darstellung der Anatomie des Nierenbeckens in Abhängigkeit vom Lebensalter hier verzichtet. Das zur Beurteilung eines fraglich mißgebildeten Nierenbeckens erforderliche Anschauungsmaterial findet sich in Röntgenatlanten für das Säuglings- und Kindesalter, wie beispielsweise bei SCHMID und WEBER (1955).

Die Ureteren verlaufen beim menschlichen Neugeborenen geschlängelt und wachsen proportional der Rumpflänge. Ausgehend von 6,7 cm (links) bzw. 6,6 cm (rechts) nehmen sie bis zum 4. Lebensjahr auf etwa 15 cm Länge zu, wobei das

Verhältnis von Rumpf- zu Ureterenlänge bei den Knaben bis zum 13. Lebensjahr mit 2:1 konstant bleibt. Bei neugeborenen Mädchen beträgt das Verhältnis ebenfalls 2:1, liegt im 6. Lebensjahr bei 1,4:1, um mit 13 Jahren 1,7:1 zu betragen. So ist bereits im Vorschulalter eine geschlechtsspezifische Wachstumsdifferenz der Ureteren gegeben (TSCHITSCHURIN 1901). Mikroskopisch ist der Querschnitt der Neugeborenenureteren von dem des Erwachsenen nur unwesentlich verschieden. Hingegen „ist auf eine ungenügende Entwicklung des elastischen Gewebes und auf eine relative Schwäche der Muskelschichten hinzuweisen" (GUNDOBIN 1912, S. 357).

Den topographischen Hochstand der Blase des Neugeborenen bemerkte HARRISON (1835) erstmalig. Später ergaben Sägeschnitte an gefrorenen Leichen, daß sogar das Orificium urethrae beim Neugeborenen am oberen Rand der Symphyse liegt. Bis zum Ende des ersten Lebensjahres sitzt die Vorderwand der gefüllten Blase der Bauchwand an und verschwindet erst zu Beginn des zweiten Lebensjahres hinter der Symphyse. Die hintere Blasenwand ist bis zu diesem Alter nicht mit Peritoneum bedeckt und besitzt auch keine Kontaktfläche mit dem Rektum oder der Vagina. Ferner fehlt dem Neugeborenen der Blasengrund; dieser bildet sich erst, nachdem die Prostata und der hintere Blasenabschnitt ihre inzwischen erworbene Peritonealverkleidung wieder verlieren und sich der untere Abschnitt der hinteren Blasenwand und die Vorderwand des Rektums berühren (TSCHITSCHURIN 1901). Der Descensus vesicae urinae ist etwa mit dem 22. Lebensjahr abgeschlossen, verläuft aber nicht stetig. Nach relativ raschem Descensus bis zum 4. Lebensjahr folgt eine bis zum 13. Jahr dauernde Periode, in der sich die Lage der Blase kaum verändert. Anschließend senkt sie sich in das Becken herab und erreicht mit dem Ende der Wachstumsperiode ihre endgültige Position.

KALASCHNIKOW (1899) füllte aus der frischen Leiche herauspräparierte Blasen jeweils bis zum Bersten mit Flüssigkeit und bestimmte die hierzu erforderlichen Volumina. Er fand für neugeborene Knaben und Mädchen Werte um 40 ml. Geschlechtsspezifische Unterschiede im Blasenvolumen bildeten sich um das 6. Lebensjahr heraus: Etwa 800 ml bei den Knaben standen 500 ml bei den Mädchen gegenüber. Mit 13 Jahren war die Differenz mit Werten von 1200 ml (männlich) und 800 ml (weiblich) auf 400 ml angestiegen und beträgt schließlich beim Erwachsenen 900 ml (2800 ml bei Männern und 1900 ml bei Frauen).

Die Blase des Neugeborenen unterscheidet sich von der des Erwachsenen durch eine schwächere Muskelwandschicht und spärlichere elastische Fasern bei einer relativ dicken Schleimhaut. Mit dem Wachstum verdicken sich insbesondere die Muskelwandschichten sowie die horizontalen Faserbündel des inneren Sphinkters der Blasenwand, so daß die Höhe der Schleimhaut im Verhältnis zur Gesamtdicke abnimmt (GUNDOBIN 1912).

Nicht ohne praktische ärztliche Bedeutung sind Angaben über die Länge der Urethra im Kindesalter: Bei den Knaben fand ZWINEFF (1900) im ersten Lebensmonat 6,2 cm, im 8. Lebensjahr 10,2 cm und im 16. Lebensjahr 16 cm. Bei Jungen verdreifacht sich die Länge der Urethra fast im Laufe des postnatalen

Wachstums, während sie sich bei den Mädchen nur ungefähr verdoppelt. Mikroskopisch erweist sich das Lumen der Urethra beim Neugeborenen als ziemlich glattwandig und das elastische Gewebe als schwach entwickelt. Mit steigendem Lebensalter bildet sich allmählich das für den Erwachsenen typische gefältelte Urethralumen aus.

7.2. Die foetale Nierenfunktion

Die Niere ist im postnatalen Lebensabschnitt der Vertebraten ein lebenswichtiges Organ. Sie erfüllt wesentliche Teilaufgaben bei der Aufrechterhaltung des für die normale Funktion der Körperzellen erforderlichen inneren Milieus: der Isohydrie, Isoosmie und Isoionie. Darüber hinaus werden über die Niere im Organismus nicht weiter verwendbare Stoffwechselendprodukte ausgeschieden, deren Retention bei Dysfunktion oder Ausfall des Organs zur Vergiftung mit harnpflichtigen Substanzen, zur Urämie, führt. Demgegenüber ist die praenatale Nierenfunktion bei den Säugetieren und beim Menschen nicht lebensnotwendig. Beim Fehlen beider Nieren können lebensfrische, normalgewichtige Neugeborene entbunden werden (POTTER 1952). In solchen Fällen braucht die Fruchtwassermenge ebenso wie bei angeborenem Verschluß der Urethra nicht von der Norm abzuweichen (Literatur bei NEEDHAM 1931). Dennoch beginnt die Nierenfunktion bei allen bisher daraufhin untersuchten Säugetierarten bereits im praenatalen Entwicklungsabschnitt, ohne daß bisher verständlich geworden ist, welche speziellen Aufgaben sie in utero besitzt.

LEONARDO DA VINCI (ca. 1490) war vermutlich der erste, der in der foetalen Blase Urin beobachtete. Mit Hilfe der Analyse des foetalen Urins gelangen später erste Einsichten in die praenatale Nierenfunktion (Zusammenfassung der älteren Literatur bei PREYER 1885, NEEDHAM 1931). Der Ort der Herkunft des foetalen Urins wird in den frühen Foetalstadien das Mesonephros, in der zweiten Hälfte der Gestationszeit das Metanephros sein, während das Pronephros bei den Säugetieren kaum als harnproduzierendes Organ funktioniert. Das Mesonephros entsteht im 4 mm langen menschlichen Embryo und degeneriert — ebenso wie bei der Ratte — sehr bald, nachdem es nur wenige Tubuli ausgebildet hat. Beim Schaf-, Schweine- und Kaninchenembryo entwickelt sich das Mesonephros zu einem relativ großen, funktionstüchtigen Organ und degeneriert erst wesentlich später. Damit gewinnt das Mesonephros bei diesen Tierarten als urinproduzierendes Organ Bedeutung: Beim 4 mm langen Schafembryo beginnt bereits am 18. GT das Mesonephros, Urin zu bilden, bis um den 90. GT die Nachniere zunehmend die Harnbereitung übernimmt.

Die Analyse der Zusammensetzung des embryonalen und foetalen Urins erlaubt einen Einblick in die Leistungsfähigkeit des antenatal wachsenden Harnapparates unabhängig davon, ob der untersuchte Urin von Meso- oder Metanephros erzeugt wurde. Nur in den frühen Entwicklungsstadien, in denen noch keine funktionsfähigen Nachnieren ausgebildet sind, kann man sicher reinen Metanephros-Urin gewinnen. DAVIES (1952) fand beim erst 4 mm langen Schafembryo eine Flüssigkeit in der Allantois von relativ hoher Fruktosekonzentration. Dieser gegenüber dem Plasma hypotone Urin stellt eine Quelle der Allantoisflüssigkeit dar. Er könnte eine physiologische Bedeutung für die Erhaltung der Osmolarität des foetalen Plasmas im Bereich jener Werte besitzen, die eingehalten werden müssen, wenn es zu keinem Flüssigkeitsverlust des Foeten zugunsten des mütterlichen Plasmas kommen soll (ALEXANDER et al. 1968). Daß neben der Niere auch die Allantoismembran an der Aufrechterhaltung der Hypotonie der Allantoisflüssigkeit aktiv beteiligt ist, konnten McCANCE und DICKERSON (1957) sowie CRAWFORD und McCANCE (1960) am Schwein zeigen: Bei dieser Spezies findet ein aktiver Ionentransport aus der Allantois heraus statt.

Phylogenetisch stellt das Mesonephros ein an das Leben im Weltmeer leistungsangepaßtes Organ dar. Beim Übergang zum Landleben fällt der Niere neben der Aufgabe der Erhaltung des körpereigenen Ionenbestandes bei gleichzeitiger Ausscheidung der nicht mehr verwertbaren Stoffwechselendprodukte zusätzlich die Aufgabe der Erhaltung des Wasserbestandes des Körpers zu.

Dieser Übergang vollzieht sich in der Ontogenese der Säugetiere während des praenatalen Lebensabschnitts durch die Funktionsentwicklung der Nachniere. Er wurde u. a. am Schaffoeten eingehend untersucht. ALEXANDER et al. (1958a) fanden vom 45. bis 142. GT (Gestationsdauer 145 Tage) altersabhängige Veränderungen in der Zusammensetzung der Amnion- und Allantoisflüssigkeit sowie des foetalen Blutplasmas und verglichen sie mit dem in der Blase befindlichen Urin. Es stellte sich eine Zunahme der Osmolarität von 335 milliosmol $\cdot$ l^{-1} auf 353 milliosmol $\cdot$ l^{-1} in der Allantoisflüssigkeit im untersuchten Altersabschnitt heraus. In der Amnionflüssigkeit nahm die Osmolarität von 333 milliosmol $\cdot$ l^{-1} auf 303 milliosmol $\cdot$ l^{-1} und im foetalen Urin von 239 milliosmol $\cdot$ l^{-1} auf 166 milliosmiol $\cdot$ l^{-1} ab. Im gleichen Lebensabschnitt stieg der Gesamtstickstoffgehalt sowohl im Plasma wie in der Amnionflüssigkeit an: 250 mg $\cdot$ l^{-1} (45. GT) stehen 750 mg $\cdot$ l^{-1} (140. GT) im Plasma, 25 mg $\cdot$ l^{-1} 110 mg $\cdot$ l^{-1} in der Amnionflüssigkeit gegenüber. Die Harnstoffkonzentration erhöhte sich mit dem Gestationsalter im foetalen Plasma, der Amnionflüssigkeit und im Urin. Während um den 50. GT die Werte in allen drei Flüssigkeiten noch beieinander liegen, übertrifft die Harnstoffkonzentration im Urin die im Plasma und in der Amnionflüssigkeit um den 80. GT bereits um das Doppelte, am Gestationsende fast um das Dreifache.

Die Natrium- und Chlorid-Konzentrationen nehmen im foetalen Urin im Laufe der Entwicklung ab: von 110 mval $\cdot$ l^{-1} um den 50. auf 20 mval $\cdot$ l^{-1} um den 140. GT. Diese Abnahme geht der im Plasma und in der Amnionflüssigkeit nicht parallel.

Alle diese Daten weisen darauf hin, daß die Amnionflüssigkeit z. T. aus der foetalen Niere stammt. Darüber hinaus zeigen sie, daß eine mit dem Gestationsalter zunehmende Leistungsfähigkeit der Niere entsteht, auf die im weiteren eingegangen werden soll.

Die von den Nieren abgeschiedenen Urinminutenvolumina wachsen beim Schaffoeten von 0,14 ml $\cdot$ min^{-1} am 61. GT auf 0,64 ml $\cdot$ min^{-1} um den 117. GT an, um dann bis auf 0,14 ml · min⁻¹ um den 142. GT abzufallen. Bezieht man das Urinminutenvolumen auf das KG des Foeten, so nimmt die Urinmenge von 1,9 ml · min⁻¹ · kg⁻¹ am 61. GT auf 0,04 ml · min⁻¹ · kg⁻¹ am 142. GT ab und gelangt damit bereits in die Nähe des Erwachsenenwertes, der beim Schaf um 0,02 ml · min⁻¹ · kg⁻¹ beträgt (ALEXANDER et al. 1968). Dieser relativen Abnahme der von der foetalen Niere abgeschiedenen Urinvolumina mit steigendem Foetenalter gehen die oben angedeuteten Veränderungen in der Urinzusammensetzung zeitlich parallel. Analoge Befunde erhoben PERRY und STANIER (1962) beim Schwein.

Bestimmt man diejenige Plasmamenge, die pro Zeiteinheit von einem bestimmten Stoff durch die Niere befreit wird, also die sogenannte Clearance, so gewinnt man weitere Aufschlüsse über die Funktionsentwicklung der foetalen Niere. Die für solche Untersuchungen unerläßliche Katheterisierung der Blase des Foeten in utero wurde von SUZUKI und PLENTL (1968) für Primaten sowie ALEXANDER et al. (1958b) und RANKIN et al. (1972) für das chronische Experiment an Schaffoeten angegeben. Die Inulinclearance gibt Auskunft über die Menge des Primärfiltrates; es läßt sich sowohl indirekt unter Verwendung der Harnstoff-, Kreatinin- oder Fruktoseclearance angenähert bestimmen oder direkt aus der des Inulins. Mit diesen Verfahren gewonnene, übereinstimmende Resultate ergaben bei Schaffoeten eine absolute Zunahme der glomerulären Filtrationsrate (GFR) von 0,2 auf 1,5 ml · min⁻¹ vom 61. bis 142. GT. Bezogen auf das KG nimmt die GFR im gleichen Lebensabschnitt von 2,4 ml · min⁻¹ · kg⁻¹ auf 0,4 ml · min · kg⁻¹ ab, um im weiteren postnatalen Lebensabschnitt wiederum anzusteigen (ALEXANDER et al. 1958b).

Die Reabsorption von Elektrolyten und Wasser aus dem Primärfiltrat im Laufe der Tubuluspassage nimmt mit dem Foetalalter zu: Na⁺ und Cl⁻ werden annähernd zu 60% der im Primärfiltrat enthaltenen Menge am 61. GT und bis zu 90% am 142. GT absorbiert. Die K⁺-Reabsorption beträgt am 62. GT 80% der im Primärfiltrat enthaltenen Menge und bleibt bis zum Ende der praenatalen Entwicklungsperiode konstant. Eine entscheidende Zunahme erfährt die Wasserrückresorption im Laufe der Foetalentwicklung. Von 28% des H_2O-Gehaltes des Primärfiltrats am 61. GT steigt sie auf 92% bis zum Gestationsende an (ALEXANDER et al. 1958b). Dieser Funktionswandel der foetalen Niere ist in der sich gleichzeitig verändernden Struktur der foetalen Nachniere begründet. Parallel zur steigenden Wasserrückresorptionsrate vollzieht sich die oben beschriebene Längenzunahme der Tubuli, insbesondere der HENLEschen Schleife.

Die Fähigkeit zur Reabsorption von organischen Primärharnbestandteilen nimmt im Laufe des Foetallebens ebenfalls zu: 0,03 mg · min⁻¹ Glukose werden am 60. GT, 0,87 mg · min⁻¹ am 135. GT reabsorbiert. Die Werte für Fruktose betragen im gleichen Altersabschnitt 0,07 und 1,26 mg · min⁻¹ (ALEXANDER und NIXON 1963). Die Erhöhung des foetalen Plasmaglukosespiegels mit zunehmendem Gestationsalter geht einem Anstieg der Glukoseabsorptionsrate parallel. Bestimmt man nun diejenige Glukosemenge pro Zeiteinheit, die dem Plasma zugeführt werden kann, ohne daß es zu einem Anstieg des Glukosespiegels im

Urin kommt, so erhält man das tubuläre Transportmaximum für Glukose. Es liegt beim foetalen Schaf am 77. GT bei 1,2 mg · min^{-1}, beim erwachsenen Tier um 150 mg · min^{-1}, steigt also im Laufe des Wachstums absolut an. Bezogen auf das KG ist das tubuläre Transportmaximum bereits am 77. GT mit etwa 6,0 mg · min^{-1} · kg^{-1} im Bereich der Erwachsenenwerte gefunden worden. Blockierung der Glukoserückresorption durch Phlorrhizingabe während einer Glukoseinfusion führt zum Anstieg des foetalen Urinzuckergehaltes. In Versuchen am foetalen Schaf betrug die Glukosereabsorption vor der Phlorrhizingabe 0,26 mg · min^{-1}, am 70. GT, nach der Vergiftung mit Phlorrhizin 0,03 mg · min^{-1}. Die entsprechenden Werte am 132. GT betrugen 2,9 bzw. 0,40 mg · min^{-1} vor und nach der Infusion. Die Verschlechterung der Glukosereabsorption durch Phlorrhizin nimmt also im Laufe des foetalen Lebensabschnittes noch zu (ALEXANDER und NIXON 1963). Man kann diesen Befund als Ausdruck der Tatsache ansehen, daß die aktiven Reabsorptionsmechanismen in den Tubuluszellen ebenfalls werdende Funktionen darstellen.

Benutzt man die Paraaminohippursäure (PAH), eine Substanz, die beim Erwachsenen bei einmaliger Nierenpassage fast vollständig aus dem Plasma entfernt wird und sich deshalb zur Berechnung der Nierendurchblutungsrate eignet, um die Nierendurchblutung beim Foeten zu bestimmen, so setzt man voraus, daß die Elimination der PAH aus dem foetalen Plasma in gleichem Ausmaß wie beim Erwachsenen erfolgt. Da über diesen Gegenstand keine Untersuchungen vorliegen, sind die mit Hilfe der PAH-Clearance berechneten foetalen Nierendurchblutungsraten nur mit Einschränkung als für das Maß der Nierendurchblutung aussagekräftig anzusehen. Es zeigte sich, daß die foetale PAH-Clearance und damit näherungsweise die Nierendurchblutung von 0,95 ml · min^{-1} (89.—119. GT) auf 6,4 ml · min^{-1} am Gestationsende ansteigt. Auch bezogen auf das KG ist im gleichen Altersabschnitt ein Anstieg der PAH-Clearance zu beobachten: Sie nimmt von 0,6 ml · min^{-1} · kg^{-1} auf 1,3 ml · min^{-1} · kg^{-1} zu. Direkte Messungen der Nierendurchblutung am foetalen Schaf mit Hilfe elektromagnetischer Durchflußmesser führten ebenfalls zu dem Resultat, daß die Durchblutungsrate mit steigendem Lebensalter absolut und relativ zunimmt (ASSALI und KIRSCHBAUM 1967).

Die bisher angeführten Befunde über die foetale Nierenfunktion wurden am Schaf gewonnen. Dieses Versuchstier eignet sich wegen seiner relativ großen Foeten besonders gut für Untersuchungen, bei denen mehrere Meßfühler am Versuchstier angebracht werden müssen. Untersuchungen am Kaninchen (LEVINE und LEVINE 1958), Schwein (PERRY und STANIER 1962) sowie am Hühnchen (COOKE und YOUNG 1970) ergaben einen grundsätzlich gleichen Entwicklungsgang der Nierenfunktion in der Praenatalperiode. Es darf daher angenommen werden, daß die Untersuchungen am Schaffoeten prinzipielle Gesetzmäßigkeiten aufgedeckt haben, und auch die menschliche foetale Nierenfunktion einem analogen Entwicklungsgang folgt. Angaben hierüber sind spärlich und fast ausschließlich auf die Analyse von Urinproben gegründet, die von abortierten Früchten sowie Früh- und Reifgeborenen unter oder unmittelbar nach der Geburt gewonnen wurden. Die menschliche foetale Niere beginnt in der 9. GW zu funktionieren, wie anhand geeigneter histochemischer Verfahren gezeigt werden konnte (HEWER 1924). In der Zellkultur entwickeln menschliche foetale Nierenexplantate des 3.—4. Gestationsmonats funktionstüchtige Tubuli, die das dem Kulturmedium hinzugefügte Phenolrot im proximalen Tubuluslumen anreichern und dort einen pH-Wert von 7,0 aufrechterhalten, während im Kulturmedium ein pH-Wert von 7,4—7,6 besteht (CAMERON und CHAMBERS 1938).

Fruchtwasseranalysen von der 10. GW an haben ergeben, daß der Harnsäure- und Kreatininspiegel jenseits der 18. GW in der Amnionflüssigkeit signifikant höher als im mütterlichen Plasma ist (FRIEDBERG 1955). Diesem Befund darf man entnehmen, daß auch beim Menschen mit zunehmendem Gestationsalter eine steigende Harnproduktion in Gang kommt. Gegen Schwangerschaftsende weist die chemische Zusammensetzung von foetalem Plasma und Urin Unterschiede auf, die wiederum auf eine sehr ähnliche Funktionsentwicklung der menschlichen foetalen Niere mit der der Säugetiere hinweisen. So beträgt die mittlere Osmolarität im Harn 271, im Plasma 300 milliosmol $\cdot$ l^{-1}, der Kreatingehalt 35,5 und 1,7 mg%, der Kalziumgehalt 1,2 und 8,8 mg%, der Phosphorgehalt 1,7 und 9,9 mg% während der Kaliumgehalt mit 4,8 mval $\cdot$ l^{-1} in Plasma und Harn gleich groß ist (VERNIER und SMITH 1968).

Die Resultate aus den Tierexperimenten geben, so lange keine Clearanceuntersuchungen am menschlichen Foeten bekannt werden, die einzige Grundlage, die Ergebnisse von Harn- und Fruchtwasseranalysen dem Verständnis der werdenden Funktion der menschlichen foetalen Niere nutzbar zu machen.

7.3. Die transitorische Nierenfunktion

Im vorgeburtlichen Lebensabschnitt der Säugetiere und des Menschen scheint die Niere ein weitgehend ruhendes Organ zu sein. Die im vorhergehenden Kapitel beschriebenen praenatalen Leistungen sind für den Foeten nicht lebensnotwendig, da die Aufrechterhaltung seines inneren Milieus von der Plazenta bewerkstelligt wird. Über 65% der vom Herzen ausgeworfenen Blutmenge fließt gegen Ende der Schwangerschaft der Plazenta zu (ASSALI et al. 1968b). Das bedeutet, daß der Widerstand im foetalen Gefäßsystem insgesamt doch größer ist, als jener der Plazenta und der zu ihr hinführenden Gefäße (s. aber S. 185). An dem vergleichsweise hohen Widerstand, den der foetale Organismus der Blutströmung entgegensetzt, haben nicht alle Organsysteme den gleichen Anteil. Tuscheinjektionen in die Nabelvene lebender abortierter, menschlicher Foeten haben aufgedeckt, daß sich in Lunge, Darm und auch in der Niere lediglich die großen Gefäße mit dem Farbstoff anfüllen, während sich in Leber, Nebennieren u. a. Organbereichen der Gefäßbaum bis in die Kapillarbereiche als angefärbt erweist (JÄYKKÄ 1961).

Die Minderdurchblutung der foetalen Niere ist vermutlich durch den Polkissenmechanismus verursacht. Man versteht darunter die Wirkung einer Anhäufung epitheloidaler Zellen im Bereich der glomerulären Arteriolen, die zu einer

Einengung der arteriellen Strombahn führt, so daß es nicht gelingt, in der foetalen Niere einen injizierten Farbstoff über die Arterien bis in den Bereich der Venen vorzutreiben. Daher behält die intravital tuscheinjizierte foetale Niere makroskopisch im Vergleich zu tiefschwarz gefärbten anderen Organen ihre blasse Farbe.

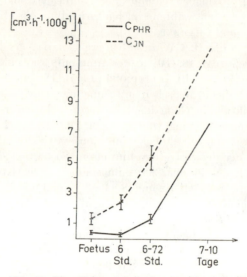

Abb. 50. Die Abhängigkeit der jeweils auf 100 g Körpergewicht bezogenen Inulinclearance (C_{IN}) sowie der Phenolrotclearance (C_{PHR}) vom Lebensalter beim Kaninchen (Befunde von LEVINE und LEVINE 1958).

Diesen Befunden entspricht das Ergebnis von direkten Messungen über den Blutdurchfluß der Niere bei Schaffoeten in der Spätschwangerschaft (ASSALI et al. 1968b). Verglichen mit dem Anteil des durch die Nieren gehenden Blutes beim erwachsenen Schaf ist der foetale Anteil renaler Durchblutung am Schlagvolumen gering. Mit der Geburt beginnt die Umschaltung vom prae- zum postnatalen Kreislauf. Sie ist keineswegs ein plötzliches Ereignis, sondern nimmt eine Zeit in Anspruch, in der der sogenannte transitorische Kreislauf funktioniert (BORN et al. 1954; s. S. 203). Die bis dahin ruhenden Nieren nehmen mit der Geburt jene Funktionen auf, die für dieses Organ im ganzen weiteren Leben charakteristisch bleiben. Welches die treibenden Kräfte für die postnatal zunehmende Durchblutungsrate der Niere sind und wie mehr oder weniger rasch sich die Niere auf die Leistungsanforderung der Postnatalperiode einstellt, ist weitgehend ununtersucht geblieben. LEVINE und LEVINE (1958) fanden beim foetalen Kaninchen gegen Ende der Gestationszeit eine sehr geringe Ausscheidungsrate für in das Blut eingebrachtes Inulin ebenso wie für den Farbstoff Phenolrot. Die Clearancewerte dieser Stoffe betrugen 1,3 bzw. 0,4 ml · h^{-1} bezogen auf 100 g KG. Nach der Abnabelung und dem Einsetzen der spontanen rhythmischen Atmung, steigt die Clearance für Inulin rasch an und erreicht nach 6 Stunden fast den doppelten

Foetalwert, während die Phenolrotclearance in diesem Lebensabschnitt noch unverändert bleibt. Sie kommt erst sehr viel langsamer in Gang: Mit 72 Lebensstunden gelangt sie in den Bereich des 3fachen Foetalwertes, wiederum bezogen auf das Körpergewicht. In diesem Alter hat die Inulinclearance bereits den 4fachen Foetalwert überschritten (Abb. 50).

Da die Inulinclearance den Leistungswandel im Bereich des Glomerulus zum Ausdruck bringt — beim Erwachsenen gibt sie Auskunft über das Primärharnvolumen pro Zeit —, kann man den beschriebenen Befunden entnehmen, daß bei der untersuchten Spezies im Zeitabschnitt der postnatalen Kreislaufumschaltung die glomeruläre Filtrationsfunktion zuerst in Gang kommt. Dem entspricht auch die anatomisch nachgewiesene Weitstellung der Glomerulusgefäße, nachdem die Niere ihre postnatale Funktion aufgenommen hat (JÄYKKÄ 1961). Demgegenüber verläuft die Entwicklung der Tubulusfunktion langsam; die vorwiegend über den Tubulusapparat vonstatten gehende Ausscheidung des Phenolrots erhöht sich nur allmählich. Damit wird bereits in der Neonatalperiode ein zeitliches Nacheinander der Entwicklung der Funktion der einzelnen Abschnitte des Nephrons deutlich, das für die weitere Funktionsentwicklung des Organes charakteristisch bleibt.

7.4. Die Physiologie der Niere während der postnatalen Wachstumsperiode

7.4.1. *Methoden zur Beurteilung der postnatalen Nierenfunktionsentwicklung*

Jede Analyse der Leistungen eines Organsystems im wachsenden Organismus muß der Tatsache einer kontinuierlichen Veränderung der chemischen Zusammensetzung des betreffenden Organismus mit steigendem Lebensalter Rechnung tragen. Der Einfluß des chemischen Aufbaus des Körpers zu bestimmten Entwicklungsstufen auf die Leistung seiner Organe wird um so ausgeprägter sein, je mehr diese unmittelbar der Erhaltung und Regulierung des inneren Milieus dienen. Daher werden die Leistungen der wachsenden Niere nur verständlich, wenn man sie in die Veränderungen der stofflichen Zusammensetzung des Organismus als eingepaßt ansieht. Harnzusammensetzung, Harnmenge, Wasserausscheidungsrate sowie die Eliminationsrate der sogenannten harnpflichtigen Substanzen müssen als Leistungsparameter der wachsenden Niere versagen, wenn sie nicht auf die mit dem Alter wechselnde Zusammensetzung des Körpers bezogen werden. Stellt man diese in Rechnung, so bleibt die Frage zu beantworten, auf welche Größen man die erhobenen Nierenfunktionswerte beziehen soll, um sie zwischen den Altersgruppen vergleichbar zu machen. Diese Problematik gewinnt für die Beurteilung der Nierenleistung eine besondere Aktualität, da sich zum Teil entgegengesetzte Aussagen ergeben, je nach dem ob die eine oder andere Bezugsgröße gewählt wird. Die bezügliche Literatur wurde u. a. von KLEIBER (1947), ROHWEDDER (1963, 1968) sowie BURMEISTER (1968) zusammengestellt und diskutiert. BURMEISTER stellt eine Reihe allgemeiner Forderungen auf, die eine

Bezugsgröße erfüllen sollte. Wie sich zeigen wird, sind für keine der bisher praktisch verwendeten Bezugsgrößen alle diese Forderungen erfüllbar. BURMEISTER fordert u. a. eine kausale Verknüpfung von Leistungs- und Bezugsgröße, die Möglichkeit, verschiedene Leistungsdaten auf die Bezugsgröße beziehen zu können, und schließlich deren Homogenität. Die Forderung nach Homogenität erweist sich aber beispielsweise als für die Körpermasse nicht erfüllt, da die „Körpermasse des Säuglings anders zusammengesetzt ist, als diejenige des Erwachsenen" (1968, S. 233). Auch die Körperlänge ist kein homogenes Bezugsmaß, hat an ihr doch im Säuglingsalter vor allem Kopf und Rumpf, später hingegen zunehmend die Beinlänge einen wesentlichen Anteil. Eine weitere Forderung bezieht sich auf die statistischen Beziehungen, die zwischen Bezugs- und Leistungsgröße bestehen sollen. Von diesen ist zu fordern, daß sie sich über einen längeren Entwicklungsabschnitt nicht verändern. Darüber hinaus sollten im Interesse der statistischen Behandlung lineare oder linearisierbare Beziehungen zwischen Leistungs- und Bezugsgröße über die Wachstumsperiode bestehen. Schließlich müssen aus klinisch praktischer Sicht Bezugsgrößen leicht meßbar und ohne Belästigung des Probanden zuverlässig zu erhalten sein.

Als älteste Bezugsgröße ist die Körpermasse, also das Gewicht, verwendet worden (KLEIBER 1947). Bedenkt man, daß der Anteil der Zellmasse an der Gesamtkörpermasse einer altersabhängigen Veränderung unterliegt (s. S. 282) und daß darüber hinaus die Stoffwechselleistungen einzelner Zellen oder Gewebe nicht unverändert bleiben, so erweisen sich wesentliche der oben an eine Bezugsgröße gestellten Forderungen als nicht erfüllt, so daß die Körpermasse, um die Nierenfunktionsentwicklung zu beschreiben, als ein nur bedingt geeignetes Vergleichsmaß angesehen werden muß.

Da sich der Stoffaustausch der Zellen an deren Oberfläche vollzieht und das Volumen der Extrazellularflüssigkeit dieser in etwa parallel geht, bietet sich letztere insbesondere für die Nierenfunktion als Bezugsgröße an (ROHWEDDER 1963). Tatsächlich konnte zwischen dem Extrazellularraum und der Nierenleistung vom frühen Säuglingsalter an bis zum Pubertätsbeginn eine lineare Beziehung gefunden werden. Da der Extrazellularraum keine leicht zu bestimmende Größe ist, muß er als Bezugswert speziellen Fragestellungen vorbehalten bleiben.

Glücklicherweise bestehen nun aber zwischen der Größe des Extrazellularraums und der Körperoberfläche in der Wachstumsperiode des Menschen lineare Beziehungen. Damit wird es möglich, statt auf das Extrazellularvolumen die jeweilig untersuchte Leistungsgröße der Niere auf die Körperoberfläche zu beziehen. Die Bestimmung dieser Größe mit Hilfe geeigneter Formeln ist praktisch einfach und ausreichend genau.

Es hat sich eingebürgert, den Leistungsparameter „Clearance" nicht nur auf die Körperoberfläche zu beziehen, also den Quotienten „Clearance des Patienten zu Oberfläche des Patienten" zu bilden, sondern den so erhaltenen Wert auf die Oberfläche einer erwachsenen Vergleichsperson umzurechnen, was durch Multiplikation mit 1,73 m^2 — dem Wert der mittleren Körperoberfläche des erwachsenen Menschen — geschehen kann. Gegen diese Umrechnung der Nierenleistung des

Säuglings auf die Körperoberfläche des Erwachsenen hat ROHWEDDER (1963, 1968) begründete Bedenken geltend gemacht. Er konnte zeigen, daß die mit Hilfe der Multiplikation ausgeführte Normierung aus arithmetischen Gründen zu einer Deformierung jener Kurve führt, die die Abhängigkeit der Clearance von der Körperoberfläche beschreibt. Bei der Darstellung der Beziehung der Clearance des Patienten zur Körperoberfläche in einem karthesischen Koordinatensystem resultiert bei der Benutzung der Meßwerte von Probanden unterschiedlichen Alters eine Punktwolke, die sich mit Hilfe einer Regressionsgeraden beschreiben läßt. Diese Gegebenheit bringt die Tatsache zum Ausdruck, daß zwischen der Nierenleistung — gemessen als Clearance — und der Körperoberfläche im untersuchten Altersabschnitt eine lineare Beziehung besteht. Diese Regressionsgerade läuft nun aber nicht durch den Nullpunkt des Koordinatensystems. Das führt dazu, daß eine Multiplikation aller der der Regressionsgeraden zugrunde liegenden Werte mit der Konstanten 1,73, wie sie bei der Normierung der Nierenleistung auf die Körperoberfläche des Erwachsenen ausgeführt wird, sich im Bereich der Körperoberflächenwerte unter 0,5 m^2 als drastische, zwischen 0,5 m^2 und 1 m^2 noch als deutliche Verkleinerung des Quotienten Clearance:Oberfläche auswirkt. Auf diese Weise wird eine Minderleistung der Niere insbesondere im Säuglingsalter vorgetäuscht, die tatsächlich nicht besteht.

Die Umrechnung der Clearancewerte für verschiedene Substanzen auf die Körperoberfläche des Erwachsenen hat eine Vielzahl von Autoren zu der Überzeugung geführt, daß im Säuglings- und Kleinkindesalter eine „physiologische Niereninsuffizienz" bestehe. Es ist sehr zu bedauern, daß durch die Umrechnung von gemessenen Leistungsparametern der Niere auf 1,73 m^2 eine Reihe von Resultaten über die Nierenfunktion im Säuglings- und Kleinkindesalter — wie sie von MCCANCE (1948) zusammengestellt wurden — heute kaum noch brauchbar sind; auf Grund der Quotientenbildung ist es nicht möglich, die ursprünglich erhaltenen Clearancewerte den Arbeiten zu entnehmen. Für die späteren Entwicklungsabschnitte macht sich die Verfälschung der vom Patienten erhobenen Daten durch Bezug auf die Körperoberfläche des Erwachsenen zunehmend weniger bemerkbar. Aus diesem Grunde bleiben die Daten, die in diesen Altersabschnitten erhoben wurden, für die Beurteilung der Leistungsfähigkeit der Niere trotz des Bezuges auf die Erwachsenenkörperoberfläche verwendbar.

Die Meßwerte aus Experimenten an wachsenden Laboratoriumstieren werden im allgemeinen auf das KG des untersuchten Tieres, das Nierengewicht, seltener auf die aktuelle Körperoberfläche bezogen; damit sind die Interpretationsschwierigkeiten, wie sie für die Befunde von menschlichen Säuglingen insbesondere bestehen, nicht aufgetreten.

Zusammenfassend erweist sich das Volumen der Extrazellularflüssigkeit des jeweiligen Probanden, das durch die Niere „geklärt" wird, als die geeignetste Bezugsgröße. Da zwischen der Größe der Körperoberfläche und der des Extrazellularraumes während der Wachstumsperiode des Menschen lineare Beziehungen bestehen, empfiehlt sich erstere aus praktischen Gründen.

7.4.2. Einige Daten über die biochemische Zusammensetzung des wachsenden Organismus

Die an die Nieren des wachsenden Organismus gestellten Leistungsanforderungen werden weitgehend von der chemischen Zusammensetzung des Körpers bestimmt. Da sich diese mit dem Lebensalter verändert, kann auch die Nierenleistung im Laufe der Wachstumsperiode nicht gleich bleiben. Einige im Zusammenhang mit der werdenden Nierenfunktion besonders bedeutungsvolle Besonderheiten der Zusammensetzung des wachsenden Organismus sollen darum nachfolgend beschrieben werden.

Die Veränderung des prozentualen Anteils des Körperwassers an der Gesamtkörpermasse und seiner Teilvolumina im Laufe des Wachstums

Die altersabhängigen Veränderungen des Wassergehaltes des Körpers wurden in letzter Zeit für den Menschen eingehend von FRIIS-HANSEN (1959, 1971) sowie von FOMON (1966) beschrieben. Die folgende Darstellung benutzt die Daten dieser Autoren und verzichtet auf die Angaben in der älteren Literatur. Einzelheiten über die Methoden der Körperwasserbestimmung wurden ebenfalls von FOMON und FRIIS-HANSEN gegeben, worauf der speziell interessierte Leser verwiesen sei.

Das Volumen des Gesamtkörperwassers (GKW) läßt sich in Teilvolumina untergliedern, die altersabhängig verschiedene Veränderungen erfahren. Als GKW wird alles Wasser bezeichnet, das sich innerhalb der äußeren Körperoberfläche befindet. Dieses Volumen läßt sich am sichersten durch die Ermittlung des Verdünnungsgrades von schwerem Wasser, das den zu untersuchenden Probanden in bekanntem Volumen zugeführt wird, bestimmen. Ein Teilvolumen des GKW stellt das EZW dar, auf dessen weitere Unterteilung in anatomisches und physiologisches EZW nicht eingegangen werden soll. Das EZW kann durch den Verdünnungsgrad einer intravenös zugeführten Elektrolyt-, Thiosulfat-, oder Inulinlösung ermittelt werden. Einen idealen Stoff, der sich rasch im Extrazellularraum ausbreitet, hingegen nicht von den Körperzellen aufgenommen oder über die Nieren ausgeschieden wird, hat man noch nicht gefunden. Das hat dazu geführt, daß alle EZW-Bestimmungen mit einer gewissen Unsicherheit behaftet sind. Die zweite Volumenfraktion des GKW stellt das Intrazellularvolumen (IZW) dar. Es umfaßt das gesamte Wasservolumen innerhalb der Zellen. Es ist bisher nicht gelungen, dieses Volumen befriedigend zu bestimmen, so daß es im allgemeinen nach dem Ansatz

$$GKW - EZW = IZW$$

errechnet wird.

Eine Unterfraktion des EZW stellt das Plasmavolumen dar. Es läßt sich mittels markierter Proteine leicht bestimmen, und bleibt mit ca. 50 ml · kg^{-1} KG von geringfügigen Schwankungen im Zeitabschnitt der Pubertät abgesehen, im Laufe der Wachstumsperiode weitgehend konstant, weshalb es außer Betracht bleiben soll.

Der prozentuale Anteil des GKW am KG fällt mit steigendem Lebensalter: während beim menschlichen Foeten im ersten Gestationsmonat 94% seiner Masse aus Wasser besteht, finden sich im 2. 93%, im 3. 91%, im 4. 89%, im 7. 84% und im 8. 82% GKW am Gesamtgewicht. Bei der Geburt beträgt der Wert um 80%,

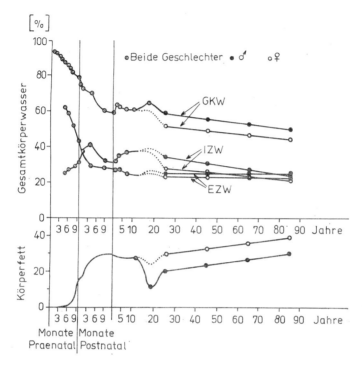

Abb. 51. Die Veränderung des Gesamtkörperwasservolumens (GKW), des Extrazellularwasservolumens (EZW), des Intrazellularwasservolumens (IZW) sowie des Körperfettgehaltes im Laufe des menschlichen Lebens in % des KG (nach FRIIS-HANSEN 1971).

fällt bis zum Ende des 1. Lebensjahres auf 60%, um im Zeitabschnitt der Pubertät nach geringfügigem Anstieg weiterhin abzufallen. Geschlechtsdifferenzen bestehen von der Pubertät an; bei den Knaben liegt der Anteil des GKW am Gesamtkörpergewicht im weiteren Leben um 5% höher als bei den Mädchen (Abb. 51). Auf Grund dieses Altersganges fand FRIIS-HANSEN (1959) eine Formel, die für ein bestimmtes Kind bei einer Fehlerbreite von ±7,9% das GKW zu errechnen erlaubt:

$$\text{GKW} = \text{K} \cdot \text{Gewicht}^{0,790} \cdot \text{Körperlänge}^{0,425} \tag{60}$$

K beträgt für die Altersstufe 11 Tage bis 6 Monate: 0,177; 6 Monate bis 2 Jahre: 0,153; 2 bis 7 Jahre: 0,195 und 7 bis 16 Jahre: 0,150.

Das Extrazellularvolumen fällt praenatal beim Menschen von 62% im 5. auf 43% des KG im 10. Gestationsmonat. Bis zur Pubertät kommt es zu einem weiteren langsamen Absinken des EZW für beide Geschlechter auf etwa 20% des Körpergewichts. Geschlechtsunterschiede zum Zeitpunkt der Pubertät und in den nachfolgenden Jahren sind weit weniger ausgeprägt als beim GKW. Bezogen auf die Körperoberfläche bleibt das EZW während der gesamten Wachstumsperiode weitgehend unverändert; lediglich zwischen dem 1. und 11. LT besteht mit $6{,}74\, \text{l} \cdot \text{m}^{-2}$ eine Abweichung von dem sich anschließend einstellenden Wert von $5{,}83\, \text{l} \cdot \text{m}^{-2}$. Bis zum 7. Lebensjahr beträgt dann der Quotient $\text{EZW} \cdot \text{m}^{-2}$ Oberfläche $5{,}89\, \text{l} \cdot \text{m}^{-2}$, zwischen dem 7. und 16. Lebensjahr $5{,}57\, \text{l} \cdot \text{m}^{-2}$. Dieses Verhalten ist Ausdruck der oben angeführten linearen Beziehung zwischen der Körperoberfläche und dem EZW im Laufe der Wachstumsperiode. Zur Berechnung des EZW hat FRIIS-HANSEN (1971) ebenfalls eine Formel angegeben:

$$\text{EZW (in \% des KG)} = C_E \cdot \text{KG}^{0{,}672} \cdot \text{Körperlänge}^{0{,}163} \tag{61}$$

Die Konstante C_E beträgt 0,279 (11 Tage bis 6 Monate), 0,270 (6 Monate bis 2 Jahre), 0,285 (2 bis 7 Jahre) bzw. 0,274 (7 bis 16 Jahre). Die Fehlerbreite der so errechneten Werte ist mit $\pm 15{,}2\%$ relativ hoch.

Die Besonderheiten der Verteilung des GKW während der ersten 10 LT des Menschen wurden von MACLAURIN (1966) mitgeteilt. Es kommt nach diesen Befunden beim reifen Neugeborenen zu einem dem postnatalen Gewichtsverlust zwischen dem 1. und 4. Lebenstag parallel gehenden Anstieg des EZW von $330\, \text{ml} \cdot \text{kg}^{-1}$ KG bei Geburt auf $380\, \text{ml} \cdot \text{kg}^{-1}$ KG am 4. LT. Nachfolgend fällt das EZW bis zum 6. LT ab, ohne allerdings den Wert bei Geburt wieder zu erreichen.

Parallel dem Körpergewichtsverlust in den ersten Lebenstagen fällt auch das IZW, so daß es um den 6. LT um etwa 200 ml niedriger liegt, als bei Geburt. Die Ursache für diese Verschiebung in der Verteilung des Körperwassers während der Neonatalperiode liegt vermutlich in der Tatsache begründet, daß die 48stündige Flüssigkeitskarenz post partum zu einer Erhöhung des Natriumspiegels im Serum (O'BRIEN et al. 1954) und dadurch zu einem osmotisch bedingten Übertreten von Wasser aus dem Intra- in den Extrazellularraum führt. Damit wäre verständlich, weshalb das IZW während der ersten LT abnimmt, während das EZW eine Zunahme erfährt.

Das IZW steigt mit dem Foetalalter von 25% im 5. Gestationsmonat auf 32% des KG zum Zeitpunkt der termingerechten Geburt an. Von den oben erwähnten Schwankungen in den ersten LT abgesehen, liegt dieses Volumen über das Säuglings- und Kindesalter ziemlich konstant zwischen 38% und 45% des KG. Von Pubertätsbeginn an fällt bei den Mädchen das IZW-Volumen geringfügig unter 40%, während es bei den Knaben weiterhin über 40% des Körpergewichtes ausmacht. Diese Geschlechtsdifferenzen nehmen mit steigendem Lebensalter ab, gleichen sich aber erst im Greisenalter aus. Auch für die Berechnung des IZW-Volumens hat FRIIS-HANSEN (1959) eine Formel angegeben:

$$\text{IZW (in \% des KG)} = C \cdot \text{KG}^{0{,}998} \cdot \text{Körperlänge}^{0{,}206} \tag{62}$$

Die Konstante C nimmt die Werte 0,166 (11 Tage bis 6 Monate), 0,148 (6 Monate bis 2 Jahre), 0,157 (2 bis 7 Jahre) bzw. 0,166 (7 bis 16 Jahre) an.

Die bisher beschriebenen Partialvolumenverschiebungen des Wassers in den einzelnen Lebensabschnitten betreffen jeweils den Gesamtorganismus und verschleiern damit die Volumenverschiebungen in den einzelnen Organen. Sowohl

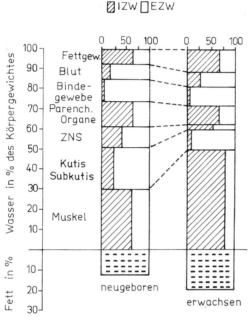

Abb. 52. Der prozentuale Anteil des EZW und IZW sowie des Fettes am Gesamtgewicht in verschiedenen Organen beim neugeborenen und erwachsenen Menschen (nach FRIIS-HANSEN 1971).

für die praenatale Entwicklungsperiode (BEHRMAN et al. 1964) wie auch für den nachgeburtlichen Lebensabschnitt (FRIIS-HANSEN 1965) wurden entsprechende Befunde mitgeteilt. Es zeigt sich, daß sich mit dem Wachstum eine komplizierte Verschiebung des EZW und IZW in den einzelnen Organen vollzieht. Einen summarischen Überblick über diese Verhältnisse vermittelt Abbildung 52.

Die Veränderung der Körperwasserpartialvolumina mit dem Lebensalter ist zu bestimmten Entwicklungsabschnitten besonders ausgeprägt: Im praenatalen Lebensabschnitt, in den ersten Lebenstagen, in denen sich die Anpassung der Niere an die postnatalen Leistungsanforderungen vollzieht, und schließlich im Laufe des 1. Lebensjahres, währenddessen es noch zu einer starken Zunahme des IZW bis zum 5. Lebensmonat und nachfolgend zu einer Abnahme dieses Volumens kommt.

Die langsamen Flüssigkeitsvolumenverschiebungen, die sich in den folgenden Lebensjahren vollziehen, stellen ebenso wie die zum Zeitabschnitt der Pubertät an die Leistungsfähigkeit der Nieren keine besonderen Anforderungen.

Die Veränderungen des Eiweiß-, Fett- und Kohlenhydratgehaltes sowie der Menge der Elektrolyte im wachsenden Organismus

Über die prozentuale Veränderung des Gesamtprotein-, Fett- und Kohlenhydratgehaltes des wachsenden menschlichen Organismus gibt Abbildung 53 Auskunft. Während der Protein- und Fettgehalt mit dem Lebensalter ansteigt,

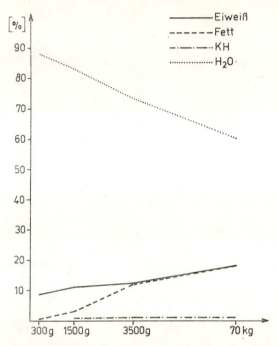

Abb. 53. Der prozentuale Anteil von Eiweiß, Fett, Kohlenhydraten (KH) und Wasser am Körpergewicht im Laufe des prae- und postnatalen Lebensabschnittes beim Menschen (Daten von WIDDOWSON und DICKERSON 1964).

nimmt der Kohlenhydratgehalt von der Geburt bis zum Erwachsenenalter ab (MOORE et al. 1963, WIDDOWSON und DICKERSON 1964). Diese Veränderungen vollziehen sich keineswegs gleichsinnig in allen Organen. Während in der Muskulatur beispielsweise der Fettgehalt von 2% von Geburt bis zum 12. Lebensjahr unverändert bleibt, nimmt er im Knochen von 0,2% auf 3,4% im gleichen Altersabschnitt zu. Die Einzelheiten der biochemischen Reifung der einzelnen Organe können hier nicht Platz finden. Der interessierte Leser wird u. a. auf FOMON (1966) verwiesen.

Zu teilweise erheblichen Veränderungen kommt es im Laufe der Entwicklung auch im Gehalt des Gesamtorganismus an Elektrolyten. Bezogen auf ein kg Körpergewicht fällt der Cl$^-$-Gehalt beim Menschen von 67,8 mval im 4. Gestationsmonat auf 50 mval bis zur Geburt ab, um im nachfolgenden Lebensabschnitt bis zum Erwachsenenalter 32 mval zu erreichen (HUGOUNENQ 1900; CAMERER 1900, CAMERER et al. 1902). Analog verhält sich der Na-Gehalt: 70—80 mval · kg^{-1} KG bei Geburt machen 40 mval · kg^{-1} KG beim Erwachsenen Platz (WIDDOWSON und SPRAY 1951, FORBES et al. 1956). Da sich Na$^+$ und Cl$^-$ in der Hauptsache im EZW befinden, spiegelt die Abnahme dieser Substanzen den Rückgang des EZW-Volumens mit zunehmendem Lebensalter wider. Auffälligerweise bleibt die Na$^+$-Konzentration im Blutplasma während des postnatalen Entwicklungsabschnitts des Menschen normalerweise konstant: Werte zwischen 135 mval · l^{-1} und 140 mval · l^{-1} werden gleichermaßen bei Säuglingen, Kleinkindern und Erwachsenen gefunden.

Anders als der Na$^+$- und Cl$^-$-Gehalt des wachsenden Säugetierorganismus verhält sich der des Kaliums. K$^+$ finden sich vorwiegend intrazellulär angereichert. Es steht daher zu erwarten, daß der Kaliumgehalt pro kg KG in Perioden intensiven Zellwachstums zunimmt. Tatsächlich findet man auch zwischen dem 6. und 10. Gestationsmonat einen Anstieg von im Mittel 43 auf 50 mval · kg^{-1} (OWEN und BROŽEK 1966); letzterer Wert entspricht 1,6 g K$^+$ pro kg KG. Postnatal wurde für beide Geschlechter ein Anstieg des Kaliumgehaltes, bezogen auf das KG, beobachtet, der mit dem 8. Lebensjahr einen ersten Gipfel bei 2,2 g · kg^{-1} erreicht, um nachfolgend bis zum 11. Lebensjahr für beide Geschlechter auf 2,0 g × kg^{-1} abzufallen. Im weiteren Altersgang treten Geschlechtsdifferenzen im Kaliumgehalt pro kg hervor. Während bei den Mädchen nach dem 11. Lebensjahr der Kaliumgehalt weiterhin abfällt, um gegen Ende der Pubertät 1,7 g · kg^{-1} zu erreichen, kommt es bei den Knaben zu einem dem Pubertätswachstumsschub zeitlich parallel gehenden erneuten Anstieg des Kaliumgehaltes, so daß um das 16. Lebensjahr bis zu 2,4 g · kg^{-1} bestimmt werden (ANDERSON und LANGHAM 1959). Für diesen Altersgang scheint in der Hauptsache die Zunahme der Muskelmasse, ihre geschlechtsspezifische Verteilung zum Zeitpunkt der Pubertät und schließlich die Zunahme des Anteils des vergleichsweise kaliumarmen Skeletts an der Gesamtkörpermasse verantwortlich zu sein.

Der Serumkaliumgehalt wurde bei menschlichen Embryonen mit 10,2 mval · l^{-1} (WIDDOWSON und MCCANCE 1956) etwa doppelt so hoch gefunden wie beim Foeten am Schwangerschaftsende. Mit ca. 5 mval · l^{-1} bleibt er von Geburt bis zum Ende der Wachstumsperiode unverändert; im Serum-Kaliumspiegel machen sich also die altersabhängigen Veränderungen im Kaliumgehalt des Gesamtorganismus nicht bemerkbar (WEBER 1964).

Der Kalzium- und Phosphorgehalt des Organismus nimmt, bezogen auf das KG, während der Praenatalperiode proportional dem Knochenwachstum zu: Bei 105 g schweren menschlichen Foeten werden 3,2 g Ca^{++} und 2,2 g P^{++} pro kg fettfreies KG bestimmt. Bis zur termingerechten Geburt steigen die Werte auf 9,7 g bzw. 5,2 g und post partum noch weiterhin an (OWEN und BROŽEK 1966), während der Kalzium- und Phosphorspiegel im Serum unverändert bleibt.

7.4.3. *Die Folgen der biochemischen Zusammensetzung des wachsenden Organismus für die Leistungsanforderungen an die Nierenfunktion*

Die bisher beschriebenen Veränderungen in der Zusammensetzung des wachsenden Organismus lassen sich wie folgt zusammenfassen: Mit steigendem Gestations- bzw. Lebensalter nimmt der Wassergehalt des Organismus, besonders das EZW, ab und der Gehalt an Elektrolyten zu. Diese Veränderungen vollziehen sich im wesentlichen während des praenatalen Lebensabschnittes. Die Veränderungen im Wasser- und Elektrolythaushalt im nachgeburtlichen Entwicklungsabschnitt spiegeln sich nicht im Elektrolytgehalt des Plasmas wider; er bleibt weitgehend unabhängig vom Lebensalter gleich (s. S. 287).

Welche Folgen haben diese Gegebenheiten für die Leistungsanforderungen an die wachsende Niere, und welche Leistungen muß die Niere erbringen, um den Gehalt des Plasmas an Elektrolyten und lebensnotwendigen Substanzen den Erfordernissen gemäß konstant zu halten?

Der Wasserbedarf beim Neugeborenen beträgt in 24 Stunden durchschnittlich 150 ml $\cdot$ kg^{-1} KG, mit einem Lebensjahr 130 ml, mit 6 Lebensjahren 95 ml und schließlich mit 18 Jahren 45 ml bezogen auf die Gewichtseinheit (WEBER 1964); er fällt also während der postnatalen Wachstumsperiode auf ein Drittel des Wertes bei Geburt ab. Das bedeutet, daß beim Säugling bis zu 35% des EZW täglich ausgetauscht werden, beim Erwachsenen lediglich 20%. Da der Säugling seinen gesamten Kalorien- und Elektrolytbedarf durch Aufnahme flüssiger Nahrung deckt, macht sich auf Grund der Zusammensetzung des zur Aufzucht geeigneten Nahrungsgemisches eine verglichen mit späteren Entwicklungsabschnitten große Flüssigkeitszufuhr notwendig. Aus der aufgenommenen Frauenmilch retiniert der 14tägige Säugling 60%, der 60tägige 45% der gesamten aufgenommenen Natriummenge (JANOVSKÝ et al. 1963b). Analoge Befunde ließen sich für die übrigen Elektrolyte erheben (WEBER 1964). Die beiden charakteristischen Gegebenheiten des Säuglingsstoffumsatzes: eine große Flüssigkeitsbelastung einerseits und eine hohe Retentionsrate sowohl für die Elektrolyte wie auch für Eiweiße, Fett und Kohlehydrate auf der anderen Seite sind Ursache dafür, daß als Endprodukt der Nierentätigkeit in diesem Lebensabschnitt ein reichlicher und verdünnter Harn resultiert. Die normalen Leistungsanforderungen an die Säuglingsniere und deren u. a. durch ihren anatomischen Bau bestimmtes Leistungsvermögen erweisen sich also als optimal aufeinander abgestimmt. Aus diesem Grunde erscheint es nicht gerechtfertigt, Vergleiche zwischen den Leistungsparametern der Säuglings- und Erwachsenenniere anzustellen, da letztere unter gänzlich anderen Anforderungen arbeitet.

7.4.4. *Die Menge und Zusammensetzung des Harns in der Postnatalperiode, insbesondere des Menschen*

Die Menge des in 24 Stunden abgesonderten Harns nimmt mit dem Lebensalter zu, wie Abbildung 54 zu entnehmen ist. Im Vergleich zu Reifgeborenen liegen die Werte bei Frühgeborenen kaum niedriger. Auf die Körpermasse bezogen, nimmt die Harnmenge mit dem Lebensalter ab: 34 ± 6 ml $\cdot$ 24 h^{-1} $\cdot$ kg^{-1} im Alter von 0 bis 6 Monaten stehen 19 ± 3 ml $\cdot$ 24 h^{-1} $\cdot$ kg^{-1} bei den 11 bis 14jährigen Kindern gegenüber (Abb. 54). Dieser altersabhängige Rückgang der relativen Harnmenge erfolgt nicht stetig: Nach einem Abfall auf im Mittel 25 ml $\cdot$ 24 h^{-1} $\cdot$ kg^{-1} im 1. bis 2. Lebensjahr kommt es bis zum 4. Lebensjahr nochmals zu einem Anstieg bis auf die bei Geburt beobachteten Werte und nachfolgend zu allmählichem Abfall (CHAPTAL et al. 1963).

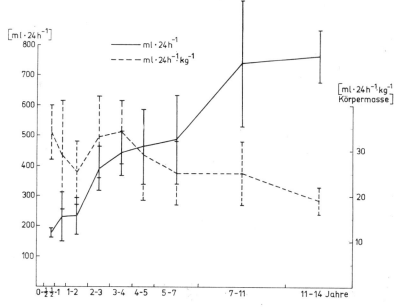

Abb. 54. Das in 24 Stunden ausgeschiedene absolute Harnvolumen (ausgezogene Linie) sowie das auf die Gewichtseinheit bezogene in 24 Stunden ausgeschiedene Harnvolumen (unterbrochene Linie) in Abhängigkeit vom Lebensalter beim Menschen (Befunde von CHAPTAL et al. 1963).

Die mittlere Osmolarität des über 24 Stunden gesammelten Harns steigt mit dem Lebensalter an: 83 milliosmol $\cdot$ l^{-1} bis zum 6. Lebensmonat machen 182 milliosmol $\cdot$ l^{-1} im 2. Lebenshalbjahr Platz. Zwischen dem 4. und 7. Lebensjahr werden 350 milliosmol $\cdot$ l^{-1}, dem 7. bis 11. Lebensjahr 521 milliosmol $\cdot$ l^{-1} und schließlich zwischen dem 11. und 14. Lebensjahr 627 milliosmol $\cdot$ l^{-1} gefunden. Dem Altersgang der Harnosmolarität entspricht auch die Entwicklung des Elektrolytgehaltes wie Abbildung 55 zeigt: Bezogen auf 1 l Harn nimmt der Gesamtelektrolytgehalt von 415 mval im ersten Lebensjahr auf 637 mval im 2. Lebensjahr zu. Bezogen auf die Körpermasse beträgt dieser Anstieg 14 bis 16 mval in 24 Stunden. Jenseits des 4. Lebensjahres nimmt der Elektrolytgehalt des Harns absolut und relativ ab und erreicht mit dem 14. Lebensjahr

Werte, die unter denen des ersten Lebensjahres liegen. Ganz analog verhalten sich einzelne Elektrolyte wie Natrium, Kalium und Chlor (CHAPTAL et al. 1963). Der Gesamtstickstoffgehalt in 100 ml Harn nimmt bereits in den ersten 24 Lebensstunden von 97 mg bei Geburt auf 704 mg zu. Prozentual den größten Anteil an dieser N-Zunahme hat der Harnstoff-N, während Harnsäure- und

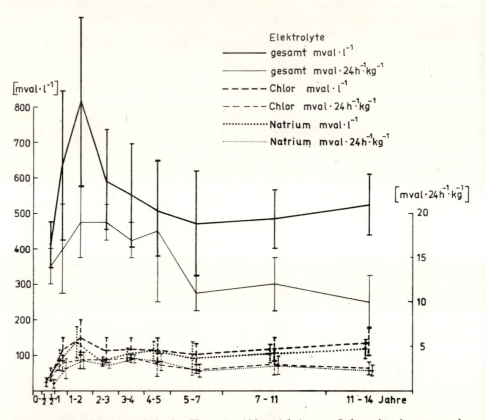

Abb. 55. Der Elektrolytgehalt des Harns in Abhängigkeit vom Lebensalter bezogen auf die Harnvolumeneinheit (dick markierte Kurven) sowie auf das Körpergewicht (dünn markierte Kurven) der Probanden (Befunde von CHAPTAL et al. 1963).

Ammoniak-N den Geburtswerten gleichbleiben oder abfallen (Abb. 56; HUNGERLAND 1954). Die α-Aminostickstoffausscheidungsrate nimmt bis zum Ende des ersten Lebensjahres zu. Zwischen Frühgeborenen und reifen Neugeborenen bestehen Unterschiede: Bei ersteren liegt sie bereits in den ersten Tagen höher (Abb. 57). Jenseits des ersten Lebensjahres geht die Ausscheidungsrate dieser Substanz im Harn zurück und erreicht zwischen dem 2. und 12. Lebensjahr im Mittel 2,3 mg · kg^{-1} · 24 h^{-1} und damit den Bereich des für den Erwachsenen charakteristischen Wertes (POLONOVSKI und COLIN 1963). DUSTIN (1959), BICKEL (1959) sowie O'BRIEN und IBBOTT (1962) haben die Befunde über die Veränderung der Ausscheidungsrate einzelner Aminosäuren bei Frühgeborenen, Säuglingen und Kindern zusammengestellt. Die Urinchromatogramme zeigen charakteristische altersabhängige Veränderungen: In den ersten Lebenstagen finden sich Valin, Threonin, Glutaminsäure, Prolin u. a. in nennenswert höheren Quantitäten als in den nachfolgenden Wochen und Monaten. Bei Frühgeborenen ist die Aminosäureausscheidungsrate im Urin besonders hoch. Der an den zum Teil verwickelten Einzelheiten interessierte Leser müßte die Originalliteratur zu Rate ziehen.

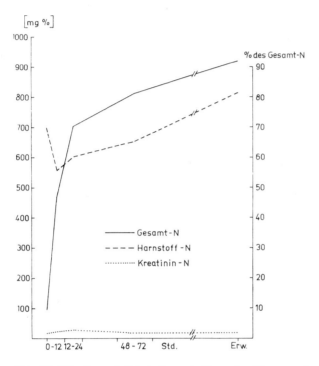

Abb. 56. Die Gesamtstickstoffausscheidung im Harn sowie der prozentuale Anteil des Harnstoff- und Kreatininstickstoffs am Gesamtstickstoff in Abhängigkeit vom Lebensalter (nach HUNGERLAND 1954).

Früh- und Neugeborene scheiden bei normaler Ernährung bemerkenswerte Mengen Zucker im Harn aus, wie Abbildung 58 zeigt. 104 mg% bzw. 79 mg% Gesamtzucker wurden jeweils am 3. LT bestimmt. Bei reifen Neugeborenen steigt die Zuckerausscheidung von 45 mg% bei Geburt auf 79 mg% in den ersten 3 LT an. Den Hauptanteil an dieser Glykosurie haben Fruktose, Glukose und Laktose. Am Ende der zweiten Lebenswoche ist die Zuckerausscheidung soweit zurückgegangen, daß Werte erreicht werden, die im oberen Bereich der Erwachsenennorm liegen (BICKEL 1959).

Die Analyse des Urins wachsender Säugetiere ergab in vergleichbaren Altersstufen ähnliche Befunde.

Die Zusammensetzung des Harns ist weitgehend von der des zugeführten Nahrungsgemisches abhängig, insbesondere von der Menge der aufgenommenen Elektrolyte und Eiweißstoffe. Diese Tatsache wird besonders deutlich, wenn man

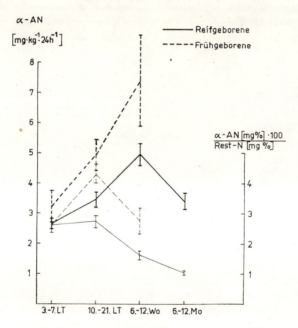

Abb. 57. Die α-Aminostickstoffausscheidung (α-AN) pro kg Körpergewicht in 24 Stunden bei Früh- und Neugeborenen im Laufe des ersten Lebensjahres (dickmarkierte Kurven) sowie der Anteile der α-Aminostickstoffausscheidung an der Gesamtstickstoffausscheidung (dünn markierte Kurven) im gleichen Lebensabschnitt des Menschen (Daten von BICKEL 1959).

die osmotische Gesamtkonzentration sowie die Konzentration von Natrium, Kalium, Chlor, Harnstoff und Phosphat im 24stundenharn von mit Frauenmilch oder einem Kuhmilchgemisch ernährten Säuglingen (15. LT bis 3 Monate) einander gegenübergestellt (Tab. 14). Es ist ersichtlich, daß die Kuhmilchernährung eine wesentlich höhere osmotische Belastung der Säuglingsniere darstellt, als die Ernährung mit Frauenmilch. Diese Tatsache ist in der unterschiedlichen Zusammensetzung von Frauen- und Kuhmilch begründet und muß bei der Festlegung des Ernährungsregimes renal gefährdeter Säuglinge Beachtung finden. Im übrigen sind im Säuglingsharn ebenso wie bei Erwachsenen die osmotisch hauptsächlich wirksamen Substanzen Harnstoff und NaCl.

Belastet man das menschliche Neugeborene durch Zufuhr von Wasser, das in einer Menge von 4—5% des KG mittels einer Sonde in den Magen gegeben wird, so erfolgt eine langsamere Ausscheidung des überschüssigen Wassers als beim Erwachsenen (JANOVSKÝ et al. 1963a, 1964b). Bereits wenige Wochen nach Geburt hat die Fähigkeit zur Wasserausscheidung stark zugenommen. Die maximale Harnverdünnung nach Wasserbelastung beträgt bereits in den ersten LT 40—60 milliosmol · l^{-1} und wird damit genauso groß gefunden wie beim Erwachsenen. Bei der Beurteilung des Wasserausscheidungsvermögens der Niere

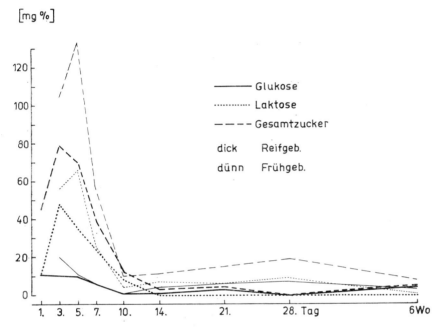

Abb. 58. Die Kohlenhydratausscheidung in 100 ml Harn bei Früh- und Neugeborenen im Laufe der ersten 6 Lebenswochen (Daten von BICKEL 1959).

junger Säuglinge bleibt ebenso wie bei der junger Ratten (HELLER 1947; DLOUHA et al. 1963) häufig außer Acht, daß sich die flüssigkeitsgenährten Neugeborenen physiologischerweise in einem Zustand befinden, der dem einer Hyperhydratation des Erwachsenen entspricht (GAVENESCH und BRÄUNLICH 1970). Die Reaktion des Neugeborenen auf Wassermehrbelastung darf deshalb nicht mit der des wasserbelasteten, gesunden Erwachsenen verglichen werden.

Die eingeschränkte Ausscheidung im Übermaß aufgenommenen Wassers in der ersten Lebenszeit ist durch einen von dem des Erwachsenen abweichenden Ausscheidungsmechanismus in diesem Altersabschnitt verursacht. Beim Erwachsenen wird ebenso wie beim älteren Säugling und Kind durch eine Wasserbelastung die Abnahme der tubulären Wasserrückresorption über den Antidiuretinmechanismus in Gang gesetzt und damit eine ausgiebige Wasserausscheidung veranlaßt. Der junge Säugling verfügt nur in beschränktem Umfang

Tabelle 14. Vergleich der Gesamtosmolarität des Harns sowie der Konzentration einiger im Harn ausgeschiedener osmotisch aktiver Substanzen bei Säuglingen mit Frauen- und Kuhmilchernährung (nach ČAPEK et al. 1968)

Meßwert	Frauenmilchernährung		Kuhmilchgemischernährung	
	Mittelwert	Maxima	Mittelwert	Maxima
Osmolarität [milliosmol · l^{-1}]	161,0	81,0—279,0	363,0	190—570
Konz. Na [mval · l^{-1}]	98,0	1,0—122,0	22,0	10—37
Konz. K [mval · l^{-1}]	20,3	6,5—24,6	42,0	19—88
Konz. Cl [mval · l^{-1}]	16,4	7,6—33,1	39,0	11—70
Konz. Harnstoff [milliosmol · l^{-1}]	59,2	15,0—90,0	166,0	113—235
Konz. P [mg%]	5,4	0,0—27,8	55,0	9—117

über ein funktionstüchtiges Antidiuretinsystem (s. S. 296); eine Mehrausscheidung von Wasser muß daher in diesem Lebensabschnitt über die Steigerung der GFR erreicht werden und verläuft langsamer und weniger ausgiebig.

Auf Flüssigkeitsentzug bzw. das Angebot konzentrierter Nahrungsgemische reagieren menschliche Früh- und Neugeborene (VESTERDAHL und TUDVAD 1949) wie auch die Tiersäuglinge verschiedener Spezies (KERPEL-FRONIUS 1932, HELLER 1949) mit steigender Osmolarität des Harns. Das Ausmaß der Urinkonzentrierung ist dem jeweiligen Reifegrad der Probanden umgekehrt proportional: Je kleiner und unreifer das untersuchte Objekt gefunden wird, umso geringer ist auch seine Harnkonzentrationsfähigkeit im Durstversuch. In heroischen Durstversuchen konnten auch bei jungen Säuglingen Harnosmolaritäten erzwungen werden, die bis in den Bereich der Erwachsenenwerte reichen (BARNETT 1950), allerdings bei gleichzeitigem Anstieg der Plasmaosmolarität. Zu Recht weist FRIEDERISZICK (1964) darauf hin, daß unter solchen Versuchsbedingungen auch bei an Diabetes insipidus erkrankten Erwachsenen ein Anstieg der Harnosmolarität beobachtet wird. Unter physiologischen Versuchsbedingungen, beispielsweise der Verabfolgung eines wasserarmen Milchgemisches, in dem Nährstoffe und Mineralien in der üblichen Menge enthalten sind (MARTINEK et al. 1962, POLAČEK et al. 1965), bzw. der Verlängerung der nächtlichen Nahrungspause auf 15—16 Stunden mit nachträglicher Bestimmung der Osmolarität der am Ende der Karenzzeit gewonnenen Urinprobe, ergeben sich im Tagesharn die in Tabelle 15 zusammengefaßten Befunde.

Nach 24 Stunden Wasserentzug besitzt der Urin des Neugeborenen eine mittlere Osmolarität von 400 milliosmol · l^{-1}, der des Erwachsenen 1 200 milliosmol · l^{-1}. Wenn man in Betracht zieht, daß das Neugeborene 2,5 l Harn produzieren muß, um 1 000 milliosmol gelöste Substanzen mit dem Urin auszuscheiden, während der Erwachsene die gleiche Menge in 0,9 l Harn zu eliminieren vermag, so werden die Besonderheiten der Nierenfunktion im Neugeborenenalter durchaus augenfällig (MCCANCE 1950).

Tabelle 15. Tagesharnosmolarität bei Säuglingen verschiedenen Alters an Normaltagen und nach Dehydratation (Daten von MARTINEK et al. 1962)

Alter	normal	dehydriert
16.—19. LT	149 milliosmol $\cdot$ l^{-1}	269 milliosmol $\cdot$ l^{-1}
6. Woche	222 milliosmol $\cdot$ l^{-1}	605 milliosmol $\cdot$ l^{-1}
2^1/$_2$—3 Mon.	220 milliosmol $\cdot$ l^{-1}	622 milliosmol $\cdot$ l^{-1}
4^1/$_2$ Mon.	377 milliosmol $\cdot$ l^{-1}	947 milliosmol $\cdot$ l^{-1}
6^1/$_2$ Mon.	683 milliosmol $\cdot$ l^{-1}	1077 milliosmol $\cdot$ l^{-1}

POLAČEK et al. (1965) haben die Daten über die maximale osmotische Konzentrationsfähigkeit der Niere im Kindesalter zusammengestellt und durch eigene Befunde ergänzt. Die Untersucher fanden einen nichtlinearen Anstieg der mittleren maximalen Osmolarität mit dem Lebensalter: Von der Geburt bis zum 30. LT stieg die Osmolarität von 480 auf 800 milliosmol $\cdot$ l^{-1}, zwischen dem Ende des 1. bis zum 12. Lebensmonat von 800 auf 1000 milliosmol $\cdot$ l^{-1} und vom Ende des 1. Lebensjahres bis zum 16. Lebensjahr lediglich um weitere 100 milliosmol $\cdot$ l^{-1} auf 1100 milliosmol $\cdot$ l^{-1}. Die Entwicklung der Konzentrationsfähigkeit der Niere ist also mit der Vollendung des 1. Lebensjahres beim Menschen noch nicht vollständig zum Abschluß gelangt.

7.4.5. Die Steuerung der Wasser- und Elektrolytausscheidung in der postnatalen Entwicklungsperiode

Bevor die Entwicklung der Steuerungsmechanismen der Wasser- und Elektrolytausscheidung besprochen werden kann, sollen zum besseren Verständnis wenige Angaben über die Befunde am Erwachsenen zusammengestellt werden. Der an den Einzelheiten interessierte Leser sei auf monographische Darstellungen, wie sie von WESSON (1969) und PITTS (1972) gegeben wurden, verwiesen.

Änderungen der Osmolarität oder des Volumens der Extrazellularflüssigkeit verursachen beim Erwachsenen das Auftreten des Adiuretins (Synonyma: Vasopressin, ADH) im peripheren Blut. Die Substanz ist ein Oktapeptid mit einem durch Cystin geschlossenen intramolekularen Pentapeptidring (RODECK 1964). Das ADH entfaltet u. a. eine Wirkung auf die Zellen im distalen Tubulus, die zu einer vermehrten Wasserrückresorption in diesem Abschnitt des Nephrons führt. Hinsichtlich der physiologischen Steuerung der ADH-Produktion und -Abgabe in die Blutbahn, ist noch manches unklar. Die Schwierigkeiten beginnen bereits bei den Rezeptoren. VERNEY (1947) konnte durch Erhöhung der Osmolarität des den Hypothalamus von Versuchstieren durchströmenden Blutes eine ADH-Ausscheidung provozieren, in deren Folge eine Abnahme der Urinmenge und eine steigende Osmolarität des produzierten Harns auftraten. Wurden als osmotisch wirksame Stoffe Natriumsalze oder verschiedene Zuckerarten gewählt, so kam dieser Effekt zustande; bei Harnstoff, der in das Zellinnere permeiert, blieb er aus. Damit waren sogenannte Osmorezeptoren wahrscheinlich geworden, deren Lokalisation im Bereich jener hypothalamischen Areae lag, deren direkte elektrische Reizung nach kurzer Latenz bei der erwachsenen, wachen Katze eine Trinkreaktion auslöst (HESS 1954). Mit Hilfe der Ableitung der elektrischen Aktivität einzelner Neurone im gleichen hypothalamischen Kerngebiet wurden Zellen gefunden, deren Entladungsrate von der Änderung der Molarität des Blutes abhängig war (u. a. VINCENT und HAYWARD 1970). Dennoch kann die Existenz von Osmorezeptoren in der Regio supraoptica des Hypothalamus noch nicht als sicher gelten, da es sich herausgestellt hat, daß auch in anderen Abschnitten des Gehirns osmosensitive Neurone vorhanden sind (SUNDSTEN und SAWYER 1959). Schließlich wurde mitgeteilt, daß die geringfügigste Änderung der Osmolarität einer den 3. Ventrikel durchströmenden Flüssigkeit bei der Ziege eine ausgedehnte ADH-Ausschüttung verursacht, wenn der osmotisch wirksame Zusatz zur Perfusionsflüssigkeit in Natriumionen besteht. Zusammenfassend scheint demnach zur Zeit die Annahme berechtigt, daß sich an verschiedenen Lokalisationen im Gehirn und seiner Hüllen Zellen befinden, die als Rezeptoren vielleicht nicht auf Änderungen der Osmolarität im allgemeinen, sondern auch spezifisch auf Verschiebungen im Natriumgehalt der Extrazellularflüssigkeit reagieren.

Ähnlich offen ist die Frage nach den sogenannten Volumenrezeptoren: GAUER et al. (1961/62) hatten sie im Herzen und in den großen Gefäßen wahrscheinlich gemacht. Vagale Afferenzen von diesen Rezeptorfeldern sollten bei deren Aufdehnung zu einer reflektorischen ADH-Ausschüttung im Hypophysenhinterlappen (HHL) Veranlassung geben. Neuerdings ist die Rolle der Niere selbst für die Regulierung des EZW deutlich geworden (FITZSIMONS 1969): Schränkt man die Nierendurchblutung experimentell ein, so kommt es zur Ausschüttung des Renins mit nachfolgender Angiotensinfreisetzung und zum Auftreten von Durst und Wasseraufnahme beim wachen Versuchstier, obgleich ein völlig normales EZW und eine physiologische Osmolarität vorliegen. Die Reninausschüttung hat also auf humoralem Wege eine Reizung des sogenannten Durstzentrums im Hypothalamus zur Folge gehabt. Eine direkte Applikation von nur wenigen ng Angiotensin in die Regio supraoptica des Hypothalamus führte gleichfalls zu einer dramatischen Steigerung der Wasseraufnahme bei dem normal hydrierten erwachsenen Versuchstier. Demnach scheinen sowohl nervale als auch humorale Faktoren die ADH-Ausschüttung bei Volumenbelastung zu beeinflussen: Dehnung der Rezeptorregion in den großen Gefäßen bzw. dem Herzen bei Flüssigkeitsüberladung des Kreislaufs oder Durchblutungsabfall der Niere als Folge eines niedrigeren Blutvolumens sind die jeweils adäquaten Reize (s. auch S. 218, 221).

Das ADH stellt ein Neurosekret dar. Nachdem es BARGMANN (1949) gelang, mittels geeigneter Färbeverfahren nachzuweisen, daß Nervenzellen in Kerngebieten (Nucl. supraopticus und Nucl. paraventricularis) des Hypothalamus das ADH produzieren, konnte der gleiche Verfasser zeigen, daß dieses Neurosekret über die Neuriten der produzierenden Zellen dem HHL zugeleitet wird. Hier wird es gespeichert und nach Einlaufen adäquater Erregungen in die Blutbahn abgegeben. Die das ADH-produzierenden Hypothalamuskerne sind mit zahlreichen anderen Gehirngebieten verbunden. Das führt dazu, daß eine direkte Beeinflussung der ADH-Produktion durch psychische Faktoren, Stress, Pharmaka u. a. stattfinden kann.

Zusammenfassend läßt sich die ADH-Regulation des Wasserhaushaltes wie folgt skizzieren:

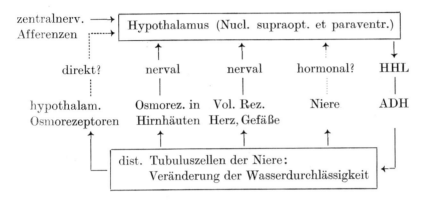

Dieser Regelmechanismus erlaubt es dem Erwachsenen, eine Konzentrierung des Harns auf 1400 milliosmol · l^{-1}, dem Neugeborenen eine solche auf 600 bis 800 milliosmol · l^{-1} zu erreichen. Das entspricht einem osmotischen Harn-Plasma-Quotienten von 4,0 beim Erwachsenen bzw. 2,4 beim Säugling.

Welche Ursachen liegen der geringeren Konzentrationsleistungsfähigkeit der Säuglingsniere zugrunde? Einmal könnte die Schwelle der Osmo- bzw. Volumenrezeptoren beim Neugeborenen niedriger als beim Erwachsenen, zum anderen die ADH-Produktion geringer oder die Freisetzung des ADH langsamer oder weniger ausgiebig sein, und schließlich könnte auch die Ansprechbarkeit der Tubuluszellen für die ADH-Wirkung von der des Erwachsenen abweichen. Es ist versucht worden, alle 4 Möglichkeiten an wachsenden Säugetieren experimentell zu prüfen.

Direkte Untersuchungen über die funktionelle Entwicklung der Osmo- bzw. Volumenrezeptoren, wie sie die Ableitung der elektrischen Aktivität von Neuronen in den betreffenden Hypothalamusgebieten darstellen könnte, scheinen bisher zu fehlen. Alle Schlüsse auf eine mögliche Funktion dieser Rezeptoren in der Postnatalperiode sind daher auf Bestimmungen des ADH-Spiegels in Harn bzw. Neurohypophyse nach osmotischer Reizung angewiesen. Bei menschlichen Säuglingen fand sich bereits am 3. LT nach einem 6- bis 8stündigen Dursten ADH im Urin (AMES 1953). Nach Dursten über eine Dauer von 24 Stunden reagierten neugeborene Ratten mit einer signifikanten Abnahme des pharmakologisch getesteten ADH-Gehaltes der Neurohypophyse (HELLER und LEDERIS 1959). Schließlich gelang es FALK (1955) durch Nikotingabe bei Ratten vom 3. LT an und EHRENSTEIN und FREY (1956) bei neugeborenen Mäusen, eine ADH-Ausschüttung zu erreichen, die allerdings wesentlich weniger ausgiebig als die älterer Tiere war; Nikotin stimuliert beim Erwachsenen die ADH produzierenden Kerngebiete. Alle diese Befunde weisen auf eine Funktionstüchtigkeit der Osmorezeptoren bereits in den ersten LT hin, da die beschriebenen Reaktionen ohne eine solche nicht zustande kommen könnten. Ob diese Rezeptoren beim Säugling eine andere Schwelle als in späteren Lebensabschnitten haben, würde durch direkte Untersuchung von auf osmotische Reize mit einer Veränderung ihrer Entladungsrate reagierenden Neuronen zu entscheiden sein.

Über die ADH-Produktion und Freisetzung im postnatalen Lebensabschnitt wurden morphologische und physiologische Untersuchungen unternommen, deren Resultate sich ergänzen. Lichtmikroskopische Untersuchungen des neurosekretorischen Systems sind insbesondere RODECK zu verdanken (1958a, b). In seiner eingehenden Studie finden sich auch Angaben über die Resultate älterer Untersuchungen. In der Spätgestation von Ratten und Rindern sieht man in den hypothalamischen Kerngebieten der Foeten noch keine Neurosekretanhäufungen im Zytoplasma der Neurone. Demgegenüber zeigt der menschliche Foet im 7. Schwangerschaftsmonat eine spärliche Neurosekretbeladung im Zytoplasma der Zellen des Nucl. supraopticus insbesondere in der Nähe der Nisselsubstanz. Auch in der Neurohypophyse finden sich beim menschlichen 7-Monate-Foeten bereits Spuren gestapelten Neurosekrets. In den ersten postnatalen LT kommt es bei Ratte, Hund und Meerschweinchen zu einer raschen Zelldifferenzierung im Bereich der Hypothalamuskerne; aber weder dort noch im HHL läßt sich mit dem gewählten histochemischen Verfahren Neurosekret nachweisen. Das menschliche Neugeborene weist sowohl im Hypothalamus wie auch im HHL eine zunehmende Neurosekretbeladung auf. Bei den jenseits der Neugeborenenperiode wachsenden Tiersäuglingen machen sich deutliche Speziesdifferenzen im Zeitpunkt des ersten Auftretens des Neurosekrets bemerkbar: Ratten zeigen erste morphologisch nachweisbare Neurosekretspuren im Hypothalamus um den 12. LT und um den 25. LT bereits den für das erwachsene Tier typischen Befund; beim Meerschweinchen wird erstes Neurosekret im Hypothalamus um den 21. bis 28. LT nachweisbar. Im HHL bei Ratten findet sich zwischen 4. und 6. LT erstmalig gestapeltes Neurosekret; beim Meerschweinchen gelingt der histochemische Nachweis erst später, nämlich um den 21. LT. Der menschliche Säugling weist mit zunehmendem Lebensalter eine Vermehrung des morphologisch darstellbaren Neurosekrets auf.

Bestimmt man den ADH-Gehalt des HHL in mE pro 100 cm^2 Körperoberfläche mit Hilfe wesentlich empfindlicherer pharmakologischer Methoden, so ergeben sich folgende Wertepaare für jeweils die Neugeborenen und Erwachsenen: Mensch 17 (Neugeb.), 84 (Erw.); Meerschweinchen 76 und 128; Ratte (5. LT) 88 und 105; Katze 98 und 168; Hund 71 und 142 (HELLER 1958). Bei den Neonaten aller bisher daraufhin untersuchten Säugetierspezies wurde der ADH-Gehalt des HHL, bezogen auf die Körperoberfläche, niedriger als bei den zugehörigen Erwachsenen gefunden. Da, wie oben (S. 280) gezeigt wurde, die Körperoberfläche während der Wachstumsperiode linear mit dem EZW und dessen Zuwachs korreliert ist, machen die beschriebenen morphologischen und pharmakologischen Untersuchungen über die ADH-Beladung des Hypothalamus und des HHL wahrscheinlich, daß der wachsenden Niere weniger ADH als der des Erwachsenen angeboten wird (Abb. 59 A). Die Bestimmung des ADH-Serumspiegels ist mit Schwierigkeiten verbunden, die erst in den letzten Jahren überwunden werden konnten. Erste ADH-Aktivität im Plasma wurde bei normal hydrierten Säuglingen gegen Ende des 4. Lebensmonats ermittelt; nach osmotischer Belastung hingegen gelingt es gelegentlich bereits bei jüngeren Säuglingen, ADH im Plasma nachzuweisen (JANOVSKÝ et al. 1965). Somit beginnt die Produktion und Ausschüttung des ADH beim Menschen vermutlich bereits in der Spätfoetalzeit, bei den daraufhin untersuchten Tiersäuglingen hingegen erst in der Postnatalperiode.

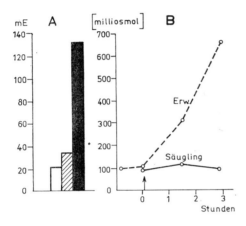

Abb. 59. A) Der ADH-Gehalt menschlicher Hypophysenhinterlappen bei Frühgeborenen (weiße Säule), Neugeborenen (schraffierte Säule) und Erwachsenen (schwarze Säule). mE = biologische Einheiten

B) Die Wirkung gleicher Hypophysenhinterlappenextraktdosen auf die Harnkonzentration in milliosmol · l^{-1} von Säuglingen und Erwachsenen (nach HELLER 1958).

Es bleibt fernerhin die Frage zu beantworten, ob die Tubuluszellen des Säuglings bereits in dem für den Erwachsenenorganismus typischen Ausmaß auf eine Erhöhung des ADH-Spiegels im Blut zu reagieren vermögen. Diese Frage läßt sich experimentell durch Zufuhr von HHL-Extrakten oder ADH entscheiden, wobei als Maß für die Ansprechbarkeit der Tubuluszellen die Veränderung der Harnosmolarität nach der Hormongabe angesehen werden kann. MARTINEK et al. (1964) injizierten unter Standardwasserbelastung stehenden menschlichen Säuglingen im Alter von einem Lebenstag bis zu 10 Monaten ADH und untersuchten die Veränderungen des antidiuretischen Effektes in diesem Lebensabschnitt. Sie fanden beim Neugeborenen noch keine signifikante Steigerung der Harnosmolarität; erst im Laufe des ersten Lebensmonats entwickelte sich diese ADH-Reaktion, wurde aber noch nicht so ausgeprägt gefunden wie beim Kind (LEUMANN 1962) und Erwachsenen (Abb. 59B). Im Tierversuch wurden ähnliche Befunde erhoben: Bei 3 Tage alten Ratten war die Injektion größerer ADH-Dosen bereits von einer Harnkonzentrationssteigerung gefolgt (FALK 1955), wenngleich dieser Effekt weniger ausgeprägt und kürzer dauernd als bei älteren Tieren war. Erst in einem Alter von 3 Wochen konnte HELLER (1952) eine Diuresehemmung beobachten, die der der erwachsenen Ratte entsprach.

Der Mechanismus der ADH-Wirkung auf die Epithelien des distalen Tubulusabschnittes scheint noch nicht endgültig aufgeklärt zu sein. Es ist sicher, daß ADH die Natriumaufnahme von Nierenscheiben in der Zellkultur hemmt (LEYSSAC et al. 1961); damit ist eine direkte Wirkung des Hormons auf das Nierengewebe wahrscheinlich geworden. In der Ontogenese der Ratte konnte gezeigt werden, daß den Tubuluszellen neugeborener Tiere die Hyaluronsäure in der Zwischenzellsubstanz fehlt und damit auch ein möglicher Angriffspunkt für das ADH, der für den H_2O-Transport durch die Zellbarriere des Tubulus von Bedeutung sein könnte (GINETZINSKY et al. 1960).

Zusammenfassend steht zur Zeit außer Zweifel, daß beim Menschen, ebenso wie bei den bisher untersuchten Säugetierarten, das ADH von Geburt an auf den distalen Tubulus eine wasserdurchlässigkeitshemmende Wirkung entfaltet, die in Dauer und Intensität geringer als in späteren Lebensabschnitten gefunden wird. Der Altersgang der direkten Wirkung des ADH auf den Verband der Tubuluszellen blieb bisher weitgehend ununtersucht; es ist daher auch nicht bekannt, welche zellulären Mechanismen der beobachteten geringeren Ansprechbarkeit der Tubuluszellen auf das ADH in der frühen Postnatalperiode zugrunde liegen. Die niedrigere ADH-Produktionsrate im Hypothalamus und ADH-Wirkung auf die Tubuli stellen vermutlich die wesentlichen Ursachen für die geringere Konzentrationsleistung der Neugeborenenniere dar. Daneben sind noch andere Mechanismen von Bedeutung. So wird in der Niere des Erwachsenen mit Hilfe des Haarnadelgegenstromprinzips eine stärkere Harnkonzentration erreicht. Das Funktionieren dieses Prinzips ist an das Vorhandensein ausreichend langer HENLEscher Schleifen gebunden. Solche stehen aber dem Neugeborenen, wie bei Besprechung der funktionellen Anatomie der wachsenden Niere oben beschrieben wurde, nur in geringer Anzahl zur Verfügung. Die Folge dieser anatomischen Gegebenheiten ist u. a. die Ausbildung eines geringen osmotischen Gradienten zwischen Nierenmark und -rinde (STANIER 1972). Bei den verschiedenen Spezies nimmt dieser Gradient mit dem Wachstum der HENLEschen Schleifen im Laufe einer mehr oder weniger langen postnatalen Entwicklungsperiode zu und führt damit zu dem mit dem Alter wachsenden Funktionieren des Haarnadelgegenstromprinzips. Beim menschlichen Neugeborenen hat man versucht, den osmotischen Gradienten in der Niere durch Gabe proteinreicher Nahrung zu erhöhen — der steigende Harnstoffspiegel führt unter einem solchen Ernährungsregime zu wachsender Harnosmolarität und damit ansteigendem osmotischem Gradienten in der Niere — und gefunden, daß unter diesen Bedingungen ein konzentrierterer Harn als bei proteinarmer Ernährung ausgeschieden wird. Dieser Befund zeigt, daß neben den anatomischen Gegebenheiten auch die Zusammensetzung der Nahrung von Einfluß auf die Konzentrationsleistung der Niere beim menschlichen Säugling ist. MARTINEK et al. (1963) haben gezeigt, daß sich bei durstenden, jungen Säuglingen die glomeruläre Filtrationsrate verringert. In welcher Weise diese Besonderheit der Nierenphysiologie im frühen Säuglingsalter für die Erhöhung der Harnosmolarität von Bedeutung sein könnte, ist noch ungewiß.

7.4.6. Die Nierendurchblutung

Die Nierenleistung hängt in erster Linie von der Nierendurchblutungsrate ab. Diese bereits von LUDWIG (1843) beschriebene Tatsache hat in der Folgezeit dazu geführt, nach Methoden zur Bestimmung der Nierendurchblutungsrate zu suchen, die am Menschen anwendbar sind. Als geeignetes Verfahren ergab sich eine Modifikation des FICKschen Prinzips. Dieses geht davon aus, daß die Durchblutungsrate eines Organs durch die Messung der Mengenabnahme einer Substanz bestimmt werden kann, die sich bei der Passage einer Lösung dieser Substanz durch das untersuchte Organ in der Zeiteinheit ereignet. Dividiert man beispielsweise den Sauerstoffverbrauch des Herzens in $ml \cdot min^{-1}$ durch die O_2-Konzentrationsdifferenz zwischen arteriellem und venösem Blut, so erhält man die gesuchte Durchblutungsrate. Für die Niere gestaltet sich die Bestimmung dieses Wertes einfach, da mit der PAH eine Substanz zur Verfügung steht, die beim erwachsenen Menschen bei einmaliger Passage durch die Niere und im Bereich von 1—6 mg% PAH unabhängig von der Plasmakonzentration zu 90% eliminiert wird. Die Untersuchungen der PAH-Clearance — also derjenigen Plasmamenge, die pro Minute von PAH befreit wird — führt direkt auf die Durchblutungsrate des Nierengewebes (SMITH 1951; s. S. 276).

Die Bestimmung der Nierendurchblutungsrate mit Hilfe der PAH-Clearance ist beim wachsenden Organismus mit einer Unsicherheit behaftet, die bisher nicht behoben werden konnte: Es ist bisher nur für Hund, Ratte und den Menschen bekannt, ob auch in der Wachstumsperiode eine dem Erwachsenenwert vergleichbare PAH-Ausscheidungsrate vorliegt. Nur unter der Voraussetzung, daß diese nicht selbst einer altersabhängigen Veränderung unterliegt, kann man sie als Maß für die sich während des Wachstums gegebenenfalls ändernde Nierendurchblutungsrate benutzen. Nun hat sich aber beim Hund gezeigt, daß die PAH-Ausscheidungsrate der Niere mit dem Alter ansteigt (KLEINMAN und LUBBE 1972b). Auch für den Menschen muß ein Schluß von der Größe der PAH-Clearance auf die Nierendurchblutungsrate im Säuglings- und frühen Kindesalter so lange als unsicher gelten, wie das Verhältnis von mit Hilfe anderer Verfahren gemessener Nierenplasmadurchströmung zu den mittels PAH-Clearance-Bestimmung gefundenen Werten nicht bekannt ist. Um diese Schwierigkeiten im Tierversuch zu umgehen, wurden u. a. Schweinen (GRUSKIN et al. 1970), Kaninchen (BODA et al. 1971) und Ratten (RAKUŠAN und MARCINEK 1973) markiertes Rubidiumchlorid injiziert. Da man davon ausging, daß bei gleich durchbluteten Organen eine ebenfalls gleiche Intensität radioaktiver Strahlung über diesen Organen gefunden werden wird, ist es möglich, aus den erhaltenen Strahlungsunterschieden im Altersgang oder zwischen verschiedenen Organen indirekt auf die jeweilige Durchblutungsrate zu schließen. Die Ergebnisse dieser Untersuchungen sollen kurz mitgeteilt werden: Bei Schweinen steigt die Nierendurchblutung von ca. $0{,}05\,l\cdot min^{-1}\cdot m^{-2}$ Körperoberfläche im Alter von $^1/_2$ LT auf $0{,}1\,l\cdot min^{-1}\cdot m^{-2}$ am 10. LT, erreicht um den 15. LT den Wert von ca. $0{,}4\,l\cdot min^{-1}\cdot m^{-2}$, um anschließend bis zum 45. LT mit dem Alter linear $0{,}8\,l\cdot min^{-1}\cdot m^{-2}$ zu erreichen. Damit steigt der prozentuale Anteil der Nierendurchblutung am Herzminutenvolumen von 5% im Alter von $^1/_2$ LT auf 11 bis 12% am 45. LT. Im gleichen Altersabschnitt fällt der auf die Oberflächeneinheit des Körpers bezogene Gefäßwiderstand in der Niere von im Mittel 1605 auf $138\,mm\,Hg\cdot l^{-1}\cdot min^{-1}\cdot m^{-2}$. Beim Schwein nimmt also die Nierendurchblutungsrate in den ersten 45 Lebenstagen — bezogen auf die Körperoberfläche — um das 18fache des Ausgangswertes zu, während das Herzminutenvolumen lediglich um das 7,2fache und die daran anteilige Nierendurchblutung um das 2,5fache ansteigen. Der dramatische Zuwachs in der Nierendurchblutungsrate während der ersten 45 LT findet seine Begründung im Abfall des Gefäßwiderstandes in der Niere in diesem Altersabschnitt. BODA et al. (1971) fanden beim Kaninchen unter Verwendung der gleichen Technik einen Anstieg der Nierendurchblutungsrate beim Neugeborenen im Vergleich zu den bei Foeten im letzten Gestationsabschnitt erhobenen Befunden. Angaben über den Strömungswiderstand in der Niere haben diese Autoren nicht gemacht.

RAKUŠAN und MARCINEK (1973) sahen bei der Ratte ebenfalls eine Zunahme der Rubidiumaktivität über der Niere mit dem Lebensalter: 3,6 relative Einheiten am 1. LT stehen 15,52 am 60. LT gegenüber. Zur Bestimmung der relativen Nierendurchblutung wurde ein Index gebildet: % der Rb-Aktivität zu relativem Nierengewicht. Dieser Quotient nimmt den Wert 1 an, wenn die Durchblutungsrate des jeweiligen Organs der mittleren Durchblutungsrate des Gesamtkörpers entspricht. Mit Hilfe dieser Berechnung wurde eine Zunahme der Nierendurchblutungsrate von im Mittel 2,95 auf 15,7 relative Einheiten vom 1. bis zum 60. LT ermittelt.

BEHRMAN und LEES (1971) benutzten zur Bestimmung der Nierendurchblutung beim neugeborenen und erwachsenen Rhesusaffen radioaktiv markierte, dem Blutstrom zugeführte Kugeln eines Durchmessers von 50 μm. Diese fahren sich in den Endarterien fest, wobei die Anzahl der pro Organ ausgesiebten Kugeln der Durchblutungsrate entspricht und mit Hilfe der γ-Strahlung des jeweilig untersuchten Organs bestimmt werden kann. Die Autoren fanden zwischen dem 1.—2. und 4.—8. LT ebensowenig eine signifikante Nierendurchblutungsveränderung, wie zwischen den Säuglings- und Erwachsenenwerten. Demgegenüber kam eine Gefäßwiderstandserhöhung im gleichen Altersabschnitt zur Beobachtung: Der Widerstand war in der Erwachsenenniere mehr als doppelt so hoch wie der in der des Neugeborenen. Die Autoren sahen im niedrigeren Gefäßwiderstand der

Nieren der jüngsten Tiere eine Voraussetzung für die beobachtete, dem Erwachsenenorganismus entsprechende Durchblutungsrate des Organs, da der Systemblutdruck im Säuglingsalter des Rhesusaffen etwa die Hälfte des beim erwachsenen Tier gefundenen beträgt. Der Rhesusaffe wird, verglichen mit Ratte, Schwein oder Kaninchen, relativ reif und mit offenen Augen geboren. Möglicherweise ist der bei dieser Spezies fehlende postnatale Anstieg der Nierendurchblutungsrate in diesem Entwicklungsvorsprung bei Geburt begründet.

Auskünfte über die der Nierendurchblutungsrate parallelgehende, sogenannte renale Plasmadurchströmung (renal plasma flow — RPF) wurden beim wachsenden Menschen mit Hilfe der Bestimmung der PAH-Clearance zu erhalten gesucht. Ehe diese Befunde beschrieben werden, soll kurz über an wachsenden Hunden und Ratten erhobene Daten berichtet werden, die geeignet sind, die Interpretation der am Menschen erhobenen Untersuchungsergebnisse zu erleichtern. KLEINMAN und LUBBE (1972b) fanden, daß neugeborene Hunde nur 49% der ihrer Niere angebotenen PAH-Menge dem Plasma entziehen, während erwachsene Hunde unter den gleichen Versuchsbedingungen einen Wert von 83% erreichen. In den ersten 30 Lebenstagen wird eine geringe Zunahme der PAH-Ausscheidung gefunden. Eine Erhöhung der Diureserate vergrößert die PAH-Clearance bei neugeborenen Hunden nicht. Auch die PAH-Plasmakonzentration hat bis zu einem Wert von 0,25 mmol keinen Einfluß auf die PAH-Clearance, die sich außerdem als unabhängig vom arteriellen Systemblutdruck erweist. Offensichtlich sind die Ursachen für die niedrige PAH-Ausscheidung bei neugeborenen Hunden komplex; sie sind im einzelnen noch nicht überschaubar. Da die PAH-Diffusionsrate der Eryhtrozyten für neugeborene und erwachsene Hunde gleich gefunden wurde, bleiben als Begründung für die niedrige PAH-Ausscheidungsrate der Neonaten nur noch Mechanismen übrig, die im Struktur- und Funktionswandel der Niere selbst liegen müssen. Die gleichen Autoren (1972a) bestimmten die RPF bei wachsenden Hunden unter Verwendung des FICKschen Prinzips nach folgender Modifikation:

$$\mathrm{RPF} = \frac{\dot{V}(u - v)}{a - v} \qquad (63)$$

wobei

$\dot{V}$ das Urinvolumen pro Zeit, u die Inulinkonzentration des Urins, v die Inulinkonzentration in der Nierenvene und a die in der Aorta ist. Die erforderlichen Blutproben wurden mittels Katheter entnommen, die in die entsprechenden Gefäßgebiete bzw. in die Harnblase eingebracht waren. Ferner ließ sich der Gefäßwiderstand in der Niere (NGW) errechnen:

$$\mathrm{NGW} = \frac{(P_A - P_V)(1 - \mathrm{Haematokrit})}{\mathrm{RPF}} \qquad (64)$$

wobei

P_A der Druck in der A. renalis und P_V der in der V. renalis ist. Als Ergebnis dieser Untersuchungen ergab sich ein Anstieg der RPF von 0,5 auf 1,5 ml · min^{-1} · g^{-1}

Nierengewebe zwischen dem 1. und 30. LT. Die dieses Verhalten beschreibende Regressionsgleichung lautet:

$$\text{RPF} = 0{,}6311 + 0{,}0779 \cdot \text{Alter} - 0{,}0014 \cdot \text{Alter}^2 \tag{65}$$

Die RPF steigt linear mit dem arteriellen Blutdruck (P_A); quantitativ findet die Beziehung zwischen Blutdruck und RPF ihren Ausdruck in der Gleichung

$$\text{RPF} = -0{,}379 + 0{,}332 P_A \tag{66}$$

Der Nierengefäßwiderstand ändert sich beim Hund im gleichen Altersabschnitt nicht und ist von dem des erwachsenen Tieres nicht signifikant verschieden. Beim jungen Hund kommt es also zu einer Zunahme der Nierendurchblutungsrate mit dem Lebensalter, die sich nicht in einer Änderung der PAH-Ausscheidungsrate bemerkbar macht. Diese Befunde weisen darauf hin, daß sich eine kaum veränderte PAH-Clearance in der wachsenden Niere gleichzeitig mit einer RPF-Zunahme vollziehen kann. Kommt aber eine mit dem Alter ansteigende PAH-Clearance zur Beobachtung, wie sie in den nun zu beschreibenden Befunden von Ratte und Menschen vorliegt, so ist man berechtigt anzunehmen, daß tatsächlich auch eine RPF-Zunahme vorliegt. Ob sie allerdings jenes Ausmaß aufweist, das sich aus der Größe der PAH-Clearance ergibt, muß zumindest für den Menschen so lange offen bleiben, wie keine systematischen, mittels anderer Methoden erhobenen Daten über die RPF vorliegen.

Bei Ratten ist nach PAH-Applikation (1000 mg · kg^{-1}) der Zeitgang der Veränderung im Serumspiegel dieser Substanz für Tiere verschiedenen Alters unterschiedlich (Bräunlich 1970). Bei den jüngsten Tieren (5. LT) wird ein weit höherer Serumspiegel erreicht, als bei den älteren Tieren (33. LT); bei ersterer Gruppe ist der Spiegel nach 150 Minuten auf ca. 50% seines Maximalwertes abgefallen, bei letzterer in der gleichen Zeit auf 10%. Die auf das KG bezogene, im Harn ausgeschiedene PAH-Menge nimmt mit dem Alter zu: 1 mg · 100 g^{-1} KG · h^{-1} am 5. LT stehen ca. 6 mg PAH · 100 g^{-1} KG · h^{-1} am 55. LT gegenüber. Die Eliminationsrate von PAH aus dem Plasma (Abb. 60C) nimmt mit steigendem Lebensalter von 20% am 1. LT auf 80% am 19. LT zu, wobei dieser Anstieg linear mit dem Alter im untersuchten Lebensabschnitt erfolgt (Horster und Lewy 1970). Vergleicht man diesen Altersgang mit dem der PAH-Clearance, so ergibt sich bei den auf das Nierengewicht normierten Werten ein analoger Anstieg von ca. 250 auf ca. 900 µl · min^{-1} zwischen dem 1. und 19. LT (Abb. 60B). Mit Hilfe der PAH-Eliminationsrate wird es für jede Altersstufe möglich, den jeweils auf das Nierengewicht normierten PAH-Clearancewert durch die prozentuale PAH-Eliminationsrate zu dividieren und damit die RPF zu berechnen. Wiederum auf das Nierengewicht bezogen, ergibt sich ein geringfügiger Abfall der RPF von im Mittel 1670 auf 1267 µl · min^{-1} vom 1.—3. bis zum 16.—18. LT. Absolut, also nicht auf die Gewichtseinheit der Nieren bezogen, nimmt die RPF im gleichen Altersabschnitt von im Mittel 98 auf 338 µl · min^{-1} zu (Abb. 60D). Diese Tatsache spiegelt sich auch in den oben beschriebenen Befunden von RAKUŠAN und MARCINEK (1973) wieder.

HORSTER und LEWY (1970) weisen sehr zu Recht darauf hin, daß die PAH-Clearance zur Bestimmung der RPF am wachsenden Säugetier nur dann ver-

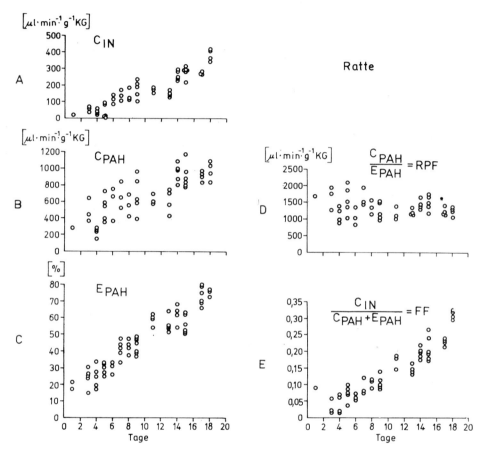

Abb. 60. Die Veränderung der Nierenleistungen in Abhängigkeit vom Lebensalter bei der Ratte (nach HORSTER und LEWY 1970).

A) Die Inulinclearance (C_{IN}) bezogen auf die Körpergewichtseinheit: $y = 20{,}39x - 39{,}5$; $r = 0{,}902$; $p < 0{,}001$

B) Die Paraaminohippursäureclearance (C_{PAH}) bezogen auf die Körpergewichtseinheit: $y = 30{,}61x + 339{,}5$; $r = 0{,}625$; $p < 0{,}001$

C) Die PAH-Eliminationsrate in %: $y = 3{,}39x + 12{,}9$; $r = 0{,}924$; $p < 0{,}001$

D) Die renale Plasmadurchströmung (RPF) bezogen auf die Körpergewichtseinheit: $y = -17{,}74x + 1568{,}3$; $r = -0{,}27$; $p \leq 0{,}05$

E) Die Filtrationsfraktion (FF): $y = -0{,}015x - 0{,}015$; $r = 0{,}907$; $p < 0{,}001$

wendet werden kann, wenn die altersabhängigen Veränderungen der PAH-Ausscheidungsrate durch die Niere ebenfalls bekannt sind.

Diese Voraussetzung ist nun für die Beurteilung der am Menschen erhobenen PAH-Clearance-Werte nur sehr unzureichend erfüllt. Lediglich in einer Arbeit wurde die Ausscheidungsrate von PAH bei Säuglingen und Kindern mitgeteilt (CALCAGNO und RUBIN 1963). Die Autoren fanden beim Säugling eine um 30% niedrigere PAH-Ausscheidungsrate als beim Erwachsenen. Dieser Wert liegt wesentlich höher als der bei Hund- und Rattenneonaten erhobene: Die Brauchbarkeit der PAH-Clearance zur Bestimmung der RPF ist daher beim Menschen vermutlich auch weniger eingeschränkt als bei diesen Spezies.

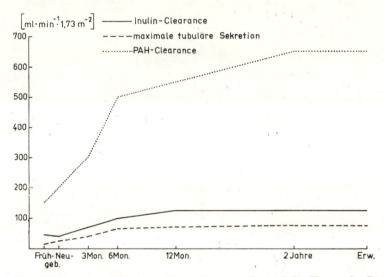

Abb. 61. Die altersabhängigen Veränderungen der auf die Körperoberfläche des erwachsenen Menschen normierten Inulin- und PAH-Clearance-Werte sowie der maximalen tubulären Sekretionsrate (Befunde von STAVE 1959).

Nach Umrechnung auf die mittlere Körperoberfläche des Erwachsenen (1,73 m^2) ergibt sich für den Säugling ein PAH-Clearance-Wert, der etwa ein Fünftel des beim erwachsenen Menschen bestimmten beträgt (Abb. 61). Da die Mehrzahl der älteren Untersucher die Ergebnisse ihrer Clearancebestimmungen in dieser Weise normiert haben (eine Zusammenstellung der Befunde gaben MCCANCE 1948 und SMITH 1959), kam man zu der Annahme einer „physiologischen Niereninsuffizienz" des Säuglings. Auf die Notwendigkeit einer Korrektur dieser Anschauung einerseits und der gewählten Bezugsgröße für die Beurteilung der Nierenleistung im Säuglings- und Kindesalter andererseits hat ROHWEDDER (1963, 1968) eindrücklich hingewiesen.

Bei der Wahl der Körperoberfläche als Bezugsgröße — die Ursachen, die Veranlassung geben, gerade sie zu bevorzugen, wurden auf S. 280 beschrieben —

steigt die PAH-Clearance mit der zunehmenden Körperoberfläche vom Säuglingsalter über die ganze Wachstumsperiode hin linear an. Jenseits der ersten 3 LT beträgt die PAH-Clearance $17,0 \pm 3,2$ ml · min^{-1}. Am ersten LT liegt die PAH-Clearance wesentlich niedriger; je leichter die Kinder geboren werden, um so geringer wird auch die PAH-Clearance gefunden. Vom 2. LT an besteht eine lineare Beziehung zwischen der Körperoberfläche und der PAH-Clearance. Es läßt sich daher der für jede Altersstufe gültige Normwert mit Hilfe einer Regressionsgleichung berechnen (ROHWEDDER 1968):

$$\text{PAH-Clearance} = 432,3 \cdot \text{Oberfläche [m}^2\text{]} - 69,5 \qquad (67)$$

$(r = 0,8933, B = 0,7989, s = \pm 18,7\%)$,

in die lediglich die Körperoberfläche des untersuchten Kindes eingesetzt werden muß. Da Körperoberfläche und EZW ebenfalls in linearer Beziehung zueinander stehen, kann man in der angegebenen Regressionsgleichung einen Ausdruck für die mit dem EZW anwachsende Größe der PAH-Clearance sehen. Ehe eine Deutung dieses Altersganges im Hinblick auf die RPF versucht werden soll, ist nochmals auf die Tatsache hinzuweisen, daß die PAH-Ausscheidung auch beim menschlichen Säugling einen anderen Zeitgang aufweist als beim Erwachsenen: Während die Eliminationshalbwertszeit beim Kind jenseits des 1. Lebensjahres $39,2 \pm 8,6$ min beträgt, finden sich in der 2. Lebenswoche Werte, die signifikant höher liegen ($78,4 \pm 27,0$ min). Die Eliminationshalbwertszeit für Natriumthiosulfat ist beim Neugeborenen noch länger; sie beträgt $94,7 \pm 39,2$ min in den ersten LT (GLADTKE 1966). Erst jenseits des 4. Lebensmonats kommt es zu einem Abfall, so daß nun keine signifikanten Differenzen zu den Werten älterer Kinder mehr bestehen. PAH- ebenso wie Natriumthiosulfattransportrate der Niere stellen also beim Menschen ebenfalls werdende Funktionen dar. Bei der Besprechung der Entwicklung der Tubulusfunktion wird auf diese Gegebenheiten näher einzugehen sein (s. S. 315).

Die bisher dargestellten Befunde über die altersabhängigen Veränderungen der PAH-Clearance, -Eliminationsrate und -Halbwertszeit lassen sich noch nicht zu einer endgültigen Beschreibung der Entwicklung der RPF zusammenfassen. Zweifelsohne nimmt in der Periode der transitorischen Nierenfunktion, also in den ersten LT, die RPF in einer noch nicht im Detail überschaubaren Weise zu. In den nachfolgenden Wochen, Monaten und Jahren steigt sie linear mit der Körperoberfläche an, die ihrerseits linear mit dem EZW zunimmt. Da die Niere im Dienste der Aufbereitung dieses Flüssigkeitsvolumens steht, ist eine lineare Beziehung zwischen EZW und RPF durchaus verständlich. Unter Berücksichtigung der um 30% niedrigeren PAH-Eliminationsrate beim Säugling — verglichen mit der des Erwachsenen — scheint der Schluß berechtigt, daß die relative Nierendurchblutungsrate jenseits der Neonatalperiode beim Menschen für das gesamte Wachstumsalter, wenn überhaupt, so nur unwesentlich von der des Erwachsenen verschieden ist. Vergleichende Untersuchungen an Rhesusaffensäuglingen und den Erwachsenen dieser Spezies haben zu dem gleichen Ergebnis geführt (BEHRMAN und LEES 1971). Bezogen auf das Nierengewicht kam bei der

Ratte sogar ein Rückgang des RPF mit steigendem Lebensalter zur Beobachtung, wie oben gezeigt wurde (s. Abb. 60D).

Die Darstellung der Entwicklung der RPF beim Menschen widerspricht der bisher üblichen, bei der über ein steiles Ansteigen der PAH-Clearance bis zum 6. Lebensmonat und weiterhin ein allmähliches Zunehmen bis zum 2. Lebensjahr berichtet wurde (FRIEDBERG und JUNG 1957, STAVE 1959). Die diesen Darstellungen zugrunde liegenden Befunde sind in Abbildung 61 zusammengefaßt. Der Altersgang der PAH-Clearance in dieser Abbildung kommt durch die Normierung der Meßwerte auf die Körperoberfläche des Erwachsenen zustande, wie ROHWEDDER (1968) gezeigt hat. Als Maß für die RPF kann die PAH-Clearance lediglich dann Verwendung finden, wenn die PAH-Eliminationsrate bekannt ist (HORSTER und LEWY 1970). Die Vernachlässigung dieser beiden Faktoren hat Veranlassung gegeben, beim Menschen eine steigende Nierendurchblutungsrate jenseits der Neugeborenenperiode mit zunehmenden Lebensalter anzunehmen.

Abschließend sollen die wenigen Daten der Regulation der Nierendurchblutung im Laufe der postnatalen Ontogenese besprochen werden. KLEINMAN und LUBBE (1972a) fanden beim neugeborenen Hund einen linearen Anstieg, der auf das Nierengewicht bezogenen RPF mit dem arteriellen Systemmitteldruck, der sich durch die Regressionsgleichung

$$\text{RPF } [\text{ml} \cdot \text{min}^{-1} \cdot \text{g}^{-1}] = -0{,}379 + 0{,}332 \cdot \text{Blutdruck} \tag{68}$$

beschreiben läßt. Auch für das erwachsene Tier besteht ein hoch signifikanter Zusammenhang zwischen Blutdruck und RPF. Daß keine lediglich durch die Höhe des arteriellen Mitteldruckes bestimmte RPF, sondern darüber hinaus auch eine sympathikotone Steuerung der Nierendurchblutungsrate bereits beim neugeborenen Hund vorliegt, macht das Ergebnis folgenden Versuchs deutlich: Abklemmung des Karotissinus ist beim neugeborenen Hund im Gegensatz zum Erwachsenen von keiner Blutdrucksteigerung gefolgt. Die unter dieser Versuchsbedingung beobachtete Abnahme der RPF beim Neugeborenen ist also durch eine Beeinflussung der renalen Hämodynamik auf Grund der Sympathikusreizung zustande gekommen und nicht auf Grund einer Blutdruckänderung.

Beim Schaf konnte in der späten Foetalperiode (134.—141. GT, Gestationszeit 150 Tage) durch direkte Reizung der Chemorezeptoren im Aortenbogen mittels lokaler Cyanidapplikation gezeigt werden, daß durch diesen Eingriff eine Abnahme des pro Zeiteinheit die Niere durchströmenden Blutvolumens verursacht wird, während gleichzeitig der Systemblutdruck ansteigt und die Herzfrequenz sinkt. Durchschneidung der Nervi vagi verhinderte diese Reizeffekte weitestgehend. Beim Schaf besteht also bereits praenatal eine reflektorische Steuerung des Strömungswiderstandes in der Niere. Die Einzelheiten des zugrunde liegenden Mechanismus bedürfen für das wachsende Versuchsobjekt noch der Aufklärung (DUNNE et al. 1972).

Die Rolle der Niere für die Blutdruckregulation scheint beim neugeborenen Kaninchen größer als beim erwachsenen zu sein. Auf eine in Stufen vollzogene

Ausblutung reagieren nach vorheriger beiderseitiger Durchschneidung von Karotissinus- und Depressornerven, die zu einer weitgehenden Ausschaltung sympathikotoner Effekte führt, erwachsene Kaninchen mit einem ausgeprägteren Blutdruckabfall als neugeborene. Die Entfernung beider Nieren läßt den Befund bei den erwachsenen Tieren unverändert, verursacht aber bei den Neonaten einen dem des erwachsenen Tieres nach Durchschneidung der Blutdruckzügler ähnlichen Blutdruckabfall. Es scheint demnach der renalen Blutdruckregulation in der Postnatalperiode des Kaninchens eine größere Bedeutung als im Erwachsenenalter zuzukommen (MOTT 1969). Daß der Reningehalt der Neugeborenenniere höher als bei späteren Entwicklungsstufen ist und damit für die beobachtete unterschiedliche Bedeutung der Nieren für die Blutdruckregulation im Säuglings- und Erwachsenenalter des Kaninchens letztlich verantwortlich ist, wurde auf S. 221 beschrieben. PICKERING et al. (1942) fanden bei 1,0 bis 1,2 kg schweren Kaninchen einen höheren Reningehalt als bei über 1,5 kg schweren Tieren (weiterführende Literatur bei MOTT 1975).

7.4.7. Die glomeruläre Filtration

Im Jahre 1843 gelangte LUDWIG zu der Einsicht, daß ein wesentlicher Teil der Nierenfunktion durch einen passiven Filtrationsprozeß bewerkstelligt wird. Diese Hypothese hat sich in der Folgezeit bestätigt: Die in den Glomeruli vollzogene Filtration des Blutplasmas „ist ein physikalischer Prozeß in dem Sinne, daß die Zellen der filtrierenden Oberfläche keine meßbaren Veränderungen am Filtrat oder irgend einer seiner Komponenten herbeiführen". Zur Stützung dieser Behauptung lassen sich vor allem zwei Gründe anführen: „1. Unter einer bestimmten Teilchengröße, die mit den Abmessungen der Poren (der Membran) und bei Elektrolyten mit der GIBBS-DONNAN-Verteilung übereinstimmt, erscheinen alle Substanzen in der gleichen Konzentration im Ultrafiltrat, wie sie im Plasmawasser besteht; 2. Die bekannten physikalischen Kräfte und Membrandimensionen sind ausreichend, um quantitativ das beobachtete Filtratvolumen zu erklären, ohne daß zusätzliche Faktoren dafür anzunehmen erforderlich wird" (WESSON 1969, S. 82).

Blutplasma und Ultrafiltrat sind voneinander durch drei Schichten getrennt: das Gefäßendothel, die strukturlose Basalmembran und das Epithel der BOWMANschen Kapsel. Elektronenmikroskopisch haben sich Poren, sowohl auf der Seite des Endothels wie auch des Epithels, finden lassen. Für die Basalmembran steht der optische Nachweis des Vorhandenseins von Poren noch aus, wofür jene denaturierenden Prozeduren verantwortlich sein können, denen das Gewebe unterworfen werden muß, ehe es zur elektronenmikroskopischen Beobachtung gelangt (BERGSTRAND 1959). Unter der Annahme einer Porengröße der Membran von 40 Å hat PAPPENHEIMER (1955) rechnerisch mit Hilfe des POISEUILLEschen Gesetzes die Membranpassagequote verschieden großer Moleküle bestimmt. Die errechneten Daten stimmten mit der an der Niere des erwachsenen Hundes gefundenen Relation zwischen Plasma- und Ultrafiltratkonzentration für verschiedene getestete Molekülgrößen überein. Auf diese Weise gelang es, als Porenradius für die Erwachsenenniere einen Wert von 35 bis 50 Å zu ermitteln. Es scheint noch nicht entschieden zu sein, ob der Porenradius in der Glomerulusmembran eine vom Lebensalter unabhängige Größe besitzt. GROTTE et al. (1968) haben wahrscheinlich gemacht, daß beim menschlichen Säugling die Porengröße nur etwa die Hälfte der des Erwachsenen beträgt. Sie bestimmten die Clearance von Dextranmolekülen, die ein Molekulargewicht über 15000 aufwiesen und fanden beim Neugeborenen Werte nahe Null, beim Erwachsenen hingegen 90% der Inulinclearance. Demgegenüber sind beim Erwachsenen Dextranmoleküle eines Molekulargewichts um 50000 zu groß, um die Glomerulusmembran zu passieren, so daß für diese Substanzen eine Nullclearance resultiert. Aus diesen Befunden läßt sich der Porenradius für den Säugling mit 20 Å und für den Erwachsenen mit 40 Å berechnen. Weitere Untersuchungen über den Altersgang der Porengröße in der Glomerulusmembran würden das Verständnis der Mechanismen der mit dem Lebensalter sich verändernden GFR erleichtern.

Die GFR nimmt beim Hühnchen ebenso wie bei allen daraufhin untersuchten Säugetierspezies und dem Menschen in der postnatalen Entwicklungsperiode rasch zu. Die Erwachsenenwerte werden eher erreicht als bei den verschiedenen Parametern der Tubulusfunktion.

Die Bestimmung der GFR erfolgt im allgemeinen mit Hilfe der Inulinclearance. Inulin ist ein Polyfruktosid mit einem Molekulargewicht um 5000 (WESSON 1969). Es darf daher angenommen werden, daß die Substanz auch bei dem eventuell geringeren Porenradius in der Glomerulusmembran des Säuglings weitgehend unabhängig von der Plasmakonzentration im Ultrafiltrat erscheint und damit geeignet ist, in frühen Entwicklungsstadien zur Bestimmung der GFR benutzt zu werden. Die bei verschiedenen Tierarten und dem Menschen erhobenen Befunde ergaben folgende Entwicklungsgänge: Beim Hühnchen besteht einen Tag vor dem Schlüpfen eine GFR von $0{,}068 \pm 0{,}008$ ml $\cdot$ min^{-1} $\cdot$ g^{-1} Nierenfrischgewicht, nach dem Schlüpfen wird ein Anstieg auf $0{,}148 \pm 0{,}008$ ml $\cdot$ min^{-1} $\cdot$ g^{-1} beobachtet bis nach einem weiteren Anstieg um den 9. LT mit $0{,}29 \pm 0{,}015$ ml $\cdot$ min^{-1} $\cdot$ g^{-1} die für das erwachsene Huhn typischen Werte erreicht sind (COOKE und YOUNG 1970). Die Inulinclearance bei der Ratte nimmt absolut von $2{,}9 \pm 0{,}8$ ml $\cdot$ min^{-1} (1.—3. LT) auf $18{,}9 \pm 2{,}2$ ml $\cdot$ min^{-1} (8.—10. LT) zu, um zwischen dem 16. und 18. LT $89{,}0 \pm 5{,}7$ ml $\cdot$ min^{-1} zu erreichen. Bezogen auf das dem Nierengewicht weitgehend parallel ansteigende KG betrug die Inulinclearance in den gleichen Altersgruppen $44{,}7 \pm 11{,}0$, $159{,}3 \pm 17{,}0$ und $326{,}8 \pm 26{,}0$ µl $\cdot$ min^{-1} $\cdot$ g^{-1} (HORSTER und LEWY 1970). Am 33. LT sind keine von denen der erwachsenen Tiere signifikanten Unterschiede in der GFR mehr feststellbar (BRÄUNLICH 1970). Ob die Erwachsenenwerte zwischen dem 19. und 33. LT bereits zu einem früheren Zeitpunkt erreicht werden, ist unentschieden, da entsprechende Untersuchungen über diese Altersgruppe fehlen (s. auch Abb. 60A).

Für das Kaninchen liegen vergleichende Untersuchungen über die prae- und postnatale Inulinclearance vor (LEVINE und LEVINE 1958; s. auch Abb. 50).

Vor der Geburt ist die Inulinclearance gering (1,3 ± 0,4 ml · min^{-1} · 100 g^{-1} KG), steigt nach der Geburt rasch an und erreicht in den ersten 6 Lebensstunden 2,4 ± 0,5 ml · min^{-1} · 100 g^{-1} KG, bis zur 72. Stunde 5,4 ± 0,8 ml · min^{-1} · 100 g^{-1} KG und zwischen 7.–10. LT 12,6 ml · min^{-1} · 100 g^{-1} KG. Zu welchem Lebensalter die Erwachsenenwerte erreicht werden, ist noch unbekannt. Besonders eingehend wurde die GFR beim postnatal wachsenden Hund untersucht (KLEINMAN und LUBBE 1972a). Neben der Beschreibung des Entwicklungsganges der GFR haben die Autoren auch Angaben über einige jener Faktoren gemacht, die die Größe der GFR in den Altersstufen beeinflussen. Die GFR nimmt bei dieser Spezies von 0,16 ml · min^{-1} · g^{-1} (Nierengewicht beider Organe) bei Geburt auf 0,35 ml · min^{-1} · g^{-1} am 30. LT zu, ohne damit bereits den Erwachsenenwert (0,68 ml · min^{-1} · g^{-1}) erreicht zu haben. Diese Zunahme ist dem Körpergewichtsanstieg im ersten Lebensmonat linear korreliert; die KG-Veränderungen erweisen sich im gleichen Altersabschnitt hoch signifikant dem Gewicht beider Nieren korreliert. Unter den Faktoren, die die Größe der GFR beim wachsenden Hund beeinflussen, steht der arterielle Mitteldruck an erster Stelle. Er steigt von minimal 30 mm Hg auf maximal 85 mm Hg zwischen dem 1. und 30. LT; die dieses Verhalten beschreibende Regressionsgleichung lautet:

$$\text{Blutdruck [mm Hg]} = 42{,}6 + 0{,}98 \cdot \text{Alter in Tagen} \qquad (69)$$

Zwischen dem Anstieg des Blutdrucks und dem der GFR besteht im untersuchten Altersabschnitt eine lineare Korrelation, die sich durch die Gleichung

$$\text{GFR [ml} \cdot \text{min}^{-1} \cdot \text{g}^{-1}]$$
$$= -0{,}127 \pm 0{,}00733 \cdot \text{art. Mitteldruck} \qquad (70)$$

beschreiben läßt. Um die Beziehungen zwischen Blutdruck, Lebensalter und GFR weiter aufzuklären, wurde eine multifaktorielle Regressionsanalyse in einzelnen Schritten ausgeführt und die Koeffizienten der Gleichung

$$\text{GFR} = a + b \cdot \text{Alter} + c \cdot \text{Blutdruck} \qquad (71)$$

berechnet. Es ergab sich, daß die Koeffizienten b und c signifikant von Null verschieden waren. Das erlaubt die Voraussage, „daß Hunde aller untersuchten Altersstufen mit hohem Blutdruck auch eine höhere GFR haben werden, als solche jeweils im gleichen Alter mit niedrigerem Blutdruck, ältere Hunde aber eine höhere GFR als jüngere aufweisen, auch wenn die Tiere beider Gruppen den gleichen Blutdruck haben" (KLEINMAN und LUBBE 1972a, S. 402). Um die altersabhängigen Besonderheiten in der Bedeutung der Höhe des Blutdrucks für die GFR zu analysieren, wurden akute Blutdruckveränderungen in ihrer Folge für die GFR untersucht. In jeweils zwei Versuchsabschnitten, in denen die GFR gemessen wurde, erfolgte in beiden oder in einem eine zusätzliche Barorezeptorenreizung durch Abklemmung des Karotissinus. Über die ganze Versuchsdauer wurde in der A. renalis der Blutdruck kontinuierlich gemessen. Zusätzlich bestand die Möglichkeit, durch teilweise Ligatur der Aorta den Druck in der A. renalis unabhängig von den Folgen der Karotissinusreizung zu verringern. Diese Versuche führten zu folgenden Ergebnissen: Beim erwachsenen Tier verursacht der durch die Barorezeptorenreizung ausgelöste Anstieg im Systemblutdruck keine Änderung der GFR. Unter den gleichen Versuchsbedingungen ist der Blutdruckanstieg beim Neugeborenen von einer 10%igen Zunahme der GFR gefolgt. Gleicht man den bei den Jungtieren durch die Karotissinusreizung ausgelösten Blutdruckanstieg durch partielle Aortenligatur so aus, daß in der A. renalis kein Blutdruckanstieg oder sogar eine Blutdrucksenkung während der Karotissinusreizung resultiert, so gelangt in beiden Fällen eine Abnahme der GFR zur Beobachtung. Beim jungen Hund hat also eine Barorezeptorenreizung jetzt eine GFR-Senkung zur Folge, auch wenn keine Veränderung des Blutdrucks in der Arteria renalis damit verbunden ist. Schließlich kann nach Ausschaltung beider Karotissinusrezeptorenfelder durch Senkung oder Steigerung des Blutdrucks in der Arteria renalis mittels partieller Ligaturen jeweils eine gleichsinnige GFR-Veränderung ausgelöst werden. Dieser Befund zeigt, daß Änderung des Blutdrucks auch unabhängig von einer Barorezeptorenreizung Ursache für Schwankungen in der GFR sein kann.

Beim Menschen nimmt die GFR im Laufe des postnatalen Lebens ebenfalls zu. Die Darstellung des Ausmaßes dieses GFR-Anstiegs ist ebenso wie die Bestimmung des Zeitpunktes, zu dem die Erwachsenenwerte erreicht werden, durch die von den verschiedenen Untersuchern unterschiedlich gewählten Bezugsgrößen erschwert. Absolut steigt die Inulinclearance (C_{IN}) jenseits der Neugeborenenperiode mit der Körperoberfläche linear an, eine Tatsache, die sich durch die Gleichung

$$C_{IN} [\text{ml} \cdot \text{min}^{-1}] = 88{,}7 \cdot \text{Oberfläche } [\text{m}^2] - 12{,}95 \tag{72}$$

ausdrücken läßt (ROHWEDDER 1968). Diese Gleichung führt auf 125 ml · min^{-1} als dem Normwert für den jugendlichen Erwachsenen. Bezogen auf dessen Körperoberfläche — Einwände, die gegen diese Normierung gemacht werden müssen, wurden auf Seite 273 besprochen — beträgt die GFR des Neugeborenen mit 20—50 ml · min^{-1} den 3.—5. Teil der beim Erwachsenen gefundenen (VESTERDAL 1959, GEISERT et al. 1969). Im Laufe des ersten Lebensjahres wird nach raschem Anstieg der Erwachsenenwert erreicht. Bezieht man die GFR auf das Volumen des GKW bzw. des EZW, so ist im 1. Lebensjahr ebenfalls ein rascher Anstieg zu beobachten, der bis zu 150% des Erwachsenenwertes erreicht und mit der Pubertät erst in dessen Bereich zurückkehrt. Diesen Befunden nach würde die sehr langdauernde Entwicklung der GFR im Gegensatz zu den entsprechenden Daten, die von wachsenden Säugetieren gefunden wurden, stehen und eine Besonderheit des Menschen darstellen. Berechnet man mit Hilfe der von FRIEDERISZIK (1954) angegebenen absoluten Inulinclearancewerte für Säuglinge und Kinder und den ebenfalls mitgeteilten Gewichtsangaben der untersuchten Probanden den Quotienten Inulinclearance · kg^{-1} KG, so erhält man einen Anstieg des errechneten Wertes mit dem Lebensalter. Die ebenso berechnete Relation Inulinclearance zu Nierengewicht — Angaben über das Nierengewicht in den Altersstufen haben VIERORDT (1906) sowie GUNDOBIN (1912) gemacht — ergibt ebenfalls eine relative Zunahme der GFR, die etwa mit dem 1. Lebensjahr ihren Abschluß findet. Schließlich kann man unter Benutzung der von ROHWEDDER (1968) angegebenen Beziehung zwischen der Größe der Inulinclearance und der Körperoberfläche die GFR pro Oberflächeneinheit in den Altersstufen errechnen. Auf diesem Wege gelangt man zu dem Ergebnis, daß mit dem Ende des 1. Lebensjahrs die GFR beim Menschen in den Bereich der Erwachsenenwerte hineinreicht. Zusammenfassend ergibt sich also ein Anstieg der GFR von $4{,}79 \pm 0{,}85$ ml · min^{-1} nach den ersten LT auf den Erwachsenenwert im Laufe von 12 Monaten.

Die Ursachen des Ansteigens der GFR in der Postnatalperiode der verschiedenen Spezies sind sicher noch nicht vollständig bekannt; extra- und intrarenale Faktoren wirken zusammen. Unter den extrarenalen Faktoren kommt dem postnatalen Blutdruckanstieg eine wichtige Rolle zu, wie KLEINMAN und LUBBE (1972a) am jungen Hund gezeigt haben. Daß die GFR beim Erwachsenen normalerweise nicht mit dem Blutdruck schwankt, kann in der Tatsache begründet sein, daß so niedrige Blutdruckwerte, wie sie in der Postnatalperiode beobachtet werden, später nicht mehr vorkommen. Senkt man den Blutdruck beim erwachsenen Tier in den für den jungen Hund charakteristischen Normbereich, so tritt ebenfalls eine gleichsinnige Veränderung von Blutdruck und GFR auf (ABE et al. 1970), und zwar quantitativ in dem gleichen Ausmaß, wie sie beim jungen Tier gefunden wird (NAVAR 1970).

Wie oben bereits beschrieben wurde, ist die Niere des neugeborenen Kaninchens für die Steuerung des systolischen Blutdruckes bedeutungsvoller als im späteren Lebensalter (MOTT 1969). Ob es berechtigt ist, diesen Befund auch auf andere Spezies zu übertragen, müßten weitere Untersuchungen zeigen (MOTT 1975).

Unter den intrarenalen Faktoren werden die morphologischen, bei Geburt in sehr unterschiedlichem Ausmaß für die einzelnen Spezies forgeschrittenen Umgestaltungsprozesse eine wichtige Bedeutung für die Zunahme der GFR haben. Während bei der Ratte mit dem postnatalen Ansteigen der Glomeruluszahl noch eine absolute Zunahme der filtrierenden Fläche entsteht (Boss et al. 1963), gelangt beim Menschen die Neubildung der Glomeruli bei einem Foetalgewicht zwischen 2100 g und 2500 g zum Abschluß (POTTER und THIERSTEIN 1943). Es sind deshalb vor allem die Umwandlungen des Glomerulusepithels von kubischen zu flachen Zellen als Ursache für die GFR-Veränderungen im Laufe des 1. Lebensjahres des Menschen angesehen worden. Inzwischen ist aber bekannt geworden, daß keine sicheren Zusammenhänge zwischen den lichtmikroskopisch erfaßbaren Struktureigentümlichkeiten der Glomeruluszellen und ihrer Funktionstüchtigkeit im Laufe der Ontogenese zu bestehen brauchen: Die Glomeruli des 19tägigen Kaninchens lassen sich lichtmikroskopisch von denen der 21tägigen nicht unterscheiden; die ersteren vermögen Ferrocyanid noch nicht, letztere hingegen ausgiebig zu filtrieren. ALEXANDER et al. (1968) sahen bei Schaffoeten eine höhere GFR als bei den Neugeborenen, obgleich die Glomeruli in beiden Altersstufen von hohem kubischem Epithel ausgekleidet sind. Wenn also diese morphologischen Veränderungen nicht sicher als Ursache für die niedrigere GFR der Neonaten im

Vergleich zu späteren Entwicklungsstadien angesehen werden können, so bleibt die von GROTTE et al. (1968) wahrscheinlich gemachte Zunahme der Porengröße in der wachsenden Glomerulusmembran als eine mögliche Ursache bestehen. Leider ist bisher keine systematische Untersuchung unternommen worden, die dem Vergleich von Morphologie und Physiologie der Niere über einen größeren Entwicklungsabschnitt gewidmet wäre.

Durch Errechnung des Quotienten GFR : RPF erhält man einen weiteren, die Nierenfunktion charakterisierenden Meßwert, die sogenannte Filtrationsfraktion (FF). Darunter ist jener Anteil am die Niere durchströmenden Plasma zu verstehen, der filtriert wird. Die FF beträgt bei den Erwachsenen verschiedener Spezies 20—30% des RPF, beim Menschen 20%. Dieser Meßwert verändert sich im Laufe der Wachstumsperiode bei den bisher untersuchten Säugetierarten in unterschiedlicher Weise. Ratten zeigen eine Zunahme der FF von 3% am 3. LT auf 26% am 18. LT, womit die Erwachsenenwerte dieser Spezies erreicht sind (HORSTER und LEWY 1970; Abb. 60E). Neugeborene Hunde weisen in den Versuchen von KLEINMAN und LUBBE (1972a) bereits am 2. LT eine FF von 22% auf, die sich von der der erwachsenen Tiere (26%) nicht signifikant unterscheidet. Im Gegensatz dazu beschrieben HELLER und ČAPEK (1965) beim Hund einen Anstieg der FF von 16% (1. LT) auf 26% (7. LT) und schließlich 31% (13. LT). Der Widerspruch zwischen diesen Befunden erklärt sich durch die verschiedenen Methoden, mit deren Hilfe die der Quotientenbildung, die zur FF führt, zugrunde gelegten Daten ermittelt wurden. KLEINMAN und LUBBE (1972a) benutzten das FICKsche Prinzip, um den RPF zu erhalten und verwendeten Inulin als Testsubstanz, HELLER und ČAPEK (1965) bestimmten den RPF mit Hilfe der PAH-Clearance. Die Nichtbeachtung der PAH-Ausscheidungsrate in Abhängigkeit vom Lebensalter der Hunde kann als Ursache für den von HELLER und ČAPEK (1965) errechneten FF-Anstieg angesehen werden.

ALEXANDER und NIXON (1961) haben beim foetalen und postnatal wachsenden Schaf ebenfalls die FF dadurch zu errechnen versucht, daß sie den Wert der Inulinclearance durch den der PAH-Clearance dividierten. Wie weit es berechtigt ist, diesen Quotienten zu bilden, bleibt so lange unentschieden, wie keine Daten für die PAH-Ausscheidungsrate bei Schafen verschiedenen Alters vorliegen. Der deshalb noch mit einer gewissen Unsicherheit behaftete FF-Wert beim Schaf zeigt eine Abnahme mit steigendem Lebensalter: 69% beim reifen Foeten, 84% am 1. LT und 52% am 13. LT sind Werte, die wesentlich über denen des erwachsenen Schafes (22%) liegen. Dieser ungewöhnliche Abfall der FF könnte durchaus auch durch eine mit dem Alter zunehmende PAH-Ausscheidungsrate mitbedingt sein. Die FF beim Menschen ist ebenfalls mit Hilfe des Quotienten Inulinclearance: PAH-Clearance bestimmt worden (FRIEDERISZICK 1954). Darüber hinaus sind die für die Quotientenbildung benutzten Daten auf die Körperoberfläche des Erwachsenen normiert worden. Unter diesen Bedingungen fand der Verfasser bei gesunden Säuglingen eine FF von 22,9% und für den Altersabschnitt vom 1.—14. Lebensjahr mit 19,6% bereits einen Wert, der im Erwachsenenbereich (20,0%) liegt. Legt man der Berechnung der FF die Absolutwerte der Inulin- und

PAH-Clearance zugrunde, so ergibt sich aus den von ROHWEDDER (1968) zusammengestellten bzw. bestimmten Daten am 1. LT ein Wert von 48%, der unabhängig vom Geburtsgewicht (1500 g bis 3500 g) gefunden wird. Jenseits des 1. LT werden Werte zwischen 21 und 25% bestimmt, die ebenfalls noch über dem Erwachsenenwert liegen. Es muß aber darauf hingewiesen werden, daß auch bei dieser Quotientenbildung die sich mit dem Lebensalter ändernde PAH-Eliminationsrate unberücksichtigt bleibt. Man kann daher zur Zeit noch zu keiner endgültigen Aussage über die postnatalen Veränderungen der FF beim Menschen gelangen. Den bisherigen Befunden nach scheint sie sich jenseits der Perinatalperiode nicht mehr drastisch zu verändern.

7.4.8. *Die postnatale Entwicklung der Tubulusfunktion*

Die glomeruläre Filtrationsrate und die Sekretions- bzw. Reabsorptionsvorgänge im Bereich des Tubulus stehen in jeder Altersstufe in einem Gleichgewicht, das von SMITH (1951) als „glomerulo-tubuläre Balance" bezeichnet worden ist. Ehe deren altersabhängige Veränderung, die letzten Endes die Gesamtfunktion der Niere zu beschreiben erlaubt, besprochen werden kann, ist es erforderlich, die notwendigen Daten über die Entwicklung der Tubulusfunktion beizubringen.

In den Tubuli vollziehen sich Sekretions- und Reabsorptionsvorgänge. Für einzelne Stoffe sind diese Transportprozesse an den proximalen oder distalen Tubulusabschnitt gebunden; einige Elektrolyte werden auch in beiden Abschnitten transportiert. Über die Mechanismen, die den Stofftransport mit Hilfe der Tubuluszellen bewerkstelligen, besteht auch für den Erwachsenenorganismus noch keine endgültige Klarheit.

Theoretisch kann der Transport durch die Tubuluszellen auf zweierlei Weise erfolgen; a) aktiv, d. h. die Energie, die für den Transport des Substrates durch die Zelle erforderlich ist, stammt hauptsächlich aus dem Stoffwechsel der Tubuluszellen selbst. Bei dieser Form des Transports wird angenommen, daß eine zeitweilige Reaktion zwischen der zu transportierenden Substanz und Stoffen der Zelle zustande kommt. Der Stofftransport kann bei diesem Mechanismus entgegen einem elektrochemischen Gradienten stattfinden, der zwischen der Flüssigkeit im Tubulus und der im Peritubularraum in der einen oder anderen Richtung zu überwinden ist. Der Stofftransport kann aber auch b) passiv vonstatten gehen. In diesem Falle folgen die Stoffbewegungen einem elektrochemischen Gefälle. Dieses Gefälle aufzubauen und zu erhalten, erfordert zwar Energie, die von den Nierenzellen aufgebracht werden muß; aber bei Betrachtung des Transportvorganges durch die Tubuluszellen wird von dieser Gegebenheit abgesehen und die Tatsache in den Vordergrund gestellt, daß dieser selbst keine Energie von den Tubuluszellen fordert. Besteht darüber hinaus auch keine chemische Wechselwirkung zwischen Tubuluszellsubstanzen und den zu transportierenden Stoffen, so tritt der Grenzfall freier Diffusion ein, der durch das FICKsche Diffusionsgesetz beschrieben werden kann. Die Anwendbarkeit dieses Gesetzes ebenso wie anderer einfacher Ansätze zur Berechnung der Tubulustransportrate wird durch die Tatsache eingeschränkt, daß die Permeabilitätskonstante der Oberfläche, durch die der Transport vonstatten geht, zellulären Kontrollmechanismen unterliegt (WESSON 1969).

Die Kinetik des tubulären Transportes vollzieht sich tatsächlich kaum nach den unter a) und b) beschriebenen Mechanismen. Die Tatsache, daß zeitgleich eine Vielzahl von Stoffen in das Tubuluslumen hinein oder aus ihm heraustransportiert werden, die sich teilweise am Durchtritt durch die Zellmembranen hindern, zum Teil auch gleichzeitig passieren können, führt dazu, daß komplizierte Mischformen beider Prozesse ständig im Tubulus ablaufen. Lediglich für didaktische Zwecke scheint eine Unterteilung in aktiv und passiv transportierte Stoffe gerechtfertigt. Bei Verwendung dieser Einteilung überwiegt die Zahl der aktiv transportierten Substanzen. In dieser Gruppe lassen sich solche unterscheiden, die ein tubuläres Transportmaximum besitzen, wie Glukose, Phenolrot u. a., von solchen Stoffen, die wie Natrium zwar aktiv transportiert werden, deren Transportrate aber nicht durch eine substratspezifische Transportleistungsfähigkeit der Tubuluszellen begrenzt wird, sondern durch die jeweils bestehende transtubuläre Konzentrationsdifferenz. In die Gruppe der passiv transportierten Stoffe gehören Wasser, Chlorid und Harnstoff, die jeweils resorbiert, sowie schwache Basen, wie Chinin und Ammoniak, die ausgeschieden werden.

Unter den Stoffen, die einer aktiven tubulären Resorption unterliegen, ist die Glukose von besonderer Wichtigkeit. 99,95% der filtrierten Glukose werden beim Erwachsenen reabsorbiert (DATE 1958). Demgegenüber erscheinen in den ersten 2 Lebenswochen bei reifen und unreifen menschlichen Neugeborenen 75 mg% Gesamtzucker im Harn; Laktose, Fruktose und Glukose haben an dieser Zuckerausscheidung den größten Anteil. In den ersten postnatalen LT steigt die Zuckerausscheidungsrate an, erreicht am 3. LT ihren Gipfel und fällt bis zum Ende der zweiten Lebenswoche auf die Säuglingswerte ab (Abb. 58). Während der Periode der Mellurie finden sich Blutzuckerwerte um 40 mg%; um den 5. LT steigen sie auf 60 mg% und erreichen um den 90. LT 65 mg% (GLADTKE et al. 1968). Im Altersabschnitt, in dem sich bereits der Rückgang der Mellurie vollzieht, steigt der Blutzuckerspiegel also noch von 40 auf 60 mg% an. Diese Gegebenheiten lassen erwarten, daß sich in der Fähigkeit der proximalen Tubuli zur Glukosereabsorption ein Funktionswandel vollzieht, der vorwiegend die ersten zwei Lebenswochen beim Menschen betrifft. Um diesen Funktionswandel zu beschreiben, bestimmt man das „tubuläre Transportmaximum" für Glukose (T_{mG}). Dieser Wert gibt jene Glukosemenge in mg an, die pro Minute von den proximalen Tubuli maximal reabsorbiert werden kann, also die Differenz zwischen der filtrierten und der im Harn ausgeschiedenen Glukosemenge:

$$T_{mG} = (\text{Plasmakonz. Glukose} \cdot C_{IN}) - (\text{Harnkonz. Glukose}$$
$$\times \text{Harnvolumen} \cdot \text{min}^{-1}) \qquad (73)$$

Durch schrittweise Erhöhung des Plasmaglukosespiegels erreicht man einen Wert, von dem an Glukose im Harn erscheint, da das T_{mG} überschritten ist. Bei Umrechnung auf die Standardkörperoberfläche des Erwachsenen beträgt das T_{mG}

beim Neugeborenen 30—80 mg · min^{-1} und erreicht im Laufe des ersten Lebensmonats 50% des Erwachsenenwertes (TUDVAD 1949). Er beträgt für das weibliche Geschlecht 303 mg · min^{-1} und für das männliche 365 mg · min^{-1}. Bereits im 2. Lebensmonat fanden GEKLE et al. (1967) einzelne T_{mG}-Werte, die im Bereich der beim Erwachsenen gefundenen lagen. Sowohl GEKLE et al. (1967) als auch GALAN et al. (1947) beschrieben für das frühe Schulalter bis zu 50% über den Erwachsenenwerten liegendes T_{mG}. Alle diese Befunde sind dem Verständnis der werdenden Tubulusfunktion nur schwer nutzbar zu machen, weil durch die Normierung auf die Körperoberfläche des Erwachsenen insbesondere die im Säuglingsalter gefundenen Werte nicht sicher als eine Einschränkung der T_{mG} gedeutet werden können. Die Absolutwerte des T_{mG} für Kinder vom 2.—12. Lebensjahr steigen von 94 mg · min^{-1} (2.—4. Lj.) auf 140 (6.—8. Lj.), 172 (10.—12. Lj.) und schließlich 195 mg · min^{-1} (jenseits des 12. Lj.), zeigen also keine über das Erwachsenen-T_{mG} hinausgehenden Werte im Laufe des Schulalters (GROSSMANN und ZOELLNER 1968). Die Befunde scheinen aber sicherzustellen, daß sich die proximale Tubulusfunktion, soweit sie den Glukosetransport betrifft, über das ganze Wachstumsalter hin entwickelt.

Wie beim Erwachsenen, ist auch bei Kindern die tubuläre Glukoseabsorption von der GFR abhängig gefunden worden. Die Beziehung zwischen GFR und T_{mG} läßt sich mit Hilfe einer linearen Regressionsgleichung beschreiben, die den von Frühgeborenen ebenso wie von Erwachsenen erhobenen Befunden gleichermaßen approximiert ist. Bildet man den Quotienten GFR : T_{mG}, dessen Wert seit SMITH (1951) als Ausdruck des glomerulär-tubulären Gleichgewichts angesehen wird, so ergeben sich in den ersten zwei Lebenswochen Werte, die über denen des Erwachsenen liegen (GEKLE et al. 1967). Nach der Periode der transitorischen Nierenfunktion (s. S. 277) besteht zwischen tubulärer und glomerulärer Leistung ein Gleichgewicht, das dem beim erwachsenen Menschen gefundenen entspricht.

Im Tierversuch wurde das T_{mG} am foetalen Schaf bereits am 77. GT, bezogen auf das KG, mit 6,2 mg · min^{-1} · kg^{-1} im Bereich des Erwachsenenwertes dieser Spezies (5,0 mg · min^{-1} · kg^{-1}) gefunden. Absolut nimmt die Glukoseabsorption beim Schaf ebenso wie beim Menschen mit dem Lebensalter zu. 0,15 mg · min^{-1} (60. GT), 3,4 mg · min^{-1} (127. GT), 24,0 mg · min^{-1} ($^1/_2$ LT) stehen 120 bis 180 mg × min^{-1} beim erwachsenen Tier gegenüber. Bei dem normalen Plasmaglukosespiegel (um 33 mg%) findet sich beim Foeten ebenso wie beim Neugeborenen im Harn eine geringe Glukoseausscheidung (0,002 mg%), beim Erwachsenen hingegen nicht mehr. Bereits beim Foeten führte Phlorrhizingabe zu einer Reduzierung der Glukosereabsorption (ALEXANDER und NIXON 1963).

Zusammenfassend darf man diesen Befunden entnehmen, daß die Glukoseabsorptionsfähigkeit in allen bisher untersuchten Altersstufen eine an die jeweilige GFR angepaßte Funktion darstellt, deren sich mit dem Lebensalter ändernder absoluter Wert ein Ausdruck der wachsenden Fläche des proximalen Tubulus im Verhältnis zu der des Glomerulus ist (FETTERMANN et al. 1965).

Unter den Substanzen, die einer ausgiebigen tubulären Reabsorption unterliegen, sollen im weiteren noch die Aminosäuren (AS) sowie die Elektrolyte betrachtet werden. Über die AS-Reabsorption beim Erwachsenen gibt WESSON (1969) eine Zusammenfassung der Literatur. Beim gesunden Erwachsenen ist das AS-Muster im Blutplasma weitgehend konstant. Die Reabsorption der AS, die auf Grund ihrer Molekulargewichte vermutlich im Primärharn in der jeweiligen Plasmakonzentration vorhanden sind, ist im Bereich des proximalen Tubulus so ausgiebig, daß nur etwa 1% AS-Stickstoff anteilig am gesamt ausgeschiedenen Stickstoff im Harn erscheint. Die AS-Transportmechanismen im Bereich der proximalen Tubuli sind im einzelnen noch unaufgeklärt. Sicher scheint zu sein, daß für Gruppen von AS gleiche Transportmechanismen in Funktion sind: So können Glycin, Alanin und Glutamat die Reabsorption von Kreatin zu hemmen, andere AS hingegen nicht. Die isolierte Erhöhung einer AS im Plasma kann von einer komplexen Zunahme der AS-Ausscheidungsrate im Harn für verschiedene andere AS gefolgt sein, ohne daß sich der Plasmaspiegel dieser AS geändert hätte. Alle diese Gegebenheiten weisen auf komplizierte, zum Teil miteinander gekoppelte AS-Transportmechanismen beim Erwachsenen hin und machen die Interpretation von AS-Clearancewerten schwierig.

Wie auf S. 290 angegeben wurde, unterscheidet sich der Harn der Säuglinge, verglichen mit dem von Kindern späterer Altersgruppen, durch einen höheren AS-Gehalt (BERGER 1956, BICKEL 1959, DUSTIN 1959). Eine Reihe von AS kommen im Harn der Frühgeborenen in höheren Konzentrationen als beim älteren Kind und Erwachsenen, andere überhaupt nur im Säuglingsharn vor. Um den Anteil des proximalen Tubulus am Altersgang der Aminoazidurie darzustellen, soll ein Vergleich der AS-Plasma-Spiegel mit der AS-Harnausscheidungsrate vorgenommen werden. Im Plasma der Frühgeborenen fanden sich in den ersten 17 LT die höchsten Werte für Glycin, Serin, Threonin, Glutamin, Tyronin und Phenylalanin (SERENI et al. 1955). Im Nabelschnurblut reifer Neugeborener wurde der Tauringehalt 3mal so hoch, der Threonin-, Serin- und Lysingehalt doppelt so hoch wie im Erwachsenenblut gefunden. Im Alter von 5 Tagen waren Taurin- und Serinplasmaspiegel noch deutlich erhöht, mit 4 Wochen erwies sich nur noch der Plasmatauringehalt als gering über dem des Erwachsenen liegend. Im Laufe des ersten Lebensmonats findet sich eine ausgeprägte Aminoazidurie, die aber keineswegs die Verschiebung des Plasma-AS-Spiegels widergibt. Es kommt vielmehr zu einem postnatalen Anstieg der Aminoazidurie, dessen Gipfel mit 6 mg AS-N $\cdot$ kg^{-1} $\times$ 24 h^{-1} um die 6. Lebenswoche erreicht wird. Anschließend fällt der Wert auf 3,75 (6. Lebensmonat) und schließlich mit dem vollendeten 1. Lebensjahr auf 2,75 mg $\times$ kg^{-1} $\cdot$ 24 h^{-1} ab (BICKEL 1959). Diese Befunde machen deutlich, daß es sich bei der Aminoazidurie des Säuglings keinesfalls um eine einfache Überschreitung des tubulären Transportmaximums für einzelne AS handeln kann. Vielmehr scheint insbesondere in den ersten Lebenswochen die Erhöhung des Plasmaspiegels einiger AS eine anhaltende Veränderung in der Ausscheidungsrate anderer AS auszulösen. In diesem Altersabschnitt könnte also eine durch den erhöhten AS-Plasmaspiegel teilweise bedingte Aminoazidurie vorliegen. Nachdem sich die AS-Plasmakonzentrationen weitgehend auf die Erwachsenenwerte eingepegelt haben, bleibt als Ursache für die weiterhin erhöhte AS-Ausscheidungsrate im

Harn, die sich entwickelnde Tubulusfunktion anzunehmen. SCHREIER et al. (1957) fanden bei Frühgeborenen für 6 AS eine Clearanceerhöhung, ein Befund, der für eine geringere AS-Reabsorptionsfähigkeit im Bereich der proximalen Tubuli spricht. Der Mechanismus des altersabhängigen Wandels des tubulären AS-Transportes bedarf weiterer Untersuchungen.

Die renale Elektrolytausscheidung weist in der Postnatalperiode einige Besonderheiten auf, die im Zusammenhang mit der renalen Regulation des Blut-pH-Wertes bedeutungsvoll sind und daher auf S. 325 besprochen werden.

Unter den vom proximalen Tubulus aktiv sezernierten Stoffen verdienen die PAH sowie das Phenolrot besondere Beachtung. Die PAH besitzt beim erwachsenen Menschen ein tubuläres Transportmaximum (T_{mPAH}) von 65—78 mg · min^{-1} bezogen auf die Körperoberfläche (1,73 m^2) und ist für beide Geschlechter gleich (SMITH 1951). Im Laufe der postnatalen Wachstumsperiode nimmt das T_{mPAH} beim Menschen (STAVE 1959, GROSSMANN und ZOELLNER 1968) ebenso wie bei der Ratte (BRÄUNLICH 1970) zu. Die Zuordnung der am Menschen erhobenen Befunde zum jeweiligen Lebensalter wird durch die Tatsache erschwert, daß alle Autoren die Ergebnisse ihrer Untersuchungen auf die Standardkörperoberfläche des Erwachsenen beziehen. Lediglich GROSSMANN und ZOELLNER (1968) gaben Absolutwerte für Kinder von 2. bis 12. Lebensjahr an und fanden ansteigende T_{mPAH} von im Mittel 27,7 mg · min^{-1} (2.—4. Lebensjahr) auf 44,8 mg · min^{-1} (6.—8. LJ), 52,9 mg · min^{-1} (10.—12. LJ) und jenseits des 12. LJ auf 68,8 mg × min^{-1}. Die aus zahlreichen Literaturangaben von STAVE (1959) zusammengestellten Daten ergeben, jeweils bezogen auf die Standardoberfläche, einen Entwicklungsgang, wie er in der untersten Kurve auf Abbildung 61 wiedergegeben ist. Diesen Daten nach vollzieht sich die wesentliche Zunahme der Sekretionskapazität des proximalen Tubulusapparates beim Menschen in den ersten 6 Lebensmonaten; der Erwachsenenwert wird im Laufe des 2. Jahres erreicht. Bei postnatal wachsenden Ratten wurde eine ähnliche Entwicklung beschrieben: jeweils auf 100 g KG bezogen, stieg das T_{mPAH} von im Mittel 0,168 (5. LT) auf 0,212 (15. LT), 0,55 mg · min^{-1} (33. LT), um schließlich am 55. LT 0,699 mg · min^{-1} zu erreichen. Das mit dem Lebensalter steigende T_{mPAH} wurde auch in vitro gefunden (RENNICK 1969). Die PAH-Aufnahme von Nierenscheiben nimmt in der Wachstumsperiode von Hunden und Schweinen zu; bei der ersteren Tierart werden um die 9. Lebenswoche die Erwachsenenwerte endgültig erreicht. Die gleichen Autoren prüften die tubuläre Ausscheidung von TEA, um die Entwicklung des tubulären Transportes von organischen Basen zu studieren. Der tubuläre TEA-Transport steigt mit dem Lebensalter ebenfalls für beide Spezies an, aber nicht in der gleichen Weise wie der von PAH. Bezogen auf die oberflächliche und tiefe Schicht der Nierenrinde, geht die Entwicklung beider Transportprozesse in der tiefen Schicht eher als in der oberflächlichen vonstatten. Die Befunde beweisen, daß die verschiedenen Sekretionsmechanismen im proximalen Tubulus differente Entwicklungsgänge aufweisen und ferner, daß in verschiedenen Schichten der Nierenrinde die Entwicklung des gleichen Transportmechanismus nicht synchron voranschreitet.

Um die Entwicklung der Sekretionsfähigkeit des proximalen Tubulusabschnittes zu beschreiben, wurde ferner das Phenolrot verwendet (STAVE 1959). Nach einmaliger iv-Applikation des Farbstoffes wird die prozentuale Ausscheidung der injizierten Substanzmenge 15, 30, 60 und 120 Minuten nach der Injektion im Harn bestimmt. Vor allem innerhalb der ersten 15 Minuten zeigt sich eine charakteristische Veränderung der prozentualen Phenolrotausscheidung in Abhängigkeit vom Lebensalter beim Menschen. Beginnend mit 5% in der Neugeborenenperiode, finden sich im Alter von 2 Monaten 10%, 4 Monaten 25%, 6 Monaten 35% und damit die für das weitere Leben endgültigen Werte. Auch für diese aromatische Säure entwickelt sich also die tubuläre Transportkapazität vorwiegend im Laufe der ersten 6 Monate. Am wachsenden Kaninchen konnten LEVINE und LEVINE (1958) ebenfalls ein Ansteigen der Phenolrotausscheidung beobachten. Die Erwachsenenwerte wurden bei dieser Spezies um den 28. postnatalen LT erreicht.

Unübersichtliche Befunde ergab die Untersuchung der Harnsäure (Hs)-Clearance bei Säuglingen und Kindern (SCHWARZ-TIENE und SERENI 1959). Mit im Mittel 16,8 mg% bei komplizierter, 7,1 mg% bei normaler Geburt liegen die Plasma-Hs-Werte in der Neugeborenenperiode über denen älterer Kinder (4,8 mg%; 4—16 Monate) und Erwachsener (3,2 mg%). Bezogen auf den Körperoberflächenstandard des Erwachsenen scheiden Säuglinge die gleiche Hs-Menge pro Minute wie die Erwachsenen mit dem Harn aus, die 4—16 Monate alten Kinder hingegen etwa 4mal so viel. Bei der Untersuchung der Hs-Clearance stehen sich in den untersuchten Altersgruppen 1,96 (gesunde Neugeborene), 10,1 (4—16 Monate) und 3,77 mg · min^{-1} · 1,73 m^2 (Erwachsener) gegenüber. Dividiert man diese Werte durch die ebenfalls auf die Körperoberfläche bezogene GFR, so erhält man den Prozentsatz filtrierter Hs, die zur Ausscheidung gelangt. Dieser Wert ist mit 32,3% beim Neugeborenen, 15,5% (4—16 Monate) und 5,8% beim Erwachsenen als Ausdruck einer mit dem Lebensalter ansteigenden Hs-Reabsorptionsrate im Bereich der proximalen Tubuli gedeutet worden. Abgesehen von der Tatsache, daß Hs im Bereich der Tubuli auch sezerniert wird (LUEKEN 1932), machen die dargestellten Befunde deutlich, daß auch die Harnsäureausscheidung durch die Niere eine werdende Funktion darstellt, deren spezifische Mechanismen in den einzelnen Altersgruppen weiterer Untersuchung bedürfen.

7.4.9. Die renale Säure-Basen-Regulation

Die Regulation des pH-Wertes der Körperflüssigkeiten vollzieht sich bei den Wirbeltieren in gleicher Weise und unabhängig vom Lebensalter oder der jeweils erreichten Entwicklungsstufe mit Hilfe a) der chemischen Puffer in Körperzellen, Extrazellularflüssigkeit und Knochen, b) der äußeren Atmung, die über Plazenta oder Lunge vermittelt, zu einer mehr oder weniger ausgiebigen CO_2-Abgabe führt und damit sowohl eine Azidose wie auch Alkalose z. T. kompensieren kann und schließlich c) der Fähigkeit der Niere, nichtflüchtige Basen und Säuren auszuscheiden. Eine atmungs- oder stoffwechselbedingte Verschiebung des pH-Wertes der Körperflüssigkeiten wird sofort von den chemischen Puffermechanismen in Körperzellen und -flüssigkeiten abgefangen. Diese Pufferkapazität ist beschränkt und würde sich ohne eine kontinuierliche Restituierung schnell erschöpfen. Die Wiederherstellung der Pufferkapazität geschieht durch Erhöhung oder Abnahme der CO_2-Abgabe über die Plazenta oder Lunge. Bei einem größeren Anfall nichtflüchtiger Säuren kommt es trotz intensiver CO_2-Abgabe zu einer metabolischen Azidose; ebenso vermag ein steigender Alkalianfall im Stoffwechsel nicht mehr, durch eine Verminderung der CO_2-Abgabe, die zwangsläufig auch mit einer Reduzierung der O_2-Aufnahme verbunden ist, kompensiert zu werden. In dieser Situation wird die Abgabe nichtflüchtiger Säuren bzw. von Alkali über die Niere unvermeidlich.

Im weiteren gilt die Aufmerksamkeit lediglich dem Anteil der Nieren an der Regulation des pH-Wertes der Körperflüssigkeit. Die beim erwachsenen Organismus funktionstüchtigen Mechanismen können hier nur insoweit Platz finden, wie ihre Kenntnis für das Verständnis der Befunde an wachsenden Säugetieren und dem Menschen unerläßlich ist; eine eingehende Darstellung dieser Mechanismen gab PITTS (1972), auf die verwiesen sei.

Mit dem Ultrafiltrat gelangt eine Lösung mehrerer Puffersäuren und -basen in den Bereich der proximalen Tubuli. Ihr quantitatives Verhältnis zueinander, der jeweilige Säure-Basen-Quotient, ist von der [H$^+$] abhängig:

$$[\text{H}^+] = K_{A1} \cdot \frac{[\text{H}_2\text{CO}_3]}{[\text{HCO}_3^-]} = K_{A2} \cdot \frac{[\text{H}_2\text{PO}_4^-]}{[\text{HPO}_4^{--}]} \tag{74}$$

Der Gleichung ist zu entnehmen, daß Bikarbonat- und Phosphatpuffergemische für die pH-Stabilisierung entscheidend sind. Die Bedeutung der Plasmaproteine für die pH-Regulation in der Extrazellularflüssigkeit wie auch in den Zellen, bleibt hier außer Betracht, da Proteine nicht in nennenswertem Umfang in das Ultrafiltrat übertreten. Im Laufe der Tubuluspassage erfährt die Puffersäuren- und -basenlösung charakteristische Veränderungen, die einerseits zur Ausscheidung von H$^+$ und der Erhaltung des Bikarbonatpools des Plasmas (bei Azidose), andererseits zur H$^+$-Reabsorption und Bikarbonatausscheidung (bei Alkalose) führen. Die Niere verfügt, um diese Aufgaben zu erfüllen, über komplizierte Transportmechanismen insbesondere im Bereich des proximalen Tubulus. Der erste Schritt des aktiven Tubulustransportes ist der von H$^+$ aus den Tubuluszellen in den Tubulusharn. H$^+$ werden in den Tubuluszellen aus der dort anfallenden Kohlensäure unter Wirkung der Karboanhydrase gebildet und gegen Natriumionen, die sich im Primärharn befinden, ausgetauscht. Die Natriumaufnahme erfolgt passiv durch die Tubuluszellen; das Ion wird aktiv aus den Zellen wiederum hinaus und in die Blutbahn zurückbefördert. Die in den Tubulusharn ausgeschiedenen H$^+$ verbinden sich dort mit dem Bikarbonationen zu Kohlensäure, die ihrerseits in H$_2$O und CO$_2$ zerfällt. Das freiwerdende CO$_2$ wird passiv von den Tubuluszellen reabsorbiert, in den Zellen erneut zu Kohlensäure hydratisiert und damit einerseits wiederum zur Quelle für H+, die in den Tubulusharn abgegeben werden. Andererseits entsteht damit aber auch Bikarbonat und gelangt passiv zurück in den peritubulären Blutstrom. Auf diese Weise bleibt dem Organismus normalerweise sein Bikarbonatbestand erhalten. Das Phosphat findet sich in seiner dibasischen Form im Ultrafiltrat und wird durch die im Austausch gegen Na+ aus den proximalen Tubuluszellen abgegebenen H+ zum monobasischen sauren Phosphat umgewandelt. Als solches gelangt es zur Ausscheidung als sogenannte titrierbare Säure; gleichzeitig verliert der Organismus damit Phosphor.

Steht zur H+-Ausscheidung weder Bikarbonat- noch Phosphatpuffer in ausreichender Menge zur Verfügung, so entsteht ein stark saurer Harn, der im Bereich der proximalen Tubuli die H+-Pumpe blockiert. In diesem Falle bilden die Tubuluszellen die freie Base Ammoniak (NH_3), die in den sauren Harn diffundiert, sich dort mit den vorliegenden H+ zu NH_4^+ verbindet und anschließend in dieser Form ausgeschieden wird. Die NH_3-Synthese vollzieht sich in den Tubuluszellen unter Verwendung von Glutamin und Aminosäuren und stellt eine aktive Stoffwechselleistung dieser Zellen dar. Der Prozeß der NH_3-Synthese läuft langsam an, ist aber eine besonders wirksame Leistung der Nieren im Dienste der pH-Regulation, da mit ihrer Hilfe der Organismus vor Na+ bzw. K+-Verlusten geschützt wird, die insbesondere bei Inanspruchnahme des Phosphatpuffermechanismus zu einer Elektrolytverarmung des Organismus führen können.

Die H+-Ausscheidung über die Niere erfolgt mit Hilfe des Bikarbonat-, Phosphat- und Ammoniummechanismus; die Menge der ausgeschiedenen freien Säuren wird vom Blut-pH-Wert und von der Nierendurchblutungsrate abhängen.

Die Bikarbonatkonzentration im Plasma Erwachsener und Säuglinge unterscheidet sich: 26—28 mval · l⁻¹ (Erwachsener) stehen 22 mval · l⁻¹ beim Frühgeborenen gegenüber (DUPONT 1949). VOKÁČ und VÁVROVÁ (1968) beschrieben die Veränderungen des Standardbikarbonats im menschlichen Plasma im Laufe der postnatalen Entwicklung. Sie fanden im Mittel 20,77 mval · l⁻¹ (1.—6. Monat), ferner 21,56 mval · l⁻¹ zwischen dem 1. und 3. Lebensjahr und 22,24 mval · l⁻¹ zwischen dem 3. und 9. Lebensjahr, womit der Erwachsenenwert erreicht ist. Im gleichen Altersabschnitt steigen die Pufferbasen von 42,76 auf 45,88 mval · l⁻¹ an. Bezieht man die Standardbikarbonatwerte anstatt auf einen Liter Plasma auf die Körpergewichtseinheit, so finden sich für Säuglinge und Erwachsene gleiche Werte. Der Serumphosphatgehalt ist beim Säugling mit 2,3—4,0 mval · l⁻¹ höher als beim Erwachsenen (1,1—2,5 mval · l⁻¹, HOMOLKA 1961).

Die Ausscheidung der normalerweise im Harn nicht an fixe Basen gebundenen, überschüssigen Anionen nimmt im Laufe der ersten acht postnatalen LT beim Menschen zu: 0,38 mmol · kg⁻¹ · 24 h⁻¹ (1. LT) stehen 0,6 mmol · kg⁻¹ · 24 h⁻¹ (2. LT) und schließlich 0,8 mmol · kg⁻¹ · 24 h⁻¹ (8. LT) gegenüber; damit ist der Erwachsenenwert erreicht, der nachfolgend überschritten wird, so daß am Ende des ersten Lebensjahres 1,6 mmol · kg⁻¹ · 24 h⁻¹ vorliegen. Die Ausscheidung der sogenannten titrierbaren Säuren — sie stammen von Phosphaten und organischen Säuren im Harn — steigt in den gleichen Altersstufen von 0,18 auf 0,26 und schließlich 0,30 mmol · kg⁻¹ · 24 h⁻¹ (8. LT), um im weiteren den Erwachsenenwert (0,41 mmol · kg⁻¹ · 24 h⁻¹) ebenfalls zu überschreiten, so daß am Ende des ersten Lebensjahres 0,75 mmol · kg⁻¹ · 24 h⁻¹ gefunden werden (McCance 1961). Bezieht man die Titrationsazidität statt auf die Körpergewichts- auf die Harnvolumeneinheit, so wird die altersabhängige Veränderung noch augenfälliger: 16,6 (Neugeborener) stehen 17,7 (Säuglinge) und schließlich 28,2 mval · l⁻¹ (Klein- und Schulkinder) gegenüber. In den gleichen Altersstufen nimmt die [HPO_4^{--}] von 32,1 über 39,3 auf 53,1 mval · l⁻¹ zu. Diesem Altersgang entspricht auch der Anstieg der H⁺-Ausscheidung im Harn von 0,79 über 1,09 auf 2,45 mval · l⁻¹ und die Abnahme des Harn-pH-Wertes von 6,16 über 5,96 auf 5,61 (Weber 1960). Die NH_4^+-Ausscheidung steigt von 0,2 (1. LT) auf 0,5 (2. LT) und schließlich 0,55 mmol · kg⁻¹ · 24 h⁻¹ (8. LT) an, um am Ende des ersten Lebensjahres mit 0,82 mmol · kg⁻¹ · 24 h⁻¹ den Erwachsenenwert zu überschreiten, der bei 0,5 mmol · kg⁻¹ · 24 h⁻¹ liegt (McCance 1961). Vergleicht man die Säuglingswerte mit denen 1—15jähriger Kinder und benutzt als Bezugsgröße die Harnvolumeneinheit, so ergibt sich ein Anstieg von 10—20 auf 20—30 mval · l⁻¹ (Hungerland und Schulz 1959). Durch Division der ausgeschiedenen Ammoniummenge (mmol · 24 h⁻¹) durch die GFR bei Kindern verschiedenen Alters erhält man Aufschluß über den relativen Anteil, den der Ammoniummechanismus an der Ausscheidungsrate nichtflüchtiger Säuren ausmacht. Es ergeben sich Werte von 0,5 bis 0,8 vom 1.—8. LT, 0,4 mit einem Jahr, die einem Erwachsenenwert von 0,28 gegenüberstehen (McCance 1961). Während der Erwachsene den Ammoniummechanismus also nur in geringerem Umfang benutzt, dafür aber ausgiebig vom Phosphatmechanismus Gebrauch macht, sind die Verhältnisse beim Säugling gerade umgekehrt. Das wird auch durch die Tatsache verdeutlicht, daß beim Säugling lediglich 2% der Titrationsazidität von den Phosphaten, hingegen 95% durch die organischen Säuren bereitgestellt werden, während beim Erwachsenen 70—80% auf die Phosphate entfallen (Widdowson und McCance 1958).

Die bisher beschriebenen Befunde weisen auf wesentliche Unterschiede in den den pH-Wert regulierenden Funktionen der Niere in den einzelnen Altersstufen hin. Die Folgen einer Anionenbelastung, die in Form einer intravenösen Gabe nichtflüchtiger Säuren ausgeführt werden kann, werden daher von Tieren und Menschen verschiedenen Alters nicht in gleicher Weise kompensiert. Da solche Eingriffe geeignet sind, die unterschiedlichen pH-Regulationsmechanismen, die im Laufe des natürlichen Wachstums auftreten, dem Verständnis näher zu bringen, gilt die weitere Darstellung den Ergebnissen von pH-Belastungstests. Cort und McCance (1954) untersuchten die Folge intraperitonealer NH₄Cl- bzw. (NH₄)₂SO₄-Applikation bei neugeborenen Hunden und vergleichend bei erwachsenen Tieren. Die plötzliche Anionenerhöhung war bei den erwachsenen Tieren von einer Senkung des Plasma-pH-Wertes gefolgt: Der Ausgangswert von 7,4 fiel auf 7,1 ab. 6 Stunden nach dem Eingriff hatte sich der Normalwert (7,4) wieder eingestellt. Beim Jungtier fanden sich anhaltende Abweichungen vom Ausgangswert (ebenfalls 7,4) bis zu 7,0; nach 6 Stunden war ein Wert von 7,2 erreicht. Gleichzeitig entwickelte sich eine Diuresesteigerung, die beim erwachsenen Tier dazu führte, daß 6 Stunden nach Versuchsbeginn 95% der injizierten

Flüssigkeitsmenge wieder ausgeschieden waren, beim Jungtier lediglich 50%. Beim erwachsenen Hund war der Diureseanstieg von einem Absinken der GFR begleitet und erwies sich damit als wesentlich durch eine Einschränkung der tubulären Wasserabsorption verursacht. Demgegenüber ging bei den Jungtieren die Diurestesteigerung mit einem Anstieg der GFR einher (Abb. 62A). Der pH-Wert des Harns änderte sich ebenfalls während des Versuchs in charakteristischer Weise: Eine halbe Stunde nach der Arzneimittelgabe war es bei den erwachsenen Tieren zum Gipfel eines pH-Wert-Anstiegs (6,0) gekommen, nach einer weiteren halben Stunde wurde bereits ein Minimalwert von 4,6 erreicht. Der Ausgangswert hatte sich nach 6 Stunden wieder eingepegelt (Abb. 62B).

Beim Jungtier tritt der pH-Wertgipfel (6,5) erst nach 2 Stunden, und der nachfolgende pH-Wert-Abfall auf minimal 4,5 verzögert auf, so daß 6 Stunden nach

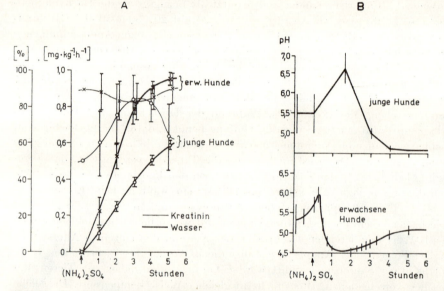

Abb. 62. Der Säure-Basen-Regulation dienende Mechanismen bei jungen und erwachsenen Hunden (nach CORT und MCCANCE 1954).

A) Die Veränderung der prozentualen Wasserausscheidung und der Ausscheidung des endogenen Kreatinins (in $mg \cdot kg^{-1} \cdot h^{-1}$ als Maß für die GFR) im Harn in den ersten 6 Stunden nach $(NH_4)_2SO_4$-Gabe.

B) Die Veränderungen des pH-Wertes im Harn unter den gleichen Versuchsbedingungen.

Versuchsbeginn der pH-Wert noch so niedrig ist. Verfolgt man die Ausscheidung von anorganischen Phosphaten im Harn (Abb. 63), so erreichen die erwachsenen Tiere 4 Stunden nach Versuchsbeginn eine minimale Ausscheidung um 0,4 mmol $\times kg^{-1} \cdot h^{-1}$, während sich bei den Jungtieren der Phosphatgehalt kaum ändert. Ganz analog verhält sich die NH_4^+-Ausscheidung im Harn bei den Versuchstiergruppen (Abb. 64). Natrium- und Kaliumgehalt des Harns ändern sich in der Weise, daß es zuerst in beiden Tiergruppen zu einer Steigerung der Kalium- und anschließend der Natriumkonzentrationen kommt. Während aber bei den erwachsenen Tieren die Kalium-, die Natriumausscheidung quantitativ übertrifft, ist es bei den Jungtieren umgekehrt. Alle diese Unterschiede zwischen den 2 Versuchstiergruppen haben sich um den 14. LT noch nicht ausgeglichen; die renalen Mechanismen der Säure-Basen-Regulation entwickeln sich also beim Hund über einen längeren Wachstumsabschnitt.

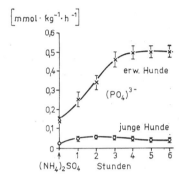

Abb. 63. Die Ausscheidungsrate von anorganischem Phosphor im Harn in den ersten 5 Stunden nach $(NH_4)_2SO_4$-Gabe bei jungen und erwachsenen Hunden (nach CORT und McCANCE 1954).

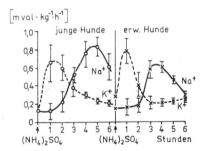

Abb. 64. Die Veränderungen der Natrium- und Kaliumausscheidung im Harn in den ersten 6 Stunden nach $(NH_4)_2SO_4$-Gabe bei jungen und erwachsenen Hunden (nach CORT und McCANCE 1954).

Analoge Befunde wurden am Schaf in utero sowie beim Neugeborenen erhoben (VAUGHN et al. 1968). Im letzten Gestationsdrittel ist der Foet noch nicht in der Lage, eine Säurebelastung des Blutes mit Hilfe einer ausgiebigen Säuerung des Harns zu beantworten: Der pH-Wert im Harn fällt lediglich um 0,5, die Titrationsazidität steigt geringfügig, und auch die NH_4^+-Ausscheidung nimmt kaum zu. Die Befunde am Neugeborenen erweisen sich im Vergleich zu den am Foeten erhobenen nur wenig verändert. Das menschliche Neugeborene reagiert auf Applikation von 54 mval NH_4Cl pro m² Körperoberfläche mit einer Senkung des Plasma-CO_2-Gehaltes etwa des gleichen Ausmaßes, wie der Erwachsene bei dieser NH_4Cl-Belastung. Der Urin-pH-Wert fällt bei den Neonaten im Laufe von 3 Stunden von einem Ausgangswert von 6,5 auf 6,3, beim Erwachsenen hingegen von 6,5 auf 4,9. Nach einer Stunde ist der Harnammoniumgehalt beim Erwachsenen auf fast den dreifachen Ausgangswert gestiegen, während sich der des Säuglings kaum verändert hat. Ebenso verhält sich die Phosphatausscheidung und die Titrationsazidität im Harn (McCance 1961). Um die Fähigkeit der Niere zur H^+-Ausscheidung in allen Formen quantitativ zu beschreiben, hat man nach Phosphatgabe die Ausscheidungsrate von H^+ und NH_4^+ in mval $\cdot$ min^{-1} $\cdot$ 1,73 m^{-2} mit dem CO_2-Gehalt des Plasmas multipliziert. Dieser H^+-Clearance-Index, als die höchstmögliche H^+-Clearance-Rate, beträgt beim Neugeborenen 0,6 und beim Erwachsenen 2,4. Die geringere Fähigkeit zur H^+-Elimination in der menschlichen Neonatalperiode findet auch in der prozentualen Ausscheidungsrate nach Anionenbelastung ihren Ausdruck: 8 Stunden nach Gabe der Testsubstanz hat das Neugeborene 5%, der Erwachsene 24% derselben wieder ausgeschieden (McCance 1961).

Die Mechanismen der renalen H^+-Ausscheidung haben mit dem Ende des Säuglingsalters noch keineswegs die für den Erwachsenen typischen Parameter erreicht. Wie eine sorgfältige Untersuchung über die Veränderungen in der Harnzusammensetzung, die durch NH_4Cl-Applikation bei Kindern zwischen dem 3. Lebensmonat und dem 14. Lebensjahr ausgelöst werden, ergab, nimmt beispielsweise die NH_4^+-Ausscheidung noch über das ganze Wachstumsalter unter vergleichbaren Testbedingungen zu (Monnens et al. 1973), ein Befund, der die Angaben Webers (1960) über den Altersgang der spontanen Säureausscheidung im Harn bestätigt. Die Entwicklung der Ammoniumbildungsfähigkeit der Tubuluszellen wurde an Nierenschnitten in vitro für verschiedene Spezies untersucht (Robinson 1954). Bei der erwachsenen Ratte nimmt mit fallendem pH-Wert — von 7,4 auf 5,6 — die NH_4-Bildung auf den doppelten Ausgangswert zu; beim Jungtier beträgt die Zunahme unter den gleichen Versuchsbedingungen lediglich ein Drittel. Analoge Befunde ergaben sich bei vergleichenden Untersuchungen an erwachsenen und neugeborenen Hunden und Katzen. Durch Hinzufügen von Glutamin, einer der Ausgangssubstanzen für die Ammoniumbildung in den Tubuluszellen, zur Badflüssigkeit wurde die NH_3-Produktion der Nierenpräparate von neugeborenen und erwachsenen Tieren in vitro auf etwa den zehnfachen Ausgangswert gesteigert. Da die NH_3-Produktionsrate der Neugeborenen aber wesentlich unter der der erwachsenen Tiere liegt, führt die durch die Glutamingabe verursachte NH_3-Produktionssteigerung letztlich bei ersteren zu niedrigeren Werten (Hines und McCance 1954). Die Ursachen für die Einschränkung der wachsenden Niere, NH_3 zur H^+-Ausscheidung bereitzustellen, bedürfen weiterer Klärung.

7.5. Die Physiologie der ableitenden Harnwege

Die Angaben über funktionelle Besonderheiten der ableitenden Harnwege in der Entwicklungsperiode sind spärlich. Über foetale Blasenbewegungen berichteten ROBILLARD et al. (1974) beim Schaf und BERNSTINE (1969) beim Hund. Die ersteren Untersucher fanden in der zweiten Hälfte der Gestationszeit einen Anstieg des Blasenharngehaltes an radioaktivem Jod, das zuvor in das foetale Blut injiziert worden war, und werteten ihren Befund als Ausdruck auch der Funktionstüchtigkeit der ableitenden Harnwege. BERNSTINE (1969) beobachtete einen signifikanten Druckanstieg in der foetalen Hundeblase in den letzten zwei GW. Es fanden sich Druckschwankungen von 12 bis 16 mm Hg und eine Frequenz von ca. $3 \cdot min^{-1}$. Es konnte ferner gezeigt werden, daß Bethanechol-Chlorid, eine Substanz mit muskarinartiger Wirkung auf die myoneuralen Verbindungen, zu einer Zunahme des Blaseninnendrucks führte; nachfolgende Atropingabe stellte die Ausgangsdruckwerte wieder her. Die vegetative Steuerung der Blasenmotorik scheint demnach gegen Ende der Foetalzeit prinzipiell in gleicher Weise wie beim Erwachsenen in Funktion zu sein.

Ebenfalls in jüngster Zeit wurde für Hund, Ratte und Meerschweinchen über die Gesetzmäßigkeiten der Ureterbewegungen berichtet (HANNAPPEL und GOLENHOFEN 1974). Bei den ersteren beiden Spezies besteht ein die Ureterperistaltik auslösender Schrittmacher, der im Nierenbecken lokalisiert ist. Von hier aus werden peristaltische Bewegungen einer Frequenz von $4-6 \cdot min^{-1}$ ausgelöst; durch eine Durchschneidung des Ureters kommt es unterhalb der Durchtrennung zu wesentlich langsamerer Spontanperistaltik. Bei den verschiedenen Spezies scheint der Mechanismus mehr oder weniger ausgeprägt zu sein. Alle Befunde stammen von erwachsenen Tieren; Angaben über die Entwicklung des Phänomens wären wünschenswert.

Im Laufe der postnatalen Entwicklung des Menschen nimmt die Zahl der Harnentleerungen in der ersten Lebenswoche rasch zu. Seltene Miktionen in den ersten LT wird man nicht für sicher krankheitsbedingt halten dürfen, kommt doch mit der Zunahme der aufgenommenen Flüssigkeitsmenge auch die Diurese erst allmählich in Gang. In der ersten Lebenswoche kommen 6—8 Blasenentleerungen, anschließend 18—25 pro Tag zur Beobachtung. Dabei beträgt das entleerte Volumen 20—60 ml (HUNGERLAND 1954). Die Mehrzahl der Harnentleerungen vollzieht sich in der Periode des ruhigen Wachseins (State 3; s. S. 408). Der Abstand zwischen ihnen beträgt 5—285 Minuten (HALVERSON 1940). Sichere Beziehung zwischen dem Zeitpunkt der Harnentleerung und Geräuschen, dem Baden usw. haben sich nicht finden lassen, würden sich aber bei systematischer Untersuchung an einem größeren Probandenmaterial evtl. ergeben. Mit steigendem Lebensalter nimmt die Zahl der Harnentleerungen ab: im 2. Lebenshalbjahr werden im Mittel 16, mit 2—3 Jahren 10 und mit 4—8 Jahren 7 gefunden. Das bedeutet, da beim 5jährigen Kind ein mittleres Harnvolumen von 120 ml jeweils entleert wird, daß die Blasenkapazität mit zunehmenden Alter mehr ausgenutzt wird (HUNGERLAND 1954; s. auch S. 272).

Die willkürliche Harnentleerung wird beim Menschen im Laufe des 2. Lebensjahres beherrscht; der Zeitpunkt des endgültigen Sauberseins ist von geeigneten Erziehungsmaßnahmen mitbestimmt. Bei Hunden wurde der Mechanismus der Entwicklung der willkürlichen Miktion studiert; dabei ergab sich, daß es sich bei dieser Spezies um ein hormonal gesteuertes und kontrolliertes Geschehen handelt, das mit geschlechtsspezifischem Altersgang im Laufe der Wachstumsperiode zur Ausbildung gelangt (BERG 1944). Während die neuronalen Mechanismen der Harnentleerung beim Erwachsenen sehr eingehend untersucht worden sind (Literatur bei KURU 1965), haben sich mit einem Aspekt von deren Entwicklung lediglich BRADLEY und WRIGHT (1966) sowie BRADLEY (1967) beschäftigt. Sie untersuchten beim wachsenden Kaninchen den sogenannten Miktionsreflex; im Laufe einer langsamen Füllung der Blase entwickelt sich eine kräftige Kontraktion der Blasenmuskulatur bei gleichzeitiger Erschlaffung der Sphinkter. Der Reflex ist beim erwachsenen Tier nach einer Hirnstammdurchschneidung im Bereich der rostralen Pons nicht mehr auslösbar, bleibt beim Neugeborenen nach diesem Eingriff demgegenüber unverändert bestehen. Je jünger die Tiere sind, um so tiefer im Rückenmark kann die Durchschneidungsebene liegen, die den Reflex noch unbeeinflußt läßt. So ist in den ersten LT das zugehörige Rückenmarksegment zur normalen Ausführung des Reflexes hinreichend, mit 14 LT ist ein Rückenmarkabschnitt bis zum mittleren Thoraxbereich, später schließlich Rückenmark und Pons für die Erhaltung der Reaktion erforderlich. Die Befunde machen deutlich, daß der Miktionsreflex einer mit steigendem Lebensalter zunehmenden supraspinalen Kontrolle unterliegt. Man wird in der Annahme nicht fehlgehen, daß beim Menschen ein ähnlicher Entwicklungsgang vorliegt, an dessen Ende dann die Fähigkeit zur willkürlichen Harnentleerung steht.

8. Verdauung

Die Verdauungsphysiologie des Säuglings ist von so naheliegend praktisch ärztlicher Bedeutung, daß empirische Kenntnisse über die funktionellen Besonderheiten der kindlichen Verdauung bereits im klassischen Altertum gesammelt wurden (GALEN).

Bis zur zweiten Hälfte des vergangenen Jahrhunderts blieb die „Ernährungslehre" eine Domäne der praktischen Medizin; erst anschließend wurden die Fundamente zu einem wissenschaftlichen Verständnis der werdenden Leistungen der Verdauungsorgane gelegt (PEIPER 1955).

8.1. Die Mundhöhle

8.1.1. Die funktionelle Anatomie der Mundhöhle

Die funktionelle Anatomie der Mundhöhle wird nur soweit beschrieben, wie sie für physiologische Untersuchungen Grundlage geworden ist. Da die foetalen Mundbewegungen bisher nicht analysiert wurden, bleibt die vorgeburtliche Entwicklung der Mundhöhle außer Betracht. Eingehendere, sich teilweise aufeinander beziehende Darstellungen der Mundhöhlenentwicklung während der postnatalen Periode des Menschen unternahmen GUNDOBIN (1912), HELMREICH (1931), WIESENER (1964b) und GRABER (1966).

Die Struktur der Mundhöhle des Neugeborenen weist mikroskopisch eine Reihe von Besonderheiten auf, die sie für das Saugen besonders geeignet macht. Bereits bei der Inspektion der Lippen des Neugeborenen fällt eine deutliche Unterteilung des Lippensaumes in einen äußeren und inneren Anteil auf, die voneinander durch den Lippenwulst scharf abgesetzt sind. Der innere Anteil des Lippensaumes zeigt bei verschiedenen Kindern in unterschiedlichem Ausmaß „Lippenzotten", papillenförmige Fortsätze der Haut, die sich vorwiegend an der Oberlippe finden und im Laufe der ersten Lebenswoche verschwinden. Der verbleibende Lippenwulst erleichtert ebenso wie zuvor die Zotten ein sicher abschließendes Festhalten der Nahrungsquelle (SCHUMACHER 1927). Ein zottenbesetzter Saum verläuft ferner bei allen Neugeborenen von den Mundwinkeln ausgehend bis zum aufsteigenden Unterkieferast die Schlußlinie der Zahnleisten entlang und bildet sich mit den Lippenzotten etwa gleichzeitig zurück (RAMM 1905). Die Wangen des Neugeborenen sind versteift durch den BICHATschen Fettpfropf: er verhindert ein Hineinziehen der Wangen in die Kieferspalte bei Senkung des Unterkiefers und erlaubt damit die Erzeugung der für erfolgreiches Saugen erforderlichen Unterdrucke. Der Pfropf bleibt auch bei hochgradiger Atrophie des Säuglings vom Abbau verschont und weicht im Gehalt an Fettsäuren vom subkutanen Fett ab (GUNDOBIN 1912).

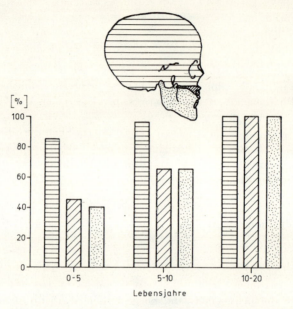

Abb. 65. Die in den Altersstufen jeweilig von Hirnschädel (waagerecht schraffiert), Oberkiefer (schräg schraffiert) und Unterkiefer (punktiert) erreichte Größe in % der Erwachsenenwerte (nach GRABER 1966).

Der Verschiebung der Nahrungsquelle wirken 4—6 Schleimhautquerfalten entgegen, die sich am harten flachen Gaumen des Säuglings befinden und zumeist bis zur Pubertät verschwinden. Der Gaumen des Neugeborenen ist flach, kurz und breit (HELMREICH 1931); die ebenfalls kurze und breite Zunge liegt ihm unmittelbar an und läßt noch nicht, wie später beim Erwachsenen, zwischen hinterem Gaumen und Zunge einen gewissen lufthaltigen Hohlraum bei geschlossenem Munde und in Ruhe frei. Diese anatomischen Gegebenheiten erhöhen die Effektivität der Saugarbeit ganz erheblich, befindet sich doch auf diese Weise im Munde des saugenden Säuglings keine Luft.

Die postnatale Umgestaltung der Mundhöhle erweist sich in Richtung, Ausmaß und Zeitpunkt sowohl von genetischen wie auch äußeren Einflüssen als abhängig. Die verschiedenen, auch an der Entwicklung der Mundhöhle direkt oder indirekt beteiligten knöchernen Strukturen des Kopfes zeigen unterschiedliche Wachstumsraten (GRABER 1966; Abbildung 65). Dadurch kommt es zu einer Formumgestaltung der einzelnen beteiligten Knochen. Zu den postnatalen Veränderungen der Mundhöhle trägt außerdem das Zahnen wesentlich bei: Die bereits im 5. Gestationsmonat teilweise entwickelten „Milch"zähne durchbrechen zwischen 6. und 12. Lebensmonat die Gingiva, zuerst die Schneide- und Eckzähne, anschließend die Backenzähne (Massler und Schour 1940a, b, Garn und Burdi 1971). Die nachdrängenden endgültigen Zähne führen zur Resorption der Wurzeln der Milchzähne und zum Abstoßen der dadurch haltlos gewordenen Kronen. Geschlechtsdifferenzen ließen sich für den Zeitpunkt des ersten Durchbruchs der Milchzähne nicht finden; demgegenüber erscheint jeder Zahn des bleibenden Gebisses bei den Mädchen früher als bei den Knaben. Bei gleichgeschlechtlichen Geschwistern stimmen die Termine für die Zahndurchbrüche weitgehend überein, was auf eine genetische Steuerung dieses Umgestaltungsprozesses hinweist (weiterführende Literatur bei Tanner 1962).

Exogene Noxen vermögen die normale Entwicklung der Mundhöhle zu beeinträchtigen. Das wird verständlich, wenn man in Betracht zieht, daß auf Gaumen, Zahnleiste und Zähne bei geschlossenem Munde durch den Tonus der Weichteile ein ständiger Druck ausgeübt wird, der zu den formenden Kräften des Gesichtsschädels gezählt werden muß. So stehen beim Erwachsenen die Backenzähne zwischen einem zweiseitig wirkenden Druck von $9{,}3\,\text{g}\cdot\text{cm}^{-2}$ von der Zunge her und $3{,}3\,\text{g}\cdot\text{cm}^{-2}$ von Seiten der Wangenmuskulatur. Die Schneidezähne werden mit $10\,\text{g}\cdot\text{cm}^{-2}$ nach außen gedrückt; $6{,}6\,\text{g}\cdot\text{cm}^{-2}$ stehen diesem Druck von seiten der Oberlippe und $11{,}6\,\text{g}\cdot\text{cm}^{-2}$ von seiten der Unterlippe entgegen (Winders 1958). Die Werte für den wachsenden Menschen scheinen nicht erhoben worden zu sein. Aber die Folgen einer Makro- bzw. Aglossie für die Entwicklung des Kiefers und die Stellung der Zähne zeigen, welche formbildende Rolle die genannten Kräfte für die kindliche Mundhöhle besitzen (Graber 1966). Das über das 3. Lebensjahr hinaus fortgesetzte Fingerlutschen führt ebenfalls zu fehlerhafter Entwicklung der Kieferknochen und des Zahnschlusses, bzw. zur Umbildung des harten Gaumens zum Steilgaumen, dessen deletäre Folgen, wie rezidivierende Infekte, Schlafstörungen u. a. das Schulalter begleiten können (Schönfeld und Schwartze 1963).

Die Speicheldrüsen entwickeln sich beim menschlichen Foeten im 2. Gestationsmonat aus dem Mundhöhlenepithel. Das Lumen in den Ausführungsgängen — es entsteht im 5. Monat — enthält in der zweiten Schwangerschaftshälfte als Zeichen praenataler Drüsenfunktion gelegentlich Speichelsteine. Die Drüsen sind zum Geburtstermin beim Menschen (Gundobin 1912, Zimmermann 1927) und bei der Ratte (Holzgreve et al. 1966, Barrett und Ball 1974) noch nicht vollständig differenziert. Vor allem fällt der große Bindegewebsreichtum der Parotis auf, die im übrigen im histologischen Bild weitgehend dem der Erwachsenendrüse entspricht. Weniger weit fortgeschritten ist die Entwicklung der Gl. submaxillaris und mandibularis; bei diesen Drüsen sind auch die Acini bei Geburt nur wenig differenziert. Das Wachstum der Drüsen geht etwa parallel mit dem des KG vonstatten: Mit 3 Monaten hat sich beim Menschen das Gewicht der Speicheldrüsen verdoppelt, mit einem Jahr verdreifacht. Bis zum zweiten Lebensjahr ist die Feinstruktur der Speicheldrüsen soweit in ihrer histologischen

Umgestaltung fortgeschritten, daß die für den Erwachsenen typischen Befunde erhalten werden.

8.1.2. *Die der Verdauung dienenden Bewegungen im Bereich der Mundhöhle*

Die Physiologie der Mundhöhle hat die motorischen und sekretorischen Leistungen des ersten Abschnitts des Verdauungskanals zum Gegenstand; die Physiologie der Sprache bleibt hier außer Betracht.

Das Saugen des menschlichen Säuglings wurde mit Hilfe verschiedener Verfahren untersucht, deren Ergebnisse sich zu einer zusammenhängenden Einsicht in den Ablauf dieses komplizierten Aktes zusammenfügen. Aus den sich ergänzenden Druckmessungen in der Mundhöhle und verschiedenen Oesophagusabschnitten, Serienröntgenaufnahmen während des Saugens und Schluckens dünnen Kontrastbreies und der Registrierung von Thorax- und Mundbodenbewegungen während des Saugens ergibt sich folgendes (LASSRICH 1959): Ein aus der Flasche trinkender Säugling senkt zu Beginn jeden Saugaktes den Unterkiefer und erzeugt dadurch einen Unterdruck in der Flasche, der durch Füllen des Saugers ausgeglichen wird. Anschließend wird der Sauger mittels Druck der Lippen und Kiefer zusammen- und durch Heben der Zunge gegen das Dach des harten Gaumens ausgedrückt. Eine melkende Bewegung der Zunge von vorn nach hinten streicht die im Sauger verbleibenden Nahrungsreste aus. Dieser Ablauf unterscheidet sich vom Saugen des Erwachsenen, der bei feststehendem Unterkiefer den Unterdruck im Mund durch ein Zurückziehen der Zunge (ähnlich einem Stempel in starrem Rohr) erzeugt. Noch HELMREICH (1931) hatte nur zwei Phasen des Saugens beim Säugling unterschieden: 1. eine Senkung und 2. anschließende Hebung des Unterkiefers; das „Melken" vermochte erst die röntgenologische Analyse nachzuweisen. Das Trinken an der Brust (Lit. bei PEIPER 1961) erfolgt ebenfalls in drei Phasen: 1. dem Senken des Unterkiefers, das einen Unterdruck bis zu 250 mm Hg zu erzeugen vermag (ARDRAN et al. 1958) und zum Einsaugen der Milch in die Ductuli lactiferi der Brustwarze führt, 2. aus dem nachfolgenden Heben des Unterkiefers, wobei ein Druck von 800 g am Ende der zweiten Lebenswoche (BASCH 1893) von unten her auf den Saugzapfen ausgeübt und damit die Milch aus den Ductuli lactiferi ausgedrückt wird, und schließlich 3. aus einem melkenden Zurückziehen der Zunge, analog dem Trinken aus der Flasche.

Der Saugakt ist bei ergiebigem Saugen in einem Verhältnis 1:1 vom Schlucken gefolgt, bei Unergiebigkeit der Nahrungsquelle wird erst nach mehrfachem Saugen geschluckt. Das Schlucken läßt sich durch mechanische Stimulation der Innenseite der Lippen und durch Reizung der Mundhöhle als eine der ontogenetisch frühesten Leistungen bereits um die 14. Gestationswoche beim Menschen (HOOKER 1952) und bei verschiedenen Säugetieren zu korrespondierendem Foetalalter (Lit. bei CARMICHAEL 1946) auslösen. Ältere Foeten sowohl des Menschen (DE SNOO 1937) wie auch verschiedener Säugetierspezies trinken intrauterin Amnionflüssigkeit (PREYER 1885, WINDLE 1941); der Mechanismus dieses foetalen Trinkens und Schluckens ist bisher ununtersucht geblieben (s. a. S. 384). Postnatal ist ein sogenanntes viszerales, infantiles von einem somatischen oder erwachsenen Schlucken zu unterscheiden. Beim Säugling läuft die Nahrungsflüssigkeit in den Pharynx, während die Zunge vorgestreckt und rinnenförmig eingesenkt den Saugzapfen umfaßt, die Epiglottis senkt sich über den Kehlkopf, und der Mundboden wird kontrahiert. Der Oesophagusmund öffnet sich für 0,5—0,22 s, je nach dem Alter der Kinder, und gibt den Weg für die Nahrung frei, die durch Kontraktion der Schlundschnürer in den Oesophagus hinabbefördert wird. Diese Bewegungsabfolge unterscheidet sich vom Erwachsenentyp des Schluckens (GRABER 1966): Der in den Pharynx beförderte Bolus wird geschluckt, während der Zungenrücken dem harten Gaumen fest anliegt. Junge und unreife Säuglinge zeigen ein „immatures Saug-Schluckmuster" (GRYBOSKI 1969): Kurze Gruppen von 3—6-maligem Saugen werden von Schlucken gefolgt, wobei 1,0—1,5 einzelne Saugakte pro Sekunde ausgeführt werden. Mit zunehmendem Alter treten Gruppen von über 30 Saugakten auf, deren einzelner 0,5 s dauert.

Die Koordination von Saugen, Schlucken und Atmen wurde von PEIPER (1961) eingehend untersucht. Es ließ sich zeigen, daß die Atemfrequenz von der Saugfrequenz bestimmt wird. Bei regelmäßigem Saugen wird bald in der gleichen Frequenz geatmet und das Saugzentrum „führt" das Atemzentrum. Für beide Zentren konnten im verlängerten Mark netzförmig verschaltete Strukturbereiche wahrscheinlich gemacht werden (BASCH 1893). Verletzungen in diesen Hirnabschnitten führten bei jungen Kaninchen zum Erlöschen der Saugfunktion. Während des Saugens wird ungehindert weiter geatmet; lediglich während des Schluckens kommt es zu einem Atemstillstand von 0,33—0,42 s (LASSRICH 1959). Das ist eine so kurze Zeit, daß sie der unmittelbaren Beobachtung sowie der Registrierung mit mechanischen Wandlern entgeht, weshalb sich in der älteren Literatur (Zusammenstellung bei PEIPER 1961) die Überzeugung halten konnte, der Säugling verfüge über die Möglichkeit gleichzeitigen Schluckens und Atmens.

Die reflexogene Zone für die Auslösung des Saugaktes stellt die Perioralgegend dar. Morphologische Untersuchungen über die Entwicklung der Mund- und Pharynxinnervation beim Rattenembryo haben gezeigt, daß bereits im 7 mm-Stadium erste sensorische Fasern aus dem 4. Hirnnerven die Basalmembran des Mundepithels erreichen, aber erst gegen Gestationsende in das Epithel einwachsen (HOGG und BRYANT 1969). Da schon im Frühstadium der Foetentwicklung verschiedener Spezies Saug- und Schluckbewegungen durch periorale oder Mundschleimhautreizung auslösbar sind, muß man annehmen, daß bereits die Stimulation der die Basalmembran des Epithels erreichenden Fasern hinreichend ist, den Reflexablauf auszulösen (CARMICHAEL 1946).

Einfache oder mehrfache Berührung auch der vorderen Mundschleimhaut führen beim Neugeborenen zu Saugbewegungen, die um so ausgeprägter sind, je länger die letzte Mahlzeit zum Zeitpunkt der Reizung zurückliegt. Sättigung setzt die Schwelle für die Auslösung des Saugens herauf, ein Befund, der an neugeborenen Kaninchen erhoben wurde (KRAWITZKAJA 1950). Schlucken läßt sich durch Stimulation der hinteren Schleimhautpartien der Mundhöhle hervorrufen. Die neuronale Struktur sowie neurophysiologische Parameter des Saug- und Schluckaktes wurden bisher während der Ontogenese nicht untersucht. Aus klassischen Beobachtungen ist jedoch bekannt, daß die Koordination von Saugen, Schlucken und Atmen bei unreifen oder geschädigten Säuglingen häufig gestört ist (Beispiele bei PEIPER 1961) und sich erst im Laufe der ersten Lebenswochen und -monate jener stabile Saugrhythmus einstellt, der als optimal angepaßte Funktion an die Notwendigkeit der Aufnahme flüssiger Nahrung gelten kann (GRYBOSKI 1969).

8.1.3.   Die Absonderung, Zusammensetzung und Wirkung des Speichels

Mitteilungen über Tierversuche, die den Mechanismus der Speichelabsonderung während der Ontogenese beschreiben, sind spärlich. GUNDOBIN (1912) stimulierte den N. lingualis und die Chorda tympani bei neugeborenen Hunden elektrisch und beobachtete eine Speichelabsonderung aus der Gl. submaxillaris. „Um jedoch diesen Effekt zu erzielen, war am ersten Lebenstage eine stärkere Reizung erforderlich, als bei 10tägigen jungen Hunden" (S. 262). SCHNEYER und HALL (1968) erreichten durch Pilocarpin-Nitrat (1 mg pro 100 g KG), elektrische Reizung des N. auriculotemporalis (100 µs Impulsdauer, 1—60 Hz und bis 40 V Intensität) oder direkte Applikation von ACH ($10~\mu g \cdot ml^{-1}$) auf die Oberfläche der freigelegten Parotis qualitativ gleichartige Speichelsekretion bei Ratten zwischen dem 8. und 49. LT. Mit allen drei Verfahren gelang es, reizintensitätsabhängig Speichel zu gewinnen, wobei mit steigendem Reiz sowohl die abgesonderte Speichelmenge wie auch deren Natriumkonzentration für alle Altersgruppen zunahm. Die maximalen Milliäquivalentwerte pro Liter Speichel steigen für Natrium mit zunehmendem Lebensalter an und fallen für Kalium ab. Parasympathische Denervierung der Drüse ergab eine Änderung der Na^+-Konzentration im Speichel derart, daß die altersabhängige Zunahme unterblieb im Gegensatz zur Kaliumabnahme, die von diesem Eingriff unbeeinflußt gefunden wurde. Sympathektomie änderte den Entwicklungsgang nicht. Schließlich ließ sich zeigen, daß Sympathikusdurchtrennung die altersabhängige Gewichtszunahme der Parotis nicht verhindert, während Parasympathektomie die Wachstumsrate des Organs verringerte.

Mikropunktionsuntersuchungen an der Gl. submaxillaris 2—5 Wochen alter und erwachsener Ratten ergaben bemerkenswerte Unterschiede zwischen den Altersgruppen in der Osmolarität sowie dem Natrium- und Chloridgehalt des Speichels in den terminalen Tubuli des Hauptausführungsganges und an der Papille. Während erwachsene Ratten einen hypotonen Primärspeichel sezernieren, der durch Sekretions- und Rückresorptionsprozesse umgewandelt wird und schließlich auch hypoton in die Mundhöhle austritt, bilden die Jungratten einen hypertonen Primärspeichel. Die Primärspeichelabsonderung ist im Gegensatz zur

Primärharnbildung (s. S. 309) ein aktiver Prozeß; die Ursachen, die bei den Jungratten zur Bildung hypertonen Speichels führen, sind noch unbekannt (HOLZGREVE et al. 1966).

Beim menschlichen Foeten wurden vom 5. Foetalmonat an in den freien Lumina der Speicheldrüsenausführungsgänge Konkremente gefunden, die als ein Hinweis auf foetale Speichelabsonderung angesehen werden können. Postnatal wird bereits beim Neugeborenen durch den Saugvorgang die Absonderung von Speichel angeregt (IBRAHIM 1904), dessen Zusammensetzung von der Art der verabfolgten Nahrung abhängt (KRASNOGORSKI 1931). Insgesamt nimmt die Sekretionsleistung der Speicheldrüsen quantitativ mit steigendem Alter zu: Säuglinge sezernieren 50—150 ml, Erwachsene bis zu 1500 ml am Tage. Qualitativ ist ein Abfall im Kaliumgehalt pro Liter Speichel im Gesamtspeichel von 25,95 $\pm$ 3,7 mval (0—6 Monate) auf 21,76 $\pm$ 5,8 mval (20—25 Jahre) zu beobachten. Die Gl. parotis steuert am meisten Kalium, die Sublingualis am wenigsten und die Submaxillaris eine mittlere Menge zum Gesamtspeichel bei. Der Natriumgehalt des Gesamtspeichels fällt mit steigendem Alter: 30,14 $\pm$ 18,4 mval $\cdot$ l^{-1} (0—6 Monate) stehen 2,6 $\pm$ 1,6 mval $\cdot$ l^{-1} (20—25 Jahre) gegenüber; die Hauptnatriummenge wird von der Gl. sublingualis ausgeschieden, von der Parotis der geringste Anteil. Zum gleichen Ergebnis kamen HUNGERLAND et al. (1957). In Analogie zu den oben zitierten Versuchsergebnissen an Ratten darf man annehmen, daß die mit dem Alter zunehmende Rückresorption eines Teils der Elektrolyte Ursache für diese Entwicklungsgänge ist (RAUCH und KÖSTLIN 1957).

HENSEL (1933) fand auch im Speichel Frühgeborener Diastase. Die WOHLGEMUTH-Werte der früh- und reifgeborenen Säuglinge unterschieden sich nicht, tageszeitliche Schwankungen ließen sich nicht finden. Mit steigendem Lebensalter nahm der Ptyalingehalt des Speichels unabhängig von der Art der verabfolgten Nahrung zu und erreichte beim Kleinkind den 2,5fachen und beim Erwachsenen den 5fachen Säuglingswert. Im Unterschied zum Erwachsenen fehlen dem Neugeborenenspeichel Rhodankalium und -natrium.

8.2. Der Oesophagus

8.2.1. Funktionelle Anatomie des Oesophagus

Bereits am Ende der 4. GW entwickelt sich beim menschlichen Embryo kraniokaudal fortschreitend die Epithelialisierung des Oesophagus; die mesenchymale Muskulatur entsteht im gleichen Lebensabschnitt, wobei die Ringmuskelschicht vor der Längsmuskulatur ausgebildet wird (BLECHSCHMIDT 1960). Bei Geburt ist das Epithel des Oesophagus noch flach, und einzelne, mit Flimmerepithelzellen bedeckte Schleimhautpartien wandeln sich in kubisches Epithel um. Der Neugeborenenoesophagus ist schleimdrüsen- und bindegewebsärmer als der des Erwachsenen (HELMREICH 1931). Seine Länge verhält sich zur Rumpflänge wie 0,53:1 beim Säugling, 0,48:1 bei 2- bis 4jährigen Kindern, 0,27:1 bei 14- bis

20jährigen und 0,26:1 beim Erwachsenen (SCHKARIN 1903). Die absolute Oesophaguslänge beträgt (HELMREICH 1931) 10 cm beim Neugeborenen, 12 cm im ersten, 13 cm im zweiten, 16 cm im 5., 18 cm im 10. und 19 cm im 15. Lebensjahr, um schließlich den Erwachsenenwert von 25 cm zu erreichen. In welchem Ausmaß die Oesophaguslänge akzelerationsbedingt in den letzten 40 Jahren in den einzelnen Altersgruppen zugenommen hat, scheint nicht bekannt zu sein.

Erst während des postnatalen Lebens entsteht der abdominale Abschnitt des Oesophagus und erreicht im Laufe der ersten Lebensjahre eine Länge von 5 bis 15 mm (BOTHA 1958). Dieser Befund wird ebenso wie die altersabhängige Abnahme des HISschen Winkels (DITTRICH 1966) für die werdende Kardiafunktion (s. u. S. 339) von Bedeutung sein. Die Schenkel dieses Winkels werden von der lateralen Wand des einmündenden Oesophagus und der medialen Fornixwand des Magens gebildet. Sie schließen beim Säugling 88° und im Schulalter um 60° ein, so daß in den ersten Lebensjahren aus dem fast rechtwinkligen Einmünden des Oesophagus in den Magen bei den jüngsten untersuchten Kindern mit steigendem Alter ein mehr und mehr spitzwinkliges wird. Bei Säuglingen mit Kardiainsuffizienz fanden sich Winkelwerte über 100°.

8.2.2. Die Motilität des Oesophagus

Die Oesophagusbewegungen sind beim Erwachsenen umfänglich untersucht worden (Lit. s. INGELFINGER 1958, CODE und SCHLEGEL 1968, COHEN und WOLF 1968). Demgegenüber sind die Befunde für den wachsenden Organismus außerordentlich spärlich. An 21 menschlichen Embryonen gelang es, von der 6. Schwangerschaftswoche an nach mechanischer Stimulation der Oesophaguswand im kaudalen Abschnitt ringförmige Kontraktionen an der Reizstelle auszulösen, die sowohl kranial- wie auch kaudalwärts weiter wanderten. In diesem Embryonalalter bildet sich die Ringmuskelschicht. Solche frühen, durch direkte Reizung auslösbaren Wellen nehmen in der 16. Woche an Deutlichkeit zu, während die Fähigkeit zur oralwärts gerichteten sogenannten Antiperistaltik abnimmt. Schließlich kommen jenseits der 23. Woche keine antiperistaltischen Wellen mehr zur Beobachtung. Von der 9. Woche an fanden sich Nervenzellen in der Oesophaguswand, deren wachsende Verknüpfung untereinander an der Peristaltik in kranio-kaudaler Richtung nach der 23. GW ursächlich beteiligt sein wird; zuvor findet eine ausschließlich myogene Erregungsweiterleitung statt (TAKITA 1964).

LASSRICH (1959) registrierte bei Säuglingen verschiedenen Alters röntgenographisch die Bewegungen des Oesophagus während des Schluckens und der Passage einer schattendichten Kontrastflüssigkeit. Es ergab sich eine altersabhängige Verkürzung der Öffnungszeit des Oesophagusmundes von 0,5 s beim jungen Säugling auf 0,27 bis 0,22 s in den ersten Lebensmonaten. Bei den jüngsten untersuchten Kindern fiel auf, daß sich der Oesophagusmund bereits öffnete, bevor er vom Kontrastmittel erreicht wurde, ein Verhalten, das für den Reflux von Nahrung aus dem Magen in den Oesophagus, wie er gelegentlich in diesem Alter beobachtet wird, mitverantwortlich sein könnte. Beim Neugeborenen fand LASSRICH (1959) nur eine angedeutete Peristaltik des Oesophagus, der Tonus der Oesophagusmuskulatur war gering. Der Nahrungstransport erfolgt im wesentlichen durch die Beschleunigung, die der Nahrung durch die buccopharyngeale Schluckphase erteilt wird. Im Laufe des ersten Lebensmonats bildet sich dann die Peristaltik aus; allerdings passiert die Nahrung eine 8 cm lange Strecke von der Oesophagusmitte bis zum Magen immer noch in ca. 5 s, während die gesamte Oesophaguspassage beim Kleinkind nur 0,75 s dauert. Das dem Röntgenologen auffallende Hin- und Herwandern von Kontrastflüssigkeit im Oesophagus junger Säuglinge ist, wie eigene Beobachtungen bestätigen können, nicht durch eine Antiperistaltik, sondern durch Veränderungen des Tonus in längeren Oesophagusabschnitten verursacht. LASSRICH (1959) fand bei Kindern der ersten Lebensmonate sehr unterschiedliche Kontraktionsformen des Organs und warnt deshalb davor, auf Grund der Vielgestaltigkeit des Oesophagusröntgenogramms krankhafte Prozesse anzunehmen. Mit 3 Monaten treten auch im oberen Abschnitt des Oesophagus peristaltische Wellen auf, und etwa im Kleinkindalter entspricht die Oesophagusmotorik der des Erwachsenen.

Das Diaphragma engt den hindurchtretenden Oesophagus ein. Dieser Hiatus oesophagicus stellt einen Bereich dar, der durch die Fähigkeit zu aktiver Kontraktion ausgezeichnet ist. Den Anstoß zur Öffnung des Hiatus gibt der Schluckakt oder die Oesophagusperistaltik (Lit. bei INGELFINGER 1958). Der Hiatusmechanismus wurde beim menschlichen Neugeborenen bereits in Funktion gefunden (LASSRICH 1959), so daß es, solange der Hiatus nach Nahrungsaufnahme verschlossen bleibt, oberhalb desselben zu erheblichen Ausweitungen der Oesophaguswand kommen kann. Andererseits steht die Kardia, die Mündung des Oesophagus in den Magen, beim jungen Säugling häufig noch über längere Perioden während der Nahrungsaufnahme offen. Ihre Verschlußfunktion nimmt mit der altersabhängigen Abnahme des HISschen Winkels (DITTRICH 1966, s. S. 336) zu. Wann die Funktionsparameter des Erwachsenen erreicht werden, scheint ununtersucht zu sein.

Die beschriebenen Daten wurden durch Druckmessungen in den verschiedenen Abschnitten des Oesophagus ergänzt (GRYBOSKI et al. 1963, GRYBOSKI 1965, 1969). Bei Frühgeborenen wurde 8 cm von den Lippen entfernt eine 0,5—1 cm breite Zone höheren Drucks (2—4 mm Hg über dem Ruheoesophagusdruck) gefunden: der obere Oesophagussphinkter. Der Druck fiel in diesem Bereich nur beim Schlucken oder Erbrechen für 0,5—1 s ab. Bei Frühgeborenen unter 1800 g KG wechselte der Tonus des gesamten Oesophagus auch, ohne daß es zu peristaltischen Wellen kam. Frühgeborene mit höherem Geburtsgewicht zeigten peristaltische Kontraktionen synchron in verschiedenen Oesophagusabschnitten während der ersten Lebenswochen und auch später häufig noch keine mit dem Schlucken kombinierte Peristaltik. Der Hiatusmechanismus fand sich bereits bei 80% der untersuchten Frühgeborenen in Funktion. In Verbindung mit dem Schluckakt erschlaffte ein 10—12 cm von den Lippen entfernter Oesophagusabschnitt von

0,5—1 cm Länge für etwa 1 s mit einer Drucksenkung von 3—18 mm Hg. GRYBOSKI (1969) weist darauf hin, daß das ontogenetisch frühe Saug-Schluck-Muster (kurze Gruppen von Saugbewegungen mit nachfolgendem Schlucken, s. S. 332) der Unfähigkeit des Frühgeborenenoesophagus, größere Nahrungsmengen schnell zu transportieren, angepaßt ist und daß sich im gleichen Lebensabschnitt, in dem eine leistungsfähige Oesophagusperistaltik auftritt, auch der Übergang zum Saug-Schluck-Muster des reifen Säuglings (lange Gruppen von Saugbewegungen mit selteneren Schlucken größerer Nahrungsvolumina) einstellt.

8.3. Der Magen

8.3.1. Funktionelle Anatomie des Magens

Die Entwicklung der äußeren Form des menschlichen Magens beginnt bereits um die Mitte des 2. Gestationsmonats durch ein stärkeres Wachstum der linken Seite des dem künftigen Magen entsprechenden Abschnitts des embryonalen Magen-Darm-Kanals. Durch ein rasches Wachsen dieses später die große Kurvatur bildenden Abschnittes bei gleichzeitiger Festheftung des Magenschlauches sowohl im Kardia- wie auch im Pylorusbereich entsteht die mit dem steigenden Alter zunehmende Krümmung des foetalen Magens (LIEBERMANN-MEFFERT 1969), ohne daß das Organ — wie früher angenommen wurde — Drehungen ausführt. Die Form des wachsenden Magens ist in vivo außerordentlich variabel, wird vom jeweiligen Motilitätsverhalten bestimmt und soll deshalb bei den Magenbewegungen (s. S. 339) besprochen werden. Die Oberfläche des Magens vermag einen Eindruck von der altersabhängigen Leistungszunahme des Organs zu vermitteln: Vom 6. Gestationsmonat an nimmt sie bis zur Geburt auf das 54fache zu, um sich bis zum Erwachsenenzustand nochmals um das 13fache zu vergrößern (SCOTT 1929). Auch bezogen auf die Fläche des Gesamtdarms nimmt die Magenfläche mit steigendem Lebensalter zu: Während sich Magen- zu Darmflächeninhalt beim Neugeborenen wie 1:16,7 verhalten, wurde beim Einjährigen ein Verhältnis von 1:12 gefunden und schließlich beim Erwachsenen 1:9,2. Die Magenkapazität des reifen menschlichen Neugeborenen ist vom Geburtsgewicht relativ unabhängig. Am 1. LT werden etwa 7 g Milch getrunken, am 2. LT 14 g, am 3. 28 g und 4. LT 49 g und am 10. LT 81 g. Diese Durchschnittswerte sind um jeweils $1/3$ bis $1/4$ niedriger als die maximalen physiologischen Füllungsvolumina. Die anatomischen Volumina liegen unter diesen physiologischen Werten (SCAMMON und DOYLE 1920).

Die Muskulatur des Magens hat sich bereits beim menschlichen Foeten von 75 mm Scheitelsteißlänge (3. Schwangerschaftsmonat) in drei Schichten differenziert (LIEBERMANN 1966). In Pylorusnähe weist sie aber auch noch beim Neugeborenen Lücken im komplizierten Gefüge der sich überkreuzenden Längs- und Ringmuskelfasern auf. Dadurch entstehen muskelfreie Bezirke der Magenwand, die in der älteren Literatur zu Unrecht als „kongentiale Muskeldefekte" beschrieben und für die gelegentlichen Magenrupturen junger Säuglinge verantwortlich gemacht wurden (KNEISZL 1962).

Eine Beschreibung lichtmikroskopischer Befunde über die Entwicklung des Magens neben einer sehr eingehenden Besprechung der Literatur findet sich bei PLENK (1931). Danach kleidet beim 5wöchigen menschlichen Embryo ein 2- bis 3reihiges kubisches Epithel die Magenwand aus. Mit etwa 7 Wochen bilden sich durch Abfaltung von der Oberfläche her erste Magengrübchen an der kleinen Kurvatur (SALENIUS 1962). Die später die Salzsäure produzierenden Belegzellen entstehen am Grund der sich vertiefenden Magengrübchen im 3. Gestationsmonat. Diesen Umgestaltungsprozessen geht die Reifung des Oberflächenepithels parallel. Die später von der Grübchenbildung erfaßten Abschnitte, Pars pylorica und Kardiaregion, erfahren eine frühere Oberflächenepithelumgestaltung als der Fundus. Im 6. Schwangerschaftsmonat weisen die Belegzellen lichtmikroskopisch die Charakteristika der reifen Zellen auf: Im GOLGI-Bild lassen sich erste intrazelluläre Korbkapillaren finden. Gegen Ende der Foetalzeit sind die die Fermentproduktion besorgenden Hauptzellen lichtmikroskopisch von den „indifferenten" Zellen abzugrenzen (SCOTT 1925).

Die typischen Pepsinogengranula, die sich in den Hauptzellen bei reifen Neugeborenen finden, erwiesen sich noch als weniger intensiv gefärbt, als die des Erwachsenen (SALENIUS 1962). Bei Frühgeborenen mit einem KG unter 2500 g sind die Pepsinogengranula nicht nachweisbar; sie treten mit steigendem Gestationsalter zuerst in den Basalabschnitten der Zellen auf (WERNER 1948). Ihre Umwandlung in Hauptzellen schreitet ebenso wie die Zunahme der Belegzellen noch im postnatalen Lebensabschnitt weiter fort. Erst zu Beginn des zweiten Lebensjahres fand GUNDOBIN (1912) ein dem Erwachsenenmagen entsprechendes Bild.

8.3.2. Die Magenbewegungen

Foetale Magenbewegungen sind beim Menschen erstmalig in der 9. GW in Form iso- und antiperistaltischer Kontraktionen beobachtet worden (TAKITA 1964; s. Abb. 66). Mit zunehmender Entwicklung der muskulären Wandschichten und der intraneuralen Plexus — der letzteren von der 11. Woche an — nehmen die antiperistaltischen Wellen an Deutlichkeit ab, um schließlich jenseits der 30. Woche überhaupt zu verschwinden. Bei Katzenfoeten treten Kontraktionen im Fundusbereich, die zum Pylorus hinlaufen, um die Gestationsmitte auf. Sie erreichen am Ende des 2. Drittels der Gestationszeit bereits die Parameter derjenigen des neugeborenen Tieres (Lit. bei WINDLE 1941); auch Antiperistaltik mit Reflux aus dem Duodenum wurde in diesem Entwicklungsstadium gefunden.

Ausführlicher ist die Magenmotorik des menschlichen Neugeborenen untersucht worden (HENDERSON 1942). Die Magenform erwies sich röntgenologisch als sehr variabel: Vom „Stierhorn"- bis zum „Angelhaken"-Magen kommen alle Übergangsformen bereits normalerweise zur Beobachtung. Auch die Größe des Magens im Röntgenbild wird beim gleichen Kind sehr verschieden gefunden, unter anderem auch in Abhängigkeit davon, ob das Kind zum Zeitpunkt der Untersuchung schreit oder nicht.

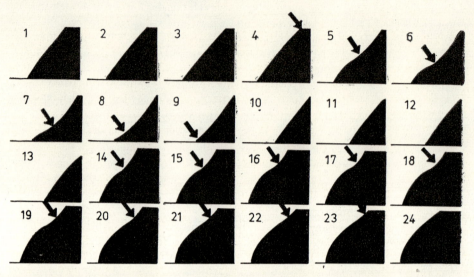

Abb. 66. Foetale Magenbewegungen in der 12. Gestationswoche des Menschen. Der zeitliche Abstand zwischen den Bildern 1—24 beträgt jeweils 1s; auf den Bildern 4—9 ist eine isoperistaltische Welle, 14—23 eine antiperistaltische Kontraktion dargestellt (Durchzeichnung von den Originalfotografien von TAKITA 1964).

Die Peristaltik ist sehr wechselnd und scheint im Schlaf überhaupt zu fehlen. Durch Lagewechsel oder Füttern kommt sie sofort in Gang, ist langsam und im unteren Magendrittel beginnend pyloruswärts gerichtet. Im Fundus sind Peristaltikbewegungen in diesem Alter selten. Das schnelle und leichte Anspringen der Magenperistaltik nannte ROGATZ (1924) den „peristaltischen Reflex". Mit diesem Begriff sollte bezeichnet werden, daß es keines heftigen Dehnungsreizes in Form voluminöserer Breischlucke bedarf, um beim Neugeborenen Magenperistaltik auszulösen. Unter anderem ist das Verschlucken von kleinen Flüssigkeitsmengen oder von etwas Luft auch schon ausreichend. Diese Form der Peristaltik ist im allgemeinen nicht durch die Bauchdecken zu sehen im Gegensatz zu den peristaltischen Wellen, die während einer Mahlzeit auftreten. Letztere sind rasch und folgen während der Mahlzeit schnell aufeinander, um nach der Nahrungsaufnahme von einem Zeitabschnitt von etwa einer Stunde gefolgt zu werden, in dem kaum Magenbewegungen stattfinden. Es schließt sich eine den Magen fast vollständig entleerende Phase stärkerer Peristaltik an. HENDERSON (1942) fand bei einigen Kindern auch während der Mahlzeit keine wesentliche Peristaltik: Sie setzte erst etwa eine Stunde nach der Fütterung ein und führte zu weitgehender Magenentleerung.

1,5—2 Stunden nach der Fütterung ist die Hauptmenge der aufgenommenen Kontrastmittelträger aus dem Magen verschwunden; Reste finden sich aber gelegentlich noch nach 24 Stunden. Es hat demnach den Anschein, als ob der Säuglingsmagen bei einem normalen Ernährungsregime nie vollständig entleert wird; Reste der vorherigen Mahlzeit mischen sich mit der jeweils neuen Nahrung. Mit im Mittel 4—5 Stunden dauert die Magenentleerung beim jungen Säugling länger, verglichen mit der älterer Säuglinge.

Analoge Befunde wurden an Ratten erhoben. Sowohl in den Magen mittels Sonde gegebenes Wasser (HELLER 1963) wie auch eine Zitronensäurelösung (BEHNKE et al. 1966) verweilten länger im Magen der Neugeborenen als in dem erwachsener Tiere.

8.3.3.   Die Sekretion der Verdauungssäfte im Magen

Beim erwachsenen Hund (PAWLOW 1898) wie auch beim Menschen werden drei die Magensaftsekretion auslösende und miteinander verbundene Phasen unterschieden: Die zephalische, die gastrische und die intestinale Phase. In welchem Ausmaße diese Mechanismen auch für den Säugling bedeutungsvoll sind, ist quantitativ und systematisch bisher u. W. nicht untersucht worden. Die Beschreibung der sogenannten „psychischen Magensaftabsonderung" soll bei der Besprechung der Ontogenese bedingter Reflexe (s. S. 457) gegeben werden.

Ob im Munde befindliche Substanzen beim menschlichen Neugeborenen die Absonderung von Magensaft zur Folge haben, scheint noch nicht entschieden zu sein. NOTHMANN (1909) fand bei Kindern, die postnatal noch keine Nahrung zu sich genommen hatten, nach Saugen an einer leeren Flasche im Magen einen altersgemäß zusammengesetzten Magensaft. Die Nachprüfung der Versuche führte zu keinem eindeutigen Resultat (SCHMIDT 1928), da sich auch schon vor dem Leersaugen ein als Hungersaft bezeichnetes Sekret im Neugeborenenmagen befand.

In Analogie zu den Tierversuchen, die den Mechanismus der Speichelsekretion (s. S. 334) beim Neugeborenen, wenn auch in etwas abgewandelter Form, als funktionstüchtig erweisen, kann man vermuten — da die gleichen Rezeptoren und Leitungsbahnen für den Speicheldrüsen- wie auch für den Magendrüsenreflex benutzt werden —, daß die zephalische Phase der Magensaftsekretion in diesem Lebensalter funktioniert.

Sobald die Speise die Magenwand berührt, kommt es beim Erwachsenen durch die Abscheidung des in der Magenschleimhaut synthetisierten Gastrins in die Blutbahn auf humoralem Wege zur Magensaftsekretion. SUTHERLAND (1921) versuchte beim neugeborenen Tier durch parenterale Gastringabe die Magensaftbildung anzuregen. Es zeigte sich, daß neugeborene Hunde nach Gastrinzufuhr Magensaft sezernieren. Die Entwicklung der intestinalen Phase der Magensaftsekretion ist u. W. noch nicht untersucht worden.

Bei verschiedenen Tierarten wurde das erste Auftreten von HCl und proteolytischen Fermenten während der Ontogenese beschrieben. Bedeutende Speziesdifferenzen zwischen Nesthockern und Nestflüchtern konnten nachgewiesen werden, wobei der Mensch eine Sonderstellung einzunehmen scheint. Kaninchen zeigen erstmalig HCl und proteolytische Fermente 2 Tage post partum (SUTHERLAND 1921). Unmittelbar nach der Geburt findet sich bei Ratten im Mageninhalt

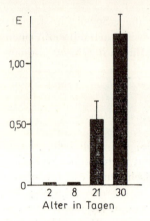

Abb. 67. Die eiweißspaltende Aktivität von Magenhomogenisaten von Ratten verschiedenen Alters. Die Bestimmung erfolgte bei einem pH-Wert von 2,1; eine Einheit auf der Ordinate entspricht 1 mg Pepsin „Organofarm" (nach MOSINGER et al. 1959).

ein pH von 5,0—6,0. Ähnlich wie beim menschlichen Neugeborenen (s. u.) fällt der pH-Wert in den ersten LT ab. Die Jungratte erreicht zwischen 3. und 4. Woche die für das erwachsene Tier typischen pH-Werte (3,0—4,6). MOSINGER et al. (1959) beschrieben die proteolytische Aktivität von Magen-Schleimhauthomogenisaten bei Ratten verschiedenen Alters. Sie ist in den ersten LT gering und steigt jenseits des 8. LT an, um schließlich um den 30. LT den Entwicklungsgang abzuschließen (Abb. 67).

An jungen und erwachsenen Mäusen wurde die Azidität des Magensaftes vor und nach Histaminstimulation untersucht (HELANDER 1970). Die Tiere reagierten bereits unmittelbar nach der Geburt auf die Gabe des Pharmakons mit einer Senkung des pH-Wertes im Magensaft von 6,6 auf 6,5, am 1. LT von 6,6 auf 5,5 und am 2. LT auf 4,0. Am 3. LT fand sich ein Abfall des pH-Wertes von 4,4 auf 3,0, bis schließlich am Ende der zweiten Lebenswoche von einigen Tieren eine pH-Wert-Erniedrigung bis in den Bereich der Erwachsenenwerte erreicht wurde. Ebenso wie die Ratten gehören auch Mäuse zu jenen Tierarten, die bereits als Neugeborene spontan HCl absondern. Der mittlere spontane pH-Wert liegt bei der erwachsenen Maus im gleichen Bereich wie der nach Histaminstimulation (1,5—1,8). Demgegenüber findet sich in den ersten 10 LT ein spontaner pH-Wert von 4—5; Histamin führt zu einer Senkung auf 2,5—3,5.

Hunde und Katzen dürfen ebenfalls zu den Nesthockern gerechnet werden. Die diesen Spezies gewidmeten älteren Untersuchungen (GMELIN 1902, SUTHERLAND 1921) zeigen eine der Ratte analoge Entwicklung: Sowohl HCl wie auch proteolytische Fermente werden erstmalig postnatal gebildet.

Die Nestflüchter produzieren im allgemeinen bereits praenatal HCl und eiweißspaltende Fermente. So zeigt das Meerschweinchen um den 50. GT im Mageninhalt pH-Werte von 7,0—8,0; zum Geburtstermin ist der foetale pH-Wert bereits auf 4,0 abgefallen und erreicht gleich nach der Geburt die für das weitere Leben endgültigen Werte zwischen 1,0 und 2,0 (HILL 1956). Die Befunde an Schafen und Kälbern werden außer Betracht gelassen, da die Verdauungsphysiologie der Wiederkäuer von der des Menschen und der übrigen untersuchten Säugetierspezies erheblich abweicht. Daher sollte von Interessenten gegebenenfalls die Spezialliteratur zu Rate gezogen werden (HUNGATE 1968, COMLINE et al. 1968).

Beim menschlichen Foeten fanden KEENE und HEWER (1929) HCl im 4. Gestationsmonat. Bereits im 3. Monat wiesen die gleichen Autoren erste proteolytische Fermente im Magenfundus nach. Während der postnatalen Entwicklung des Menschen wurde der pH-Wert des Nüchternsaftes von Frühgeborenen (von 600 g KG beginnend) und reifen Neonaten übereinstimmend gefunden (SALGE 1912, 1913; THOMSON 1951, HARRIS und FRASER 1968); eine Stunde nach der Geburt betrug der pH-Wert im jeweils vor der Mahlzeit entnommenen Mageninhalt 7,7 und fiel in den folgenden 6 Stunden auf 2,68, um nach 24 Stunden den Wert von 3,7 zu erreichen. Diese Entwicklung war vom Geburtsgewicht unabhängig; bei einem Kinde (600 g) fiel auf, daß es 3 Stunden post partum einen pH-Wert von 1,7 bot und für 12 Stunden beibehielt, der für schwerere Neugeborene typische Anstieg des pH-Wertes trat verzögert auf. Jenseits des 1. LT steigt der pH-Wert bis zum 14. Tag kontinuierlich auf im Mittel 4,8 an. Nahrungsaufnahme führt 0,5 Stunden nach der Mahlzeit zu einem pH-Anstieg um ca. 1,5; im Laufe der nächsten 3 Stunden werden die Nüchternwerte wieder erreicht. Aktuell ist die HCl-Produktion sehr genau dem pH-Wert der zugeführten Milch angepaßt (DEMUTH 1926). Der Mechanismus dieses Regelsystems ist noch unaufgeklärt. Die Ursachen für den Abfall des pH-Wertes im Laufe der ersten Lebensstunden sind nicht sicher bekannt. Es ist vermutet worden, daß unter der Geburt dem Kind aus der Plazenta Gastrin übertragen wird (MILLER 1941); eine eingehende Nachprüfung dieser Verhältnisse steht aus.

Die schon länger bekannte Tatsache eines relativ neutralen Mageninhaltes des Säuglings — ein Nüchtern-pH von 4,8 steigt auf pH-Werte um 6,0 nach der Milchmahlzeit — hatte zu der von DEMUTH (1926) explizit geäußerten Ansicht geführt, daß im Säuglingsmagen keine nennenswerte Eiweißverdauung stattfinde, da das in vitro bestimmte pH-Optimum für das eiweißspaltende Pepsin (es liegt nach SOERENSEN um 1,5) nicht erreicht werde. Diese durch Zusammenfassung des damals bekannten Wissens entstandene Überzeugung hat später revidiert werden müssen. Es ließ sich zeigen, daß neben dem Pepsin im Magensaft des Säuglings ein proteolytischer Fermentanteil vorkommt, der im Bereich von pH 3—5 ein Wirkungsoptimum aufweist (Buchs und Freudenberg 1951, Buchs 1957) und damit hauptsächlich das die Eiweißspaltung im Säuglingsmagen kathalysierende Ferment darstellt. Dieser Fermentanteil konnte bisher nicht vom Pepsin getrennt und isoliert werden. Buchs (1957) hält es darum für wahrscheinlich, daß das Magenkathepsin kein besonderes Ferment, sondern die Eigenschaft einer Magenprotease ist, die auch das Pepsin enthält und verschiedene pH-Optima aufweist.

Im Laufe der ersten Lebensjahre fällt der Nüchtern-pH-Wert im Magen langsam auf die für den Erwachsenen typischen Werte ab. Damit wird der im tieferen pH-Wertbereich liegende Wirkungsgipfel der Magenproteasen zunehmend bedeutungsvoll. Gleichzeitig steigt die Gesamtfermentmenge pro ml Magensaft von 0,7 Fermenteinheiten beim Säugling auf 1,5 beim Kleinkind an, um mit 3—4 Fermenteinheiten im Schulalter die endgültigen Werte zu erreichen (Buchs 1957).

Freudenberg (1929, 1953) deckte die Bedeutung eines charakteristischen Mechanismus der Fettspaltung im frühen Säuglingsalter bei Mensch und Ratte (Koldovský 1969) auf, der mit der Wirkung der in der Muttermilch befindlichen Lipase im Magen-Darm-Trakt des Säuglings zusammenhängt. Das in ungekochter Frauenmilch vom ersten Stilltag an vorhandene Ferment vermag in alkalischem bis schwach saurem Milieu (pH 5 ist die untere Grenze) die von der in geringen Mengen vorhandenen, von den Schleimhautdrüsen des Magens abgesonderten Lipase bis zu Di- und Monoglyzeriden zerlegten Milchfette weiterzuspalten. Wird die Lipase durch Gallensäuren aktiviert, so verdoppelt sich ihre Fähigkeit zur Mono- und Diglyzeridspaltung. Während die Wirkung der Magenlipase durch Chinin aufgehoben wird, bleibt die der Frauenmilchlipase unbeeinflußt; letztere läßt sich hingegen selektiv durch Physostigmin hemmen. Offensichtlich handelt es sich nicht nur funktionell um verschiedene Lipasen, sondern auch um differente Stoffe.

Die Wirkung der Frauenmilchlipase unterstützt vermutlich die Fettspaltung besonders bei unreifen Frühgeborenen. Wie Droese und Stolley (1959, dort auch weitere Literatur) gefunden haben, weist die vom Magen selbst produzierte Lipase im Mageninhalt des Menschen kaum eine altersabhängige Zunahme auf. Gelegentlich werden auch bei Frühgeborenen Werte erhalten, die denen des jugendlichen Erwachsenen entsprechen. Man wird daher annehmen dürfen, daß der Frauenmilchlipase eine die Fettverdauung unterstützende Rolle besonders bei Sekretionsstörungen zukommt, wie sie im Zusammenhang mit verschiedenen pathologischen Prozessen auftreten können.

Die „proteolytische Leistung" (Tolckmitt und Hundt 1962) des Gesamtmagensaftes beträgt im ersten Lebenshalbjahr des Menschen im Mittel 12,4 Gross-Einheiten, um bereits im 2. Halbjahr auf jenen Wert (62,0) anzusteigen, der bis zum 6. Lebensjahr beibehalten wird. Während des Schulalters nimmt die proteolytische Leistung dann nochmals zu und erreicht zwischen 7. und 14. Lebensjahr mit 78,0 Gross-Einheiten die Werte des jugendlichen Erwachsenen (s. auch Abb. 67).

Die Veränderung der proteolytischen Leistung des Magensaftes findet ihren Ausdruck in der blutzuckersenkenden Wirkung oral applizierten Insulins bei zahlreichen Spezies nur für die Dauer der ersten LT (HIRŠOVÁ und KOLDOVSKÝ 1969). Jenseits eines bestimmten, für die untersuchten Tierarten unterschiedlichen Alters hört die blutzuckersenkende Wirkung des verfütterten Insulins auf. Gibt man hingegen das Insulin mit Hilfe eines Katheters direkt in das Jejunum bzw. Ileum, so findet sich der Effekt auch jenseits dieser Altersstufe. Das Ausmaß der nach der Insulingabe in den Darm auftretenden Blutzuckersenkung ist bei gleicher Dosierung für die beiden Dünndarmabschnitte gleich.

Bereits im letzten Schwangerschaftsabschnitt finden ebenso wie bei den Neugeborenen Bewegungen von Na^+, Cl^- und H^+ durch die Magenwand hindurch statt. Das Ausmaß dieser Ionenbewegungen wurde am Magen des neugeborenen Rhesusaffen in vitro untersucht. Es fand sich ein aktiver transmuraler Ionentransport, wobei Na^+ aus dem Inneren der Magenwand nach außen, Cl^- und H^+ in der entgegengesetzten Richtung wandern. Histamin beförderte die Ionenbewegungen (CHEZ 1970). Mögliche Veränderungen der Ionenwanderungsrate in Abhängigkeit vom Alter des Versuchstieres wurden bisher nicht untersucht.

8.4. Der Darm

Bei der Beschreibung der Entwicklung der Darmfunktion sind physiologische und biochemische Aspekte nicht scharf voneinander zu trennen. Auch ist die Ontogenese der Verdauung im Darm mit der werdenden Leberfunktion eng verbunden, deren Abhandlung ebenfalls wesentlich ein legitimes biochemisches Anliegen darstellt. Die Darmphysiologie wird auf die chemischen Prozesse nur in dem Umfang einzugehen haben, in dem ein klarer Bezug zu definierten und in ihrer Funktion gesteuerten Strukturen vorliegt.

8.4.1. Die funktionelle Anatomie des Darms

Der Darm wächst beim menschlichen Foeten vorwiegend in der 2. Schwangerschaftshälfte: Bei 7 Monate alten Praematuren ist der Darm 100,26 cm lang, beim 10-Monate-Kind 3,6 m (MECKEL 1817). Die praenatale Längenzunahme des Dünndarms steht nicht in linearer Beziehung zu der des Körpers; sie folgt der Gleichung

$$L_D = S \cdot L_K^{1,36} \tag{75}$$

wobei L_D die Dünndarmlänge, S eine Konstante und L_K die Körperlänge ist (SCAMMON und KITTELSON 1926).

Die postnatale Längenentwicklung des menschlichen Darms wurde eingehend von DEBELE (1900) untersucht. Es fand sich im Gegensatz zur Praenatalperiode ein der Scheitelsteißlänge proportionales Wachstum der Gesamtdarmlänge zwischen dem 1. Monat und 10. Lebensjahr. Wie beim Erwachsenen beträgt die Darmlänge immer etwa 10mal die Sitzhöhe. Während die Gesamtdarmlänge auf die Sitzhöhe bezogen demnach keinen Entwicklungsgang aufweist — absolut verdoppelt sich die Länge in diesem Lebensabschnitt —, verschiebt sich der prozentuale Anteil der einzelnen Darmabschnitte an der Gesamtlänge mit zunehmendem Alter. Sigmoid und Rektum sind beim Säugling relativ länger als beim Erwachsenen. Die für den Erwachsenen typischen Proportionen entwickeln sich durch ungleiche Wachstumsraten von Dünn- und Dickdarm im Laufe der ersten Lebensjahre (WETZEL 1938).

Bei Ratten und Mäusen wurde die Darmlänge — bezogen auf 100 g KG — im Laufe der postnatalen Entwicklungsperiode bestimmt. Es fand sich bei den Ratten eine Abnahme von 400 cm bei Geburt auf um 200 cm (7. LT) und schließlich weniger schnell auf etwa 120 cm bis zum 42. LT. Die Mäuse zeigten ein ähnliches Verhalten mit dem Unterschied, daß deren Darmlänge — bezogen auf die Gewichtseinheit — von 170 cm pro 100 g KG (Zeitpunkt der Geburt) im Laufe der ersten 14 LT weniger drastisch auf ca. 70 cm abfällt, um in der Periode des Übergangs von flüssiger zu gemischter Nahrung (14.—18. LT) nochmals auf ca. 110 cm pro 100 g KG anzusteigen und erst anschließend langsam auf die Erwachsenenwerte abzunehmen (HRUBÝ 1966).

Die mikroskopische Anatomie des sich entwickelnden Darms ist qualitativ bei den bisher untersuchten Säugetierspezies gleichartig gefunden worden (Lit. bei DEREN et al. 1965 und GARBARSCH 1969). Die nachfolgende Beschreibung folgt dem Entwicklungsgang beim Menschen, wie ihn PATZELT (1936) ausführlich untersucht und unter Einbeziehung der umfänglichen Literatur beschrieben hat. Auf spätere Befunde und die bei anderen Spezies erhobenen Daten soll nur dann eingegangen werden, wenn sie Erweiterungen der von PATZELT beschriebenen Ergebnisse darstellen.

Die morphologisch-funktionelle Umgestaltung der Dünndarmwand schreitet, beginnend am Duodenum, kaudalwärts fort. Der Dickdarm differenziert sich in kranio-kaudaler und auch in kaudo-kranialer Richtung. Im Duodenum beginnt der Entwicklungsprozeß in der 6. GW mit einer Zunahme sowohl der Epithel- wie der Bindegewebszellen. Die Epithelvermehrung ist so ausgeprägt, daß es in der 7. Woche zu einem vorübergehenden Verschluß des Lumens kommt, der gegebenenfalls persistieren und Ursache einer Atresie werden kann. Der Verschluß reicht kaudalwärts nur bis zum Jejunum und verschwindet durch Umlagerung der Zellen in der 8. Woche wieder, während gleichzeitig die Epithelvermehrung den Dickdarm erreicht.

Der Epithelverdickung folgt in gleicher Richtung eine Zunahme der Bindegewebszellen. In diesem frühen Entwicklungsstadium ist die lichtmikroskopische Struktur von Dünn- und Dickdarm ähnlich. Erst um die 9. Woche werden Unterschiede zwischen den beiden großen Darmabschnitten deutlich. Im Dünndarm entstehen die Zotten infolge umschriebener perivaskulärer Vermehrung des Bindegewebes, der die Umgestaltung des darunter liegenden Epithels nachfolgt. Die Zotten breiten sich bis zur 10. Woche über den ganzen Dünndarm aus. Im 4. Monat sind sie 0,5 mm lang und bei termingerechter Geburt mit 0,72 mm halb so lang wie beim Erwachsenen. Mit der Vergrößerung des Darmrohres kommt es während der ganzen 2. Schwangerschaftshälfte zu einer Zunahme der Zottenanzahl, ein Prozeß, der erst postnatal zum Abschluß kommt.

Zwischen den Zottenanlagen entstehen um die 8. GW schließlich durch in die Tiefe des Bindegewebes einwachsende Epithelwucherungen die Krypten, die um die 12. Woche der Ausgangspunkt der BRUNNERschen Drüsen werden. Diese entwickeln sich rasch; im 6. Monat füllen sie die ganze Submukosa des Duodenums aus. Lichtmikroskopisch zeigen die Zellen der Drüsen bereits um die 20. praenatale Woche alle für den erwachsenen Darm charakteristischen Binnenstrukturen. Die Anfänge der PEYERschen Platten, Lymphozytenanhäufungen in der Submukosa, finden sich um die 15. GW. Die Plaques nehmen auch postnatal noch an Zahl und Größe zu.

Im Dickdarm entstehen in der 9. Woche primär grübchenförmige Epitheleinsenkungen, die Krypten, aus den zwischen diesen stehenbleibenden Epithelhügeln entwickeln sich die Zotten. Sie verschwinden im Rektum um die 20. Woche wieder, so daß in diesem Darmabschnitt nur Krypten übrigbleiben. Bei Geburt ist die Ausbildung der Dickdarmkrypten noch nicht abgeschlossen: sie hat erst kaudo-kranial aufsteigend das obere Darmdrittel erreicht; mit 4 Monaten ist der Umgestaltungsprozeß beendet.

Die Entwicklung der Darmmuskulatur beginnt um die 6. Woche im Duodenum mit der Entstehung der Ringmuskelschicht, die Ende der 7. Woche bereits am Ende des Ileums ausgebildet gefunden wird. In der 9. Woche entsteht die Längsmuskelschicht im Duodenum und erst um die 19. Woche beginnt die Differenzierung der Muscularis mucosae. In der gleichen Abfolge entwickeln sich die Muskelschichten im Dickdarm, insgesamt aber eine Woche später und in kaudokranialer Richtung (JIT 1957). Gleichzeitig mit der Entstehung der Darmmuskulatur finden sich erste Neuroblasten mit zirkulär verlaufenden Fortsätzen in der Darmwand. Mit der Entwicklung der Muskelschichten entsteht der Plexus myentericus, der sich vom Mesenterialansatz her um die 9. Woche zwischen Ring- und Längsmuskelschicht ausbreitet und innerhalb beider den Plexus submucosus bildet. Mit 23 Wochen zeigen die Plexus alle Charakteristika der Geflechte des Erwachsenen.

Eine eingehende Beschreibung der zeitlichen Abfolge des ersten Auftretens der adrenergen Innervation in den verschiedenen Abschnitten des foetalen Verdauungskanals gaben kürzlich READ und BURNSTOCK (1970), worauf an dieser Stelle verwiesen sei. Die Veränderungen der Feinstruktur des Darmes im Laufe der postnatalen Entwicklung wurden für verschiedene Säugetierarten beschrieben: Ratte (VERZÁR und McDOUGALL 1936, KAMMERAAD 1942, BRODSKIJ 1962), Meerschwein (PEYROT 1955), Mensch (BERRY 1900). Vergleichende Untersuchungen sind VOIGT (1899) und HILTON (1902) zu verdanken. Prinzipiell weichen die an verschiedenen Spezies erhobenen Daten nicht von den am wachsenden Menschen gefundenen ab. Die einzelnen Perioden der Entwicklung der Feinstruktur des Darmes verschieben sich umso mehr in den postnatalen Lebensabschnitt, je unreifer die Tiere geboren werden.

Die Kenntnisse über die Regulation des Darmwachstums sind spärlich. Nebennierenrindenhormone vermögen die Differenzierung des Darmepithels beim Hühnchen und der Maus in vivo zu beschleunigen (MOOG 1953, MOOG und THOMAS

1955). In vitro konnte gezeigt werden, daß diese Förderung der Differenzierung durch eine direkte Wirkung der Hormone auf das Darmepithel verursacht wird (HAYES 1965). Die Einzelheiten des Wirkungsmechanismus sind unklar.

Bereits BABAK (1903, 1905) konnte nachweisen, daß auch die Art der aufgenommenen Nahrung für das Längenwachstum des Darms von Bedeutung sein kann: Kaulquappen, die mit tierischem Eiweiß ernährt wurden, besaßen einen kürzeren Darm, als gleichaltrige, denen nur pflanzliches Eiweiß zur Verfügung stand. In welchem Umfang auch die Darmflora für die Entwicklung der Feinstruktur des Darmes von Wichtigkeit ist — Befunde am postnatal wachsenden Schwein haben einen solchen Zusammenhang wahrscheinlich gemacht (KENWORTHY und ALLEN 1966) — müssen weitere Untersuchungen zeigen.

8.4.2.   Die Darmbewegungen und die Defäkation

Beim menschlichen Foeten ließen sich von der 6. GW an ringförmige, anfangs lokale Dünndarmkontraktionen auslösen, die schließlich sowohl oral- wie auch analwärts weiter liefen (YANASE 1907). Beim Zusammentreffen zweier solcher Wellen löschen sie sich mehr oder weniger aus (Abb. 68). Schwache Kontraktionen verebben auf einer kurzen Strecke, stärkere wandern über einen größeren Darmabschnitt, wobei die Lokalisation der Schrittmacher solcher Wellen unklar bleibt. Jeder Darmabschnitt scheint eine Schrittmacherfunktion übernehmen zu können derart, daß Wellen in regelmäßigem zeitlichem Abstand von ihm ausgehen. In den folgenden Wochen und Monaten werden antiperistaltische Wellen immer seltener (TAKITA 1964), gleichzeitig füllt sich der Dünndarm mit galligem Inhalt. Beim 19 mm langen Meerschweinchenfoeten traten als erste Darmbewegungen ebenfalls (die Längsmuskelschicht fehlt in diesem Entwicklungsstadium noch) lokale ringförmige Kontraktionen auf, die um den 26. GT in Peristaltik übergingen. Auch an Katzenfoeten wurde der Zeitpunkt erster spontaner Darmbewegungen bestimmt; sie traten etwa in der Mitte der Gestationszeit auf (WINDLE 1941). Die foetalen Darmbewegungen erweisen sich beim gleichen Versuchsobjekt als von der Sauerstoffbeladung des Blutes abhängig: Sobald die O_2-Sättigung in der V. umbilicalis auf 6,5 Vol.-% absinkt, nehmen die rhythmischen Segmentierungen an Häufigkeit ab und verschwinden schließlich, so daß agonal nur noch die Pendelbewegungen übrigbleiben.

KOLDOVSKÝ et al. (1963) bestimmten die Dünndarmstrecke in Prozent der Dünndarmgesamtlänge, durch welche eine zu Versuchsbeginn in den Magen eingefüllte, gefärbte Testsubstanz bei Ratten (0.—40. LT und Erwachsene) in 45 Minuten mittels Peristaltik vorangetrieben wird. 45% der Dünndarmgesamtlänge wurde die Testsubstanz in den 1. LT vorgeschoben; etwa am 10. Tag wurden plötzlich 70% und nach einem erneuten Sprung um den 25. Tag 75% und damit der Erwachsenenwert erreicht. Auch beim menschlichen Foeten nimmt die Transportgeschwindigkeit von in das Darmlumen eingebrachten Substanzen mit dem Gestationsalter zu, wie MACLAIN (1963) röntgenologisch nach Kontrastmittelinjektion in die Amnionhöhle zwischen der 24. und 40. GW zeigen konnte.

Von welchem Zeitpunkt an der menschliche foetale Dünndarm sich in ACH-haltiger Lösung in vitro kontrahiert und unter dem Einfluß von Adrenalin und seinen Abkömmlingen erschlafft, scheint nicht bekannt zu sein. Zwischen der 11,5. und 23,5. GW reagiert der Dünndarm auf 0,5 µg · ml^{-1} ACH mit prompter

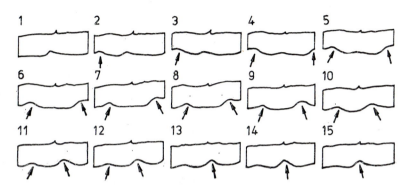

Abb. 68. Konvergierende peristaltische Darmbewegungen beim menschlichen Foeten in der 12. Gestationswoche. Die aufeinander zulaufenden Wellen verschmelzen schließlich auf Bild 15 zu einer Einschnürung. Der Abstand zwischen den Bildern beträgt jeweils 1 s (Durchzeichnung von den Originalfotografien von Takita 1964).

Kontraktion. Diese Zusammenziehung wurde unter der Wirkung nachfolgender Pharmaka von einer Erschlaffung gefolgt (in der Reihenfolge der Wirksamkeit bei gleicher Dosis): Isoprenalin > Adrenalin = Noradrenalin ≫ Metoxamin, wobei im untersuchten Lebensabschnitt keine altersabhängigen Dosis-Wirkung-Beziehungen gefunden wurden. Die sympathische wie auch parasympathische Steuerung der Darmbewegungen ist offensichtlich in der 11. GW beim Menschen bereits in Funktion (McMurphy und Boréus 1968). Analoge Befunde am Hühnchendarm teilten Kagawa et al. (1969) mit.

In der Neugeborenen- und Postnatalperiode des Menschen ist die Bildung kleiner Segmente, nachweisbar im Dünndarmröntgenbild, besonders charakteristisch; Prallfüllungen werden selten gesehen (Peiper und Isbert 1928). Dieses Bild wird dadurch verursacht, daß der Säuglingsmagen keine größeren Nahrungsmengen auf einmal abgibt, sondern sich langsam und in kleineren Portionen entleert. Nach 6 bis 7 Stunden erreicht der Speisebrei das Kolon, das sich wie beim Erwachsenen durch träge Peristaltik auszeichnet (Peiper 1928). In welchem Entwicklungsalter schließlich die für den Erwachsenen typischen Verhältnisse erreicht werden, scheint nicht untersucht zu sein. Grundsätzlich erfolgt die Steuerung und Auslösung der Darmbewegungen beim Neonaten auf die gleiche Weise wie im ganzen späteren Leben. Mit steigendem Lebensalter scheint allerdings der Vagus- und Sympathikuseinfluß auf die Darmmotorik noch zuzunehmen, wie Untersuchungen an Katzen und Hunden während der Postnatalperiode gezeigt haben (Khamidullina 1961).

Die Defäkation in utero, also der Mekoniumabgang, ist beim Meerschweinchen im Gegensatz zu Katze und Mensch in der 2. Gestationshälfte ein physiologisches Ereignis. Bei Katzen wurde trotz lebhafter foetaler Peristaltik röntgenologisch niemals eine intrauterine Stuhlentleerung gesehen (WINDLE 1941); Mekoniumabgang beim menschlichen Foeten ist stets eine Folge praenataler Hypoxie aus verschiedensten Ursachen. Der ihn auslösende pathophysiologische Mechanismus ist in seinen Einzelheiten unbekannt. Die postnatale Defäkation hat bisher lediglich hinsichtlich der praktisch wichtigen Frage der normalen Häufigkeit der Stühle beim Säugling Beachtung gefunden (NYHAN 1952). Innerhalb der ersten 7 LT nahm die Zahl der Stühle pro 24 Stunden von zwei am 1. Tag auf vier am 7. Tag zu und war bei den mit Frauenmilch ernährten Probanden im Gegensatz zu älteren Säuglingen geringer als bei den Flaschenkindern. Im ersten Lebensjahr erfolgt die Stuhlentleerung unwillkürlich, jenseits des ersten Lebensjahres führen geeignete erzieherische Maßnahmen zu einer zunehmenden Vermeidung unwillkürlichen Stuhlabganges, so daß die Kinder bis zum 2. Lebensjahr sauber werden, die Mädchen im allgemeinen früher als die Knaben.

Die Entwicklung der Defäkationsreflexe wurde von seiten der experimentierenden Physiologie bisher nicht beachtet, während der Altersgang des Miktionsreflexes am Kaninchen untersucht worden ist. Es darf angenommen werden, daß sich beide Funktionen prinzipiell analog hinsichtlich ihres Mechanismus entwickeln. Es sei darum an dieser Stelle auf Seite 328 verwiesen.

8.4.3.   Die Entwicklung der Dünndarmverdauung und -resorption

Diesem Gegenstand hat KOLDOVSKÝ (1969) eine ausführliche monographische Darstellung gewidmet, auf die jeder am Detail Interessierte zurückgreifen sollte.

Bevor die KH-, Fett- und EW-Verdauung im einzelnen dargestellt wird, sollen einige Vorbemerkungen über die Methoden gemacht werden, die beim Studium der werdenden Darmfunktion angewandt wurden. Zur quantitativen Bestimmung der von der Darmschleimhaut oder dem Pankreas produzierten Fermente werden Homogenisate des interessierenden Darm- oder Drüsenabschnitts hergestellt, die unter definierten pH-, O_2-Versorgungs-, Temperatur- und ähnlichen Bedingungen mit verschiedenen Konzentrationen des zu spaltenden Substrats für eine definierte Zeit in Kontakt gebracht werden. Die Analyse des nach der Inkubation verbleibenden Substratrestes bzw. seiner Bausteine gibt einen quantitativen Aufschluß über die Fermententwicklung. Die Lokalisation der entstehenden Fermente in den Zellen der Darmschleimhaut wurde mit den üblichen histochemischen Methoden sowie durch ein spezielles Zentrifugierverfahren, bei dem der Zottensaum der Darmepithelzellen von der übrigen Zellmasse getrennt wird (MILLER und CRANE 1961), ermöglicht.

Zum Studium der Resorptionsrate sind in vivo- und in vitro-Methoden benutzt worden. In vivo können die zu testenden Substanzen in den Magen (CORI 1925) oder in einen tieferen Abschnitt des Darmkanals (VERZÁR und MCDOUGALL

1936) eingebracht und nach der Tötung des Tieres zu einer definierten Zeit quantitativ bestimmt werden. Die Abnahme der Substanzmenge stellt dann ein Maß für die Resorptionsrate dar (HOEPFFNER et al. 1974). In vitro läßt sich die Resorption mittels umgewendeter, beiderseits verschlossener Darmsäckchen ermitteln. Die nach außen gekehrte Darmschleimhaut resorbiert aus einer definierten Lösung Substanzen, die sich mehr oder weniger zerlegt in der Wand oder im Inneren — an der Serosaseite — des Säckchens wiederfinden (WILSON und WISEMAN 1954). Schließlich läßt sich die KH-Resorption noch durch Vergleich der KH-Konzentration in der Zellflüssigkeit eines Dünndarmringes, verglichen mit der verbleibenden Konzentration in der Badlösung, bestimmen, da KH für eine gewisse Zeit in den Darmepithelien festgehalten werden. Die mit Hilfe dieser Methoden gewonnenen Daten sollen für die Entwicklung der KH-, Fett- und EW-Verdauung beschrieben werden.

Die Kohlenhydratverdauung

Die Spaltung der Polysacharide wird vorwiegend durch die Pankreasamylase bewerkstelligt. Dieses Ferment wird zwar bereits praenatal produziert — beim Schaf vom 60. GT an (KAPRALOVA 1963) — bleibt aber auch postnatal noch mengenmäßig gering, solange Milchernährung besteht. Ähnlich wie beim Schaf verhält sich der Amylasewert bei neugeborenen Hunden (KRYUTCHKOVA 1939) und Ratten (ROKOS et al. 1963). Bei letzterer Tierart besteht in Pankreashomogenisaten bis zum 14. LT eine niedrige α-Amylaseaktivität; zeitgleich mit dem Übergang zur festen Nahrung steigen die Werte rasch an (Abb. 69). Dieser Entwicklungsgang steht unter der Kontrolle des Kortisons: 1 mg Kortison pro 100 g KG an vier aufeinanderfolgenden Tagen gegeben, führt zu einer Erhöhung der Pankreasamylaseaktivität bei muttermilchernährten Ratten, nicht hingegen bei älteren, abgesetzten Tieren.

Bei 30% der menschlichen Frühgeborenen unter 2000 g KG findet sich Pankreasamylase in Spuren im Duodenum (SEIFERT 1959); die Befunde bei Foeten sind widersprechend. Die Fermentproduktion steigt zwischen dem 2. und 6. Lebensmonat langsam an (ANDERSEN 1942) und erreicht die Erwachsenenwerte im Laufe der ersten Lebensjahre. Für alle bisher untersuchten Spezies ließ sich somit feststellen, daß sich die Fähigkeit zur Polysacharidspaltung erst in jenem Lebensabschnitt entwickelt, in dem durch den schrittweisen Übergang von der ausschließlichen Milchernährung zu gemischter Nahrung Polysacharide in größerer Menge angeboten werden.

Die KH-Verdauung der Saugperiode muß fast ausschließlich Disacharide für den Organismus verwertbar machen. Es kommen daher im Dünndarm neugeborener Säuger vorwiegend Disacharidasen vor, deren Entwicklungsgang nun beschrieben werden soll. KOLDOVSKÝ (1969) und Mitarbeiter haben die Entwicklung der β-Galaktosidase (BG) im Dünndarm der wachsenden Ratte eingehend untersucht und besonders auf die Unterschiede in der Fermentkonzentration zwischen Jejunum und Ileum geachtet. Eine Reihe vergleichender Daten wurde zusätzlich an Mäusen, Kaninchen und Meerschweinchen erhoben.

In Homogenisaten des Dünndarms gesäugter Jungtiere der Ratte fanden sich bei Benutzung von Ortho-Nitrophenyl-β-Galaktosid als zu spaltendem Substrat im Jejunum und Ileum in den pH-Bereichen 3,0 bis 3,5 und 5,0 bis 5,5 jeweils Gipfel der Aktivität, wobei im Ileum die Aktivität bei den niedrigeren,

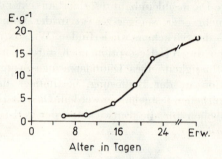

Abb. 69. Die α-Amylaseaktivität in Pankreashomogenisaten von postnatal wachsenden Ratten in Einheiten (E) pro g Feuchtgewicht des Pankreas (nach ROKOS et al. 1963).

im Jejunum bei den höheren pH-Werten größer war. Bei Benutzung von Laktose als Substrat wurden prinzipiell die gleichen Befunde erhoben. Insgesamt ist die Fermentaktivität im Jejunum geringer als im Ileum. Die Dünndarm-BG-Fraktionen ließen sich verschiedenen Anteilen der Epithelzellen zuordnen: Mittels des oben erwähnten Zentrifugierverfahrens ergab sich, daß die BG-Fraktion, die bei pH 5,5 ihr Aktivitätsoptimum aufweist, im Bereich der Mikrovilli lokalisiert ist, während der Zellrest die Fraktion enthält, deren pH-Optimum bei 3,5 liegt.

Diese während der mittleren Saugperiode bestehenden Verhältnisse erfahren im Laufe der weiteren Entwicklung Veränderungen, die für verschiedene Tierarten angegeben wurden. Die ungefütterte, neugeborene Ratte zeigt noch keine Aktivitätsdifferenzen der Fermente in Jejunum und Ileum; diese bilden sich erst innerhalb der ersten 24 Stunden heraus und bestehen etwa bis zum 16. LT. Ein Aktivitätsgipfel kommt mit dem 10. LT zur Beobachtung. Um den 15. Tag beginnen die Jungtiere, feste Nahrung zu fressen; gleichzeitig fällt die BG-Aktivität steil ab, um am 20. LT die Erwachsenenwerte zu erreichen. Mäuse zeigen ein grundsätzlich gleiches Verhalten, Meerschweinchen weisen keine Aktivitätsgipfel der BG auf. Obwohl deutliche Speziesdifferenzen in der BG-Aktivitätsentwicklung bestehen, ist doch bei allen Tierarten ein Abfallen der Laktasebildungsrate mit zunehmendem Alter zu beobachten, das mit dem Ende der Saugperiode zeitlich korreliert ist.

Beim Menschen findet sich neben anderen Disacharidasen auch die Laktase bereits im 3. Gestationsmonat (TACHIBANA 1929) und nimmt um den 7. Monat an Menge sprunghaft zu. KOLDOVSKÝ (1969) untersuchte die Invertaseaktivität im Jejunum und Ileum menschlicher Embryonen und fand das Ferment bereits in der 8. Woche. Bis zur 14. Entwicklungswoche stiegen die Werte im Jejunum und Ileum an, ohne daß sich zwischen beiden Darmabschnitten Differenzen ergaben. Jenseits der 14. Woche nahm die Aktivität im Ileum signifikant ab, stieg aber im Jejunum weiter an, so daß von diesem Foetalalter an eine funktionelle Differenzierung der beiden Dünndarmabschnitte erfolgt. Postnatal steigt der BG-Gehalt an; das Ausmaß der BG-Zunahme wird in gewissem Umfang von der angebotenen Zuckermenge bestimmt (FREUDENBERG 1929).

Ein ähnliches Verhalten konnte KOLDOVSKÝ (1969) bei der Ratte zeigen: Zugabe von Laktose zur Diät führte bei 19tägigen Tieren zu einem signifikant höheren Gehalt der Darmschleimhaut an BG als bei den Kontrollen. Demnach scheint Laktosezufütterung den altersspezifischen BG-Abfall zwischen 16. und 21. LT zu verzögern.

Unter den Faktoren, die den Altersgang des BG-Gehaltes der Dünndarmschleimhaut mitbestimmen, ist wie für die Pankreasamylase während der Postnatalentwicklung der Ratte das Kortison als bedeutungsvoll erkannt worden: Adrenalektomie verzögert den BG-Rückgang um den 16. LT und prolongiert damit den für den Rattensäugling typischen Funktionszustand.

Die Resorptionsrate der Disaccharide wurde für die Ratte in der Postnatalperiode ebenfalls am Darmsäckchenpräparat geprüft. Es wurde gefunden, daß während der Saugperiode mehr Milchzucker die Darmwand passiert als beim erwachsenen Tier, ein Befund, der sich ganz in Übereinstimmung mit dem über den Altersgang der Laktase befindet.

Monosacharide werden bereits praenatal resorbiert. So wird α-Methylglykosid in der Dünndarmschleimhaut des Kaninchens bereits am 22. GT (s. Tab. 1) angereichert; bis zur Geburt nimmt diese Substanz in der Darmschleimhaut noch auf die 5fache Menge zu. Auch am Darmsäckchenpräparat von 10 Wochen alten menschlichen Foeten wurde Glukoseresorption nachgewiesen. Sie war zu diesem Zeitpunkt für Ileum und Jejunum gleich groß, nahm aber im weiteren Altersgang im Jejunum zu und im Ileum ab. Es ist bemerkenswert, daß diese Resorptionsfunktion des Ileum unter anaeroben Bedingungen erhalten blieb, dagegen durch Änderungen des NaCl-Gehaltes der zuvor physiologischen Badlösung abnahm (KOLDOVSKÝ 1969). Postnatal steigt sowohl bei der Ratte wie auch beim Menschen die Glukoseresorptionsrate noch weiter an. Die Erwachsenenwerte werden bei Ratten um den 30. LT erreicht; menschliche Frühgeborene zeigen noch eine geringere Glukoseresorption als reife Neugeborene (BORGSTRÖM et al. 1960). Zwischen Erwachsenen und termingerecht Neugeborenen bestehen keine Unterschiede bezüglich der Fähigkeit, Glukose zu resorbieren; Milchzucker wird im Laufe der 1.—2. Lebenswoche im gleichen Maße wie im Schul- und Erwachsenenalter vom Darmepithel aufgenommen (Literatur bei AURICCHIO und DELLA PIETRA 1968).

Die Fettverdauung

Die Daten (Lit. bei KOLDOVSKÝ 1969) über Lipasen im Darminhalt verschiedener Laboratoriumstiere fügen sich nicht zu einer in sich geschlossenen Einsicht in das Werden der Fähigkeit zur Fettverdauung zusammen. Es sei darum einleitend lediglich erwähnt, daß vom 3. Gestationsmonat an beim menschlichen Foeten in der Darmschleimhaut Lipasen gefunden werden (TACHIBANA 1928), und vom 4. Monat an auch Homogenisate des Pankreas fettspaltende Eigenschaften aufweisen. Systematische Untersuchungen über die Entwicklung der

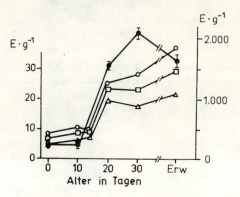

Abb. 70. Die fettspaltende Aktivität in Einheiten (E) von Homogenisaten des Pankreas (•, rechte Skala), des Jejunums (○), Ileums (△) und Jejunoileums (□), alle linke Skala, bei wachsenden Ratten jeweils bezogen auf das Feuchtgewicht des Organs (nach ROKOS et al. 1963).

Fettverdauung sind von KOLDOVSKÝ (1969) veröffentlicht worden: Homogenisate der Dünndarmwand von Ratten während der Postnatalperiode wurden mit einer 20%igen Emulsion von Tributyrin versetzt und die entstehenden freien Fettsäuren photometrisch quantitativ ermittelt. Von der Geburt bis zum 15. LT nimmt der Lipasegehalt in Jejunum und Ileum gleichsinnig, aber nur wenig zu, bis zum 20. Tag steigt er steil und nach dem 30. Tag in noch ausgeprägterem Maße an. Während des ganzen Entwicklungsabschnitts liegen die Werte des Jejunums über denen des Ileums. Das Auftreten von Pankreaslipase geht dem der Dünndarmlipase um etwa 5 Tage zeitlich voraus (Abb. 70). Am 30. LT werden signifikant höhere Werte erreicht, als sie die Homogenisate des Pankreas des Erwachsenen aufweisen. Die Aktivitäten von Pankreas- zu Darmlipase verhalten sich bei Rattensäuglingen wie 30:1; bei 30tägigen, festes Futter fressenden Ratten wie 90:1 und bei den Erwachsenen wie 60:1. KOLDOVSKÝ (1969) sieht diese differenten Entwicklungsgänge der Pankreas- und Darmlipasen bei der Ratte als einen Hinweis auf mögliche funktionelle Unterschiede zwischen ihnen an. Diese Vermutung wird durch die bemerkenswerte Tatsache gestützt, daß Kortisongaben bei saugenden Jungratten eine Pankreaslipasezunahme im Homogenisat auslösen, während die Lipasemenge in der Darmwand der gleichen Tiere durch die Hormongabe unverändert bleibt.

Beim Menschen scheinen die Pankreas- und Duodenallipasemengen postnatal nur gering zuzunehmen (Lit. bei DROESE und STOLLEY 1959) im Gegensatz zu den Gallensäuren, die von im Mittel 0,25 g % im Duodenalsaft bei Frühgeborenen und 0,5 g% bei Neugeborenen bis zum 2. Lebensjahr auf den endgültigen Wert von 1,8 g% ansteigen.

Die Resorption von Fett während der Ontogenese ist tierexperimentell nur wenig systematisch untersucht worden. Vom Schwein wurde bekannt, daß 4 Wochen alte Tiere eine geringere Fettresorptionsrate als solche im Alter von 2 Monaten aufweisen (LLOYD et al. 1957). Beim Menschen haben DROESE und STOLLEY (1959) das Verhältnis zwischen aufgenommener Fettmenge und im Stuhl ausgeschiedenem Fett (ätherlöslicher Anteil) vom 1. bis zum 11. Lebensmonat bestimmt. Bereits in der 1. Lebenswoche verschwinden beim künstlich ernährten Kind 80% des aufgenommenen Butterfetts aus dem Chymus und zwischen 3. und 5. Monat 90%. Dieser Wert wird bis zum 11. Lebensmonat gefunden. Frauenmilchgenährte Kinder erreichen die 90%-Resorptionsrate bereits in der 3. Lebenswoche. Bei Frühgeborenen liegt sie niedriger und kann bei Kuhmilchfett bis auf 65% absinken, im Gegensatz zu Frauenmilchfett, bei dem auch Frühgeborene in den ersten Lebenswochen Ausnutzungsgrade bis zu 90% erreichen. Die diesen funktionellen Besonderheiten zugrunde liegenden physiologischen Zusammenhänge scheinen bisher unbekannt zu sein.

Welche komplizierten Entwicklungsprozesse bei der Fettresorption stattfinden müssen, wird aus dem Vergleich des morphologischen Bildes der Darmepithelien bei Tieren verschiedenen Alters deutlich (KOLDOVSKÝ 1969). Diese Befunde ergeben, daß bei neugeborenen Ratten in weit größerem Umfang als bei älteren ungespaltenes Fett in der Darmwand gestapelt wird. Der hohe Fettgehalt der Jejunalschleimhaut der Rattensäuglinge kommt auch bei der Bestimmung des absoluten Gehaltes an resorbierten Fettsäuren in der Darmwand, bezogen auf das Darmtrockengewicht, zum Ausdruck: Neugeborene vor der ersten Mahlzeit und erwachsene Tiere zeigen die gleichen Werte, während der Fettsäuregehalt in der Saugperiode auf ein Vielfaches des Neugeborenenwertes ansteigt (Abb. 71). Wie beim Erwachsenen werden die Fettsäuren bereits beim Neugeborenen verestert; die quantitativen Parameter dieses Prozesses sind noch nicht bekannt. Nach Olivenölgabe in den Magen werden im Blut der erwachsenen Ratte veresterte und unveresterte Fettsäuren gefunden, beim Neonaten von Mensch und Ratte hingegen nur unveresterte. Die für den erwachsenen Organismus typische Fähigkeit zur Fettsäureveresterung bilden Ratten vom 10. LT an aus. Die funktionellen Zusammenhänge dieser altersdifferenten Fettresorption sind ebenfalls noch unbekannt.

Die Eiweiß- und Aminosäuren-Verdauung

Die Produktion eiweißspaltender Fermente in der Bauchspeicheldrüse beginnt beim Schaf in der mittleren Foetalperiode (KAPRALOVA 1963); beim menschlichen Foeten wird im letzten Schwangerschaftsdrittel (LIEBERMAN 1966) Trypsinogen erstmalig nachgewiesen. SEIFERT (1959) fand das Trypsin beim Frühgeborenen nicht regelmäßig. Die für die Aktivierung des Trypsinogens und auch des Chymotrypsinogens erforderliche Enterokinase war beim menschlichen Foeten schon um den 6. Gestationsmonat nachweisbar (IBRAHIM 1909). Mit steigendem Lebensalter nimmt die Menge EW-spaltender Fermente des Pankreas zu und erreicht um das 2. Lebensjahr den Erwachsenenwert.

Die Fähigkeit zur EW-Spaltung durch Dünndarmfermente wurde in der Postnatalperiode der Ratte geprüft und zwar durch Verwendung von Homogenisaten aus Jejunum und Ileum, die bei einem pH von 7,8 mit Kasein bzw. Nitrokasein in Kontakt gebracht wurden (Abb. 72). Aus diesen Versuchen

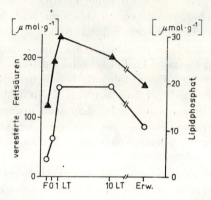

Abb. 71. Der Gehalt des Jejunums (in μmol pro g Feuchtgewicht) an vollständig veresterten Fettsäuren (○) sowie an Lipidphosphat (▲) bei Ratten verschiedenen Alters: Foeten vor dem Geburtstermin (F), Neugeborene unmittelbar nach der Geburt (0) und im Alter von 1 bzw. 10 LT sowie erwachsene Tiere (nach DOBIÁŠOVÁ et al. 1964).

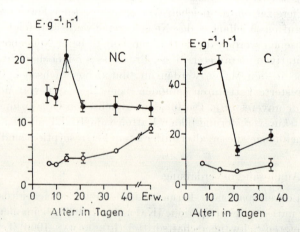

Abb. 72. Die eiweißspaltende Aktivität in Einheiten (E) in der Mukosa des Jejunums (•) und des Ileums (○) unter Verwendung von Nitrokasein (NC) bzw. Kasein (C) als Substrat bei Ratten verschiedenen Alters, bezogen auf die Feuchtgewichtseinheit des jeweiligen Organs (Befunde von NOACK et al. 1966).

schließt man auf die Verdopplung der Fermentaktivität im Laufe des ersten Lebensmonats im Jejunum, während sie im Ileum im gleichen Lebensabschnitt abnahm (NOACK et al. 1966). Nahrungsentzug hatte auf die bisher untersuchten Aktivitäten verschiedener Peptidasen in der Wand von Jejunum und Ileum unterschiedliche Wirkungen: Diejenige einiger Peptidasen nimmt ab, während die anderer unverändert bleibt. Die Erforschung der Entwicklung der funktionellen Zusammenhänge zwischen diesen Fermentsystemen steht erst am Anfang.

Peptidspaltende Fermente finden sich in der Darmwand menschlicher Foeten bereits von der 7. GW an (FOMINA 1960). Zwischen der 11. und 23. GW wurde für fünf verschiedene Dipeptidasen kein sicherer Altersgang gefunden (LINDBERG 1966). Die Untersuchung des Gehalts der menschlichen foetalen Darmwand an proteolytischen Fermenten, Aminopeptidase und Tripeptidase, zwischen der 10. und 15. GW ergab für letzteres Ferment bis zur 12. Woche in Jejunum und Ileum einen Anstieg und nachfolgend ein Gleichbleiben; bei der Aminopeptidase und den übrigen proteolytischen Fermenten war eine Zunahme in beiden Darmabschnitten bis zur 11. Woche zu beobachten; anschließend blieb der Fermentgehalt des Jejunums gegenüber dem im Ileum zurück (KOLDOVSKÝ 1969).

Eine der bemerkenswertesten Besonderheiten der frühkindlichen EW-Verdauung besteht in der Fähigkeit des Neugeborenendarms, ungespaltenes EW zu resorbieren. Diese Eigenschaft führt zur passiven Erwerbung von Antikörpern (γ-Globulinen) mit der Muttermilch, solange das Kind zu ausreichender Antikörperbildung noch nicht selbst imstande ist. Im allgemeinen vermögen ungespaltene Proteine nur kurze Zeit post partum unverändert die Darmwand zu passieren. Die Daten für verschiedene Spezies haben MORRIS (1968) und KOLDOVSKÝ (1969) zusammengestellt. So passiert direkt in das Duodenum eingebrachtes γ-Globulin die Darmwand neugeborener Kälber zwischen der 6. und 18. Stunde nach der Geburt, 48—60 Stunden post partum jedoch bereits nicht mehr (SMITH und ERWIN 1959). Bis zu einer gewissen Sättigungsdosis besteht für die aufgenommene γ-Globulinmenge eine Dosis-Resorptions-Abhängigkeit (PAYNE und MARSH 1962). Die unzerlegt resorbierten Proteine und deren Resorptionsraten sind innerhalb derselben und auch zwischen verschiedenen Spezies durchaus unterschiedlich (Einzelheiten s. KOLDOVSKÝ 1969).

Die morphologischen Veränderungen der Darmepithelien nach Proteinresorption wurden histochemisch und elektronenmikroskopisch untersucht (CORNELL und PADYKULA 1965, dort auch weitere Literatur) und damit die Proteinaufnahme und -anreicherung unmittelbar sichtbar gemacht. Quantitative Aussagen über den Entwicklungsgang der Proteinresorption erlauben diese Untersuchungen allerdings nicht. Immerhin konnte gezeigt werden, daß großmolekulare Proteine in das Lymphsystem und kleinmolekulare in das Blut weitertransportiert werden (COMLINE et al. 1951). Verfüttertes Insulin führt bei der infantilen Maus bis zur 4. Lebenswoche eine Blutzuckersenkung herbei (KELLY 1960). KOLDOVSKÝ (1969) konnte nachweisen, daß die Mäuse Insulin auch jenseits der 4. Lebenswoche noch resorbieren, wenn das Präparat direkt in das Jejunum oder Ileum gebracht wird. Offensichtlich geht die Fähigkeit, unzerlegte Proteine über die Darmschleimhaut aufzunehmen, für γ-Globuline im Laufe der postnatalen Entwicklung weitgehend verloren, für andere Eiweiße, wie beispielsweise das Insulin, hingegen nicht. Kortisongaben führen bei Jungratten neben einer Beschleunigung der Darmentwicklung (s. S. 347) auch zu einer Vorverlegung des Termins, von dem an die γ-Globulinresorption nicht mehr möglich ist (HALLIDAY 1959). Analog den Befunden von der Jungratte ist die blutzuckersenkende Wirkung peroral aufgenommenen Insulins beim menschlichen Neugeborenen auf eine kurze Periode des postnatalen Lebens beschränkt: Bereits 20 Minuten post partum läßt sich durch Insulinverfütterung keine Hypoglykaemie mehr auslösen (ZNAMENÁČEK und PŘIBYLIVÁ 1963). Das Verhalten des Blutzuckers nach Insulingabe direkt in den Dünndarm ist beim menschlichen Säugling bisher nicht studiert worden.

Untersuchungen über die Resorption der kleinsten EW-Spaltprodukte, der Aminosäuren, ergaben eine Anhäufung von Methionin, Valin und Lysin im isolierten Dünndarmpräparat von Kaninchenfoeten des letzten Gestationsdrittels. Betain wurde erst am Ende der Gestation resorbiert (DEREN et al. 1965). Somit entsteht bei dieser Spezies die Fähigkeit des Dünndarms zur Aminosäurenresorption bereits praenatal und für verschiedene Aminosäuren zu unterschiedlichen Zeitpunkten. Die EW-Resorption, gemessen an der mittleren Stickstoffretention, beträgt beim menschlichen Neugeborenen unabhängig davon, ob es mit $^1/_2$- oder $^4/_5$-Milch ernährt wird, um 90% und bleibt bis zur 11. Woche in dieser Höhe. Im gleichen Lebensabschnitt fällt die N-Retention von 40% auf 30%, und zwar ebenfalls vom verfütterten Nahrungsgemisch unabhängig (DROESE und STOLLEY 1959, dort auch weitere Literatur). Damit erweist sich die EW-Verdauung beim Menschen vom ersten postnatalen LT an als sehr leistungsfähig. Betrachtet man allerdings die Resorption einzelner Proteine, so zeigt sich noch kein übersichtliches Bild. Das mag in der während der letzten Jahre zunehmenden Empfindlichkeit der Methoden des Antikörpernachweises nach Proteinresorption begründet sein: Eine experimentelle Nachprüfung der älteren Angaben der Literatur über diesen Gegenstand ist noch im Gange (Lit. bei LEISSRING at el. 1962, KOLDOVSKÝ 1969).

Systematische Untersuchungen über die Normalwerte der Duodenalsaftfermente im Säuglings- und Kindesalter sind ANDERSEN und DUEHOLM (1949) sowie OCKLITZ und WILLER (1959) zu verdanken.

8.4.4. Die Dickdarmsekretion und -resorption

Im Kolon wird der Darminhalt durch Wasserresorption bereits beim menschlichen Foeten in der 2. Schwangerschaftshälfte eingedickt. Die quantitativen Verhältnisse dieses Prozesses sind in der Ontogenese u. W. bisher nicht beschrieben worden. Untersuchungen über die Anhäufung von 3-o-Methylglukose und L-Prolin in Dünn- und Dickdarmringen in vitro haben für neugeborene Ratten und Mäuse ergeben, daß diese Substanzen im Epithel beider Darmabschnitte gestapelt werden. Mit zunehmendem Alter nimmt die Fähigkeit des Kolons ab, diese Stoffe zu resorbieren, die des mittleren Dünndarms aber zu, womit die für das erwachsene Tier normalen Verhältnisse entstehen. Solchen Befunden darf man entnehmen, daß das Kolon in der Neugeborenenperiode in weit größerem Maße als später an der Resorption verschiedener Substanzen teil hat, wogegen sich die Wasserresorption als Hauptfunktion des Kolons erst allmählich herausbildet (BATT und SCHACHTER 1969). Ein den Dickdarm von den anderen Darmabschnitten unterscheidendes Merkmal ist seine Keimbesiedlung. Sie erfolgt normalerweise unter der Geburt und führt zu einer prozentualen Verteilung der verschiedenen Darmkeime beim Brustkind ähnlich der des Erwachsenen (BRAUN 1959). Beim kuhmilchernährten Kind treten neben den für das Brustkind typischen Bifidus- und Enterokokken- auch Coli- und Proteolyten-Stämme auf, wie sich überhaupt die Darmflora vom Ernährungsregime als abhängig erweist. Die physiologische Bedeutung der Darmflora ist für den wachsenden Menschen umstritten. Sicher sind die Darmbakterien in der ersten Lebenswoche des Menschen durch Bildung des Vitamin K für die Blutgerinnung bedeutungsvoll (NASSET 1968). Außerdem befinden sich die an der Darmflora beteiligten Bakterienstämme in einem der jeweiligen Nahrung entsprechenden, physiologischen Gleichgewicht und schützen damit die wachsende Darmwand vor schädlichen Mikroorganismen. Es wird vermutet, daß die Darmflora damit die normale Dickdarmentwicklung zu fördern vermag (DUBOS et al. 1963).

In Anbetracht der Ungewißheit der physiologischen Rolle der Darmflora soll auf die Beschreibung von Einzelheiten der altersabhängig differenten Verteilung der Bakterienstämme verzichtet werden.

9. Muskulatur

Die werdende Muskelfunktion war noch bis vor 20 Jahren ein Stiefkind der Physiologie. Erst der Einsatz neuer morphologischer, biophysikalischer, physiologischer und biochemischer Methoden hat zu ersten tieferen Einsichten auf diesem Gebiete geführt. Dennoch darf nicht verkannt werden, daß auch hier die Forschung noch am Anfang steht. Die folgenden Ausführungen sollen sich mit den am Skelettmuskel erhobenen Befunden beschäftigen; Angaben über die Funktionsentwicklung der glatten Muskulatur wurden im Zusammenhang mit der Motorik des Magen-Darm-Kanals, der Herzmuskulatur bei der Embryonalentwicklung des Herzens (s. S. 347 und S. 168, 179) gemacht.

9.1. Die Skelettmuskulatur vor der Ausbildung neuromuskulärer Kontakte

9.1.1. *Anatomisch-funktionelle Vorbemerkungen*

Die Muskulatur des Skeletts ist mesenchymaler Herkunft. Im Bereich des späteren Schultergürtels beginnend und von hier aus kranial und kaudal fortschreitend, entwickelt sich aus der inneren Wand der Somiten die Rumpfmuskulatur (BOYD 1960). Die histologische Differenzierung beginnt mit dem Myoblastenstadium: Die primordialen Muskelzellen sind von den sie umgebenden Fibroblasten noch nicht unterscheidbar. Durch Streckung dieser ein- bis mehrkernigen Zellen entstehen die Myozyten, die noch keine Querstreifung oder spezifischen zytoplasmatischen Strukturen aufweisen. Sobald am Rande mit dem ersten Auftreten der Myofibrillen Querstreifung erkennbar wird, sind die sog. ,,myotubes" entstanden. Diese Zellen wandeln sich in die Muskelzellen um, indem die Kerne randständig werden und die Querstreifung zunimmt. Die Entwicklung erstreckt sich über die ganze Embryonal- und Foetalperiode und kommt zu unterschiedlichen Zeiten p. p. in den einzelnen Muskelgruppen zum Abschluß.

Bereits SHERRINGTONS Beschreibung (1894) entwickelter quergestreifter Körpermuskulatur bei einer hirn- und rückenmarklosen, ca. 7 Monate alten menschlichen Mißgeburt hatte wahrscheinlich gemacht, daß die Ontogenese quergestreifter Muskelfasern ohne neurale Beeinflussung möglich ist. Zahlreiche spätere Untersuchungen (Literatur bei ZELENÁ 1962, HUGHES 1968) zeigten nach Extirpation der zugehörigen Rückenmarkabschnitte eine quasi ungestörte Entwicklung bis zum Stadium der Myotubes.

In vitro wurden in den letzten Jahren eingehend die Bedingungen untersucht, unter denen der Übergang von den Myoblasten zu den Myotubes vonstatten geht (HAUSCHKA und WHITE 1972). Dieser Umgestaltungsprozeß erwies sich vor allem vom pH-Wert des Kulturmediums sowie vom P_{CO_2} in der die Kultur umgebenden Luft abhängig (PRZYBYLSKI et al. 1972). In vivo folgt die Entwicklung der Myotubes einem komplizierten Muster: Schon in den einkernigen Zellen im Bereich der Myotome bei 2tägigen Hühnerembryonen finden sich erste quergestreifte Myofilamente. Diese einkernigen Zellen stellen bereits um die 40. Bebrütungsstunde jene Population dar, die alle Merkmale der funktionstüchtigen Muskelzellen potentiell enthält. Das reiche Repertoire an Eiweißkörpern, wie Aktin, Myosin, Tropomyosin und Myoglobin, kommt in wenigen Entwicklungsstunden beim Hühnerembryo zur Ausbildung. Die aus den embryonalen Zellen extrahierten Eiweißpräparationen haben die gleichen physiko-chemischen Eigenschaften, wie die aus erwachsenen Muskelzellen isolierten (HOLTZER und SANGER 1972). In vivo wird der Entwicklungsgang der Kontraktionsfähigkeit der Muskelzellen durch die Mengenverhältnisse sowie durch das zeitliche Nacheinander des ersten Auftretens der am Kontraktionsvorgang beteiligten Eiweiße und Ionen bestimmt. HITCHCOCK (1970) konnte zeigen, daß der Aktomyosingehalt in der Extremitätenmuskulatur von Hühnerembryonen mit dem Bebrütungsalter zunimmt. Um den 9. BT sind Aktin und Myosin in ausreichenden Quantitäten und in einem Mengenverhältnis zueinander im wachsenden Muskel vorhanden, das die Bildung des Aktomyosinkomplexes und damit den vom Erwachsenen bekannten Kontraktionsvorgang auszuführen erlauben würde. Dagegen ist die Ca^{++}-Empfindlichkeit der embryonalen Aktomyosin-ATPase in situ niedrig und steigt erst nach dem 11. BT; die Ca^{++}-Bindungsfähigkeit des embryonalen Aktomyosins ist ebenfalls noch gering. Da es in den untersuchten Entwicklungsstadien keineswegs an der Bereitstellung von Ca^{++} oder an den ihre Ausscheidung steuernden sarkoplasmatischen Tubuli fehlt, hat HITCHCOCK vermutet, daß das für die Muskelerschlaffung unerläßliche Eiweiß Troponin noch nicht an das Aktomyosin angelagert werden kann. Damit würde die Entwicklung der Kontraktionsfähigkeit der wachsenden Muskulatur durch die relativ spät erworbene Möglichkeit zur Bildung des Tropomyosin-Troponin-Komplexes zustande kommen (Abb. 73).

Die weitere normale Entwicklung nicht innervierter Muskelfasern scheint von der Spannung der Fasern abzuhängen. Die Zellen eines Muskelstreifens aus der Thoraxwand des Hühnchens zeigten keine degenerativen Veränderungen, wenn das Explantat unter Spannung gehalten wird (NAKAI 1965). Am gleichen Versuchstier konnte gezeigt werden, daß die Extirpation einer Gliedmaßenanlage am 2. Inkubationstag degenerative Veränderungen in den zugehörigen Rückenmarksegmenten auslöst (HAMBURGER und LEVI-MONTALCINI 1949). Da in diesem Entwicklungsstadium noch keine neurale Verbindung von Rückenmarkneuronen und werdenden Muskelfasern besteht, muß die Steuerung der Rückenmarkdifferenzierung durch die Muskulatur auf aneuralem Wege erfolgen.

Die Entdeckung des „nerve growth factor" durch LEVI-MONTALCINI und HAM-

BURGER (1951) hat erste Ansätze für das Verständnis eines möglichen Mechanismus gebracht, mit dessen Hilfe die Peripherie die Differenzierung des Zentrums ohne Beteiligung von Neuriten beeinflussen könnte. Die aus Mäusesarkomhomogenisaten und Speichel gewonnene Substanz (BUEKER 1948) fördert in vivo und in der Gewebekultur die Differenzierung der Neurone (LEVI-MONTALCINI et al. 1954; GREENBERG et al. 1967). Die zahlreichen Untersuchungen über diesen Gegenstand (Literatur bei HUGHES 1968) zeigen, von welcher wesentlichen Bedeutung die aneurale Phase der Muskulatur für das normale Wachstum des Rückenmarks ist.

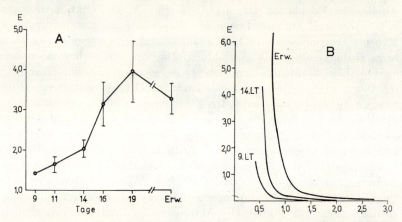

Abb. 73. A) Die Abhängigkeit der Ca^{++}-Empfindlichkeit des natürlichen Skelettmuskelaktomyosins vom Bebrütungsalter beim Hühnchen. Als Einheit (E) wurde der Quotient $Mg^{++} Ca^{++}$ ATPase · Mg^{++} EGTA ATPase^{-1} gewählt; Umgebungstemperatur 24 °C.

B) Die altersabhängige Veränderung der Ca^{++}-Bindungsfähigkeit durch Aktomyosin beim Hühnchen. Abszisse: Gebundenes Ca^{++} in μmol · g^{-1}; Ordinate: Verhältnis von pro min gebundenem Ca^{++} in mol · g^{-1} zu angebotenem [Ca^{++}] (nach HITCHCOCK 1970).

9.1.2. Die Funktion der noch nicht innervierten Skelettmuskulatur

PATON (1907, 1911) und WINTREBERT (1920) beschrieben Spontanbewegungen bei frühen Haifischembryonen (*Scylliorhinus canicula*), die nach Extirpation des dem gleichen Segment entsprechenden RM-Abschnitts erhalten blieben. Es handelt sich also um vom Nervensystem unabhängige Muskelkontraktionen, die bei den jüngsten Tieren den Kopf alternierend zur Seite zogen. Mit steigendem Alter nahm die Zahl dieser Kopfwendungen zu. Abweichungen von der optimalen Temperatur von 15 °C brachten ebenso wie Änderungen im Ionenmilieu oder der Durchlüftung des Wassers das Phänomen zum Verschwinden. Ähnliche langsame Spontanbewegungen wurden um die 85. Inkubationsstunde bei der Taube gefunden (TUGE 1934, 1937) und erwiesen sich durch Curare als nicht beeinflußbar.

Die Embryonen der bisher untersuchten Säugetierspezies vermögen sich im Gegensatz zu denen der Fische und Vögel nicht spontan zu bewegen, solange die

Muskulatur keinen Anschluß an das Nervensystem gewonnen hat. Rattenembryonen lassen bis zu einem Konzeptionsalter von ca. 370 Stunden spontane Bewegungen vermissen; von der 360. Stunde an reagieren sie auf mechanische oder elektrische Reizung der Muskulatur (ANGULO Y GONZALEZ 1932). Eine kurze, ca. 1 Tag umfassende Periode ausschließlich direkter Erregbarkeit der Muskulatur besteht auch bei den noch unbeweglichen Katzenembryonen (WINDLE et al. 1934). Menschliche Embryonen sind bis $6^{1}/_{2}$ Wochen nach der letzten Menstruation unbeweglich. Um die Mitte der 6. Woche führt direkte elektrische Reizung zur lokalisierten Kontraktion des stimulierten Muskels, die wahrscheinlich aber schon über neurale Elemente vermittelt wird (HOOKER 1952). Zur Zeit ist noch unbekannt, ob in der menschlichen Ontogenese eine Phase aneuraler Kontraktionsfähigkeit der Muskulatur besteht.

Nach den Ergebnissen von Versuchen an zahlreichen Säugetierspezies verläuft die Entwicklung des Acetylcholinesterasegehaltes im wachsenden Muskel charakteristisch in drei Stadien: Im frühesten Stadium findet sich das Enzym diffus im ganzen Sarkoplasma des Myoblasten verteilt. Im nachfolgenden Entwicklungsstadium kommt es während der Differenzierung und des Längenwachstums der Muskelfasern zu einem weitgehenden Verschwinden der Acetylcholinesteraseaktivität; lediglich am Ende der Muskelfasern bleibt das Enzym nachweisbar; im 3. Stadium schließlich sammelt es sich im Bereich der motorischen Endplatten. Diese entstehen zuerst im Bereich der Faserenden und mit zunehmendem Alter mehr und mehr auch in der Äquatorialzone der Faser (FILOGAMO und GABELLI 1967). Eingehende Untersuchungen über die Entwicklung der Acetylcholinesterase sowie der Acetylcholintransferase am wachsenden Muskel wurden von HIRANO (1967) sowie GIACOBINI (1972) vorgenommen. LUBIŃSKÁ und ZELENÁ (1967) haben die Acetylcholinesterase an der Muskelsehnenverbindung bei postnatal wachsenden Ratten untersucht. Bei Geburt fand sich das Enzym noch nicht, konnte aber bereits 3 Tage später am M. tibialis anterior nachgewiesen werden. Durchschneidung der zu den Endplatten verlaufenden Nerven führt schon in den ersten LT zum Verschwinden der Acetylcholinesterase im Bereich der Muskelsehnengrenze.

9.2. Die Entwicklung neuromuskulärer Verbindungen

9.2.1. Anatomisch-funktionelle Vorbemerkungen

Die Umwandlung der Myotubes in Muskelzellen kommt in den verschiedenen Muskeln zu unterschiedlichen Zeiten zum Abschluß. ZELENÁ (1962) fand diesen Prozeß bei der Ratte am M. flexor digitorum doppelt so lange dauernd wie am M. tibialis anterior. Durchschneidung des N. ischiadicus einige Tage vor der Geburt verzögerte den Umgestaltungsprozeß (ZELENÁ 1962) und führte zum Ausfall der Differenzierung der unter den motorischen Endplatten gelegenen Muskelmembranteile. Diese Befunde zeigen die nachhaltige Bedeutung der Innervation für die

Entwicklung der Muskulatur. Wird durch Curarebehandlung die Endplattenfunktion beim Hühnchen am 6. und 7. BT gestört, so kommt es zu einer ausgeprägten Degeneration der Körpermuskulatur, während Curare vor diesem Termin ohne Wirkung bleibt (AHMED 1966).

Bei Kaltblütern wurde die Entwicklung neuromuskulärer Verbindungen und das erste Auftreten der Cholinesterase ebenfalls untersucht (LIU und MANEELY 1969). Es zeigt sich bei der Eidechse (*Hemidactylus bowringi*) in den Stadien 6—10, während sich die primitiven Zellen von den Praemyeloblasten zu Muskelfasern umgestalten, daß sich erste positive Cholinesterasereaktionen entwickeln. Zuerst (Stadium 8) entstehen am Ende der Muskelfasern motorische Endplatten, später in der Mitte der Fasern (Stadium 10). Ein analoges Entwicklungsmuster wurde auch im regenerierenden Schwanz des Tieres gesehen. LENTZ (1969) konnte am gleichen Körperteil von *Triturus* analoge Befunde erheben.

Beim Menschen wurde die strukturelle Entwicklung myoneuraler Verbindungen am M. tibialis anterior sowie an den Interkostalmuskeln mittels der histochemischen Reaktion auf ACH untersucht. In einem Alter von 8,6 GW fanden sich erste motorische Endplatten in der Interkostalmuskulatur, die sich von denen des Erwachsenen dadurch unterschieden, daß ihnen die typische Fältelung der postsynaptischen Membran fehlte. In den nachfolgenden Wochen traten früheste postsynaptische Falten auf, aber noch zum Zeitpunkt der Geburt war der Umgestaltungsprozeß der myoneuralen Verbindungen nicht abgeschlossen. Im Bereich des M. tibialis anterior begann die Ausbildung motorischer Endplatten erst mit der 10. GW (JUNTUNEN und TERÄVAINEN 1972). Die altersabhängige Entwicklung der motorischen Endplatten vollzieht sich also in kranio-kaudaler Richtung.

In den letzten Jahren hat die Zahl der Untersuchungen über die Morphologie und Histochemie wachsender Muskeln entscheidend zugenommen. Diese Untersuchungen wurden durch die unten zu beschreibenden Abweichungen embryonaler und foetaler Muskeln hinsichtlich ihrer funktionellen Parameter von denen älterer oder erwachsener Versuchsobjekte angeregt. Die Literatur über diesen Gegenstand hat bereits einen solchen Umfang angenommen, daß an dieser Stelle nur wenige Daten Platz finden können, die gleichzeitig dem speziell interessierten Leser als Hinweis auf weiterführendes Schrifttum dienen können.

Beim Menschen entstehen durch histochemische Methoden nachweisbare Differenzierungen in dunkle und helle Fasern bereits im Alter von 8 GW. Die dunklen Fasern weisen einen weit höheren Gehalt an oxydativen Enzymen auf als die hellen. Aus den verstreuten Fasern beider Typen entstehen bis zur 12. GW Gruppen identischer Fasern, die sich histochemisch eindeutig den Fasertypen 1 und 2 des erwachsenen Muskels als zugehörig bestimmen lassen (GIACANELLI et al. 1968). Die histochemisch dunklen, makroskopisch roten Muskeln enthalten später die langsam, die hellen bzw. weißen die rasch kontrahierenden Fasern. KAMIENIECKA (1968) bestimmte die Lokalisation der ATPase in den Muskelfasern und die der Phosphorylase und der Acetylcholinesterase beim menschlichen Foeten. Sie konnte ebenfalls die Entwicklung von zwei verschiedenen Muskelfasertypen beobachten, die sich im wesentlichen durch ihren Stoffwechsel voneinander unterschieden.

Die Entwicklung der neuromuskulären Verbindungen scheint für die beiden Fasergruppen nicht gleichzeitig zu erfolgen. Zu einem Zeitpunkt, in dem sich die Muskelfasertypen noch nicht durch ihre histochemische ATPase-Reaktion voneinander unterscheiden lassen, entstehen erste neuromuskuläre Verbindungen bei einem Teil der Fasern und erst später bei einem anderen. Die zuerst innervierten Muskelfasern sind der Gruppe der später schwach ATPaseempfindlichen zuzuordnen, die letzteren den stark reagierenden. Auch in ihrer Struktur sind die nacheinander ausgebildeten Endplattentypen voneinander verschieden (KELLY und SCHOTLAND 1972).

Muskelfaserdurchmesser und -anzahl wurden bei der Maus in verschiedenen Muskeln von der Geburt bis zum jugendlichen Erwachsenenalter bestimmt. Es zeigten sich Differenzen im Durchmesser der Fasern verschiedener Muskeln, die entweder eine eingipflige oder zweigipflige Verteilungskurve ihrer Faserdurchmesser aufweisen. Bei Geburt wurden die Verteilungen für alle untersuchten Muskeln eingipflig gefunden, während sich die Zweigipfligkeit erst im Laufe der postnatalen Entwicklung bei einigen Muskeln herausbildete (M. tibialis anterior, M. biceps brachii), bei anderen (z. B. M. soleus) die Eingipfligkeit erhalten blieb (ROWE und GOLDSPINK 1969). Außerdem wurde der Elektrolytgehalt einiger Muskeln der postnatal wachsenden Maus bestimmt. Es fand sich eine Abnahme im Wassergehalt sowie im Natrium- und Chlorgehalt aller untersuchten Muskeln. Demgegenüber nahm der Kaliumgehalt, bezogen auf das Trockengewicht, zu. Zwischen den untersuchten Muskeln bestanden charakteristische Unterschiede im Elektrolytgehalt im Laufe der Wachstumsperiode, die sich bis in das Erwachsenenalter hinein verfolgen ließen. Die Erwachsenenwerte wurden beim M. biceps brachii um die 6., beim M. soleus um die 12. postnatale Lebenswoche erreicht. Auch hier zeigt sich eine kranio-kaudale Abfolge der spezifischen Differenzierungen (LUFF und GOLDSPINK 1970).

Während des letzten Gestationsabschnittes sowie postnatal nehmen Masse und Länge der Skelettmuskelfasern beim Menschen zu, wobei gleichzeitig noch eine Vermehrung der Anzahl der Zellkerne stattfindet: Es kommt zu einem Anstieg des DNS-Gehaltes der Muskelmasse auf den 20fachen Wert vom Säuglings- bis zum Erwachsenenalter. Da der DNS-Gehalt des einzelnen Muskelzellkerns mit 6,2 pg über den untersuchten Altersabschnitt unverändert bleibt, kann die DNS-Zunahme in der Muskulatur nur durch einen Anstieg der Muskelzellkernanzahl bedingt sein. Die Muskelzellkernanzahl ist zwischen dem ersten und 17. Lebensjahr bei Knaben kubisch, bei den Mädchen linear dem Lebensalter korreliert. Dieses Ansteigen des DNS-Gehaltes in der Muskulatur ist, wie in Rattenversuchen gezeigt werden konnte, in erster Linie vom Wachstumshormonspiegel im Serum sowie von der Nahrungszufuhr abhängig (CHEEK 1971, CHEEK et al. 1971). Angaben über die stete und dem Körpergewicht parallel gehende Zunahme des Querschnitts von Muskelfasern über die ganze Wachstumsperiode des Menschen sind AHERNE et al. (1971) zu verdanken. Die Einzelheiten der erhobenen Befunde müßten gegebenenfalls der Originalarbeit entnommen werden.

9.2.2. *Der Einfluß der Innervierung auf die werdende Muskelfunktion*

Die foetalen Skelettmuskelzellen verhalten sich hinsichtlich der ACH-Empfindlichkeit der Membran wie denervierte Skelettmuskeln des Erwachsenen; mikroiontophoretische Applikation von ACH führt über die ganze Länge der Zelloberfläche zur Auslösung von Miniaturendplatten-Potentialen (MEPP) (GINETZINSKI und SHAMARINA 1942). Mit der Umgestaltung der Myotubes in Muskelzellen schränkt sich die ACH-Empfindlichkeit im innervierten Rattendiaphragma mehr und mehr auf den unmittelbaren Endplattenbereich ein. Darüber hinaus weisen die spontanen foetalen MEPP deutliche Unterschiede gegenüber denen des erwachsenen Tieres auf; sie sind wesentlich seltener, von größerer Amplitude und längerer Dauer (DIAMOND und MILEDI 1962). Die Umwandlung zu den Erwachsenenparametern der MEPP in den ersten postnatalen Lebenswochen der Ratte wird von einer Zunahme des Ruhemembranpotentials der Muskelfasern begleitet (DIAMOND und MILEDI 1962; FUDEL-OSIPOVA und MARTYNENKO 1963). Untersuchungen über die Größe des Membranpotentials der Nackenmuskelfasern sowie das des M. gastrocnemius zwischen dem 1. und 16. LT der Ratte ergaben, daß etwa vom 4. postnatalen Tage an ein rascher Anstieg des Membranpotentials auftrat, so daß etwa um den 10. LT die Erwachsenenwerte erreicht werden. Die Membranpotentialentwicklung folgt ebenfalls einer kranio-kaudalen Reihenfolge, so daß in den Nackenmuskeln die Erwachsenenwerte eher als im M. gastrocnemius auftreten (BOËTHIUS 1969). MEPP wurden am Rattendiaphragma in den ersten LT als komplexe Potentialabläufe registriert. Bei intrazellulärer Ableitung zeigte sich, daß diese durch Summation der Aktivität von 2—3 Endplatten zustande kommen. Während der nachfolgenden 2 Lebenswochen entsteht allmählich die einfache Potentialform der erwachsenen Tiere. Zwischen dem 16. und 18. LT werden die für den Erwachsenen charakteristischen Potentiale registriert. Diese Befunde spiegeln die Tatsache wieder, daß bei den jüngsten Tieren nach Reizung des N. phrenicus mehrere Endplatten von einer Faser aktiviert werden, während später infolge einer Degeneration von Endplatten nur noch einzelne voneinander getrennte MEPP durch die Reizung auslösbar sind (REDFERN 1970).

Das Elektromyogramm (EMG) embryonaler Muskeln wurde von BOËTHIUS (1967) am Hühnchen untersucht. Er fand vor dem Zeitpunkt spontaner Bewegungen (vor dem 4. Inkubationstag) sehr geringe Potentialschwankungen, zwischen dem 4. und 12. BT eine zunehmend raschere Folge elektromyographischer Potentiale und um den 17. BT den Erwachsenentyp des EMG. Solche Befunde stimmen mit dem Zeitgang der Zyklen spontaner Aktivität des gleichen Versuchsobjektes überein, die HAMBURGER et al. (1965) beschrieben haben (s. S. 451).

Von der postnatalen Funktionsentwicklung der Muskulatur hat vor allem die Differenzierung in „phasische", schnelle und „tonische", langsame Muskeln, Beachtung gefunden. Nachdem RANVIER (1874) zuerst angegeben hatte, daß die Kontraktionszeit von Mm. soleus und lumbricalis beim Erwachsenen unterschiedlich lang ist, wurde 1922 (BANU) gefunden, daß dieser Unterschied zwischen den Kontraktionszeiten beim neugeborenen Menschen und Säugetier nicht besteht.

Neuere Untersuchungen wurden vorwiegend an den Mm. soleus und gastrocnemius der neugeborenen Katze ausgeführt. Mit zunehmendem Alter nahm die Kontraktionszeit des tonischen Soleus ab und schließlich wieder etwas zu. Die phasischen Muskeln haben nach der Geburt die gleiche Kontraktionszeit wie die tonischen; im Laufe der ersten Lebenswochen nimmt ihre Kontraktionszeit schneller und intensiver ab als die der tonischen Muskeln, womit sie phasische Eigenschaften erwerben (BULLER et al. 1960a; BULLER und LEWIS 1965a, b; Abb. 74). Die Tetanusverschmelzungsfrequenz wurde von den gleichen Autoren untersucht. Es ergab sich bei der 20 Stunden alten Katze bei 13 Hz für alle Muskeln ein glatter Tetanus, beim 3 Wochen alten Versuchstier für die tonischen Muskeln bei 19 Hz, für die phasischen hingegen bei 46 Hz. Ferner verkürzt sich die absolute Refraktärzeit nach der Kontraktion bei den phasischen Muskeln altersabhängig weit rascher und ausgeprägter als bei den tonischen. Eine detaillierte Studie über die Zunahme der posttetanischen Potenzierung bei beiden Muskeltypen während der nachgeburtlichen Entwicklung der Katze hat NYSTRÖM (1968) vorgelegt.

Um den Anteil des Nervensystems an der postnatalen Entwicklung der Skelettmuskulatur der unteren Extremitäten zu studieren, wurde bei Katzen das RM zwischen 1. und 3. LT in der Höhe des 1. bis 3. Lumbalwirbels durchtrennt (BULLER et al. 1960b). Die Operation führte nicht zu Änderungen der Entwicklung der phasischen Muskeln, während die tonischen phasische Eigenschaften annahmen, also zu schnell kontrahierenden wurden. Diese Befunde legten die Annahme nahe, daß lediglich die tonischen Muskeln unter einem ihre Funktion bestimmenden nervalen Einfluß stehen. Dem ist aber nicht so: Näht man den Nerven eines phasischen Muskels an den Stumpf eines zu einem tonischen Muskel ziehenden Nerven und umgekehrt, so erwerben die Muskeln die Eigenschaften der den jeweils kreuzvernähten Nerven vor der Operation zugehörigen Muskeln. Damit ist erwiesen, daß sowohl die phasischen schnellen wie auch die tonischen langsamen Muskeln ihre funktionellen Charakteristika dem Einfluß des Nervensystems verdanken. Welcher Mechanismus die Fähigkeit der Rückenmarkneurone vermittelt, in dieser Weise prägend auf die Skelettmuskeln einzuwirken, ist z. Z. noch unbekannt.

9.3. Die Entwicklung der Muskelsinnesorgane

9.3.1. *Anatomisch-funktionelle Vorbemerkungen*

Die Differenzierung der Myotubes in die endgültigen Muskelfasern verläuft in zwei Richtungen: Neben der Arbeitsmuskulatur des Skeletts (s. S. 360) entstehen die sog. intrafusalen Fasern der Muskelspindeln (Literatur bei ZELENÁ 1962).

Die Innervierung der Spindeln erfolgt zuerst durch die sensiblen Fasern der dorsalen RM-Wurzel; später tritt die motorische Innervierung hinzu. Untersuchungen an Ratten und Kaninchen haben gezeigt, daß Durchschneidung des

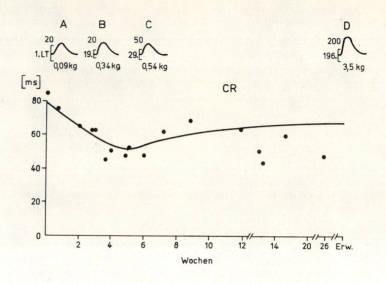

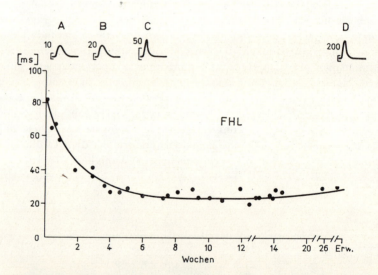

Abb. 74. Die Dauer der isometrischen Kontraktion des langsamen M. crureus (CR), eines vom M. vastus medialis funktionell abtrennbaren Anteils des M. quadriceps, sowie des schnellen M. flexor hallucis longus (FHL) bei Katzen verschiedenen Alters. A, B, C und D zeigen die Mechanogramme der entsprechenden Muskeln am 1., 19., 29, und 196. LT; das Körpergewicht der jeweils untersuchten Tiere wurde ebenfalls angegeben. Spannungsentwicklung bei A—D in g (nach BULLER et al. 1960a).

zuführenden Nerven in der Periode der Umgestaltung der Myotubes in intrafusale Spindelfasern die weitere Differenzierung dieser Fasern und damit die Entwicklung der Dehnungsrezeptoren der Muskulatur verhindert. Nachdem die Muskelspindeln ausgebildet sind, ist die Denervierung nur von einer langsamen Atrophie der Fasern der Spindeln gefolgt (ZELENÁ 1962). Es ist bemerkenswert, daß Denervierung selektiv die weitere Differenzierung der sich zu intrafusalen Spindelfasern entwickelnden Myotubes sofort abbricht im Gegensatz zu der in Entwicklung befindlichen Arbeitsmuskulatur des Skeletts. An der Steuerung der Ausbildung der Spindeln sind sensible und motorische Nervenfasern gleichermaßen beteiligt.

Die Entwicklung der intrafusalen Muskelfasern bei Ratten zwischen dem 1. und 12. LT war Gegenstand einer Untersuchung, die sich autoradiographischer und lichtmikroskopischer Methoden bediente. Sie konnte zeigen, wie die bei Geburt in den Spindeln bestehenden zwei Muskelfasern sich durch Längsteilung im Laufe der ersten 12 LT in 4 Fasern umwandeln. Damit ist die Erwachsenenanzahl von im Mittel 4,08 intrafusalen Muskelfasern pro Spindel erreicht (MARCHAND und ELDRED 1969).

9.3.2.   Die Elektrophysiologie der Muskelsinnesorgane

Zwischen dem 1. und 45. LT der Katze entwickeln sich die Muskelrezeptorfunktionen in einer charakteristischen und mit der morphologischen Entwicklung der Spindeln übereinstimmenden Reihenfolge. Schnelle oder langsame Dehnung des M. gastrocnemius des 3 Tage alten Tieres führt zu einer kurzen und gruppenförmigen Entladung, die sich von den afferenten Neuriten ableiten läßt. Die Spindeln reagieren also in diesem Alter nur auf die Änderung der Muskelspannung, sie sind differentialquotientenempfindlich. Das gleiche Verhalten zeigen auch die Sehnenorgane der neugeborenen Katze. Um den 6. bis 10. LT haben die Muskelsinnesorgane die Fähigkeit erworben, bei längerer Dehnung des M. gastrocnemius eine der Spannung proportionale Anzahl von Entladungen im ableitenden Neuriten auszulösen. Zuletzt — bei der Katze zwischen dem 17. und 20. LT — tritt die motorische Innervation der intrafusalen Spindelmuskulatur in Funktion; damit können die Muskelspindeln in ihrem Empfindlichkeitsbereich verstellt und dem jeweiligen Spannungszustand der Muskulatur optimal angepaßt werden (SKOGLUND 1960c, f).

9.4.   Der Muskeltonus

Der Muskeltonus, wie er sich als ein Zustand der Vorspannung aller Skelettmuskeln in situ dadurch zeigt, daß Durchschneidung einer Sehne eine sofortige und dauernde Verkürzung zur Folge hat, ist ein sehr komplexes Phänomen. Er resultiert einmal aus den plastisch-elastischen, passiven Eigenschaften der Muskeln und zum anderen aus der Anzahl und der zeitlichen Abfolge der jeweils aktiv kontrahierten Fasern. Über die rein mechanischen, passiven Eigenschaften werdender Muskeln ist kaum etwas bekannt. SKOGLUND (1960a, d, e) weist auf die plastische Verformbarkeit des M. gastrocnemius 10 Tage alter Katzen hin.

Das Fehlen systematischer, quantitativer Untersuchungen über die passiv mechanischen Eigenschaften wachsender Muskeln macht es unmöglich, deren Anteil am Gesamttonus zu bestimmen. Der klinische Begriff des Tonus der Muskulatur der Säuglinge hat daher verschiedene Beschreibungen erfahren, die von BEINTEMA (1968) zusammengestellt wurden. Dieser Verfasser, wie auch DOTSON und DESMOND (1964), hat den Widerstand gegen passive Bewegungen als eine quantifizierbare Größe für die Bestimmung des Muskeltonus bei Säuglingen erfolgreich benutzt. BEINTEMA (1968) fand bei menschlichen Neugeborenen in den ersten 3 LT einen stärkeren Widerstand gegen passive Bewegungen bei verschiedenen Muskelgruppen als vom 4. bis 8. Tag. Dieser Widerstand war für jedes Kind charakteristisch und außerdem positiv mit dem Geburtsgewicht korreliert: Die leichtesten Kinder hatten den geringsten Widerstand gegen passive Bewegungen. Ein geringerer Muskeltonus der Frühgeborenen im Vergleich mit älteren Säuglingen wurde von zahlreichen anderen Autoren beschrieben (Literatur s. SAINT-ANNE DARGASSIES 1966). Die über die Physiologie wachsender Muskeln bekannten Tatsachen erlauben z. Z. noch keine detaillierte Beschreibung der kausalen Zusammenhänge des Entwicklungsganges des Muskeltonus.

9.5. Die Elektromyographie

Das Elektromyogramm (EMG) beschreibt die Summe von Aktionspotentialen motorischer Einheiten — also der jeweils von einem oder mehreren Neuriten mit motorischen Endplatten versehenen Muskelfasern. Nach Reizung der zugehörigen motorischen Nerven vermag Amplitude und Dauer der Summenpotentiale der muskulären Einheiten Auskunft über die funktionellen Charakteristika der motorischen Endplatten zu geben. 65-Hz-Reizung des N. ulnaris führte beim gesunden Erwachsenen zu einer Amplitudenzunahme der Summenpotentiale um 35—40% nach 10 s Reizdauer, bei 1—13 Tage alten Säuglingen um 50—80%. Nach Reizende erholten sich die neuromuskulären Synapsen der Säuglinge langsamer als die der Erwachsenen (SCHULTE und MICHAELIS 1965). Dieses Untersuchungsverfahren ist demnach geeignet, Auskunft über die werdende Funktion der motorischen Endplatten zu geben (s. S. 363).

Da die Häufigkeit der EMG-Potentiale verschiedener Amplituden der Zahl der kontrahierenden motorischen Einheiten entspricht, lassen sich darüber hinaus Ausfälle in der Zahl der erregten Muskelfasern erkennen (BUCHTHAL 1958). Die Elektromyographie hat deshalb auch in die Neurologie des Neugeborenen Eingang gefunden (SCHULTE und JOPPICH 1968).

Die Dauer der einzelnen EMG-Potentiale, die sich während nystagmiformer Bewegungen der äußeren Augenmuskeln ableiten lassen, nimmt mit steigendem

Lebensalter ab, wie am Kaninchen gefunden wurde (SCHWARTZE und SCHÖNFELDER 1969). Die Einzelheiten des diesem Phänomen zugrunde liegenden Mechanismus bedürfen weiterer Untersuchung (Abb. 75).

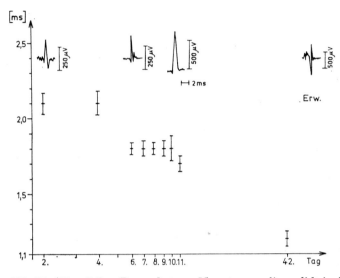

Abb. 75. Die mittlere Dauer der vom M. rectus nasalis oculi beim Kaninchen abgeleiteten elektromyographischen Potentiale während nystagmiformer Augenbewegungen in Abhängigkeit vom Lebensalter der Tiere (SCHWARTZE und SCHÖNFELDER 1969).

10. Animalisches peripheres Nervensystem

10.1. Anatomisch-funktionelle Vorbemerkungen

Die Untersuchungen des altersabhängigen Funktionswandels der peripheren Nerven galten bisher der Nervenleitungsgeschwindigkeit (NLG). Es ist daher naheliegend, aus der Vielzahl der Befunde über die morphologische Entwicklung nur solche Ergebnisse auszuwählen, die mit dem Durchmesser der Nervenfasern und der Myelinisierung jene Parameter beschreiben, die unmittelbar die Leitungsgeschwindigkeit der Nerven bestimmen.

Die Durchmesser der Nervenfasern wurden beim Menschen (REXED 1944) und der Katze (SKOGLUND und ROMERO 1965, SCHWIELER 1968) in Abhängigkeit vom Lebensalter für die ventralen und dorsalen Wurzeln verschiedener Rückenmarksegmente und einiger peripherer Nerven gemessen. Das Grundsätzliche der gut übereinstimmenden Ergebnisse wird nachfolgend zusammenfassend dargestellt: Die Entwicklung der Nervenfaserdurchmesser in den Rückenmarkwurzeln schreitet mit dem Alter kranio-kaudal fort, die größten Faserdurchmesser werden in den thorakalen Segmenten eher erreicht als in den lumbalen. Innerhalb jeden Segments haben die ventralen Wurzeln jeweils einen Entwicklungsvorsprung vor den dorsalen. Schließlich entwickeln sich die proximalen Abschnitte peripherer Nerven bezüglich des Faserdurchmessers vor den distalen.

Zwischen dem Histogramm der Faserdurchmesser der ventralen und dorsalen Wurzel besteht beim Erwachsenen ein bemerkenswerter Unterschied: Während die ersteren zwei Gipfel aufweisen, zeigen letztere nur einen. Als Ursache für die Zweigipfligkeit der Faserdurchmesserhistogramme der Vorderwurzel kann man den Anteil an γ-Efferenzen neben dem der Aα-Fasern, die den Gipfel bei dem größten Durchmesser ausmachen, ansehen. Die dorsale Wurzel verfügt demgegenüber über ein Spektrum homogener Faserdurchmesser. In der Ontogenese verschiebt sich das Faserdurchmessermaximum für alle bisher untersuchten Nerven von niedrigen zu höheren Werten: Es kommt zu einer Rechtsverschiebung des Schwerpunktes der vom Histogramm umschriebenen Fläche. Darüber hinaus entsteht eine Differenzierung der Histogramme. Die aus der dorsalen Wurzel gewonnenen Histogramme sind bei der Geburt und bleiben in der weiteren Entwicklung eingipflig; die postnatal ebenfalls eingipfligen Histogramme der motorischen Wurzel gestalten sich zur Zweigipfligkeit um. Dieser Differenzierungsprozeß beginnt bei der Katze thorakal nach der 3., lumbal nach der 4. Lebenswoche und führt erst nach ca. 8 Monaten zu dem für das erwachsene Tier typischen Befund. Die Histogramme peripherer, vorwiegend motorischer und sensibler Nerven verhalten sich in der Entwicklung ganz ähnlich wie die der Rückenmarkwurzeln: Die ersteren werden mit steigendem Alter zweigipflig, letztere nicht (Abb. 76, 77, 78).

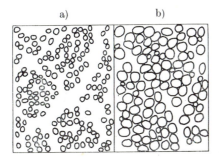

Abb. 76. Schematischer Querschnitt durch den aus der L_1 ventralen Rückenmarkwurzel austretenden Nerven beim neugeborenen (a) und erwachsenen (b) Menschen bei gleicher Vergrößerung.
Mit dem Lebensalter nimmt der Querschnitt der Nervenfasern zu; aus der bei a) noch homogenen Population entwickelt sich eine solche, in der große und kleine Querschnitte gefunden werden, die den Aα bzw. Aγ-Fasern entsprechen (b) (nach REXED 1944).

Das erwachsene Neuron versorgt seine zugehörigen Fortsätze durch einen kontinuierlichen Proteinstrom, der zur Peripherie hin gerichtet ist, mit den für die Funktion unerläßlichen Eiweißen. Dabei stehen die auf diese Weise zugeführten Proteine und die verbrauchten in einem Gleichgewicht, zu dem die im Axon selbst synthetisierten Eiweiße nur ein unwesentliches Quantum beisteuern. Beim wachsenden Axon kommt neben dem Ruhe- und Leistungseiweißverbrauch noch jener hinzu, der direkt zum Aufbau des aussprossenden Axons verwendet wird. Es ist daher verständlich, daß bei der 2—4 Monate alten Katze 20—30 Tage nach Injektion von ^{3}H-Leuzin in das RM im N. ischiadicus eine Proteintransportgeschwindigkeit von $2{,}9 \pm 0{,}24$ mm pro Tag gefunden wird, während das erwachsene Tier unter gleichen Versuchsbedingungen nur eine solche von $1{,}2 \pm 0{,}16$ mm pro Tag aufweist (LASEK 1970). Man kann annehmen, daß sich der EW-Transport in den Axonen im gleichen Maße im Laufe der Entwicklung den Erwachsenenwerten angleicht, wie deren Längenwachstum zum Abschluß kommt. Dieser Altersgang wurde noch nicht weiter untersucht.

Die Myelinisierung der Rückenmarksegmente erfolgt in kranio-kaudaler Richtung (FLECHSIG 1920; LANGWORTHY 1933; YAKOVLEV und LECOURS 1967), wobei die ventralen Wurzeln am Ende des 4., die dorsalen am Ende des 5. Gestationsmonats des Menschen erstes Myelin zeigen. Ebenso wie die Entwicklung der Faserdurchmesser verläuft auch die Myelinisierung der Extremitätennerven

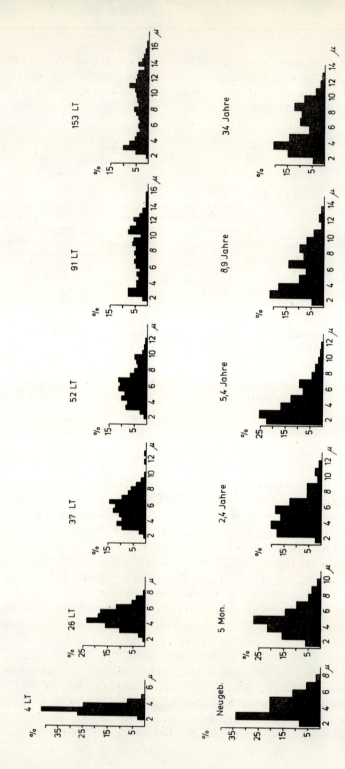

Abb. 77. Histogramme der Nervenfaserquerschnittswerte, die von der Hinterwurzel des RM-Segments bei der Katze (obere Reihe) und beim Menschen in korrespondierenden Altersstufen erhalten wurden. Bei beiden Spezies nimmt der Querschnitt der Fasern mit dem Lebensalter zu; die Verteilungen sind im wesentlichen homogen und eingipflig (nach REXED 1944 und SKOGLUND und ROMERO 1965).

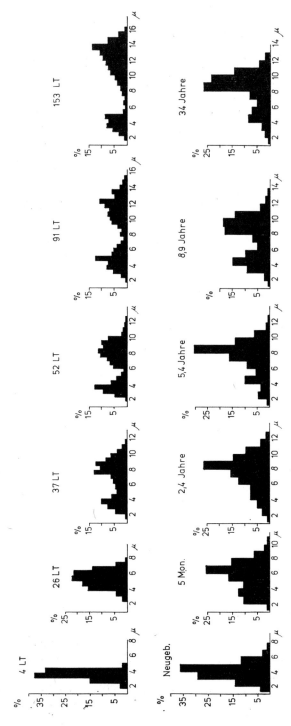

Abb. 78. Gegenüberstellung der Verteilung der Nervenfaserquerschnittswerte, die von der Vorderwurzel des RM.-Segments bei der Katze und beim Menschen in korrespondierenden Altersstufen erhalten wurden. Außer einer Querschnittszunahme entwickelt sich mit zunehmendem Lebensalter eine zweigipflige Verteilung: Neben den Aα- treten die Aγ-Fasern auf (nach REXED 1944 und SKOGLUND und ROMERO 1965).

in proximo-distaler Richtung. Die Literatur über den Prozeß der Myelinscheidenentwicklung am Nerven wurde u. a. von FRIEDE (1972) zusammengestellt und kann hier nicht Platz finden. Es soll lediglich auf einen vom gleichen Autor erhobenen Befund aufmerksam gemacht werden. Geraume Zeit ist bekannt, daß der Durchmesser des Axons und die Dicke der Myelinscheide jeweils in einem konstanten Verhältnis zueinander stehen. Im Laufe der unbeeinflußten postnatalen Entwicklung nimmt die Myelinscheidendicke linear mit dem Axondurchmesser zu. Legt man um den wachsenden Nerven eine ihm anliegende Ligatur, so kommt es durch das Dickenwachstum zu einer zunehmenden Abschnürung im Laufe der weiteren Entwicklung, damit zu einer Einschränkung des Proteintransports im Axon und zur Hypoplasie des Nerven. Dies betrifft proportional sowohl das Axon wie auch die Myelinscheide. Nach Entfernung der Ligatur gleicht sich der Kaliberrückstand proportioniert wieder aus. FRIEDE (1972) kommt daher zu dem Schluß, daß das Wachstum der Myelinscheide vom Axon gesteuert wird und zwar mit Hilfe eines Rückkopplungsmechanismus, dessen vermutliche Funktionsweise er ebenfalls beschreibt.

Die ontogenetischen Veränderungen der RANVIERschen Schnürringe weisen eine Reihe von Besonderheiten auf, die für das Verständnis der postnatalen Entwicklung der NLG von Bedeutung sind:

In den ersten drei Lebenswochen der Katze erfahren die bei Geburt glatten und konischen Myelinscheiden eine Einfaltung und kolbenförmige Auftreibung im Bereich der RANVIERschen Schnürringe, während sich gleichzeitig eine Längskannelierung ausbildet. Die bei der Geburt spärlichen und über die ganze internodale Strecke relativ gleichmäßig verstreuten Mitochondrien nehmen an Zahl zu und ordnen sich vorwiegend im Bereich der Schnürringe an (BERTHOLD und SKOGLUND 1967). Da die Mitochondrien im oxidativen Zellstoffwechsel eine wichtige Rolle spielen, spiegeln die Veränderungen in Zahl und Anordnung dieser Zellorganellen den postnatalen Übergang zum vorwiegend aeroben Stoffwechsel (HIMWICH 1951) speziell im Bereich der Schnürringe wider (PIGAREVA 1968). Die dicksten Nervenfasern in der Vorderwurzel des RM der neugeborenen Katze zeigen lange (300 bis 400 μm), mittlere (40 bis 150 μm) und sehr kurze (10 bis 50 μm) Abstände zwischen den Schnürringen (BERTHOLD und SKOGLUND 1968). Es ist sehr bemerkenswert, daß die kürzesten Internodi innerhalb der ersten drei Lebenswochen abgestoßen werden, so daß nur noch längere internodale Strecken für die saltatorische Leitung zur Verfügung stehen.

10.2. Die Entwicklung der Nervenleitungsgeschwindigkeit

Während der postnatalen Ontogenese nimmt die NLG bei allen bisher untersuchten Spezies zu. Die schnellsten Fasern im N. gastrocnemius der neugeborenen Katze, die Aα-Fasern, leiten mit ca. 10 m $\cdot$ s^{-1}; mit 48 LT wird eine Geschwindigkeit von ca. 50 m $\cdot$ s^{-1} erreicht (SKOGLUND 1960b). Erst um den 12. LT erscheint im Summenpotential des gleichen Nerven eine Spitze längerer Latenz, die anzeigt, daß die Aγ-Innervierung der Muskelspindeln nun in Funktion getreten ist. Der Aγ-Anteil am N. gastrocnemius weist eine langsamere Leitungsgeschwindigkeit auf: 8 m · s^{-1} am 12. LT und ca. 15 m · s^{-1} um den 140. LT. Bereits 8 Stunden nach der Geburt fanden sich bei der Katze Unterschiede in der NLG der zu den künftigen „schnellen" und „langsamen" Muskeln (S. 366) ziehenden Nerven (RIDGE 1965, 1966): Der Quotient der langsamen zur schnellen NLG betrug 0,8 und war vom Lebensalter unabhängig. Analoge Befunde wurden am N. ischiadicus des Hühnerembryos erhoben: Vom 10. BT an nimmt die NLG bis zum Erwachsenenalter auf das 80fache zu (CARPENTER und BERGLAND 1957).

Beim menschlichen reifen Neugeborenen beträgt die NLG im N. ulnaris 27,9 $\pm$ 0,47 m · s^{-1}. Die Werte für den N. peroneus waren nicht statistisch different von denen des N. ulnaris (THOMAS und LAMBERT 1960); 3 bis 6 Wochen vor dem errechneten Geburtstermin geborene Kinder hatten eine im Mittel um 7 m · s^{-1} geringere NLG. SCHULTE et al. (1968a) beschrieben die NLG für termingerecht geborene Säuglinge im Vergleich zu „small for dates" und echten Frühgeborenen (Definition dieser Begriffe s. S. 19). Es fanden sich für die ersten beiden Gruppen am N. ulnaris gleiche NLG, während die Werte der Frühgeborenen mit 4 bis 5 m · s^{-1} unter den Werten der übrigen Gruppen lagen. Für alle Säuglinge wurde eine geringere NLG des N. tibialis als des N. ulnaris bestimmt. Diese Befunde machen deutlich, daß die NLG vom Gestationsalter abhängt und nicht vom Geburtstermin; sie verhält sich damit wie andere funktionelle Parameter des Gehirns (s. S. 19) und eignet sich im Zusammenhang mit diesen zur Bestimmung des Gestationsalters (SCHULTE et al. 1968b). Die geringere NLG des N. tibialis im Vergleich zu der des N. ulnaris darf als Ausdruck geringerer funktioneller Reife des Nerven an der unteren Extremität angesehen werden. Der auch anatomisch beschriebene kranio-kaudale Entwicklungsgang der Nervenreifung hat hier sein funktionelles Korrelat. Jenseits der Neugeborenenperiode wurde um den 6. Lebensmonat eine NLG von 35 bis 45 m · s^{-1} gefunden, mit ca. einem Lebensjahr liegen die Hälfte der NLG-Werte unterhalb, die Hälfte oberhalb der unteren Grenze der Erwachsenenwerte von 50 m · s^{-1}. Etwa mit 5 Lebensjahren sind dann die Erwachsenen-NLG mit 50 bis 70 m · s^{-1} für den N. ulnaris erreicht (THOMAS und LAMBERT 1960). Zum gleichen Resultat gelangte RADTKE (1969). Er fand darüber hinaus an den unteren Extremitäten über den ganzen Entwicklungsverlauf eine niedrigere NLG als an den oberen; der Unterschied beträgt bei den Kindern zwischen dem 4. und 15. Lebensjahr fast 10 m · s^{-1}. Die durchschnittlichen Leitungsgeschwindigkeiten betragen in dieser Altersstufe: N. ulnaris 59,8 $\pm$ 0,86 m · s^{-1}, N. medianus 59,2 $\pm$ 1,11 m · s^{-1}, N. tibialis 50,1 $\pm$ 0,9 m · s^{-1} und N. peroneus 51,4 $\pm$ 1,02 m · s^{-1}. Die Arbeit enthält ferner eine ausführliche Beschreibung der Methode zur Bestimmung der NLG bei Säuglingen und Kindern sowie NLG-Normwerte von der zweiten Lebenswoche bis zum 15. Lebensjahr, auf die der Interessierte verwiesen sei (s. a. Abb. 79).

Beim Vergleich der Nervenfaserdurchmesser mit der NLG ergibt sich, daß die für den Erwachsenen gültige Gesetzmäßigkeit, die eine lineare Abhängigkeit zwischen der NLG und dem Faserdurchmesser beschreibt (HURSH 1939), in der

Ontogenese einer Ergänzung bedarf. Es erweist sich nämlich, daß unmittelbar nach der Geburt Fasern eine unterschiedliche NLG aufweisen bei relativ gleichem Durchmesser. Auch die Zunahme der NLG während der weiteren postnatalen Entwicklung entspricht nicht linear dem wachsenden Faserdurchmesser. Da die

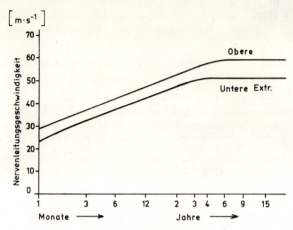

Abb. 79. Die mittlere Nervenleitungsgeschwindigkeit der Nm. ulnaris und medianus (obere Kurve) sowie der Nm. peroneus und tibialis (untere Kurve) in Abhängigkeit vom Lebensalter beim Menschen (nach RADTKE 1969).

NLG neben dem Faserdurchmesser auch eine Funktion der Länge der internodalen Strecken ist (RUSHTON 1951) und im Laufe der ersten Lebenswochen durch Ausstoßen der kurzen Internodi die Zahl der Schnürringe ab- und die Länge der internodalen Strecken zunimmt (BERTHOLD und SKOGLUND 1968), so darf man diesen Umgestaltungsprozeß als wesentliche Ursache dafür ansehen, daß in der frühen postnatalen Entwicklung Faserdurchmesser und NLG nicht wie beim Erwachsenen korreliert gefunden werden.

11. Bewegungskoordination

11.1. Die spinale Ebene

11.1.1. Anatomisch-funktionelle Vorbemerkungen

Unmittelbar funktionell orientierte Untersuchungen über die Morphologie des wachsenden Rückenmarks (RM) sind relativ selten.

Die dem Ependym entstammenden Neuroblasten finden sich in den ersten 4 BT des Hühnchens dicht gelagert und gleichmäßig verteilt als eine relativ homogene Schicht der Peripherie des RM anliegend. Bereits am 5. BT hat eine Umlagerung stattgefunden, so daß im Bereich der künftigen Intumeszenzen eine Häufung der Neuroblasten entsteht. Gleichzeitig entwickelt sich der Grenzstrang des Sympathikus. Um den 8. BT ist die endgültige Anordnung der Nervenzellen etwa erreicht (HAMBURGER 1952). Im korrespondierenden Entwicklungsabschnitt der Maus (1.—15. GT) entstehen aus einer Zellkontinuität die RM-Vorderhörner. Zu dieser Zeit nimmt die Zahl der foetalen Neuroblasten etwa auf $^1/_4$ des Ausgangswertes ab (HARRIS 1965), eine bemerkenswerte Tatsache, die bei zahlreichen Spezies beobachtet wurde (GLÜCKSMANN 1951) und die Voraussetzung für die Entwicklung der Zellfortsätze darstellt. Der Degenerationsprozeß beginnt kranial und schreitet innerhalb weniger Tage kaudalwärts fort. Parallel geht eine im Schultergürtelbereich beginnende Umordnung der Nervenzellen des Vorderhorns in die bestimmten Muskelgruppen zugehörigen Zellanhäufungen (ROMANES 1964). Die proximalen Gliedmaßenmuskeln werden von kranial gelegenen Gruppen von Neuronen, die distalen Muskeln mehr von kaudalen Neuronen innerviert. Extensoren versorgen laterale Zellgruppen, Flexoren mehr medial gelegene im jeweiligen RM-Segment. Die Ontogenese dieser zytoarchitektonischen Differenzierung der Zellen im Vorderhorn des RM wurde beim Kaninchen beschrieben (ROMANES 1941). Mit dem Fortschreiten dieser Entwicklung vom Kopfende beginnend, werden die proximalen Extremitätenmuskeln jeweils zuerst innerviert. Das betrifft sowohl die Flexoren wie auch Extensoren. Die Differenzierungswelle erreicht die etwas weiter kaudal gelegenen Motoneurone, die häufig die distalen Extremitätenmuskeln versorgen, etwas später. Das führt dazu, daß das Neuritenwachstum jeweils zeitlich gegenüber den kranial gelegenen Neuronen verzögert beginnt und somit die distalen Muskelpartien der Extremitäten auch später innerviert werden. Die Entwicklung der Spontanbewegungen folgt dem gleichen kranio-kaudalen, proximo-distalen Muster (s. S. 381).

Die Untersuchung der Synapsen an den Motoneuronen des Vorderhorns ergab zum Zeitpunkt der ersten Reflexerregbarkeit des Rhesusaffenfoeten eine Reihe von Abweichungen im elektronenoptischen Bild von dem der Synapsen des erwachsenen Tieres (BODIAN 1966). Synaptische Kontakte fanden sich nur an den Dendriten, nicht an den Zellkörpern der Motoneurone. Sie waren relativ selten und wiesen fast ausschließlich runde Vesikel auf. Die Zahl der Vesikel war oft noch gering, ein Zeichen für noch in Differenzierung befindliche Synapsen; ganz allgemein waren sie arm an Mitochondrien, ein Befund, dessen physiologische Bedeutung im Zusammenhang mit der Entwicklung der RANVIERschen Schnürringe (s. S. 376) besprochen wurde. Die Daten weisen darauf hin, daß sobald erste — wenn auch mit den erwachsenen verglichen noch undifferenzierte — Synapsen an den Motoneuronen auftreten, die Voraussetzung für koordinierte Bewegungen gegeben ist.

Die postnatale RM-Strukturentwicklung wurde u. a. von MELLSTRÖM und SKOGLUND (1969) an der Katze untersucht. Die Autoren fanden, daß die RM-Länge wie auch die RM-Querschnittsfläche sich in Abhängigkeit vom Lebensalter in einer solchen Weise verändern, daß sie durch die Gleichung

$$y = a + b \cdot \log(x + c) \tag{76}$$

approximiert werden können. Dabei ist y die Länge eines RM-Segmentes in mm bzw. die Querschnittsfläche in mm^2, x das Alter des Tieres in Tagen, a, b und c sind für die Längen- bzw. Querschnittsflächenberechnung jeweils unterschiedliche Konstanten. Das Längenwachstum der einzelnen Segmente verläuft nicht gleichartig: Von der Geburt bis zum Erwachsenenalter beträgt der Zuwachs im 7. Zervikalsegment das 2,3fache des Neugeborenenwertes, im 10. Thorakalsegment das 4,1fache und im 5., 6. und 7. Lumbalsegment das 2,2-, 2,4- und 2,3fache jeweils. Auch beim Menschen findet sich der ausgeprägteste postnatale Längenzuwachs im Bereich des ersten thorakalen Segments (LASSEK und RASMUSSEN 1938). Die Querschnittsfläche nimmt vom Neugeborenen- zum Erwachsenenalter der Katze im Segment C 7: 5,7-; Th 10: 6,7-; L 5: 7,8-; L 6: 4,7- und L 7: 5,1fach zu, wobei der größte Zuwachs ebenso wie bei der Längenentwicklung während der ersten zwei Lebensmonate stattfindet. Die relative Volumenzunahme der grauen Substanz ist in den einzelnen Segmenten im Laufe der postnatalen Wachstumsperiode ebenfalls unterschiedlich. Der hauptsächliche Zuwachs vollzieht sich in den tieferen Segmenten, was darauf schließen läßt, daß sich die zervikalen Segmente bei Geburt in einem fortgeschritteneren Entwicklungszustand als die lumbalen befinden. Ebenfalls im Laufe der ersten zwei Lebensmonate nimmt der aus dem Verhältnis Fläche der weißen Substanz zu Fläche der grauen Substanz gebildete Quotient zu: Die Masse der grauen Substanz bleibt also hinter der des Leitungssystems im RM zurück dessen altersabhängiger Strukturwandel (Abb. 80). zeigt.

Das Volumen der größten Neurone nimmt im Laufe der ersten zwei postnatalen Lebensmonate ebenfalls zu: Von $25 \cdot 10^3$ μm^3 auf $105 \cdot 10^3$ μm^3. Ähnlich verhält sich das Kernvolumen der Neurone im RM. Die Volumenzunahme ist hier aber nicht so ausgeprägt wie beim Volumen des ganzen Neuronenkörpers: 1000 μm^3

am 5. LT stehen 1880 µm³ am 50. LT im Segment C 7 gegenüber; im Segment L 7 st die Zunahme ausgeprägter: 1000 µm³ (5. LT) und 2100 µm³ (50. LT) werden beobachtet. Diese Befunde zeigen, daß die Wachstumsrate im Lumbalbereich in den ersten Lebensmonaten größer als im Zervikalbereich ist, also das Halsmark sich bei Geburt in einem ausgereifteren Zustand als das Lumbalmark befindet. Betrachtet man die Nervenzelldichte in der grauen Substanz des RM in Abhängigkeit vom Lebensalter und wertet sie als morphologischen Ausdruck der Ausdehnung des Neuropils, so zeigt ihre Abnahme mit dem Lebensalter eine Zunahme der interneuronalen Verbindungen an. Auch diese Veränderungen verlaufen mit zunehmendem Lebensalter in kranio-kaudaler Richtung.

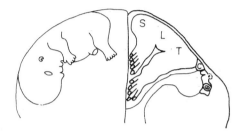

Abb. 80. Gegenüberstellung der somatotopischen Repräsentation im Funiculus dorsalis im Bereich des ersten Zervikalsegementes des Rückenmarks beim $8^{1}/_{2}$ Wochen alten menschlichen Foeten (links) und beim Erwachsenen (rechts). Im Laufe der Entwicklung verändern sich die Proportionen der Repräsentation der einzelnen Körperabschnitte zueinander in charakteristischer Weise (nach HUMPHREY 1955). S = Sakral-, L = Lumbal-, T = Thorakal-, C = Zervikalbereich

Elektronenmikroskopisch konnten CONRADI und SKOGLUND (1969) Synapsen an den Motoneuronen des RM der neugeborenen Katze vorwiegend im Bereich des initialen Axonsegments beobachten. Somatische und dendritische Synapsen treten erst später hinzu. Diese Besonderheit frühpostnataler Synapsenlokalisation an den RM-Motoneuronen kann als Ursache für eine Reihe elektrophysiologischer Abweichungen im Verhalten dieser Neurone, verglichen mit deren späteren Reaktionsweisen, angesehen werden (s. S. 387).

11.1.2.   Die werdende Rückenmarkfunktion

Die Beobachtung der spontanen und der Hautreizen nachfolgenden Bewegungen der Foeten verschiedener Spezies führte zu der Einsicht, daß die Entwicklung der Leistungen des RM bei den bisher untersuchten Tierklassen sehr unterschiedlich verläuft. COGHILL (1929) untersuchte den Salamanderembryo (*Amblyostoma*) und verglich die Entwicklung der Schwimmbewegungen mit der morphologischen Entwicklung der neuronalen Verbindungen im RM des Tieres. Die erste

Bewegung des Embryos zu einem Zeitpunkt, zu dem noch keine Extremitäten angelegt sind, besteht in der Kontraktion der vorderen Rumpfmuskulatur. Anatomisch erweisen sich anfangs nur im rostralen Körperabschnitt sensorische und motorische Nervenzellen über Schaltneurone miteinander verbunden. Mit zunehmendem Alter des Embryos schreitet die kommissurale Verknüpfung der sensorischen mit den motorischen Neuronen kaudalwärts fort. Das Tier vermag damit den rostralen Körperabschnitt nach der einen, den kaudalen nach der anderen Seite zu beugen, woraus schlängelnde Schwimmbewegungen resultieren. Die in diesem Entwicklungsalter entstehenden Extremitäten nehmen zuerst passiv an den Massenbewegungen des Gesamtkörpers teil und erwerben erst später mit der Entwicklung der Gliedmaßenmuskulatur die Reflexerregbarkeit und die Fähigkeit zu koordinierter Bewegung.

Zwei allgemeine Einsichten waren diesen Versuchen zu verdanken:

a) Die Entwicklung der motorischen Rückenmarkfunktion schreitet vom Kopf zum Schwanz hin fort.
b) Die motorische Entwicklung beginnt mit Massenbewegungen größerer Körperabschnitte; erst später entwickeln sich die lokalen Reflexe und die Bewegungskoordination der Extremitäten.

Die Vermutung COGHILLS (1929), mit diesen Ergebnissen die für die RM-Funktionsentwicklung der Wirbeltiere gültigen Gesetzmäßigkeiten gefunden zu haben, erwies sich als verfrüht.

Bei Katzenfoeten wurden als erste Reaktionen auf Hautreize lokale Reflexe im Schulterbereich gefunden (WINDLE et al. 1934). Es trat bei dieser Spezies, ebenso wie beim foetalen Schaf (BARRON 1941), auf lokale Reizung der Haut als erste motorische Antwort keine Massenbewegung auf. Die zahlreichen Untersuchungen (CARMICHAEL 1946, HOOKER 1952, HUGHES 1968, GOTTLIEB 1968) über die Reflexerregbarkeit der Säugetierfoeten berechtigen daher zu dem Schluß, daß bei den höheren Tieren keine so klare Abfolge der Entwicklung der RM-Leistungen wie beim Salamander besteht. Es scheint aber auch unzureichend zu sein, die Entwicklung der Motorik der Säugetiere und Vögel als eine Umkehrung des COGHILLschen Resultates b) anzusehen derart, daß bei diesen Spezies die Entwicklung mit lokalen reflektorischen Reaktionen begänne (WINDLE 1941). HAMBURGER et al. (1965) fanden an Hühnerembryonen eine sehr unregelmäßige Abfolge einzelne Muskeln oder ganze Körperpartien umfassender spontaner Bewegungen. Hühnchen (HAMBURGER et al. 1965) und Eidechsen (*Lacerta vivipara*; HUGHES, A. F. W. et al. 1967) zeigen in der Mitte der Bebrütungszeit ein Bewegungsmaximum, sowohl was die Zahl der Bewegungsperioden wie auch deren jeweilige Dauer betrifft; vor und nach dieser Lebensperiode ist die Häufigkeit und Dauer der Bewegungsabläufe geringer. Wie schon PREYER (1885) entdeckte, treten diese spontanen Bewegungen beim Hühnchen bereits um den 4. BT auf, also in einem Altersabschnitt, in dem noch keine Reflexe ausgelöst werden können, da der Reflexbogen im RM noch nicht geschlossen ist. Die Spontanbewegungen betreffen die verschiedenen Abschnitte der sich entwickelnden Körpermuskulatur in unregelmäßigem zeitlichem Nacheinander und in so ungeordneter Reihenfolge, daß nicht vorhersagbar ist, welche Körperpartie sich jeweils als nächste bewegen wird. Da diese in ihrer Reihenfolge stochastischen Bewegungen auch nach der synaptischen Verknüpfung der in die Hinterwurzel einwachsenden sensiblen Fasern mit den Inter- oder Motoneuronen des Vorderhorns des RM, also nach dem Schluß des Reflexbogens und damit dem Beginn der Reflexerregbarkeit, erhalten bleiben, darf angenommen werden, daß sie unabhängig von den den Embryo betreffenden sensiblen Reizen ausgelöst werden. HAMBURGER (Literatur in der zusammenfassenden Darstellung von 1970) hat diese Hypothese experimentell bestätigen können: Deafferentierung des embryonalen RM mit Hilfe einer Durchschneidung der Dorsalwurzeln brachte die Spontanbewegungen nicht zum Verschwinden. Beim intakten Hühnchen bleiben sie bis kurz vor dem Schlüpfen erhalten und treten zwischen den das Zerbrechen der Eischale vorbereitenden, langsamen, koordinierten Bewegungsabläufen, die etwa vom 16. BT an beobachtet werden können, immer wieder auf. Es kommen beim Hühnchen also zwei Formen praenataler Spontanbewegungen vor, die frühen, raschen, unkoordinierten und in wesentlich fortgeschrittenerem Alter die langsamen und koordinierten Bewegungen. Den schnellen Bewegungen gehen gruppenförmig angeordnete Entladungen der Vorderhornzellen des RM in Form sogenannter Bursts voraus, wie mit Hilfe intrazellulärer Ableitungen aus dem RM der Hühnerembryonen gezeigt werden konnte (HAMBURGER 1970, PROVINE 1972). Diese Bursts verändern sich derart im Laufe der praenatalen Entwicklung des Hühnchens, daß aus einer einfachen Entladungsratenzunahme am 5. BT, bei unregelmäßigen Abständen der Bursts voneinander, später ein regelmäßiges Entladungsmuster größerer Kompliziertheit entsteht. Bis zum 14. BT nimmt Zahl und Dauer der Bursts zu, gegen Ende der praenatalen Periode wieder ab. Diese Abnahme vor dem Schlüpfen findet ihre Erklärung in einer zunehmenden Hemmung der Eigenaktivität der RM-Neurone durch die inzwischen entwickelten Bewegungsregulationszentren in den vorgeschalteten Abschnitten des ZNS (s. S. 396). Diese triggern dann vermutlich auch jene koordinierten Bewegungen, die das Schlüpfen vorbereiten und für die das sie erst ermöglichende anatomische Substrat schon differenziert vorhanden ist, bevor erste Bewegungen dieses Typs zur Beobachtung gelangen (HAMBURGER 1970).

Beim Menschen haben EDWARDS und EDWARDS (1970) Formen und Häufigkeit von Spontanbewegungen der Foeten untersucht. Sie fanden a) einzelne schnelle Bewegungen, b) „Bursts" von Bewegungen und schließlich c) länger dauernde langsame Aktivität. Die Häufigkeit der Bewegungen nahm von 0,01 auf 0,5 Bewegungen pro Minute bis zum 100. GT zu und danach bis zum Schwangerschaftsende bis auf 0,1 Bewegungen pro Minute wieder ab. Die Bewegungstypen und die Häufigkeit des Auftretens von Bewegungen ähneln sehr den bei Hühnchen beobachteten; es scheint aber noch zu früh, über die praenatalen Bewegungsformen der Säugetierfoeten Zusammenfassendes zu sagen. Weitere Literatur und Befunde vom Menschen teilten STERMAN und HOPPENBROUWERS (1971) mit (s. Abb. 107, S. 451).

Bei menschlichen 6 bis 8 Wochen alten Embryonen verursachten periorale

Stimulationen Kontraktionen der langen Rückenmuskeln im Schulterbereich (Hooker 1952). In den nachfolgenden 14 Tagen lassen sich im Bereich der oberen Extremitäten und etwas später auch an den Füßen durch Überstreichen der Haut Muskelkontraktionen auslösen (Humphrey 1964). Über ein großes Beobachtungsmaterial berichtete Minkowski (1938); Ergebnisse kinematographischer Aufnahmen über die menschliche foetale Reflexentwicklung teilte Hooker (1939) mit. Die komplexen Einzelheiten der Befunde zu beschreiben, überschreitet den Rahmen dieser Darstellung. Es soll aber hervorgehoben werden, daß auch beim Menschen eine kranio-kaudale Entwicklung der Auslösbarkeit von Fremdreflexen besteht, also Coghills (1929) Resultat a) (s. S. 382) bestätigt wird. Darüber hinaus zeigen die menschlichen ebenso wie die bisher beschriebenen Säugetierfoeten zuerst die Fremd- und später die Eigenreflexe. Auch anatomisch erweisen sich primitive Hautsinnesorgane, die sogenannten „freien Nervenendigungen", vor den Dehnungsrezeptoren der Muskulatur, den Muskel- und Sehnenspindeln, als entwickelt (s. S. 367 und S. 459). Die vom mütterlichen Kreislauf getrennten Foeten geraten schnell in einen Zustand zunehmender Hypoxie, so daß myographische Untersuchungen an menschlichen Foeten bisher nicht unternommen worden sind. Zusammenfassend scheint die speziesdifferente, praenatale Abfolge der Reflexentwicklung einem vermutlich genetisch festgelegten Programm zu folgen, wobei solche reflektorischen Reaktionen am Ende der Foetalzeit in Funktion gefunden werden, die für das postnatale Überleben der jeweiligen Art unmittelbar von Bedeutung sind (Anochin 1964). Daneben finden sich beispielsweise beim Greifreflex des menschlichen Neugeborenen Reste stammesgeschichtlich bedeutungsvoller Reflexe, worauf Peiper (1961) und Prechtl (1953) besonders hingewiesen haben.

Weit detailliertere Einsichten in die Funktionsentwicklung des RM, als sie mittels der Untersuchung sensomotorischer Reaktionen gewonnen wurden, ergab die Anwendung elektrophysiologischer Verfahren. Foetale Meerschweinchen zeigten intrauterin nach CO_2-Beatmung des Muttertieres um den 32. GT der insgesamt 64 Tage dauernden Tragzeit eine tonische elektromyographische Reaktion (Bergström 1969). Im gleichen Alter führt Hautreizung der Perinasalregion zu ersten reflektorischen Bewegungen der Tiere (Carmichael 1934). Dehnung des M. gastrocnemius beim foetalen Meerschweinchen führt bis zum 45. GT zu keinen elektromyographischen Reaktionen. Erst jenseits dieses Alters antwortet der plötzlich gedehnte Muskel mit einer tonischen Abfolge von Entladungen. Diese Antwort auf einen Reiz der Dehnungsrezeptoren in der Muskulatur wird um den 48. Tag kurzdauernder, also phasisch; damit ist eine Reaktionsform erreicht, die auch für das erwachsene Tier typisch ist.

An Schaffoeten wurde die Entwicklung der Antagonistenhemmung an den unteren Extremitäten untersucht (Änggård et al. 1961), also jener Mechanismus, der beim Erwachsenen bei reflektorischer Kontraktion eines Skelettmuskels zur Erschlaffung des Antagonisten des gereizten Muskels führt (Sherrington 1906). Während am Ende der ersten Gestationshälfte eine Dehnung des M. gastrocnemius zu einer ersten myographisch ableitbaren Reaktion führte, gelang die Hemmung dieser Antwort des Muskels auf den adaequaten Reiz seiner Dehnungsrezeptoren durch gleichzeitige Hautstimulation erst 12 Tage und durch Dehnung des Antagonisten (M. tibialis anterior) sogar erst 30 Tage später. Damit erweist sich die Antagonistenhemmung bei dieser Spezies als eine praenatal werdende Funktion (Abb. 81).

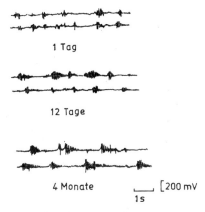

Abb. 81. Das Elektromyogramm des M. gastrocnemius und M. tibialis anterior (obere und untere Ableitung jeweils) der Katze am 1. und 12. LT sowie im Alter von 4 Monaten. Die Kurven zeigen, wie sich die Antagonistenhemmung bei dieser Spezies im Laufe des postnatalen Lebensabschnittes entwickelt: Die Aktivität des M. gastrocnemius ist erst bei der 4 Monate alten Katze von einer Hemmung des M. tibialis anterior begleitet und umgekehrt (nach SCHEIBEL und SCHEIBEL 1970).

Intrazelluläre Ableitungen aus den Motoneuronen des Vorderhorns des RM foetaler Katzen (NAKA 1964) ergaben, daß 18 Tage vor der Geburt sowohl erregende (exzitatorische postsynaptische Potentiale, EPSP) wie auch hemmende (inhibitorische postsynaptische Potentiale, IPSP) Verschiebungen des Membranpotentials auftraten. Die Dauer des Anstiegs der EPSP bis zum Maximum nahm in den nachfolgenden 3 Wochen von 6,0 ms auf 1,6 ms ab, die Geschwindigkeit des Anstiegs von $1-2$ auf 13 Volt $\cdot$ s^{-1} zu. Die von den Motoneuronen generierten AP änderten sich in Amplitude und Dauer im gleichen Lebensabschnitt kaum. Diese Befunde zeigen, daß die Entwicklung der Funktionen der erregbaren Membran der Motoneurone im RM-Vorderhorn der foetalen Katze heterochron verläuft. Während der für die Parameter des AP verantwortliche Mechanismus in der zweiten Gestationshälfte bei den Foeten bereits die Parameter des neugeborenen Tieres aufweist, durchläuft die Fähigkeit der Motoneuronenmembran, lokale Antworten (EPSP und IPSP) zu erzeugen, noch einen eigenen Entwicklungsgang.

2—3 Wochen vor der Geburt der Katze lassen sich an den Motoneuronen des RM Anzeichen der Antagonistenhemmung in Form von IPSP nachweisen. Faszilitierung (Bahnung) synergistischer Muskeln bei Reizung der Hinterwurzeln des RM kommt in Form von EPSP erst 1—2 Wochen vor der Geburt zur Beobachtung.

Ebenfalls ca. 2 Wochen vor dem Geburtstermin erwerben die Motoneurone die Fähigkeit zur Selbsthemmung über die RENSHAW-Zellen.

Zusammenfassend ergibt sich, daß die Bewegungskoordination der Foeten grundsätzlich über die gleichen im RM lokalisierten Mechanismen verläuft, wie sie für das erwachsene Tier bekannt sind (ECCLES 1964). Die spezifischen Besonderheiten der foetalen Motorik sind in der ungleichzeitigen Entwicklung einmal der synaptischen Verknüpfung der afferenten und efferenten Neurone in den verschiedenen Abschnitten des RM und zum anderen in der Funktionsentwicklung der Nervenzellmembran, die für die Parameter der Informationsaufnahme, -verarbeitung und -weiterleitung verantwortlich ist, zu suchen.

Die Entwicklung der RM-Funktion ist mit der Geburt nicht abgeschlossen. Die Reflexzeit (RZ, Zeit vom Reizbeginn bis zur Kontraktion des Muskels) des Dehnungsreflexes des M. gastrocnemius der Katze nimmt in den ersten 20 LT auf die Hälfte des Wertes bei Geburt ab (von 3 ms auf 1,5 ms). Den Hauptanteil daran hat die Zunahme der Leitungsgeschwindigkeit in den peripheren Nerven (s. S. 376); die für die synaptische Übertragung benötigte Zeit verkürzt sich demgegenüber weit weniger (SKOGLUND 1960b).

Beim Menschen wird für den Bizepsreflex am reifen Neugeborenen eine RZ von 9,0 ms, beim jugendlichen Erwachsenen eine solche von 16,0 ms gemessen. Dabei bleibt außer acht, daß die von der Erregung zweimal zu durchlaufende Strecke (Abstand vom Olecranon bis zum Proc. spinalis bei auf 90° abduziertem Arm) beim Neugeborenen 14 cm und beim Erwachsenen um 60 cm beträgt. Korrigiert man die gemessenen RZ-Werte (9,0 ms bzw. 16,0 ms) mit Hilfe der Formel

$$\frac{2 \cdot \text{Abstand Olecranon bis Proc. spinalis}}{\text{gemessene RZ}} = \text{Reflexgeschwindigkeit},$$

so erhält man für das Neugeborene 31,1 m · s^{-1} und den Erwachsenen 62,5 m · s^{-1} als Reflexgeschwindigkeit. Sie (Bizepsreflex) nimmt von den Werten um 30 bis 40 m · s^{-1} in den ersten Lebenswochen auf solche zwischen 50—60 m · s^{-1} im 3. Lebensjahr und zwischen 60—70 m · s^{-1} um das 10. Lebensjahr zu, womit der Bereich der Erwachsenenwerte erreicht wird. Beim Neugeborenen erweist sich die Reflexgeschwindigkeit bei einem Koeffizienten um 0,8 sowohl mit dem Geburtsgewicht wie auch mit dem Gestationsalter korreliert (EISENGART 1970; Abb. 82).

Elektromyographisch läßt sich zeigen, daß die Bahnung synergistischer Muskeln an den Hinterbeinen der jungen Katze erst im Laufe der ersten Lebenswochen zur endgültigen Ausreifung gelangt, während die Antagonistenhemmung schon nach Geburt deutlich ausgeprägt ist. Auch die posttetanische Potenzierung entwickelt sich bei diesem Versuchstier erst postnatal (SKOGLUND 1960e), ebenfalls ein Zeichen für die Veränderung der lokalen Erregbarkeit der Motoneuronenmembran des RM. Stimulation der Haut der Hinterpfote der neugeborenen Katze führt bei Reizung großer Hautareale zur Beugung oder Streckung der Extremität. Die Flexion des Beines ist in diesem Alter nur durch gleichzeitige Reizung eines kleineren Hautbezirkes an der Planta pedis zu erzielen. Mit steigendem Lebensalter nimmt das Hautareal, von dem aus die reizinduzierte Extremitätenbewegung gehemmt werden kann, mehr und mehr an Fläche zu; ca. 4 Wochen post partum werden die Erwachsenenverhältnisse erreicht (EKHOLM 1967).

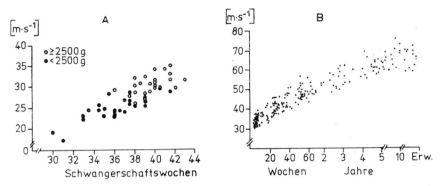

Abb. 82. Die Abhängigkeit der Reflexgeschwindigkeit des Bizepsreflexes vom Lebensalter beim Menschen (nach EISENGART 1970).
A) Die Reflexgeschwindigkeit des Früh- und Neugeborenen nimmt mit dem Gestationsalter zu.
B) Der postnatale Anstieg der Reflexgeschwindigkeit.

MELLSTRÖM (1971a, b) untersuchte die Reihenfolge, in der im Laufe der postnatalen Entwicklung der Katze Extensor- und Flexorreflexe in Funktion treten und fand die ersteren eher funktionstüchtig. Dem entsprechen auch die Nervenfaserspektren: Die größten Faserdurchmesser und relativ mehr Fasern, die dicker als 4 µm waren, fanden sich bei der neugeborenen Katze im N. tibialis anterior im Vergleich zum N. m. gastrocnemii. Daher ist der Schluß berechtigt, daß bei der neugeborenen Katze sowohl im anatomischen Substrat der beteiligten Nerven wie auch hinsichtlich der Reflexfunktion die Strecker vor den Beugern eine Vervollkommnung ihrer Funktion erfahren.

Diese entwicklungsbedingten postnatalen Veränderungen in der RM-Funktion sind auch an den Motoneuronen direkt nachweisbar. Intrazelluläre Ableitungen ergaben ebenfalls bei der Katze einen Anstieg des Membranpotentials dieser Zellen von —48 mV beim Neugeborenen auf —60 mV um den 50. LT, wobei sich die rascheste Zunahme bis zum 20. LT vollzieht. Dem AP fehlt in den ersten Lebenstagen noch der Overshoot; die Amplitude des AP steigt von 46 mV beim Neugeborenen auf 58 mV beim 20 Tage alten Tier, um am 50. LT 67 mV zu erreichen und damit im Bereich der Erwachsenenwerte zu liegen. Die Dauer der AP nimmt im Mittel von 1,8 ms (0.—10. LT) auf 1,5 ms (11.—30. LT), ferner auf 1,3 ms (31.—70. LT) ab und ist jenseits des 70. LT vom Erwachsenenwert (1,0 ms) nicht mehr zu unterscheiden. Bei den jüngeren Tieren läßt sich keine antidrome Erregung der Motoneurone auslösen, was in der oben beschriebenen (s. S. 381) Strukturbesonderheit der Zellen in diesem Lebensabschnitt begründet ist (CON-

Radi und Skoglund 1969). Hinsichtlich des verschiedenen Entwicklungsganges der Funktion der Extensoren und Flexoren ist es bedeutungsvoll, daß die Reizung mittels Einzelimpulses der dorsalen Wurzel eines von einem Streckmuskel kommenden, sensiblen Nerven zu einer Depolarisation um 5 mV am zugehörigen Motoneuron führt, während eine solche des vom Beuger kommenden Nerven die Membran des Motoneurons um 10 mV depolarisiert. Erst zwischen dem 30. und 70. LT gleichen sich diese Unterschiede auf das für das erwachsene Tier typische Maß aus (Kellerth et al. 1971).

Durchschneidung des RM führte vom Ende der 2. Lebenswoche an zu einer Schwellensenkung für die Auslösung des Beugereflexes. Damit beginnt ein deutlicher supraspinaler Einfluß auf die reflektorischen Funktionen des RM. Sein Mechanismus ist eng mit der Entwicklung der Funktionen des Kleinhirns und des statischen Organs verknüpft.

11.2. Die supraspinalen Einflüsse auf die Rückenmarkfunktion

11.2.1. *Das statische Organ*

Anatomisch-funktionelle Vorbemerkungen

Das statische Organ im inneren Ohr erweist sich beim Menschen (Streeter 1906, Minkowski 1922a, b) im 40 mm-Stadium schon als weitgehend differenziert, also in einem Alter von ca. 10 Wochen. Mit 14 Wochen finden sich sicher myelinisierte Fasern im Bereich der Semizirkularkanäle (Klosovsky 1963). Die Myelinisierung des 8. Hirnnerven ist vor dem Ende der Schwangerschaft bereits zum endgültigen Abschluß gekommen (Flechsig 1920, Langworthy 1933, Yakovlev und Lecours 1967). Da sich die Neuriten des 1. Neurons keines anderen Sinnesorganes so früh in der Ontogenese mit einer Myelinscheide umgeben, ist aus diesen morphologischen Befunden auf eine sehr zeitige Funktionsentwicklung des Organs geschlossen worden (Klosovsky 1963).

Die für die Intensität und das Ausmaß der Reizung der Sinneszellen in den Ampullen der Bogengänge wichtigen Dimensionen des Vestibularapparates verändern sich in Abhängigkeit vom Lebensalter, wie beim Kaninchen (Schwartze und Schönfelder 1974b, Schwartze et al. 1975, 1976) sowie beim wachsenden Hecht (Ten Kate 1969) gefunden wurde. Neben einer absoluten Größenzunahme des Vestibularapparates findet sich auch eine Verschiebung der Dimensionen mit zunehmendem Lebensalter: Die von den Semizirkularkanälen eingeschlossene Fläche nimmt zu, der Durchmesser der Kanäle ab. Aus diesen Gegebenheiten resultieren veränderte Strömungsbedingungen für die Endolymphe, die zu einer Senkung der Reizschwelle des Vestibularapparates führen (s. aber auch S. 391 und Abb. 83). Die Sinneszellen selbst wurden beim neugeborenen Kaninchen bereits weitgehend differenziert gefunden (Cimino et al. 1967/68).

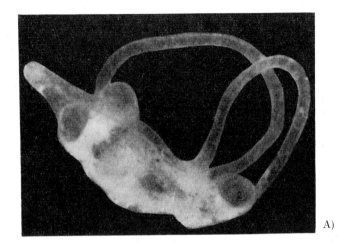

Abb. 83. Der Vestibularapparat des Kaninchens am 1. (A) und 14. (B) LT: Eichmarke 1 mm. Die Dimensionen verändern sich mit dem Lebensalter (SCHWARTZE et al. 1976).

Die funktionelle Entwicklung

Da bisher keine elektrophysiologischen Untersuchungen am Cupula-Statolithensystem bei Tieren in der Ontogenese ausgeführt wurden, ist die Funktionsentwicklung des Organs nur indirekt aus den durch adäquate Reizung ausgelösten motorischen Reaktionen — mit allen sich daraus ergebenden Unsicherheiten —

zu erschließen. Die Angaben über labyrinthär ausgelöste Körperbewegungen bei Säugetierfoeten ergaben nur bei Katzen einige Tage vor der Geburt (WINDLE und FISH 1932) positive Resultate: Nach Kopfdrehung traten typische Extremitätenstellungen auf. CORONIUS und CARMICHAEL (CARMICHAEL 1946) fanden eine Streckung der Extremitäten, sobald der Kopf foetaler Katzen und Meerschweinchen — die Tiere standen kurz vor der Geburt — von rechts nach links gedreht wurde. Die Befunde MINKOWSKIS (1922b) über die Labyrinthreflexe junger menschlicher Foeten erlauben es nicht, die Effekte der Muskelrezeptorenreizung von der des Labyrinths sicher zu trennen; die erhobenen Befunde können darum auch nicht mit ausreichender Sicherheit auf letzteres Organ bezogen werden. Eigene zusammen mit NADIRASCHWILI (SCHWARTZE 1968) ausgeführte Versuche über den Labyrinthreflex auf den Kopf (MAGNUS 1924) vor und nach der Geburt reifer Meerschweinchenfoeten führten zu folgenden Resultaten: Der Reflex verursacht beim wachen neugeborenen Tier eine Horizontalstellung der Mundspalte. Die Sensoren liegen im Vestibularorgan, was durch den Ausfall des Reflexes nach Entfernung dieses Sinnesorganes gezeigt werden konnte (MAGNUS 1924). Praenatal ist dieser Reflex nicht auslösbar; die O_2-Beladung des Blutes im linken Ventrikel beträgt zu diesem Zeitpunkt ca. 65 Sättigungs-%. Unmittelbar nach der Geburt findet sich der Reflex ebenfalls nicht; er wird ca. 20 Minuten post partum auslösbar, sobald die O_2-Sättigung des arteriellen Blutes 95% erreicht. Diese Befunde legen die Annahme nahe, daß sich das anatomisch entwickelte Labyrinth sowie die nachgeordneten Relaiskerne im Hirnstamm praenatal weitgehend in funktioneller Ruhe befinden. Erst mit der postpartalen Veränderung des Blutchemismus sind die Voraussetzungen für das Einsetzen der Funktion dieses Systems gegeben. Auf die Möglichkeit, daß die „höheren Zentren" und Funktionen des Gehirns, um in Aktion treten zu können, einen höheren O_2-Partialdruck im Blut benötigen, als er beim Foeten vorliegt, hat BARCROFT (1938) zuerst im Zusammenhang mit der Beschreibung des ersten Aufstehens neugeborener Lämmer aufmerksam gemacht.

Bereits 0,5 Stunden nach der Geburt kommt ein Meerschweinchen, das mit den Füßen nach oben gehalten wird, nach freiem Fall über 1,5 m mit den vier Pfoten auf dem Boden auf. Dieser Fallumkehrreflex ist beim Nestflüchter Meerschweinchen am 1. Tag vollständig funktionstüchtig. Demgegenüber entwickelt er sich bei den Nesthockern Katze und Kaninchen erst während der ersten Lebenswochen (WARKENTIN und CARMICHAEL 1939, OBRASZOVA 1961, SCHÖNFELDER und SCHWARTZE 1970). Die labyrinthär gesteuerte Koordination der Körperbewegungen verläuft offensichtlich in ihrem Entwicklungsgang und -tempo speziesdifferent. Der junge menschliche Säugling (Literatur bei PEIPER 1961) läßt den Labyrinthstellreflex auf den Kopf vermissen; er entwickelt ihn erst um den 7. Lebensmonat.

Durch Vestibularisreizung vermochte CARMICHAEL (1940) beim reifen Meerschweinchenfoeten Augenbewegungen auszulösen. Im postnatalen Entwicklungsabschnitt wurden beim Menschen und bei verschiedenen Säugetieren Untersuchungen über vestibulär auslösbare Augenbewegungen durchgeführt (Literatur bei JUNGHANSS 1972, SCHWARTZE und SCHÖNFELDER 1974b). VON BERNUTH und

PRECHTL (1969), JUNGHANSS (1972) sowie SCHWARTZE und SCHÖNFELDER (1972, 1974a) waren bemüht, den Entwicklungsgang dieses Phänomens beim menschlichen Säugling sowie beim Kaninchen und Meerschweinchen auch quantitativ zu erfassen, während die Voruntersucher sich mit qualitativen Angaben darüber, ob nach Vestibularisreizung Augenbewegungen zu einem bestimmten Lebensalter auftreten, begnügten. Zusammenfassend lassen sich die erhobenen Daten wie folgt beschreiben: Bei Mensch, Kaninchen und Meerschweinchen lassen sich vom 1. postnatalen LT an während und nach Rotation des Gesamtkörpers Augenbewegungen nachweisen, deren langsame Phase während der Drehung der Rotationsrichtung entgegengerichtet ist. Bei einem Drehwinkel über 20° kommt es bereits bei den Neugeborenen zu raschen, den langsamen Augendeviationen jeweils entgegengerichteten Rückstellbewegungen, so daß ein Bewegungsmuster vorliegt, das beim Erwachsenen als Nystagmus bezeichnet wird. Bei identischer Rotationsreizintensität nimmt die Zahl der nystagmiformen Augenbewegungen mit steigendem Lebensalter in der Zeiteinheit zu, die Dauer und Latenz der einzelnen Nystagmen ab. Durch sinusförmige Reizung des Vestibularapparates werden sinusoidale Augenbewegungen ausgelöst, die, solange eine Amplitude von 10° nicht überschritten wird, von keinen Rückstellruckbewegungen überlagert sind. Mit Hilfe dieser Reizung lassen sich durch den Vergleich der Amplituden von Stimulations- und Augenbewegung sowie der Phasenverschiebung zwischen der sinusförmigen Reizung und sinusoidalen Antwortbewegung Frequenzganguntersuchungen ausführen. Bei verschieden alten Objekten untersucht, führen sie auf das Systemverhalten des vestibulo-okulären Reflexes im Laufe der Ontogenese. Diese Untersuchungen ergaben einen identischen Frequenzgang bei Tieren aller untersuchten Altersstufen, sobald die Schwellenwinkelgeschwindigkeiten überschritten waren. Der einzige Unterschied im Frequenzgangverhalten der jüngeren im Vergleich zu dem der älteren Kaninchen bestand darin, daß die Tiere in den ersten Lebenstagen auf geringe Geschwindigkeiten noch nicht mit Augenbewegungen antworteten. Sobald die Reizfrequenz der Hin- und Herbewegung des Kopfes erhöht und damit der überschwellige Bereich erreicht wurde, verhielten sie sich in diesem so wie die älteren Tiere. Man wird in der Annahme — in Übereinstimmung mit entsprechenden quantitativen Untersuchungen über die morphologische Entwicklung der zugehörigen Relaiskerne im Hirnstamm (s. Abb. 101) — nicht fehlgehen, daß der Entwicklungsgrad der Vestibulariskerne, wie er im Laufe der ersten Lebenswoche zur Beobachtung gelangt, und die Dimensionen des Vestibularapparates ursächlich an der Schwellenerhöhung für die Auslösbarkeit des vestibulo-okulären Reflexes beteiligt sind. Bis auf die äußeren Augenmuskeln scheinen die übrigen am Zustandekommen des vestibulo-okulären Reflexes beteiligten Strukturen bereits bei Geburt bei den bisher daraufhin untersuchten Spezies weitgehend ihre Funktionsfähigkeit erreicht zu haben (SCHWARTZE und SCHÖNFELDER 1974a, b; s. Abb. 84, 85).

Erstmalig wurden kürzlich Angaben über die Funktionsentwicklung des Statolithenorgans erhalten. Drehung des Körpers eines erwachsenen Kaninchens führt bei fixiertem Kopf zu das Sehfeld stabilisierenden Raddrehungen und Devia-

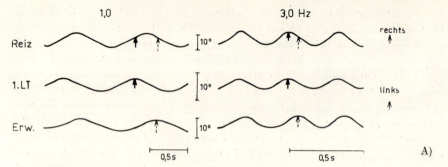

Abb. 84. Das Frequenzgangverhalten des vestibulo-okulären Reflexes beim Kaninchen (Schwartze und Schönfelder 1974a).

A) Sinusoidale Körperbewegungen bei fixiertem Kopf werden mit ebensolchen Augenbewegungen bereits vom 1. LT an beantwortet (elektrookulographische Registrierung der Augenbewegungen bei 1,0 und 3,0 Hz-Reizung einer Amplitude von 10°): ↑ bezeichnet die Beziehungen zwischen Reiz und Augenbewegungen am 1. LT, ↑ bei den erwachsenen Tieren.

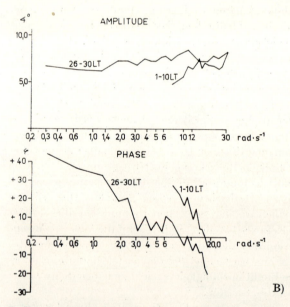

B) Die Amplitude der Augenbewegungen sowie der Phasenwinkel zwischen sinusförmigem Reiz und den durch diesen hervorgerufenen Augenbewegungen in Abhängigkeit von der Reizfrequenz bei 1—10 LT und 26—30 LT alten Kaninchen (rad = $2\pi \cdot$ Frequenz).

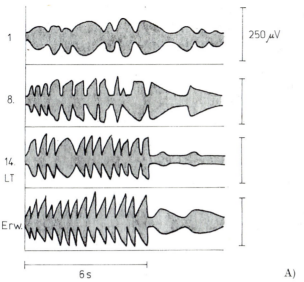

Abb. 85. Die Entwicklung des eletromyographisch registrierten vestibulären (Nystagmus beim Kaninchen SCHÖNFELDER und SCHWARTZE 1975).

A) Das Elektromyogramm vom M. rectus nasalis oculi während einer plötzlichen Drehung des Versuchstieres über 360° in 6 s vom 1. bis 14. LT sowie beim Erwachsenen in halbschematischer Darstellung. Jeder als Welle umschriebenen EMG-Salve entspricht eine Augenbewegung.

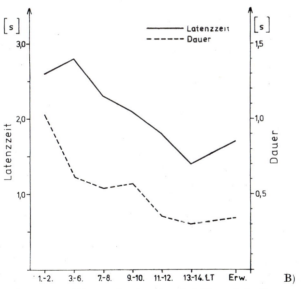

B) Latenz und Dauer der 4. unter den Versuchsbedingungen von A) ausgelösten nystagmiformen Augenbewegung bei Kaninchen verschiedenen Alters.

tionen des Augapfels, deren Winkel vom Ausmaß der erzwungenen Abweichung von der normalen Körperstellung im Schwerefeld abhängt (MAGNUS 1924). Beim neugeborenen Kaninchen ist diese Reaktion nicht und am 2. LT erstmalig mit sehr kleinen Augendrehwinkeln zu erhalten. Sie komplettiert sich im Laufe der ersten zwei Lebenswochen, besitzt aber auch dann noch nicht die vom erwachsenen Tier bekannten Parameter (GRUBBE und SCHWARTZE 1976).

Leider geben die angeführten Befunde nur über labyrinthär ausgelöste, integrierte Reaktionen Auskunft, so daß die spezielle Funktionsentwicklung des Cupula- und Statolithenorgans bisher unbekannt geblieben ist.

11.2.2.   Das Kleinhirn

Eine das bis dahin vorhandene Wissen über die Phylo- und Ontogenie des Kleinhirns — ergänzt durch eine Fülle originaler Befunde — zusammenfassende Monographie hat LLINAS (1969) herausgeben; dem an detaillierten Angaben interessierten Leser sei dieses Werk empfohlen.

Anatomisch-funktionelle Vorbemerkungen

Die Entwicklung der Kleinhirnfunktion während des praenatalen Lebensabschnitts ist bisher ununtersucht geblieben. Daher kann auch die morphologische Entwicklung des foetalen Kleinhirns außer Betracht bleiben. Nach der Geburt erweist sich die Kleinhirnrinde bei Katze (SCHEIBEL und SCHEIBEL 1964) und Ratte (SNIDER und JACOBS 1949, MAREŠ et al. 1968, DEL CERRO und SNIDER 1968, 1972) als noch undifferenziert. Der Dendritenbaum der Purkinje-Zellen ist noch nicht entwickelt, die Anzahl der Kletterfasern ist gering, und Moosfasern finden sich noch nicht. Erst im Laufe von 2—3 Monaten erlangt die Kleinhirnrinde durch Auseinanderrücken der Neurone, Auswachsen der Dendriten und Entwicklung der synaptischen Verbindungen (LARRAMENDI 1968) das für das erwachsene Tier typische Bild.

Die Entwicklung der Kleinhirnfunktion

Das spontane Elektroenzephalogramm (EEG) des Cerebellums erfährt bei Katzen (SCHEIBEL und SCHEIBEL 1964), Kaninchen (LAGET et al. 1967) und Ratten (MAREŠ et al. 1968) während der postnatalen Entwicklung eine qualitativ gleichartige Umgestaltung. Die zweitägige Katze zeigt im EEG unregelmäßige $2-5 \cdot s^{-1}$ Wellen; um den 15. LT ist die Frequenz auf $10-30 \cdot s^{-1}$ angestiegen und erreicht am Ende des ersten Lebensmonats $50 \cdot s^{-1}$ und schließlich mit 3 Monaten die Erwachsenenwerte von ca. $200 \cdot s^{-1}$. Ebenso wie die Ergebnisse der elektrischen Reizung der Kleinhirnoberfläche und Ableitung der dadurch auslösbaren Potentiale (EP) von unmittelbar benachbarten Arealen (PURPURA et al. 1964), stellen diese Befunde das elektrophysiologische Korrelat der Kleinhirnrindenentwicklung dar und stehen noch unvermittelt neben den Resultaten der Versuche nach Hirndurchschneidungen, die die Bedeutung des Cerebellums für die werdende Bewegungskoordination deutlich werden ließen. Demgegenüber haben Untersuchungen der Einzelneurone am wachsenden Cerebellum eine Reihe von Einsichten in die Funktionsentwicklung der Kleinhirnrinde gebracht. Der langdauernden morphologischen Entwicklung der Kleinhirnrinde (s. o.) entspricht auch eine zeitlich gedehnte funktionelle Entwicklung ihrer mikroelektrophysiologischen Parameter. Am Ende der zweiten postnatalen Lebenswoche findet sich in der Kleinhirnrinde der Katze noch keine regelmäßige, spontane Einzelzellaktivität. Die zeitlichen Intervalle zwischen den einzelnen Entladungen lassen keine bevorzugte Frequenz hervortreten. Im Alter von 4 Wochen hat sich der Funktionszustand verändert: Jetzt besteht eine deutliche Häufung der bevorzugten Entladungsfrequenz. Reizung der Olive führt schon in den ersten zwei Lebenswochen zu jener charakteristischen Hemmung der Purkinje-Zellen, die für das erwachsene Tier charakteristisch ist, aber in einem noch weniger ausgeprägten Maße. Geringer entwickelt erweist sich in den ersten Lebenswochen bei der Katze der erregende Eingang auf die Purkinje-Zellen über das Parallelfasersystem, was in einer langsamen Entwicklung des Dendritenbaumes dieser Zellen im gleichen Altersabschnitt mit begründet sein könnte. In der Kleinhirnrinde entwickeln sich also die die Purkinje-Zellen — von denen alle Efferenzen der Kleinhirnrinde ausgehen — hemmenden Mechanismen gleichzeitig mit den erregenden; die ersteren gehen vielleicht sogar zeitlich in ihrer Entwicklung letzteren voran (PURPURA 1971). Systematische, quantitative Untersuchungen über die morphologische Kleinhirnentwicklung parallel mit solchen über die elektrophysiologischen Parameter der wachsenden Zellen stehen noch aus und würden eine Voraussetzung für ein umfassendes Verständnis der werdenden Kleinhirnrindenfunktion sein.

Bevor auf die Folgen der Unterbrechung der funktionellen Verbindungen des Kleinhirns mit dem übrigen Gehirn für die Steuerung der motorischen Funktionen bei wachsenden Säugetieren eingegangen wird, macht es sich zum besseren Verständnis erforderlich, die Befunde nach Durchschneidung im Brücken- und Mittelhirnbereich zu beschreiben.

Durchschneidung des Mittelhirns zwischen den vorderen und hinteren Vierhügeln führt bei der erwachsenen Katze zu einer Extensorrigidität und Opisthotonushaltung, der sogenannten Dezerebrierungsstarre (SHERRINGTON 1898). Zusätzliche Zerstörung der RM-Hinterwurzel schwächt die Streckstarre ab, ohne sie vollständig aufzuheben. Schließlich führt eine Abtragung des Kleinhirns beim deafferentierten und dezerebrierten erwachsenen Versuchstier zu einem Wiederauftreten der Extensorenstarre. Diese Befunde wurden weitgehend mittels mikroelektrophysiologischer Methoden dem Verständnis der für den Mechanismus der Steuerung der motorischen RM-Funktion durch supraspinale Zentren und Strukturen dienstbar gemacht (ECCLES et al. 1967).

Nach Durchtrennung des Gehirns neugeborener Katzen in der Ebene zwischen den Vierhügeln kommt es zu keiner Enthirnungsstarre. Sie tritt zuerst um den 14. LT nach Ausführung dieses Eingriffes in den Vorderbeinen und im Alter von ca. 3 Wochen auch in den Hinterbeinen auf. Der hypopolarisierende Einfluß der RF auf die Motoneurone im RM ist offensichtlich während der ersten 2 Lebenswochen noch nicht in Funktion und entwickelt sich erst später in kranio-kaudaler Richtung. Da die γ-Innervation und damit die Fähigkeit der Muskelspindeln zur tonischen Proportionalanzeige der aktuellen Muskelspannung (s. S. 369) ebenfalls zu dieser Zeit noch unentwickelt ist, kommt es nicht zum Auftreten der Dezerebrierungsstarre. Es ist außerordentlich bemerkenswert, daß die Abtragung des Lobus anterior des Cerebellums auch in den ersten zwei Lebenswochen einen Extensorhypertonus wie beim erwachsenen Tier hervorzurufen vermag. Offensichtlich sind sowohl der somatotopisch organisierte Hemmechanismus des Cerebellums, der die Hypopolarisation der RM-Motoneurone über den Nucl. DEITERS und Nucl. ruber zügelt, wie auch die Fähigkeit dieser Kerne, das Membranpotential der RM-Vorderhornzellen zu senken, postnatal bereits in Funktion.

Jenseits der zweiten Lebenswoche beginnt beim kleinhirnunverletzten Jungtier die klassische Dezerebrierungsstarre nach interkollikulärer Durchschneidung in Erscheinung zu treten. Es wird deutlich, daß die RF ihre die Erregbarkeit der Motoneurone des RM steuernde Rolle von diesem Alter an übernommen hat; damit sind die für die Tonuseinstellung und -koordination des erwachsenen Organismus typischen Mechanismen in Funktion.

Zusammenfassend ergibt sich eine Entwicklung der supraspinalen Steuerung der Bewegungskoordination in zwei Etappen: der erste Mechanismus — bei Geburt bereits in Tätigkeit — wirkt über das Labyrinth, den Nucl. DEITERS, den Tractus vestibulo-spinalis bzw. über das Kleinhirn erregend auf die α-Motoneurone (Kleinhirnentfernung macht am Auftreten der Extensorenstarre das Funktionieren dieses Mechanismus deutlich). Der zweite Mechanismus beeinflußt die Funktion der Motoneurone sowohl erregend wie auch hemmend; er wird über die RF, den Tractus reticulo-spinalis und Interneurone im RM an den α- und γ-Motoneuronen wirksam und tritt erst nach der zweiten Lebenswoche der Katze in Funktion (SKOGLUND 1959, 1960d). Vermutlich ist auch die Hirnrinde erst in diesem Lebensabschnitt ausreichend differenziert, um auf die RF steuernd einzuwirken.

11.2.3. Die Formatio reticularis, das Mittel- und Zwischenhirn

Die Entwicklung der Spontanmotorik zeigt gewisse Parallelen zur geschilderten Ontogenese der RM-Funktionskoordination: In den ersten 14 Tagen post partum kriechen junge Katzen auf dem Bauch; nach diesem Alter heben sie das Abdomen von der Unterlage ab und beginnen frei zu laufen (SKOGLUND 1960a).

Da der erwachsene Mensch aufrecht geht, ist der Vergleich mit der Entwicklung der Bewegungskoordination bei Vierfüßern mit der des Kindes problematisch (PEIPER 1961). Das mißgebildete, großhirn- und teilweise mittelhirn- und zwischenhirnlose menschliche Neugeborene (s. PEIPER 1961) zeigte ebenso wie die dezerebrierte junge Katze keine Enthirnungsstarre. Dieser Befund macht wahrscheinlich, daß die Steuerung der RM-Funktionen beim Säugling der des Jungtieres ähnlich ist. Diese Annahme wird durch die Tatsache gestützt, daß labyrinthäre Reflexe

(Moro-Reflex, s. SCHULTE 1968, v. BERNUTH und PRECHTL 1969) beim Neugeborenen, wie auch bei den Jungtieren (s. S. 391) vorhanden sind. Die postnatale motorische Entwicklung des Menschen, die schließlich zum aufrechten Gang führt, ist in ihren funktionell-kausalen Zusammenhängen bisher weitgehend unaufgeklärt

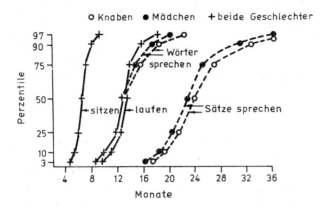

Abb. 86. Die Entwicklung komplexer motorischer Akte beim Menschen in Perzentilen. Die Darstellung wird für beide Geschlechter dann getrennt gegeben, wenn signifikante Differenzen zwischen ihnen bestehen (nach NELIGAN und PRUDHAM 1969).

geblieben. Phänomenologische Beschreibungen der Einzelheiten dieses Prozesses wurden von GESELL (1934), PEIPER (1961), KUJATH (1964) u. a. gegeben und sollen deshalb hier nicht wiederholt werden. Die bisher einzige Angabe über die normale Variabilität des Zeitpunktes der erworbenen Befähigung zur Ausführung komplexerer motorischer Akte, wie des Sitzens, Laufens und Sprechens, machten NELIGAN und PRUDHAM (1969). Einen Überblick über die Befunde vermittelt Abbildung 86. PEIPER (1961) geht ausführlich auf den Altersgang der verschiedenen, teilweise auch für die klinische Diagnostik wichtigen Reflexe ein. Die verbale Beschreibung des Auftretens und des Entwicklungsganges bestimmter Reflexe wurde erst in neuester Zeit durch elektromyographische Untersuchungen ergänzt.

Aus der Vielzahl der Reflexe sollen nur wenige ausgewählt werden, die geeignet sind, eine besonders in der Neugeborenenperiode dem Kliniker sehr auffällige physiologische Besonderheit verständlich zu machen: Die Labilität und Inkonstanz reflektorischer Reaktionen (SCHARFETTER 1963b). Das menschliche Neugeborene verfügt ebenso wie das neugeborene Säugetier über ein reiches Repertoire an Reflexen. ANOCHIN (1964) hat darauf hingewiesen, daß vornehmlich zur Erhaltung des Lebens erforderliche Reflexe nach der Geburt funktionstüchtig gefunden werden. Das müssen nicht für alle Säugetierspezies die gleichen sein; somit wird der

Vergleich der bisher untersuchten Tierarten hinsichtlich der bei der Geburt vorhandenen Reflexe problematisch. Die Unterteilung in propriozeptive (Eigen-) Reflexe und exterozeptive (Fremd-) Reflexe folgt zwar der funktionellen Struktur der Reflexe, läßt aber deren ganz unterschiedliche biologische Wertigkeit und Bedeutung für den werdenden Organismus außer acht. Die von HUTT et al. (1969) getroffene Einteilung in proprio-, extero- und nozizeptive Reflexe, wobei die letzteren exterozeptive Reflexe sind, die Abwehr- und Schutzfunktionen haben, scheint die Schwächen anderer Einteilungen zu vermeiden und trägt darüber hinaus zum Verständnis der Modifizierung werdender Reflexfunktionen durch den „state" des Versuchsobjektes bei. WOLFF (1959), BEINTEMA (1968), HUTT et al. (1969) und PRECHTL (1969, 1974) unterschieden 5 Zustände oder States, in denen sich ein Kind befinden kann (s. S. 109).

Die von jedem Beobachter junger Säuglinge leicht unterscheidbaren Verhaltenszustände — die zugrunde liegenden mesenzephalen und retikulären Mechanismen werden, soweit bekannt, auf S. 413 besprochen — haben entscheidenden Einfluß auf die Reflexerregbarkeit der Säuglinge. Ihre Nichtbeachtung ist Hauptursache für Unsicherheiten, mit denen die Beurteilung der Reflexfunktionen junger Säuglinge bisher belastet war. PRECHTL und BEINTEMA (1964), BEINTEMA (1968) sowie SCHULTE und JOPPICH (1968) haben ausführliche praktische Anweisungen über die Reflexprüfungen beim Neugeborenen gegeben; es wird hier daher nur auf das Grundsätzliche eingegangen.

Es fand sich (Literatur bei HUTT et al. 1969), daß die propriozeptiven Reflexe, der Bizepsreflex, Achillessehnenreflex und auch der MORO-Reflex (plötzliche passive Kopfsenkung führt zu einer Art Umklammerungsreaktion) im ruhigen Schlaf (State 1) und im Wachsein (State 3 und 4) sehr deutlich in Erscheinung treten, im unruhigen Schlaf (State 2) hingegen nicht. Demgegenüber erwiesen sich die Fremdreflexe, soweit es sich nicht um Abwehrreflexe handelte, im State 2 und 3 bzw. 4 als leicht auslösbar, im State 1 hingegen nicht. Die Schutz- und Abwehrreflexe sind in allen States bei gleicher Reizintensität mit nahezu gleicher Reaktionsstärke zu erhalten. In eigenen Versuchen an neugeborenen Ratten (SCHWARTZE und GRAMSBERGEN 1968, KRETSCHMER und SCHWARTZE 1974) wurden ebenfalls eindeutige Abhängigkeiten der Reflexantworten vom State der Tiere gefunden, die zum Teil von den beim Säugling beschriebenen abweichen. Die Untersuchungen erstreckten sich über die Entwicklungsperiode vom 2.—30. LT und umfaßten damit einen Lebensabschnitt, der bei dieser Spezies bis zur Praepubertät reicht. Am Menschen wurden die Stateabhängigkeiten von Reflexantworten lediglich für die Säuglingszeit beschrieben, so daß Vergleichsdaten von Kindern zu den bei Ratten erhobenen Befunden fehlen. Es fanden sich 4 Gruppen von Reflexsantworten: a) solche, die über die gesamte Beobachtungszeit (2.—30. LT) vom State unabhängig waren, wie der Lidschlußreflex, b) solche, die nur während der ersten LT eine Stateabhängigkeit zeigten, wie Pinna- und GALANT-Reflex, c) solche, bei denen sich eine Stateabhängigkeit erst im Laufe der Beobachtungszeit entwickelt, wie der Greifreflex sowie die Liftreaktion und schließlich d) solche, deren Stateabhängigkeit sich von der Zeit an nicht ändert, von der sie im Laufe der Beobach-

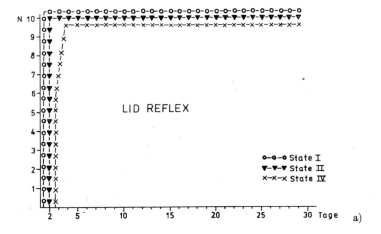

Abb. 87. Die Abhängigkeit exterozeptiver Reflexantworten vom Schlaf-Wach-Zustand bei wachsenden Ratten. Es wurden jeweils 10 Tiere (N = 10) untersucht und die Anzahl positiv reagierender Tiere gegen das Lebensalter aufgetragen. (KRETSCHMER und SCHWARTZE 1974).

a) Der Lidreflex ist vom 2. LT an auslösbar und vom Schlaf-Wach-Zustand (State) unabhängig.

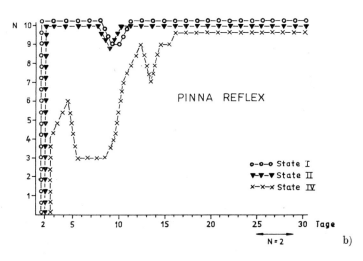

b) Der Ohrmuschelreflex erweist sich in den ersten 2 Lebenswochen als state-abhängig, nach dem 15. LT nicht mehr.

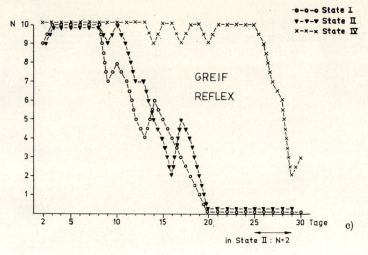

c) Der Greifreflex ist bis zum 8. LT vom State unabhängig; später entwickelt sich eine Stateabhängigkeit.

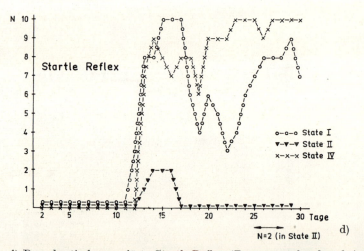

d) Der akustisch ausgelöste Startle-Reflex (Zusammenschrecken bei plötzlichem Schallreiz) tritt erstmalig nach dem 10. LT auf und ist vom State abhängig.

tungszeit auslösbar werden, wie akustisch bzw. photisch ausgelöste Startle-Reflexe. Beispiele für die Reflexreaktionen a) bis d) gibt Abbildung 87. Die der Veränderung der Reflexantworten in Abhängigkeit von verschiedenen Schlaf-Wach-Zuständen beim wachsenden Säugetier zugrunde liegenden Mechanismen sind weitgehend

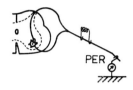

Abb. 88. Die Abhängigkeit monosynaptischer Reflexe vom Schlaf-Wach-Zustand bei der wachsenden Katze: Die Reizung erfolgte am N. ischiadicus (Schemazeichnung oben), die Registrierung der Erregung am N. peroneus (PER). Die Stimulation verursacht eine direkte Reizung des Nerven und führt damit zuerst zu dem vom State unbeeinflußten Potential kurzer Latenz (jeweils mit einem Punkt bezeichnet). Danach tritt ein zweites Potential auf (2 Punkte), das nach afferenter Stimulation von den Motoneuronen im Vorderhorn des Rückenmarks generiert und am N. peroneus ableitbar wird. Dieses Potential wird am 30. LT im State 2 größer, bei der erwachsenen Katze hingegen kleiner gefunden als im Wachzustand (nach IWAMURA 1971).

unaufgeklärt. IWAMURA (1971) konnte mit elektrophysiologischen Methoden zeigen, daß bei der neugeborenen Katze monosynaptische Reflexe im State 2 gefördert werden; der gleiche State führt beim erwachsenen Tier zu einer Reflexhemmung (Abb. 88). Dieses unterschiedliche Verhalten ist durch komplexe praesynaptische Mechanismen verursacht, nicht hingegen durch unterschiedliche Eigenschaften der Membran der Motoneurone. IWAMURA (1971) vermutet, daß das Fehlen feinster praesynaptischer Endverzweigungen ursächlich an der unterschiedlichen State-beeinflußbarkeit der monosynaptischen Reflexreaktionen in den Altersstufen beteiligt ist. Ebenfalls an der postnatal wachsenden Katze konnten SCHEIBEL und SCHEIBEL (1970) zeigen, daß die für das erwachsene Tier charakteristische Anordnung der Dendriten der Motoneurone in Bündeln noch nicht besteht. Strukturbesonderheiten der Motoneurone selbst mit den damit zwangsläufig verbundenen

Veränderungen ihrer funktionellen Eigenschaften könnten eine weitere Ursache der unterschiedlichen Folge der States für die Reflexauslösbarkeit in den Altersstufen sein.

Ohne Berücksichtigung dieser dem Verhaltenszustand korrelierten Veränderungen in der Reflexerregbarkeit beim wachsenden Säugetier ist die Untersuchung der Reflexentwicklung sehr erschwert (Fox 1964). Die supraspinalen Einflüsse auf die reflektorische RM-Funktion, die in der Stateabhängigkeit zahlreicher Reflexe beim Neugeborenen ihren Ausdruck finden, sind eng mit dem Schlaf-Wach-Zustand und den diesen bedingenden Mechanismen verknüpft. Darauf wird auf S. 408 einzugehen sein.

11.2.4. Die Großhirnrinde

Die experimentellen Befunde über die Bedeutung der Hirnrinde für das Werden jener abgestuften Bewegungskoordination, die die Motilität des Erwachsenen auszeichnet, sind wenig zahlreich. Abtrennung auch des sensomotorischen Kortex blieb beim Schaffoeten in der letzten Gestationshälfte ohne Einfluß auf die Spontanbewegungen und die RM-Reflexe (Barron 1941). Elektrische Reizung der Hirnrinde vermochte bei neugeborenen Hunden und Katzen keine Bewegungen auszulösen. Erst vom 10. LT an zeigten sich zuerst an den oberen und später an den unteren Extremitäten Muskelkontraktionen nach der Reizung. Bis zum 10. LT verursacht die Entfernung der Hirnrinde beiderseits keine Bewegungsstörungen. Soltmann (1876, 1877), Bary (1898) u. a. konnten darüber hinaus zeigen, daß die durch Hirnreizung verursachten Bewegungen bei den jungen Tieren jeweils die ganze Extremität betreffen und erst später einzelne Muskelgruppen. Die Latenz vom Reiz bis zur Zuckung nimmt mit steigendem Lebensalter ab. Beim foetalen Rhesusaffen lassen sich in den frühen Entwicklungsstadien Muskelkontraktionen durch Riechhirnstimulation auslösen. Mit steigendem Lebensalter verändert sich die Lage des Hirnabschnittes, von dem aus diese Kontraktion auslösbar ist; erst kurz vor der Geburt findet er sich in der für das restliche Leben endgültigen Position, der Praezentralregion (Himes 1944).

Diese Befunde zeigen, daß sich die die Willkürbewegungen koordinierende Funktion der Hirnrinde bei diesen Spezies in der Postnatalperiode noch in der Entwicklung befindet. Zu dem gleichen Resultat führten Untersuchungen, in denen die Pyramidenbahn im Bereich der Medulla oblongata elektrisch gereizt und sowohl an den Pyramidenzellen wie auch von der Hirnoberfläche der sensomotorischen Rinde synchron die elektrische Aktivität abgeleitet wurde. Als Versuchstiere dienten Kaninchen vom 1. LT an. Es wurde gefunden, daß die Funktionsentwicklung der Pyramidenzellen in 3 Stadien verläuft: a) der Periode bis zur Erwerbung der Eigenschaften der Zellmembran, die den Aufbau eines Membranpotentials und schließlich bei einer bestimmten Höhe des Ruhepotentials die Generierung des AP gestatten. Dieses Stadium haben die Pyramidenzellen bei Geburt des Kaninchens bereits erreicht. b) Um den 10. LT sind die Pyramidenzellen befähigt, auf einen afferenten Impulsstrom auslösende, sensorische Reize über axodendritische Synapsen mit AP zu antworten. c) Schließlich entwickeln sich nach dem 10. LT die intrakortikalen synaptischen Verbindungen, ein Prozeß, der etwa um den 30. LT zum Abschluß kommt (CONWAY et al. 1969). Man darf annehmen, daß beim Menschen die motorische Großhirnfunktion einen ähnlichen Entwicklungsgang durchläuft. Direkte Beweise dafür fehlen allerdings bisher.

11.3. Die Bedeutung von Ernährung und Hormonen für die Entwicklung der Bewegungskoordination

Abschließend sei unter den extrazerebralen Faktoren, die die Entwicklung der Bewegungskoordination zu beeinflussen vermögen, auf die auch ärztlich bedeutungsvolle Fehlernäherung hingewiesen. SALAS (1972) verglich die Befähigung der intakten Jungratte, vom 4. LT an zunehmend geschickter und ausdauernder zu schwimmen, mit den Schwimmleistungen unterernährter Jungtiere des gleichen Alters. Die Fehlernährung der Tiere der Versuchsgruppe wurde durch Trennung der Säuglinge vom Muttertier für täglich 12 Stunden und die dadurch verringerte Nahrungsaufnahme der Tiere dieser Gruppe erreicht. Es ergab sich, daß eine Verzögerung des Schwimmenlernens um 2—3 Tage durch die geringere Nahrungszufuhr verursacht wurde. Da die für das Schwimmen erforderlichen Koordinationsleistungen zur Steuerung der Körperbewegungen sehr kompliziert sind, erwiesen sie sich als ein besonders feiner Indikator für funktionelle Fehlentwicklungen des Gehirns.

Fehlernährungsfolgen für die Hirnentwicklung lassen sich auch morphologisch nachweisen: Abnahme der Größe von Hirnrindenzellen (BASS et al. 1970) und Verzögerung der Myelinisierung (DAVISON und DOBBING 1966) kamen zur Beobachtung; sie könnten durchaus an der Entwicklungsverzögerung der motorischen Koordination unter Mangelernährung beteiligt sein.

SCHAPIRO (1971) beschrieb die Bedeutung verschiedener Hormone für den Zeitgang des Schwimmenlernens im Laufe der Ontogenese der Ratte und fand eine Förderung der Entwicklung dieser integrierten motorischen Abläufe durch Thyroxin und eine Verzögerung durch Kortison. Der gleiche Autor konnte zeigen, daß sich die sogenannten „spines" (s. Abb. 97 und S. 428), sehr empfindliche Stellen synaptischen Kontaktes insbesondere im Bereich der Dendriten der Pyramidenzellen in der Hirnrinde, nach Thyroxin- schneller und nach Kortisongabe langsamer entwickeln als normalerweise. Damit verändern sich zwangsläufig die funktionellen Eigenschaften der Pyramidenzellen und der Entwicklungsgang ihrer komplexeren Leistungen, wie sie in der Bewegungskoordination beim Schwimmen ihren Ausdruck finden. Eine Abnahme der Anzahl und Veränderung der Anordnung der Spines an den Pyramidenzellen sowie eine Verkürzung der Dendriten dieser Zellen werden ferner durch äußere Unterdrückung von Sinnesorganfunktionen im Laufe der postnatalen Entwicklung verursacht (GLOBUS 1971). Diese Befunde weisen auf die große Bedeutung einer für die jeweilige Art spezifischen normalen Umwelt für die ungestörte Entwicklung der Hirnfunktion hin.

12. Retikuläre Formation und Vigilanz

Die retikuläre Formation (RF) stellt eine vom Zwischenhirn bis in das RM reichende, inhomogene, mehr oder weniger in Zellanhäufungen geordnete Struktur dar. Während die marginalen Neuronenverbände der RF die Relaiskerne spezifischer Sensoren darstellen, wirken die zentralen Anteile steuernd auf die Gesamtfunktion von Hirn und RM und empfangen von vielen Hirnstrukturen und Sinnesorganen Impulse, die hier einer integrativen Verarbeitung unterliegen. Aus der sehr umfangreichen Literatur über die Physiologie der RF des erwachsenen Organismus (Zusammenstellungen bei ADRIAN et al. 1954, JASPER 1958) wird nur herangezogen werden, was zur Interpretation der ontogenetischen Befunde erforderlich ist.

Die Kenntnisse über die Entwicklung der RF-Funktionen sind noch lückenhaft. Das ist umso mehr zu bedauern, als die RF die zentrale Hirnstruktur auch für die Steuerung des Schlaf-Wach-Rhythmus darstellt, eines für die Kinderneurologie sehr wesentlichen Phänomens.

Drei Teilfunktionen der RF wurden auch während der Wachstumsphase der Säugetiere und des Menschen untersucht: die Steuerung der Funktion der Motoneurone des RM, die Einstellung der Hirnrindenfunktion auf das der jeweiligen Summe der Erregungen der verschiedenen Sinnesorgane entsprechende Funktionsniveau und die Steuerung der Schlafphasen und deren Rhythmus.

12.1. Die Steuerung der Funktion der Motoneurone des Rückenmarks

Elektrische Reizung im Bereich der mesenzephalen RF verursacht bereits bei Katzen in den ersten 10 Lebenstagen an den Motoneuronen der RM-Vorderhornzellen inhibitorische und exzitatorische postsynaptische Potentiale. Die Latenzzeit (LZ) der Reizantworten nimmt von 26—30 ms bei den neugeborenen Tieren auf 12—16 ms (den Werten des Erwachsenen) bei den 3—4 Wochen alten ab (LENKOV 1969). Diese LZ-Verkürzung ist Folge der zunehmenden Myelinisierung des Tractus reticulo-spinalis. Die Befunde zeigen, daß die RF zum Zeitpunkt der Geburt sowohl reflexfördernd wie auch -hemmend auf die Motoneurone dieser Spezies einzuwirken vermag, also — wenn auch mit größerer Latenz — die Funktion wie beim Erwachsenen aufgenommen hat (s. auch S. 396).

12.2. Die Einstellung des Funktionszustandes der Hirnrinde durch die retikuläre Formation

Als Ausdruck des Funktionszustandes der Hirnrinde findet man im EEG eine schnelle Aktivität niedriger Amplitude beim wachen Erwachsenen und langsame EEG-Wellen höherer Amplitude im ruhigen Schlaf. Perioden im Schlaf, in denen der Proband träumt, sind im EEG durch eine schnelle, niedrige Wellentätigkeit charakterisiert (s. S. 408, JOUVET 1967). Elektrische Stimulation der mesenzephalen tegmentalen RF während des ruhigen Schlafs führt zum sofortigen Erwachen bei gleichzeitiger Amplitudenab- und Frequenzzunahme des EEG (MORUZZI und MAGOUN 1949), zur sogenannten Weck- oder Arousal-Reaktion (AR). Hirndurchschneidung vor dem Abschnitt der RF, dessen Reizung Erwachen und AR auslöst, ruft Somnolenz und ständiges Schlafen des Versuchstieres hervor (ROSSI et al. 1963). Werden bei dieser Operation die spezifischen Sinnesbahnen sorgfältig geschont und wird lediglich die Kontinuität mit der RF unterbrochen, so kommt es auch zur Somnolenz und dem diesem Zustand korrespondierenden EEG, das durch hohe, langsame Wellen ausgezeichnet ist. Dieser Befund macht deutlich, daß die von den Sinnesorganen über den Lemniscus medialis und die lateralen Thalamuskerne der Hirnrinde zugehenden Erregungen allein nicht in der Lage sind, die kortikalen Neurone in den Funktionszustand zu bringen, der dem Wachsein entspricht. Vielmehr bedarf es zur Steuerung der Vigilanz der unverletzt mit der Hirnrinde verbundenen mesenzephalen RF. Auf welchen anatomischen Bahnen und mittels welcher Mechanismen die Einstellung des der jeweiligen Reizsumme und der biologischen Gesamtsituation entsprechenden Funktionszustandes der Hirnrinde beim Erwachsenen erfolgt, ist z. Zt. noch Gegenstand der Forschung.

Während der postnatalen Ontogenese der Katze (SCHEIBEL und SCHEIBEL 1964) und des Kaninchens (SCHWARTZE 1968, 1973; FABER 1969) wurden direkte elektrische Stimulationen der mesenzephalen RF ausgeführt. Es fand sich bei Katzen bis zu einem Alter von 3 Wochen nach der Geburt eine typische AR nur dann, wenn die RF mit Impulsen einer Frequenz von 10 Hz gereizt wurde. 300 Hz, die bei erwachsenen Tieren eine AR auslösen (MORUZZI und MAGOUN 1949), erwiesen sich als unwirksam. Jenseits der ersten 3 Lebenswochen ergab sich der umgekehrte Befund: Die Versuchstiere zeigten nur bei der 300 Hz-Reizung eine AR, während das EEG unter und nach der 10 Hz-Reizung unverändert blieb. Beim Kaninchen führt bis zum 6. LT 20 Hz-Reizung der mesenzephalen RF zu einer AR; vom 8. LT an war der gleiche Reizerfolg nur bei 200 Hz-Stimulation zu erreichen (SCHWARTZE 1968, 1973; FABER 1969). Diese Befunde zeigen, daß sich der retikulo-kortikale Mechanismus bei diesen Spezies während der Postnatalperiode entwickelt. Die morphologische und funktionelle Umgestaltung der Hirnrinde (s. S. 424) darf man als Ursache dafür ansehen, daß die kortikalen Neurone einer höheren Reizfrequenz in der ersten Lebenswoche des Kaninchens noch nicht zu folgen vermögen, so daß die 200 bis 300 Hz-Stimulation der mesenzephalen RF von geringem Einfluß auf das kortikale EEG bleibt. In welchem Umfang darüber hinaus eine funktionelle Reifung der RF selbst diese Befunde mit verursacht, ist nicht bekannt.

Hypoxie führt beim erwachsenen Versuchstier (BAUMGARTNER et al. 1961) ebenso wie beim Menschen nach symptomloser Latenzzeit zu einer AR im Hirnrinden-EEG, die als von der mesenzephalen RF ausgelöst erwiesen werden konnte. Diese AR trat während der postnatalen Ontogenese des Kaninchens vom 6. Lebenstag an auf und ließ sich bei allen Tieren jenseits der ersten Lebenswoche durch Hirnschnitt in Höhe der vorderen Vierhügel unterdrücken (SCHWARTZE 1967a). Ebenso wie die elektroenzephalographischen Veränderungen des hirnstammwirksamen Äthylurethans (SCHWARTZE und GÖPFERT 1965, 1967) während der postnatalen Entwicklung des Kaninchens, weisen diese Befunde auf funktionelle Umgestaltungen des durch metabolische Reizung angestoßenen retikulär-kortikalen Mechanismus hin.

Die überschwellige Stimulation beliebiger Rezeptoren führt zu einer afferenten Impulsfolge, die einmal über die spezifischen Relaiskerne beim Säugetier und Menschen der Hirnrinde zugeleitet und zum anderen im Nebenschluß in die RF eingespeist wird. Es ließ sich zeigen, daß die afferenten Impulse nach Reizung verschiedener Sinnesorgane die Tätigkeit ein und derselben Nervenzelle in der RF der erwachsenen Katze beeinflussen (SCHEIBEL et al. 1955). So beginnt auf der neuronalen Ebene jener Integrationsprozeß, in dessen Ergebnis die RF unter anderem die Funktionsbereichseinstellung der Hirnrinde vornimmt, deren elektrophysiologisches Korrelat diejenigen EEG-Veränderungen darstellen, die als AR bezeichnet werden.

Die Untersuchung der AR nach sensorischen Reizungen verschiedener Modalität während der Ontogenese gibt Auskunft darüber, von welchem Lebensalter an alle beteiligten Teilfunktionen (peripheres Sinnesorgan, RF, Relaiskerne und Hirnrinde) soweit funktionstüchtig und miteinander funktionell verknüpft sind, daß eine so integrierte Reaktion des Gehirns, wie sie im Auftreten der AR ihren Ausdruck findet, möglich wird. Sie läßt offen, in welchem Ausmaße Sinnesorgan, RF und Hirnrinde am Zustandekommen der Gesamtreaktion beteiligt sind. Somit erfassen die nachfolgend beschriebenen Befunde ein funktionelles Gefüge, ohne die einzelnen Teile desselben zu berücksichtigen. Erst die isolierte Untersuchung der Funktionsentwicklung der Sensoren und der Hirnrinde erlauben per exclusionem einen gewissen Rückschluß auch auf die werdende RF-Funktion.

Praenatal führten akustische und schmerzhafte Hautreize im letzten Schwangerschaftsdrittel beim Schaf zur AR (BERNHARD et al. 1959). Hautstimulation vermochte auch beim Meerschweinchenfoeten 10 Tage vor dem Geburtstermin eine kortikale AR auszulösen (SCHWARTZE 1968; Abb. 89) und verursachte in der Pons des isolierten menschlichen Foeten am 105. GT einen der AR ähnlichen Effekt (BERGSTRÖM und BERGSTRÖM 1963). TUGE et al. (1960) fanden bei Ratten während der postnatalen Entwicklung die folgende Reihenfolge der AR-Wirksamkeit verschiedener Reize: Töne verursachten zuerst eine EEG-AR; Lichtreize vermögen vom 16. LT an und Riechreize ab 18. LT eine AR auszulösen. Beim jungen Hund fand PAMPIGLIONE (1963) im ersten Lebensmonat Haut- und Riechreize geeignet, eine AR auszulösen; Töne und Geräusche wurden zeitlich anschließend wirksam gefunden, und erst mit 6 Wochen lösten Lichtreize eine AR aus. Beim Kaninchen

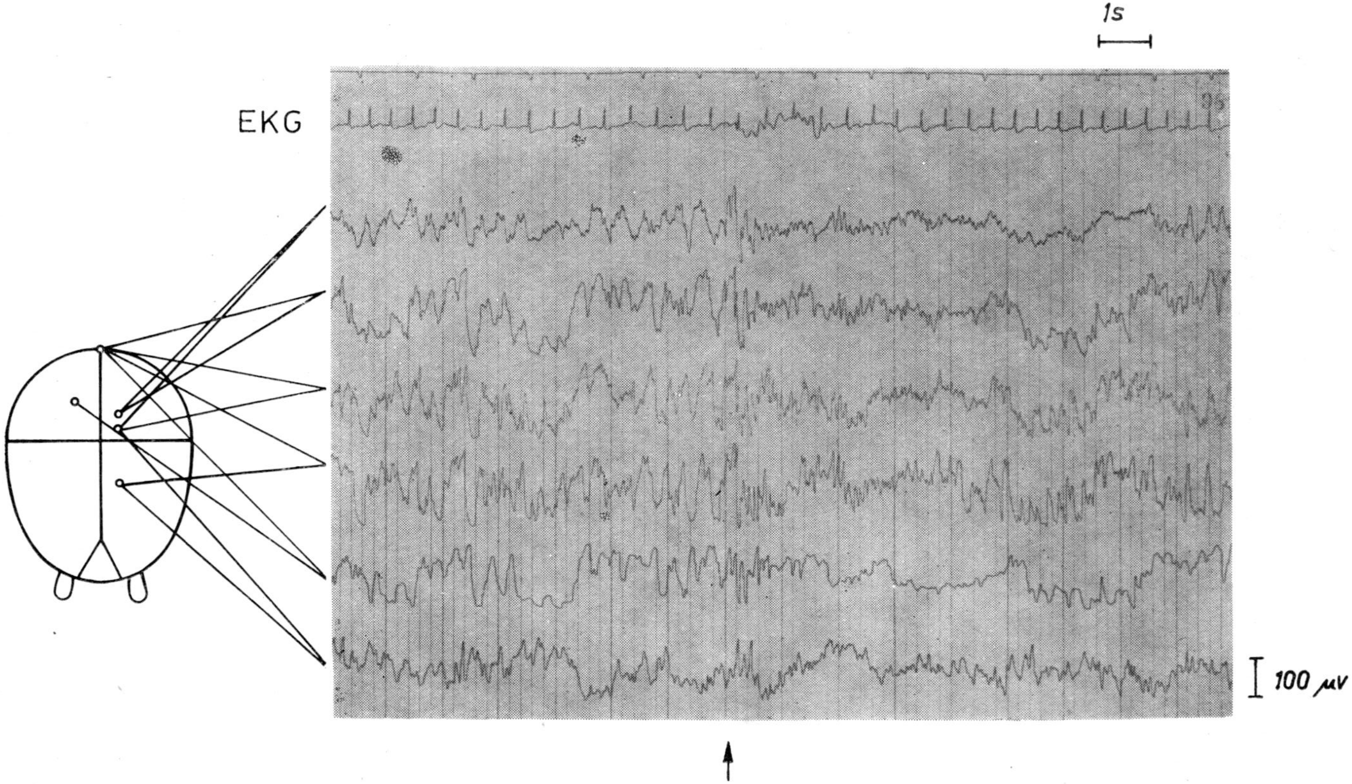

Abb. 89. Das kortikale Elektroenzephalogramm sowie das Elektrokardiogramm eines Meerschweinchenfoeten um den 60. Gestationstag vor und nach schmerzhafter Hautreizung: Durch den Reiz (↑) wird bei dem wachen Versuchsobjekt eine deutliche Weckreaktion ausgelöst (SCH ARTZE 1968).

(SCHWARTZE 1968, 1973) verursacht Riechreizung bereits am 2. LT eine AR, Hautreiz am 7. LT, Schallreiz am 9. LT und Lichtreiz am 12. LT (Abb. 90). Beim reifen menschlichen Neugeborenen können Haut-, Licht- und Tonreiz eine mit Atemfrequenzanstieg einhergehende Amplitudenabnahme der EEG-Wellen hervorrufen (FABER 1969). Diese EEG-Phänomene sind aber nur deutlich, wenn die Stimulationen im ruhigen Schlaf (State 1, s. S. 409) ausgeführt werden. In diesem Stadium führt auch olfaktorische Reizung zur AR (SCHWARTZE und v. BERNUTH 1968).

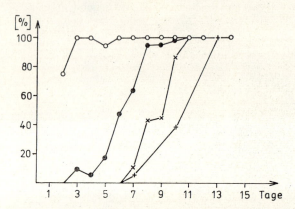

Abb. 90. Prozentuale Häufigkeit positiver elektroenzephalographischer Weckreaktionen in Abhängigkeit vom Lebensalter beim Kaninchen nach olfaktorischer (o), taktiler (•), akustischer (+ links) und optischer (+ rechts) Reizung. Jedem Kurvenpunkt liegen 5 Stimulationen bei 6 Tieren zugrunde (SCHWARTZE 1973).

Der Vergleich der Reihenfolge des Zeitpunktes der ersten AR-Wirksamkeit von Reizen verschiedener Modalität bei den bisher untersuchten Spezies ergibt von Tierart zu Tierart große Unterschiede. Übereinstimmend wird gefunden, daß es über ein sensorisches System postnatal relativ bald gelingt, eine AR auzulösen. Riech- und Hautreize machen den Anfang der AR-Wirksamkeit, akustische und optische Stimulationen schließen sich an. Diese zeitliche Abfolge entspricht der Reihenfolge der Funktionsentwicklung der Rezeptoren (s. S. 460). Man darf daher annehmen, daß, sobald ein sensorischer Stimulus den AR-Mechanismus anzustoßen, dieser auch mit einer Weckreaktion zu reagieren vermag. Daß er darüber hinaus während der postnatalen Entwicklung einen qualitativen Funktionswandel durchläuft, zeigen die Befunde bei direkter Reizung der mesenzephalen RF.

12.3. Die Schlaf-Wach-Stadien und ihre Steuerung

Bei Vögeln und niederen Wirbeltieren (s. S. 450) wurde die Bewegungshäufigkeit im Ei registriert. Auch beim menschlichen Foeten wechseln Perioden der Bewegung mit solchen der motorischen Ruhe ab. Häufigkeit und statistische Parameter menschlicher foetaler Bewegungen sind von EDWARDS und EDWARDS (1970) angegeben worden (Abb. 107). Es ist zweifelhaft, ob Perioden der Bewegung immer mit „Wachsein" und solche der Ruhe mit „Schlaf" gleichgesetzt werden dürfen, treten doch in beiden Schlafstadien (State 1 und 2) beim Neugeborenen Körperbewegungen auf. Beim Schaf- (BERNHARD et al. 1959) wie auch beim Meerschweinchenfoeten (SCHWARTZE und NADIRASCHWILI 1967) finden sich im kortikalen EEG während der letzten Gestationswochen bzw. -tage Perioden langsamer Wellen bei gleichzeitiger motorischer Ruhe der Tiere.

Foeten wurden hinsichtlich ihres Schlaf-Wach-Zyklus erst in letzter Zeit direkt untersucht. DAWES et al. (1972) sowie RUCKEBUSCH (1972) beschrieben das Schlafverhalten von Schaffoeten. Sie fanden, daß sowohl das Stadium des ruhigen Schlafs (State 1, s. unten), als auch das des unruhigen Schlafs (State 2) auftraten: Beide Stadien werden im letzten Drittel der Gestationszeit voneinander sicher abgrenzbar. Sie zeigen dann alle Charakteristika dieser Schlafstadien, wie sie auch im postnatalen Entwicklungsabschnitt gefunden werden in den Parametern von EEG, Nacken-EMG, EOG, EKG usw. (Literatur bei JOUVET 1967). Die Geburt verändert EEG und Schlaf-Wach-Verhalten zunächst nicht, führt aber zu einem Anstieg des Muskeltonus, der im State 2 deutlicher erkennbar abfällt als bei den Foeten. Sehr bald kommt es aber zu einem Abfall des Zeitanteils, der im unruhigen Schlaf verbracht wird, an der Gesamtschlafdauer. Demgegenüber bleibt die ruhig schlafend (State 1) zugebrachte Zeitspanne zunächst unverändert.

In den älteren Arbeiten über den Schlaf der Neugeborenen (Lit. bei PRATT 1946 und PEIPER 1961) war man einerseits bemüht, Schlafdauer und Häufigkeit in Abhängigkeit vom Lebensalter festzustellen und zum anderen Kriterien für die Schlaftiefe zu finden. So bestimmte man die LZ nach verschiedenen Stimulationen bis zum Erwachen der Kinder. Allen diesen Untersuchungen haftet der Mangel an, daß sie unternommen wurden, bevor zwei in ihrem Mechanismus völlig verschiedene Schlafstadien bekannt waren, der sogenannte „ruhige Schlaf" und der „aktivierte Schlaf", die als State 1 und State 2 (PRECHTL 1968) bezeichnet werden. Die funktionellen Charakteristika dieser Schlafstadien sind ausreichend, das Verhalten auch der Säuglinge nach sensorischen Reizen im Schlaf zu erklären, und machten die Einteilung der Schlafzeit in Abschnitte verschiedener Schlaftiefen genauso überflüssig wie den Begriff der Schlaftiefe überhaupt.

Phänomenologisch sind die zwei Schlafstadien deutlich voneinander unterscheidbar. State 1, der ruhige Schlaf, ist durch verschlossene Augen, regelmäßige tiefe Atmung, regelmäßige Herzschlagfolge, Fehlen von Augenbewegungen, gelegentliche tonische Körper- und Extremitätenbewegungen und elektroenzephalographisch durch langsame Wellen höherer Amplitude ausgezeichnet. Ohne äußere, zusätzliche Reizung geht dieses Stadium in das des aktivierten Schlafs (State 2) über. Bei verschlossenen Augen bestehen nun: Unregelmäßige Atmung, wechselnde Tiefe der einzelnen Respirationen, wechselnde Herzfrequenz, deutliche Augenbewegungen unter den verschlossenen Lidern, Tonuslosigkeit der Nackenmuskulatur und ein EEG, das durch schnelle Wellen niedriger Amplitude charakterisiert ist. Dieses Stadium wandelt sich ohne äußere Ursache wieder in

State 1 um oder endet mit dem Erwachen, also dem State 3 (s. S. 109). Der an erwachsenen Tieren untersuchte physiologische Mechanismus des State 1 besteht vereinfacht in folgendem (Moruzzi 1964): In der Pons befindet sich ein Kerngebiet, dessen Reizung alle Charakteristika des ruhigen Schlafs auslöst. Diese bestehen aus einem langsamen EEG mit höherer Amplitude (Batini et al. 1959) un allgemeiner Unbeweglichkeit bei Zunahme des Tonus der Nackenmuskulatur. Damit wurde erwiesen, daß umschriebene Gebiete der pontinen RF die Kontrolle und Steuerung des State 1 ausüben.

Demgegenüber findet sich im Bereich des unteren Hirnstamms eine andere Zone, der Nucl. reticularis pontis, deren Zerstörung das Auftreten des State 2 bei der erwachsenen Katze unterdrückt. Dieses Schlafstadium kann durch direkte elektrische Stimulation der pontinen RF (Jouvet 1961), der mesenzephalen RF und auch des Hippokampus (Cadilhac et al. 1961) hervorgerufen werden. Damit sind für die Auslösung und Kontrolle der zwei Schlafstadien verschiedene Strukturen gefunden worden, die von den für die Steuerung des Wachzustandes verantwortlichen mesenzephalen Abschnitten der RF (s. S. 404) auch morphologisch getrennt sind. Das komplexe Wechselspiel intraretikulärer Förderung und Hemmung dieser Funktionseinheiten einerseits und andererseits deren extraretikuläre Beeinflussung — sei es durch Hirnrinden- und Thalamusafferenzen oder auf metabolischem Wege — (Literatur bei Jouvet 1965, 1967) führen zu dem in seinen einzelnen Komponenten noch unaufgeklärten Wechsel von Schlaf- zu Wachzustand und im Schlaf zwischen den Schlafstadien.

Bei allen bisher untersuchten Säugetieren gibt es die zwei Schlafstadien, State 1 und State 2 (Jouvet und Jouvet 1964); bei Vögeln wird die Unterteilung des Schlafs in Stadien bereits unsicher (Jouvet 1965), und bei phylogenetisch niedrigeren Tieren findet sich nur ein Schlafstadium. Es wird daher nur über die Ontogenese der Schlafstadien bei Säugetieren und dem Menschen zu berichten sein. Da dieser Entwicklungsgang für alle Mammalia qualitativ gleichartig verläuft, kann er zusammenfassend dargestellt werden (Abb. 91). Es soll vorausgeschickt werden, daß über die Katze Valat et al. (1964), über Katze und Kaninchen Himwich und Shimizu (1968), über Kaninchen Faber (1969), Ratte Gramsbergen et al. (1970a) und über den menschlichen Säugling Aserinski und Kleitmann (1955), Dreyfus-Brisac (1959, 1966), Dreyfus-Brisac und Monod (1970), Dreyfus-Brisac et al. (1962), Parmelee et al. (1967), Prechtl und Lenard (1968) u. a. gearbeitet haben. Eine vergleichende, umfängliche Arbeit haben Jouvet-Monnier und Lacote (1970) der Schlafstadienentwicklung von Ratte, Katze und Meerschweinchen gewidmet.

Postnatal fällt bereits in den ersten Lebensstunden beim menschlichen Frühgeborenen wie auch bei den erwähnten Säugetierjungen auf, daß sie schnelle, kleine Bewegungen der Extremitäten bei gleichzeitigen Augenbewegungen unter den verschlossenen Lidern ausführen, wobei unregelmäßige Atem- und Herzfrequenz besteht. Bei Jungtieren ist das Zucken der Vibrissae besonders auffällig. Es besteht State 2, ein Zustand, der nur kurzfristig von Perioden des Ruhigliegens bei regelmäßiger Atmung und Herzfrequenz unterbrochen wird, dem State 1.

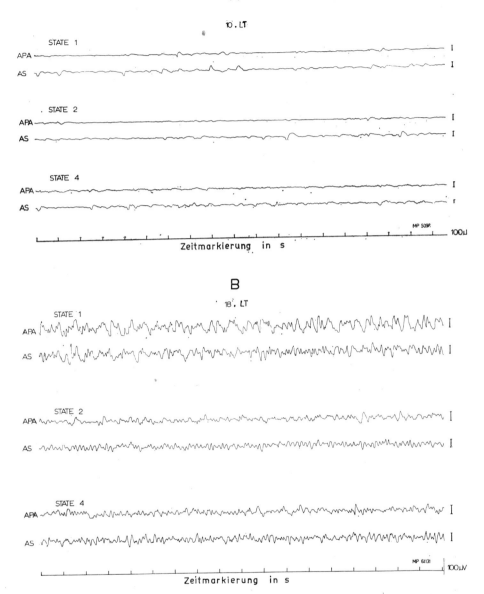

Abb. 91. A, B: Das kortikale EEG der Ratte im Zustand ruhigen Schlafs (State 1), aktiven Schlafs (State 2) und aktiven Wachseins (State 4). In der zweiten Lebenswoche entwickeln sich Unterschiede zwischen den in State 1, 2 und 4 abgeleiteten Elektroenzephalogrammen. Die EEG-Entwicklung vollzieht sich unterschiedlich in den untersuchten kortikalen Areae: der sensomotorischen Area (APA) und der visuellen Area (AS). Zeitkonstante 1 s (GRAMSBERGEN 1974).

Bei der Ratte finden sich differente EEG-Muster zwischen den Schlafstadien vom 9. LT an; zuvor läßt sich lediglich der Schlaf- vom Wachzustand elektroenzephalographisch unterscheiden (Abb. 92). Es bestehen also in den frühen Entwicklungsstufen bereits beide Schlafstadien, nur elektroenzephalographisch lassen sie sich nicht voneinander trennen.

Um die 36. GW beginnt auch beim Menschen sich State 1 von State 2 im EEG zu unterscheiden. Es tritt im State 2 eine niedrigere Aktivität zwischen Perioden langsamerer, höherer Wellen auf und ist diesen teilweise aufgelagert. State 1 zeigt Gruppen höherer Wellen von isoelektrischen Strecken unterbrochen; im Wachzustand (State 3) besteht eine kontinuierliche niedrige Aktivität. Das gleiche elektroenzephalographische Verhalten findet sich bei der Ratte ab 9. LT, bei Meerschweinchen bereits unmittelbar nach der Geburt. Im weiteren Entwicklungsverlauf wird beim Menschen der elektroenzephalographische Unterschied zwischen den Schlafstadien immer deutlicher, so daß mit 40 Gestationswochen, also zum normalen Geburtstermin, die Charakteristika der States 1, 2 und 3 voll ausgeprägt sind. Das korrespondierende Alter der jungen Ratte ist der 10. LT, bei der Katze 15.—21. LT. Betrachtet man nun den quantitativen Entwicklungsgang der die beiden Schlafstadien charakterisierenden Parameter, so ergibt sich, daß beim Menschen die mittlere Herzfrequenz im State 2 von der 32. GW an bis zu einem postnatalen Alter von 8 Monaten um etwa 10 Schläge pro Minute höher liegt als im State 1; in diesem Lebensabschnitt fällt die Frequenz insgesamt von 145 auf 130 Schläge pro Minute im State 2. Regelmäßige Atmung tritt im State 2 in der 32. GW nur in 4% der Gesamtzeit auf, die das Kind in diesem Stadium verbringt, und auch im State 1, der beim 40 Wochen alten Kind (reife Neugeborene) zu 85% mit regelmäßiger Atmung einhergeht, findet sich in diesem frühen Alter nur in 10% der Gesamtzeit eine regelmäßige Atmung. Ohne Körper- und Gliedmaßenbewegungen verbringt das 32 Wochen alte Kind nur 20% der Gesamtzeit im State 2 und 73% im State 1. Bereits im Alter von 40 Wochen liegt es 50% der Zeit im State 2 ruhig und über 80% der Zeit, die es im State 1 verbringt. Schließlich finden sich in über 90% der Schlafzeit im State 2 Augenbewegungen beim 32 Wochen alten Kind; im State 1 treten aber in 50% der Gesamtzeit, die der Säugling ruhig schläft, Augenbewegungen auf. Erst im Alter von 3 Monaten nach termingerechter Geburt fehlen während des State 1 in 95% der Zeit die Augenbewegungen. Diese Befunde zeigen, in welch ausgeprägtem Maße die schon beim jungen Frühgeborenen vorhandenen Schlafstadien einem entwicklungsbedingten Wandel unterliegen. Erst mit der 40. GW sind funktionelle Verhältnisse erreicht, die sich im weiteren Leben nicht mehr grundsätzlich ändern.

Die statistische Analyse der Augenbewegungen im State 2 beim Neugeborenen ergab, daß es sich hinsichtlich der Häufigkeit schneller Bewegungen um ein komplexes weißes Rauschen handelt (PRECHTL und LENARD 1967, PETRE-QUADENS et al. 1971). Die Zahl der schnellen Augenbewegungen ist positiv korreliert mit Unregelmäßigkeit der Atmung, Zahl der schnellen Muskelbewegungen am übrigen Körper und der Unterdrückung einiger monosynaptischer Reflexe. Sie erweist sich als statistisch unabhängig von der Herzfrequenz und dem Leistungsspektrum des EEG. Die physiologischen Zusammenhänge dieser Korrelationen sind nicht bekannt. Das gleiche muß über die Ergebnisse der statistischen Analyse des EEG während der Schlafstadien in der Ontogenese von Mensch (PRECHTL und LENARD 1968) und Ratte (GRAMSBERGEN et al. 1970b) gesagt werden. Beiden Spezies ist gemeinsam, daß, sobald sich State 1 und 2 im visuell ausgewerteten EEG unterscheiden, in der Computeranalyse des EEG lediglich eine Amplitudenänderung nachweisbar wird. Erst später läßt sich zeigen, daß im State 2 neben der Amplitudenabnahme gegenüber dem State 1 auch eine Frequenzzunahme erfolgt. Bei der Ratte finden sich schnellere Wellen im State 2 nach dem 10. LT, niedrigere Wellen aber schon nach dem 8. LT (Abb. 92).

Die Untersuchungen über die Gesamtzeit, die Säuglinge und Jungtiere in den jeweiligen Schlafstadien und im Wachsein täglich verbringen, führten beim Menschen und den übrigen bisher beschriebenen Mammalia zu grundsätzlich gleichen Ergebnissen (Abb. 93). Während das reife Neugeborene von insgesamt 24 Stunden 16 schläft, und zwar jeweils 50% im State 1 und State 2, werden mit 2 Jahren 12,5 Stunden geschlafen und davon 25% im State 2. Mit 14 Jahren verbringen die Jugendlichen 9 Stunden täglich im Schlaf und nur noch 20% davon im State 2. Dieser Prozentsatz bleibt bis in das Senium erhalten, während die Gesamtschlafzeit noch auf 7—8 Stunden abfällt (ROFFWARG et al. 1966). Parallele Befunde ergeben sich an Katze, Meerschweinchen und Ratte (VALAT et al. 1964, JOUVET-MONNIER und LACOTE 1970, GRAMSBERGEN et al. 1970a). Junge Säuglinge sowie Katzen- und Rattenjunge wechseln sehr häufig zwischen State 1 und 2; mit steigendem Lebensalter nimmt die Dauer der State-1- und State-2-Schlafphasen zu und damit die Zahl der Wechsel zwischen den Phasen ab. Bemerkenswerterweise beginnen Jungtiere nach dem Wachsein den Schlaf sofort mit State 2, — ebenso verhalten sich Säuglinge — und erst später stellen sich die für den Erwachsenen typischen Einschlafverhältnisse ein: der Schlafbeginn mit State 1 (Abb. 94).

Der dieser komplexen ontogenetischen Abfolge und Funktionswandlung zugrunde liegende Mechanismus wurde von PARMELEE und STERN (1972) diskutiert. Offensichtlich ist das Gehirn aller bisher untersuchten Mammalia zuerst zum unruhigen Schlaf, dem State 2 befähigt, dessen Genese an die Funktionstüchtigkeit der Nuclei interpedicularis und reticularis pontis oralis gebunden ist. Zu einem Entwicklungsstadium, in dem die Hirnrinde noch nicht ausreichend differenziert ist, um Afferenzen der pontinen RF zu verarbeiten, — das kortikale EEG bleibt vom Wechsel der Schlafstadien unbeeinflußt — ist der subkortikale Mechanismus, der zum State 2 führt, bereits in Funktion. Aber auch der für die Generierung des State 1 zuständige Abschnitt der pontinen RF muß teilweise in diesem Entwicklungsalter seine Funktion aufgenommen haben. Allerdings findet sich im State 1 in diesem Alter fast während der Hälfte der Zeit eine unregelmäßige Atmung, ein Charakteristikum von State 2, so daß der den State 2 verursachende pontine Mechanismus der zuerst entwickelte zu sein scheint. Das häufige Wechseln zwischen State 2 und 1 darf man ebenfalls als ein Zeichen dafür ansehen, daß die

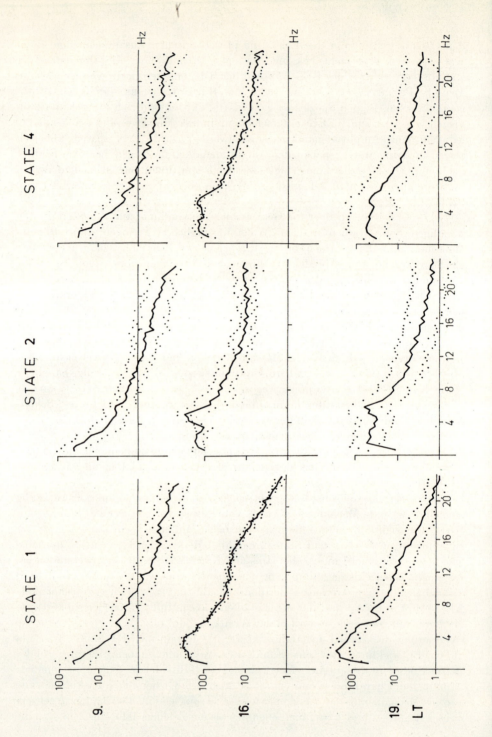

Stabilität vorwiegend des State 1 noch gering ist. Mit zunehmendem Alter gewinnt auch der mesenzephale Abschnitt der RF eine gewisse funktionelle Selbständigkeit, und die Hirnrinde erwirbt die Fähigkeit, auf afferente RF-Reizung mit einer EEG-Wellenänderung, der AR, zu reagieren. Zwischen 29. und 34. GW

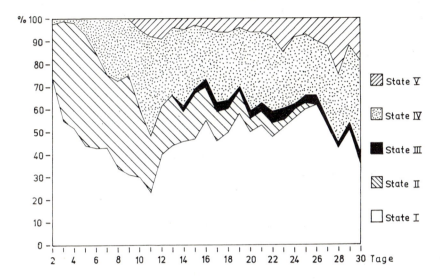

Abb. 93. Der Anteil der in den einzelnen States zwischen dem 1. und 30. LT von der Ratte verbrachten Zeit in % der Gesamtbeobachtungsdauer. Sie betrug bis zum 16. LT 40, später 120 Minuten (KRETSCHMER und SCHWARTZE 1974).

führen daher beim Menschen Schlaf- und Wachzustand erstmalig zu differenten Hirnstromkurven, und anschließend werden auch die zwei Schlafstadien im EEG deutlich voneinander unterscheidbar. Die Zunahme der Zeit des Wachseins und die Verlängerung der Dauer von State 1 gegenüber der von State 2 innerhalb der Gesamtschlafdauer sind Ausdruck synchroner funktioneller Reifung der drei miteinander verflochtenen retikulären Mechanismen. Die Einzelheiten der Schlafphysiologie in der Ontogenese sind Gegenstand weiterer Untersuchungen. Eine Übersicht und Zusammenfassung der Literatur gab LENARD (1970).

Abschließend soll darauf hingewiesen werden, daß die Ontogenese des Schlaf-Wach-Verhaltens in der kinderneurologischen Diagnostik und Therapiekontrolle

←
Abb. 92. Gemittelte Frequenzspektren und Standardabweichungen der Logarithmen der gemittelten Werte des EEG vom visuellen Kortex der Ratte am 9., 16. und 19. LT in State 1, 2 und 4. Ordinate: Power in $\mu V^2 \cdot Hz^{-1}$, Abszisse: Frequenz der EEG-Wellen in Hz. Mit dem Lebensalter verschieben sich die Frequenzspektren in den Bereich der höheren Frequenzen und die States werden zunehmend voneinander unterscheidbar (GRAMSBERGEN 1974).

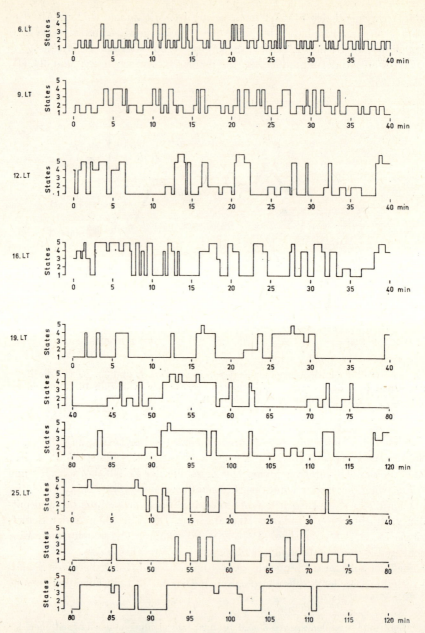

Abb. 94. Sogenanntes Stateprofil von Ratten des 6. bis 25. LT: Es ist jeweils die Dauer, die das untersuchte Tier in einem bestimmten State verbrachte, gegen den State, in dem sich das Tier zu einer bestimmten Beobachtungszeit befand, aufgetragen. Die Beobachtungszeit betrug bis zum 16. LT 40, später 120 Minuten; der jeweils aktuelle State wurde alle 15 s protokolliert (KRETSCHMER 1974).

Bedeutung erlangt hat. Das für die einzelnen Schlafstadien charakteristische Funktionsmuster — im State 2 beispielsweise lebhafte Augenbewegungen, EEG niedriger Amplitude, Tonusverlust der Nacken- und Kaumuskulatur usw. — kann in pathologischen Fällen verschiedenster Genese zerfallen, so daß einige für den State 1 typische Funktionsweisen im State 2 gefunden werden und umgekehrt. Die möglichen Veränderungen können so weitgehend sein, daß völlig anarchische Funktionsmuster ableitbar werden, die keine sichere Zuordnung zu einem bestimmten Schlafstadium mehr erlauben. Ausmaß und Stabilität solcher desintegrierten Schlafzustände können als Indikator für Hirnfunktionsstörungen angesehen werden (DREYFUS-BRISAC und MONOD 1970); ihre Rückbildung unter der Behandlung oder im Laufe der natürlichen Entwicklung zeigen die Rückkehr zur normalen Funktion, zur Gesundheit, an.

13.   Gehirn und Verhalten

Das Gehirn dient der Verarbeitung von Signalen, die ihm aus der Körperperipherie und von den Sinnesorganen zugehen; es sendet zu den inneren Organen, den Sinnesorganen und zur Muskulatur Impulsfolgen mit dem Ergebnis einer optimalen Anpassung des Organismus an die jeweilige Umwelt sowie der Erhaltung seines inneren Milieus. Das Gehirn ist in der Hauptsache also kein energiewandelndes Organ, das, wie die übrigen Organe im Körper, Stoffumsatz und -bewegung bewerkstelligt, sondern ein Informationswandler und -speicher. Der Vergleich der Hirnfunktion mit den Leistungen, die moderne Datenverarbeitungsanlagen ausführen können, verleitet dazu, gemeinsame Funktionsprinzipien und Arbeitsweisen in diesen Organisationsformen der belebten und unbelebten Materie zu vermuten und damit zu einer unstatthaft vereinfachenden Darstellung des biologischen Geschehens zu gelangen. Zweifelsohne führt das Gehirn beispielsweise bei Gedächtnisleistungen zum Teil Funktionen aus, die denen eines technischen Speichers analog sind (DRISCHEL 1972b); die Neuronengruppen im Hirnstamm, denen über die Neuriten anderer Nervenzellen Impulse zugeleitet werden, stellen in mancher Hinsicht ein Analogon zur Eingangsstufe eines technischen Rechners dar. Dennoch sind Zentralnervensystem und Computer — von den allgemeinen Analogien hinsichtlich einzelner Funktionen abgesehen — in Funktionsprinzipien und Arbeitsweise — auch unter dem Aspekt der Gewinnung neuer wissenschaftlicher Einsichten in die Funktionsweise des Gehirns — nicht miteinander vergleichbar (v. NEUMANN 1960). Im weiteren Verlauf der Besprechung der Funktionsentwicklung des Gehirns wird diese Tatsache eine zunehmende sachliche Erläuterung erfahren; hier mußte sie vorweggenommen werden, damit ein neuer und sehr allgemein formulierter Ansatz, der geeignet erscheint, die Ontogenie der Hirnfunktion zu beschreiben, einleitend dargestellt werden kann.

BERGSTRÖM (1969) hat den Versuch unternommen, die Fähigkeit des Gehirns zur Informationsverarbeitung als Kriterium für die Funktionsentwicklung zu benutzen. Beginnend in der Embryonalperiode, entsteht als früheste informationsverarbeitende Leistung des Gehirns eine dem Informationsfluß — im mathematischen Sinne — analoge, diffuse Erregungsausbreitung an den noch wenigen, netzförmig miteinander verbundenen Nervenzellen. Der Ort dieser Erregung liegt im tiefen Hirnstamm, wo sich zuerst interneuronale Verbindungen (s. u.) ausbilden. Eine diffuse Erregungsausbreitung oder auch „Informationsausbreitung", wenn man die interneuronal ablaufenden Impulse als Nachrichtenträger im Sinne der Informationstheorie auffaßt, charakterisiert eine statistisch wahrscheinliche Form der Informationsübertragung, einen Prozeß mit hoher Entropie (MEYER-EPPLER 1959, JAGLOM und JAGLOM 1960). Mit zunehmendem Lebensalter steigt die Zahl der nicht mehr diffus, sondern diskret miteinander verknüpften Nervenzellen insbesondere in den sich differenzierenden Abschnitten des Vorderhirns an (s. u.) und damit auch die Zahl der Bahnen, die unmittelbar nacheinander geschaltete Nervenzellen oder Zellkomplexe miteinander verbinden. Somit finden ankommende Impulse nun direkte Bahnen von einem Zellkomplex zum anderen vor und können sich auf dem kürzesten Wege gemäß den jeweiligen Funktionsanforderungen ausbreiten. Diese Form der Informationsübertragung ist die statistisch unwahrscheinlichere, die Informationsübertragung mit niedrigerer Entropie. Der Entwicklungsgang der Fähigkeit des wachsenden Gehirns, Information zu übertragen, läßt sich demnach als von einem Zustand hoher zu einem solchen niedrigerer Entropie fortschreitend beschreiben. Eine solche Beschreibung befände sich in Übereinstimmung mit den Resultaten von elektroenzephalographischen Untersuchungen sowie Befunden, die bei Einzelzelluntersuchungen u. a. erhalten wurden (s. u.). Sie bietet den Vorteil, die Hirnfunktionsentwicklung anhand der mit dem Alter wachsenden Fähigkeit des Gehirns zur Informationsverarbeitung auch einer quantitativen Beschreibung näher gebracht zu haben. Gelöst ist das Problem einer allgemeinen Theorie der Funktionsentwicklung des Gehirns damit aber noch nicht, macht es doch außerordentliche Schwierigkeiten, biologisch sinnvolle Daten zu erhalten, die geeignet wären, einem rechnerischen Ansatz zur realen Bestimmung der Entropie des wachsenden Gehirns zugrunde gelegt zu werden. Man ist daher z. Z. gezwungen, sich unmittelbar am Objekt orientierter Untersuchungsmethoden zur Aufklärung der Gesetzmäßigkeiten der Funktionsentwicklung des Gehirns zu bedienen: biochemischer, morphologischer, elektro- und verhaltensphysiologischer Verfahren. Bevor sie in ihren für das Verständnis der Funktion wichtigen Resultaten besprochen werden sollen, sei eine Einteilung der Hauptentwicklungsstadien des Gehirns angegeben (DAVISON und DOBBING 1968):

1. Stadium: Entwicklung der Organanlage bis zum Ende der Teilungsperiode der Neurone

2. Stadium: Hauptwachstumsphase des Gehirns

    a) Wachstumsphase der Nervenzellfortsätze und der Markscheiden; Vermehrung der Gliazellen

    b) Massenzunahme des weitgehend differenzierten Gehirns

3. Stadium: Das reife, erwachsene Gehirn

4. Stadium: Die Altersinvolution des Gehirns

Die nachfolgende Darstellung wird sich vorwiegend mit dem 2. Stadium zu beschäftigen haben; gelegentlich wird der späte Abschnitt des Stadiums 1 und der frühe des Stadiums 3 mit berücksichtigt werden müssen.

13.1. Wachstum und Biochemie des Gehirns

13.1.1. Das Hirngewicht

Das absolute Gewicht des Gehirns nimmt mit dem Lebensalter sowohl im Stadium 1 wie auch im Stadium 2 zu, erreicht ein Maximum im Stadium 3, um anschließend wieder abzunehmen. Die Hirngewichtszunahme im Verhältnis zum KG führt während der Wachstumsphase im Stadium 1 zu großen Werten; je mehr

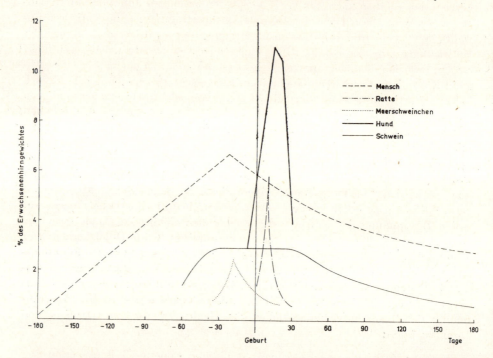

Abb. 95. Die Gewichtszuwachsrate des Gehirns verschiedener Säugetierspezies in % des erwachsenen Hirngewichts. Der Wachstumsschub des Gehirns vollzieht sich bei den einzelnen Tierarten in unterschiedlicher zeitlicher Relation zum Geburtstermin (nach DOBBING 1968).

sich das Versuchsobjekt dem Erwachsenenalter nähert, um so kleiner wird der Quotient. Der Gewichtszuwachs pro Zeiteinheit, also die Wachstumsrate des Gehirns, ist bei den daraufhin untersuchten Tierarten unterschiedlich gefunden worden; allen gemeinsam ist eine Art analog dem praepuberalen Körperwachstum verlaufender Wachstumsschub, dessen Maximum allerdings bei den verschiedenen Spezies zu differenten Lebensaltern gefunden wird. So ist die höchste Gewichtszunahme des menschlichen Gehirns im letzten Drittel der Gestationszeit zu beobachten ebenso wie die des Meerschweinchengehirns, während Ratte und

Hund erst Tage bis Wochen nach der Geburt die größte Wachstumsgeschwindigkeit des Gehirns aufweisen (DAVISON und DOBBING 1968; Abb. 95). Der Logarithmus des Gehirngewichts bei Geburt ist beim Menschen dem Logarithmus des Geburtsgewichts linear korreliert, lediglich „small for dates" haben ein signifikant höheres Hirngewicht, als es dieser Korrelation entspricht (LARROCHE 1966). Absolut wiegt beim normalen menschlichen Neugeborenen männlichen Geschlechts das Gehirn um 400 g, beim weiblichen um 380 g, um sich im Laufe der ersten 8 Lebensmonate zu verdoppeln und zwischen dem 6.—8. Lebensjahr zu verdreifachen. Um das 20. Lebensjahr sind die Erwachsenenwerte für beide Geschlechter erreicht (CLARA 1953). Die postnatale Gewichtszunahme des Rattengehirns hat DONALDSON (1908) logarithmisch vom KG abhängig gefunden:

$$\text{Hirngewicht [g]} = 0{,}567 \cdot \log (KG - 8{,}7) + 0{,}554 \tag{77}$$

Um die Gewichtsveränderungen des wachsenden Gehirns dem Verständnis der Funktionsentwicklung dieses Organs nützlich zu machen, ist es erforderlich, einige biochemische Veränderungen, die der Gewichtsentwicklung zeitlich parallel gehen, in Betracht zu ziehen.

13.1.2. *Einige biochemische Daten*

Vergleicht man die Wachstumsrate des Gehirns mit den Zu- oder Abnahmeraten der DNS bzw. des Cholesterols im ganzen Gehirn, so findet man für Schwein, Meerschweinchen und Ratte analoge und funktionell interpretierbare Befunde (Abb. 96). Da man annehmen kann, daß alle Zellen die gleiche Menge DNS enthalten, gibt die Veränderung der DNS-Bildungsrate eine, wenn auch nur summarische, Auskunft über das Ausmaß der Zellteilung im wachsenden Gehirn; der Cholesteringehalt des Gehirns kann als grober Indikator für das Ausmaß der jeweils erreichten Myelinisierung angesehen werden. Für die erwähnten Tierarten hat sich nun ergeben, daß der höchste Gewichtszuwachs des ganzen Gehirns unmittelbar von der höchsten DNS-Zuwachsrate gefolgt ist. Man kann also den Wachstumsgipfel des Gehirns als durch die zum jeweiligen Zeitpunkt stattfindende, maximale Zellteilungsrate der Neurone verursacht ansehen. Dem DNS-Gipfel folgt die maximale Cholesterolzuwachsrate nach: Im Anschluß an die Periode der Zellteilung beginnen sich die Neuronenfortsätze mit Myelin zu beladen (DOBBING 1968). Das zeitliche Nacheinander der maximalen Zuwachsraten von Gewicht, DNS- und Cholesteringehalt wird nicht nur für das ganze Gehirn, sondern auch bei einzelnen Gehirnabschnitten gefunden, so im Kleinhirn, in der Großhirnrinde und im Rückenmark (DICKERSON und DOBBING 1967), wobei hervorzuheben ist, daß der Umgestaltungsprozeß im Hirnstamm beginnt und zur Rinde hin fortschreitet.

Weitere biochemische Befunde sind einer funktionellen Interpretation nur schwer zugänglich. Da die Ganglioside im wesentlichen im Zellkörper der Neurone gefunden werden, ist die Zunahme der Disialogangliosidfraktion im Rattengehirn im Laufe der ersten 18 postnatalen LT, die mit dem Wachstum der Nervenzellen zeitlich parallel verläuft, vermutlich Ausdruck dieses Umgestaltungsprozesses (SUZUKI 1965). Die Zerebroside, als ein wesentlicher Bestandteil des Myelins, zeigen eine maximale Zuwachsrate im Rattengehirn um den 12. postnatalen LT (KISHIMOTO et al. 1965); zu diesem Zeitpunkt sind alle Hirnabschnitte in lebhafter Myelinisierung begriffen.

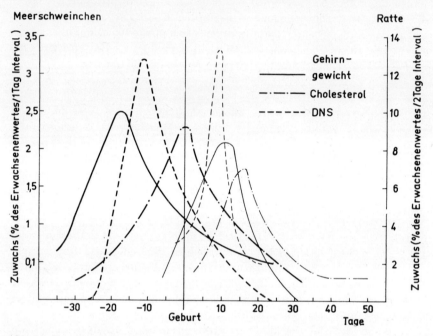

Abb. 96. Die Gewichtszuwachsrate des Gehirns beim Nestflüchter Meerschweinchen (dick ausgezogene Kurven) und Nesthocker Ratte (dünn ausgezogene Kurven) in ihrer zeitlichen Deziehung zu den Zuwachsraten des DNS- und Cholesterolgehaltes des Gehirns (nach BOBBING 1968).

Die Zusammensetzung des Myelins ist im Laufe der Entwicklung durchaus nicht gleich (DAVISON 1972). So verschiebt sich beispielsweise im menschlichen N. ischiadicus das Verhältnis von Cholesterol (100):Phosphorlipid:Zerebrosid von 100:138:0 (14,8.—17,7. Gestationswoche) auf 100:142:4 (20,6. Gestationswoche), ferner auf 100:110:12 (24. Gestationswoche), um schließlich beim Erwachsenen 100:124:30 zu betragen. Die Veränderungen in der Myelinzusammensetzung vollziehen sich in verschiedenen Abschnitten des Gehirns und bei den bisher untersuchten Spezies in ähnlicher zeitlicher Reihenfolge, wenn auch nicht zu korrespondierendem Gestationsalter. Die Zusammensetzung des Myelins in einer bestimmten Entwicklungsstufe hängt von genetischen Faktoren (BAUMANN, N. A. et al. 1972) sowie von einem ausreichenden Angebot essentieller Fettsäuren insbesondere in dem Entwicklungsabschnitt ab, in dem sich der Hauptwachstumsschub des Gehirns vollzieht (PAOLETTI und GALLI 1972). Nicht zu Unrecht hat man deshalb diesen Lebensabschnitt als die kritische Periode der Hirnentwicklung bezeichnet (HERSCHOWITZ und ROSSI 1972). Das Fehlen eines ausreichenden Nahrungsstoffangebotes ist in dieser Periode von dauernden morphologischen und funktionellen Schäden gefolgt (s. S. 403), die auch beim Menschen auftreten können: 1. Entstehen einer echten Mikrozephalie nicht nur für das jeweilige Alter, sondern auch bezogen auf das erreichte KG, 2. ungleichmäßiges Hirnwachstum, wobei insbesondere das Kleinhirn in der Größe zurückbleibt, 3. Ausfall bestimmter Zelltypen in einzelnen Hirnabschnitten, die sich als diffuse Hirnschädigungen bemerkbar machen, 4. Abnahme des Myelingehaltes des Gehirns, 5. verändertes Enzymmuster im Gehirn und schließlich 6. verzögerte Reflexentwicklung und endgültig gestörte Reflexabläufe (DOBBING 1972). Alle diese Tatsachen sind von sehr allgemeiner Bedeutung und stellen ein sozialmedizinisches Problem für solche Nationen dar, bei denen ein großer Teil der werdenden Mütter und der Kleinkinder hungert. Es ist sehr wahrscheinlich, daß jenes dauernde Defizit im Angebot essentieller Fettsäuren, unter dem ein Teil der Foeten und Säuglinge in diesen Ländern leidet, von endgültigen und bleibenden Hirnschäden gefolgt ist (COBOS 1972, KLEIN et al. 1972).

Die Besonderheiten des Kohlenhydratstoffwechsels im wachsenden Gehirn sollen bei der Besprechung der O_2-Mangelerscheinungen (s. S. 445) besprochen werden. Die AS-Aufnahme in den Zellen verläuft im Gehirn neugeborener Ratten schneller als bei älteren Tieren; die synthetisierten Eiweiße werden viel rascher bei den Jungtieren ab- und umgebaut als bei den erwachsenen (GIATONDE und RICHTER 1956); diese Befunde sind Ausdruck des Wachstumsstoffwechsels des Gehirns. Benutzt man autoradiographische Verfahren und verfolgt die Einbaurate und -geschwindigkeit sowie die Lokalisation einzelner markierter AS, so ergibt sich bei der Ratte, daß eine relativ diffuse Inkorporation der AS in alle Abschnitte des Gehirns am 1. LT mit zunehmendem Alter einem mehr gezielten Einbau in definierte Schichten der Hirnrinde Platz macht. In der Kleinhirnrinde werden am 1. LT der Ratte hauptsächlich in der Molekularschicht AS eingebaut, am 7. LT bereits in der Granularschicht, dem hauptsächlichen Inkorporationsort der AS auch beim erwachsenen Tier (RICHTER 1967).

Unter den Enzymen, deren Aktivität im Gehirn in Abhängigkeit vom Lebensalter bestimmt wurde, spielen Cholin-Acetylase und Acetylcholinesterase eine besondere Rolle: Ihre Aktivität kann man als indirektes Maß für die Zahl der im Gehirn aktiven cholinergen Synapsen benutzen. Wenn die Aktivität beider Substanzen im Laufe der ersten 20 LT des Kaninchens von 5% auf 75% des Erwachsenenwertes ansteigt, so darf man das als Ausdruck der Zunahme der Synapsenzahl im Kaninchengehirn in diesem Lebensabschnitt ansehen. Die angeführten biochemischen Befunde weisen nachdrücklich auf den altersabhängigen Strukturwandel des Gehirns hin, dem die weitere Betrachtung gilt.

13.2. Die Strukturentwicklung

Es ist nicht beabsichtigt und auch nicht möglich, die außerordentlich umfangreiche anatomische Literatur über das wachsende Gehirn zusammenzustellen. Es besteht noch immer eine weite Kluft zwischen dem anatomischen Wissen einerseits und seiner Nutzung für das Verständnis der funktionellen Besonderheiten des wachsenden Gehirns andererseits. Elektrophysiologische und anatomische Daten ergänzen sich nur teilweise. Das hat seine Ursache vor allem darin, daß die älteren anatomischen Befunde notwendigerweise ohne Bezug auf die Elektrophysiologie erhoben wurden und besonders in Entwicklungsstadien lückenhaft blieben, die anatomisch keine wesentlichen Besonderheiten mehr zu bieten schienen, sich in späteren Jahrzehnten aber funktionell oder elektrophysiologisch als bemerkenswerte Entwicklungsetappen herausstellten. Andererseits sind weite Abschnitte der anatomisch sehr eingehend beschriebenen Embryonalentwicklung überhaupt noch nicht mit modernen physiologischen Methoden dem Verständnis der Funktion näher gebracht worden. Die nachfolgenden Befunde beziehen sich daher nur auf solche Untersuchungen, die unter unmittelbarem Bezug auf die Funktion und Elektrogenese unternommen worden sind.

13.2.1. Die Morphologie wachsender Neurone

Nervenzellen und Gliazellen entwickeln sich gemäß nachfolgendem Schema aus den Matrixzellen, die dicht gepackt die Wand der primitiven Hirnbläschen des jungen Embryos bilden (WECHSLER und MELLER 1967).

I. Phase: Stadium der undifferenzierten Matrixzellen
II. Phase: Stadium der frühen zellulären Differenzierung
III. Phase: Stadium der endgültigen Differenzierung

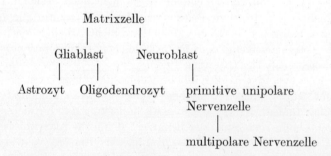

Die Phasen I und II vollziehen sich im Stadium 1 der auf S. 419 gegebenen Einteilung, die Phase III im Stadium 2a. Der grundsätzliche Plan der Gestalt- und damit auch der Funktionsveränderungen ist bei den verschiedenen, später im Erwachsenenzustand unterscheidbaren Nervenzellformen sehr ähnlich. Häufig werden erst, wenn die Dendriten der Neurone kurz vor dem Abschluß des Entwicklungsganges ihre endgültige Verzweigungsform zeigen, die Nervenzelltypen sicher voneinander unterscheidbar. Die Umwandlung der Matrixzellen vollzieht sich für die einzelnen Tierarten zu unterschiedlichem Gestationsalter, bei allen bisher daraufhin untersuchten Säugetierspezies aber in einer festgelegten Reihenfolge in den verschiedenen Abschnitten des Gehirns. Beginnend im Bereich der motorischen Vorderhornzellen im Halsmark, steigt die Umgestaltungswelle vom Hirnstamm bis zur Großhirnrinde auf und gleichzeitig das RM hinunter. Bei der Geburt ist bei Nesthockern, wie den blind- und nacktgeborenen Ratten und Mäusen, und bei Nestflüchtern, wie bei Meerschweinchen, Schaf, Kalb oder Rhesusaffe, ein sehr verschiedenes Ausmaß neuronaler Umgestaltung erreicht; so zeigen die Ratten eine weitgehend undifferenzierte Hirnrindenstruktur, die Affen eine ausgereifte. Geschwindigkeit und Ausmaß der Hirnzellendifferenzierung ist speziesdifferent genetisch gesteuert und wird vom Ereignis der Geburt normalerweise nicht beeinflußt. Es empfiehlt sich deshalb, wie auf S. 19 beschrieben ist, funktionelle Parameter der Hirnreifung zur Bestimmung des Gestationsalters auch beim Menschen mit heranzuziehen.

Die Matrixzellen zeigen noch keine morphologischen Kriterien, die erlauben würden, sie in solche Zellen einzuteilen, aus denen sich später Glia- oder Neuroblasten entwickeln würden. Im Zytoplasma finden sich zahlreiche freie Ribosomen, das endoplasmatische Retikulum weist noch keine schlauchförmigen oder vesikulären Strukturen auf. Der GOLGI-Komplex ist klein, die Zahl der zytoplasmatischen Mitochondrien groß. Das Plasma im eiförmigen Kern ist relativ homogen strahlendicht und enthält große und dichte Nukleoli. Die Zellen liegen dicht beieinander — beispielsweise finden sich im Mittel 200 Å messende Spalten zwischen den Matrixzellen im Hühnchengehirn am 4. Inkubationstag — und sind bis auf die sich teilenden Zellen ohne direkte zytoplasmatische oder synaptische Verbindung. Sie weisen zumeist einen zentralen und einen peripheren Fortsatz auf, sind also von bipolarer Gestalt (WECHSLER und MELLER 1967). Die beginnende Umwandlung der Matrixzellen in Neuroblasten macht sich in einer Umverteilung des Chromatins im Zellkern bemerkbar: Das strahlendichte, homogen verteilte Chromatin lockert sich auf, und es entstehen größere strahlendurchlässige Bezirke im elektronenoptischen Bild des Zellkerns, die von einzelnen strahlendichten Chromatinklumpen begrenzt sind (CALEY und MAXWELL 1968). Die weitere Veränderung der sich zu Neuroblasten (II. Phase) umgestaltenden Matrixzellen vollzieht sich im Zytoplasma: Das endoplasmatische Retikulum in den Matrixzellen, als scharf konturierte Spalten erkennbar, schwillt auf, bildet Aussackungen und insbesondere unter der äußeren Zellmembran breite Zisternen. Im lichtmikroskopischen Bild macht sich dieses Entwicklungsstadium als Beginn der von der Zellperipherie zum Kern hin fortschreitenden Beladung der Zellen mit NISSL-Schollen bemerkbar (OBERSTEINER 1912). Das endoplasmatische Retikulum nimmt im Laufe der weiteren Entwicklung noch zu, und der GOLGI-Komplex vervollständigt sich. Größe und Zahl der Mitochondrien steigt rasch an, Lysosomen und schließlich Lipofuszinkörperchen treten auf (Abb. 97).

Während der Zellkörper durch die Entwicklung dieser Zellorganellen zunehmend

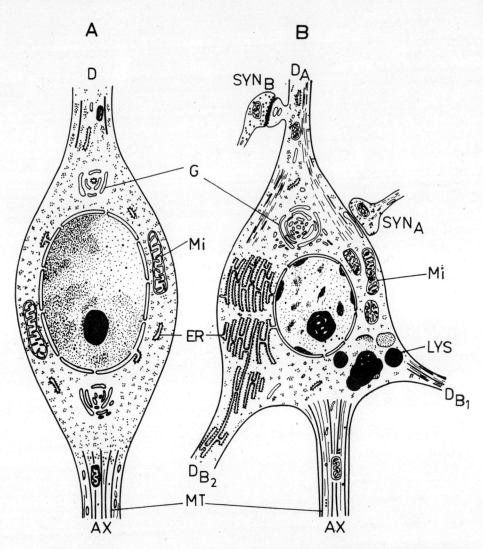

Abb. 97. Schematische Zeichnung der Ultrastruktur einer unreifen (A) und einer reifen Nervenzelle (B): AX = Axon; D = Dendrit; D_A = apikaler Dendrit; D_{B_1} bzw. D_{B_2} = basaler Dendrit; MT = Mikrotubuli; Mi = Mitochondrien; G = Golgiapparat; ER = endoplasmatisches Retikulum; SYN_A = axosomatische Synapse; SYN_B = axodendritische Synapse an sog. „spine" LYS = Lyosmen (s. auch Abb. 98).
Die Neuroblasten (A) unterscheiden sich von den reifen Nervenzellen durch eine geringere Entwicklung der Zellorganellen und Fortsätze (nach WECHSLER und MELLER 1967).

die morphologischen Charakteristika der ausgereiften Neurone ausbildet, treibt er zahlreiche Fortsätze. Zuerst entsteht der Neurit, der von einer Nervenzelle aussproßt und später die Erregung dieses Neurons weiterleitet. Er wächst in die Länge und Breite und unterteilt sich in zahlreiche Verzweigungen. Die Dickenzunahme der Neuriten wird von einer Zunahme der Neurofilamente und Mikro-

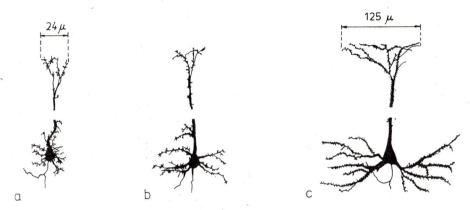

Abb. 98. Die Struktur von Pyramidenzellen und ihrer apikalen Dendriten aus der primären Sehrinde von Katzen verschiedenen Alters.
a) 1. bis 2. LT, b) 7. bis 10. LT, c) 90. LT. Durchzeichnung von Golgi-Präparaten nach SCHEIBEL und SCHEIBEL (1971). Die Zellkörper sind 300fach, die apikalen Dendriten 150fach vergrößert.

tubuli im Axoplasma begleitet. Eine Vielzahl von Neuriten wird schließlich von Myelinscheiden umgeben, was zur Folge hat, daß sich die NLG in den myelinisierten Neuriten erheblich erhöht (s. S. 376). Die Einzelheiten der zeitlichen Abfolge der Myelinbildung im ZNS wurden von FLECHSIG (1920), LANGWORTHY (1933) sowie neuerlich von YAKOVLEV und LECOURS (1967), KRETSCHMANN (1967), SCHONBACH et al. (1968) und BARLOW (1969) beschrieben und können hier nicht dargestellt werden.

Die hauptsächliche Umgestaltung der Nervenzellfortsätze betrifft die Dendriten (CAJAL 1909/11, MOREST 1969; Abb. 98). Die zytoplasmatische Membran der Neurone treibt Wachstumskegel aus, die im allgemeinen zuerst gegenüber dem Neuritenabgang entstehen. Am Ende des Wachstumskegels besitzt der Zellsproß Filopodien, die amöboide Beweglichkeit besitzen und sich zwischen den Glia- und benachbarten Nervenzellen suchend vorschieben. Die Steuerung der Richtung des Auswachsens der Dendriten, die sich bei den einzelnen Neuronentypen in unterschiedlichem Abstand vom Zellkörper zu verzweigen beginnen, wird auf S. 435 beschrieben. Die Dendriten stellen die Hauptfläche für die synaptische Verbindung mit anderen Neuronen dar. Ihr mit steigendem Lebensalter zunehmend komplizierter werdendes Verzweigungsmuster bestimmt daher auch die Art und Reihenfolge der interneuronalen Verbindungen. Bei den Pyramidenzellen in der 2.—4.

Schicht der motorischen Rinde bilden sich zuerst die sogenannten apikalen Dendriten in Richtung auf die Hirnoberfläche aus und verzweigen sich; erst später beginnen dann auch an der Zellbasis Dendriten auszuwachsen (CAJAL 1909/11, ÅSTRÖM 1967). In den tieferen Schichten der Hirnrinde entwickeln sich die basalen Dendriten zeitlich vor den apikalen (MOLLIVER 1971). Zum Zeitabschnitt des Dendritenwachstums entstehen relativ große Interzellularräume, die durch die wachstumsbedingte Gefügeverschiebung der Neurone verursacht sind und schließlich weitgehend von den auswachsenden und sich verzweigenden Dendriten ausgefüllt werden (Abb. 102). Beispielsweise ist im Bereich des Colliculus inferior der Ratte der Interzellularraum in der ersten postnatalen Lebenswoche etwa doppelt so groß wie beim erwachsenen Tier (PYSH 1969). Elektronenoptisch sind die wachsenden Dendriten durch eine Zunahme der Mikrotubuli, der freien Ribosomen und schließlich des endoplasmatischen Retikulums mit steigendem Lebensalter ausgezeichnet (WECHSLER und MELLER 1967).

Eine für die werdende Hirnfunktion ganz besonders wichtige Entwicklungsetappe ist mit der Ausbildung interzellulärer neuronaler Verbindungen, mit der Entwicklung der Synapsen, verbunden. Seit dem Ausgang des 19. Jahrhunderts kann die Beobachtung als gesichert gelten, daß in Wirbeltiergehirnen keine Kontinuität zwischen dem Protoplasma zweier Nervenzellen besteht. Vielmehr wird die Erregungsübertragung von einer Nervenzelle auf die andere über Synapsen vermittelt, Stellen interneuronalen Kontaktes bei völliger Abschließung des Plasmas der einen gegen das der anderen Nervenzelle (SCHÄFER 1878, HIS 1886, FOREL 1887, CAJAL 1935). Die Feinstruktur der Synapsen konnte mittels elektronenmikroskopischer Verfahren weitgehend aufgeklärt werden (Literatur s. VAN DER LOOS 1963). Von der Vielzahl verschiedener Synapsentypen, die bisher im Gehirn gefunden wurden, sind im Laufe der Ontogenese nur zwei untersucht worden, auf die näher eingegangen werden soll. Da ist einmal die klassische Form synaptischer Struktur, bestehend aus der Endverzweigung der Neuriten einer Nervenzelle, in der sich angehäuft neben meist zahlreichen Mitochondrien bläschenförmige, ovale oder runde Strukturen finden. Diese so ausgestattete Endverzweigung lagert sich der Dendriten- oder Somasoberfläche einer anderen Nervenzelle an, so daß zwischen beiden Neuronen lediglich ein Spalt, der sogenannte Synapsenspalt, einer Breite von 200 Å übrigbleibt. In dem Spalt findet sich gelegentlich parallel zu der beiderseitigen Begrenzung durch die Zellmembran ein wabiges oder mehr fadenförmiges, elektronendichtes Material angeordnet, dessen Funktion bisher ungeklärt ist. Der Membranabschnitt unter der sich anlagernden Endverzweigung der die Synapse bildenden Nervenzelle heißt „postsynaptische Membran" und ist üblicherweise durch Anlagerung elektronendichteren Materials von nicht durch Synapsen besetzten Membranabschnitten zu unterscheiden (Abb. 99A). Fragt man nach der ontogenetischen Entwicklung dieses Synapsentyps, so scheinen 3 verschiedene, nicht immer scharf voneinander abtrennbare Entwicklungsgänge vorzukommen. Einmal konnten GLEES und SHEPPARD (1964) im RM von Hühnerembryonen und MELLER (1964) in der embryonalen Rattenretina aufeinander folgend eine Verdickung der synaptischen

Membranen und erst anschließend eine mit steigendem Lebensalter zunehmende Zahl synaptischer Bläschen und Mitochondrien beobachten. An den Bulbus-olfactorius-Neuronen der foetalen Ratte fand OCHI (1967) eine andere Entwicklungsreihenfolge: Zuerst entwickelten sich am Ort der künftigen Synapse einzelne Bläschen und später erst trat auch eine Verdickung der synaptischen Membranstrukturen hinzu. Der ganze Umgestaltungsprozeß war unabhängig vom Auftreten der synaptischen Mitochondrien. Schließlich kam auch eine mehr oder weniger zeitliche Parallelität der Zunahme von Vesiculae und Mitochondrien mit der Umgestaltung der synaptischen Membranen in der Hirnrinde der foetalen Ratte zur Beobachtung (JOHNSON und ARMSTRONG-JAMES 1970).

Eigentümliche Synapsen wurden von ANDERS (1965) an den Dendriten der Mitralzellen im Bulbus olfactorius der erwachsenen Ratte entdeckt: In den sich am Synapsenspalt gegenüberliegenden beiden Nervenzellanteilen fanden sich synaptische Vesiculae, so daß solche Synapsen eine Erregungsleitung nicht nur in einer Richtung, wie bei dem bisher besprochenen Synapsentyp, sondern in zwei Richtungen, also von der einen Zelle zur anderen und auch in entgegengesetzter Richtung erlauben. Die ontogenetische Entwicklung dieser Strukturen bei Ratte (OCHI 1967) und Kaninchen (SCHWARTZE 1971, SCHWARTZE und HOHEISEL 1976) verlief auf beiden Seiten der erregbaren synaptischen Membran synchron: Je mehr Vesikel auftraten, um so deutlicher war auch die subsynaptische Membran in Richtung auf den Erwachsenenzustand hin verändert (Abb. 99).

13.2.2.   *Die Entwicklung der neuronalen Verbindungen*

Die Nervenzellen sind über Synapsen funktionell miteinander verbunden. Diese Tatsache wurde insbesondere von CAJAL (1935) in den Mittelpunkt aller Untersuchungen über die Funktionsprinzipien des Gehirns gerückt. Jedes Neuron erweist sich im Erwachsenen-ZNS mit anderen verbunden. Diese Verknüpfung kann grundsätzlich in dreierlei Weise geschehen (VAN DER LOOS 1968): a) Das klassische Verschaltungsprinzip über axodendritische bzw. axosomatische Synapsen. In diesem Falle werden die Erregungen einer Nervenzelle der anderen über synaptische Verbindungen ihrer Neuritenverzweigungen zugeleitet. Diese Verzweigungen bilden synaptische Kontakte an der Oberfläche der Dendriten oder des Zellkörpers der zu erregenden Zelle. b) Verschaltungen über dendrodendritische Synapsen: Die Dendriten zweier oder mehrerer Neurone erweisen sich miteinander als synaptisch verbunden. Solche Synapsen vermögen die Erregbarkeit einzelner Dendriten herauf- oder herabzusetzen sowie zu steuern und damit die Auswirkungen erregender oder hemmender axodendritischer Synapsen auf den Erregungszustand des Zellsomas und seiner Membran zu modifizieren. c) Verschaltung über axoaxonale Synapsen. Die auf dem Neuriten oder Axon fortgeleitete Erregung wird durch die die Axonmembran de- oder hyperpolarisierende Wirkung dieser Synapsen gehemmt oder gefördert (Abb. 100).

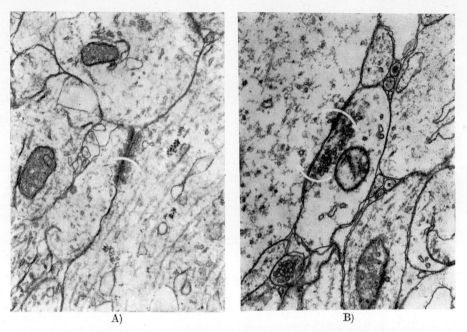

Abb. 99. Synapsen an den Dendriten der Mitralzellen des Bulbus olfactorius vom Kaninchen im elektronenmikroskopischen Bild bei 50000facher Vergrößerung.

A) Dendrodendritische Synapse beim 6 Tage alten Kaninchen: Praesynaptisch findet sich eine Anhäufung runder Vesikel; der postsynaptischen Membran ist bereits elektronendichtes Material angelagert.

B) Axodendritische, reziproke Synapse beim erwachsenen Kaninchen: Praesynaptisch findet sich eine Vielzahl von Vesikeln, aber auch postsynaptisch sind einzelne Vesikel zu beobachten.

Die Pfeile zeigen jeweils die Richtung der Erregungsübertragung an (SCHWARTZE 1971).

Die beschriebenen 3 Verschaltungsprinzipien (a bis c) sind die Ursache für die unabsehbar komplizierten Erregungsmuster der Neuronenpopulationen insbesondere in der Hirnrinde der erwachsenen Säugetiere und des Menschen. Im Laufe der ontogenetischen Entwicklung entstehen die ersten Verknüpfungen von Neuronen in den verschiedenen Abschnitten des Gehirns in ganz charakteristischer Reihenfolge und in enger Verbindung mit dem zeitlichen Nacheinander der Differenzierung der Nervenzellfortsätze. Letztere, deren Gesamtheit als Neuropil bezeichnet wird, drängen, indem sie an Zahl und Querschnitt zunehmen, die sich in diesem Entwicklungsabschnitt (III. Phase, Stadium 2a, S. 424) nicht mehr vermehrenden Neurone auseinander. Es resultiert eine Abnahme der Zahl der Nervenzellen pro Flächeneinheit im lichtmikroskopischen Bild aller Hirnabschnitte mit steigendem Lebensalter (SCHADÉ 1959, SCHWARTZE 1972). Den Zeitgang der relativen Neuronendichte in den einzelnen Areae kann man als ein indirektes

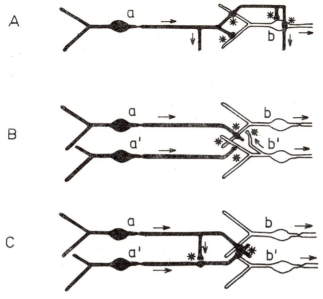

Abb. 100. Schematische Darstellung der Möglichkeiten der synaptischen Verknüpfung von Neuronen im Gehirn (nach van der Loos 1968).
a und b bzw. a' und b' bezeichnen einander nachgeschaltete Neurone. Die Stellen synaptischen Kontaktes sind mit * gekennzeichnet, die Pfeile geben die Richtung der Erregungsleitung an.

A) Axodendritische bzw. axosomatische Verbindung: Die Zelle a beeinflußt die Erregbarkeit von Zelle b.

B) Dendrodendritische Verbindung: Die Zellen a und a' beeinflussen die Erregbarkeit der Zellen b bzw. b', die ihrerseits die Erregbarkeit ihrer Dendriten wechselseitig zu verändern vermögen.

C) Axoaxonale Verbindungen: Die von den Zellen a und a' ausgehenden und über deren jeweilige Neuriten weitergeleiteten Erregungen beeinflussen sich wechselseitig und verändern damit auch das den Zellen b und b' zugeleitete Erregungsmuster.

Maß für die Reihenfolge, in der sich die interneuronalen Verbindungen in verschiedenen Hirnregionen entwickeln, ansehen (Abb. 101, 102).

Die Entwicklung der Dendriten und damit der Hauptkontaktflächen für interneuronale Verbindungen folgt einem allgemeinen Schema, das gleichzeitig auch die Reihenfolge der Entstehung synaptischer Verbindungen im wachsenden ZNS beschreibt (Morest 1969, S. 290): „In afferenten sensorischen Systemen beginnen die den peripheren Rezeptoren nähergelegenen Neurone ihre Differenzierung eher, als jene der Hirnrinde nahen. Die Dendriten in den phylogenetisch älteren Neuronengruppen — beispielsweise der retikulären Formation des Hirnstammes (Verf.) — differenzieren sich früher als jene der höher spezialisierten Neuronengruppen" beispielsweise der Hirnrinde. Die Dendriten großer Zellen in einer Neuronenpopulation entwickeln sich vor den kleineren in der gleichen Population. Da es sich bei den kleineren Zellen zumeist um Zwischenneurone handelt, denen häufig eine hemmende Funktion zukommt (Literatur bei HORRIDGE 1968), bedeutet dieses zeitliche Nacheinander der Dendritendifferenzierung großer und kleiner Zellen, daß sich die Befähigung zu Hemmungen der Nervenzellen zumeist erst

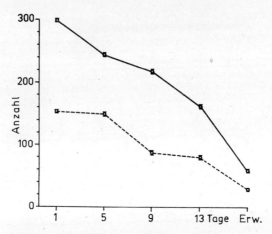

Abb. 101. Die Veränderungen der Zelldichte im Nucl. abducens (ausgezogene Kurve) und im Nucl. vestibularis medialis (gestrichelte Linie) des Kaninchens in Abhängigkeit vom Lebensalter. Die Abszisse gibt die Anzahl der Kreuzungspunkte eines Zählgitters von insgesamt 420 Punkten an, die von Neuronen bei 1 700facher Vergrößerung bedeckt werden (Nissl-Färbung). Die Anzahl bedeckter Kreuzungspunkte stellt ein Maß für die Zelldichte und damit auch für den Anteil der Zellkörper am Gesamtvolumen der jeweils untersuchten Hirnstruktur dar. Die Zelldichte nimmt in den Kerngebieten mit dem Lebensalter in unterschiedlichem Ausmaß ab, der von den Nervenzellfortsätzen ausgefüllte Raum zu (eigene unveröffentlichte Befunde).

nach der Möglichkeit, sie zu erregen, ausbildet. Die Entwicklung der Dendriten von Nervenzellen mit langen Axonen vor denen mit kurzen Axonen führt schließlich dazu, daß sich die primären Sinnesbahnen zuerst entwickeln, und die komplexen Verschaltungsmuster innerhalb und zwischen den verschiedenen Relaiskernen erst später in Funktion treten. So findet man in den lateralen thalamischen Kernen die sensorischen Afferenzen mit den zur 4. Schicht der Hirnrinde weiterleitenden großen Neuronen zuerst verknüpft; erst später bilden die diese thalamischen Neurone steuernden GOLGI-II-Neurone ihre kurzen Axone und Dendriten aus.

Noch nicht endgültig aufgeklärt ist die Reihenfolge, in der die Zellen verschiedener Schichten der Hirnrinde miteinander verknüpft werden. Das hat seine Ursache darin, daß eine systematische Untersuchung über den gesamten Ent-

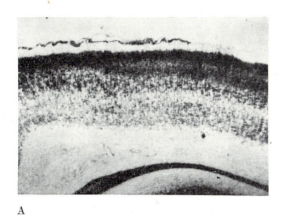

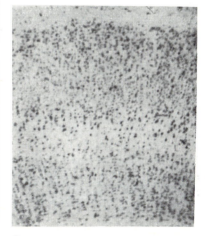

Abb. 102. Die Struktur der Hirnrinde im Bereich der sensomotorischen Area am 1. LT (A), 8. LT (B) und beim erwachsenen Kaninchen (C). Nissl-Färbung, Vergrößerung 15,5fach. Mit zunehmendem Lebensalter nimmt die Zelldichte in der Hirnrinde ab, die Unterteilung in die Schichten wird deutlicher: Alle diese Veränderungen sind Ausdruck der Zunahme des Neuropils auch im Bereich der Hirnrinde mit dem Lebensalter (eigene unveröffentlichte Befunde).

wicklungszeitraum, in dem die erste Ausbildung interneuronaler Verknüpfungen in der Hirnrinde stattfindet, bisher nur an einer Spezies, dem Schaf, unternommen worden ist (ÅSTRÖM 1967). Alle anderen Spezies wurden nur über kurze Entwicklungsphasen untersucht (Literatur bei ÅSTRÖM 1967). Aus den diesbezüglichen Befunden läßt sich für die Säugetiere folgendes Entwicklungsschema ableiten: Früheste Afferenzen erreichen die apikalen Dendriten der größeren Pyramidenzellen in der marginalen Zone (Schicht I). Sie stammen vermutlich aus der Riechbahn oder den größeren Pyramidenzellen benachbarter Hirnabschnitte, sind also zumeist intrakortikalen Ursprungs. Nachfolgend werden die apikalen Dendriten der mittleren und großen Pyramidenzellen der 4. bis 5. Schicht durch erste Axone aus dem Thalamus erreicht. Es ist zur Zeit nicht sicher anzugeben, ob die Afferenzen aus den „unspezifischen" medialen oder aus den „spezifischen" lateralen Kerngebieten zuerst zu den Pyramidenzellen, insbesondere in der 5. Schicht, gelangen. Sicher ist, daß aus den großen Pyramidenzellen der 5. Schicht zuerst in der Hirnrinde Axone und Dendriten aussprossen, so daß die später auftretenden extrakortikalen Afferenzen funktionstüchtige Zellen vorfinden, die in der Lage sind, einlaufende Erregungen weiterzuverarbeiten bzw. in Impulsfolgen zu verwandeln, die die Hirnrinde wieder verlassen. Die unspezifischen Afferenzen, die im wesentlichen im apikalen Dendritenbereich der Pyramidenzellen Synapsen ausbilden, entwickeln sich zuerst insbesondere bei den großen Zellen der 5. Schicht und steuern die Funktionsbereitschaft dieser Zellen. Die über die lateralen Thalamuskerne von den Sinnesorganen einlaufenden sogenannten spezifischen Afferenzen leiten den Pyramidenzellen die zu verarbeitenden Erregungen über Synapsen zu, die am Zellkörper und den basalen Dendriten ansetzen. Diese Dendriten entwickeln sich in den tiefen Abschnitten der 5. Schicht vor den apikalen Dendriten. Man kann also zu dem Schluß kommen, daß bei einem Teil der Pyramidenzellen, den mehr rindennah gelegenen der 5. Schicht, die unspezifischen und bei einem anderen Teil, den tiefen Pyramidenzellen der 5. bis 6. Schicht, die spezifischen Afferenzen zuerst synaptische Kontakte bilden.

Die für die Funktion des ausgewachsenen Gehirns so wichtige säulenförmige Verschaltung der Neurone der Hirnrindenschichten bildet sich erst später und allmählich heraus. So ist der Prozeß der Dendriten- und Synapsendifferenzierung an den MARINOTTI- und an den Sternzellen ebenso wie das Wachstum rekurrenter Axone der Pyramidenzellen bei einer Vielzahl von Spezies zum Zeitpunkt der Geburt durchaus noch nicht abgeschlossen. Beim Menschen vervollständigt sich die Kompliziertheit der funktionell-anatomischen Verschaltung noch während der ersten Lebensjahre (CONEL 1939—1963). Wann dieser Prozeß zum Abschluß kommt, ist noch nicht bekannt.

Bei der systematischen Untersuchung der Formen der Neurone und ihrer Häufigkeit in den verschiedenen Abschnitten der Hirnrinde stellte sich bereits zu Anfang dieses Jahrhunderts (BRODMANN 1909) heraus, daß sich die Hirnrinde des Erwachsenen in Areae einteilen läßt, die sich hinsichtlich der Anordnung und Häufigkeit ihrer Nervenzellen von benachbarten Abschnitten unterscheiden. Bei einzelnen dieser zytoarchitektonischen Areae besteht eine unmittelbar überschaubare Verbindung zwischen anatomischem Aufbau und ihrer Funktion. Es fehlt beispielsweise in der primären motorischen Hirnrinde die 4. Schicht, die aus im Lichtmikroskop bei NISSL-Färbung körnerförmig aussehenden Zellen besteht und der aus anderen Areae die spezifischen Afferenzen zugehen. Da diese Area praecentralis agranularis keine primären Afferenzen aus der Peripherie erreichen — die Pyramidenzellen dieser Area werden von solchen anderer Hirnrindenabschnitte direkt angesteuert — ist die 4. Schicht in dieser Area auch überflüssig. Struktur und Funktion sind keineswegs in allen morphologisch abgrenzbaren (Methode s. FEREMUTSCH und GRÜNTHAL 1952) Areae so eindeutig miteinander verknüpft wie in der motorischen Rinde; weite Bereiche des Kortex weisen beim Erwachsenen eine gleiche Anzahl von schichtenförmig angeordneten Nervenzellen auf, und lediglich die Breite der einzelnen Schichten oder die in ihnen befindlichen Neuronentypen erlauben, eine Area von der anderen abzugrenzen.

Im Laufe der ontogenetischen Entwicklung erfolgt die Differenzierung der Hirnrinde durchaus nicht gleichzeitig in allen Areae (KAHLE 1966). Beginnend in der primären motorischen Rinde, der Area praecentralis agranularis, schreitet die Differenzierung in verschiedene Schichten — beim Menschen vom 4. Gestationsmonat an von den Gebieten beiderseits der Mantelkante — in unterschiedlicher Geschwindigkeit über die Hemisphären fort und ergreift nach den primär motorischen die sensorischen, postzentralen Rindenabschnitte. Zuletzt werden die sogenannten Assoziationsfelder der Parietalregion in den Differenzierungsprozeß mit einbezogen. Dabei kommt es im Laufe der zunehmenden Furchung auch zu Verschiebungen der Größenverhältnisse zwischen den Rindenfeldern.

Eine Vielzahl von Untersuchungen ist der Frage gewidmet worden, auf welche Weise die Richtung gesteuert wird, in der Axone und Dendriten auswachsen müssen, wenn synaptische Verbindungen zustande kommen sollen, die die Grundlage für die normale Hirnfunktion darstellen können. Neurale Faktoren, wie sie im genetischen Material der Neuroblasten vorliegen, wirken mit extraneuronalen, z. T. auch chemotaktischen Faktoren, wie sie vom zu innervierenden Nervenzellkomplex oder auch peripheren Erfolgsorgan ausgehen, in komplexer Weise zusammen, um die wachsenden Nervenzellfortsätze in die richtige Richtung zu leiten. Da auf die Einzelheiten der Ergebnisse der diesem Problem gewidmeten Forschung nicht eingegangen werden kann, sei auf die bezügliche Monographie (GAZE 1970) verwiesen.

13.3. Die Elektrophysiologie des wachsenden Gehirns

Die vom wachsenden Gehirn ableitbaren elektrischen Phänomene kann man in zwei große Gruppen unterteilen: Einmal die mittels Makroelektroden gewonnenen und zum anderen die mit Hilfe von Mikroelektroden erhaltenen Potentialverläufe. Ist die leitende Elektrodenoberfläche im Verhältnis zur Größe der Nervenzellen, deren elektrische Aktivität untersucht werden soll, groß, so daß gegebenenfalls Tausende von tätigen Neuronen in dem Bereich liegen, aus dem die Elektrode

Stromschwankungen aufnehmen kann, so erfassen solche Elektroden jeweils das Integral über die elektrische Aktivität aller in ihrem Einzugsbereich elektrisch aktiven Neurone und ihrer Fortsätze. Man bezeichnet die auf diese Weise zu erhaltenden elektrischen Potentialverläufe der Hirnrinde oder subkortikaler Strukturen als Elektrogramm (EG).

Benutzt man Mikroelektroden, deren leitfähige Spitze extrazellulär zwischen einigen Nervenzellen gelegen ist, so erhält man mit ihrer Hilfe die Aktivität der wenigen der Elektrodenspitze zunächst gelegenen Neurone bzw. nur einer Nervenzelle. Es ist möglich, die Elektrodenspitze so klein zu halten, daß man sie in eine einzelne Nervenzelle einstechen kann: So leitet man Membranpotentialschwankungen eben dieser Zelle ab (Methoden s. BUREŠ et al. 1967). Alle diese Verfahren sind auch am wachsenden Gehirn verwendet worden, wobei zur gezielten Plazierung der Elektroden Atlanten vom wachsenden Gehirn benutzt werden, in denen stereotaktische Koordinaten für verschiedene Lebensalter und damit Gehirngrößen angegeben sind (Kaninchen: WOLOCHOW und SCHILJAGINA 1966, VERLEY und SIOU 1967, Katze: ROSE und GOODFELLOW 1973, Ratte: SHERWOOD und TIMIRAS 1970).

Sowohl die Ableitung des Elektrogramms wie auch die Mikroelektrodenableitung haben Einsichten in die Hirnfunktionsentwicklung gebracht, die sich z. T. ergänzen (ausführliche Literaturangaben bei FABER 1969, SCHWARTZE 1968, BERNHARD et al. 1967 u. a.).

13.3.1. Das Elektrogramm des wachsenden Gehirns

Das EG kann sowohl im akuten wie auch im chronischen Versuch zur Analyse der Hirnfunktionsentwicklung verwendet werden. Beide Verfahrensweisen besitzen, beim wachsenden Organismus angewandt, Vor- und Nachteile. Im akuten Experiment ist eine einmalige Untersuchung des Objekts zu definiertem Alter angestrebt, im chronischen eine wiederholte Untersuchung an verschiedenen Lebenstagen. Um bei der großen biologischen Variabilität, insbesondere in frühen Entwicklungsstadien, den Entwicklungsgang des EG von einem zum anderen Tage über die Wachstumsperiode zu erhalten, sind bei der Wahl des akuten Experiments hohe Versuchstierzahlen unerläßlich. Häufig gelangt man schneller und mit weniger Versuchstieren zu eindeutigen Aussagen, wenn man ein und dasselbe Tier im Laufe seiner natürlichen Entwicklung untersucht und nach Möglichkeit die Aufzucht dem Muttertier überläßt. Die mit dem Schädelwachstum unvermeidliche Dislokation der Elektroden setzt letzterem Vorgehen eine natürliche Grenze. Methodische Angaben für die Ausführung von akuten Tierversuchen gaben BUREŠ et al. (1967), für chronische Tierversuche CAVENESS (1962) sowie SCHWARTZE und KLINGBERG (1967). Ableitmethoden für Tierfoeten gaben an u. a.: BERGSTRÖM et al. (1961), SCHWARTZE et al. (1971) und RUCKEBUSCH (1971); von nicht überlebensfähigen menschlichen Foeten gewannen SCHWARTZE und ARESIN (1964) sowie BERGSTRÖM und BERGSTRÖM (1963) das EG. EG-Untersuchungen zu diagnostischen Zwecken unter der menschlichen Geburt können mit Hilfe der von ROSEN und SCIBETTA (1969) angegebenen, im postnatalen Entwicklungsgang des Menschen mittels der an die geringeren Maße des kindlichen Schädels adaptierten, beim erwachsenen Menschen üblichen Technik vorgenommen werden (PRECHTL 1968).

Die Auswertung des erhaltenen Materials wird in jedem Fall visuell erfolgen müssen, auch um eine Vorauswahl der zur evtl. nachfolgend durchzuführenden, automatischen Analyse geeigneten Kurvenabschnitte zu treffen. Neben der nach wie vor praktikablen Amplituden- und Frequenzausmessung einzelner EG-Wellenformen von Hand haben verschiedene automatische Verarbeitungsverfahren auch zur Analyse von EG von wachsenden Organismen Anwendung gefunden. Die Bemühungen um optimale Analyseverfahren sind noch im Fluß. Ausgehend von korrelationsanalytischen Methoden (STEBEL und SCHWARTZE 1967, PRECHTL 1968, STENBERG 1968, PRECHTL und VOS 1973) mit nachfolgender Berechnung der Leistungsspektren der Elektrogramme verschieden alter Versuchsobjekte bis zu Zeitserienanalysen des EG vor und nach natürlicher Reizung von Sinnesorganen beim menschlichen Neugeborenen (JONES et al. 1969) haben sich verschiedene Verfahrensweisen bewährt, ohne daß dadurch der Vorrang der visuellen Analyse vor der automatischen, insbesondere in der klinischen Praxis, in Frage gestellt worden wäre. Die Einsichten in die ontogenetische Entwicklung des EG, der die weitere Aufmerksamkeit gelten soll, sind weitgehend der visuellen EG-Analyse zu verdanken gewesen (DREYFUS-BRISAC 1959).

Das spontane Elektrogramm

Mit der Streckung des Neuroblasten, der Ausbildung der apikalen Dendriten und damit der Bereitstellung einer zunehmend sich vergrößernden Fläche für synaptische Kontakte entsteht ein erregbares Gebilde, das durch die erregungsinduzierte, über die Zelloberfläche hinlaufende elektrische Umpolarisation der Zellmembran als elektrischer Dipol wirkt. Angestoßen durch einlaufende Impulsfolgen, beginnen solche Zellen, von einem bestimmten Differenzierungsgrad an zu Generatoren elektrischer Potentiale zu werden. Größe, Hauptrichtung und Polarität der von den Neuronen erzeugten elektrischen Felder ist von Ausdehnung und Anordnung sowie der räumlichen Vorzugsrichtung der großen Dendriten der Nervenzellen abhängig (Lit. s. PETSCHE 1970). Ohne daß eine bestimmte Vorzugsrichtung der zahlreichen Dendriten besteht und ohne eine weitgehend gleichzeitige Erregung der zugehörigen Neurone, wird man bei der relativen Kleinheit der Nervenzellen im Verhältnis zur Elektrodengröße keine Potentialschwankung im EG beobachten können, da die Elektrode ja das Potential-Integral der elektrodennahen Neurone und ihrer Fortsätze aufnimmt. In Polung und Richtung nicht gleiche Dipole könnten sich gegebenenfalls auch zu Null summieren.

Im menschlichen Foetalleben entstehen die Bedingungen für die Generierung des EG zuerst im Hirnstamm. Bereits im 2.—3. Foetalmonat konnten BERGSTRÖM und BERGSTRÖM (1963) eine niedrige EG-Aktivität von 2—7 Hz aus der Pons ableiten, während die Hirnrinde, die zu diesem Zeitpunkt aus dichtgepackten Neuroblasten besteht, noch elektrisch stumm blieb. Verbessert man die O_2-Versorgung dieser vom Plazentarkreislauf getrennten, nicht lebensfähigen Früchte, indem man sie mit O_2-angereichertem Blut über die Nabelschnur perfundiert, so gelingt es, bereits zwischen dem 3. und 5. Gestationsmonat von der Hirnrinde eine kontinuierliche 10—15 Hz-Aktivität zu erhalten, die nach Unterbrechung der Perfusion wieder verschwindet (SCHWARTZE und ARESIN 1964). Da die unreifen

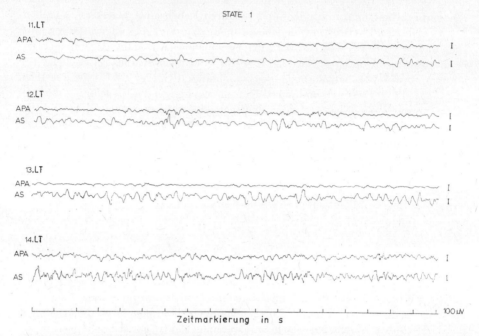

Abb. 103. Die Veränderungen im EEG des sensomotorischen (APA) und visuellen (AS) Kortex der Ratte vom 11. bis 14. LT (Zeitkonstante 1 s). Sowohl die Veränderungen mit dem Lebensalter wie auch die unterschiedlichen Entwicklungsgänge der untersuchten Areae APA und AS treten im State 1 besonders deutlich hervor (GRAMSBERGEN 1974).

Nervenzellen der Hirnrinde nicht als Generatoren für diese Aktivität in Frage kommen, läßt sich dieser Befund nur so erklären, daß die Verbesserung der O_2-Versorgung des foetalen Gehirns während der Perfusion die Leitungsbedingungen für die Erregungen in der Brücke soweit verändert, daß sie sich bis in den Rindenbereich ausbreiten und an der Hirnoberfläche registrieren lassen.

Die erste sicher von den Neuronen der Hirnrinde produzierte elektrische Aktivität läßt sich von der Hirnoberfläche in Form von kurzen Wellengruppen, zwischen denen sich lange isoelektrische Strecken ausbreiten, ableiten (BERNHARD et al. 1959, DREYFUS-BRISAC 1966). Mit zunehmendem Lebensalter macht diese diskontinuierliche Aktivität einer kontinuierlichen Platz, die sich nur noch hinsichtlich ihrer Amplitude und Frequenz in Abhängigkeit vom Lebensalter verändert: Die Amplitude ebenso wie die Frequenz der Wellen nimmt in einer für die daraufhin untersuchten Säugetierspezies jeweils charakteristischen Relation zum Gestationsalter zu (STENBERG 1968, GRAMSBERGEN et al. 1970b; Abb. 89, 91, 92 und 103). Diese Abhängigkeit vom Gestationsalter und nicht vom KG ist so charakteristisch und eindeutig, daß sich der jeweils erreichte EG-Entwicklungsstand zur Bestimmung des Gestationsalters auch beim Menschen eignet (DREYFUS-BRISAC et al. 1962, DREYFUS-BRISAC 1966). Die altersabhängige Amplituden- und Frequenzzunahme des EG ist nichtlinear mit dem Lebensalter korreliert; vielmehr wechseln Perioden schnellerer und langsamerer Entwicklung in unregelmäßigen Abständen miteinander ab. Die Erwachsenenwerte werden eher in der Frequenz als in der Amplitude der EG-Wellen erreicht.

Diese EG-Veränderungen in der Hirnrinde vollziehen sich nicht gleichzeitig über allen morphologisch unterscheidbaren Rindenarealen: Beginnend im Bereich der motorischen Rinde, schreiten sie in genau der gleichen Reihenfolge fort, wie sich die morphologische Differenzierung (s. o.) der zytoarchitektonischen Areae vollzieht (VERLEY 1967, GRAMSBERGEN 1976). Auch der Umbau der Neuronenschichten einer bestimmten Area bis zur Ausdifferenzierung der für den Erwachsenen charakteristischen Säulenstruktur der Hirnrinde spiegelt sich im EG: Leitet man das EG von 2 Elektroden ab, deren eine auf und deren andere unter der Hirnrinde, also in der Marksubstanz, plaziert wird, so findet man verschiedene Potentiale zwischen zwei dicht benachbarten Elektrodenpaaren bei den jüngeren Tieren. Mit zunehmendem Lebensalter werden die Hirnabschnitte, die gleiche Potentiale liefern, immer größer, was als ein Ausdruck zunehmender synaptischer Verschaltung und synchroner Potentialgenerierung größerer Neuronenpopulationen angesehen werden muß (VERLEY 1967).

Die EG-Entwicklung verläuft bei den einzelnen Tierarten, obgleich sie sich in den angeführten Grundprinzipien bei allen bisher untersuchten Spezies gleichartig gestaltet, doch in anderen Merkmalsgruppen unterschiedlich: So findet z. B. das erste Auftreten des EG zu verschiedenem Gestationsalter statt. Nestflüchter erfahren den Hauptabschnitt der Elektroontogenese intrauterin (Meerschweinchen) oder im Ei (Huhn), Nesthocker postnatal (Kaninchen, Ratte, Katze, Hund und Taube). Rhesusaffen und Menschen nehmen eine Zwischenstellung ein: Die EG-Entwicklung beginnt hier intrauterin, setzt sich aber postnatal noch lange fort (2 bis 16 Jahre). Eine Zusammenstellung der bis 1968 erschienenen Literatur wurde anderweitig gegeben (SCHWARTZE 1968).

Das durch natürliche oder künstliche Reizung veränderte Elektrogramm

Bevor das spontane EG erstmalig in der Hirnrinde ableitbar wird, gelingt es, nach taktiler Reizung der Perioralgegend des Schaffoeten elektrische Potentiale im Bereich des sensomotorischen Kortex zu registrieren, die als die frühesten elektrischen Antworten der Hirnrinde auf Reizung eines Sinnesorganes angesehen werden können (MOLLIVER 1967). Dieses als „ausgelöstes Potential" (EP) bezeichnete elektrophysiologische Phänomen entwickelt sich gleichartig bei der Verwendung natürlicher Reize unterschiedlicher Modalität (Literatur bei SCHWARTZE 1968), so daß am Beispiel des somesthetischen EP der Entwicklungsgang dieses auch klinisch wichtigen Potentials beschrieben werden kann. Da aber die einzelnen Sinnesorgane zu sehr unterschiedlichem Gestationsalter ihre reiztransformierende Funktion aufnehmen, sind die nach ihrer Reizung beobachteten frühesten EP auch von unterschiedlicher Gestalt gefunden worden, je nach dem, ob die sensorisch ver-

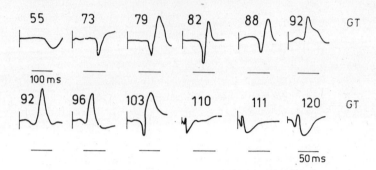

Abb. 104. Durch Berührung in der Perioralgegend des foetalen Schafes ausgelöste Potentiale auf dem sensomotorischen Kortex, abgeleitet zu verschiedenem Gestationsalter. Die senkrechten Linien zu Beginn jedes Potentials bezeichnen den Reiz und stellen gleichzeitig die Eichmarke dar (100 μV). Die horizontalen Striche bezeichnen bis auf das letzte Potential 100 ms. Die positive Polung zeigt nach unten (verändert nach MOLLIVER 1967).

ursachten Impulsfolgen zu einem früheren oder späteren Zeitpunkt der Hirnrindenentwicklung dem Kortex zur Verarbeitung zugeleitet werden. Nur bei den von allen Sinnesorganen am frühesten funktionstüchtig werdenden Hautrezeptoren aus vermag man Potentiale an der Hirnrinde zu erzeugen, an denen sich im Laufe der natürlichen Entwicklung der ganze ontogenetische Umgestaltungsprozeß der EP zeigen läßt (MOLLIVER 1967, BERNHARD und MEYERSON 1970; Abb. 104).

Die nach Berührung der Perioralgegend an der Hirnrinde auftretenden Potentiale lassen sich beim Schaffoeten um den 55. GT erstmalig, und zwar von einem Punkt im Bereich des späteren sensomotorischen Kortex, ableiten. Dieses positive Potential langer Latenz (170 ms) kann 2 bis 3 Wochen später bereits von einem größeren Hirnareal erhalten werden, wobei sich ein Punkt finden läßt, an dem die Potentialamplitude ein Maximum besitzt. In der Umgebung dieses Punktes maximaler Amplitude wird das Potential niedriger, ohne seine Gestalt zu verändern und verschwindet in einem Abstand von ca. 5 mm schließlich vollständig. Im Alter von 79 GT — die Hirnrinde beginnt sich inzwischen zu falten — tritt zu den primären, positiven EP eine negative Welle hinzu, so daß ein positiv-negatives Potential resultiert, dessen Latenz nun auf 75 ms abgefallen ist. Dieses Potential besitzt ebenfalls ein punktum maximum der Amplitude auf der Hirnrinde; neben diesem plazierte Elektroden liefern aber nun nicht mehr ein lediglich amplitudenkleineres EP, sondern auch ein in seiner Gestalt verändertes. Der weitere Entwicklungsgang ist durch das Anwachsen der Amplitude der negativen Komponente des Potentials mit steigendem Lebensalter und deren schließlichem Wiederabnehmen bei Hinzutreten weiterer positiver und negativer Komponenten gekennzeichnet (Abb. 105). Die Hirnrindenarea, in der sich der positiv-negative

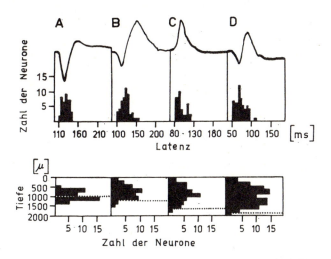

Abb. 105. Das durch taktile Reizung ausgelöste kortikale Potential (EP) beim Schaffoeten vom 68. bis zum 75. Gestationstag (A—D, obere Kurven) sowie die Latenzhistogramme der Einzelzellentladungen im gleichen Hirnrindenabschnitt während der initialen EP-Welle. Die Histogramme in der unteren Reihe geben den Abstand der untersuchten Einzelzellen (in μ) von der Hirnoberfläche an. Die gepunktete Linie bezeichnet die Dicke der Hirnrinde in den Altersstufen.
Im Laufe der Entwicklung verkürzt sich die LZ des EP; die das EP generierenden Hirnrindenzellen finden sich am häufigsten bei den jüngsten Tieren im Bereich der unteren Kortexgrenze, mit zunehmendem Lebensalter in den mittleren Strukturbereichen des Kortex (nach PERSSON 1973).

Initialkomplex, das sogenannte primäre EP, ableiten läßt, wird mit steigendem Lebensalter kleiner, während sich diejenige, über der sich die ontogenetisch später auftretenden sekundären Komponenten des EP registrieren lassen, ausdehnt. Bis zum 125. GT verkürzt sich die LZ weiterhin rasch und erreicht mit Werten um 25 ms die nach termingerechter Geburt (150 GT) ebenfalls gefundenen Werte. Zwischen dem 75. und 125. GT nimmt die Frequenz, mit der wiederholte Hautstimulationen mit voneinander getrennten EP beantwortet werden, von $1 \cdot s^{-1}$ auf $10 \cdot s^{-1}$ zu und erreicht damit ebenfalls den Neugeborenenwert.

Erste postnatal gefundene EP an der Hirnrinde verschiedener Spezies nach optischen, taktilen oder akustischen Reizen bestanden in einem negativen Primärpotential. Zu diesem Entwicklungsstadium ist die Altersstufe, in der ein ausschließlich positives Potential zur Ableitung gelangt, bereits vorüber; der vergleichsweise fortgeschrittene Entwicklungsstand der Hirnrinde in diesem Alter führt zu einer Gestalt des EP, wie sie beim Schaffoeten jenseits des 79. LT zur Beobachtung kommt.

Eine besondere Form der Reizantwort der Hirnrinde erhält man bei direkter Reizung der Kortexoberfläche und Ableitung der unmittelbar in Stimulationselektrodennähe auftretenden Potentiale (PURPURA et al. 1960) bzw. der in korrespondierenden Punkten der kontralateralen Hemisphäre entstehenden Potentiale (MEYERSON 1968, MEYERSON und PERSSON 1969). Auch die zuletzt genannte transkallosale Antwort durchläuft einen Entwicklungsgang, wie er oben für das EP beschrieben wurde und gibt damit Veranlassung, die Ursache der beobachteten Phänomene und ihres Alterswandels in der Hirnrinde selbst zu suchen. Um den Mechanismus der Entstehung der verschiedenen Komponenten des EP und damit der funktionellen Hirnrindenentwicklung einem weiteren Verständnis näher zu bringen, wurden Mikroelektrodenuntersuchungen über die werdende Funktionstüchtigkeit der Einzelneurone ausgeführt.

13.4. Die Funktionsentwicklung der Einzelneurone

Die Zahl der Untersuchungen über die elektrische Aktivität einzelner Neurone im Laufe der Entwicklung ist gering. Die wenigen bekannt gewordenen Daten geben zum Teil Auskunft über die sich entwickelnde Verschaltung des untersuchten Neurons mit anderen Nervenzellen. Zum anderen erlauben sie gewisse erste Schlüsse über die mit dem Wachstum sich ändernden Eigenschaften der Nervenzellen selbst. Mit Hilfe extrazellulär plazierter Mikroelektroden untersuchten BERNHARD et al. (1967, 1972) die Einzelzellaktivität in den verschiedenen Schichten der Hirnrinde des foetalen Schafes bei gleichzeitiger Ableitung der oben beschriebenen somesthetisch ausgelösten EP von der Hirnoberfläche am gleichen Ort (Abb. 105). Sie bekamen so die Möglichkeit, die an einzelnen Zellen zu beobachtenden Entladungsformen mit den an der Oberfläche des Gehirns mittels Makroelektroden ableitbaren Potentialschwankungen, dem EP, zu vergleichen. Zum Zeitpunkt des frühesten, lokal begrenzten, positiven EP erweisen sich die Hirnrindenneurone als elektrisch stumm, während aus der Tiefe, in der die afferenten Fasern der thalamischen Kerngebiete zur Hirnrinde ziehen und von der Elektrodenspitze erreicht werden, elektrische Potentiale zu erhalten sind. Das frühe positive EP wird also nicht von den Neuroblasten der Hirnrinde, sondern von den der Hirnrinde zulaufenden, afferenten Neuriten generiert. Die Untersuchung im weiteren Entwicklungsverlauf ergab, daß die Zellen in der 4. und 5. Schicht, also die großen Pyramidenzellen, zuerst zur Bildung von fortgeleiteten Erregungen befähigt sind und später dann auch die Zellen der für die Weiterleitung der spezifischen afferenten Erregungen (s. S. 434) so wesentlichen Zellen der 4. und z. T. 3. Schicht. Die intrazelluläre Untersuchung einzelner Hirnrindenneurone des postnatal wachsenden Kaninchens und der Katze (PURPURA et al. 1960, 1967) ergab, daß sich die Fähigkeit kortikaler Neurone, benachbarte Zellen zu hemmen, später ausbildet, als die sie zu erregen. Ein solcher Entwicklungsgang war auf Grund der morphologischen Umgestaltung der einzelnen beteiligten Neuronentypen zu erwarten gewesen und hat darüber hinaus wahrscheinlich gemacht, daß jedenfalls für einen Teil dieser Zellen auch eine ontogenetisch frühzeitige Hemmung ihrer Funktion möglich ist (PURPURA 1972).

Im hinteren Parietalkortex wurden bei der erwachsenen Katze Neurone gefunden, die sowohl nach Licht- wie auch nach Ton- und Berührungsreiz mit einer Zunahme ihrer Entladungsfrequenz antworteten. Diese vermutlich der Integration der durch verschiedene Reizmodalitäten ausgelösten Hirnrindenerregungsmuster dienende Ansprechbarkeit des einzelnen Neurons auf Reizung verschiedener Sinnesorgane stellt eine werdende Funktion dar. MAYERS et al. (1971) konnten zeigen, daß die Zellen in der hinteren, medianen suprasylvischen Area der 8 Tage alten Katze nur auf Lichtreiz ihre Entladungsfrequenz ändern; mit zunehmendem Alter begann eine bis zum 50. LT noch ansteigende Anzahl von Zellen zusätzlich auf akustische und schließlich auch auf Berührungsreize mit Entladungsfrequenzzunahme zu antworten. Im gleichen Lebensabschnitt nahm die Zahl der nur auf eine Reizqualität antwortenden Zellen in diesem Areal ständig ab.

Die Untersuchung der spontanen Einzelzellaktivität in verschiedenen Kerngebieten des Dienzephalons beim postnatal wachsenden Kaninchen ergab eine Reihe von altersabhängigen Veränderungen. So nahm die Dauer der einzelnen AP im Laufe der ersten 2 Lebenswochen ab, die mittlere Impulsfrequenz stieg jenseits der 2. Lebenswoche an und erreichte zum Beginn der Pubertät ein Maximum. Mit zunehmendem Alter wurden die bei den jüngsten Tieren schiefen Häufigkeitsverteilungen der zeitlichen Abstände zwischen benachbarten Entladungen mehr und mehr symmetrisch. Für einzelne Kerngebiete nahm hingegen die Vielgestaltigkeit der Verteilungsformen mit dem Alter zu (HYVÄRINEN 1966).

Abschließend soll hervorgehoben werden, daß auf Grund der wenigen Untersuchungen über die funktionelle Entwicklung einzelner Zellen im Bereich des ZNS noch keine allgemeinen Einsichten in die Funktionsentwicklung von Nervenzellverbänden gewonnen werden können. Die Vermehrung der Zahl geeigneter Untersuchungen, die auch die Ontogenie der Funktion vegetativer Neurone mit einschließt (Zusammenstellung der Literatur bei LIPTON et al. 1965, KOROTSCHKIN 1965 und MIRKIN 1972), ist daher z. Z. ein dringendes Anliegen der Forschung.

13.5. Vergleich der Entwicklungsgänge verschiedener elektrophysiologischer Phänomene des wachsenden Gehirns

BERNHARD et al. (1967) haben die zeitliche Reihenfolge des ersten Auftretens verschiedener elektrophysiologischer Phänomene im Laufe der Elektroontogenie der Hirnrinde beim Schaffoeten zusammengestellt (Abb. 106). Zwischen 30. und

40. GT besitzen kortikale Neurone bereits ein stabiles Membranpotential. Zwischen 40. und 50. GT erreichen fortgeleitete AP thalamischen Ursprungs die tiefen Faserschichten der Hirnrinde, ohne die Kortexneurone direkt erregen zu können: Es entsteht das positive EP langer Latenz. Metazol-Applikation vermag die Hirn-

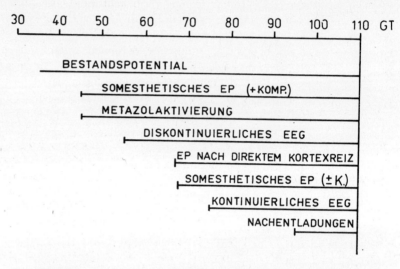

Abb. 106. Die zeitliche Abfolge des ersten Auftretens verschiedener elektrophysiologischer Phänomene in der Hirnrinde des foetalen Schafes (nach BERNHARD et al. (1967).

rindenneurone erstmalig zu rhythmischer Entladung zu veranlassen. Zwischen dem 50. und 60. GT wird erste diskontinuierliche EG-Spontanaktivität ableitbar und in den nachfolgenden 10 GT erhält man bei direkter Hirnrindenreizung an der ipsi- sowie der kontralateralen Hemisphäre elektrische Potentiale als Antwortreaktion. Alle diese Befunde weisen darauf hin, daß in diesem Entwicklungsabschnitt die synaptischen Kontakte zwischen afferenten Axonen aus den spezifischen und unspezifischen thalamischen Kernen und den Hirnrindenneuronen funktionstüchtig zu werden beginnen. Dem entspricht auch das nunmehr positivnegativ gepolte EP an der somatosensorischen Rinde nach taktiler Reizung und die um den 80. GT kontinuierliche EG-Spontanaktivität. Der weitere Entwicklungsgang ist dann durch eine Zunahme des Neuropils, der intrazerebralen Verbindungen, gekennzeichnet, die sich elektrophysiologisch in komplexer Weise sowohl im EG und EP wie auch in der funktionellen Reifung der primären und sekundären Projektionsfelder widerspiegelt (RUBEL 1971).

13.6. Hirndurchblutung und Sauerstoffmangelfolgen

Unter den frühkindlichen Hirnschäden, sei es, daß sie prae- oder perinatal tödlich enden, sei es aber auch, daß die Kinder mit mehr oder weniger ausgeprägten Dauerschäden überleben, ist die Mehrzahl durch kürzer oder länger andauernden O_2-Mangel vor, unter oder nach der Geburt verursacht (SCHWARTZ 1961). Das weltweite Bemühen um Erkennung und Therapie drohender Hypoxie des Foeten und Neonaten mit dem Ziel der Prophylaxe schädlicher Hypoxiefolgen basiert, ausgehend von den pathologisch-anatomischen Befunden, unter anderem auch auf der Kenntnis der Gesetzmäßigkeiten des Gefäßwachstums und der Regulation der Durchblutung des Gehirns (PERSIANINOW 1967). Pathologisch-anatomisch finden sich in Abhängigkeit vom Gestationsalter, in dem der Sauerstoffmangel beim menschlichen Foeten aufgetreten ist, zwei voneinander eindeutig unterscheidbare Lokalisationen der Gehirninfarzierung: Beim zwischen der 25. und 35. GW betroffenen Foeten erweisen sich die periventrikulär gelegenen Kerngebiete als geschädigt, jenseits der 35. GW sind vorwiegend die Hirnrindenabschnitte pathologisch verändert, während der Hirnstamm und die tiefgelegenen Kernmassen intakt bleiben (TOWBIN 1969). Ein analoges Schädigungsmuster — bei den jüngsten Versuchsobjekten wurde der Hirnstamm, mit zunehmendem Gestationsalter im wachsenden Maße auch die Hirnrinde bei experimentell verursachtem O_2-Mangel pathologisch verändert gefunden — ließ sich auch für verschiedene Laboratoriumstiere nachweisen (HIMWICH 1951, JILEK et al. 1964 u. a.). Alle diese Befunde zeigen, daß die Hypoxieempfindlichkeit der verschiedenen Hirnstrukturen im Laufe der natürlichen Entwicklung unterschiedlich ist. Nachdem die morphologischen Umgestaltungsprinzipien der Neurone und des Neuropils bereits besprochen worden sind, soll nachfolgend die Hirngefäßentwicklung beschrieben werden als eine Grundlage für die Entwicklung der Hirndurchblutung und damit der Sauerstoffversorgung des wachsenden Gehirns.

13.6.1. *Die Entwicklung der Gefäßversorgung des Gehirns*

HIMWICH (1951) vermutete bereits, daß die Ursache für Reihenfolge und Ausmaß der Kapillarisation des Gehirns im Laufe der Ontogenese der O_2-Bedarf der entsprechenden Hirnregionen ist. Experimentaltechnische Schwierigkeiten haben bisher verhindert, diese Hypothese direkt zu beweisen (OTTO und LIERSE 1970); dessen ungeachtet haben sich ihr spätere Untersucher angeschlossen (CRAIGIE 1955, HORSTMANN 1960, DIEMER 1965).

Während der frühen Embryonalentwicklung ist der O_2-Bedarf des sich differenzierenden Gehirns gering: Bis zu unterschiedlichen Zeitpunkten der Praenatalentwicklung vermögen die Hirnregionen ihren Energiebedarf anaerob durch Glykolyse zu decken (HIMWICH 1951: dort auch ältere weiterführende Literatur; FRIEDE 1966, DOBBING 1968). In diesem Lebensabschnitt ist die Kapillarisierung des Gehirns gering. Nachfolgend beginnt mit der wachsenden Funktionstüchtigkeit des Gehirns sein Energiebedarf derart zu steigen, daß er aus der anaeroben Glykolyse allein nicht mehr gedeckt werden kann (GREENGARD und McILLWAIN 1955, RICHTER 1955). Das verursacht — auf welche Weise, ist bisher ungeklärt geblieben — ein Ansteigen der Aktivität oxydativer Enzyme, und zwar im zeitlichen Nacheinander: zuerst in den kaudalen Hirnstammgebieten, der Medulla oblongata, dann im Mittelhirn, Kleinhirn, Nucl. caudatus und abschließend in der Hirnrinde (HIMWICH und FAZEKAS 1941, TYLER und VAN HARREVELD 1942). Diese Enzyme können nur funktionieren, wenn ihnen eine ausreichende O_2-Menge kontinuierlich zur Verfügung steht, also das jeweilige Hirngebiet hinreichend kapillarisiert ist.

Es ließ sich an Embryonen, Foeten und postnatal wachsenden Untersuchungsobjekten verschiedener Säugetierspezies zeigen, daß die Entwicklung der Kapillarisierung im Hirnstamm ihren Anfang nimmt, kaudo-kranial bis zur Hirnrinde aufsteigt und in dieser in eben der gleichen Reihenfolge fortschreitet, in der die einzelnen Hirnrindenareae funktionstüchtig werden (SCHÜLER und LIERSE 1970, OTTO und LIERSE 1970, CALEY und MAXWELL 1970, HARNARINE-SINGH und HYDE 1970; bei allen diesen Autoren auch weiterführende Literatur). Während der jeweiligen Periode des Kapillarwachstums entstehen größere extrazelluläre Räume, in die solide Stränge mesodermalen Gewebes von den größeren Gefäßen aus einsprossen; diese entwickeln kurze Zeit später ein Lumen. Die Fähigkeit zur Bildung neuer Hirnkapillaren ist mit dem Ende der Wachstumsperiode nicht abgeschlossen. Wie PETRÉN (1938) zeigen konnte, nimmt z. B. beim erwachsenen Meerschweinchen nach Muskeltraining die Kapillarisierung der primären motorischen Hirnrinde noch zu. Den Gestaltwandel der Endothelstruktur foetaler menschlicher Hirnkapillaren beschrieben BAUER und VESTER (1970). Sie fanden die Endothelzellen derart untereinander verknüpft, daß sie sowohl eine Verengung wie auch eine Erweiterung des Kapillarlumens zulassen. Auch konnten die komplizierten Transportwege zwischen perizellulärem und intravasalem Raum, die vermutlich für die Bildung des primären Blutplasmas von Bedeutung sind, demonstriert werden.

13.6.2. Die Hirndurchblutung

Nachdem in den letzten Jahren eine Vielzahl neuer Methoden zur Bestimmung der Hirndurchblutungsrate (HDB) Anwendung gefunden hat, ist deutlich geworden, in welch komplizierter Weise die HDB reguliert wird. Die HDB ist von so vielen Faktoren abhängig, daß es z. Zt. nicht möglich ist, ihre Regelung auf einen dem ganzen Geschehen zugrunde liegenden Mechanismus zurückzuführen. Vielmehr wirken extrazerebrale Faktoren, wie die Blutvolumenverteilung und der Blutdruck, und auch intrakranielle Faktoren, wie lokale, die Gefäßweite regulierende hormonale, nervale und metabolische Prozesse, zusammen, um eine der jeweiligen Leistungsanforderung entsprechende HDB zu garantieren (BETZ 1972).

Über die HDB im Entwicklungsalter liegen zwei Untersuchungen vor, in denen foetale und neonatale HDB miteinander verglichen werden: Sie wurden an der

Ratte (BARKER 1966) und am Schaf (PURVES und JAMES 1969) ausgeführt. An der Ratte wurde die HDB des geburtsreifen Foeten doppelt so hoch wie beim erwachsenen Tier gefunden; sie fällt nach der Geburt im Laufe weniger Stunden auf den HDB-Wert letzterer ab. Erhöhung der CO_2-Spannung im Blut führt bei der foetalen Ratte ebenso wie bei der erwachsenen zu erhöhter HDB, wobei der Foet empfindlicher auf die CO_2-Spannungsänderung reagiert als das erwachsene Tier. Beim Schaffoeten wurde das Gegenteil gefunden: Während der reife Foet Werte von $15{,}2 \pm 0{,}18$ ml $\cdot$ 100 $g^{-1} \cdot min^{-1}$ Blut in der weißen und $71{,}8 \pm 2{,}83$ ml $\times$ 100 $g^{-1} \cdot min^{-1}$ Blut in der grauen Substanz des Kortex aufwies, wurden beim Neugeborenen $18{,}7 \pm 0{,}27$ und $86{,}1 \pm 1{,}51$ ml $\cdot$ 100 $g^{-1} \cdot min^{-1}$ gemessen. Diesen Ergebnissen nach nimmt postnatal die kortikale Durchblutung gegenüber den foetalen Werten zu. Weitere Untersuchungen hätten zu entscheiden, ob die Hirngesamtdurchblutung, die bei der Ratte gemessen wurde, tatsächlich einen anderen Altersgang aufweist als die lokale Durchblutungsrate umschriebener Hirngebiete, wie es nach den Befunden vom Schaf (PURVES und JAMES 1969) den Anschein hat (s. auch S. 185).

13.6.3. Der Sauerstoffmangel des Gehirns

Bei der erwachsenen, freibeweglichen Katze verursacht bereits eine Senkung der O_2-Konzentration in der Atemluft von normalerweise 21% auf 16% eine Zunahme der Durchblutung der thalamischen und hypothalamischen Kerngebiete (BETZ und WÜNNENBERG 1964); eine Senkung unter 11% O_2 führt zur Zunahme der Hirndurchblutung bei Abnahme des Gefäßwiderstandes, wobei der O_2-Partialdruck im Bulbus der Jugularvene auf Werte unter 30 mm Hg abfällt (NOELL und SCHNEIDER 1942). Ein Anstieg der CO_2-Spannung im Hirngewebe führt zu dem gleichen Resultat (Literatur bei BETZ 1972).

Im Laufe des foetalen Wachstums (Schaf, letztes Drittel der Gestationszeit) nimmt mit der Verdopplung des Hirngewichts auch die Hirndurchblutungsrate auf das Zweifache zu, so daß sich die HDB nicht signifikant mit steigendem Gestationsalter ändert. Zu- oder Abnahme der CO_2-Beladung des foetalen Blutes wird vom Beginn des letzten Drittels der Gestation an (105. GT) mit einer proportionalen Steigerung oder Senkung der HDB beantwortet (MANN 1970a). O_2-Mangel verursacht im gleichen Gestationsabschnitt des Schafes eine signifikante Abnahme des pH-Wertes im Blute der A. carotis. Die HDB nimmt zu, die Stoffwechselrate für O_2 ab, während die für Laktat zunimmt. Alle diese Veränderungen ereignen sich, sobald die O_2-Spannung in den Karotiden unter $17{,}5 \pm 0{,}7$ mm Hg abfällt und sind von charakteristischen Veränderungen des EG der Hirnrinde begleitet (MANN 1970b, c; MANN et al. 1970). Zuerst verringert sich unter Hypoxie die Amplitude der EG-Wellen im höheren Frequenzband (6—14 Hz bei visueller Auswertung), so daß schließlich lediglich langsame Wellen hoher Amplitude übrigbleiben. Diese werden mit steigender Hypoxie immer flacher, bis sie schließlich verschwinden, sobald eine O_2-Spannung von $4{,}8 \pm 0{,}3$ mm Hg im Karotisblut erreicht wird. Diese Veränderungen sind reversibel: Mit steigendem O_2-Partialdruck im Karotisblut tritt das EG wieder auf, und zwar zuerst in Form langsamer Wellen, die im weiteren an Amplitude zunehmen und zuletzt von den Wellen im höheren Frequenzbereich überlagert werden. Wie sich bei der Besprechung der EG-Veränderungen unter Hypoxie beim postnatal wachsenden Säugetier ergeben wird, kann man das foetale Sauerstoffmangel-EG als Ausdruck des unter diesen Bedingungen veränderten Hirnrindenstoffwechsels mit seinen Folgen für die Elektrogenese ansehen. Das Hypoxie-EG des foetalen Meerschweinchens im letzten Gestationsdrittel verhält sich ganz analog zu dem des Schafes (SCHWARTZE, P. 1974).

Eigene Untersuchungen über die Veränderungen im EG des postnatal wachsenden Kaninchens (SCHWARTZE 1967a) führten in Übereinstimmung mit den von BOËTHIUS et al. (1971) erhobenen Daten zu folgenden Ergebnissen: In den ersten 6 LT verändert sich unter zunehmendem O_2-Mangel in der Atemluft das kortikale EG in prinzipiell gleicher Weise wie beim Foeten. Nach dem 6. LT tritt nach kurzer LZ von Hypoxiebeginn an ein Stadium der EG-Wellen auf, das durch Amplitudenabnahme und Frequenzzunahme gekennzeichnet ist, sich durch prae- oder interkollikuläre Hirnstammdurchschneidung unterdrücken läßt und sich damit als von der RF ausgelöste Weckreaktion (s. S. 404) erweist. Nach diesem Stadium der Weckreaktion folgen die gleichen Veränderungen, wie sie beim Neugeborenen bis zum 6. LT zu beobachten sind.

Eine dritte Entwicklungsphase beginnt um den 15. LT: Nach dem Stadium der Weckreaktion und dem des Verschwindens schneller Wellen im EG tritt vor dem hypoxiebedingten Erlöschen des EG eine Amplitudenzunahme der langsamen Wellen auf. Dieses Phänomen wurde am Erwachsenengehirn von BAUMGARTNER et al. (1961) zuerst hinsichtlich seiner Genese untersucht und konnte als elektrophysiologischer Ausdruck intrakortikaler Stoffwechselveränderungen mit ihren nachhaltigen Folgen für die Elektrogenese erwiesen werden. Somit erscheint es berechtigt, drei Entwicklungsstadien postnataler Hypoxieveränderungen im EG voneinander abzugrenzen:

a) ein Stadium steter Frequenz- und Amplitudenabnahme mit steigendem O_2-Mangel im Blut (bei Kaninchen 1. bis 6. LT),

b) ein Stadium, in dem der Frequenz- und Amplitudenabnahme eine Weckreaktion vorausgeht (bei Kaninchen 7. bis 14. LT),

c) ein Stadium, in dem außer den Veränderungen von b) vor dem hypoxischen Verlöschen noch langsame Wellen höherer Amplitude auftreten (bei Kaninchen nach dem 14. LT).

Bei der vergleichenden Untersuchung des EG der Hirnrinde und subkortikaler Strukturen beim postnatal wachsenden Kaninchen ergab sich, daß das EG des Kortex zuerst und das tiefer gelegener Hirnregionen erst später erlischt. Am längsten überdauert das Hirnstamm-EG. Diesen analoge biochemische Befunde erhoben JILEK et al. (1964), JILEK (1966) und TROJAN und JILEK (1970) an Jungratten, denen eine Hämostase des Gehirns durch Zentrifugieren bis zur 10fachen Erdbeschleunigung aufgezwungen wurde.

Mit dem nachgeburtlichen Wachstum nimmt die Sauerstoffmangelempfindlichkeit des Gehirns aber auch der Jungtiere im ganzen auf das 9fache des Wertes bei Geburt zu (beim Kaninchen). Sie läßt sich in allen Altersstufen durch Senkung der Körpertemperatur verringern (HEIDGER et al. 1970); Noradrenalingaben erhöhen die Stabilität der elektrischen Potentiale nach direkter Hirnrindenreizung unter zunehmender Hypoxie bei Foeten und Neugeborenen (BOËTHIUS et al. 1970), ohne daß der Mechanismus dieser Reaktion bisher bekannt wäre.

13.7. Die Entwicklung des Verhaltens

Wenn SCHMIDT (1972) den Gegenstand der Entwicklungspsychologie dahingehend bestimmt, „daß sie sich mit zeitabhängigen Veränderungen des Verhaltens und Erlebens beschäftigt, die sie deskriptiv erfaßt und in Hinsicht auf ihre Bedingungen, Ursachen und Gesetzmäßigkeiten untersucht" (S. 15), so wird deutlich, daß die Gesetzmäßigkeiten in der Ontogenie der Verhaltensweisen als ein Gegenstand der Psychologie verstanden werden. Tatsächlich findet man in der Mehrzahl der neueren und neuesten Zusammenfassungen der Ergebnisse der Physiologie die Gesetzmäßigkeiten des Verhaltens weitgehend ausgespart, also kaum Angaben über spontan auftretende oder reizinduzierte Lebensäußerungen, an denen verschiedene Organsysteme mehr oder weniger beteiligt sind. Den Traditionen der nationalen Wissenschaftsentwicklung folgend, werden komplexere Lebensäußerungen bis hin zum Problem „Lernen, Gedächtnis" u. a. entweder als der Psychologie oder der Physiologie zugehörig betrachtet.

Die Wissenschaft vom Verhalten stellt ein Grenzgebiet zwischen Physiologie und Psychologie dar. Solange Veränderungen in den verschiedenen beteiligten Organsystemen mit den Methoden der Physiologie gemessen und registriert werden können, beispielsweise das EG, das EKG, der Blutdruck, die Atmungsform und -frequenz, das EMG usw. während spontaner Bewegung eines Versuchsobjekts in natürlicher Umgebung oder während des Erlernens bedingter Reaktionen, wird man ein solches Experiment als ein physiologisches bezeichnen. Die multifaktorielle Analyse ist in diesem Falle um eine kausale Aufklärung von komplexen Erregungsweisen im untersuchten Organismus bemüht. Werden solche Untersuchungen am Menschen ausgeführt und von Befragungen über bestimmte Sinnes- oder Allgemeinempfindungen begleitet, so gelangt man über den Bereich der sogenannten „subjektiven Sinnesphysiologie" (hierher gehören auch Beschreibungen von Sinneserlebnissen, wie beispielsweise von „Nachbildern", die im Anschluß an die Betrachtung erleuchteter Gegenstände nach Augenschließen empfunden werden; s. v. GOETHE 1810), in den der Psychologie. Da sich die moderne Psychologie häufig physiologischer Methodik bedient, um organische Begleiterscheinungen psychischer Vorgänge zu erfassen, ist die Grenze zwischen Physiologie, subjektiver Sinnesphysiologie und Psychologie nicht mehr scharf. Davon kann man sich leicht anhand der Darstellungen von CARMICHAEL (1946), FALKNER (1966) und SCHMIDT (1972) überzeugen, in denen beschrieben wird, wie physiologische und psychologische Methoden gleichermaßen zur Verhaltensanalyse des wachsenden Organismus benutzt werden. Verständlicherweise sind die verhaltensphysiologischen Untersuchungen in großem Umfang an Tieren (Lit. bei HAMILTON und MARLER 1972), die verhaltenspsychologischen am Menschen ausgeführt worden (Lit. bei SCHMIDT 1972). Da Foeten und Säuglinge sich nicht verbal explorieren lassen, sind die Verhaltensweisen in diesen frühen Altersstufen hauptsächlich von Physiologen und Kinderärzten untersucht worden (PREYER 1885, 1923, BARCROFT und BARRON 1939, CARMICHAEL 1946, PEIPER 1961), während die späteren Entwicklungsstufen dem Kinderpsychologen zugänglich waren (PIAGET 1954, KOLZOWA 1960, SCHMIDT 1972).

Nachfolgend soll Grundsätzliches der Verhaltensentwicklung, soweit es mit physiologischen Methoden beschreibbar ist, dargestellt werden. Dabei sollen Verfahren, die der Frühdiagnose kindlicher Hirnschädigungen dienen können (v. BERNUTH 1971), besondere Beachtung finden.

PRECHTL et al. (1968) haben darauf hingewiesen, daß man vor dem Studium der durch äußere Sinnesreize induzierten Verhaltensweisen das spontane Verhalten beobachten, registrieren und das gewonnene Material mit Hilfe moderner Datenverarbeitungsanlagen aufarbeiten sollte. Es wird darum nachfolgend zuerst von spontanem und daran anschließend von durch äußere Reizung verändertem Verhalten anhand ausgewählter Beispiele die Rede sein.

13.7.1. Das spontane Verhalten

Jenes komplexe Zusammenwirken mehrerer Organsysteme, das mit dem Begriff „Verhalten" umschrieben wird, äußert sich bei Embryonen und Foeten in für das jeweilige Gestationsalter charakteristischen Bewegungsabfolgen (s. a. Kapitel 11). Jede Bewegung, sei es die des Rumpfes oder auch die einer einzelnen Extremität, kommt nur zustande, wenn nacheinander verschiedene synergistische motorische Einheiten oder auch Muskeln zur Kontraktion angeregt und gleichzeitig antagonistische Muskeln weniger kontrahiert oder gehemmt werden. SZEKELY und CZÉH (1971) konnten an Extremitätenimplantaten bei Salamanderlarven zeigen, daß jenes komplizierte Innervationsmuster, das die Kontraktion einzelner Muskelgruppen in abgestufter Intensität und Reihenfolge im Laufe einer Schwimmbewegung der Extremitäten verursacht, in einem wenige Rückenmarksegmente umfassenden, kranial von den Nervenabzweigungen zu der Extremität gelegenen Abschnitt des RM generiert wird. Implantate, denen dieser Rückenmarksanteil fehlte, entwickelten im Laufe der weiteren Ontogenese nicht die Fähigkeit zur Ausführung koordinierter Schwimmbewegungen.

Dieses sich im RM entwickelnde Verschaltungsmuster wird ohne von außen erkennbare Ursache plötzlich aktiviert; der Embryo führt dann isolierte oder viele Muskelgruppen umfassende, komplizierte Bewegungen aus. HAMBURGER

(1963) untersuchte die spontanen Aktivitätszyklen beim Hühnerembryo und fand am 3. BT regelmäßige Aktivitätsphasen von bis zu einer Minute Dauer, unterbrochen von etwas längeren Perioden motorischer Ruhe. Die Periodenlänge nahm

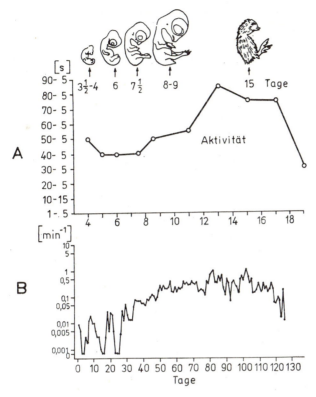

Abb. 107. Die Dauer der spontanen Aktivitätszyklen beim Hühnchen im Ei (nach HAMBURGER et al. 1965) und die Zahl der Foetalbewegungen in Abhängigkeit vom Gestationsalter beim Menschen (nach EDWARDS und EDWARDS 1970) ergeben eine Aktivitätszunahme in der zweiten Hälfte der Gestationszeit und einen nachfolgenden Abfall bis gegen Ende der praenatalen Entwicklung.

mit steigendem Gestationsalter nichtlinear zu, erreichte um den 13. BT mit 85 s ein Maximum und fiel in den letzten 3 Tagen vor dem Schlüpfen steil auf 25 s ab (Abb. 107). Zu diesem Zeitpunkt ist der Foet schon relativ beengt im Ei und beginnt verstärkt drehende Bewegungen auszuführen (KOVACH 1970), die schließlich beim Schlüpfen gebraucht werden. Flügel und Beine sind beim intakten Foeten gleichermaßen an den rhythmischen Bewegungen beteiligt; Durchtrennung des RM zwischen Schulter und Beckengürtel hebt diese Koordination auf: Die Rhythmen der unteren und oberen Extremitäten verlaufen nun voneinander unabhängig, was darauf hinweist, daß eine innerhalb des Nervensystems gelegene Ursache und nicht Stoffwechselprodukte, die beide voneinander nerval getrennten Punkte erreichen könnten, Auslöser für die Bewegungszyklen sind. Diese Interpretation erfährt eine Stütze auch durch die Tatsache, daß Dekapitation die Zyklen nicht aufhebt, sondern nur verlangsamt. Da sie sich schließlich als unabhängig von äußeren Reizen erwiesen, kam HAMBURGER (1963) zu der Überzeugung, daß im RM Aktivitätszentren bestehen, die, normalerweise jeweils von übergeordneten Zentren des ZNS angesteuert, koordinierte Bewegungsabläufe an der ganzen Körpermuskulatur veranlassen, aber auch zu spontaner rhythmischer Tätigkeit befähigt sind.

Das spontane, ungestörte Verhalten von Säugetierfoeten ist weit weniger überschaubar, darf man doch nicht annehmen, daß die zum Zweck der Beobachtung nach operativer Öffnung des Uterus freigelegten Foeten sich noch wie im Uterus verhalten. Die Untersuchungen von MINKOWSKI (1922a, 1938), HOOKER (1952) und HUMPHREY (1964, 1969) an menschlichen Foeten lassen über das spontane Verhalten der Foeten in der natürlichen Umgebung keine Schlüsse zu. Versuche, menschliche oder tierische Foeten nach Trennung vom Plazentarkreislauf isoliert zu durchströmen und über längere Zeit im normalen Zustand zu erhalten, stehen erst in den Anfängen. Sie könnten die Voraussetzung für Untersuchungen über das Verhalten intakter Foeten darstellen. Ergebnisse über das Verhalten der Foeten in utero, das durch Einbringen von Meßfühlern in den Foeten beim freibeweglichen Muttertier gemessen werden könnte, sind ebenfalls bis jetzt über hoffnungsvolle Ansätze nicht hinausgelangt (SCHWARTZE et al. 1972). So sind Ursachen und Gesetzmäßigkeiten foetaler, spontaner Verhaltensweisen von Säugetieren z. Zt. noch weitgehend unbekannt (s. S. 409).

Nach der Geburt entwickelt sich ein unabsehbar breites Spektrum von Verhaltensmustern. Die wesentlich genetische Steuerung der praenatalen Bewegungsabfolgen (Lit. bei GAZE 1970) macht dem komplexen Zusammenwirken von genetischen und Umweltfaktoren bei der Entwicklung und Formung zunehmend komplizierteren Verhaltens Platz. Diesen Prozessen geht beim Menschen (CONEL 1939—63) und bei allen daraufhin untersuchten Säugetieren (CAJAL 1909/11) eine morphologische Umgestaltung der Hirnrinde parallel, bei der insbesondere die Dendritenverzweigung und die Zahl der synaptischen Verbindungen zunimmt. Leider steht die quantitative Beschreibung des Hirnrindenzellwachstums noch zu sehr in den Anfängen (MOLLIVER 1971), um zur kausalanalytischen Durchdringung von Entwicklungsgängen des Verhaltens, wie sie im Laufe des postnatalen Lebens beobachtet werden, herangezogen werden zu können. Die Deskription werdender Funktionstüchtigkeit einzelner und kombinierter sensomotorischer Leistungen mit Hilfe physiologisch-polygraphischer und nachgeschalteter computeranalytischer Technik ist das z. Z. Fortgeschrittendste, was zu direkter Aufhellung von Entwicklungsgesetzmäßigkeiten des Verhaltens geleistet werden kann (PRECHTL 1968).

Das „spontane" Verhalten des Neugeborenen äußert sich in Bewegungen und Lauten. Die Bewegungen des Neugeborenen sind „formstarr und stereotyp" (PRECHTL 1956) und haben manche Ähnlichkeit mit denen neugeborener Säugetiere. Diejenigen unter den frühkindlichen Bewegungsweisen, die unmittelbar lebenserhaltenden Funktionen dienen, wie das Schnabelaufsperren eben geschlüpfter Vogeljunger oder die Haltungs- bzw. Klammerreflexe bei Affen- und Menschensäuglingen, die Kette der Saug- und Schluckreflexe u. a. erweisen sich

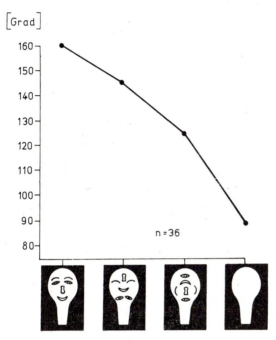

Abb. 108. Der Winkel, um den reife menschliche Neugeborene ihren Kopf von einer mittleren Position aus drehen, um eine der angebotenen Gestalten im Blickfeld zu behalten, hängt von der Gesichtsähnlichkeit der gezeigten Figur ab. Die jeweils bei Kopfwendung nach rechts und nach links erreichten Drehwinkel (maximal können sie 90° nach jeder Seite, die Summe also 180° betragen) wurden addiert und gegen die zugehörige dargebotene Figur aufgetragen. Anzahl (n) der untersuchten Säuglinge: 36 (nach FREEDMAN 1971).

bei allen termingerecht geborenen Neonaten als für die Ausführung der Funktion im erforderlichen Ausmaße entwickelt. Andere, weniger unmittelbar lebenserhaltende Bewegungsabläufe erfahren ihre funktionelle Differenzierung erst später, wie kompliziertere Greifhandlungen und beim Menschen insbesondere das Laufen. ANOCHIN (1964) hat diese Gegebenheiten zur Grundlage einer Entwicklungstheorie gemacht, die unter dem Begriff „Systemogenese" gerade das funktionelle Werden bestimmter lebensnotwendiger Leistungen, wie z. B. der Nahrungsaufnahme, Greifhandlungen u. a., in ihren heterochronen Entwicklungsgängen betrachtet. Ausführliche Angaben über spezielle Bewegungsweisen finden sich bei CARMICHAEL (1946), PEIPER (1961), SCHMIDT (1972) u. a. (Abb. 108).

Das Ensemble perinataler Bewegungsweisen beim Menschen wird mit wachsendem Lebensalter umgestaltet: Die zunehmende Kortikalisation aller Funktionen führt zur Hemmung oder sogar zum Verschwinden von Bewegungsabfolgen, die in der späten Foetalperiode oder im frühen Säuglingsalter beobachtet werden. So verschwinden die von PEIPER (1929) zuerst beschriebenen „Schreitbewegungen" des Säuglings (alternierende Beinbewegungen nach Unterstützung des äußeren Fußrandes) um den 5. Lebensmonat (STIRNIMANN 1940). PRECHTL (1956) versuchte eine funktionelle Interpretation der frühkindlichen Bewegungsweisen. Durch den Vergleich mit dem Verhalten von Affensäuglingen konnte er wahrscheinlich machen, daß einige, funktionell beim Menschen nicht mehr plausible Bewegungsabläufe stammesgeschichtliche Reste von Verhaltensweisen darstellen, die bei den affenähnlichen Vorfahren des Menschen eine lebenserhaltende Funktion besaßen. So kann man das Ensemble komplizierter Greifreaktionen beim Menschen berechtigt als einen Rest des Klammerverhaltens des Affensäuglings ansehen: Er muß sich während der Nahrungsaufnahme, aber auch während der Flucht des Muttertieres vor Feinden, im Haarkleid der Mutter festhalten. Leider ist die Zahl von vergleichenden Untersuchungen über die Entwicklung der komplizierten Körperbewegungen bei verschiedenen Säugetierarten noch viel zu gering, um dem Verständnis menschlicher Verhaltensentwicklung in umfänglicher Weise nutzbar gemacht werden zu können. Hoffnungsvolle Anfänge in dieser Richtung finden sich bei PREYER (1923), WOLOCHOW (1968) und PLOOG (1969).

Neben einer eingehenderen Beschreibung des Saugverhaltens bei Mensch (DUBIGNON et al. 1969) und Säugetier (MCKEE und HONZIG 1962, KOVACH und KLING 1967) haben in letzter Zeit unter den speziellen motorischen Verhaltensweisen die lautlichen Äußerungen von Mensch (FISICHELLI und KARELITZ 1963, LIND 1965, PRECHTL et al. 1969b, MICHELSSON 1971), Vögeln (NOTTEBOHM 1970, MARLER 1970) und Affen (PLOOG 1969, BALDWIN 1969) besonders Beachtung gefunden. Das ist verständlich, denn der gegenüber dem normalen veränderte, schrille Schrei des hirngeschädigten Säuglings ist oft das erste Zeichen des Zerebralschadens und erlangt damit diagnostische Bedeutung. Der Schrei oder Gesang isoliert und in natürlicher Umgebung aufwachsender Vögel eignet sich zum Studium der Gesetzmäßigkeiten erworbenen oder angeborenen Verhaltens.

Hirngeschädigte Kinder schreien nach kurzer schmerzhafter Reizung mit einer LZ von 2,6 s und damit signifikant später als normale (1,6 s; FISICHELLI und KARELITZ 1963). Der einzelne spontane Schrei des gesunden Neugeborenen dauert um 0,5 s und wird von einer etwa gleich langen Pause gefolgt, ehe der nächste Schrei beginnt (PRECHTL et al. 1969b). Das Frequenzspektrum des Schreiens gesunder und geschädigter Neugeborener unterscheidet sich signifikant voneinander (LIND 1965, MICHELSSON 1971), so daß eine Frequenzanalyse des auf krankhafte Veränderung verdächtigten Säuglingsschreies durchaus angezeigt erscheint.

Frequenzspektrum und Ablauf des Vogelgesanges ändert sich mit dem Alter. Isolierung von artgleichen Vögeln, Extirpation und andere Eingriffe haben zu der Einsicht geführt, daß sich speziesdifferent zum Teil weitgehend normale Gesangsmuster entwickeln, bei anderen Arten hingegen mehr oder weniger veränderte

Gesangsmuster zur Aufzeichnung gelangen, also sowohl eine vorwiegend genetisch gesteuerte Entwicklung der artspezifischen Lautäußerung wie auch eine weitgehend erlernte vorkommt (MARLER 1970, NOTTEBOHM 1970). Die Einzelheiten sollen hier nicht Platz finden.

13.7.2. Das reizinduzierte Verhalten

KNOLL (1969) schreibt in seinem bemerkenswerten Buch über die „Theorie der aktiven Reflexe" (S. 15): „Wie die Materie aus Atomen, so ist die psychische Aktivität aus elementaren Reflexeinheiten aufgebaut, die Glieder einer Reflexkette bilden". Der Reiz für den ersten Reflexbogen in der Kette kann ein interozeptiver, wie der Hunger sein: Ein zerebraler Erregungsherd im Nahrungszentrum entsteht, nachdem die Erregung ein komplexes Netz von Reflexbögen durchlaufen hat. Das Resultat der Erregung dieses komplexen Kettenreflexgeschehens ist eine motorische Leistung, die Nahrungsaufnahme (KNOLL 1969). Solch einen Typ von Kettenreflex nennt der Autor einen „aktiven Reflex". Verschiedene Verhaltensweisen lassen sich als solche reizinduzierte aktive Reflexe erweisen; so bezeichnet KNOLL (1969) das Nahrungssuchverhalten als einen unbedingten aktiven Reflex.

Die Ontogenese „spontaner" und „reizinduzierter" Verhaltensweisen läßt sich nach dem Gesagten nicht scharf voneinander trennen. Nie ist beim spontanen Verhalten ganz sicher, ob nicht extero- oder interozeptive Reize verursachend mit eingewirkt haben. So steht es außer Zweifel, daß alle mit der Nahrungssuche und -aufnahme verbundenen Verhaltensweisen als interozeptiv ausgelöst angesehen werden müssen. HOGAN (1971) hat der Entwicklung dieses Verhaltens bei Küken (vom Schlüpfen bis zum 2. Lebensmonat) eine umfangreiche Studie gewidmet und insbesondere beim Picken einen Altersgang derart gefunden, daß die jüngsten Tiere Sand- und Nahrungskörner nicht voneinander zu unterscheiden vermögen und beide gleichermaßen aufnehmen. Die Fläche, in der an dem einzunehmenden Objekt vorbeigepickt wird, ist etwa kreisförmig; ihr Radius nimmt mit steigendem Lebensalter ab (HAMILTON und MARLER 1972).

Das „Lernen" im Laufe der Ontogenese ist Gegenstand einer ständig wachsenden Zahl von Untersuchungen in aller Welt. Insbesondere in der PAWLOWschen Schule sind eine Vielzahl von Untersuchungen an wachsenden Menschen und Säugetieren ausgeführt worden. Nach den inzwischen klassischen Untersuchungen von KRASNOGORSKI (1954) haben sich dann PEIPER (1961), KOLZOWA (1960), KASSATKIN (1955), LIPSITT (1969) u. a., im Tierversuch WOLOCHOW (1968), SEDLÁČEK (1962a, b, c, 1964) und OBRASZOWA (1964) u. a. um diesen Gegenstand verdient gemacht. Es können hier nur einige allgemeine Aspekte der Physiologie des wachsenden Lernvermögens angedeutet werden. Weiterführende Literatur findet sich neben den oben zitierten Arbeiten bei FALKNER (1966) und SCHMIDT (1972) und über Lernprozesse bei Erwachsenen bei SCHWARTZE und HASCHKE (1965).

Die Angaben über Lernleistungen von Foeten sind spärlich. Hühner im Ei vermögen in den letzten Tagen vor dem Schlüpfen bedingte Reflexe auszubilden, wenn als bedingter Reiz ein Ton von 3000 Hz und als Bekräftigung eine Sacharinlösungsgabe, die durch eine in der Wangenhaut liegende Kanüle in den Schnabel eingebracht wird, Verwendung findet. Die Antwort besteht dann in Schluckbewegungen. SEDLÁČEK (1962a, b, c, 1964) konnte in den in dieser Weise angelegten Versuchen zeigen, daß vom 17. BT an die LZ zwischen Einspritzung der süßen Lösung in den Schnabel und dem Beginn der Schluckbewegungen kürzer ist, wenn zuvor der als Konditionierungsreiz wirkende Ton gegeben wird. Darüber hinaus nimmt diese LZ zwischen dem 17. und 21. BT sowohl für den unbedingten als auch für den bedingten Schluckreflex um etwa ein Drittel des beim 17tägigen Foeten beobachteten Wertes ab. Die Stabilität des bedingten Reflexes nimmt mit dem Bebrütungsalter signifikant zu. Hinsichtlich der möglichen Beteiligung der verschiedenen Hirnstrukturen am Zustandekommen und der Festigung der bedingten Verbindung machte SEDLÁČEK (1962c) Versuche mit temporärer, funktioneller Ausschaltung der Hirnrinde der Hühnerembryonen mittels der „spreading depression" (BUREŠ et al. 1967). Bis zum 20. BT wurde die Ausbildung der bedingten Verbindung durch Ausschalten der Hirnrinde gefördert, nach diesem Tag, wie auch beim Erwachsenen, gehemmt.

Sichere Lernleistungen wurden an Säugetierfoeten bisher nicht gefunden. HLAVAČKOVÁ (1963) sowie SEDLAČEK et al. (1964) versuchten bei Meerschweinchenfoeten in den letzten 10 GT vor der termingerechten Geburt bedingte Reflexe auszubilden, bei denen Schall als bedingter und schmerzhafte Hautreizung als unbedingter Stimulus benutzt wurden. Solange die Foeten über die Plazenta versorgt werden, gelang es in keinem Falle, bedingte Reflexe auszubilden. Nach der Abnabelung der in diesem Alter bereits überlebenden Foeten und dem Einsetzen regelmäßiger, rhythmischer Atmung wurden 1 bis 3 Stunden später stabile bedingte Reflexe erhalten. Offensichtlich vermag das Meerschweinchen — ähnlich wie bei den auf S. 390 beschriebenen vestibulär ausgelösten Reaktionen — erst unter metabolischen Bedingungen bestimmte Verhaltensweisen zu generieren, für deren Ausführung intrauterin zwar schon das anatomische Substrat, nicht hingegen die blutchemischen Voraussetzungen vorhanden sind. Da das Meerschweinchen ein ausgesprochener Nestflüchter ist, war am ehesten bei dieser Spezies die Fähigkeit zur Ausbildung bedingter Reaktionen im späten Foetalalter zu erwarten. Es ist daher berechtigt anzunehmen, daß auch bei anderen Säugetierarten während der Foetalperiode keine bedingten Reaktionen möglich sind. Zur Zeit ist die induktive Basis, die über die Befähigung zur Ausbildung bedingter Reflexe bei foetalen Säugetieren ein endgültiges Urteil erlaubt, noch zu schmal.

Postnatal ist die Zeit, von der an bedingte Reflexe ausbildbar werden, speziesabhängig sehr unterschiedlich. Die frühesten bedingten Reflexe lassen sich nach Geruchs-, Haut- und Vestibularisreizung ausbilden, wenn die Bekräftigung in Nahrungsgabe besteht. Die Zahl der Kombinationen der beiden Reize, die angewendet werden muß, bis erste bedingte Reaktionen erhalten werden, ist um so größer, je jünger das untersuchte Versuchstier ist. Ebenso ist die Stabilität der Reaktionen bei den jüngsten Tieren gering und wächst mit steigendem Lebensalter. Auch hinsichtlich der Beteiligung von Herz- und Atemfrequenz bestehen sehr deutliche

Unterschiede in den Lebensaltern: Während die jüngsten Tiere, bei denen bedingte Reflexe ausgebildet werden können, mit einer Verringerung beider Frequenzen nach dem bedingten Reiz reagieren, bekommt man später wie beim Erwachsenen eine Herz- und Atemfrequenzzunahme nach dem bedingten Reiz. Im allgemeinen lassen sich bedingte Nahrungsreflexe vor bedingten Abwehrreflexen im Laufe der Ontogenese ausbilden. WOLOCHOW (1959) beschreibt vom Hund, daß bedingte Nahrungsreflexe auf Geruchs-, Haut- und Geschmacksreize bereits am ersten postnatalen LT, auf vestibuläre am 10. bis 12. LT, auf akustische am 15. bis 16. LT und schließlich auf optische Reize am 22. bis 25. LT erhalten werden. Bedingte Abwehrreflexe beginnen ihren Entwicklungsgang erst mit dem 15. LT nach olfaktorischem Reiz, und um den 35. LT lassen sich nach optischen Reizen erstmalig bedingte Abwehrreflexe ausbilden. Die übrigen oben bei Beschreibung der bedingten Nahrungsreflexe angeführten Modalitäten bedingter Reize liegen hinsichtlich ihrer Eignung zur erstmaligen Konditionierung von Abwehrreflexen beim wachsenden Hund zwischen dem 15. und 35. LT.

Die Beschreibung einer besonderen Form sehr stabilen Lernens bei Vögeln unmittelbar nach Verlassen des Eies, die sogenannte „Prägung" (LORENZ 1935) oder das „imprinting", findet sich bei HAMILTON und MARLER (1972) sowie SCHUTZ (1965); eine Methode, das Phänomen zu studieren, gab KLOPFER (1971) an. Da es ein ausschließlich bei Vögeln beobachtbares Verhalten darstellt, soll es hier nicht näher beschrieben werden.

Beim postnatal wachsenden Menschen hat sich als erste Form des Lernens nach der Geburt die Gewöhnung oder Habituation erwiesen: Wiederholte olfaktorische Reize mittlerer Intensität führten bereits beim Neugeborenen zur Gewöhnung an den Reiz (LIPSITT 1969). Neue Riechreize hingegen stellten die ursprüngliche Reaktion sofort wieder her. Unter den bedingten Reaktionen vermag ein Geräusch, das mit taktiler Reizung des Mundwinkels, die von einer Kopfdrehung gefolgt ist, kombiniert wird, bereits beim Neugeborenen zum bedingten Reiz zu werden, wenn nach der Kopfdrehung eine sofortige Nahrungsgabe erfolgt. Verwendet man zwei verschiedene akustische bedingte Reize, so kann man, nachdem der eine mit einer Nahrungsgabe bekräftigt wird, der andere aber nicht, die Fähigkeit zur Unterscheidung der beiden geprüften Geräusche untersuchen. Es zeigt sich, daß zwischen 48 und 116 Lebensstunden bereits die Möglichkeit zur Differenzierung der Reize besteht.

Da Säuglinge vom 10. LT an sich mit ihrem Schlaf-Wach-Rhythmus auf die Fütterungszeiten einstellen, also zur gewohnten Zeit der Nahrungsaufnahme erwachen, bestand die Vermutung, daß bereits in diesem Alter die Fähigkeit zu zeitlicher Konditionierung besteht. LIPSITT (1969) hat dementsprechend gefunden, daß bei Gabe von auditorischen, olfaktorischen und vestibulären Reizen in zeitlichem Nacheinander, den Folgereiz antizipierende Reaktionen der Atem- und Herzfrequenz sowie der Körperbewegungen bereits beim Neugeborenen zu beobachten sind. Ebenso kommt es zu einer Orientierungsreaktion (SOKOLOV 1963), der Unterbrechung des rhythmischen Saugens bei plötzlichem Ton, schon in den ersten Lebenstagen (LIPSITT 1969). Alle diese Befunde weisen darauf hin, daß sich beim Menschen in der natürlichen Umgebung, beginnend in der Postnatalperiode, ein zunehmend komplizierteres Muster bedingter Reflexe ausbildet, das mit die Grundlage für die erfolgreiche Anpassung an die Bedingungen des extrauterinen Lebens darstellt. Gleichzeitig wurde gezeigt, daß im Gegensatz zu den Ergebnissen, die in der älteren Literatur (KASSATKIN 1955) mitgeteilt wurden, die Befähigung zu bedingtem reflektorischem Verhalten beim Menschen vom ersten postnatalen LT an besteht. Weitere Angaben über die ontogenetische Entwicklung des Lernverhaltens (Zusammenstellung der Lit. bei SCHMIDT 1972) sollen hier nicht beschrieben werden. Da sich die bezüglichen Untersuchungen an Klein- und Schulkindern zumeist psychologischer Methoden bedienen, gehören sie mehr in das Gebiet der Entwicklungspsychologie als in das der Physiologie (KAGAN 1966, WRIGHT 1966, BAYLEY 1966, FRANK 1966, GAGNÉ 1968). Ähnliches muß von Untersuchungen gesagt werden, die die Folgen einschneidender Umweltveränderungen auf die Hirnfunktion und das entsprechende Verhalten wachsender Organismen zum Gegenstand haben. Nachdem DENENBERG (1962) Veränderungen im Verhalten und sogar im Hirngewicht von erwachsenen Ratten beobachtete, die als Säuglinge häufig aus dem Nest genommen worden waren (sogenanntes „handling"), im Vergleich zu normal aufgewachsenen Tieren, kann es nicht mehr Wunder nehmen, daß eine von dem Muttertier isolierte Aufzucht zu Veränderungen in der Entwicklung des postnatalen Verhaltens führt. So wurden bei *Macacus mulatta*, einem Makaken, Verhaltensanomalien bei isolierter Aufzucht gefunden, ohne daß es zu Minderwuchs der Versuchstiere gegenüber den Tieren in der normal aufwachsenden Vergleichsgruppe kommt (KERR et al. 1969b). Analoge Befunde wurden auch bei Ratten erhoben (HOFER 1970), so daß man in Übereinstimmung mit den Erfahrungen beim Menschen bei Eingriffen in die normale Umgebung heranwachsender Säuglinge im Interesse einer normalen psycho-physischen Entwicklung größte Behutsamkeit und sachkundige Umsicht walten lassen sollte.

Abschließend soll noch einmal betont werden, daß der Übergang von der Physiologie zur Psychologie des Wachstumsalters ein fließender ist. Auf dem Grenzgebiet der biologischen Psychologie oder „Developmental Psychobiology" sind Wissenschaftler der verschiedensten Grundausbildungsrichtungen in Gemeinschaftsarbeit tätig und haben ihre publikatorische Plattform seit einigen Jahren in einer Zeitschrift gleichen Titels gefunden (HOEBER Inc. New York), auf deren monatlich erscheinende Hefte der interessierte Leser verwiesen sei.

14. Sinnesorgane

14.1. Die Physiologie der Hautsinnesorgane

Wie auf S. 381 gezeigt worden ist, lassen sich die frühesten Reflexe der Foeten verschiedener Spezies durch Stimulation der Haut auslösen (Lit. bei CARMICHAEL 1946). Es ist daher sicher, daß unter den Sensoren die Hautsinnesorgane zuerst ihre reiztransformierende Funktion während der Ontogenese aufnehmen.

14.1.1. Anatomisch-funktionelle Vorbemerkungen

HENSEL (1966) kommt für den Erwachsenenorganismus zu dem Resultat, daß eine sichere Zuordnung der Sensibilität auf Druck, Schmerz, Berührung und thermische Reize zu bestimmten, morphologisch definierten Rezeptortypen bisher nicht möglich ist. Um so auffälliger ist die Tatsache, daß während der morphologischen Entwicklung der Hautsinnesorgane die einzelnen Rezeptortypen durchaus nicht gleichzeitig entstehen. Als erste bilden sich die sogenannten freien Nervenendigungen. Bevor beim Katzenfoeten erste Reflexe auslösbar werden, treten freie Nervenendigungen in die Subkutis ein (WINDLE 1937) und erstrecken sich zum Zeitpunkt erster Reflexerregbarkeit bis in die Kutis. Beim Menschen sind im 4. Schwangerschaftsmonat intraepitheliale Nervenendigungen ausgebildet (HOGG 1941). Gegen Ende des gleichen Monats entwickeln sich die MECKELschen Scheiben — sie treten an den Fingerbeeren zuerst, später auch an den Zehenbeeren auf — und abschließend bilden sich im 6. Foetalmonat in den Hautpapillen die MEISSNERschen Körperchen (SZYMONOWICZ 1933). Die Entwicklung letzterer Gebilde ist erst mit dem Ende des ersten Lebensjahres abgeschlossen. Postnatal rücken die MEISSNERschen Körperchen mit zunehmendem Lebensalter durch das Hautflächenwachstum auseinander; damit kommt es im Laufe des Wachstumsalters zu einer Reduktion dieser Rezeptoren pro Hautflächeneinheit auf etwa 25% der Säuglingswerte (RONGE 1944).

Ebenso wie die Behaarung (Literatur bei HORSTMANN 1927) beginnt die geschilderte Abfolge der Entwicklung der Hautsensoren am Kopf und schreitet mit zunehmendem Gestationsalter kranio-kaudal und an den Extremitäten proximo-distalwärts fort.

14.1.2. Die Funktionsentwicklung der Hautsinnesorgane

Die foetalen Hautsinnesorgane wurden bisher nicht direkt untersucht. Beginnende Funktionstüchtigkeit der Rezeptoren wurde während der Ontogenese jeweils angenommen, sobald nach mechanischer oder thermischer Stimulation in konstantem zeitlichem Abstand Kontraktionen der Muskulatur auftraten. Da bei allen diesen Untersuchungen auch die Funktionsentwicklung des RM und des neuromuskulären Apparates mitbeschrieben ist, darf man ihnen nur entnehmen, daß zum Zeitpunkt des ersten Auftretens sensomotorischer Reaktionen auch die Hautsinnesorgane zu funktionieren begonnen haben. Die Befunde über die foetale Sensibilität sind daher unter der Einschränkung zu betrachten, daß möglicherweise die frühesten Leistungen der Hautsinnesorgane noch zu keinen Muskelkontraktionen führen und damit der Beobachtung entgangen sind. Da die von den bisher untersuchten Säugetierfoeten bekannt gewordenen Befunde denen von Menschenfoeten sehr ähnlich sind (Lit. bei CARMICHAEL 1946), werden nachfolgend im wesentlichen die Daten, die am Menschen erhoben wurden, besprochen. Am Ende des 2. Schwangerschaftsmonats führt die mechanische Reizung der Perioralregion zuerst zu Muskelkontraktionen. Danach gewinnt die Haut der periokulären Bezirke, der Schultern, der Ober- und der Unterarme, des Stammes und schließlich der unteren Extremitäten in zeitlicher Folge die Eigenschaft rezeptiver Felder (HOOKER 1952). Druck- und Berührungsempfindlichkeit durchlaufen zuerst diesen Entwicklungsgang. Wie am Meerschweinchenfoeten (CARMICHAEL und LEHNER 1937) gefunden wurde, wird die Fähigkeit, auf thermische Reize zu reagieren, intrauterin erst später erworben; auch sie breitet sich kranio-kaudal und von proximal nach distal aus. Die Entwicklung der Schmerzempfindlichkeit läßt sich bei Foeten nur unsicher ermitteln. Da häufig der Schmerzreiz mit relativ schwachen muskulären Reaktionen besonders bei jungen Foeten beantwortet wird (WINDLE und GRIFFIN 1931), darf man annehmen, daß sich die Empfindlichkeit für Schmerzreize erst in der 2. Schwangerschaftshälfte entwickelt. PEIPER (1961) hat eindeutig nachgewiesen, daß menschliche Früh- und Neugeborene Schmerzen empfinden, also bei schmerzhaften ärztlichen Eingriffen wie Erwachsene zu anaesthesieren sind.

Die postnatale Entwicklung verschiedener Hautrezeptoren wurde mit elektrophysiologischer Methodik bisher bei einer Spezies, der Katze, direkt untersucht (EKHOLM 1967). Die Ableitung der von den Hautrezeptoren erzeugten afferenten Impulssalven erfolgte von den Nn. suralis und peroneus. Vergleichende Untersuchungen an kranialen und kaudalen Körperabschnitten wurden nicht ausgeführt. Schnelle Haarbewegungen verursachten bei der Katze in den ersten Lebenstagen Impulssalven um 200 Hz; in einem Alter von 6 Wochen wurde mit Werten um 400 Hz der untere Bereich der Entladungsfrequenz beim erwachsenen Tier erreicht. Die Größe eines rezeptiven Feldes, von dem jeweils die Impulse eines Rezeptors abgeleitet werden können, nahm mit steigendem Lebensalter zu, was aus der anatomischen Entwicklung der Rezeptorendichte (s. o.) verständlich wird (Abb. 109).

Thermosensitive Rezeptoren erweisen sich bei der 5 Tage alten Katze auch auf Berührung empfindlich, ein Befund, der vom erwachsenen Menschen bekannt ist (HENSEL 1966) und darauf hinweist, daß in der Haut Rezeptoren vorkommen, die verschiedene Energieformen in Erregungen zu transformieren vermögen. Schließ-

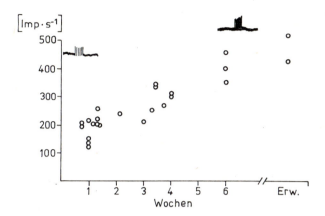

Abb. 109. Die höchste mittlere Impulsfrequenz eines berührungsempfindlichen Rezeptors am Haarbalg der Katze bei plötzlicher mechanischer Reizung. Zwei typische Reizantworten, die am 5. und 45. LT erhalten wurden, sind als Insets in das Diagramm eingezeichnet. Mit dem Lebensalter steigt die Frequenz der Entladungen des Rezeptors unter identischen Reizbedingungen an (nach EKHOLM 1967).

lich wurden die Impulsabfolgen nach taktiler Reizung beschrieben. Es fand sich bei den jüngsten Tieren unter dem Reiz eine phasische, rasch abklingende Antwort; die Rezeptoren erweisen sich empfindlich für Reizänderungen. Dauerreize führten zu baldigem Sistieren der Impulse. Erst mit steigendem Alter erwerben die Rezeptoren auch die Fähigkeit, konstante Reize in eine kontinuierliche Impulsfolge, die geringer als bei Reizbeginn ist, umzuwandeln. Die Hautrezeptoren reagieren demnach in der Ontogenese zuerst differentialquotientenempfindlich auf den adaequaten Reiz und erwerben die Fähigkeit zur Proportionalanzeige erst später; sie verhalten sich damit wie die Dehnungsrezeptoren der Muskulatur.

Sowohl in der prae- wie auch in der postnatalen Periode wurden die nach taktiler Reizung von der sensomotorischen Hirnrinde von einem bestimmten Foetalalter an ableitbaren EP (s. S. 439) untersucht. Bei Schafföten läßt sich nach Berührungsreiz im Bereich der Perinasalregion vom 55. GT an ein EP von der sensomotorischen Rinde ableiten. Dieses frühe Potential weist einen positiven Ausschlag auf, ist von langer Latenz (um 170 ms) und leicht ermüdbar; 30 s müssen zwischen Reiz und Reizwiederholung vergehen, sollen gleich große Potentiale zur Ableitung kommen. Um den 70. GT schließt sich an das positive Potential eine negativ-positive Potentialschwankung an, die schließlich mit steigendem

Lebensalter an Amplitude zunimmt. Gleichzeitig nimmt die LZ zwischen Reiz und Potentialbeginn ab. Synchrone extrazelluläre Mikroelektrodenableitungen aus den sub- und intrakortikalen Schichten der gleichen Hirnrindenregion, von der auch die EP abgeleitet wurden, konnten sehr wahrscheinlich machen, daß die ontogenetisch früheste positive Komponente des EP von den Afferenzen, die zum Kortex führen, generiert wird, während die nachfolgende positiv-negative Komponente ein Begleitphänomen der mit der wachsenden Differenzierung der Hirnrindenneurone und ihrer synaptischen Verbindungen einhergehenden, zunehmenden Informationsverarbeitung in der Hirnrinde selbst darstellt (PERSSON 1973, s. auch Abb. 105). Bei unreif geborenen Säugetieren, wie dem Kaninchen, vollzieht sich der beschriebene Entwicklungsgang in ganz analoger Weise im Laufe der postnatalen Entwicklung (ATA-MURADOVA 1967).

Beim Menschen lassen sich bereits in der Neugeborenenperiode nach Berührung bzw. elektrischer Reizung an der Fingerbeere im Bereich des kontralateralen Parietalgehirns EP kurzer Latenz ableiten. Für diese Potentiale ist charakteristisch, daß sie mit einer ausgeprägten, oberflächennegativen Komponente beginnen, die beim Erwachsenen nicht gefunden wird. Diese als N 1 bezeichnete Komponente besitzt eine Dauer von 15 ms bei Neugeborenen im State 2 (s. S. 410). Die nachfolgende Komponente P 1 ist häufig gespalten und wird von der wiederum negativen Komponente N 2 mit einer Dauer von 0,2—1 s gefolgt. Im State 1 erweist sich die Komponente P 1 als auseinandergezogen und in 2 Komponenten unterteilt; gleichzeitig ist die Komponente N 2 wesentlich kleiner in der Amplitude. Aus diesen Befunden geht hervor, daß bereits beim Neugeborenen charakteristische Unterschiede in der Gestalt somato-sensorisch ausgelöster Potentiale in verschiedenen States bestehen; zwischen den im Wachsein gewonnenen Potentialen und den im State 2 gefundenen ließen sich keine sicheren Unterschiede feststellen. Gestalt und Verlauf der Potentiale ändert sich nicht im Laufe der ersten 6 LT (DESMEDT und MANIL 1969).

14.2. Die Entwicklung der Geschmacks- und Geruchsfunktion

Die Kenntnisse über das Werden der Geschmacks- (MISTRETTA und BRADLEY 1975) und Geruchsfunktionen sind sehr fragmentarisch. PRATT (1946) und PEIPER (1961) haben die Angaben über sensomotorische Reaktionen von menschlichen Säuglingen auf gustatorische und olfaktorische Reize zusammengestellt. PREYER (1885, 1923) unternahm diesbezügliche Untersuchungen an neugeborenen Säugetieren und an eben geschlüpften Hühnchen. Eigene elektrophysiologische Experimente (SCHWARTZE 1967b, 1968; SCHWARTZE und SCHÖNFELDER 1973) befaßten sich mit der Elektroontogenese des Bulbus olfactorius bei Kaninchen, Katzen und Meerschweinchen, bei letzteren auch im späten Praenatalstadium (SCHWARTZE und NADIRASCHWILI 1967). Jenseits des Säuglingsalters scheinen die altersabhängigen Veränderungen beider Sinnesfunktionen ununtersucht geblieben zu sein.

Diese vergleichsweise spärlichen physiologischen Daten lassen es nicht gerechtfertigt erscheinen, auf die Entwicklung der Struktur der beiden Sinnesorgane einzugehen (ausführliche Beschreibungen bei FARBMAN 1971). Die Mehrzahl der Untersucher hält es auf Grund der anatomischen Entwicklung der Geschmacksknospen für sicher, daß menschliche Foeten gegen Schwangerschaftsende zu schmecken vermögen. DE SNOO (1937) injizierte Sacharinlösung in der 2. Schwangerschaftshälfte in das menschliche Amnion, wodurch der Foet zu vermehrtem Verschlucken von Fruchtwasser angeregt wurde. Ob diese Befunde als ein Beweis für foetales menschliches Schmecken angesehen werden können, bleibt ungewiß. Ableitung der elektrischen Aktivität der Chorda tympani und damit von den Afferenzen der Geschmacksknospen ergab beim foetalen Schaf vom 100. GT an eine Frequenzzunahme der Impulse nach Reizung der Geschmacksknospen mit verschiedenen gustatorischen Substanzen im Gegensatz zu den Befunden vom Menschen (MISTRETTA und BRADLEY 1975). DE SNOO (1937) gelang es beim foetalen Schaf in der 2. Schwangerschaftshälfte nicht, durch Zugabe schmeckender Stoffe zur Amnionflüssigkeit, deren vermehrtes Schlucken in utero auszulösen. Es bleibt daher offen, ob den Geschmacksknospen für die Regulation der intrauterinen, oralen Flüssigkeitsaufnahme und damit der Steuerung der Zirkulation der Amnionflüssigkeit eine Bedeutung zukommt. Das menschliche Früh- und Neugeborene kann sowohl schmecken wie auch riechen. Wegen der physikalisch-chemischen Eigenschaften der adaequaten Stimuli sind alle Bemühungen, Reizschwellenbestimmungen oder LZ-Messungen in Abhängigkeit vom Alter auszuführen, mit großen Unsicherheiten belastet. Qualitativ steht außer Zweifel (KUSSMAUL 1859), daß menschliche Säuglinge auf die klassischen Geschmacksqualitäten süß, salzig, bitter und sauer reagieren. Um Saugen oder abwehrende Mimik auszulösen, scheint es höherer Konzentrationen der Geschmacksstoffe als beim Erwachsenen zu bedürfen (KULAKOWSKAJA 1930). Neugeborene Tiere verfügen ebenfalls über die Fähigkeit, Stoffe verschiedenen Geschmacks voneinander zu unterscheiden. PREYER (1923) sah beim neugeborenen Meerschweinchen sicheres Herausfinden von Zucker aus verschiedenen anderen Geschmacksproben; einen Tag alte Kaninchen und Ratten lecken gierig Glukoselösung und 0,9%ige Kochsalzlösung, während Wasser von beiden nicht genommen wird (eigene unveröffentlichte Versuche).

Die Untersuchungen über das Riechvermögen der menschlichen Neugeborenen sind häufig mit nicht nur stark riechenden, sondern auch den Trigeminus reizenden Substanzen, wie Ammoniak u. ä., ausgeführt worden. STIRNIMANN (1940) suchte diesen methodischen Fehler zu vermeiden und fand, wenn auch nicht bei allen Probanden, so doch bei der Mehrzahl als Antwort auf gezielte Geruchsreize Bewegungen. Im ruhigen Schlaf (State 1, s. S. 410) befindliche Neugeborene geraten, nachdem ihnen ein mit wenig Xylol angefeuchteter Wattebausch vor die Nase gehalten wurde, mit einer Latenz von einigen Sekunden in aktiven Schlaf (State 2) oder wachen auf (s. S. 413). Im State 2 erwies sich der Reiz als weniger wirksam (SCHWARTZE und v. BERNUTH 1968).

Die Erstbeschreibung des Geruchsvermögens neugeborener Tiere stammt bereits aus dem klassischen Altertum. GALEN (zit. nach PREYER 1923) beschreibt das Verhalten einer neugeborenen Ziege, die, als sie gerade auf den Beinen stehen konnte, an vier in gleichen Gefäßen aufgestellten Flüssigkeiten roch und die Muttermilch sicher heraus fand.

Als elektrophysiologischen Ausdruck der Funktions- und Synapsenentwicklung im Bereich des 2. Neurons der Riechbahn können die vom Bulbus olfactorius ableitbaren, atemsynchronen Potentialschwankungen, die sogenannten Olfaktorius-

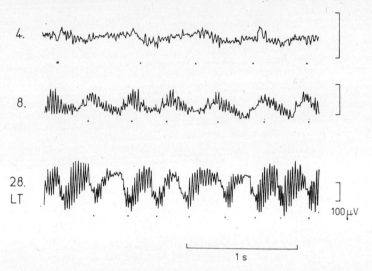

Abb. 110. Die Bursttätigkeit im Bulbus olfactorius des Kaninchens am 4., 8. und 28. LT bei bipolarer Ableitung von der Bulbusoberfläche (Filter 70 Hz, Zeitkonstante 0,2 s, eigene Befunde). Die Punkte unter den Kurven bezeichnen jeweils den Beginn der Inspiration.

bursts (OB), angesehen werden. Die Ontogenese dieses elektroenzephalographischen Phänomens kann daher auch als ein, wenn auch indirekter, Indikator für die Riechfunktionsentwicklung angesehen werden (SCHWARTZE 1968). Die vergleichende Untersuchung des Entwicklungsganges der OB hinsichtlich der Amplitude, Frequenz und Gestalt dieser Potentialschwankungen zeigte bei Kaninchen und Ratten prinzipiell gleiche Muster: Langsame gleichförmige Wellen nahmen mit steigendem Lebensalter an Amplitude und Frequenz zu. Der bandförmige Wellenzug wandelte sich im Laufe der Entwicklung in einen spindelförmigen um. Unterschiede zwischen beiden Spezies bestanden zum Zeitpunkt der Ausbildung der für das erwachsene Tier typischen OB: Sie wurden vom Kaninchen am 8., von der Ratte am 21. LT erreicht (Abb. 110, 111).

Beim auch praenatal daraufhin untersuchten Meerschweinchen tritt die Bulbusolfactorius-Bursttätigkeit erst nach der Geburt auf: Sobald nach der Abnabelung die Nasenhöhle ca. 20 Minuten ventiliert war, konnte eine Aktivität abgeleitet werden, die dann bereits nahezu alle Merkmale der Bursttätigkeit des erwachsenen Tieres aufweist. Im weiteren Entwicklungsgang nimmt bei dieser Spezies lediglich die Maximalamplitude und die Frequenz der Bursts noch geringfügig zu, bis jenseits des 9. LT die Erwachsenenwerte erreicht werden. Ganz im Gegensatz dazu weist die Katze langsame Bursts niedriger Frequenz in den ersten LT auf. Amplitude und Frequenz steigen in den ersten zwei Lebenswochen etwa auf den doppelten Wert vom 1. LT an und erreichen jenseits der 2. Lebenswoche die Erwachsenenwerte (SCHWARTZE und SCHÖNFELDER 1973).

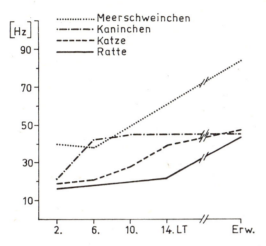

Abb. 111. Die Frequenz der Bursttätigkeit im Bulbus olfactorius von Ratte, Kaninchen, Meerschweinchen und Katze in Abhängigkeit vom Lebensalter. Die speziesdifferenten Entwicklungsgänge werden deutlich (eigene Befunde mit SCHÖNFELDER).

Offensichtlich entwickelt sich die Riechfunktion unterschiedlich rasch bei verschiedenen Säugetierspezies. Das nachgeburtliche Überleben ist für einige Tierarten an die Funktionstüchtigkeit des Riechsinnes gebunden, bei anderen nicht, wie durch Extirpation des Bulbus olfactorius bei neugeborenen Kaninchen und Ratten gezeigt werden konnte: Entfernung der Eingangsneurone der Riechbahn in den ersten Lebenstagen führt zum Verhungern der Kaninchen (v. GUDDEN 1870), während Ratten den Eingriff überleben (SCHÖNFELDER und SCHWARTZE 1971).

Die frühentwickelte Riechfunktion des Kaninchens besitzt ein morphologisches Korrelat in der ebenfalls sehr zeitigen Entwicklung des synaptischen Apparates an den Dendriten der Mitralzellen im Bulbus olfactorius. RALL und SHEPHERD (1968) konnten wahrscheinlich machen, daß eine bestimmte Synapsenstruktur an den Dendriten der Mitralzellen für jene Oszillation des Elektrogramms verantwortlich ist, die als Bursttätigkeit von der Oberfläche des Bulbus olfactorius ableitbar wird. Diese Synapsen zeichnen sich dadurch aus, das sie in einer spiralförmigen Anordnung die Oberfläche großer Dendriten umfassen und sowohl prae- wie auch postsynaptisch Vesikel aufweisen. Solche doppelläufigen Synapsen könnten die Ursache regelmäßiger Membranpotentialoszillationen sein, die im Frequenzbereich der OB liegen. Es konnte nun am Kaninchen gezeigt werden, daß sich dieser charakteristische Synapsentyp bereits am 1. LT ausgebildet findet (Abb. 99; SCHWARTZE 1971, SCHWARTZE und HOHEISEL 1976). Die Veränderung der OB-Parameter des Kaninchens besitzt ihr Korrelat in der Strukturwandlung der Mitralzelldendritensynapsen mit steigendem Lebensalter: Wenige Vesikel in den ersten LT machen einer zunehmend größeren Zahl bis zum Ende der zweiten Lebenswoche Platz. Darüber hinaus nimmt die Länge des synaptischen Spalts mit dem Wachstum des Tieres zu. Der Vergleich der Entwicklungsgeschwindigkeit der Synapsen am primären Neuron der Riechbahn mit der Synapsenentwicklung in anderen Hirnabschnitten des Kaninchens macht die wesentlich raschere Ausbildung der Erstgenannten deutlich. Auch auf der Ebene der Synapsenmorphologie erweist sich der Riechsinn als ein frühzeitig ausgebildetes Sinnessystem. Ähnliche Untersuchungen an der Maus (HINDS 1972) führten zu entsprechenden Ergebnissen.

14.3. Die Entwicklungsphysiologie des auditiven Systems

Die Physiologie des Hörens in den verschiedenen Entwicklungsstufen ist bisher nur in sehr allgemeinen Umrissen bekannt. Über praenatales Hören gibt es wenige Untersuchungen, und während der nachgeburtlichen Entwicklungsperiode wurden neben den sensomotorischen Reaktionen nur einzelne elektrophysiologische Parameter der werdenden Hörfunktion untersucht. Die Biophysik des Schalltransports und die schließlich zur Reizung des CORTIschen Organs (C. O.) führenden physikalischen Prozesse sind am wachsenden Organismus ununtersucht geblieben. Damit bleibt die nachfolgende Beschreibung der werdenden Hörfunktion notwendig lückenhaft.

14.3.1. *Anatomisch-funktionelle Vorbemerkungen*

Eine ausführliche Beschreibung der anatomischen Entwicklung des schallleitenden Apparates des Mittelohrs beim Menschen liegt von GUNDOBIN (1912) und KOLMER (1927) vor. Vom Anfang des 3. bis zum 7. Gestationsmonat ist das Mittelohr mit Gallertgewebe gefüllt, das sich schließlich verflüssigt, so daß auch bei der Frühgeburt postnatal eine Belüftung der Paukenhöhle eintreten kann. Das schrägstehende Trommelfell hat bei der Geburt fast die gleiche Größe wie beim Erwachsenen erreicht. Somit verfügt der schalleitende Apparat über alle notwendigen Voraussetzungen, um unmittelbar postnatal in Funktion zu treten. Bei Ratte, Katze und Kaninchen überdauert das foetale Gallertgewebe im Mittelohr noch die ersten LT. Damit fällt die Luftleitung des Schalls bis zum ovalen Fenster bei diesen Spezies aus, solange die Paukenhöhle gefüllt ist. Das ist von wesentlicher funktioneller Bedeutung, weil sich, wie unten zu zeigen sein wird, die Fähigkeit, tiefere Töne zu hören, ontogenetisch zuerst entwickelt. Schallwellenfrequenzen bis

2000 Hz werden beim Erwachsenen dem Innenohr vorwiegend über die Luft zugeleitet. Dadurch ist im Gegensatz zum menschlichen Früh- und Neugeborenen der Schalltransport für die Jungen dieser Säugetierspezies in den ersten LT besonders erschwert.

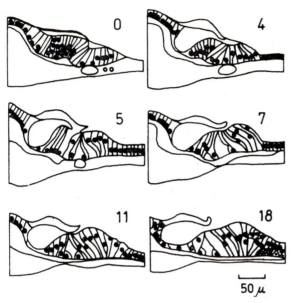

Abb. 112. Schematische Darstellung der Entwicklung des Cortischen Organs beim Kaninchen im Laufe der postnatalen Entwicklung. Die Zahlen bezeichnen die Lebenstage (nach ÄNGGÅRD 1965).

Das C. O., dem die Transformation der Schallwellen in Erregungen obliegt, erreicht beim Menschen bereits im 6. Schwangerschaftsmonat einen Differenzierungsgrad, der dem des C. O. des neugeborenen Kaninchens entspricht (KOLMER 1927, ÄNGGÅRD 1965, BREDBERG 1967). Der Vergleich der morphologischen Entwicklung des C. O. dieser beiden Spezies ist aufschlußreich, weil das Innenohr des wachsenden Kaninchens mit elektrophysiologischen Methoden relativ vollständig untersucht worden ist und die Resultate vom Kaninchen gewisse vorsichtige Schlüsse auf die Funktion der menschlichen Säuglingscochlea gestatten, wenn beide Spezies den jeweils gleichen strukturellen Entwicklungsstand ihres C. O. erreicht haben.

Die Differenzierung des C. O. in der Schnecke nimmt in der Basalwindung ihren Anfang und schreitet mit zunehmendem Lebensalter zum Helikotrema zu fort (RETZIUS 1884). So finden sich bei der Katze beispielsweise um den 3. LT differenzierte Anteile in der basalen Schneckenwindung neben undifferenzierten in der Schneckenspitze. Im 6. Schwangerschaftsmonat beginnt beim Menschen mit dem Abheben der Membrana tectoria von den Sinneszellen — den äußeren und inneren

Haarzellen — die Voraussetzung für eine adaequate Reizung dieser Sensoren zu entstehen, die in einer Scherung ihrer Sinneshaare besteht. Durch Aneinanderrücken, Umgruppierung und Regression der Zellen des C. O. bildet sich der Sulcus spiralis internus heraus. Dieser Umgestaltungsprozeß vollzieht sich beim Menschen bis zum 7. Gestationsmonat, beim Kaninchen zwischen 1. und 4. postnatalem LT. Die weitere Entwicklung ist Abbildung 112 zu entnehmen. Sie ist hauptsächlich durch Entstehung des NUELschen Raums und des Außentunnels gekennzeichnet, womit die Anordnung der Sensoren in Form der äußeren und inneren Haarzellen deutlich hervortritt. Bei termingerechter Geburt ist diese Entwicklung über die ganze Ausdehnung der Schnecke beim Menschen zum Abschluß gekommen, beim Kaninchen hingegen erst am 18. postnatalen LT (ÄNGGÅRD 1965).

Elektronenmikroskopische Untersuchungen der Haarzellen des Kaninchens im späten Foetalleben ergaben, daß die Ausbildung der Zilien dieser Zellen bereits fortgeschritten ist, wenn die vom Ganglion spirale auswachsenden Neuriten die Haarzellen erreichen. Erste synaptische Kontakte kommen bereits zu dieser Zeit zustande, so daß die Differenzierung des C. O. dann schon die Transformation von Schallwellen in Erregungen ermöglicht (NAKAI und HILDING 1968).

Der morphologischen Umgestaltung des C. O. geht die der Striae vasculares parallel, die die laterale Auskleidung des Ductus cochlearis darstellen und für den Stoffwechsel des Innenohrs von wesentlicher Bedeutung sind. Auch die REISSNERsche Membran, die den Ductus cochlearis gegen den Perilymphraum der Scala vestibuli abschließt und zur Aufrechterhaltung der Ionengradienten zwischen Peri- und Endolymphraum beiträgt, erhält ihre Erwachsenenstruktur beim Kaninchen innerhalb der ersten drei Lebenswochen.

Analoge Befunde wurden an der Katze (PUJOL und MARTY 1968), der Maus (SHER 1971) sowie am Goldhamster (STEPHENS 1972) erhoben. Letztere Untersuchung wurde insbesondere im Hinblick auf die Eignung des Hamsters für die Aufklärung des Mechanismus angeborener Mittel- und Innenohrschäden unternommen, worauf der an diesem Problemkreis Interessierte hingewiesen sei.

14.3.2. Sensomotorische Reaktionen als Ausdruck der Funktionsentwicklung des Gehörorgans

Foetales Hören darf nur erwartet werden, wenn die strukturelle Differenzierung des inneren Ohres praenatal einen Grad erreicht, der eine Schalltransformation in Erregungen ermöglicht. Diese anatomischen Voraussetzungen sind unter den bisher auf praenatale Hörfähigkeit untersuchten Spezies nur beim Meerschweinchen und Menschen im letzten Gestationsdrittel erfüllt. Bereits praematur geborene Meerschweinchen reagierten prompt auf akustische Reize mit Körperbewegungen (AVERY 1928). Beim Menschen gelang es PEIPER (1925) sowie FORBES und FORBES (1927), durch Beschallung des mütterlichen Abdomens in den letzten Schwangerschaftswochen plötzliche Massenbewegungen des Foeten auszulösen. Daß auch der menschliche Foet wie die Jungtiere zahlreicher Säugetierspezies auf

Töne tieferer Frequenzen früher als auf höhere Frequenzen eine Reizantwort zeigt, wird durch 1962 von Murphy und Smyth durchgeführte Versuche belegt: In 290 Fällen wurde auf das Abdomen schwangerer Frauen in der 2. Schwangerschaftshälfte ein Lautsprecher aufgesetzt, der Töne von 500 bzw. 4 000 Hz mit einer Schallintensität von 100 db übertrug. Der 500 Hz-Ton wurde von 215 Foeten mit einer motorischen Reaktion beantwortet, der 4 000 Hz-Ton von nur 60 Foeten lediglich mit einer Herzfrequenzzunahme.

Die postnatalen motorischen Reaktionen nach Schallreiz lassen sich in vegetative und somatische unterteilen. Erstere stellen Veränderungen in Herz- oder Atemfrequenz dar, letztere werden durch den Auropalpebralreflex bzw. Preyerschen Ohrmuschelreflex oder das verschiedene Muskelgruppen betreffende „Zusammenschrecken" repräsentiert. Peiper (1961) hält die Atemfrequenzveränderungen für den empfindlichsten Indikator für die Verarbeitung akustischer Reize beim jungen Säugling.

Unter den untersuchten Säugetierspezies werden erste motorische Antworten auf Schallreize in Abhängigkeit vom Differenzierungsgrad des C. O. zu sehr verschiedenen Zeitpunkten gesehen. Hund (Fox 1964) und Katze (Pujol und Marty 1968) zeigen Reaktionen im Laufe der ersten Lebenswoche; Kaninchen am Ende der ersten Woche (Schwartze 1973) und Ratten um den 12. LT (Gramsbergen et al. 1970b). Die Einzelheiten dieser Entwicklungsgänge wurden elektrophysiologisch untersucht und werden unten beschrieben.

Ferner wurde der akustisch auslösbare Ohrmuschelreflex bei wachsenden Ratten in Abhängigkeit vom Schlaf-Wach-Zustand eingehend studiert. Solche Untersuchungen zeigen, daß die Schwelle für motorische Reaktionen auf akustische Reize vom State, in dem sich das Untersuchungsobjekt jeweils befindet, abhängt. Zum anderen ist die Stateabhängigkeit dieser Reaktionen keineswegs gleich für verschiedene Reizfrequenzen in den untersuchten Altersstufen. Reize gleicher Intensität von 100, 200, 400, 800, 1 600 und 3 200 Hz fanden Verwendung. Erstmalig ließ sich der Reflex am 13. LT im State 1 und 4 (s. S. 410) mit Tönen einer Frequenz von 400—800 Hz auslösen, vom 14. LT an auch im State 2. Der Bereich der reizwirksamen Frequenzen weitete sich im Laufe der Entwicklung zuerst in Richtung der höheren Töne aus, bis um den 18. LT im State 4, dem aktiven Wachsein, auch der tiefe Frequenzbereich beantwortet wurde. Die Reflexauslösbarkeit im State 2 verschwand nach dem 18. LT völlig, die im State 1 beschränkte sich zunehmend auf den höheren Bereich der getesteten Frequenzen. Um den 30. LT ist der Reflex im State 1 nur noch selten und dann mit 3 200 Hz Reizung auszulösen. Demgegenüber wird der Reflex für alle getesteten Frequenzen nun regelmäßig im State 4 gefunden (Kretschmer 1974). Die Befunde zeigen den komplizierten Entwicklungsgang der Stateabhängigkeit eines akustisch ausgelösten Reflexes; die zugrundeliegenden Mechanismen sind noch nicht untersucht worden (Abb. 113).

Auch beim menschlichen Neugeborenen werden durch akustische Reize motorische Reaktionen veranlaßt. Ausmaß und Deutlichkeit dieser Reizantworten erweisen sich von einer Reihe von Faktoren abhängig. Bedingt durch die Um-

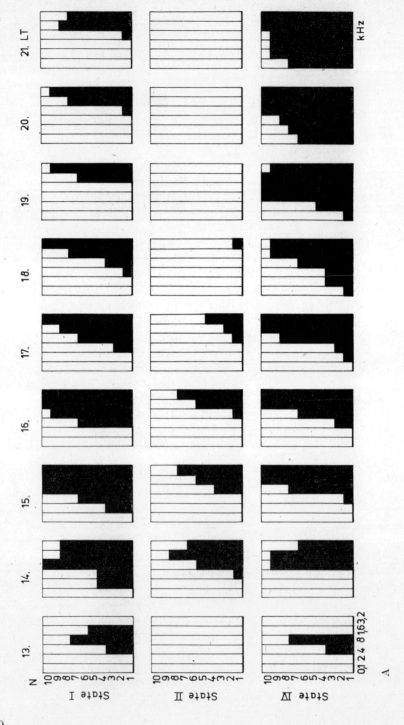

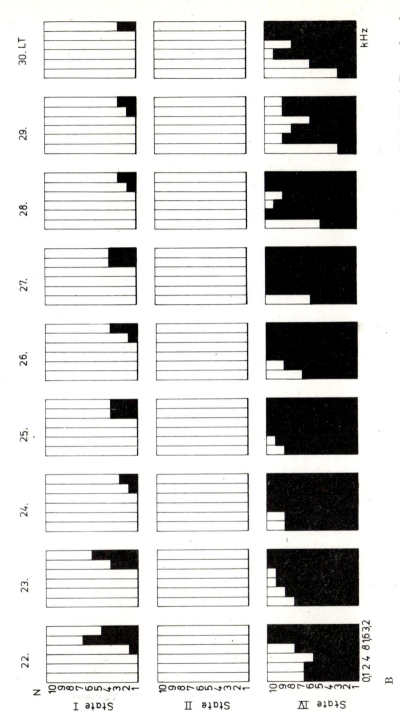

Abb. 113. Die Abhängigkeit des durch akustische Reizung auslösbaren Ohrmuschelreflexes der Ratte vom Schlaf-Wach-Zustand und der Tonhöhe in der Entwicklungsperiode vom 13. bis 30 LT. Es ist jeweils die Anzahl (N) positiv reagierender Tiere (maximal 10) bei den Reizfrequenzen 0; 0,1; 0,2; 0,4; 0,8; 1,6 und 3,2 kHz für die States 1 (ruhiger Schlaf), 2 (aktivierter Schlaf) und 4 (aktives Wachsein) angegeben (nach KRETSCHMER 1974).

stellung vom prae- zum postnatalen Lebensabschnitt sind die Reaktionen nach Beschallung in den ersten Lebensstunden inkonstant. So ist der auropalpebrale Reflex — Zukneifen der Augen nach plötzlichem Schall — unmittelbar nach der Abnabelung nicht auslösbar. Bei 105 Neugeborenen trat er teilweise 2—3 Stunden nach der Geburt erstmalig auf, bei einigen Kindern auch erst innerhalb der ersten 48 Stunden (DEMERIADES 1923).

Deutlichen Einfluß auf die Häufigkeit der Reaktionen des Neugeborenen auf Beschallung hat die Höhe des dargebotenen Tones. Von 850 Neugeborenen reagierten 66,0% auf ein 500—900 Hz Tongemisch, während nur 36,7% auf 4000 bis 4500 Hz mit Bewegungen antworteten. 500—900 Hz verursachten bei 41,9% der Kinder einen Startle und in 21,9% den auropalpebralen Reflex, während diese Werte bei einem 4000—4500 Hz Ton 12,2% und 32,4% betrugen (EISENBERG et al. 1964).

Akustisch ausgelöste Reaktionen lassen sich am deutlichsten erhalten, wenn sich das Kind im ruhigen Schlaf (State 1) befindet. Das gilt vor allem für tiefere Töne (500—900 Hz) und weiße Geräusche. Mit Tönen über 4000 Hz kann man auch beim wachen Säugling noch deutliche Bewegungsänderungen auslösen. Eine gewisse Sonderstellung nimmt in diesem Zusammenhang der auch für die audiometrische Untersuchung des Neugeborenen verwendete Auropalpebralreflex ein. Er läßt sich bei 1—10 Tage alten Säuglingen bei einer Schallintensität von 105 bis 115 db mit 500, 1000, 2000, 3000 und 4000 Hz-Reizen im aktiven Schlaf und ruhigem Wachsein auslösen und ist nur im ruhigen Schlaf und unruhigem Wachsein nicht zu erhalten (WEDENBERG 1956).

Die weitere Entwicklung der sensomotorischen Reaktionen beim Menschen vom 3. Lebensmonat an bei Stimulation des wachen Kindes, wie das Suchen der Reizquelle durch Augenbewegungen (LÖWENFELD 1927), schließlich durch Kopfdrehen zur Reizquelle hin und zuletzt das Erwerben der Fähigkeit, Schallphänomene als Informationsträger zu erfassen, wurde u. a. von PEIPER (1961) ausführlich beschrieben, worauf verwiesen sei.

Die Kopfwendung auf die Schallquelle zu benutzte BIESALSKI (1964) als Indikator für die Perzeption des akustischen Reizes in der Säuglingsaudiometrie. Mittels dieser Reaktion gelang es vom 3. Lebensmonat an, vollständige Audiogramme der Kinder aufzunehmen.

14.3.3. Die Elektrophysiologie der werdenden Hörfunktion

Der Rezeptor

Unter den elektrischen Phänomenen, die am Hörorgan beobachtet werden können, erfuhr die Ontogenese der cochlearen Mikrofonpotentiale (CMP), der Summenpotentiale (SUP) und des endocochlearen Potentials eine Beschreibung. Alle drei Potentiale wurden in ihrem Entwicklungsgang am Kaninchen untersucht (ÄNGGÅRD 1965), die CMP bei jungen Katzen (KLIAVINA und MARUSEVA 1963), Mäusen (ALFORD und RUBEN 1963), Ratten (CROWLEY und HEPP-REYMOND

1966) und beim Opossum (McCrady et al. 1937, 1940). Die Elektrophysiologie des Gehörs unterscheidet sich bei diesen Spezies lediglich durch den Anfang und das Ende einer qualitativ gleichartigen Entwicklung der CMP voneinander.

Zum besseren Verständnis der Ergebnisse aus Experimenten an postnatal wachsenden Labortieren seien zunächst einige Daten von Versuchen zur Erwachsenenhörfunktion vorausgeschickt. Das CMP besteht aus Oszillationen, deren Frequenz genau der des an das ovale Fenster transportierten Schalls entspricht. Es läßt sich mit ober- und unterhalb des C. O. gelegenen Elektroden bipolar oder auch unipolar vom runden Fenster ableiten. Während in der Basalwindung der Schnecke CMP beim erwachsenen Meerschweinchen von 0—10000 Hz ohne Amplitudenabnahme erhalten wurden, folgten die CMP mit gleichbleibender Amplitude dem stimulierenden Ton in der 2. Windung bis maximal 1300 Hz und in der apikalen Windung sogar nur bis 200 Hz. Diese Befunde stellen das elektrophysiologische Korrelat für die von Bekesy (1960) ausgearbeitete Theorie der Schalldispersion dar. Sie besagt u. a., daß in den apikalen Schneckenabschnitten die tieferen Töne und in den basalen die höheren Frequenzen in Erregungen transformiert werden.

Untersuchungen an erwachsenen Tieren haben sichergestellt (Davis 1957), daß die CMP von den Haarzellen des C. O., also von den primären Sinneszellen, erzeugt werden. Auf welche Weise das Potential bei Reizung dieser Zellen zustande kommt, ist bisher nicht bekannt (Literatur dazu s. Grinnel 1969).

Die Ableitungen der CMP bei Jungtieren erfolgten ausnahmslos vom runden Fenster, so daß damit Entwicklungsgang und Funktion der basalen Schneckenwindung erfaßt wird. Beim Kaninchen lassen sich vom 5. LT an durch Schallreize mit Frequenzen von 1—7 kHz bei einer Intensität von etwa 125 db CMP auslösen. Vom 6. LT an erweitert sich der reizwirksame Tonumfang auf 0,2—10 kHz; Um bei 1 kHz Stimulation CMP zu erhalten, ist nur noch eine Intensität von 115 db erforderlich. Mit steigendem Lebensalter gelingt es, CMP mit immer geringeren Schallintensitäten auszulösen: Am 26. LT genügen bereits 75 db in einem Frequenzbereich von 0,5—5 kHz, um die Schwelle zu erreichen. Die Einzelheiten des Entwicklungsganges sind auf Abbildung 114 dargestellt.

Mit der gleichen Ableittechnik, wie sie für die Gewinnung des CMP benötigt wird, kann man bei Gleichspannungsverstärkung des Signals noch ein zweites Potential registrieren, das Summenpotential (SUP). Es stellt eine Gleichspannungsänderung dar, die bei kurzdauernder, hochfrequenter akustischer Reizung — von CMP überlagert — in Erscheinung tritt. Das SUP besteht aus einem positiven und einem negativen Anteil; das negative Potential scheint in den inneren, das positive in den äußeren Haarzellen bei deren mechanischer Bewegung auf bisher unbekannte Weise generiert zu werden (Davis et al. 1958). Bei Prüfung mit einem 3 kHz Ton von 7,5 ms Dauer ergab sich beim Kaninchen erstmalig ein negatives SUP am 5. LT. Die Amplitude des Potentials nahm in den folgenden Lebenstagen noch zu, bis um den 10. Tag eine Amplitudenabnahme des SUP zur Beobachtung kam. Schließlich wurde am 15. LT ein positives SUP gefunden. Damit war die Potentialform, wie sie für das erwachsene Tier typisch ist, erreicht. Dieser Entwicklungsgang wird aus den anatomischen Besonderheiten des wachsenden C. O.

verständlich: Die inneren Haarzellen entwickeln sich vor den äußeren, so daß der von ihnen generierte negative Anteil des SUP zuerst in Erscheinung tritt, um schließlich mit der Entwicklung der äußeren Haarzellen durch einen positiven Potentialanteil ergänzt zu werden (ÄNGGÅRD 1965).

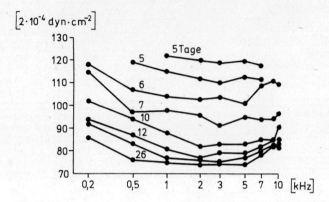

Abb. 114. Die Schwelle für die Auslösbarkeit der cochlearen Mikrofonpotentiale in Abhängigkeit vom Lebensalter beim Kaninchen: Ein Sinken der Schwelle im Laufe des postnatalen Wachstums ist deutlich erkennbar (nach ÄNGGÅRD 1965).

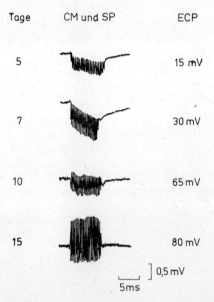

Abb. 115. Die Veränderungen des cochlearen Mikrofonpotentials (CM), des Summenpotentials (SP) und des endocochlearen Potentials (ECP) in Abhängigkeit vom Lebensalter beim Kaninchen bei akustischer Reizung mit einem Ton von 3 kHz und 125 db Intensität (nach ÄNGGÅRD 1965).

Das endocochleare Potential ist ein Gleichspannungspotential, das aus dem Ductus cochlearis abgeleitet werden kann und seinen Ursprung in den Striae vasculares hat. Es ist vermutlich ein Begleitphänomen des intensiven vegetativen Stoffwechsels der Zellen dieser Schicht, der mit der energetischen Versorgung des nichtvaskularisierten C. O. zusammenhängt (RAUCH 1964). So ist es auch nicht verwunderlich, daß das endocochleare Potential mit einem Wert um 5 mV am 3. LT des Kaninchens, also 2 Tage vor dem CMP und dem SUP, seinen Entwicklungsgang beginnt, um zwischen 5. und 10. Tag rasch auf 50 mV anzusteigen. Bereits am 15. LT werden mit 75—80 mV die Erwachsenenwerte erreicht (Abbildung 115).

Vergleichende Untersuchungen über das erste Auftreten von sensomotorischen Reaktionen (PREYERscher Ohrmuschelreflex: Ohrbewegung nach plötzlichem Schall) und CMP wurden bei der Maus ausgeführt (ALFORD und RUBEN 1963): Beide Phänomene kamen stets gleichzeitig erstmalig zur Beobachtung.

Die weitere Verarbeitung akustischer Reize

Die Ontogenese der elektrischen Potentiale im Bereich des 2. Neurons der Hörbahn wurde beim Kaninchen und Hühnchen untersucht (ÄNGGÅRD 1965, SAUNDERS et al. 1973). Nach Reizung mit kurzen 5 kHz-Tönen einer Intensität von 125 db waren aus dem Meatus cochleare positiv-negative EP vom 5. LT an ableitbar, deren LZ von 3—4,5 ms bis zum 15. LT auf 1,5 ms abfiel. Die Amplitude des EP erwies sich bis ca. zum 10. LT als von der Reizdauer abhängig; um den 15. Tag war die Amplitude bei überschwelligem Reiz von der Stimulationsdauer unabhängig geworden. Diese Befunde zeigen, daß, sobald das C. O. Schall in Erregungen zu transformieren vermag, das nachgeschaltete 2. Neuron die Erregung weiterzuverarbeiten befähigt ist, wobei die längere LZ bei den jüngeren Tieren in der geringeren Leitungsgeschwindigkeit und/oder einer noch langsameren synaptischen Übertragung begründet sein kann (ÄNGGÅRD 1965).

Direkte elektrische Reizung der unteren Schneckenwindung bei der neugeborenen Katze (ELLINGSON und WILCOTT 1960, MARTY 1962, 1967; PUJOL und MARTY 1968) verursacht, bevor adaequate Tonreize um den 3. LT dazu in der Lage sind, im primären Hörkortex aus positiven und negativen Komponenten bestehende EP. Diese relativ differenzierten Antworten (s. S. 440 über die Ontogenese des EP) finden sich nach einer LZ von 50 ms topographisch am gleichen Hirnrindenpunkt, an dem 1—2 Tage später durch akustische Reize ausgelöste, erste EP ableitbar werden. Diese durchlaufen den für den visuellen Kortex beschriebenen Entwicklungsgang (s. S. 486), beginnend mit einem langsamen negativen Potential einer LZ von 50—60 ms am 2. bis 3. Tag, das sich zum komplexen, für das erwachsene Tier typischen EP im Laufe der folgenden 14 Tage umgestaltet. Die LZ beträgt schließlich am 17. LT nur noch 20 ms. Der Zeitpunkt des ersten Auftretens akustisch ausgelöster Potentiale ist für die einzelnen untersuchten Spezies unterschiedlich: beim Kaninchen 5.—6. LT (KLIAVINA und OBRASZOWA 1968), bei der Ratte um den 12., beim Hund (CHALOUPKA et al. 1968) um den 3. LT.

Diese Speziesdifferenzen bestehen auch (s. S. 468) für die morphologische und funktionelle Entwicklung des C. O. und erklären damit die differenten Zeiten erster akustischer EP. Daß, wie im visuellen System (HUNT und GOLDRING 1951), so auch im akustischen, direkte elektrische Reizung im Bereich des ersten Neurons auf der Hirnrinde ableitbare EP auslösen können, bevor solche nach adaequater Reizung erhalten werden, darf als sicheres Zeichen für die frühe funktionelle Entwicklung der dem Rezeptor nachgeschalteten Strukturen angesehen werden. Die spezifischen und unspezifischen Anteile der zentralen Hörbahn sind, bevor der Rezeptor Schallenergie in Impulsfolgen zu transformieren vermag, fähig, Erregungen zu leiten und zu verarbeiten. Wie groß dieser Entwicklungsvorsprung der zentralen Funktionseinheiten vor der Rezeptorentwicklung ist, blieb bisher unbekannt.

Akustische kortikale EP lassen sich bei den jüngsten Katzen (PUJOL und MARTY 1968) vorwiegend mit Reizen um 1000 Hz auslösen, während Frequenzen unter 500 Hz und über 3000 Hz nur von ca. 50% der 3 Tage alten Tiere mit einem EP beantwortet wurden. Mit 5—7 Tagen liegen die 50%-Grenzen bereits bei 150 Hz und 7000 Hz, um schließlich jenseits des 12. LT in den Bereich der Erwachsenenwerte zu gelangen. Damit verhält sich die Auslösbarkeit der EP hinsichtlich der Reizfrequenz grundsätzlich gleichartig wie die der sensomotorischen Reaktionen.

Die Reizintensität übt einen altersabhängig differenten Einfluß auf die kortikalen EP aus. Beim 10—15 Tage alten Kaninchen nimmt die LZ zwischen Reiz (Klick von 5—80 dB) und EP-Beginn von 50 auf 40 ms ab; 16—30 Tage alte Tiere zeigen im gleichen Intensitätsbereich eine LZ-Verkürzung von 30 auf 15 ms, während sich die Werte der erwachsenen Tiere (10 ms) von der Intensität des Reizes als unabhängig erweisen. Die Amplituden der EP nehmen intensitätsabhängig zu und zwar umso ausgeprägter, je jünger die Tiere sind. Befunde, die diese Ergebnisse erklären könnten, stehen noch aus.

Bei menschlichen Foeten gelang es, EP bereits zwischen der 32. und 38. GW durch 1000 Hz-Reize einer Dauer von 50 ms auszulösen, die mit Hilfe eines Vibrators auf das mütterliche Abdomen dem Foeten möglichst ohrennah appliziert wurden. Diese über der Schädelregion des Foeten vom Abdomen der Mutter abgegriffenen Potentiale wiesen charakteristische Wellen auf, die den negativen EP-Komponenten 1 und 2 bzw. den positiven Komponenten 2 und 3 des geborenen Kindes entsprechen. Die LZ der ersten negativen Komponente betrug 100 ms, ihre Amplitude bis zu 2 µV (SAKABE et al. 1969). Ob es berechtigt ist, diese Potentiale als in der foetalen Hirnrinde generiert anzusehen, erscheint unsicher, treten doch direkt von der Oberfläche des unter der Geburt vorangehenden Schädels abgeleitete, akustisch ausgelöste EP mit einer LZ von 200—500 ms auf (SCIBETTA et al. 1971). Die Gestalt der unter der Geburt aufgenommenen EP stimmt mit den vom Neugeborenen gewonnenen EP überein. Die maximale Amplitude der EP beträgt unter der Geburt 10 µV und nimmt postnatal rasch zu.

Gemäß dem Differenzierungsgrad des C. O. zeigen menschliche Früh- und Neugeborene auf akustische Reizung hin ein komplexes kortikales EP, dessen Amplitudenmaximum über der Parietalregion liegt. Wie beim jungen Kaninchen ist die

Amplitude der EP von der Reizintensität abhängig. Bei Verwendung von kurzen Klicks als Reiz fällt die EP-Maximalamplitude monoton mit der Reizintensität ab (BARNET und GOODWIN 1965). Die benutzte Tonhöhe ist ebenfalls von Einfluß auf die EP-Amplitude. LENARD et al. (1969) fanden bei Reizung mit 125 Hz-Rechteckimpulsen höhere EP-Amplituden bei reifen Neugeborenen als bei Verwendung von 1000 Hz-Tönen der gleichen Intensität.

Demgegenüber waren die Amplituden bei sinusförmiger Reizform sowohl bei 125 Hz wie auch bei 1000 Hz sehr niedrig: Tiefere Frequenzen werden also auch beim menschlichen Säugling im Laufe seiner Entwicklung eher als höhere gehört. Dieser Altersgang stellt das funktionelle Korrelat zur morphologischen Umgestaltung des C. O. dar.

Bemerkenswerterweise verursachen die Geräusche einer vom Tonband wiedergegebenen menschlichen Stimme beim Säugling EP besonders hoher Amplitude. Bedeutungsvolle Laute, wie sie die Stimme der Mutter enthält, haben beim menschlichen Neugeborenen eine niedrigere Schwelle als reine Töne. Analoge Befunde beschrieb ANOCHIN (1964) bei Krähen im Ergebnis verhaltensphysiologischer Untersuchungen. Man darf annehmen, daß der Verarbeitung akustischer Signale eines bestimmten Frequenzspektrums in frühen postnatalen Entwicklungsstadien eine arterhaltende Funktion zukommt und die beschriebenen Besonderheiten der durch die menschliche Stimme ausgelösten Potentiale in diesem Zusammenhang zu sehen sind (LENARD et al. 1969).

Ebenso wie bei den visuell ausgelösten Potentialen bestehen zwischen den EP in verschiedenen Vigilanzstadien Unterschiede beim menschlichen Neugeborenen (WEITZMANN et al. 1965, SCHULTE et al. 1967). So findet sich im ruhigen Wachsein (State 3) und aktiven Schlaf (State 2) eine kürzere LZ als im ruhigen Schlaf (State 1), und auch die Gestalt der EP in State 1, 2 und 3 unterscheidet sich voneinander.

Bei der Benutzung der akustisch ausgelösten Potentiale zu klinisch-diagnostischen Zwecken empfiehlt es sich, gemäß den beschriebenen Befunden darauf zu achten, daß die Säuglinge in vergleichbaren Vigilanzstadien untersucht, Rechteckimpulse um 125 Hz als Reiz verwendet und wegen der geringen Amplitude der Potentiale (ELLINGSON 1964) die gespeicherten Signale elektronischer Datenaufarbeitung zugeführt werden.

Die Schwelle für über die Luftleitung angebotene Töne ist in den ersten 2 LT höher, was in der Tatsache begründet sein könnte, daß die Belüftung der Paukenhöhle etwa 2 Tage nach der termingerechten Geburt in Anspruch nimmt (TAGUCHI et al. 1969). Untersuchungen über die Hörfähigkeit der Neugeborenen sollten daher entweder erst vom 3. LT an durchgeführt oder die akustischen Reize in den ersten 2 LT über Knochenleitung dargeboten werden.

14.4. Die Entwicklung des visuellen Systems

Unter „visuellem System" sollen alle jene Strukturen in ihrer Verknüpfung verstanden werden, die an der Aufnahme, Transformation, Weiterleitung und Verarbeitung von Lichtreizen beteiligt sind. Im Vergleich mit der Physiologie des Sehens des Erwachsenen sind die Befunde über die Ontogenese der Sehfunktion noch lückenhaft. Besonders blieben die Leistungen des Auges während der Embryonal- und frühen Foetalperiode ununtersucht, und auch über das späte Foetalleben gibt es nur wenige einschlägige Angaben.

14.4.1.   Anatomisch-funktionelle Vorbemerkungen

Mangels korrespondierender physiologischer Befunde wird die morphologische Embryonal- und Foetalentwicklung des Auges nur kurz besprochen. Bereits in der 4. GW finden sich beim Menschen die Augenbläschen und am Ende der 4. Woche die Linse angelegt, die sich in der 5. Woche vom Ektoderm als ein feines Linsenbläschen ablöst (AREY 1965). Die Differenzierung der Retina in die Ganglienzellen- und Pigmentschicht beginnt in der 6. Woche. Von den Augenmuskeln entwickeln sich die geraden Muskeln zuerst, und in der 7. Woche sind auch die schrägen Muskeln angelegt. Erst um die 11. Woche treten die Lidmuskeln hinzu.

Die praenatal runde Linse plattet sich um den 4. postnatalen Lebensmonat ab, so daß die Myopie der Frühgeborenen und jungen Säuglinge am Ende des 1. Trimenons einer Hyperopie Platz macht. Diese nimmt langsam bis zum 14. Lebensjahr weiter zu; da sich aber die brechenden Eigenschaften der Linsenfasern (der Brechungsindex steigt) im gleichen Lebensabschnitt ebenfalls ändern, ist die Hyperopie nicht so ausgeprägt, wie sie der zunehmenden Abflachung der Linse nach zu erwarten wäre (KEENEY 1966). Der Glaskörper ist am Ende des 5. Gestationsmonats beim Menschen morphologisch vollständig entwickelt. Durch Zunahme seines Kollagengehaltes und Abnahme der Protein- und Kalzium-Konzentration wird sein Brechungsindex während der ersten Lebensjahre noch kleiner (KEENEY 1966).

Der orbitale Öffnungswinkel reduziert sich hauptsächlich während der menschlichen Foetalentwicklung; er unterscheidet sich dann zwischen Neugeborenem und Erwachsenem nur noch um wenige Grade (OPPEL 1966).

Zusammenfassend ergibt sich, daß die brechenden Medien beim menschlichen Neugeborenen Eigenschaften besitzen, die es erlauben, auf der Netzhaut die Umgebung des Kindes abzubilden. Praktisch kommt jedoch durch die Myopie von −1 bis −4 Dioptrien (GRAHAM und GRAY 1963) und die fehlende Fixation kein scharfes Gegenstandsbild auf der Retina des Neugeborenen zustande. Die beschriebenen Veränderungen vollziehen sich am menschlichen Auge bei gleichzeitiger Zunahme der Augapfelgröße. LARSEN (1971) bestimmte die Achsenlänge des Auges von der Geburt bis zur Pubertät an Kindern mit Hilfe der Ultraschalldopplermethode. Damit erfuhren ältere Untersuchungen an Leichenaugen (HALBEN 1900) eine Ergänzung. Von der Geburt bis zum 13. Lebensjahr nahm die mittlere Länge der Augenachse von 16,78 mm auf 23,15 mm bei den Knaben und 16,4 mm auf 22,66 mm bei den Mädchen zu. Während der Wachstumsperiode verläuft die Achsenverlängerung in drei Schüben: im ersten Lebensjahr kommt es zu einer Längenzunahme von 3,8 mm, in den nachfolgenden 5 Jahren nimmt die Augenachse wesentlich geringer an Länge zu (1,1 bis 1,2 mm pro Jahr), um schließlich in der Periode des jugendlichen Wachstums jährlich eine Zunahme von 1,4 mm zu erfahren. Mit dem 13. Lebensjahr sind dann etwa die Werte für das normalsichtige Erwachsenenauge erreicht. Zwischen den Geschlechtern besteht bereits von Geburt an ein Unterschied derart, daß die Achse der Augen der Knaben um 0,3 bis 0,4 mm länger als die der Mädchen ist. Diese Differenz nimmt im Laufe der Wachstumsperiode noch zu. Während der Zeit zwischen dem 1. und 13. Lebensjahr besteht zwischen der Tiefe der vorderen Augenkammer und dem Glaskörperdurchmesser eine negative Korrelation. Die Brechungskraft des Auges erweist sich bereits vom Neugeborenenalter an als negativ der Augachsenlänge korreliert (SORSBY et al. 1961).

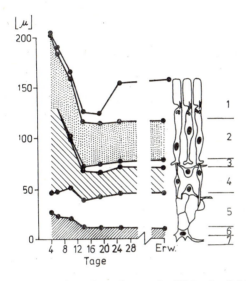

Abb. 116. Die Veränderung der Dicke der Schichten der Retina bei der postnatal wachsenden Maus. 1 äußere Rezeptorenschicht, 2 innerer Rezeptorabschnitt, 3 äußere Synapsenschicht, 4 Schicht der bipolaren Zellen, 5 innere Synapsenschicht, 6 Ganglienzellschicht, 7 Nervenfaserschicht (nach LOLLEY 1971).

Bevor die morphologische Entwicklung des reiztransformierenden Apparates in der Retina besprochen werden soll, sei weniges über die Entwicklung der Dicke der Retinaschichten vorangestellt. Untersuchungen an Albinoratten vom 11. GT bis 225 Tage nach der Geburt zeigten, daß sich die charakteristischen acht Retinaschichten etwa vom 8. postnatalen LT an voneinander unterscheiden lassen. Die bis zum 5. postnatalen LT zunehmende Gesamtdicke wird anschließend wieder geringer. Diese Veränderung vollzieht sich zuerst in der Ganglienzellschicht sowie in der inneren und der äußeren Körnerschicht, während gleichzeitig die Nervenfaserschicht sowie die äußere und innere plexiforme Schicht an Dicke noch zunehmen. Die Befunde zeigen ein komplexes Anwachsen des Neuropils insbesondere im Laufe der ersten 2 Lebenswochen, beginnend in der Nervenfaserschicht und fortschreitend in die innere, später die äußere plexiforme Schicht (BRAERKEVELT und HOLLENBERG 1970a; Abb. 116). Solche lichtmikroskopisch erfaßbaren Veränderungen werden von Entwicklungsvorgängen im Bereich der Synapsen begleitet, von denen unten die Rede sein wird.

Über die Entwicklung der Gefäßversorgung der Retina haben sich in den letzten Jahren neue Befunde ergeben. Während man auf Grund klassischer Untersuchungen aus dem vergangenen Jahrhundert (MÜLLER 1872, SCHULTZE 1892) bislang angenommen hatte, die retinalen Gefäße kämen durch Aussprossung größerer Gefäße zustande, konnte insbesondere ASHTON (1970) zeigen, daß hier ein anderer Bildungsmechanismus vorliegt. Nach Invasion relativ undifferenzierter mesenchymaler Zellen entsteht durch deren mitotische Teilung ein Netz solider Stränge, das künftige Kapillarnetz der Retina. Dieses gewinnt erst später Anschluß an die einwachsenden größeren Arterien und Venen, wobei der Prozeß der Vaskularisierung am hinteren Augenpol beginnt und sich peripherwärts fortsetzt. Das Kapillarnetz der Retina entsteht also aus mesenchymalen Zellen, die sich zu einem Netz mit fünfeckigen Maschen — bestehend aus soliden Zellsäulen — zusammenordnen und später sukzessive kanalisieren. Über die Steuerung dieses komplizierten Geschehens wurde bis jetzt noch nichts bekannt. Elektronenmikroskopische Befunde über die Entwicklung der Feinstruktur der retinalen Kapillaren wurden von BRAERKEVELT und HOLLENBERG (1970b, c) publiziert. Auf Einzelheiten der Ergebnisse, die aus Versuchen an der Ratte erhalten wurden, kann hier nicht eingegangen werden.

Für das Verständnis der Funktionsentwicklung der Retina ist die Kenntnis der morphologischen Umgestaltung der Rezeptoren und die der zeitlichen Abfolge der Synapsenentwicklung in den Schichten wesentlich. Es wird deshalb auf eine eingehendere Beschreibung der Entwicklung der übrigen Zelltypen der Retina verzichtet (s. dazu CAJAL 1909/11). Die postnatale Umgestaltung der Retina der Maus zeigt die Abbildung 116. Diese Abbildung ruft den Eindruck hervor, als differenzierten sich die Schichten der Retina von innen nach außen: Ganglienzellschicht und innere plexiforme Schicht der amakrinen Zellen sind bei der frühgeborenen Maus bereits von den noch unentwickelten Zellen der übrigen Schichten deutlich unterscheidbar. Elektronenmikroskopische Verfahren haben hingegen aufgedeckt, daß sich auch beim neugeborenen Tier bereits die Photorezeptoren entwickelt haben. Diese Zellen gewinnen ihr charakteristisches Aussehen im lichtmikroskopischen Bild erst in den nachfolgenden LT, sobald sich die Anteile der Zapfen im äußeren Segment ballonartig ausdehnen. Die intrazelluläre Struktur der Photorezeptoren weist aber bereits bei der neugeborenen Maus die Charakteristika der Zellen von erwachsenen Tieren auf (OLNEY 1968). Zwischen 2. und 4. postnatalen LT entwickeln die Rezeptoren synaptische Vesikel und Lamellen. Aber erst um den 10. LT entstehen rasch an Zahl zunehmende Synapsen zwischen den Sensoren und den ihnen nachgeschalteten Elementen. Diese leiten die Erregung bis zu den Zellen der inneren plexiformen Schicht, von der aus über erneute synaptische Kontakte die Weiterleitung zu den Ganglienzellen vermittelt wird. Über deren Neuriten im Tractus opticus verläßt die Erregung das Auge.

Die Synapsenentwicklung in der inneren plexiformen Schicht beginnt ebenfalls in den ersten postnatalen LT, verläuft aber langsamer als die Entwicklung der Synapsen an den Rezeptoren in der äußeren plexiformen Schicht. So kommt eine sich zeitlich überschneidende Abfolge der Synapsenentwicklung in der Retina zustande, die von außen und innen hin zur Ganglienzellschicht gerichtet ist. Ein grundsätzlich gleicher Entwicklungsverlauf fand sich bei Ratte (WEIDMAN und KUWABARA 1969) und Hühnchen (MELLER 1968, dort weiterführende Literatur).

Beim Menschen (BARBER 1955, HOLLENBERG und SPIRA 1973, SPIRA und HOLLENBERG 1973) beginnen am Ende der 6. praenatalen Woche sich zuerst in der Gegend der späteren Makula die Ganglienzellen zu differenzieren. Ihre Dendriten bilden ab 3. Gestationsmonat die innere plexiforme Schicht. In diesem Alter werden die Rezeptoren von den Zellen der äußeren Körnerschicht unterscheidbar; erstere differenzieren sich in den äußeren und inneren Abschnitt zwischen dem 5. und 6. Gestationsmonat. Im 6. Monat entsteht die Fovea centralis, die mitotische Vermehrung der Retinazellen ist beendet, und die Markscheidenbildung im Tractus opticus beginnt von innen nach außen fortzuschreiten. Zum Zeitpunkt der termingerechten Geburt erweist sich die Netzhautperipherie als ausdifferenziert, während die Entwicklung der Makula erst in den ersten postnatalen Lebensmonaten zum Abschluß kommt.

Interessante Aspekte zum Problem der Entwicklung des Gestalterkennens haben sich bei der Untersuchung der Dendritenstruktur der Ganglienzellen in der Retina von Kaulquappen und Fröschen ergeben (POMERANZ und CHUNG 1970). Beim erwachsenen Frosch finden sich vier Formen von Dendritenverzweigungen an den Ganglienzellen. Diese charakterisieren Ganglienzelltypen, deren Besonderheit darin besteht, jeweils nur dann in Erregung zu geraten, wenn — ausgelöst durch Reizung einer bestimmten Rezeptorenpopulation der Netzhaut mit Hilfe leuchtender Objekte definierter Gestalt — ein Impulsmuster angeboten wird, dessen räumliche Anordnung mit derjenigen der Dendritenverzweigung der Ganglienzellen jeweils übereinstimmt. Die Struktur der Dendritenanordnung einer bestimmten Ganglienzelle legt also fest, ob diese durch die von einem definierten Objekt im Sehfeld ausgehenden Lichtquanten über Interneurone in der Retina erregt wird oder nicht. Bei der Kaulquappe sind in den früheren Entwicklungsstadien noch nicht alle vier Ganglienzelltypen ausgebildet. Es gelingt daher auch nicht, von den Neuriten der Ganglienzellen bei Reizung der Retina Antworten für alle jene Reizmuster zu erhalten, die beim erwachsenen Tier wirksam sind. Mit dem Entstehen neuer Dendritenstrukturen an den Ganglienzellen der Retina erweitert sich im Laufe der Entwicklung dann auch der Bereich der Gestalterkennung.

Ähnliche Befunde erhob YOUNG, J. Z. (1966) durch den Vergleich erlernter Verhaltensweisen vor und nach Entfernung morphologisch eingehend untersuchter Hirnabschnitte bei erwachsenen Kraken (*Octopus*). Auch hier fand sich die Fähigkeit zur Wiedererkennung von Gestalten gestört, wenn Neurone entfernt wurden, deren Dendritengeometrie eine Voraussetzung für die Gestalterkennung im gegebenen Versuchszusammenhang darstellt. Was in den Versuchen von *Octopus* durch den gravierenden Eingriff einer Teilentfernung des Gehirns erreicht wird, vollzieht sich am ontogenetischen Objekt der sich differenzierenden Froschretina in umgekehrter Reihenfolge als natürliche Abfolge von Entwicklungszuständen.

14.4.2. *Die Entwicklung sensomotorischer Reaktionen*

Bevor elektrophysiologische Methoden die Untersuchung der Retinaentwicklung und der verschiedenen Abschnitte der Sehbahn ermöglichten, war der einzige Zugang zur Analyse der Funktionsentwicklung des visuellen Systems die Beobachtung sensomotorischer Reaktionen. Die Beschreibung optisch ausgelöster Reflexe erfaßt aber neben dem afferenten Anteil des Reflexbogens, dem visuellen System, auch den efferenten motorischen Abschnitt. Das Fehlen einer reflektorischen Antwort auf Lichtreiz kann demzufolge in der Unreife des Sehorgans oder der irgendeiner Station der efferenten motorischen Bahn begründet sein. Trotz des Mangels an Eindeutigkeit der in solchen Versuchen gewonnenen Befunde sind diesem Vorgehen wesentliche Kenntnisse über die Entwicklung der Sehfunktion zu verdanken, da weite Abschnitte vor allem der Foetalentwicklung des Sehsinnes mit elektrophysiologischen Methoden bisher ununtersucht blieben.

Foetale Meerschweinchen zeigen durch Lichtreiz ausgelöste Augenbewegungen und Pupillenverengerungen bereits am Ende des zweiten Gestationsdrittels (CARMICHAEL 1934). Bei den bisher untersuchten mit verschlossenen Augen geborenen Säugetieren sind schon bei der Geburt oder wenige Tage nach dem Augenöffnen Pupillenverengerungen auf Lichtreize gefunden worden (Literatur bei WARKENTIN und SMITH 1937). Bei neugeborenen Hunden wurde nach operativer Öffnung der noch verschlossenen Lidspalte der Pupillenreflex untersucht und bereits funktionstüchtig gefunden (MILLS 1898). Menschliche Früh- und Neugeborene zeigen den Pupillenreflex, wobei die Reaktion umso träger verläuft, je jünger die Kinder sind (Literatur bei PEIPER 1961). Die systematische Untersuchung der Pupillenreaktionen an 350 wachen Neugeborenen ergab: Die Pupillen der Kinder waren in 80,5% mittelweit, in 11,7% übermittelweit und in 8% untermittelweit. Belichtung mit der Taschenlampe führte in 95,7% zu ausgiebiger und in 4% zu wenig ausgiebiger Verengerung der Pupille. Nur bei einem hypoxischen Kind fehlte der Reflex vollständig, stellte sich aber nach Normalisierung des Blutchemismus ein. Bei 93,9% der Kinder verengerte sich die Pupille rasch, bei 4,8% langsam und nur bei 1,4% sehr langsam (SCHARFETTER 1963a). Der Untersucher kommt zu dem Ergebnis, daß alle lebensfähigen Neonaten über den Pupillenreflex verfügen.

Die Untersuchung über erstes Auftreten ruckartiger Kopfbewegungen — des sog. Kopfnystagmus — während der Bewegung eines Streifenmusters im Sehfeld junger Katzen ergab, daß der Zeitpunkt des Augenöffnens keinen Einfluß auf den Zeitpunkt des Erscheinens dieses Phänomens (WARKENTIN und SMITH 1937) hat; die Tiere öffneten die Augen mit $9{,}1 \pm 3{,}0$ LT und zeigten den Kopfnystagmus mit 14,0 ± 0,9 Tagen. Die altersabhängige Entwicklung des Minimum separabile kann durch Verwendung verschieden breiter Streifen in dem durch das Gesichtsfeld junger Katzen geführten Muster erfaßt werden. Die Tiere antworteten mit einem Kopfnystagmus im Alter von 14 (±0,9) Tagen, wenn ein sehr breit gestreiftes (5 cm) Muster verwendet wurde. Je älter die Kätzchen wurden, desto schmaler konnten die Teststreifen sein. 16,2 ± 1,4 Tage alte Tiere reagierten auf halb so breite Streifen, 21,5 ± 1,5 Tage alte auf 0,6 cm und 25,2 ± 1,9 Tage alte Katzen schließlich auf Muster mit nur 0,16 cm breiten Streifen. Diese Angaben spiegeln die funktionelle Differenzierung der Makula wider; sie kommt bei der Katze wie beim Menschen erst postnatal zum Abschluß.

Beim Menschen zeigten von 96 untersuchten reifen Neugeborenen 76% der Kinder optokinetische Augenbewegungen, 57,5% folgten einem bewegten Gegenstand mit den Augen. 9 von diesen Kindern entwickelten sich später verzögert, so daß es nicht berechtigt erscheint, die positive Folgereaktion als ein sicheres Vorzeichen für eine später normale Entwicklung anzusehen (BAZELTON et al. 1966). Die ältere Literatur über visuell ausgelöste motorische Reaktionen beim Menschen wurde von PEIPER (1961) zusammengestellt und wird darum hier nicht erneut referiert.

14.4.3. *Die Elektrophysiologie der Retina*

Der altersabhängige Funktionswandel der Netzhaut wurde bisher bei verschiedenen Spezies und beim Menschen während des postnatalen Lebens elektroretinographisch untersucht. Das Elektroretinogramm (ERG) stellt die Aufzeichnung der Summenpotentiale über die elektrischen Aktivitäten in den verschiedenen Netzhautschichten dar. Es kann mit vor und hinter der Retina gelegenen Elektroden während und nach Belichtung des Auges abgegriffen werden. Bei Registrierungen in der klinischen Praxis kann die differente Elektrode in einer Haftschale untergebracht werden, deren Maße für das Neugeborene SHIPLEY und ANTON (1964) angegeben haben. Das ERG wurde in diesem Falle von der Haftschale gegen eine Hautelektrode an der gleichseitigen Schläfe abgeleitet. Bei Versuchstieren wird z. T. auch die mehr oder weniger vollständig isolierte Retina benutzt (HANITSCH und BORNSCHEIN 1965).

Das mittels dieser Verfahren abgreifbare Belichtungspotential weist verschiedene, von GRANIT (1933) mit Buchstaben bezeichnete Komponenten auf. Von diesen haben lediglich zwei, die Komponenten a und b, in ontogenetischen Untersuchungen Beachtung gefunden. Es ließ sich an Erwachsenen der Katze und einigen Affenarten zeigen, daß die Komponente a bei der Erregung der Rezeptoren entsteht, während die b-Welle im Bereich der inneren Körnerschicht ihren Ursprung hat (BROWN 1968).

Die Entwicklung des ERG beginnt bei Ratte (WEIDMAN und KUWABARA 1969), Maus (KEELER et al. 1928), Kaninchen (NOELL 1958), Hund (KIRK und BOYER 1973), Huhn (WITKOVSKY 1963) und Frosch (CRESCITELLI und WILSSON 1966) mit der a-Welle (Abb. 117). Die sich im ERG ausdrückende Reiztransformation in der Retina nimmt also in den Rezeptorzellen ihren Anfang. Sobald diese ausreichend differenziert sind, um Lichtreize in Erregungen umzuwandeln, tritt die a-Welle im ERG auf. Einige Tage später erreicht die Erregung der Rezeptoren

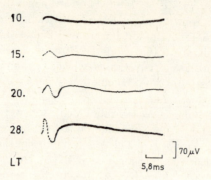

Abb. 117. Das Elektroretinogramm (ERG) beim postnatal wachsenden Hund bei Ableitung von der Kornea gegen eine Referenzelektrode am Lidwinkel (nach KIRK und BOYER 1973).

über inzwischen entstandene Synapsen die Schicht der inneren Körnerzellen. Zu diesem Zeitpunkt erscheint die b-Welle im ERG der Jungtiere. Die postnatale Entwicklung des Elektroretinogramms bei Kaninchen und Meerschweinchen wurde von LEGEIN et al. (1969) beschrieben. Die Autoren benutzten sinusförmige Helligkeitsschwankungen und registrierten die Amplitudenveränderung der b-Welle im ERG in Abhängigkeit von der Reizfrequenz. Es ergab sich, daß während der ersten 2 postnatalen Lebenswochen des Kaninchens bei Erhöhung der Reizfrequenz von 1 auf 18 Hz ein diskontinuierlicher Amplitudenabfall der sinusförmigen Reizantwort auftrat. Im Alter von 4 Wochen bildet sich ein deutliches Amplitudenmaximum der Reizantwort im Bereich von 6 Hz heraus, die Amplitude der b-Welle ist in diesem Alter insgesamt höher und erreicht ein Maximum von 50 µV. Demgegenüber findet sich beim Meerschweinchen ein charakteristischer Abfall der ERG-Amplitude bei sinusoidaler Reizung im Bereich von 1—32 Hz, sowohl beim 4tägigen wie auch beim erwachsenen Versuchsobjekt. Insbesondere im Bereich der höheren Frequenzen (9—32 Hz) sind die Kurven des 4tägigen und erwachsenen Meerschweinchens nicht signifikant voneinander verschieden. Aus dieser Untersuchung wird deutlich, daß auch im Bereich der retinalen Funktion neugeborene Meerschweinchen einen erheblichen Entwicklungsvorsprung vor den Kaninchen besitzen. BORNSCHEIN (1959) konnte zeigen, daß bereits unmittelbar nach der im dunklen vollzogenen Geburt des Meerschweinchens das Neugeborene bei Reizung mit Lichtblitzen jenes charakteristische ERG besitzt, das auch für das Erwachsene dieser Spezies typisch ist.

Die vergleichende Untersuchung des ERG von der Larve und dem Erwachsenen des Feuersalamanders führte zu einem unerwarteten Ergebnis. Histologisch besteht zwischen der Retina der Larve und der des erwachsenen Tieres kein Unterschied, sowohl das Zahlenverhältnis der Sehzellentypen wie auch den Differenzierungsgrad der Stäbchen und Zapfen betreffend. Dennoch zeigt sich, daß die Form des ERG bei Larve und erwachsenem Tier durchaus verschieden ist; a- und d-Welle fehlen bei der Larve und beginnen sich erst nach dem Übergang zum Landleben zu entwickeln. Offensichtlich besteht keine so strenge Korrelation zwischen retinaler Struktur und ERG, wie häufig angenommen wird. Bisher ist nicht bekannt, weshalb das ERG des Salamanders vor der Metamorphose eine andere Form als die beim erwachsenen Tier besitzt. Sehr zu Recht weist HIMSTEDT (1970) daher darauf hin, daß es nicht gerechtfertigt ist, aus dem bei verschiedenen Froscharten gefundenen Entwicklungsgang auf alle übrigen Amphibien zu schließen.

Das menschliche Früh- und Neugeborene antwortet auf Belichtung der Retina mit einem ERG, das sowohl eine a- wie auch eine b-Welle aufweist und das damit dem Differenzierungsgrad der menschlichen Retina bei der Geburt entspricht. Selbst bezüglich der LZ von a- und b-Welle fanden sich bei einigen Neonaten bereits Erwachsenenwerte (SHIPLEY und ANTON 1964). In der gleichen Untersuchungsreihe wurden aber auch Neugeborene beobachtet, die auf Belichtung mit einem ERG längerer LZ antworteten, und sogar das Fehlen der b-Welle kommt gelegentlich vor. Wie beim Erwachsenen führt Dunkeladaptation des Neugeborenenauges zu einer Amplitudenzunahme aller ERG-Komponenten auf das zwei- bis dreifache. Die Flimmerverschmelzungsfrequenz erwies sich wie beim Erwachsenen, so auch beim menschlichen Neugeborenen als reizlichtintensitätsabhängig. Während HORSTEN und WINKELMANN (1962) schon beim Neonaten nur geringe Abweichungen vom Erwachsenenverhalten fanden, beschrieben andere Autoren (ZETTERSTRÖM 1955, HECK und ZETTERSTRÖM 1958) einen altersabhängigen Anstieg der Flimmerverschmelzungsfrequenz des ERG; erst um den 100. postnatalen LT wurden die Werte des Erwachsenen erhalten.

Das während der Ontogenese allmählich veränderte ERG läßt keine Schlüsse auf die Entwicklung des Farbensehens zu (HORSTEN und WINKELMANN 1962). So ist man bisher diesbezüglich auf psychologische Testverfahren angewiesen. Die Versuchsergebnisse für das menschliche Neugeborene (STIRNIMANN 1940) weisen aus, daß eine schwache Farbwahrnehmung schon am 1. Tag nachweisbar ist und daß die Farbempfindlichkeit während der ersten zwei Lebenswochen zunimmt (Zusammenstellung der Literatur bei PRATT 1946; PEIPER 1961).

14.4.4. *Die zentralnervöse Verarbeitung optischer Reize*

Eine gewisse klinisch-praktische Bedeutung hat die Untersuchung visueller EP erlangt, lassen sich doch sowohl aus der Gestalt dieser von der Hirnrinde ableitbaren elektrischen Potentialschwankungen wie auch aus ihrer LZ und Verteilung über die Rinde vorsichtige Schlüsse auf eine altersgemäße Hirnentwicklung ziehen. Umgekehrt vermögen die gleichen Parameter des EP bei gesunden Kindern Anhaltspunkte für das Gestationsalter zu liefern (ENGEL und BUTLER 1963). Auch im Tierversuch hat die Untersuchung des visuellen EP zahlreiche Bearbeiter gefunden. Die an Versuchstieren erhaltenen Ergebnisse haben zum Verständnis des werdenden menschlichen EP und damit der Sehfunktion wesentlich beigetragen.

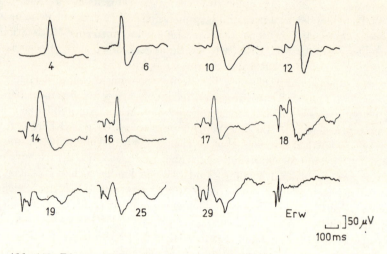

Abb. 118. Die gemittelten visuell ausgelösten Potentiale (EP) vom kontralateralen Sehkortex der wachen Katze. Das Alter in Tagen der jeweils untersuchten Tiere ist durch die beigegebenen Zahlen bezeichnet (nach ROSE 1971).

Die postnatale Entwicklung des durch Lichtreiz auslösbaren Potentials in der Sehrinde hat für Kaninchen (HUNT und GOLDRING 1951, FABER 1969), Katze (ROSE und LINDSLEY 1965, 1968), Hund (Fox 1968, BOYER und KIRK 1973) und Ratte (KLINGBERG und SCHWARTZE 1966, ROSE 1968) gemeinsame Charakteristika, die es erlauben, die Befunde zusammenfassend darzustellen. Wenige Tage nach der Geburt ruft die Applikation von Lichtblitzen auf die noch verschlossenen Augen keine Veränderung der elektrischen Aktivität der Sehrinde hervor. Um den Zeitpunkt des Augenöffnens erscheint nach Reizung erstmalig eine zeitlich dem Reiz korrelierte Potentialschwankung, die im Bereich der primären Sehrinde, aber auch von den ihr benachbarten Gebieten in Form einer langsamen, negativen Welle abgeleitet werden kann. In den folgenden LT nimmt die LZ dieses Phänomens ab und die Amplitude zu, bis sich schließlich ein positiv-negativer Komplex entwickelt, der der ursprünglich langsamen, negativen Welle zeitlich vorausgeht. Die frühe negative Welle schiebt sich im weiteren Entwicklungsgang mehr und mehr an den positiv-negativen Komplex heran, um schließlich mit ihm zu verschmelzen. Bei der Katze tritt die frühe negative Welle am 4. LT mit einer LZ von 160 ms und der positiv-negative Komplex um den 8. Tag mit einer LZ von 55 ms auf. Beide Phänomene vereinigen sich um den 28. LT. Es ist für das Verständnis der funktionellen Zusammenhänge, die in diesem Entwicklungsgang des visuellen EP zum Ausdruck kommen, von Bedeutung, daß der in der Ontogenese später entstehende positiv-negative Komplex lediglich im primären Sehkortex abgeleitet werden kann, während die frühe negative, langsame Welle auch über weiteren Abschnitten der Hirnrinde gefunden wird (Abb. 118).

Um Auskunft über die Genese der langsamen, frühen Komponente des visuellen EP und des ontogenetisch späteren positiv-negativen Komplexes zu erhalten, wurden zahlreiche Untersuchungen durchgeführt. Reizung des Tractus opticus führt zu kortikalen EP, bevor Lichtreizung der Retina ein solches auszulösen vermag (HUNT und GOLDRING 1951), ein Hinweis darauf, daß das Fehlen des lichtinduzierten EP in den ersten LT in der noch geringen funktionellen Entwicklung der Retina begründet ist. Der Auslösung kortikaler Potentiale durch den adaequaten Reiz für das Auge, eine überschwellige Belichtung, geht bei allen bisher untersuchten Spezies das erste Auftreten des ERG zeitlich voraus. So ist bei der jungen Katze bereits am 1. LT die b-Welle des ERG vorhanden (ZETTERSTRÖM 1956), während die langsame negative Komponente des EP erst um den 4. Tag ableitbar wird (ROSE und LINDSLEY 1968). Sobald die Retina befähigt ist, Lichtquanten in Impulsfolgen im Tractus opticus zu transformieren, finden diese Impulse in gewissem Maße funktionstüchtige Neurone vor, die die Information weiterverarbeiten können.

Der Entwicklungsgang des EP spiegelt die komplexe funktionelle Reifung sowohl des Colliculus superior wie auch des Corpus geniculatum laterale (ROSE und LINDSLEY 1968) und schließlich der Hirnrinde (Fox 1968) wider. ROSE und LINDSLEY (1968) konnten an der jungen Katze zeigen, daß durch Zerstörung des Colliculus superior und der angrenzenden praetektalen Region die ontogenetisch frühe, langsame, negative Welle nach optischer Stimulation nicht mehr auftritt. Extirpation des Corpus geniculatum laterale brachte die im Entwicklungsgang später hinzutretende positiv-negative Komponente zum Verschwinden. Wenn man sich nun vergegenwärtigt, daß der Colliculus superior die Relaisstation ist, von der aus die Afferenzen von der Retina in das unspezifische System der RF (s. S. 404) eingespeist werden, während über das Corpus geniculatum laterale die spezifische optische Afferenz zur Hirnrinde verläuft, so erlauben die Resultate von ROSE und LINDSLEY (1968) eine weitgehende Erklärung des Mechanismus der Entwicklung der verschiedenen EP-Komponenten nach optischer Reizung: Die langsame, in der Entwicklung zuerst auftretende Potentialschwankung stellt eine sog. unspezifische Komponente dar, die über das unspezifische Hirnstammsystem der RF vermittelt wird. Demgegenüber kommt der ontogenetisch späte positiv-negative Komplex kürzerer Latenz über die spezifische, das Corpus geniculatum passierende Afferenz der primären Sehbahn zustande.

Die Entwicklung zerfällt damit in zwei sich zeitlich überlappende Abschnitte: Im ersten werden nur über das unspezifische Hirnstammsystem Impulsfolgen zur Rinde vermittelt (langsame, negative EP-Welle langer LZ), im zweiten auch über die primäre Sehbahn direkt (positiv-negative Komponente kürzerer LZ). Auf die weiteren Einzelheiten dieser nicht unwidersprochen gebliebenen Interpretation der Befunde über die postnatale Ontogenese des EP wurde auf Seite 441 eingegangen, ist es doch durchaus berechtigt, auch die Funktionsentwicklung der sich während des EP-Entwicklungsganges differenzierenden Hirnrinde mit in Betracht zu ziehen.

Menschliche Neugeborene weisen im Okzipitalbereich nach Lichteinzelreizen EP von komplizierterer Gestalt bei einer LZ von ca. 190 ms auf. Im Alter von 3 Monaten werden mit 100 ms LZ die Erwachsenenwerte erreicht, ohne daß das EP bereits seine endgültige Form erlangt hätte (Ferriss et al. 1967). Die bis zur Pubertät auftretenden, schließlich sieben EP-Komponenten sind im Einzelnen in ihrer Genese unaufgeklärt und sollen darum nicht detailliert besprochen werden. Die hauptsächliche Differenzierung des EP findet in den ersten 3 Lebensmonaten statt; zwischen dem 2. und 3. Lebensjahr tritt bei manchen Kindern die 5. Welle erstmalig auf (Faber 1969, Weinmann et al. 1965). Nach dem 2. Lebensjahr werden visuelle EP auch in den der primären Sehrinde benachbarten Areae über der Okzipitalregion ableitbar, was als ein elektrophysiologisches Korrelat für die Entwicklung der funktionellen Einbeziehung nicht primär optischer Hirnrindenabschnitte in die Verarbeitungsprozesse der optischen Signale angesehen werden kann.

Die größere Kompliziertheit der EP menschlicher Neugeborener im Vergleich mit den frühesten EP junger Tiere zeigt, daß beim Menschen zum Zeitpunkt der termingerechten Geburt ein bereits fortgeschritteneres Entwicklungsstadium der Sehrinde vorliegt; die früheste menschliche EP-Entwicklung vollzieht sich intrauterin. Bei Frühgeborenen kann man gelegentlich das oben beschriebene frühe negative Potential langer Latenz finden, so daß es berechtigt ist, die frühe EP-Entwicklung bei Säugetier und Mensch als prinzipiell gleichartig verlaufend anzusehen.

Gegenwärtig ist es nicht möglich, allein aus dem EP diagnostische Kriterien für eine normale Entwicklung des Nervensystems zu gewinnen. Die Variabilität der einzelnen EP eines Kindes bestimmten Alters ist groß und zusätzlich durch die Veränderung bei verschiedenen Vigilanzzuständen belastet. So hat sich die EP-Entwicklung gesunder Frühgeborener lediglich als geeignet erwiesen, zur Bestimmung des Gestationsalters beizutragen (Engel und Butler 1963, Ellingson 1970).

Umezaki und Morrell (1970) haben die Entwicklung photisch ausgelöster Potentiale bei Frühgeborenen im einzelnen untersucht. Es fanden sich maximale Potentialamplituden in negativer Richtung im Bereich des Okzipitalgehirns vor der 32. GW. Nach der 35. Woche wurden die initialen Potentiale zunehmend positiv. Die LZ der einzelnen Wellen wurden mit steigendem Lebensalter kürzer, erwiesen sich aber als kaum geeignet, ein Kriterium zur Bestimmung des Konzeptionsalters abzugeben, da die individuelle Variabilität der Latenzzeitwerte relativ groß war. Die relativen Amplituden der 2. positiven und 1. negativen Komponente des Potentials nehmen mit dem Lebensalter zu. Es scheint gerechtfertigt, in diesen Veränderungen ein elektrophysiologisches Korrelat zu den histologischen Veränderungen an den Dendriten der großen Pyramidenzellen im visuellen Cortex zu sehen. Conel (1939—1963) konnte zeigen, daß die apikalen Dendriten der Pyramidenzellen dieser Hirnregion zum Zeitpunkt der Geburt weiter als die basalen

Dendriten entwickelt sind. Diese Gegebenheiten könnten dazu führen, daß ein anderes Erregungsmuster des für die Generierung des EP wesentlich verantwortlichen Komplexes großer Pyramidenzellen in der Perinatalperiode zustande kommt, als zu späteren Entwicklungsstadien, in denen die Pyramidenzellen über ausgedehnte Büschel basaler Dendriten verfügen. Eine eingehendere Besprechung der Genese der entwicklungsbedingten Besonderheiten der EP wurde auf S. 439 gegeben, auf die an dieser Stelle verwiesen sei.

Um „small for dates" von echten Frühgeborenen zu unterscheiden, versuchten WATANABE et al. (1972) visuell ausgelöste EP zu benutzen. Die Latenz der einzelnen Komponenten der EP eignet sich für diesen Zweck nicht. Es bestehen zwar Unterschiede in der Form der EP bei den 2 Gruppen von Neugeborenen. Bei der großen Variabilität visuell ausgelöster Potentiale beim menschlichen Neugeborenen (ELLINGSON 1970) erscheint es aber ungemein schwierig, allein aus der Gestalt der Potentiale diagnostische Schlüsse zu ziehen. Ohne Einsatz moderner Datenverarbeitungsmethoden wird eine sichere Beurteilung kaum möglich sein. Über die methodischen Voraussetzungen, die zu erfüllen sind, um vergleichbare Resultate bei der Untersuchung der EP menschlicher Neugeborener und Kinder zu bekommen, hat ELLINGSON (1967) ausführlich berichtet.

Die lange LZ der photischen EP beim Neugeborenen führt bei wiederholter Reizung dazu, daß lediglich Reizlichtfrequenzen bis zu 5 Hz von einem EP gefolgt werden (ELLINGSON 1964). Bei höheren Frequenzen kommt es zu von den EP abweichenden, komplizierteren Potentialverläufen, die auch an der Ratte untersucht wurden (KLINGBERG und SCHWARTZE 1966). Auch die sog. photischen Nachentladungen — Potentialschwankungen, die sich an das primäre EP anschließen — entwickeln sich beim Menschen erst im Laufe der ersten Lebensjahre (WEINMANN et al. 1965). Wie an der Ratte gefunden wurde, handelt es sich bei diesen Potentialen um ein Phänomen, das dem Wachstum der apikalen Dendriten der Pyramidenzellen zeitlich parallel geht, so daß man annehmen darf, daß die Entwicklung der photischen Nachentladungen ein elektrophysiologisches Korrelat der Hirnrindendifferenzierung darstellt. Die photischen Nachentladungen beginnen sich zu entwickeln, sobald das bisher beschriebene optische EP seine endgültige Gestalt gewonnen hat. Wenige Tage vor der beginnenden Geschlechtsreife der Ratte kommt der Entwicklungsgang dieser Komponenten zum Abschluß (KLINGBERG und SCHWARTZE 1966) und erweist sich damit eng mit der EEG-Ontogenese der Ratte verknüpft (GRAMSBERGEN et al. 1970b). Befunde an der erwachsenen Katze haben die Bedeutung der Hirnrinde für die Generierung der photischen Nachentladungen neuerlich detailliert erwiesen (STERIADE 1968).

Durch mikroelektrophysiologische Untersuchungen an einzelnen Neuronen der Hirnrinde insbesondere der wachsenden Katze ist in den letzten Jahren bekannt geworden, daß der Sehkortex eine bemerkenswerte Eigenschaft besitzt, die der Plastizität (Literatur bei BLAKEMORE 1974). Je nach dem, ob man die Katze im Dunkeln oder mit einem lichtundurchlässig verdeckten Auge heranwachsen läßt, kommt es zu Veränderungen unterschiedlicher Ausdehnung und Lokalisation an den neuronalen Strukturen der Sehbahn. In der Sehrinde lassen sich im

Ergebnis dieser Untersuchungen zwei Neuronentypen voneinander unterscheiden: solche, deren komplizierte synaptische Strukturen sich nur bei Belichtung der topisch zugehörigen Netzhautabschnitte entwickeln und andererseits solche, deren Differenzierung unabhängig von Dauer und Art der Netzhautbelichtung fortschreitet. Wachsen Katzen in einer durch senkrechte Streifen strukturierten Umgebung auf, so entwickeln ihre Sehrindenneurone andere elektrophysiologische Eigenschaften, als wenn sie in einer horizontalgestreiften Umwelt aufgezogen werden. Ausmaß und Dauer der Funktions- und Strukturänderungen der Sehrindenneurone in bestimmten Entwicklungsstadien hängt von der Intensität und dem Zeitgang der Einwirkung standardisierter optischer Reize ab.

Der Umfang, in dem die Entwicklung der Hirnrindenzellen vom Reizangebot bestimmt wird, ist für die verschiedenen Spezies unterschiedlich: Katze und Rhesusaffe besitzen zu bestimmten Entwicklungsabschnitten eine hohe Plastizität ihres Sehkortex, Kaninchen nicht. Mit zunehmendem Lebensalter nimmt die Plastizität der Hirnrinde rasch ab; sie hat ihr Maximum bei der Katze um die 5. postnatale Lebenswoche, beim Rhesusaffen unmittelbar in den auf die Geburt folgenden Wochen.

Man wird in der Vermutung nicht fehlgehen, daß die Plastizität der Hirnrinde besonders während einiger Phasen der Wachstumsperiode in der natürlichen Umgebung der jeweiligen Spezies zur Entwicklung von Detektoren führt, die es erlauben, in komplizierten Situationen bestimmte Objekte rasch wiederzuerkennen. In dem Maße, in dem über die Elementarfunktionen einzelner Neurone oder Neuronenverbände hinaus die Gesetzmäßigkeiten der Beziehungen zwischen Hirnstruktur, -funktion und natürlicher Umwelt Gegenstand der Forschung werden, wird den Befunden über die Plastizität des sich entwickelnden Gehirns eine wachsende Bedeutung zukommen.

Die im nachstehenden Literaturverzeichnis den Literaturstellen folgenden Zahlen beziehen sich auf die Seiten im Text, auf denen die jeweilige Arbeit zitiert ist.

Literaturverzeichnis

1. ABE, Y., F. DIXON, and J. L. MCNAY: Dissociation between autoregulation of renal blood flow and glomerular filtration rate. Amer. J. Physiol. **219**, 986—993, 1970; 313
2. ABRAMS, M. E.: Isolation and quantitative estimation of pulmonary surface-active lipoprotein. J. appl. Physiol. **21**, 718—720, 1966; 143
3. ACHARYA, P. T. and W. W. PAYNE: Blood chemistry of normal fullterm infants in the first 48 hours of life. Arch. Dis. Childh. **40**, 430—435, 1965; 97
4. ACHESON, R. M.: Maturation of the skeleton; in: Falkner, F. (ed.): Human Development. Philadelphia, London 1966, S. 465—502. 22, 27—29
5. ADAMS, F. H.: Fetal and neonatal cardiovascular and pulmonary function. Ann. Rev. Physiol. **27**, 257—284, 1965; 122, 144
6. ADAMS, F. H., A. J. MOSS, and L. FAGAN: The tracheal fluid in the fetal lamb. Biol. Neonat. **5**, 151—158, 1963a; 138
7. ADAMS, F. H. and T. FUJIWARA: Surfactant in fetal lamb tracheal fluid. J. Pediat. **63**, 537—542, 1963b; 140
8. ADAMS, F. H., T. FUJIWARA, and H. LATTA: "Alveolar" and whole lung phospholipids of premature newborn lambs. Biol. Neonat. **17**, 198—218, 1971; 143
9. ADAMSON, T. M., R. D. H. BOYD, H. S. PLATT, and L. B. STRANG: Composition of alveolar liquid in the foetal lamb. J. Physiol. (Lond.) **204**, 159—168, 1969; 138
10. ADAMSONS, K., E. BLUMBERG, and I. JOELSSON: The effect of ambient temperature upon post-natal changes in oxygen consumption of the guinea pig. J. Physiol. (Lond.) **202**, 261—269, 1969; 59
11. ADOLPH, E. F.: Capacities for regulation of heart rate in fetal, infant and adult rats. Amer. J. Physiol. **209**, 1095—1105, 1965; 197, 198
12. ADOLPH, E. F.: Ranges of heart rate and their regulations at various ages (rat). Amer. J. Physiol **212**, 595—602, 1967; 174, 198, 237—239
13. ADRIAN, E. D., F. BREMER, and H. H. JASPER (eds.): Brain Mechanisms and Consciousness. Oxford 1954; 404
14. AGOSTONI, E.: Volume-pressure relationship of the thorax and lung in the newborn. J. appl. Physiol. **14**, 909—913, 1959; 129
15. AHERNE, W. and M. J. R. DAWKINS: The removal of fluid from the pulmonary airway after birth in the rabbit, and the effect on this of prematurity and prenatal hypoxia. Biol. Neonat. **7**, 214—229, 1964; 150
16. AHERNE, W. and M. S. DUNNILL: Morphometry of human placenta. Brit. med. Bull. **22**, 5—8, 1966; 14
17. AHERNE, W. and D. HULL: Brown adipose tissue and heat production in the newborn infant. J. Path. Bact. **91**, 223—234, 1966; 63, 64
18. AHERNE, W., D. R. AYYAR, P. A. CLARKE, and J. N. WALTON: Muscle fibre size in normal infants, children and adolescents. J. neur. Sci. **14**, 171—182, 1971; 365
19. AHLFELD, F.: Beitrag zur Lehre vom Übergang der intrauterinen Atmung zur extrauterinen. Festschr. f. Carl Ludwig, Marburg 1890, S. 1—32. 144

20. AHLFELD, F.: Die intrauterine Tätigkeit der Thorax- und Zwerchfellmuskulatur. Intrauterine Atmung. Mschr. Geburtsh. **21**, 143—163, 1905; 144
21. AHMED, Y. Y.: The effect of a muscle relaxant on the growth and differentiation of skeletal muscles in the chick embryo. Anat. Rec. **155**, 133—138, 1966; 364
22. AINGER, L. E.: Spatial QRS-curves of the newborn infant. Spatial magnitude, velocity and orientation (Frank system). Amer. Heart J. **75**, 19—25, 1968; 249, 250
23. AINGER, L. E. and W. R. SKINNER: Normal maturation of spatial QRS curve characteristics in early infancy. Amer. Heart J. **77**, 5—12, 1969; 249
24. ALBRITTON, E. C.: Standard Values in Nutrition and Metabolism. Philadelphia, London 1954; 46
25. ALEXANDER, D. P., D. A. NIXON, W. F. WIDDAS, and F. X. WOHLZOGEN: Gestational variations in the composition of the fetal fluids and fetal urine in sheep. J. Physiol. (Lond.) **140**, 1—13, 1958a; 274
26. ALEXANDER, D. P., D. A. NIXON, W. F. WIDDAS, and F. X. WOHLZOGEN: Renal function in the sheep foetus. J. Physiol. (Lond.) **140**, 14—22, 1958b; 275
27. ALEXANDER, D. P. and D. A. NIXON: The foetal kidney. Brit med. Bull. **17**, 112—117, 1961; 314
28. ALEXANDER, D. P. and D. A. NIXON: Reabsorption of glucose, fructose, and mesoinositol by the foetal and post-natal sheep kidney. J. Physiol. (Lond.) **167**, 480—486, 1963; 275, 276, 317
29. ALEXANDER, D. P., H. G. BRITTON, and D. A. NIXON: Maintenance of sheep fetuses by an extracorporeal circuit for periods up to 24 hours. Amer. J. Obstet. Gynec. **102**, 969—975, 1968; 274, 275, 313
29a. ALEXANDER, G.: Body temperature control in mammalian young. Brit. Med. Bull. **31**, 62—68, 1975; 56, 59
30. ALFORD, B. R. and R. J. RUBEN: Physiological, behavioral, and anatomical correlates of the development of hearing in the mouse. Ann. Otol. Rhinol. **72**, 237 bis 247, 1963; 472, 475
31. ALIMURUNG, M. M. and B. F. MASSELL: The normal P-R interval in infants and children. Circulation **13**, 257—262, 1956; 252
32. ALLISON, A. C.: Notation for haemoglobin types and genes controlling their synthesis. Science **122**, 640—642, 1955; 75
33. ALTHABE, O. Jr., R. L. SCHWARCZ, S. V. POSE, L. ESCARCENA, and R. CALDEYRO-BARCIA: Effects of fetal heart rate and fetal pO$_2$ of oxygen administration to the mother. Amer. J. Obstet Gynec. **98**, 858—870, 1967; 197
34. ALTHOFF, H.: Die Regulation des Erythrocytenbestandes durch das Erythropoetin. Mschr. Kinderheilk. 110, 413—417, 1962; 73
35. AMES, R. G.: Urinary water excretion and neurohypophysial function in full term and premature infants shortly after birth. Pediatrics **12**, 272—281, 1953; 297
36. ANDERSEN, D. H.: Amer. J. Dis. Childh. **63**, 643, 1942 zitiert nach: Seifert, G.: Die exokrine Pankreassekretion; in: Linneweh, F. (Hrsg.): Die physiologische Entwicklung des Kindes. Berlin, Göttingen, Heidelberg 1959, S. 286—289. 351
37. ANDERSEN, H.: The influence of hormones on human development; in: Falkner, F. (ed.): Human Development. Philadelphia, London 1966, S. 184—221. 16, 28, 33
38. ANDERSEN, H. and C. DUEHOLM: Studies on duodenal juice. Acta paediat. scand. 37, Suppl. 77, 256—262, 1949; 358
39. ANDERSEN, H. J.: Studies of hypothyroidism in children. Acta paediat. scand. **50**, Suppl. 125, 1961, 28
40. ANDERSON, E. C., and W. H. LANGHAM: Average potassium concentration of the human body as a function of age. Science **130**, 713—714, 1959; 287
41. ANDERSSON, K.-E., G. GENNSER, and E. NILSSON: Influence of contraction rate, coronary perfusion pressure and diastolic pressure on the mechanical performance of

isolated human foetal hearts. Acta physiol. scand. **80**, Suppl. 353, 5—19, 1970a; 194, 195, 201, 202
42. ANDERSSON, K.-E., G. GENNSER, and E. NILSSON: Influence of acidbase changes on isolated human foetal hearts. Acta physiol. scand. **80**, Suppl. 353, 20—33, 1970b. 196
43. ANDRES, K. H.: Der Feinbau des Bulbus olfactorius der Ratte unter besonderer Berücksichtigung der synaptischen Verbindungen. Z. Zellforsch. **65**, 530—561, 1965. 429
44. ÄNGGÅRD, L.: An electrophysiological study of the development of cochlear functions in the rabbit. Acta oto-laryng. (Stockh.) Suppl. 203, 1—64, 1965; 467—475
45. ÄNGGÅRD, L., R. BERGSTRÖM, and G. G. BERNHARD: Analysis of prenatal spinal reflex activity in sheep. Acta physiol. scand. **53**, 128—136, 1961; 384
46. ANGULO y GONZALEZ, A. W.: The prenatal development of behavior in the albino rat. J. comp. Neurol. **55**, 395—442, 1932; 363
47. ANOCHIN, P. K.: Systemogenesis as a general regulator of brain development. Progr. Brain Res. **9**, 54—86, 1964; 384, 397, 453, 477
48. ANTWEILER, H. J.: Die quantitative Elektrophorese in der Medizin. Berlin, Göttingen, Heidelberg 1957; 95
49. ARANGO, A. and M. I. ROWE: The neonatal puppy as an experimental subject. Biol. Neonate **18**, 173—182, 1971; 261
50. ARCILLA, R. A., W. OH, J. LIND, and I. H. GESSNER: Pulmonary arterial pressures of newborn infants born with early and late clamping of the cord. Acta paediat. scand. **55**, 305—315, 1966; 154
51. ARCILLA, R. A., W. OH, G. WALLGREN, J. S. HANSON, I. H. GESSNER, and J. LIND: Quantitative studies of the human neonatal circulation. II. Hemodynamic findings in early and late clamping of the umbilical cord. Acta paediat. scand. Suppl. **179**, 23—42, 1967; 185, 211, 224
52. ARDRAN, G. M., F. H. KEMP, and J. A. LIND: A cineradiographic study of bottle feeding. Brit. J. Radiol. **31**, 11—22, 1958; 332
53. ARESIN, L.: Beitrag zur Elektrokardiographie des menschlichen Embryos. Dtsch. Ges.wesen **17**, 291—295, 1962; 180
54. AREY, L. B.: Developmental Anatomy, A Textbook and Laboratory Manual of Embryology. 7. Ed., Philadelphia 1965; 478
55. ARLT, B. R.: Vergleich von Wachstum, Statik und Morbidität bei Säuglingen, die im elterlichen Haushalt, in Tageskrippen und im Säuglingsheim aufgezogen wurden. Pädiat. u. Grenzgeb. **5**, 59—67, 1966; 33
56. ARNTZENIUS, A. C.: A physiological approach to vectorcardiographic recognition of ventricular hypertrophy. Cardiovascular Res. **4**, 105—115, 1970; 248
57. ASERINSKI, E. and N. KLEITMANN: A motility cycle in sleeping infants as manifested by ocular and gross body activity. J. appl. Physiol. **8**, 11—18, 1955; 410
58. ASHTON, N.: Retinal angiogenesis in the human embryo. Brit. med. Bull. **26**, 103—106, 1970; 480
59. ASHWORTH, A. M. and G. A. NELIGAN: Changes in the systolic blood-pressure of normal babies during the first twenty-four hours of life. Lancet **1**, 804—807, 1959; 216
60. ASSALI, N. S., L. W. HOLM, and N. SEHGAL: Hemodynamic changes in fetal lamb in utero in response to asphyxia, hypoxia and hypercapnia. Circulat. Res. **11**, 423—430, 1962; 87
61. ASSALI, N. S., J. A. MORRIS, and R. BECK: Cardiovascular hemodynamics in the fetal lamb before and after lung expansion. Amer. J. Physiol. **208**, 122—129, 1965; 216
62. ASSALI, N. S. and T. H. KIRSCHBAUM: Unveröffentlichte Befunde 1967 zitiert in: Assali, N. S. (ed.) Biology of Gestation, Vol. II. New York, London 1968, S. 89. 276
63. ASSALI, N. S., P. V. DILTS, A. A. PLENTL, T. H. KIRSCHBAUM, and S. J. GROSS: Physiology of the placenta in: Assali, N. S. (ed.): Biology of Gestation. Vol. I. London, New York 1968a. 13

64. ASSALI, N. S., G. A. BEKEY, and L. W. MORRISON: Fetal and neonatal circulation, in: Assali, N. S. (ed.): Biology of Gestation, Vol. II. New York, London 1968b, S. 51—116. 152, 184, 185, 192, 198, 277, 278
65. ASSALI, N. S., G. H. JOHNSON, C. R. BRINKMAN III, and T. H. KIRSCHBAUM: Control of pulmonary and systemic vasomotor tone in the fetus and neonate. Amer. J. Obstet. Gynec. **108**, 761—771, 1970; 152, 216
66. ASSALI, N. S., G. H. JOHNSON, C. R. BRINKMAN III, and J. HUNTSMAN: Effects of bradykinin on the fetal circulation. Amer. J. Physiol. **221**, 1375—1382, 1971; 153, 221
67. ÅSTRÖM, K.-E.: On the early development of the isocortex in fetal sheep. Progr. Brain Res. **26**, 1—59, 1967; 428, 434
68. ATA-MURADOVA, F.: Über die spezifischen chemischen Besonderheiten der negativen Komponenten der ausgelösten Potentiale verschiedener Herkunft. Wiss. Z. Karl-Marx-Univ. Leipzig, Math. Naturwiss. Reihe **16**, 431—436, 1967; 462
69. ATWATER, W. O.: Neue Versuche über Stoff- und Kraftwechsel im menschlichen Körper. Ergebn. Physiol. **3,1**, 497—622, 1904; 35
70. AURICCHIO, S. und D. DELLA PIETRA: Die intestinale Hydrolyse der Kohlehydrate beim Säugling, in: Linneweh, F. (Hrsg.): Fortschritte der Pädologie, Bd. II. Berlin, Göttingen, Heidelberg, New York 1968, S. 208—217. 353
71. AUTENRIETH, J. H. F. und G. F. SCHUETZ: Experimenta circa calorem foetus et sanguinem. Tübingae 1799; 56
72. Autorenkollektiv: Physical fitness of Czechoslovak children at 12 and 15 years of age. Acta Universitatis Carolinae Gymnica 2, 1970; 115, 119
73. AVERILL, K. H., W. W. WAGNER Jr., and J. H. K. VOGEL: Correlation of right ventricular pressure with right ventricular weight. Amer. Heart J. **66**, 632—635, 1963; 154, 228
74. AVERY, G. T.: Responses of fetal guinea pigs prematurely delivered. Genet. Psychol. Monogr. **3**, 245—331, 1928; 468
74a. AVERY, M. E.: Pharmacological approaches to the acceleration of fetal lung maturation. Brit. med. Bull. 31, 13—17, 1975; 143
75. BABÁK, E.: Über die Wärmeregulation bei Neugeborenen. Pflügers Arch. ges. Physiol. **89**, 154—177, 1902; 54
76. BABÁK, E.: Über den Einfluß der Nahrung auf die Länge des Darmkanals. Biol. Zbl. **23**, 477—486, 1903; 348
77. BABÁK, E.: Über die morphogenetische Reaktion des Darmkanals der Froschlarve auf Muskelproteine verschiedener Tierklassen. Hoffmeisters Beitr. chem. Physiol. Path. **7**, 323—360, 1905; 348
78. BABSON, S. G.: Growth of low-birth-weight infants. J. Pediat. **77**, 11—18, 1970; 26
79. BAER, K. E. VON: Über die Entwicklungsgeschichte der Thiere. Beobachtung und Reflexion, Königsberg 1828; 1
80. BAERENSPRUNG, F. VON: Untersuchungen über die Temperaturverhältnisse des Foetus und des erwachsenen Menschen im gesunden und kranken Zustande. Arch. Anat. Physiol.wiss. Med., Jahrgang 1851, S. 126—175. 54
81. BALDWIN, J. D.: The ontogeny of social behavior of squirrel monkeys (*Saimiri sciureus*) in a seminatural environment. Folia primat. **11**, 35—79, 1969; 454
82. BALLOWITZ, L.: Leukozytenfunktionen bei gesunden und kranken Kindern. 1. Mitteilung: Methoden zur Funktionsprüfung der Leukozyten. Zbl. Bakt., I. Abt. Orig. **167**, 529—548, 1957; 94
83. BALLOWITZ, L.: Funktionen der Leukozyten, in: Wiesener, H. (Hrsg.): Die Entwicklungsphysiologie des Kindes. Berlin, Göttingen, Heidelberg 1964, S. 105—116. 91, 93
84. BANU, G.: Recherches physiologiques sur le développement neuro-musculaire chez l'homme et l'animal. Paris 1922; 366
85. BARAN, D. et M. ENGLERT: La conductance de's voies aériennes chez l'enfant et l'adolescent normaux. Bull. Physio-path. resp. **7**, 125—135, 1971; 131

86. BARBER, A. N.: Embryology of the Human Eye. St. Louis 1955; 481
87. BARCLAY, A. E., J. BARCROFT, D. H. BARRON, K. J. FRANKLIN, and M. M. L. PRICHARD: Pulmonary circulation times before and after functional closure of the ductus arteriosus. J. Physiol. (Lond.) **101**, 375—377, 1942; 153
88. BARCLAY, A. E., K. J. FRANKLIN, and M. M. L. PRICHARD: The Foetal Circulation and Cardiovascular System and the Changes that they Undergoe at Birth. Oxford 1946; 209
89. BARCROFT, J.: Die Atmungsfunktion des Blutes. Berlin 1924; 76
90. BARCROFT, J.: Fetal circulation and respiration. Physiol. Rev. **16**, 103—128, 1936; 184, **193**
91. BARCROFT, J.: The Brain and Its Environment. New Haven, London 1938; 199, 390
92. BARCROFT, J.: Researches on Pre-natal Life. Oxford 1946; 2, 77, 154, 155, 188, 209
93. BARCROFT, J., W. HERKEL, and S. HILL: The rate of blood flow and gaseous metabolism of the uterus during pregnancy. J. Physiol. (Lond.) **77**, 194—206, 1933; 86
94. BARCROFT, J. and D. H. BARRON: Movement in the mammalian foetus. Ergebn. Physiol. **42**, 107—152, 1939; 450
95. BARCROFT, J., D. H. BARRON, A. T. COWIE, and P. H. FORSHAM: The oxygen supply of the foetal brain of the sheep and the effect of asphyxia on foetal respiratory movement. J. Physiol. (Lond.) **97**, 338—346, 1940; 144
96. BARCROFT, J. and D. H. BARRON: Blood pressure and pulse rate in the foetal sheep. J. exper. Biol. **22**, 63—74, 1945; 186
97. BARGMANN, W.: Über die neurosekretorische Verknüpfung von Hypothalamus und Neurohypophyse. Z. Zellforsch. **34**, 610—634, 1949; 296
98. BARKER, J. N.: Fetal and neonatal cerebral blood flow. Amer. J. Physiol. **210**, 897 bis 902, 1966; 447
99. BARLOW, R. M.: The foetal sheep: morphogenesis of the nervous system and histochemical aspects of myelination. J. Comp. Neurol. **135**, 249—261, 1969; 427
100. BARNET, A. B. and R. S. GOODWIN: Averaged evoked electroencephalographic responses to clicks in the human newborn. Electroenceph. clin. Neurophysiol. **18**, 441—450, 1965; 477
101. BARNETT, H. L.: Kidney function in young infants. Pediatrics **5**, 171—179, 1950; 294
102. BARR, M. J. R., R. P. JENSCH, and R. L. BRENT: Prenatal growth in the albino rat: effects of number, intrauterine position and resorptions. Amer. J. Anat. **128**, 413—428 1970; 14
103. BARRETT, M. L. and W. D. BALL: Development of the rat salivary gland. Develop. Biol. **36**, 195—202, 1974; 331
104. BARRON, D. H.: The functional development of some mammalian neuromuscular mechanisms. Biol. Rev. **16**, 1—33, 1941; 2, 382, 402
105. BARRON, D. H. and G. MESCHIA: A comparative study of the exchange of the respiratory gases across the placenta. Cold Spring Harb. Symp. Quant. Biol. **19**. 93—101, 1954; 79
106. BARRON, D. H., G. MESCHIA, J. R. COTTER, and C. S. BREATHNACH: The hemoglobin, oxygen, carbon dioxide and hydrogen ion concentrations in the umbilical bloods of sheep and goats as sampled via indwelling plastic catheters. Quart. J. exp. Physiol. **50**, 185—195, 1965; 87
107. BARRY, A.: The effect of exsanguination on the heart of embryonic chick. J. exp. Zool. **88**, 1—15, 1941; 174
108. BARTELS, H.: Prenatal Respiration. Amsterdam 1970; 77, 80—82, 85
109. BARTELS, H., E. BÜCHERL, C. W. HERTZ, G. RODEWALD und M. SCHWAB: Lungenfunktionsprüfungen, Methoden und Beispiele klinischer Anwendung. Berlin, Göttingen, Heidelberg 1959a; 107, 126
110. BARTELS, H., H. HARMS, V. PROBST, K. RIEGEL und J. SCHNEIDER: Sauerstoffbindungskurve, fetales Hämoglobin und Erythrozytenmorphologie bei Frühgeborenen und Säuglingen. Klin. Wschr. **37**, 664—665, 1959b; 77

111. Bartels, O. und J. Wenner: Standardbicarbonat, pH und CO_2-Druck im „arterialisierten" Blut gesunder Säuglinge nach der Neugeborenenperiode bis zum Ende des ersten Lebensjahres. Klin. Wschr. **43**, 437—440, 1965; 90
112. Bartels, H., D. El Yassin, and W. Reinhardt: Comparative studies of placental gas exchange in guinea pigs, rabbits and goats. Resp. Physiol. **2**, 149—162, 1967; 79
113. Bartels, H., K. Riegel, J. Wenner und H. Wulf: Perinatale Atmung. Berlin, Heidelberg, New York 1972; 77, 80
114. Bartlett, D. Jr.: Postnatal growth of the mammalian lung: influence of exercise and thyroid activity Respir. Physiol. **9**, 50—57, 1970; 136
115. Bary: Diss. Petersburg 1898 (russ.) zitiert nach Gundobin, A. P.: Die Besonderheiten des Kindesalters. Berlin 1912; 402
116. Basch, K.: Beiträge zur Kenntnis des menschlichen Milchapparates. Arch. Gyn. **24**, 15—54, 1893; 332, 333
117. Bass, N. G., M. G. Netzky, and E. Young: Effect of neonatal malnutrition on developing cerebrum. Arch. Neurol. (Chic.) **23**, 289—302, 1970; 403
118. Batini, C., G. Moruzzi, M. Palestini, G. F. Rossi, and A. Zanchetti: Effects of complete pontine transactions on the sleep-wakefulness rythm: the midpontine pretrigeminal preparation. Arch. ital. biol. **97**, 1—12, 1959; 410
119. Batt, E. R. and D. Schachter: Developmental pattern of some intestinal transport mechanisms in newborn rats and mice. Amer. J. Physiol. **216**, 1064—1068, 1969; 359
120. Bauer, K. F. und G. Vester: Das elektronenmikroskopische Bild der Hirnkapillaren menschlicher Feten. Fortschr. Neurol. Psychiat. **38**, 270—318, 1970; 446
121. Baumann, N. A., J. M. Bourre, G. Jaque, and S. Pollet: Genetic disorders of myelination; in: Lipids, Malnutrition and the Developing Brain. A Ciba Foundation Symposium, Amsterdam, London, New York 1972, S. 91—100. 422
122. Baumann, R., Ch. Bauer, and A. M. Rathschlag-Schaefer: Causes of the postnatal decrease of blood oxygen affinity in lambs. Resp. Physiol. **15**, 151—158, 1972; 76
123. Baumgarten, K., K. Sokol und H. Fröhlich: Telephonokardiographische Dokumentation fötaler Herztätigkeit in der Schwangerschaft und unter der Geburt. Wien. klin. Wschr. **78**, 304—309, 1966; 197
124. Baumgartner, G., O. Creutzfeld, and R. Jung: Microphysiology of cortical neurons in akute anoxia and retinal ischemia; in: Gastaut, H. and J. St. Meyer (eds.) Cerebral Anoxia and the Electroencephalogram. Springfield, Ill. 1961, S. 5—34. 406, 448
125. Baust, W. and B. Bohnert: The regulation of heart rate during sleep. Exp. Brain Res. **7**, 169—180, 1969; 240, 243
126. Baxter, J. S. and J. M. Yoffey: The postnatal development of renal tubules in the rat. J. Anat. **82**, 189—197, 1948; 269
127. Bayley, N.: Psychological development of the child; Part III: Mental measurement; in: Falkner, F. (ed.): Human Development. Philadelphia, New York 1966, S. 397 bis 407. 458
128. Bazelton, T. B., M. L. Scholl, and J. S. Robey: Visual responses in the newborn. Pediatrics **37**, 284—290, 1966; 483
129. Bechhold, H.: Die Kolloide in Biologie und Medizin. Dresden 1912; 95
130. Becker, R. F., J. E. King, R. H. Marsh, A. D. Wyrick, W. A. Carter, and W. F. Barry: Intrauterine respiration in the rat fetus. Amer. J. Obstet. Gynec. **90**, 236 by 246, 1964; 144, 146
131. Becklake, M. R., C. J. Varvis, L. D. Pengelly, S. Keening, M. McGregor, and D. V. Bates: Measurement of pulmonary blood flow during exercise using nitrous oxide. J. appl. Physiol. **17**, 579—586, 1962; 254
132. Becklake, M. R., H. Frank, D. R. Dagenais, G. L. Ostigny, and C. A. Guzman: Influence of age and sex on exercise cardiac output. J. appl. Physiol. **20**, 938—947, 1965; 254

133. BEER, R., H. BARTELS und H. A. RACZKOWSKI: Die Sauerstoffdissoziationskurve des fetalen Blutes und der Gasaustausch in der menschlichen Placenta. Pflügers Arch. ges. Physiol. **260**, 306—319, 1955; 79, 82
134. BEHNKE, M., H.-A. KETZ und K. TÄUFEL: Untersuchungen zur Resorption von Zitronensäure im Magen-Darm-Kanal von Rattensäuglingen. Acta biol. med. germ. **16**, 514—523, 1966; 341
135. BEHRER, M. R., D. H. GLAESER, J. R. COX, and R. B. WOOLF: Quantification of the fetal electrocardiogram through LINC computer processing. Amer. J. Obstet. Gynec. **102**, 537—548, 1968; 202, 203
136. BEHRMAN, R. E., A. E. SEEDS, F. C. BATTAGLIA, A. E. HELLEGERS, and P. D. BRUNS: The normal changes in mass and water content in rhesus monkey and placenta throughout gestation. J. Pediat. **65**, 38—44, 1964; 285
137. BEHRMAN, R. E. and M. H. LEES: Organ blood flows of the fetal, newborn and adult rhesus monkey. Biol. Neonate **18**, 330—340, 1971; 153, 184, 214, 223, 302, 307
138. BEINTEMA, D. J.: A neurological Study of Newborn Infants. London 1968; 370, 398
139. BEKESY, G. von: Experiments in Hearing. New York 1960; 473
140. BENEDICT, F. G.: Methoden zur Bestimmung des Gaswechsels bei Tieren und Menschen; in: Abderhalden, E. (Hrsg.): Handbuch der biologischen Arbeitsmethoden IV/10, Berlin, Wien 1926 S. 415—674. 37, 49
141. BENEDICT, F. G. and F. B. TALBOT: The Physiology of the New-born Infant. Character and Amount of the Katabolism. Publ. Carnegie Inst. Wash. No. 233, 1915; 50
142. BENEDICT, F. G. and F. B. TALBOT: Metabolism and Growth from Birth to Puberty. Publ. Carnegie Inst. Wash. Nr. 302, 1921; 46, 50, 52
143. BENSO, L., R. BALLARIO, G. CATTANEO, and M. MASSOBRIO: Neonatal respiration. III. Pneumotachograms in the fifth day of life. Panminerva med. **10**, 457—464, 1968; 108, 112, 116, 121
144. BERFENSTAM, R.: Carbonic anhydrase activity in fetal organs. Acta paediat. scand. **41**, 310—315, 1952; 138
145. BERG, I. A.: Development of behaviour: the micturation pattern in the dog. J. exp. Psychol. **34**, 343—368, 1944; 328
146. BERGER, H.: Die Amino-Stickstoff-Ausscheidung im Harn in Abhängigkeit vom Lebensalter. Ann. paediat. (Basel) **186**, 338—361, 1956; 318
147. BERGER, P. J.: Eleven-month "embryonic diapause" in a marsupial. Nature **211**, 435—436, 1966; 13
148. BERGLUND, G. and P. KARLBERG: Determination of the functional residual capacity in newborn infants—preliminary report. Acta paediat. scand. **45**, 541—544, 1956; 115
149. BERGSTRAND, A.: The morphological basis for the filtration process in the glomeruli. Acta chir. scand. Suppl. **245**, 336—342, 1959; 309
150. BERGSTRÖM, R. M.: Electrical parameters of the brain during ontogeny; in: Robinson, R. J. (ed.): Brain and Early Behavior. London, New York 1969, S. 15—37. 384, 418
151. BERGSTRÖM, R. M., P. E. HELLSTRÖM, and D. STENBERG: An intrauterine technique for recording the foetal EEG in animals. Ann. Chir. Gynaec. Fenn. **50**, 430—433, 1961; 436
152. BERGSTRÖM, R. M. and L. BERGSTRÖM: Prenatal development of stretch reflex functions and brain stem activity in the human. Ann. Chir. Gynaec. Fenn. **52**, Suppl. 117, 1963; 406, 436, 437
153. BERGSTRÖM, R. M., J. I. HIRVONEN, and L. K. J. KARLSSON: Respiratory changes during electrical stimulation of rhinencephalic structures in the foetal guinea-pig. Nature **210**, 1176—1178, 1966; 144
154. BERNARD, C., H. MONNEREAU-SOUSTRE et. Y.-M. GARGOUÏL: Evolution chez le foetus de rat des potentiels intracellulaires du myocarde ventriculaire. J. Physiol. (Paris) **55**, 113—114, 1963; 244

155. BERNARD, C. et Y.-M. GARGOUÏL: Etude électrophysiologique de la sensibilité aux catécholamines du coeur de rat lors de la croissance embryonnaire. Compt. rend. Soc. biol. (Paris) **161**, 2600—2605, 1967; 174, 175
156. BERNARD, C., J. PAGER, et Y.-M. GARGOUÏL: Sensibilité du coeur embryonnaire de rat à l'adrénaline et la noradrénaline. J. Physiol. (Paris) **59**, 350—351, 1967; 175, 178
157. BERNARD, C. et Y.-M. GARGOUÏL: Les perméabilités de la membrane myocardique embryonnaire de rat; étude de leurs évolutions au cours de l'embryogenése à l'aide d'inhibiteurs: tétrodotoxine, manganèse, tetroéthylammonium. Compt. rend. Acad. sc. Paris, Série D **267**, 1626—1629, 1968; 178
158. BERNARD, C., G. RAYMOND, D. GROS, et Y.-M. GARGOUÏL: Etude de la perméabilité membranaire du myocarde de l'embryon de rat, à l'aide de quelques inhibiteurs spécifiques. J. Physiol. (Paris) **60**, Suppl. **1**, 216, 1968; 178
159. BERNHARD, C. G., I. H. KAISER, and G. M. KOLMODIN: On the development of cortical activity in fetal sheep. Acta physiol. scand. **47**, 333—349, 1959; 406, 409, 438
160. BERNHARD, C. G., G. M. KOLMODIN, and B. A. MEYERSON: On the prenatal development of function and structure in somesthetic cortex of the sheep. Progr. Brain Res. **26**, 60—77, 1967; 436, 442—444
161. BERNHARD, C. G. and B. A. MEYERSON: Early ontogenesis of electrocortical activity; in: Kellaway, P. and I. Petersen (eds.): Clinical Electroencephalography of Children. New York, London 1970, S. 11—29. 440
162. BERNHARD, C. G., B. A. MEYERSON, and H. E. PERSSON: Electrophysiological studies on the early ontogeny of recipient functions in the cerebral cortex. Actualitées Neurophysiologiques **2**, 119—144, 1972; 442
163. BERNSTINE, R. L.: Activity of urinary bladder in the dog fetus. Amer. J. Obstet. Gynec. **105**, 431—434, 1969; 327
164. BERNUTH, H. von: Die Erkennung von Cerebralschäden in der Neugeborenenzeit. Der Gynäkologe **4**, 145—149, 1971; 450
165. BERNUTH, H. VON und H. F. R. PRECHTL: Vestibuloocular response and its state dependency in newborn infants. Neuropädiatrie **1**, 11—24, 1969; 390, 397
166. BERNUTH, H. VON und G.-A. v. HARNACK: Die Reifebestimmung beim Neugeborenen. Der Gynäkologe **4**, 121—129, 1971; 19
167. BERRY, J. M.: On the development of the villi of the human intestine. Anat. Anz. **17**, 242—249, 1900; 347
168. BERTALANFFY, L. VON: Theoretische Biologie, Bd. 2: Stoffwechsel, Wachstum. 2. Aufl., Bern 1951; 26
169. BERTHOLD, C.-H. and St. SKOGLUND: Histochemical and ultrastructural demonstration of mitochondria in the paranodal region of developing feline spinal roots and nerves. Acta Soc. Med. Upsalien. **72**, 37—70, 1967; 376
170. BERTHOLD, C.-H. and St. SKOGLUND: Postnatal development of feline paranodal myeline-sheath segments. I. Light-microscopy, II. Electron-microscopy. Acta Soc. Med. Upsalien **73**, 113—126, 127—144, 1968; 376, 378
171. BETKE, K.: Hämatologie der ersten Lebenszeit. Ergebn. inn. Med. Kinderheilk., N. F. **9**, 437—509, 1958; 72, 75, 92
172. BETKE, K.: Hämoglobin und Erythrozyten, in: Wiesener, H. (Hrsg.) Entwicklungsphysiologie des Kindes. Berlin, Göttingen, Heidelberg 1964, S. 92—105; 74, 76
173. BETKE, K. und BRUNNER: zit. nach: Betke, K.: Hämoglobin und Erythrozyten. S. 98, Abb. 6; in: Wiesener, H. (Hrsg.): Entwicklungsphysiologie des Kindes. Berlin, Göttingen, Heidelberg 1964, S. 92—105. 73
174. BETZ, E.: Cerebral blood flow: its measurement and regulation. Physiol. Rev. **52**, 595—630, 1972; 446, 447
175. BETZ, E. und W. WÜNNENBERG: Anpassungsvorgänge der Gehirndurchblutung an Sauerstoffmangel. Arch. phys. Ther. **16**, 45—55, 1964; 447

176. BICHAT, X.: Allgemeine Anatomie angewandt auf die Physiologie und Arzneiwissenschaft. Übers. v. Pfaff, Leipzig 1803; 1
177. BICKEL, H.: Die Aminosäuren- und Zuckerrückresorption im Tubulus reifer und frühgeborener Kinder; in: Linneweh, F. (Hrsg.): Die physiologische Entwicklung des Kindes. Berlin, Göttingen, Heidelberg 1959, S. 240—247. 290—293, 318
178. BIESALSKI, P.: Gesichtspunkte und neu entwickelte Verfahren der Audiometrie im Säuglings- und Kindesalter. Z. Laryng. Rhinol. **43**, 494—501, 1964; 472
179. BIRJUKOVIČ, A. A.: Elektrokardiographische Untersuchungen bei Neugeborenen. (russ.) Materialien der 9. Wissenschaftlichen Konferenz über Entwicklungsmorphologie, -physiologie und -biochemie, Bd. 2, Teil I Moskau 1969, S. 92—93. 239
180. BIRJUKOVIČ, A. A.: Der Rhythmus von Herz und Atmung in verschiedenen Etappen der Entwicklung des Menschen; in: Schmidt-Kolmer, E., F. Klimt und P. Schwartze (Hrsg.): Der kindliche Organismus unter Belastung. Berlin 1970, S. 15—20. 243
181. BISCOE, T. J. and M. J. PURVES: Cervical sympathetic and chemoreceptor activity before and after the first breath of the new-born lamb. J. Physiol. (Lond.) **181**, 70 bis 71 P, 1965; 155
182. BISCOE, T. J., M. J. PURVES, and S. R. SAMPSON: Types of nervous activity which may be recorded from the carotid sinus nerve in the sheep fetus. J. Physiol. (Lond.) **202**, 1—23, 1969; 154, 155
183. BJURE, J.: Spirometric studies in normal subjects. IV. Ventilatory capacities in healthy children 7—17 years of age. Acta paediat. scand. **52**, 232—240, 1963; 108, 115, 118
184. BLACK: 1757, zit. nach Voit, C. von: Physiologie des allgemeinen Stoffwechsels und der Ernährung. S. 9 in: Hermann, L. (Hrsg.): Handbuch der Physiologie Bd. VI/1. Leipzig 1881, S. 3—326. 35
185. BLAKEMORE, C.: Development of functional connexions in the mammalian visual system. Brit. med. Bull. **30**, 152—157, 1974; 489
186. BLANKENSHIP, W., J. LIND, and R. A. ARCILLA: Atrial pressures and pulmonary circulation time in the newborn infant. Acta paediat. scand. **54**, 446—456, 1965; 153, 211, 214, 226, 233
187. BLECHSCHMIDT, E.: Die vorgeburtlichen Entwicklungsstadien des Menschen. Basel, Freiburg i. B., London, New York 1960; 11, 163—167, 172, 269, 335
188. BLÖMER, A. und N. HAHN: Die Atemwerte der Neugeborenen, Säuglinge und Kinder bis zu 6 Jahren. Z. Kinderheilk. **87**, 466—471, 1963; 121
189. BLOOR, C. M.: Aortic baroreceptor threshold and sensitivity in rabbits at different ages. J. Physiol. (Lond.) **174**, 163—171, 1964; 219, 237
190. BOCK, K., H. TRENCKMANN, M. HERBST, und F. SPREER: Mißbildungen des Herzens und der großen Gefäße. Berlin 1971; 247
191. BODA, D., M. BELAY, E. ECK, and L. CSERNAY: Blood distribution of the organs examined by ^{86}Rb uptake under intrauterine conditions and in the newborn, in normal and hypoxic rabbits. Biol. Neonate **18**, 71—77, 1971; 301, 302
192. BODDY, K. and C. D. MANTELL: Observations of fetal breathing movements transmitted through maternal abdominal wall. Lancet **9**, 1219—1220, 1972; 144
192a. BODDY, K. and G. S. DAWES: Fetal breathing. Brit. Med. Bull. **31**, 3—7, 1975; 145
193. BODIAN, D.: Development of fine structure of spinal cord in monkey fetuses. I: The monoteuron neuropil at the time of onset of reflex activity. Bull. Johns Hopkins Hosp. **119**, 129—149, 1966; 380
194. BOELLAARD, J. W.: Über Umbauvorgänge in der rechten Herzkammerwand während der Neugeborenen- und Säuglingsperiode. Z. Kreisl.-Forsch. **41**, 101—111, 1952; 193, 228, 229
195. BOËTHIUS, J.: The development of the electromyogram in chick embryo. J. exper. Zool. **165**, 419—424, 1967; 366
196. BOËTHIUS, J.: Resting membrane potential in neck and leg muscles of young rats. Acta physiol. scand. **75**, 253—254, 1969; 366

197. BoËthius, J., T. Brundin, and N.-Å. Persson: Effects of noradrenalin upon cerebrocortical activity in asphyxiated newborn rabbits. Acta physiol. scand. **78**, 269 bis 273, 1970; 449
198. BoËthius, J., T. Brundin, and N.-Å. Persson: Effects of asphyxia on the electrocorticogram of newborn rabbits. Exper. Neurol. **30**, 116—122, 1971; 448
199. Böhmer, D. und H. Schoberth: Spirometrische Vergleichswerte gesunder Schulkinder von 10—15 Jahren. Klin. Wschr. **44**, 547—462, 1966; 115
200. Bohr, C.: Über den respiratorischen Stoffwechsel beim Embryo kaltblütiger Thiere. Skand. Arch. Physiol. **15**, 23—34, 1904; 83
201. Bohr, C. und K. A. Hasselbalch: Über die Kohlensäureproduktion des Hühnerembryos. Skand. Arch. Physiol. **10**, 149—173, 1900; 36, 41
202. Bohr, C. und K. A. Hasselbalch: Über die Wärmeproduction und den Stoffwechsel des Embryos. Skand. Arch. Physiol. **14**, 398—429, 1903; 36, 42
203. Bolton, D. P. G., K. W. Cross, D. V. Eitzman, and J. Kelly: The oxygen uptake and pulmonary blood flow during resuscitation from asphyxia in foetal and adult sheep. J. Physiol. **205**, 417—434, 1969; 152, 153
204. Booth, N. H., S. G. Hastings, M. L. Hopwood, and C. A. Maaske: Postnatal changes in the cardiac ventricles of the pig. Proc. Soc. exper. Biol. **122**, 186—188, 1966; 228
205. Boothby, W., J. Berkson, and H. L. Dunn: Studies of the energy metabolism of normal individuals: A standard for basal metabolism with a nomogram for clinical application. Amer. J. Physiol. **116**, 468—484, 1936; 47
206. Boréus, L. O., T. Malmfors, D. M. McMurphy, and L. Olson: Demonstration of adrenergic receptor function and innervation in the ductus arteriosus of the human foetus. Acta physiol. scand. **77**, 316—321, 1969; 212, 213
207. Borgström, B., B. Lindquist, and G. Lund: Enzyme concentration and absorption of protein and glucose in duodenum of premature infants. Amer. J. Dis. Child. **99**, 338—343, 1960; 353
208. Born, G. V. R., G. S. Dawes, J. C. Mott, and J. C. Widdicombe: Changes in the heart and lungs at brith; in: Cold Spring Harbor Symposia on Quantitative Biology **19**: The Mammalian Fetus: Physiological Aspects of Development. New York 1954, S. 102—108. 181, 184, 203, 204, 278
209. Born, G. V. R., G. S. Dawes, J. C. Mott, and B. R. Rennick: The constriction of the ductus arteriosus caused by oxygen and by asphyxia in newborn lambs. J. Physiol. (Lond.) **132**, 304—342, 1956; 213
210. Bornschein, H.: Zur postnatalen Entwicklung der Netzhautfunktion. Wien. Klin. Wschr. **71**, 956—958, 1959; 484
211. Bosma, J. F. and J. Lind: Roentgenologic observations of motions of the upper airway associated with establishment of respiration in the newborn infant. Acta paediat. scand. **49**, Suppl. 122, 18—55, 1960; 147
212. Boss, J. M. N., H. Dlouhá, M. Kraus, and J. Křeček: The development of the kidney in young rats. J. Physiol. (Lond.) **161**, 51 P, 1962; 269, 270
213. Boss, J. M. N., H. Dlouhá, M. Kraus, and J. Křeček: The structure of the kidney in relation to the age and diet in white rats during the weaning period. J. Physiol. (Lond.) **168**, 196—204, 1963; 269, 313
214. Botha, G. S. M.: The gastro-oesophageal region in infants. Arch. Dis. Childh. **33**, 78—94, 1958; 336
215. Boucek, R. J., W. P. Murphey, and G. H. Paff: Electrical and mechanical properties of chick embryo heart chambers. Circulat. Res. **7**, 787—793, 1959; 177
216. Bouhuys, A.: Maximum expiratory flow-volume curves in children and adolescents. Bull. Physio-path. resp. **7**, 113—123, 1971; 131
217. Boyd, J. D.: Development of striated muscle; in: Bourne, G. H. (ed.): The Structure and Function of Muscle. Vol. I: Structure. New York, London 1960, S. 63—85. 360

218. Boyd, J. D.: Development of the heart; in: Hamilton, W. F. and Ph. Dow (eds.): Handbook of Physiology, Sect. 2: Circulation, Vol. III, Washington 1965, S. 2511 bis 2543. 165; 168—170, 173
219. Boyd, R. D. H., J. R. Hill, P. W. Humphreys, I. C. S. Normand, E. O. R. Reynolds, and L. B. Strang: Permeability of lung capillaries to macromolecules in foetal and newborn lambs and sheep. J. Physiol. (Lond.) **201**, 567—588, 1969; 150
220. Boyden, E. A.: The terminal air sacs and their blood supply in a 37-day infant lung. Amer. J. Anat. **116**, 413—427, 1 965; 134, 135
221. Boyer, S. F. and G. R. Kirk: Maturation of the visual evoked response in t he dog. Exp. Neurol. **38**, 449—457, 1973; 486
222. Boyle, R.: A continuation of new experiments physicomechanical touching the spring and weight of the aire and their effects. Exp. VI, Oxford 1669; 35
223. Bradley, W. E.: Ontogeny of central regulation of visceral reflex activity in the rabbit. Amer. J. Physiol. **212**, 335—340, 1967; 328
224. Bradley, W. E. and F. S. Wright: Visceral reflex activity: development in postnatal rabbit. Science **152**, 216—217, 1966; 328
225. Brady, J. P., E. C. Cotton, and W. H. Tooley: Chemoreflexes in the newborn infant: effects of 100% oxygen on heart rate and ventilation. J. Physiol. (Lond.) **172**, 332—341, 1964; 157
226. Brady, J. P. and P. M. Dunn: Chemoreceptor reflexes in the newborn infant: effect of CO_2 on the ventilatory response to hypoxia. Pediatrics **45**, 206—215, 1970; 156
227. Braekevelt, C. R. and M. J. Hollenberg: The development of the retina of the albino rat. Amer. J. Anat. **127**, 281—302, 1970 a; 480
228. Braekevelt, C. R. and M. J. Hollenberg: Development of the retinal pigment epithelium, choriocapillaries and Bruch's membrane in the albino rat. Exp. Eye Res. **9**, 124—131, 1970 b; 480
229. Braekevelt, C. R. and M. J. Hollenberg: Comparative electron microscopic study of development of hyaloid and retinal capillaries in albino rats. Amer. J. Ophthal. **69**, 1032—1046, 1970 c; 480
230. Braun, O. H.: Wandel und Bedeutung der Darmflora beim wachsenden Kinde; in: Linneweh, F. (Hrsg.): Die physiologische Entwicklung des Kindes. Berlin, Göttingen, Heidelberg 1959, S. 290—295; 359
231. Bräunlich, H.: Die renale Ausscheidung von Inulin und p-Aminohippursäure bei Ratten verschiedenen Alters. Acta biol. med. germ. **24**, 327—338, 1970; 304, 310, 319
231 a. Bredberg, G.: The human cochlear during development and ageing. J. Laryngol. Otol. **81**, 739—758, 1967; 467
232. Breining, H., K. Bachmann und K. Fischer: Druck-Volumendiagramme menschlicher Vorhöfe im Frühgeborenen- und Kindesalter. Z. Kreisl.-Forsch. **58**, 113—123, 1969; 233
233. Breuer, E., E. Bárta, E. Pappová, and L. Zlatoš: Developmental changes of myocardial metabolism. I. Pecularities of cardiac carbohydrate metabolism in the early postnatal period in dogs. Biol. Neonat. **11**, 367—377, 1967; 231
234. Breuer, E., E. Bárta, L. Zlatoš, and E. Pappová: Developmental changes of myocardial metabolism. II. Myocardial metabolism of fatty acids in the early postnatal period in dogs. Biol. Neonat. **12**, 54—64, 1968; 232
235. O'Brien, D., J. D. L. Hansen, and C. A. Smith: Effect of supersaturated atmospheres on insensible water loss in the newborn infant. Pediatrics **13**, 126—131, 1954; 284
236. O'Brien, D. and F. A. Ibbot: Laboratory Manual of Pediatric Micro- and Ultramicro-biochemical Techniques. 3. Aufl., New York 1962; 291
236 a. Brinster, R. L.: Nutrition and metabolism of the ovum, zygote, and blastocyst; in: Greep, R. O. (ed.) Handbook of Physiology, Sect 7, Vol. 2, Part 2 Female reproductive system S. 165—185, Washington 1973; 53

237. Brodmann, K.: Vergleichende Lokalisationslehre der Großhirnrinde in ihren Prinzipien dargestellt auf Grund des Zellbaues. Leipzig 1909; 434
238. Brodskij, R. A.: Histologische Veränderungen der Schleimhaut des Dünndarms der Ratten in der postnatalen Ontogenese (russ.). Arch. Anat. Gistol. Embriol. **35**, 64 bis 65, 1962; 347
239. Brody, J. S. and W. J. Buhain: The importance of growth hormone in normal lung growth. Proc. IUPS **9**, 83, 1971; 136
240. Brody, S.: Bioenergetics and Growth. New York 1945; 9, 30
241. Brooks, C. C. and J. W. Davis: Changes in hematology of the perinatal pig. J. anim. Sci. **28**, 517—522, 1969; 97
242. Broughton Pipkin, F.: Cardiovascular responses in rabbits of different ages to hypertensin and adrenaline. Quart. J. exp. Physiol. **56**, 210—220, 1971; 219, 221
243. Broughton Pipkin, F., J. C. Mott, and N. R. C. Roberton: Change of angiotensin-II-like activity in arterial blood induced by haemorrhage in immature and adult rabbits. J. Physiol. (Lond.) **210**, 46—47 P., 1970; 221
244. Broughton Pipkin, F. and S. M. Kirkpatrick: The blood volumes of fetal and newborn sheep. Quart. J. exp. Physiol. **58**, 181—188, 1973; 216
245. Brown, K. T.: The electroretinogram: its components and their origins. Vision Res. **8**, 633—677, 1968; 483
246. Brück, K.: Die Temperaturregelung in den ersten Lebenstagen; in: Linneweh, F. (Hrsg.): Die physiologische Entwicklung des Kindes. Berlin, Göttingen, Heidelberg 1959, S. 41—53. 66
247. Brück, K.: Temperature regulation in the newborn infant. Biol. Neonat. **3**, 65—119, 1961; 60, 66, 68
248. Brück, K.: Die Funktion des „braunen" Fettgewebes beim Neugeborenen; in: Linneweh, F. (Hrsg.): Fortschritte der Pädologie Bd. II. Berlin, Göttingen, New York 1968, S. 164—180. 60, 62—65
249. Brück, K., M. Brück und H. Lemtis: Hautdurchblutung und Thermoregulation bei neugeborenen Kindern. Pflügers Arch. ges. Physiol. **265**, 55—65, 1957; 266
250. Brück, K. und H. Hensel: Ein Gerät zur fortlaufenden Bestimmung des Energiestoffwechsels von Neu- und Frühgeborenen unter variablen Umgebungstemperaturen. Pflügers Arch. ges. Physiol. **266**, 556—562, 1958; 58
251. Brück, K., M. Brück und H. Lemtis: Thermoregulatorische Veränderungen des Energiestoffwechsels bei reifen Neugeborenen. Pflügers Arch. ges. Physiol. **267**, 382 bis 391, 1958; 67
252. Brück, K. und B. Wünnenberg: Blockade der chemischen Thermogenese und Auslösung von Muskelzittern durch Adrenolytica und Ganglienblockade beim neugeborenen Meerschweinchen. Pflügers Arch. ges. Physiol. **282**, 376—389, 1965; 59, 61, 62, 63, 64
253. Brück, K. and B. Wünnenberg: The influence of ambient temperature in the process of replacement of nonshivering by shivering thermogenesis during postnatal development. Fed. Proc. **25**, 1332—1336, 1966; 61, 64
254. Brück, K., W. Wünnenberg und E. Zeisberger: Das Fehlen der zitterfreien Thermogenese (non-shivering thermogenesis) beim Zwergschwein. Pflügers Arch. ges. Physiol. **297**, R 16, 1967; 63
255. Brundin, T.: Studies on the preaortal paraganglia of newborn rabbits. Acta physiol. scand. **70**, Suppl. **290**, 1—54, 1966; 199
256. Brusca, A., E. Rosettani, and E. Braguzzi: Atrial, epicardial, intramural and septal activation of the human foetal heart; in: Rijlant, R. (ed.): Proceedings of the Satellite Symposium of the XXV th International Congress of Physiological Sciences "The Electrical Field of the Heart", and of the XIIth International Colloquium Vectorcardiographicum. Bruxelles 1972, S. 49—52. 200

257. BRUSCA, A. and E. ROSETTANI: Activation in the human fetal heart. Amer. Heart J. **86**, 79—87, 1973; 201
258. BUCHS, S.: Kathepsin im Verdauungskanal. Mod. Probl. Prädiat. **2**, 188—201, 1957; 344
259. BUCHS, S. und E. FREUDENBERG: Die Rolle des Kathepsin bei der Eiweißverdauung. Ergebn. inn. Med. Kinderheilk. N. F. **2**, 544—562, 1951; 344
260. BUCHTHAL, F.: Einführung in die Elektromyographie. München 1958; 370
261. BUEKER, E. D.: Implantation of tumors in the hind limb field of the embryonic chick and the developmental response of the lumbosacral nervous system. Anat. Rec. **102**, 369—389, 1948; 362
262. BUFFON, G. L. LE COMTE DE: Histoire Naturelle. Paris 1749; 5
263. BUGLIA, G.: 1908, zitiert nach: Needham, J.: Chemical Embryology, Vol. 1—3, Oxford 1931, S. 662ff.; 41
264. BULLER, A. J., J. C. ECCLES, and R. M. ECCLES: Differentiation of fast and slow muscles in the cat hind limb. J. Physiol. (Lond.) **150**, 399—416, 1960a; 367, 368
265. BULLER, A. J., J. C. ECCLES, and R. M. ECCLES: Interactions between motoneurons and muscles in respect of the characteristic speeds of their responses. J. Physiol. (Lond.) **150**, 417—439, 1960b; 367
266. BULLER, A. J. and D. M. LEWIS: Further observations on the differentiation of sceletal muscles in the kitten hind limb. J. Physiol. (Lond.) **176**, 355—370, 1965a; 367
267. BULLER, A. J. and D. M. LEWIS: Further observations on mammalian crossinnervated skeletal muscle. J. Physiol. (Lond.) **178**, 343—358, 1965b; 367
268. BURDACH, K. F.: Die Physiologie. Leipzig 1810; 1
269. BUREŠ, J., M. PETRÁŇ, and J. ZACHAR: Electrophysiological Methods in Biological Research. 3rd Ed., Prague 1967; 436, 456
270. BURMEISTER, W.: Hinweise zur Anwendung von Bezugsgrößen im Kindesalter; in: Linneweh, F. (Hrsg.): Fortschritte der Pädologie Bd. II. Berlin, Heidelberg, New York 1968, S. 232—242. 2, 279
271. BURNARD, E. D.: Influence of delivery on the circulation; in: Cassels, D. E. (ed.): The Heart and Circulation in the Newborn and Infant. New York, London 1966, S. 92—97, 135—137. 153, 253
272. BUTLER, J.: The work of breathing through the nose. Clin. Sci. **19**, 55—62, 1960; 103
273. BUTLER, N. R. and D. G. BONHAM: Perinatal Mortality. London 1963; 19
274. CADILHAC, J., T. PASSOUANT-FONTAINE et P. PASSOUANT: Modifications de l'activité de l'hippocampe suivant les divers stades du sommeil spontané chez le chat. Rev. Neurol. **105**, 171—176, 1961; 410
275. CAFFEY, J.: Pediatric X-Ray Diagnosis. 2nd Ed. Chicago 1950; 28, 101—106, 135, 231
276. CAJAL, S. Ramon y: Histologie du système nerveux de l'homme et des vertébrés. Vol. 1/2 Paris 1909, 1911; 427, 428, 452, 480
277. CAJAL, S. Ramon y: Die Neuronenlehre; in: Bumke, O. und O. Foerster (Hrsg.): Handbuch der Neurologie, Bd. 1, Berlin 1935, S. 887—994. 428, 429
278. CALCAGNO, P. L. and M. J. RUBIN: Renal extraction of para-aminohippurate in infants and children. J. clin. Invest. **42**, 1632—1639, 1963; 306
279. CALDEYRO-BARCIA, R., C. MENDEZ-BAUER, J. J. POSEIRO, L. A. ESCARCENA, S. V. POSE, J. BIENIARZ, I. ARNT, L. GULIN, and O. ALTHABE: Control of human fetal heart rate during labor; in: Cassels, D. E. (ed) The Heart and Circulation in the Newborn and Infant. New York, London 1966, S. 7—36. 198
280. CALEY, D. W. and D. S. MAXWELL: An electron microscopic study of neurons during postnatal development of the rat cerebral cortex. J. comp. Neurol. **133**, 17—44, 1968; 425
281. CALEY, D. W. and D. S. MAXWELL: Development of the blood vessels and extracellular spaces during postnatal maturation of rat cerebral cortex. J. comp. Neurol. **138**, 31—48, 1970; 446

282. CAMERER, W.: Die chemische Zusammensetzung des Neugeborenen. Z. Biol. **40**, 529—534, 1900; 287
283. CAMERER, W., D. SÖLDNER und D. HERZOG: Die chemische Zusammensetzung des neugeborenen Menschen. Z. Biol. **43**, 1—12, 1902; 287
284. CAMERON, G. and R. CHAMBERS: Direct evidence of function in kidney of an early human fetus. Amer. J. Physiol. **123**, 482—485, 1938; 277
285. CAMPBELL, A. G. M., G. S. DAWES, A. P. FISHMAN, A. J. HYMAN, and A. M. PERKS: Release of a bradykinin-like pulmonary vasodilatator substance in foetal and newborn lambs. J. Physiol. (Lond.) **195**, 83—96, 1968; 153
286. MCCANCE, R. A.: Renal function in early life. Physiol. Rev. **28**, 331—348, 1948; 281, 306
287. MCCANCE, R. A.: Renal physiology in infancy. Amer. J. Med. **9**, 229—241, 1950; 294
288. MCCANCE, R. A.: Development of acid-base control; in: Hahn, P. (ed.): The Development of Homeostasis. With Special Reference to Factors of the Environment. Prague 1961, S. 49—54. 323, 326
289. MCCANCE, R. A. and J. W. T. DICKERSON: The composition and origin of the foetal fluids of the pig. J. Embryol. exp. Morph. **5**, 43—50, 1957; 274
290. ČAPEK, K., J. MARTINEK und J. HELLER: Die Entwicklung der Nierenfunktion; in: Schwiegk, H. (Hrsg.): Handbuch der Inneren Medizin Bd. VIII, Teil 1, Berlin, Heidelberg, New York 1968, S. 3—47. 294
291. CARLYLE, A.: 1945, zit. nach: Barcroft, J.: Researches in Prenatal Life. Oxford 1946, S. 98. 43, 44
292. CARMICHAEL, L.: An experimental study in the prenatal guinea-pig, of the origin and development of reflexes and patterns of behaviour in relation to the stimulation of specific receptor areas during the period of active fetal life. Genet. Psychol. Monogr. **16**, 337—491, 1934; 2, 284, 482
293. CARMICHAEL, L.: A technique for the electrical recording of eye movements in adult and fetal guinea pigs. Psychol. Bull. **37**, 563, 1940; 390
294. CARMICHAEL, L.: The onset and early development of behaviour. in: Carmichael, L. (ed.): Manual of Child Psychology. New York 1946, S. 43—166. 332, 333, 382, 390, 450—460
295. CARMICHAEL, L. and G. F. J. LEHNER: The development of temperature sensitivity during the fetal period. J. genet. Psychol. **50**, 217—227, 1937; 460
296. CARPENTER, F. G. and R. M. BERGLAND: Excitation and conduction in immature nerve fibers of the developing chick. Amer. J. Physiol. **190**, 371—376, 1957; 377
297. CASAER, P. and Y. AKIYAMA: The estimation of the postmenstrual age: a comprehensive review. Develop. Med. Child. Neur. **12**, 697—729, 1970; 19, 20
298. CASSIN, S., G. S. DAWES, and B. B. ROSS: Pulmonary blood flow and vascular resistance in immature foetal lambs. J. Physiol. (Lond.) **171**, 80—89, 1964a; 151, 189, 192
299. CASSIN, S., G. S. DAWES, J. C. MOTT, B. B. ROSS, and L. B. STRANG: The vascular resistance on the foetal and newly ventilated lung of the lamb. J. Physiol. (Lond.) **171**, 61—79, 1964b; 152
300. CASTELLANOS, A. Jr., L. LEMBERG, and A. CASTELLANOS: The vector-cardiographic significance of upright waves in V_1 and V_2 during the first month of life. J. Pediat. **62**, 827—837, 1963; 252
301. CAVENESS, W. F.: Atlas of Electroancephalography in the Developing Monkey Macaca Mulatta. London 1962; 436
302. CELANDER, O.: Studies of the peripheral circulation; in: Cassels, D. E. (ed.): The Heart and Circulation in the Newborn and Infant. New York, London 1966, S. 98 bis 110. 189, 220, 222—225, 266
303. CERESA-CASTELLANI, L. and V. G. LEONE: The primitive erythropoietic series in the chick embryo, studied with the electron microscope. Anat. Rec. **165**, 453—466, 1966; 70

303a. CHALLIS, J. R. G. and G. D. THORBURN: Prenatal endocrine function and the initiation of pariturition. Brit. Med. Bull. **31**, 57—62, 1975; 16
304. CHALOUPKA, Z., J. ZÁHLAVA, J. MYSLIVEČEK, and J. HASSMANNOVA: Development of functional abilities of the auditory system; in: Jilek, L. and St. Trojan (eds.): Ontogenesis of the Brain. Prague 1968, S. 387—393. 475
305. CHAPTAL, J., R. JEAN, R. GUILLAUT et G. MOREL: Etude statistique de l'élémination urinaire des électrolytes chez l'enfant normal à différent âges. Arch. franç. Pediat. **20**, 905—931, 1963; 289, 290
306. CHEEK, D. B.: Hormonal and nutritional factors influencing muscle cell growth. J. Dent. Res. **50**, 1385—1391, 1971; 365
307. CHEEK, D. B., A. B. HILL, D. E. HILL, and J. L. TALBERT: Skeletal muscle cell mass and growth — a review: the concept of the DNA unit. Pediat. Res. **3**, 312—328, 1971; 365
308. CHERKOVICH, G. M. and I. RUTTKAY-NEDECKÝ: Ontogenetic changes in the QRS of the baboon vectorcardiogram. Physiol. Bohemoslov. **16**, 264—271, 1967; 250
309. CHEZ, R. A.: Ion transport by the primate neonatal stomach. Gynec. Invest. **1**, 39 bis 45, 1970; 345
309a. CHOU, P. J., J. R. ULLRICH, and B. D. ACKERMAN: Time of onset of effective ventilation at birth. Biol. Neonate **24**, 74—81, 1974; 147
310. CHRISTIANSEN, G. E., G. M. STEWART, and R. L. BACON: Direct observations on the response of blood vessels of fetal mice to norepinephrine. Angiology **14**, 110—115, 1963; 187
311. CHURCH, S. C., B. C. MORGAN, T. K. OLIVER Jr., and W. G. GUNTHEROTH: Cardiac arrhythmias in premature infants: an indication of autonomic immaturity? J. Pediat. **71**, 542—546, 1967; 240
312. CHURCHILL, E.: Statistical considerations; in: Falkner, F. (ed.): Human Development. Philadelphia, London 1966, S. 40—75. 23
313. CIMINO, A., G. MANZELLA e P. FERRARA: Lo sviluppo embriologico delle creste ampollari nel coniglio. Atti. Clin. oto-rino-laring. (Palermo) **13**, 7—38, 1967/68; 388
314. CLARA, M.: Das Nervensystem des Menschen. 2. Auflage, Leipzig 1953; 421
315. CLARK, S. L. Jr.:
J. biophys. biochem. Cytol. **3**, 344, 1957; 271
316. CLEMENS, H. J.: Elektronenoptische Untersuchungen über den Bau der Alveolenwand in der Rattenlunge. Z. Zellforsch. Abt. A **40**, 1—7, 1954; 133
317. CLEMENTS, J. A.: The alveolar lining layer; in: De Reuck, A. V. S. and R. Porter (eds.): Development of the Lung. A Ciba Foundation Symposium. London 1967, S. 202—221. 140, 141
318. CLEMENTS, J. A. and D. F. TIERNEY: Alveolar instability associated with altered surface tension; in: Fenn, W. O. and H. RAHN (eds.): Handbook of Physiology, Sect. 3, Vol. II: Respiration. Washington 1965, S. 1565—1583. 140, 141, 143
319. McCLURE, J. H. and W. L. CATON: Newborn temperature. I: Temperature of term normal infants. J. Pediat **47**, 583—587, 1955; 55
320. COBOS, F.: Malnutrition and mental retardation: conceptual issues; in: Lipids, Malnutrition and the Developing Brain. A Ciba Foundation Symposium. Amsterdam, London, New York 1972, S. 227—246. 423
321. CODE, CH. F. and J. F. SCHLEGEL: Motor action of the esophagus and its sphincters; in: Code, Ch. F. and W. Heidel (eds.): Handbook of Physiology, Sect. 6, Vol. IV, Washington 1968, S. 1821—1839. 336
322. COGHILL, G. E.: Anatomy and the Problem of Behavior. Cambridge 1929; 381—384
323. COHEN, B. R. and B. S. WOLF: Cineradiographic and intraluminal pressure correlations in the pharynx and esophagus; in: Code, Ch. F. and W. Heidel (eds.): Handbook of Physiology, Sect. 6, Vol. IV, Washington 1968, S. 1841—1860. 336

324. Coltart, D. J., B. A. Spilker, and S. J. Meldrum: An electrophysiological study of human foetal cardiac muscle. Experientia **27**, 797—799, 1971; 197
325. Comline, M. A. and M. Silver: Development of activity in the adrenal medulla of the foetus and new-born animal. Brit. med. Bull. **22**, 16—20, 1966; 156, 199
325a. Comline, R. S. and M. Silver: Placental transfer of blood gas s. Brit. Med. Bull. **31**, 25—31, 1975; 87
326. Comline, R. S., H. E. Roberts, and T. A. Titchen: Route of absorption of colostrum globulin in the newborn animal. Nature **167**, 561—562, 1951; 357
327. Comline, R. S., I. A. Silver, and D. H. Steven: Physiological anatomy of the ruminant stomach; in: Code, Ch. F. and W. Heidel (eds.): Handbook of Physiology, Sect. 6, Vol. V, Washington 1968, S. 2647—2672. 343
328. Conel, J.: The Postnatal Development of the Human Cerebral Cortex. Vol. 1—6. Cambridge, Mass. 1939—1963; 434; 452, 488
329. Conradi, S. and St. Skoglund: On motoneuron synaptology in kittens. An electron microscopic study of the structure and location of neuronal and glial elements on cat lumbosacral motoneurons in the normal state and after dorsal root section. Acta physiol. scand. Suppl. 333, 1969; 381, 388
330. Conway, C. J., F. S. Wright, and W. E. Bradley: Electrophysiological maturation of the pyramidal tract in the postnatal rabbit. Electroenceph. clin. Neurophysiol. **26**, 565—577, 1969; 403
331. Cook, C. D., R. B. Cherry, D. O'Brien, P. Karlberg, and C. A. Smith: Studies of respiratory physiology in the newborn infant. I: Observations on normal premature and full-term infants. J. clin. Invest. **34**, 975—982, 1955; 107, 111—122, 158, 159
332. Cook, C. D., J. M. Sutherland, S. Segal, R. B. Cherry, J. Mead, M. B. McIlroy, and C. A. Smith: Studies of respiratory physiology in the newborn infant. III: Measurements of mechanics of respiration. J. clin. Invest. **36**, 440—448, 1957; 111, 124, 125—128, 158
333. Cook, C. D., P. J. Helliesen, and S. Agathon: Relation between mechanics of respiration, lung size, and body size from birth to young adulthood. J. appl. Physiol. **13**, 349—352, 1958; 130
334. Cook, C. D. and J. F. Hamann: Relation of lung volumes to height in healthy persons between the ages of 5 and 38 years. J. Pediat. **59**, 710—714, 1961; 118
335. Cook, C. D., P. A. Drinker, H. N. Jacobson, H. Levison, and L. B. Strang: Control of pulmonary blood flow in the foetal and newly born lamb. J. Physiol. (Lond.) **169**, 10—29, 1963; 153
336. Cooke, H. J. and J. A. Young: Development of glomerular filtration rate and electrolyte and osmolal clearance in the late embryonic and newly hatched chicken. Pflügers Arch. ges. Physiol. **318**, 315—324, 1970; 276, 310
337. Coraboeuf, E., G. Obrecht-Coutris, and G. Le Douarin: Acetylcholine and the embryonic heart. Amer. J. Cardiol. **25**, 285—291, 1970a; 175
338. Coraboeuf, E., G. Le Douarin, and G. Obrecht-Coutris: Release of acetylcholine by chick embryo heart before innervation. J. Physiol. (Lond.) **206**, 383—395, 1970b; 175
339. Corey, E. L.: Initial inspiration in the mammalian fetus. J. of exp. Zool. **61**, 1—11, 1932; 144
340. Cori, C. F.: The fate of sugar in the animal body. I: The rate of absorption of hexoses and pentoses from the intestinal tract. J. biol. Chem. **66**, 691—715, 1925; 350
341. Cornblath, M., A. Ganzon, D. Nicolopoulos, G. S. Baens, R. J. Hollander, M. H. Gordon, and H. H. Gordon: Some factors influencing the capillary blood sugar and the response to glucagon during the first hours of life. Prediatrics **27**, 378 bis 389, 1961; 45
342. Cornell, R. and H. A. Padykula: A cytochemical study of intestinal absorption in the suckling rat. Anat. Rec. **151**, 339, 1965; 357

343. Cort, J. H. and R. A. McCance: The renal response of puppies to an acidosis. J. Physiol. (Lond.) **124**, 358—369, 1954; 323—325
344. Costa, A. F., B. C. Faul, M. K. Ledbetter, and M. C. Oalmon: The electrocardiogram of the premature infant. Amer. Heart J. **67**, 4—14, 1964; 251
345. Couch, J. R., Th. C. West, and H. E. Hoff: Development of the action potential of the prenatal rat heart. Circulat. Res. **24**, 19—31, 1969; 178
346. McCrady, E. Jr., E. G. Wever, and C. W. Bray: The development of hearing in the opossum. J. exper. Zool. **75**, 503—517, 1937; 473
347. McCrady, E. Jr., E. G. Wever, and C. W. Bray: A further investigation of the development of hearing in the opossum. J. comp. Psychol. **30**, 17, 1940; 473
348. Craige, E. and H. S. Harned Jr.: Phonocardiographic and electrocardiographic studies in normal newborn infants. Amer. Heart. J. **65**, 180—189, 1963; 251
349. Craigie, E. H.: Vascular pattern of the developing nervous system; in: Waelsch, H. (ed.): Biochemistry of the Developing Nervous System. London, New York 1955; 445
350. Crawford, J. D., R. A. McCance: Sodium transport by the chorioallantoic membrane of the pig. J. Physiol. (Lond.) **151**, 458—471, 1960; 274
351. Crescitelli, F. and S. E. C. Wilsson: Electroretinogram of the frog during embryonic development. Science **151**, 1545—1547, 1966; 483
352. Cross, K. W.: The respiratory rate and ventilation in the newborn baby. J. Physiol. (Lond.) **109**, 459—474, 1949; 107, 110, 116
353. Cross, K. W.: Respiration and oxygen supplies in the newborn. in: Fenn, W. O. and H. Rahn (eds.): Handbook of Physiology, Section 3, Respiration, Vol. II, Washington 1965, S. 1329—1343. 159, 161
354. Cross, K. W.: Aspects of applied physiology of neonatal circulation. Brit. Heart J. **30**, 483—492, 1968; 218
355. Cross, K. W. and T. E. Oppé: The respiratory rate and volume in the premature infant. J. Physiol. (Lond.) **116**, 168—174, 1952; 109, 110, 116
356. Cross, K. W., J. M. D. Hooper, and T. E. Oppé: The effect of inhalation of carbon dioxide in air on the respiration of the full term and premature infant. J. Physiol. (Lond.) **122**, 264—273, 1953; 157
357. Cross, K. W., J. P. M. Tizard, and D. A. H. Trythall: The gaseous metabolism of the newborn infant breathing 15% oxygen. Acta paediat. scand. **47**, 217—237, 1958; 50
358. Cross, K. W., M. Klaus, W. H. Tooley, and K. Weisser: The response of the newborn baby to inflation of the lungs. J. Physiol. (Lond.) **151**, 551—565, 1960; 157
359. Crowley, D. E. and M. C. Hepp-Reymond: Development of cochlear function in the ear of the infant rat. J. comp. physiol. Psychol. **62**, 427—432, 1966; 472
360. Cruz, M. V. de la, G. Anselmi, A. Romero, and G. Monroy: A qualitative and quantitative study of the ventricles and great vessels of normal children. Amer. Heart J. **60**, 675—690, 1960; 229
361. Dahlström, H.: Basal metabolism and extracellular fluid. Acta physiol. scand. **21**, Suppl. 89, 1950; 49
362. Dam, R. Th. van: Normal and abnormal sequences of excitation in human hearts. Neue Ergebn. Elektrokardiol. II 97—98, Jena 1974; 248
363. Dancis, J., N. Braverman, and J. Lind: Plasma protein synthesis in the human fetus and placenta. J. clin. Invest. **36**, 398—404, 1957; 99
364. Danilowicz, D., A. M. Rudolph, and J. I. E. Hoffman: Delayed closure of the ductus arteriosus in premature infants. Pediatrics **37**, 74—78, 1966; 214
365. Date, J. W.: Quantitative determination of some carbohydrates in normal urine. Scand. J. clin. Lab. Invest. **10**, 155—160, 1958; 316
366. Davies, G. and L. Reid: Growth of the alveoli and pulmonary arteries in childhood. Thorax 25, 669—681, 1970; 134

367. Davies, J.: Correlate anatomical and histochemical studies on the mesonephros and placenta of the sheep. Amer. J. Anat. **91**, 263—300, 1952; 274
368. Davignon, J. R., R. Lorenz, and J. T. Shepherd: Response of human umbilical artery to changes in transmural pressure. Amer. J. Physiol. **209**, 51—59, 1965; 206
369. Davis, H.: Biophysics and physiology of the inner ear. Physiol. Rev. **37**, 1—49, 1957; 473
370. Davis, H., B. H. Deatherage, D. H. Eldredge, and C. A. Smith: Summating potentials of the cochlea. Amer. J. Physiol. **195**, 251—261, 1958; 473
371. Davison, A. N.: Biosynthesis of the myelin sheath; in: Lipids, Malnutrition and the Developing Brain. A Ciba Foundation Symposium. Amsterdam, London, New York 1972, S. 73—90. 422
372. Davison, A. N. and J. Dobbing: Myelination as a vulnerable period in brain development. Brit. med. Bull. **22**, 40—44, 1966; 403
373. Davison, A. N. and J. Dobbing: The developing brain; in: Davison, A. N. and J. Dobbing (eds.) Applied Neurochemistry. Oxford, Edinburgh 1968, S. 253—286. 419, 421
374. Dawes, G. S.: The fetal and placental circulation; in: Lanman, J. T. (ed.): Physiology of Prematurity. New York 1957, S. 81—139. 210
375. Dawes, G. S.: Physiological changes in the circulation after birth; in: Fishman, A. P. and D. W. Richards (eds.): Circulation of the Blood. Men and Ideas, New York 1964, S. 743—816. 181—184, 202
376. Dawes, G. S.: Oxygen supply and consumption in late fetal life, and the onset of breathing at birth; in: Fenn, W. O. and H. Rahn (eds.): Handbook of Physiology, Section 3, Respiration, Vol. II, 1313—1328, Washington 1965; 155
377. Dawes, G. S.: Foetal and Neonatal Physiology, A Comparative Study of the Changes at Birth. Chicago 1968a; 3, 37, 45, 46, 48, 60, 67, 74, 77, 81, 144, 149
378. Dawes, G. S.: Sudden death in babies: physiology of the fetus and newborn. Amer. J. Cardiol. **22**, 469—478, 1968b; 185, 186, 192, 193
379. Dawes, G. S.: Gas exchange between mother and foetus and placental design; in: Gevers, R. H. and J. H. Ruys (eds.): Physiology and Pathology in the Perinatal Period. Leiden 1971, S. 3—12. 189
380. Dawes, G. S., J. C. Mott, J. G. Widdicombe, and D. G. Wyatt: Changes in the lungs of the newborn lamb. J. Physiol. (Lond.) **121**, 141—162, 1953; 216
381. Dawes, G. S., J. C. Mott, and J. G. Widdicombe: The foetal circulation in the lamb. J. Physiol. (Lond.) **126**, 563—587, 1954; 182, 192
382. Dawes, G. S., J. C. Mott, and J. G. Widdicombe: Closure of the foramen ovale in newborn lambs. J. Physiol. (Lond.) **128**, 384—395, 1955; 210
383. Dawes, G. S., J. C. Mott, and B. R. Rennick: Some effects of adrenaline, noradrenaline und acetyl choline on the foetal circulation in the lamb. J. Physiol. (Lond.) **134**, 139—148, 1956; 197
384. Dawes, G. S., J. J. Handler, and J. C. Mott: Some cardiovascular responses in foetal, new-born and adult rabbits. J. Physiol. (Lond.) **139**, 123—136, 1957; 221
385. Dawes, G. S. and J. C. Mott: Reflex respiratory activity in the newborn rabbit. J. Physiol. (Lond.) **145**, 85—97, 1959a; 157
386. Dawes, G. S. and J. C. Mott: The increase in oxygen consumption of the lamb after birth. J. Physiol. (Lond.) **146**, 295—315, 1959b; 158
387. Dawes, G. S., H. N. Jacobson, J. C. Mott, and H. J. Shelley: Some observations on foetal and new-born thesus monkeys. J. Physiol. (Lond.) **152**, 271—298, 1960; 219
388. Dawes, G. S., E. Hibbard, and W. F. Windle: The effect of alkali and glucose infusion on permanent brain damage in rhesus monkeys asphyxiated at birth. J. Pediat. **65**, 801—806, 1964; 190

389. DAWES, G. S., B. V. LEWIS, J. E. MILLIGAN, M. R. ROACH, and N. S. TALNER: Vasomotor responses in the hind-limbs of foetal and newborn lambs to asphyxia and aortic chemoreceptor stimulation. J. Pysiol. (Lond.) **195**, 55—81, 1968; 186, 238
390. DAWES, G. S., S. L. B. DUNCAN, B. V. LEWIS, C. L. MERLET, J. B. OWEN-THOMAS, and J. T. REEVES: Hypoxaemia and aortic chemoreceptor function in foetal lambs. J. Physiol. (Lond.) **201**, 105—116, 1969a; 154
391. DAWES, G. S., S. L. B. DUNCAN, B. V. LEWIS, C. L. MERLET, J. B. OWEN-THOMAS, and J. T. REEVES: Cyanide stimulation of the systemic arterial chemoreceptors in foetal lambs. J. Physiol. (Lond.) **201**, 117—128, 1969b; 189
392. DAWES, G. S., H. E. FOX, B. M. LEDUC, G. C. LIGGINS, and R. T. RICHARDS: Respiratory movements and REM-sleep in the foetal lamb. J. Physiol. (Lond.) **220**, 119 bis 143, 1972; 144, 409
393. DAWKINS, M. J. and D. HULL: Brown adipose tissue and the response of newborn rabbits to cold. J. Physiol. (Lond.) **172**, 216—238, 1964; 12, 48
394. DAWKINS, M. J. and D. HULL: The production of heat by fat. Scientific Amer. **213**, 62—67, 1965; 63
395. DAWKINS, M. J. and J. W. SCOPES: Non-shivering thermogenesis and brown adipose tissue in the human newborn infant. Nature **206**, 201—202, 1965; 66
396. DAY, R.: Respiratory metabolism in infancy and in childhood. Amer. J. Dis. Child. **65**, 376—398, 1943; 55
397. DEBELE: Die Länge des Darmkanals im Kindesalter. Diss. St. Petersburg 1900 (russ.) zit. nach Gundobin, A. P.: Die Besonderheiten des Kindesalters. Berlin 1912; 345
398. DEL CERRO, M. P. and R. S. SNIDER: Studies on the developing cerebellum, I. J. comp. Neur. **133**, 341—362, 1968; 394
399. DEL CERRO, M. P. and R. S. SNIDER: Studies on the developing cerebellum, II. J. comp. Neur. **144**, 131—164, 1972; 394
400. DEMERIADES, T.: The cochlea-palpebral reflex in infants. Ann. Otol. Rhinol. **32**, 894—903, 1923; 472
401. DEMUTH, F.: Zur Physiologie und pathologischen Physiologie der Milchverdauung im Säuglingsalter. Ergebn. inn. Med. Kinderheilk. **29**, 90—151, 1926; 343
402. DENENBERG, V. H.: The effects of early experience; in: Hafer, E. S. E. (ed.): The Behavior of Domestic Animals. Baltimore 1962, S. 109—138. 458
403. DEREN, J. J., E. W. STRAUSS, and T. H. WILSON: The development of structure and transportsystems of the fetal rabbit intestine. Develop. Biol. **12**, 467—486, 1965; 346, 358
404. DERRY, D. M. and H. DANIEL: Sympathetic nerve development in the brown adipos, tissue of the rat. Can. J. Physiol. Pharm. **48**, 160—168, 1970; 64
405. DESMEDT, J. E. and J. MANIL: Somatosensory evoked potentials of the normal human neonate in REM sleep, in slow wave sleep and in waking. Electronenceph. clin. Neurophysiol. **29**, 113—126, 1969; 462
406. DESMOND, M. M., R. R. FRANKLIN, C. VALLBONA, R. M. HILL, R. PLUMB, H. ARNOLD, and J. WATTS: The clinical behavior of the newly born. I: The term baby. J. Pediat. **62**, 307—325, 1963; 239
407. DIAMOND, J. and R. MILEDI: A study of foetal and newborn rat muscle fibres. J. Physiol. (Lond.) **162**, 393—408, 1962; 366
408. DICKERSON, J. W. T. and J. DOBBING: Prenatal and postnatal growth and development of the central nervous system of the pig. Proc. Roy. Soc. (Lond.) Ser. B, **166**, 384—395, 1967; 421
409. DIEMER, K.: Der Einfluß chronischen Sauerstoffmangels auf die Kapillarentwicklung im Gehirn des Säuglings. Mschr. Kinderheilk. **113**, 281—283, 1965; 445
410. DITTMER, A.: Papierelektrophorese. 2. Auflage, Jena 1961; 95
411. DITTMER, D. S. and R. M. GREBE: Handbook of Respiration. Philadelphia 1958; 71, 74

412. Dittrich, J. K.: Die Kardiafunktion im Verlaufe der Kindheit. Dtsch. med. Wschr. **91**, 308—313, 1966; 336, 337
413. Dlouhá, H., J. Křeček, and J. Křečkova: Water diuresis and the effect of vasopressin in infant rats. Physiol. Bohemoslov. **12**, 443—452, 1963; 293
414. Dobbing, J.: Vulnerable periods in developing brain; in: Davison, A. N. and J. Dobbing (eds.): Applied Neurochemistry. Oxford, Edinburgh 1968, S. 287—316. 420, 421, 422, 445
415. Dobbing, J.: Vulnerable periods of brain development; in: Lipids, Malnutrition and the Developing Brain. A Ciba Foundation Symposium. Amsterdam, London, New York 1972, S. 9—20. 423
416. Dobiášová, M., P. Hahn, and O. Koldovský: Fatty acid composition in developing rats. Biochem. biophys. Acta dicke Typen, 538—549, 1964; 356
417. Doerr, W.: Die Mißbildungen des Herzens und der großen Gefäße; in: Kaufmann, E. und M. Staemmler (Hrsg.): Lehrbuch der speziellen pathologischen Anatomie 1. Bd. 1. Hälfte, Berlin 1955, S. 381—413. 163
418. Doležel, S.: Postnatal development of the monoaminergic innervation of the large arteries in the dog. Physiol. Bohemoslov. **20**, 58—59, 1971; 225
419. McDonald, T. F. and R. L. de Haan: Ion levels and membrane potential in chick heart tissue and cultured cells. J. gen. Physiol. **61**, 89—109, 1973; 177—179
420. Donaldson, H. H.: A comparison of the albino rat with man in respect to the growth of the brain and of the spinal cord. J. comp. Neurol. **18**, 345—393, 1908; 421
421. Donatelli, L.: La funzionalitá del seno-carotideo nel feto. Arch. internat. pharmacodyn. therap. **64**, 93—108, 1940; 188
422. Dönhardt, A.: Indikation und Überwachung der künstlichen Dauerbeatmung in der eisernen Lunge. Klin. Wschr. **31**, 837—842, 1953; 109
423. Dörner, G.: Sexualhormonabhängige Gehirndifferenzierung und Sexualität. Berlin 1972; 16
424. Dotson, E. and M. Desmond: The evaluation of muscle tonus in the newborn. Neurology **14**, 464—471, 1964; 370
425. Downing, S. E.: Baroreceptor reflexes in new-born rabbits. J. Physiol. (Lond.) **150**, 201—213, 1960; 219, 237, 262
426. Downing, S. E., N. S. Talner, and T. H. Gardner: Ventricular function in the newborn lamb. Amer. J. Physiol. **208**, 931—937, 1965; 237, 238
427. Downing, S. E., N. S. Talner, and T. H. Gardner: Influence of hypoxemia and acidemia on left ventricular function. Amer. J. Physiol. **210**, 1327—1334, 1966a; 237
428. Downing, S. E., T. H. Gardner, and R. T. Solis: Autonomic influences on cardiac function in the newborn lamb. Circulat. Res. **19**, 947—959, 1966b; 238
429. Downing, S. E., N. S. Talner, A. G. M. Campbell, K. H. Halloran, and H. B. Wax: Influence of sympathetic nerve stimulation on ventricular function in the newborn lamb. Circulat. Res. **25**, 417—428, 1969; 238
430. Dragendorff, O.: Die Gefäße des Stammes und der Gliedmaßen; in: Peter, K., G. Wetzel und F. Heiderich: Anatomie des Kindes, Bd. 2, München 1938, S. 323—398. 256—258, 264, 265
431. Dressler, F.: Spirographische Untersuchungen an gesunden Schulkindern. Mschr. Kinderheilk. **108**, 12—20, 1960; 120, 121
432. Dreyfus-Brisac, C.: Electroencephalography in infancy; in: Linneweh, F. (Hrsg.): Die physiologische Entwicklung des Kindes. Berlin, Göttingen, Heidelberg 1959, S. 29—40. 410, 437
433. Dreyfus-Brisac, C.: The bioelectrical development of the central nervous system during early life; in: Falkner, F. (ed.): Human Development. Philadelphia, London 1966, S. 286—305. 438, 439
434. Dreyfus-Brisac, C., J. Flescher et E. Plassart: L'électroencéphalogramme, critère d'âge conceptionel du nouveau-né à terme et prématuré. Biol. Neonat. **4**, 154 bis 173, 1962; 410, 439

435. Dreyfus-Brisac, C. and N. Monod: Sleeping behavior in abnormal newborn infants. Neuropaediat. **3**, 354—365, 1970; 410, 417
436. Drischel, H.: Biologische Rhythmen. Sitgs.ber. Sächs. Akad. Leipzig, math.-nat. Kl. **109**, Heft 5, 1972a; 243
437. Drischel, H.: Das neuronale Gedächtnis. Biol. Rdsch. **10**, 137—153, 1972b; 418
438. Drischel, H.: Biologische Rhythmen und Anpassung von Lebewesen an die geophysikalische Umwelt. Z. geol. Wiss. **2**, 889—909, 1974; 55
439. Drischel, H., H. Fanter, H. Gürtler, H. Labitzke und F. Priegnitz: Das Verhalten der Herzfrequenz gesunder Menschen beim Übergang vom Liegen zum Stehen. Arch. Kreisl.-Forsch. **40**, 135—167, 1963; 219
440. Droese, W. und H. Stolley: Sekretion und Resorption; in: Linneweh, F. (Hrsg.): Die physiologische Entwicklung des Kindes. Berlin, Göttingen, Heidelberg 1959, S. 272—285. 344, 354, 355, 358
441. Drorbaugh, J. E., S. Segal, J. M. Sutherland, T. E. Oppé, R. B. Cherry, and C. A. Smith: Compliance of lung during first week of life. Amer. J. Dis. Child. **105**, 63—69, 1963; 127
442. Dubignon, J. M., D. Campbell, and M. W. Partington: The development of non-nutritive sucking in premature infants. Biol. Neonat. **14**, 270—278, 1969; 454
443. Dubos, R., R. W. Schaedler, and R. Costello: Composition, alteration, and effects of the intestinal flora. Fed. Proc. **22**, 1322, 1963; 359
444. Duchosal, P. W.: Electrical relations between the cell and the whole heart. Cardiology **56**, 336—338, 1971/72; 247
445. Dunne, J. T., J. E. Milligan, and B. W. Thomas: Control of renal circulation in the fetus. Amer. J. Obstet. Gynec. **112**, 323—329, 1972; 308
446. Dunnill, M. S.: Postnatal growth of the lung. Thorax **17**, 329—333, 1962; 134, 135, 159
447. Dupont, A.: Investigations in serum bicarbonate in prematures. Acta paed. scand. **37**, 113—123, 1949; 322
448. Durrer, D., R. Th. van Dam, G. E. Freud, M. J. Janse, F. L. Meijler, and R. C. Arzbecher: Total excitation of the isolated human heart. Circulation **41**, 899—912, 1970; 200, 201, 248
449. Dustin, J.-P.: Functional aspects and evolution of aminoacid excretion in early infancy; in: Linneweh, F. (Hrsg.): Die physiologische Entwicklung des Kindes. Berlin, Göttingen, Heidelberg 1959, S. 232—239. 290, 318
449a. Easby, M. H.: Electrocardiograms from a four and a half months old fetus. Amer. Heart J. **10**, 118—119, 1934; 201
450. Eccles, J. C.: The Physiology of Synapses. Berlin, Heidelberg, New York 1964; 386
451. Eccles, J. C., M. Ito, and J. Szentágothai: The Cerebellum as a Neuronal Machine. Berlin, Heidelberg, New York 1967; 395
452. Eckenhoff, J. E.: Some anatomic considerations of the infant larynx influencing endotracheal anaesthesia. Anesthesiology **12**, 401—410, 1951; 102
453. Eckstein, A.: Über den peripheren Kreislauf bei Frühgeborenen. Z. Kinderheilk. **54**, 317—328, 1933; 225
454. Edwards, D. D. and J. Edwards: Fetal movement: development and time course. Science **169**, 95—97, 1970; 383, 409, 451
455. Ehrenstein, G. von und J. Frey: Untersuchungen über intrarenale Vasomotorik der neugeborenen und jugendlichen Maus. Arch. exper. Path. (D.) **229**, 588—596, 1956; 297
456. Eisenberg, R. B., E. J. Griffin, and D. B. Coursin: Auditory behavior in the human neonate: a preliminary report. J. Speech Hearing Res. **7**, 245—269, 1964; 472
457. Eisengart, M. A.: Reflex-arc latency measurements in newborn infants and children. Pediatrics **46**, 28—35, 1970; 386, 387

458. Ekholm, J.: Postnatal changes in cutaneous reflexes and in the discharges pattern of cutaneous and articular sense organs. Acta physiol. scand. Suppl. **297**, 1967; 387, 460, 461
459. Ellingson, R. J.: Studies of the electrical activity of the developing human brain. Progr. Brain Res. **9**, 26—53, 1964; 477, 489
460. Ellingson, R. J.: Methods of recording cortical evoked responses in the human infant; in: Minkowski, A. (ed.): Regional Development of the Brain in Early Life. Oxford, Edinburgh 1967, S. 413—429. 489
461. Ellingson, R. J.: Variability of visual evoked responses in the human newborn. Electroenceph. clin. Neurophysiol. **29**, 10—19, 1970; 488, 489
462. Ellingson, R. J. and R. C. Wilcott: Development of evoked responses in visual and auditory cortices of kittens. J. Neurophysiol. **23**, 363—375, 1960; 475
463. Ellison, R. C., E. J. Fischmann, and P. G. Hugenholtz: Evidence for a progressive increase in the heart's electromotive forces with body growth. Circulation 34, Suppl. III-96, 1966; 249
464. Emery, J. L. and M. S. McDonald: The weight of the ventricles in the later weeks of intra-uterine life. Brit. Heart J. **22**, 563—570, 1960; 193
465. Emery, J. L. and A. Mithal: The number of alveoli in the terminal respiratory unit of man during late intrauterine life and childhood. Arch. Dis. Childh. **35**, 544—547, 1960; 135
466. Emery, J. L. and A. Mithal: Weights of cardiac ventricles at and after birth. Brit. Heart J. **23**, 313—316, 1961; 193
467. Emmanouillides, G. C., A. J. Moss, E. R. Duffie Jr., and F. H. Adams: Pulmonary arterial pressure changes in human newborn infants from birth to 3 days of age. J. Pediat. **65**, 327—333, 1964; 154, 214
468. Emmanouilides, G. C., A. J. Moss, M. Monset-Couchard, B. A. Marcano, and B. Rzeznic: Cardiac output in newborn infants. Biol. Neonate **15**, 186—197, 1970; 185, 214, 253, 257, 258, 266
469. Emmanouilides, G. C., C. J. Hobel, K. Yashiro, and G. Klyman: Fetal responses to maternal exercise in the sheep. Amer. J. Obstet. Gynec. **112**, 130—137, 1972; 190
470. Engel, R. and B. V. Butler: Appraisal of conceptual age of newborn infants by electroencephalographic methods. J. Pediat. **63**, 386—393, 1963; 485, 488
471. Engel, S.: Die Lunge des Kindes. Wachstum, Anatomie, Physiologie und Pathologie in den verschiedenen Altersperioden. Stuttgart 1950; 102, 105, 135
472. Engström, I., P. Karlberg, and S. Kraepelien: Respiratory studies in children. I: Lung volumes in healthy children, 6—14 years of age. Acta paediat. scand. **45**, 277—294, 1956; 115, 118, 119
473. Engström, I., F. E. Escardó, P. Karlberg, and S. Kraepelien: Respiratory studies in children. VI: Timed vital capacity in healthy children and symptom-free asthmatic children. Acta paediat. scand. **48**, 114—120, 1959; 118
474. Engström, I., P. Karlberg, and Ch. J. Swarts: Respiratory studies in children. IX: Relationships between mechanical properties of the lungs, lung volumes and ventilatory capacity in healthy children 7—15 years of age. Acta paediat. scand. **51**, 68—80, 1962; 118, 131
475. Engström, L., P. Karlberg, G. Rooth, and R. Tunell: The onset of respiration. Association for the Aid of Crippled. Children, New York 1966; 109, 117, 128, 160
476. Enhörning, G. and B. Westin: Experimental studies of the human fetus in prolonged asphyxia. Acta physiol. scand. **31**, 359—375, 1954; 189, 201, 202
477. Enhörning, G., F. H. Adams, and A. Norman: Effect of lung expansion on the fetal lamb circulation. Acta paediat. scand. **55**, 441—451, 1966; 153
478. Erasmus, B. W., B. J. Howell, and H. Rahn: Ontogeny of acid-base balance in the bullfrog and chicken. Resp. Physiol. **11**, 46—53, 1970/71; 82, 90

479. ERIKSSON, B. O., G. GRIMBY, and B. SALTIN: Cardiac output and arterial blood gases during exercise in pubertal boys. J. appl. Physiol. **31**, 348—352, 1971; 266
480. ERLANGER, J.: Can functional union be reestablished between the mammalian auricles and ventricles after destruction of a segment of the auriculo-ventricular bundle? Amer. J. Physiol. **24**, 375—383, 1909; 169
481. EVERBECK, H. und H. E. LEVENS: Elektrophoretische Untersuchungen am Fetalserum. Klin. Wschr. **28**, 582, 1950a; 96
482. EVERBECK, H. und H. E. LEVENS: Die Bildung der Serumeiweißkörper des kindlichen Organismus bis zur Geburt und ihre Beziehungen zum mütterlichen Serumeiweißspektrum während der Schwangerschaft. Mschr. Kinderheilk. **98**, 436—440, 1950b; 96
483. EVERETT, N. B.: Early postnatal changes in pulmonary blood volume of the guinea pig. Amer. J. Physiol. 169, 34—39, 1952; 153
484. EVERETT, N. B. and R. J. JOHNSON: The use of radioactive phosphorus in studies of fetal circulation. Anat. Rec. **103**, 448—449, 1949; 182
485. EVERETT, N. B. and B. S. SIMMONS: The magnitude of increase in the pulmonary blood volume of the postnatal guinea pig. Anat. Rec. **119**, 429—434, 1954; 153, 216
486. FABER, D. A.: Die funktionelle Reifung des Gehirns in der frühen Ontogenese (russ.). Moskau 1969; 405, 408, 410, 436, 486, 488
487. FABER, J. J.: Mechanical function of the septating embryonic heart. Amer. J. Physiol. **214**, 475—481, 1968; 173
488. FALK, G.: Maturation of renal function in infant rats. Amer. J. Physiol. **181**, 157 bis 170, 1955; 297, 300
489. FALKNER, F.: General considerations in human development; in: Falkner, F. (ed.): Human Development. Philadelphia, London 1966, S. 10—39. 13, 29, 450, 455
490. FARBMAN, A. I.: Development of the taste bud; in: Beidler, L. M. (ed.): Handbook of Sensory Physiology, Vol. IV/2: Taste. Berlin, Heidelberg, New York 1971, S. 51 bis 62. 463
491. FARR, V., D. F. KERRIDGE, and R. G. MITCHELL: The value of some external charakteristics in the assessment of gestational age at birth. Develop. Med. Child. Neur. **8**, 657—660, 1966; 20
492. FAWCITT, J., J. LIND, and C. WEGELIUS: The first breath. Acta paediat. scand. **49**, Suppl. 122, 1—17, 1960; 146, 147
493. FAY, F. S.: Guinea pig ductus arteriosus. I: Cellular and metabolic basis for oxygen sensitivity. Amer. J. Physiol. **221**, 470—479, 1971; 213
494. FAY, F. S. and P. H. COOKE: Guinea pig ductus arteriosus. II: Irreversible closure after birth. Amer. J. Physiol. **222**, 841—849, 1972; 214
495. FAZEKAS, I. G. und F. KÓSA: Bestimmung der Körperlänge und des Lebensalters menschlicher Feten auf Grund der Größenmaße der Gesichtsknochen. Dtsch. Z. ges. gerichtl. Med. **61**, 13—28, 1967a; 12
496. FAZEKAS, I. G. und F. KÓSA: Bestimmung der Körperlänge und des Lebensalters menschlicher Feten auf Grund der ersten Hand- und ersten Fußwurzelknochenmaße sowie der Größe des Atlas und des Epistropheus-Wirbelbogens. Dtsch. Z. ges. gerichtl. Med. **61**, 29—36, 1967b; 12
497. FEARON, B. and J. S. WHALEN: Tracheal dimensions in the living infant. Ann. Otol. (St. Louis) **76**, 964—975, 1967; 102
498. FELDMAN, W. M.: The Principles of Ante-natal and Post-natal Child Physiology, Pure and Applied. London 1920; 91
499. FEREMUTSCH, K. und E. GRÜNTHAL: Beiträge zur Entwicklungsgeschichte und normalen Anatomie des Gehirns. Basel, New York 1952; 435
500. FERRIS, B. G., J. L. WHITTENBERGER, and J. R. GALLAGHER: Maximum breathing capacity and vital capacity of male children and adolescents. Pediatrics **9**, 659—670, 1952; 119

501. FERRIS, B. G. and C. W. SMITH: Maximum breathing capacity and vital capacity in female children and adolescents. Pediatrics **12**, 341—352, 1953; 119
502. FERRISS, G. S., G. D. DAVIS, M. MC F. DORSEN, and E. R. HACKETT: Changes in latency and form of the photically induced average evoked response in human infants. Electroenceph. clin. Neurophysiol. **22**, 305—312, 1967; 488
503. FETTERMAN, G. H., N. A. SHUPLOCK, F. J. PHILIPP, and H. S. GREGG: The growth and maturation of human glomeruli and proximal convolutions from term to adulthood. Studies by microdissection. Pediatrics **35**, 601—619, 1965; 317
504. FIGUEROA-LONGO, J. G., J. J. POSEIRO, L. O. ALVAREZ, and R. CALDEYRO-BARCIA: Fetal electrocardiogram at term labor obtained with subcutaneous fetal electrodes. Amer. J. Obstet. Gynec. **96**, 556—564, 1966; 203
505. FILOGAMO, G. and G. GABELLI: The development of neuro-muscular correlations in vertebrates. Arch. biol. Genova **78**, 9—60, 1967; 363
506. FINNE, P. H.: Erythropoietin levels on cord blood as an indicator of intrauterine hypoxia. Acta paediat. scand. **55**, 478—489, 1966; 74
507. FINNSTRÖM, O.: Studies on maturity in newborn infants. Acta paediat. scand. **61**, 24—32, 1972; 19
508. FISHMAN, J., L. HELLMAN, B. ZUMOFF, and T. F. GALLAGHER: Influence of thyroid hormone on estrogen metabolism in man. J. clin. Endocr. **22**, 389—392, 1962; 28
509. FISICHELLI, V. R. and S. KARELITZ: The cry latencies of normal infants and those with brain damage. J. Pediat. **62**, 724—734, 1963; 454
510. FITSCHEN, W. and B. E. CLAYTON: Urinary excretion of gonadotropins with particular reference to children. Arch. Dis. Childh. **40**, 16—26, 1965; 33
511. FITZSIMONS, J. T.: The role of a renal thirst factor in drinking induced by extracellular stimuli. J. Physiol. (Lond.) **201**, 349—368, 1969; 296
512. FLAHERTY, J. T., S. D. BLUMENSCHEIN, A. W. ALEXANDER, R. D. GENTZLER, T. M. GALLIE, J. P. BOINEAU, and M. S. SPACH: Influence of respiration on recording cardiac potentials. Amer. J. Cardiol. **20**, 21—28, 1967; 248
513. FLECHSIG, P.: Anatomie des menschlichen Gehirns und Rückenmarks auf myelogenetischer Grundlage. Leipzig 1920; 373, 388, 427
514. FOMINA, L. S.: The activities of some enzymes in the intestine and other organes of human foetus (russ.). Vop. med. Chim. **6**, 176—182, 1960; 357
515. FOMON, S. F., L. J. FILLER, Jr., L. N. THOMAS, and R. R. ROGERS: Growth and serum chemical values of normal breastfed infants. Acta paediat. scand. Suppl. **202**, 1970; 97, 98
516. FOMON, S. J.: Body composition of the infant; Part I: The male "reference infant"; in: Falkner, F.: Human Development. Philadelphia, London 1966, S. 239—246. 282, 286
517. FORBES, G. B., A. F. REID, J. BONDURANT, and J. ETHERIDGE: Changes in total body chloride during growth. Pediatrics **17**, 334—340, 1956; 287
518. FORBES, H. S. and H. B. FORBES: Fetal sense reaction: hearing. J. comp. Psychol. **7**, 353—355, 1927; 486
519. FOREL, A.: Einige hirnanatomische Betrachtungen und Ergebnisse. Arch. Psychiat. Nervenkr. **18**, 162—198, 1887; 428
520. FORSSMANN, W. G., G. SIEGRIST, and L. GIRARDIER: Ultrastrukturelle Befunde an embryonalen Rattenherzen. Anat. Anz. **120**, Erg.-Heft, S. 71—80, 1967; 169
521. FOURON, J.-C. and F. HÉBERT: Cardiovascular adaptation of newborn lambs to hypervolemia with polycythemia. Canad. J. Physiol. Pharmacol. **48**, 312—320, 1970; 206, 207
522. Fox, M. W.: The ontogeny of behavior and neurologic response in the dog. Animal Behav. **12**, 301—310, 1964; 402, 469
523. Fox, M. W.: Neuronal development and ontogeny of evoked potentials in auditory and visual cortex of the dog. Electroenceph. clin. Neurophysiol. **24**, 213—226, 1968; 486, 487

524. Frank, E.: An accurate clinically practical system for spatial vectorcardiography. Circulation **13**, 737—749, 1956; 248
525. Frank, L. K.: The cultural patterning of child development; in: Falkner, F. (ed.): Human Development. Philadelphia, London 1966, S. 408—432. 458
526. Frank, O.: Das Altern der Arterien. Sitgs.ber. Ges. Morph. u. Physiol. **27**, 23—32, 1925/26 a; 253
527. Frank, O.: Der arterielle Puls. Sitgs.ber. Ges. Morph. u. Physiol. **37**, 33—54, 1925/1926b; 253
528. Freedman, D. G.: Behavioral assessment in infancy; in: Stoelinga, G. B. A. and J. J. van der Werff ten Bosch (eds.): Normal and Abnormal Development of Brain and Behavior. Leiden 1971, S. 92—99. 453
529. Freeman, M. G., W. L. Graves, and R. L. Thompson: Indigent negro and caucasian birth weight-gestational age tables. Pediatrics **46**, 9—15, 1970; 18
530. Freudenberg, E.: Physiologie und Pathologie der Verdauung im Säuglingsalter. Berlin 1929. 5, 344, 353
531. Freudenberg, E.: Die Frauenmilchlipase. Basel 1953; 344
531a. Fridhandler, L.: Pathways of glucose metabolism in fertilized rabbit ova at various pre-implantation stages. Exptl. Cell Res. **22**, 303—316, 1961; 53
532. Friedberg, V.: Untersuchungen über die fetale Urinbildung. Gynaecologia (Basel) **140**, 34—45, 1955; 277
533. Friedberg, V. und R. Jung: Die Nierenfunktion beim Neugeborenen. Ärztl. Forsch. **11**, 306—310, 1957; 308
534. Friede, R. L.: Topographic Brain Chemistry. New York, London 1966; 445
535. Friede, R. L.: Control of myelin formation by axon caliber. J. comp. Neurol. **144**, 233—252, 1972; 376
536. Friederiszick, F. K.: Nieren-Clearance-Untersuchungen im Kindesalter. Basel, New York 1954; 312, 314
537. Friederiszick, F. K.: Die Nierenphysiologie im Kindesalter; in: Wiesener, H. (Hrsg.): Entwicklungsphysiologie des Kindes. Berlin, Göttingen, Heidelberg 1964, S. 234—253. 294
538. Friedman, W. F., P. E. Pool, D. Jacobowitz, S. C. Seagren, and E. Braunwald: Sympathetic innervation of the developing rabbit heart. Biochemical and histochemical comparisons of fetal, neonatal and adult myocardium. Circulat. Res. **23**, 25—32, 1968; 196, 198, 199, 233, 239
539. Friis-Hansen, B.: Changes in body water compartments during growth; in: Linneweh, F. (Hrsg.): Die physiologische Entwicklung des Kindes. Berlin, Göttingen, Heidelberg 1959, S. 196—203. 282—284
540. Friis-Hansen, B.: Hydrometry of growth of ageing; in: Brožek, J. (ed.): Human Body Composition, Approaches and Applications. Oxford 1965, S. 191—209. 285
541. Friis-Hansen, B.: Body composition during growth: biochemical data and in vivo measurements. Pediatrics **47**, 264—274, 1971; 282, 283, 285
542. Frisch, R. E. and R. Revelle: Height and weight at menarche and a hypothesis of critical body weights and adolescent events. Science **169**, 397—399, 1970; 31
543. Fudel-Osipova, T. I. and O. A. Martynenko: Formation of membrane potential during early ontogenesis and its connection with the size of muscle fibre (russ.). Biofizika **8**, 45—49, 1963; 366
544. Gagné, R. M.: Contributions of learning to human development. Psychol. Rev. **75**, 177—191, 1968; 458
545. Galan, E., M. Perez-Stable, J. Mas Martin, y O. Garcia Faez: Las pruebas renales de aclaramiento y saturacion en el niño normal. Arch. de Med. Infantil **16**, 102, 1947 zitiert nach Wesson, L. G.: Physiology of the Human Kidney. New York, London 1969; 317

546. GALEN: Gesundheitslehre, Buch 1—6; deutsche Übersetzung von Beintker, E. Stuttgart 1939/1941; 329
547. GALEN: zit. nach Preyer, W.: Naturwissenschaftliche Tatsachen und Probleme. Berlin 1880, S. 223; 462
548. GALLAGHER, T. F., I. HELLMAN, H. I. BRADLOW, B. ZUMOFF, and D. K. FUKISHIMA: The effects of thyroid hormones on the metabolism of steroids. Ann. N. Y. Acad. Sci. 86, 605—611, 1960; 28
549. GARBARSCH, Ch.: Histochemical studies in the early development of the human small intestine. Acta anat. (Basel) 72, 357—375, 1969; 346
550. GARCIA, J. F.: Changes in blood, plasma and red cell volume in the male rat as a function of age. Amer. J. Physiol. 190, 19—24, 1957; 73
551. GARGOUÏL, Y. M. and C. BERNARD: Ontogeny of the myocardial membrane permeabilities. Proc. IUPS 9, 196, 1971; 179
552. GARN, S. M., C. G. ROHMANN, and A. A. DAVIS: Genetics and handwrist ossification. Amer. J. phys. Anthrop. 21, 33—40, 1963. zitiert nach Acheson, R. M.: Maturation of the skeleton; in: Falkner, F. (ed.): Human Development. Philadelphia, London 1966, S. 465—502. 28
553. GARN, S. M. and A. R. BURDI: Prenatal ordering and postnatal sequence in dental development. J. dent. Res. 50, 1407—1414, 1971; 331
554. GARRETT, W. J. and D. E. ROBINSON: Fetal heart size measured in vivo by ultrasound. Pediatrics 46, 25—27, 1970; 192
555. GAUER, O. H.: Kreislauf des Blutes; in: Landois, L. und R. Rosemann (U. Rosemann Hrsg.): Lehrbuch der Physiologie des Menschen. 28. Auflage, Bd. 1, München 1960, S. 65—186. 256, 258
556. GAUER, O. H., J. P. HENRY, and H. O. SIEKER: Cardiac receptors and fluid volume control. Progr. cardiovasc. Dis. 4, 1—26, 1961/62; 296
557. GAVENESCH, R. und H. BRÄUNLICH: Tageszeitliche Unterschiede in der Wasseraufnahme bei jungen und erwachsenen Ratten. Acta biol. med. germ. 24, 711—713, 1970; 293
558. GAYDA, T.: La produzione di calore nello sviluppo ontogenetico de "Bufo vulgaris". Arch. fiziol. (Firenze) 19, 211—242, 1921; 41
559. GAZE, R. M.: The Formation of Nerve Connections. London, New York 1970; 435, 452
560. GEBER, W. F.: Maternal influence on fetal cardiovascular system in the sheep, dog, and rabbit. Amer. J. Physiol. 202, 653—660, 1962; 190
561. GEISERT, J., D. WILLARD, R. SACREZ, D. SIGRIST et G. MACK: Clearance glomerulaire et fraction de filtration chez l'enfant. Arch. franc. Pédiatr. 26, 125—131, 1969; 312
562. GEKLE, D., M. JANOVSKÝ, R. ŠLECHTOVA und J. MARTINEK: Einfluß der glomerulären Filtrationsrate auf die tubuläre Glukoseabsorption bei Kindern. Klin. Wschr. 45, 416—419, 1967; 317
563. GELLI, M. G.: Prolongation of foetal heart activity during anoxia by glucose infusion in the mother animal before delivery. An experimental study in the rabbit. Acta obstet. gynec. scand. 47, Suppl. 2, 1—36, 1968; 196
564. GELLI, M. G., J. L. E. ERICSSON and G. ENHÖRNING: ECG compared with myocardial ultrastructure in anoxic foetuses of normal and hyperglycaemic rabbits. Acta paediat. scand 57, 330—338, 1968a; 196
565. GELLI, M. G., G. ENHÖRNING, E. HULTMAN, and J. BERGSTRÖM: Glucose infusion in the pregnant rabbit and its effect on glycogen content and activity of foetal heart under anoxia. Acta paediat. scand. 57, 209—214, 1968b; 196
566. GENNSER, G. and E. NILSSON: The relation between the action potential and the active state in human fetal myocardium and its dependence on muscle length and contraction frequency. Acta physiol. scand. 73, 42—53, 1968; 196
567. GENNSER, G. and E. NILSSON: Excitation and impulse conduction in the human fetal heart. Acta physiol. scand. 79, 305—320, 1970; 200, 201

568. Gerová, M. and J. Gero: Postnatal development of sympathic constriction of the femoral artery in the dog. Physiol. Bohemoslov. **20**, 372, 1971; 221, 225
569. Gesell, A.: An Atlas of Infant Behavior: A Systematic Delineation of the Forms and Early Growths of Human Behavior Patterns. Vol. 1, 2, New Haven 1934; 397
570. Giacanelli, M., J. Reniers, and L. Martin: Morphology and histology of foetal muscles. Biol. Neonat. **13**, 281—290, 1968; 364
571. Giacobini, G.: Embryonic and postnatal development of choline acetyltransferase activity in muscles and sciatic nerve of the chick. J. Neurochem. **19**, 1401—1403, 1972; 363
572. Giatonde, M. K. and D. Richter: The metabolic activity of the proteins of the brain. Proc. Roy. Soc. (Lond.) Ser. B, **145**, 83—99, 1956; 423
573. Gilbert, R. D., J. R. Hessler, D. V. Eitzman, and S. Cassin: Site of pulmonary vascular resistance in fetal goats. J. appl. Physiol. **32**, 47—53, 1972; 152
574. Gilbert, R. D., J. R. Hessler, D. V. Eitzman, and S. Cassin: Effect of bradykinin and alterations of blood gases on fetal pulmonary vascular resistance. Amer. J. Physiol. **225**, 1486—1489, 1973; 221
575. Gillman, R. G. and A. C. Burton: Constriction of the neonatal aorta by raised oxygen tension. Circulat. Res. **19**, 755—765, 1966; 213
576. Ginetzinski, A. G. and N. M. Shamarina: The tonomotor phenomenon in denerved muscle (russ.). Usp. sovrem. Biol. **15**, 283—294, 1942; 366
577. Ginetzinski, A. G., T. V. Krestinskaya, Ju. V. Natochin, M. G. Sax, and L. K. Titova: Evolution of the substrate acted upon by antidiuretic hormone. Physiol. Bohemoslov. **9**, 166—171, 1960; 300
578. Gladtke, E.: Der Thiosulfatraum des Kindes. Arch. Kinderheilk. Beiheft No. 54, 1966; 307
579. Gladtke, E., F. H. Dost, M. v. Hattingberg und H. Rind: Glukoseumsatz beim Neugeborenen. Dtsch. Med. Wschr. **93**, 684—686, 1968; 316
580. Glaser, D. H.: Über die Ossifikation der Extremitäten bei neugeborenen Primaten (Mammalia). Zschr. Morph. Tiere (Berlin) **68**, 127—139, 1970; 11
581. Glees, P. and B. L. Sheppard: Electron microscopical studies of the synapse in the developing chick spinal cord. Z. Zellforsch. **62**, 356—362, 1964; 428
582. Globus, A.: Neuronal ontogeny: its use in tracing connectivity; in: Sterman, M. B., D. J. McGinty, and A. M. Adinolfi (eds): Brain Development and Behavior. New York, London 1971; 403
583. Gluck, L., R. A. Landowne, and M. V. Kulovich: Biochemical development of surface activity in mammalian lung. III: Structural changes in lung lecithin during development of the rabbit fetus and newborn. Pediat. Res. **4**, 352—364, 1970; 140
584. Glücksmann, A.: Cell deaths in vertebrate ontogeny. Biol. Rev. **26**, 59—83, 1951; 379
585. Gmelin, W.: Untersuchungen über die Magenverdauung neugeborener Hunde. Pflügers Arch. ges. Physiol. **90**, 591—616, 1902; 343
586. Goedbloed, J. F.: The embryonic and postnatal growth of rat and mouse. Acta anat. (Basel) **82**, 305—336, 1972; 10
587. Goerttler, Kl.: Über Blutstromwirkung als Gestaltungsfaktor für die Entwicklung des Herzens. Beitr. path. Anat. **115**, 33—56, 1955; 165, 166
588. Goerttler, Kl.: Normale und pathologische Entwicklung des menschlichen Herzens. Stuttgart 1958; 163
589. Goerttler, Kl.: Entwicklungsgeschichte des Herzens; in: Bargmann, W. und W. Doerr (Hrsg.): Das Herz des Menschen, Bd. 1, Stuttgart 1963a, S. 21—87. 163—167, 170, 172
590. Goerttler, Kl.: Die Mißbildungen des Herzens und der großen Gefäße; in: Bargmann, W. und W. Doerr (Hrsg.): Das Herz des Menschen, Bd. 1, Stuttgart 1963b, S. 422—601. 164
591. Goerttler, Kl.: Über die normale und pathologische Entwicklung des menschlichen Herzens. Ergebn. exper. Med. **4**, 239—264, 1971; 162, 166

592. Goethe, J. W. von: Entwurf einer Farbenlehre. Stuttgart und Tübingen 1810; 449
593. Golde, D. and L. Burstin: Systolic phases of the cardiac cycle in children. Circulation **42**, 1029—1036, 1970; 234—237
594. Goldfeld, A. J., A. M. Merkowa und A. G. Zeitlina: Materialien zum Körperwachstum von Kindern und Jugendlichen in Städten und ländlichen Gemeinden der UdSSR (russ.). Leningrad 1965; 25
595. Goodlin, R. C. and A. M. Rudolph: Tracheal fluid and function in fetuses in utero. Amer. J. Obstet. Gynec. **106**, 597—606, 1970; 140
596. Goodwin, J. W., J. E. Milligan, B. Thomas, and J. R. Taylor: The effect of aortic chemoreceptor stimulation on cardiac output and umbilical blood flow in the fetal lamb. Amer. J. Obstet. Gynec. **116**, 48—56, 1973; 189, 218
597. Goss, C. M.: The physiology of the embryonic mammalian heart before circulation. Amer. J. Physiol. **137**, 146—152, 1942; 163
598. Goss, C. M.: Development of the median coordinated ventricle from the lateral hearts in rat embryos with three to six somites. Anat. Rec. **112**, 761—796, 1952; 165, 171
599. Gottlieb, G.: Prenatal behavior of birds. Quart. Rev. Biol. **43**, 148—174, 1968; 382
600. Gozna, E. R., A. E. Marble, A. Shaw, and J. G. Holland: Age-related changes in the mechanics of the aorta and pulmonary artery of man. J. appl. Physiol. **36**, 407 bis 411, 1974; 258, 261
601. Graber, T. M.: Craniofacial and dentitional development; in: Falkner, F. (ed.): Human Development. Philadelphia, London 1966, S. 510—581. 329—333
602. Graham, M. V. and O. P. Gray: Refraction of premature babies eyes. Brit. med. J. 1963/I, 1452—1454. 478
603. Gramsbergen, A. A.: Neuro-ontogenese van gedragstoestanden bij de normale en ondervoede rat. Diss. Groningen 1974; 411, 415, 438
603a. Gramsbergen, A. A.: EEG development in normal and undernourished rats. Brain. Res. **105**, 287—308, 1976; 439
604. Gramsbergen, A. A., P. Schwartze, and H. F. R. Prechtl: The postnatal development of behavioral states in the rat. Dev. Psychobiol. **3**, 267—280, 1970a; 410, 413
605. Gramsbergen, A. A., P. Schwartze, and H. F. R. Prechtl: EEG-development in young rats. Pflügers Arch. ges. Physiol. **318**, 266, 1970b; 413, 439, 469, 489
606. LeGrande, M. C., G. H. Paff, and R. J. Boucek: Initiation of vagal control of heart rate in the embryonic chick. Anat. Rec. **155**, 163—166, 1966; 172
607. Granit, R.: The components of the retinal action potential in mammals and their relation to the discharge in the optic nerve. J. Physiol. (Lond.) **77**, 207—239, 1933; 483
608. Gräper, L.: Brustorgane des Kindes; in: Peter, K., G. Wetzel und F. Heiderich (Hrsg.): Handbuch der Anatomie des Kindes. Bd. 1. München 1938, S. 293—320. 230
609. Graser, F.: Die Pulswellengeschwindigkeit im frühen Kindesalter. Klin. Wschr. **31**, 135—136, 1953; 258, 264
610. Graser, F.: Der Kreislauf vom Säuglings- bis zum Pubertätsalter; in: Linneweh, F. (Hrsg.): Die physiologische Entwicklung des Kindes. Berlin, Göttingen, Heidelberg 1959, S. 129—139. 255, 258, 263, 266
611. Grävinghoff, W.: Die Röntgenanatomie der Brust- und Bauchorgane; in: Peter, K., G. Wetzel und F. Heiderich (Hrsg.) Handbuch der Anatomie des Kindes. Bd. 1, München 1938, S. 416—478. 231, 256
612. Gray, J.: 1925, zitiert nach Needham, J.: Chemical Embryology. Vol. I—III. Cambridge 1931, S. 642. 40
613. Gray, J.: The growth of fish. I: The relationship between embryo and yolk in Salmo fario. Brit. J. Exper. Biol. **4**, 215—225, 1926; 40
614. Gray, M. L. and D. H. Crowell: Heart rate changes to sudden peripheral stimuli in the human during early infancy. J. Pediatrics **72**, 807—814, 1968; 240

615. GREEN, E. W.: Electrocardiographic pattern of atrial enlargement and abnormal impulse formation and conduction; in: Cassels, D. E. and R. F. Ziegler (eds.): Electrocardiography in Infants and Children. New York, London 1966, S. 116—130. 252
616. GREENBERG, R. E., M. WINICK, and J. PHILLIPS: Studies of nerve growth factor; in: Minkowski, A. (ed.): Regional Development of the Brain in Early Life. Oxford, Edinburgh 1967, S. 201—215. 362
617. GREENGARD, P. and H. McILLWAIN: Metabolic response to electrical pulses in mammalian cerebral tissues during development; in: Waelsch, H. (ed.): Biochemistry of the Developing Nervous System. New York, London 1955, S. 251—280. 446
618. GREENWOOD, F. C., W. M. HUNTER, and V. J. MARRIAN: Growth hormone levels in children and adolescents. Brit. med. J. **1**, 25—26, 1964; 32
619. GREULICH, W. W. and S. I. PYLE: Radiographic Atlas of Skeletal Development of the Hand and Wrist. 2. Aufl., Palo Alto, California 1959; 22
620. GRIFFIN, A. J., J. D. FERRARA, J. O. LAX, and D. E. CASSELS: Pulmonary compliance, an index of cardiovascular status in infancy. Amer. J. Dis. Child. **123**, 89—95, 1972; 130
621. GRINNEL, A. D.: Comparative physiology of hearing. Ann. Rev. Physiol. **31**, 545 bis 580, 1969; 473
622. GROSSER, P.: Der Gesamtstoffwechsel im Wachstum; in: Bethe, A. (Hrsg.): Handbuch der normalen und pathologischen Physiologie. Bd. 5, Berlin 1928, S. 167—198. 46
623. GROSSMANN, P. und K. ZOELLNER: Bestimmung der Funktionsfähigkeit des proximalen Tubulus mit Hilfe von Glukose und p-Aminohippursäure bei Kindern. Acta biol. med. germ. **20**, 413—416, 1968; 317, 319
624. GROTTE, G. G., ARTURSON, and P. MALMBERG: Maturation of kidney function; in: Proc. XII Internat. Congr. Pediat., Mexico City 1968, S. 32. 310, 314
625. GRUSKIN, A. B., C. M. EDELMANN Jr., and St. YUAN: Maturational changes in renal blood flow in piglets. Pediat. Res. **4**, 7—13, 1970; 301
625a. GRUBBE, G. und P. SCHWARTZE: Otolithenreflexe beim wachsenden Kaninchen. Unveröffentlichte Befunde 1976; 394
626. GRYBOSKI, J. D.: The swallowing mechanism of the neonate. I: Esophageal and gastric motility. Pediatrics **35**, 445—452, 1965; 337
627. GRYBOSKI, J. D.: Suck and swallow in the premature infant. Pediatrics **43**, 96—102, 1969; 333, 334, 337, 338
628. GRYBOSKI, J. D., W. R. THAYER Jr., and H. M. SPIRO: Esophageal motility in infants and children. Pediatrics **31**, 382—395, 1963; 337
629. GUDDEN, B. van: Experimentaluntersuchungen über das periphere und centrale Nervensystem. Arch. Psychiat. Nerv. Krankh. **2**, 693—723, 1870; 465
630. GUEST, G. M. and E. W. BROWN: Erythrocytes and hemoglobin of the blood in infancy and childhood. Amer. J. Dis. Child. **93**, 486—509, 1957; 73
631. GUIDOTTI, G., D. KANAMEISHI, and P. P. FOÀ: Chick embryo heart as a tool for studying cell permeability and insulin action. Amer. J. Physiol. **201**, 863—868, 1961; 45
632. GUNDOBIN, A. P.: Die Besonderheiten des Kindesalters. Berlin 1912; 102, 105, 106, 230, 269, 272, 313, 329—331, 334, 339, 466
633. GUPTA, J. M. and J. W. SCOPES: Observation on blood pressure in newborn infants. Arch. Dis. Childh. **40**, 637—644, 1965; 217
634. GYÉVAI, A.: Comparative histochemical investigations concerning prenatal and postnatal cholinesterase activity in the heart of chickens and rats. Acta biol. Acad. Sci. hung. **20**, 253—262, 1969; 176
635. DEHAAN, R. L.: Differentiation of the atrioventricular conducting system of the heart. Circulation **24**, 458—470, 1961; 168—170

636. DeHaan, R. L.: Electrical recording from embryonic heart cells isolated in tissue culture. Experientia Suppl. **15**, 174—175, 1969; 168
637. DeHaan, R. L. and S. H. Gottlieb: The electrical activity of embryonic chick heart cells isolated in tissue culture single or in interconnected cell sheets. J. gen. Physiol. **52**, 643—665, 1968; 178
638. Haefeli, H.: Die Beeinflussung der Herzfrequenz des Kaninchenfoetus durch hämodynamische Einwirkungen auf den Placentarkreislauf. Helv. physiol. pharmacol. Acta **19**, 1—15, 1961; 198
639. Hagan, A. P., W. J. Deely, D. Sahn, and W. F. Friedman: Echocardiographic criteria for normal newborn infants. Circulation **48**, 1221—1226, 1973; 192
640. Hagen, W.: Das Wachstum in der Reifeperiode. Internist (Berl.) **8**, 282—291, 1967; 29
641. Hahn, L.: The relation of blood pressure to weight, height and body surface area in schoolboys aged 11 to 15 years. Arch. Dis. Childh. **27**, 43—53, 1952; 263
642. Hahn, N. und A. Blömer: Das Pneumotachogramm bei Säuglingen in den ersten Lebenstagen. Pflügers Arch. ges. Physiol. **275**, 256—264, 1962; 107, 112, 116
643. Hahn, N. und A. Blömer: Das Pneumotachogramm bei Kindern bis zu sechs Jahren. Pflügers Arch. ges. Physiol. **276**, 545—554, 1963; 108, 113, 116
644. Hahn, P., Z. Drahota, J. Skala, S. Kazda, and M. E. Towell: The effect of cortisone on brown adipose tissue of young rats. Can. J. Physiol. Pharm. **47**, 975—980, 1969; 65
645. Halben, R.: In welchem Verhältnis wächst das menschliche Auge von der Geburt bis zur Pubertät? Inaug. Diss. Breslau 1900; 478
646. Hall, B. V.: Further studies of the normal structure of the renal glomerulus. Proc. VI The Annual Conference on the Nephrotic Syndrome. New York 1954; 269, 271
647. Hall, J. E.: The physiology of respiration in infants and young children. Proc. Roy. Soc. Med. **48**, 761—764, 1955; 105, 113, 122
648. Haller, A. von: Anfangsgründe der Physiologie des menschlichen Körpers (aus dem Lateinischen übersetzt von J. S. Haller). Bd. 2, Berlin 1762; 69
649. Haller, A. von: Elementa Physiologiae, 1766; 5
650. Haller, A. von: Anfangsgründe der Physiologie des menschlichen Körpers (aus dem Lateinischen übersetzt von J. S. Haller). Bd. 8, Berlin 1776; 17
651. Halliday, R.: The effect of steroid hormones on the absorption of antibody by the young rat. J. Endocr. **18**, 56—66, 1959; 358
652. Halverson, H. M.: Genital and sphincter behavior of the male infant. J. Genet. Psychol. **56**, 95—136, 1940; 327
653. Hamburger, V.: Development of the nervous system. Ann. N. Y. Acad. Sci. **55**, 117—132, 1952; 379
654. Hamburger, V.: Some aspects of the embryology of behavior. Quart. Rev. Biol. **38**, 342—365, 1963; 450, 452
655. Hamburger, V.: Embryonic motility in vertebrates; in: Schmitt, F. O. (ed.): The Neurosciences: Second Study Programm. New York 1970, S. 141—151. 383
656. Hamburger, V. and R. Levi-Montalcini: Proliferation, differentiation and degeneration in the spinal ganglia of the chick embryo under normal and experimental conditions. J. exper. Zool. **111**, 457—502, 1949; 361
657. Hamburger, V., M. Balaban, R. Oppenheim, and E. Wenger: Periodic motility of normal and spinal chick embryos between 8 and 17 days of incubation. J. exper. Zool. **159**, 1—13, 1965; 366, 382, 451
658. Hamilton, W. J. und P. Marler: Tierisches Verhalten. Berlin 1972; 450, 455, 457
658a. Hanitzsch, R. und H. Bornschein: Spezielle Überlebensbedingungen für isolierte Netzhäute. Experientia (Basel) **21**, 484—486, 1965; 483
659. Hannappel, J. and K. Golenhofen: Comparative studies on normal urethral peristalsis in dogs, guinea-pigs and rats. Pflügers Arch. ges. Physiol. **348**, 65—76, 1974; 327

660. Hanson, J. S., R. A. Arcilla, and J. Lind: Quantitative studies of the human neonatal circulation. I: Dye dilution principles and techniques. Acta paediat. scand. Suppl. **179**, 8—22, 1967; 253, 254
661. Hanson, J. S. and T. Shinozaki: Hybrid computer studies of ventilatory distribution and lung volume. Pediatrics **46**, 900—914, 1970; 108, 117
662. Hardman, M. J. and D. Hull: Fatty acid release and glucose uptake by brown adipose tissue of new-born rabbits. J. Physiol. (Lond.) **210**, 41—42 P, 1970; 64
663. Hardy, J. D.: Heat transfer; in: L. H. Newburgh (eds.) Physiology of Heat Regulation and the Science of Clothing. Philadelphia 1949, S. 78—108. 57
664. Harnack, G.-A. von: Allgemeine Wachstumsphysiologie; in: Wiesener, H. (Hrsg.): Entwicklungsphysiologie des Kindes. Berlin, Göttingen, Heidelberg 1964, S. 1—37. 20, 23—27
665. Harnack, G.-A. von und H. von Bernuth: Mehrdimensionale Reifediagnostik bei untergewichtigen Neugeborenen. Mschr. Kinderheilk. **119**, 23—26, 1971; 19
666. Harnarine-Singh, D. and J. B. Hyde: Post-natal growth of the arterial net in the human cerebral pia mater. Nature (Lond.) **225**, 86—87, 1970; 446
667. Harned, H. S., Jr., R. T. Herrington, and J. I. Ferreiro: The effects of immersion and temperature on respiration in newborn lambs. Pediatrics **45**, 598—605, 1970; 155
668. Harned, H. S. Jr., and J. I. Ferreiro: Initiation of breathing by cold stimulation: Effects of change in ambient temperature on respiratory activity of the fullterm fetal lamb. J. Pediat. **83**, 663—669, 1973; 155
669. Harreveld, A. van and R. E. Russell: Postnatal development of a left-right atrial pressure gradient. Amer. J. Physiol. **186**, 521—524, 1956; 211
670. Harris, A. E.: Ph. D. Thesis, Univ. Cambridge 1965 zit. nach: Hughes, A. F. W.: Aspects of Neural Ontogeny. London, New York 1968, S. 61—62. 379
671. Harris, J. T. and A. J. Fraser: The acidity of the gastric contents of premature babies during the first fourteen days of life. Biol. Neonat. **12**, 186—193, 1968; 343
672. Harrison, R.: Anus; in: Todd, R. B. (ed.): The Cyclopaedia of Anatomy and Physiology. Vol. 1, London 1835/36, S. 173—187. 272
673. Harsch, M. and J. W. Green: Electrolyte analyses of chick embryonic fluids and heart tissues. J. cell. comp. Physiol. **62**, 319—326, 1963; 177
673a. Harthorn, M. K. S.: Analysis of the rhythm of infantile breathing. Brit. Med. Bull. **31**, 8—12, 1975; 157
674. Hartleb, O.: Über Alterswandlungen ballistographischer Befunde. Verh. dtsch. Ges. Kreisl.-Forsch. **24**, 220—224, 1958; 253
675. Haselhorst, G.: Über den Blutdruck in den Nabelschnurgefäßen, die Ausschaltung des Nabelschnur- und Plazentarkreislaufs nach Geburt des Kindes und über den Blutstillungsmechanismus. Z. Geburtsh. u. Gynäk. **95**, 400—426, 1929; 205, 206
676. Haselhorst, G. und K. Stromberger: Über den Gasgehalt des Nabelschnurbluts vor und nach der Geburt des Kindes und über den Gasaustausch in der Plazenta. I. Mitt.: Z. Geburtsh. Gynäk. **98**, 49—78, 1930; II. Mitt.: Z. Geburtsh. Gynäk. **100**, 48—70, 1931; 77
677. Hasselbalch, K. A.: Über den respiratorischen Stoffwechsel des Hühnerembryos. Skand. Arch. Physiol. **10**, 353—402, 1900; 86, 87
678. Hauschka, S. D. und N. K. White: Studies of myogenesis in vitro; in: Banker, B. Q., R. J. Przybylski, J. P. van der Meulen, and M. Victor (eds.): Research in Muscle Development and the Muscle Spindle. Excerpta med. (Amst.) 1972, S. 53—71. 361
679. Hayek, H. von: Der funktionelle Bau der Nabelarterien und des Ductus Botalli. Z. Anat. Entwickl.-Gesch. **105**, 15—24, 1935; 212
680. Hayek, H. von: Über reaktive Formveränderungen der Alveolarepithelzellen bei verschiedenem Sauerstoffangebot. Z. Anat. Entwickl.-Gesch. **115**, 436—442, 1951; 133
681. Hayem, G.: Des caractères anatomique du sang chez le nouveau-né pendant les premiers jours de la vie. Compt. rend. Acad. sc. (Paris) **84**, 1166—1169, 1877; 91

682. Hayes, R. L.: The induction of cortisone-treated embryonic duodenum in vitro. J. Embryol. exp. Morph. **14**, 161—175, 1965; 348
683. Heard, J. D., G. G. Burkley, and C. R. Schaefer: The electrocardiograms derived from eleven fetuses through the medium of direct leads. Trans. Ass. Amer. Phycns. **50**, 335—341, 1935; 201
684. Heck, J. und B. Zetterström: Analyse des photopischen Flimmerelektroretinogramms bei Neugeborenen. Ophthalmologica (Basel) **135**, 205—210, 1958; 485
685. Heggestad, C. B. and L. J. Wells: Experiments on the contribution of somatotropin to prenatal growth in the rat. Acta Anat. (Basel) **60**, 348—361, 1965; 16
686. Heidger, P. M., F. S. Miller, and J. A. Miller: Cerebral and cardiac enzymic activity and tolerance to asphyxia during maturation of the rabbit. J. Physiol. (Lond.) **206**, 25—40, 1970; 449
687. Heine, H.: Zur Stammes- und Entwicklungsgeschichte des Reizleitungssystems (RLS) im Säugetierherzen. Z. Anat. Entwickl.-Gesch. **137**, 86—105, 1972; 170
688. Helander, H. F.: Gastric acidity in young and adult mice. Scand. J. Gastroent. **5**, 221—224, 1970; 342
689. Hellegers, A. E., C. J. Heller, R. E. Behrman, and F. C. Battaglia: Oxygen and carbon dioxide transfer across the rhesus monkey placenta (*Macaca mulatta*). Amer. J. Obstet. Gynec. **88**, 22—31, 1964; 79
690. Heller, H.: The renal function in newborn infants. J. Physiol. (Lond.) **102**, 429 bis 440, 1944; 270
691. Heller, H.: The response of newborn rats to administration of water by the stomach. J. Physiol. (Lond.) **106**, 245—255, 1947; 293
692. Heller, H.: The action and fate of vasopressin in newborn and infant rats. J. Endocr. **8**, 214—223, 1952; 300
693. Heller, H.: Die Hypophysenhinterlappen- und Nebennierenrindenhormone während der ersten Lebenszeit im Zusammenhang mit der Regulation des Wasserhaushalts. Mschr. Kinderheilk. 106, 81—87, 1958; 298, 299
694. Heller, H. and K. Lederis: Maturation of the hypothalamoneurohypophysial system. J. Physiol. (Lond.) **147**, 299—314, 1959; 297
695. Heller, J.: Effect of dehydration on adult and newborn rats. J. Physiol. (Lond.) **108**, 303—314, 1949; 294
696. Heller, J.: The role of emptying of the stomach in absorption of a water load in the rat during ontogenesis. Physiol. Bohemoslov. **12**, 526—532, 1963; 341
697. Heller, J. and K. Čapek: Changes in body water compartments and insulin and PAH clearance in the dog during postnatal development. Physiol. Bohemoslov. **14**, 433—438, 1965; 314
698. Helliesen, P. J., C. D. Cook, L. Friedländer, and S. Agathon: Studies of respiratory physiology in children. Pediatrics **22**, 80—93, 1958; 131
699. Helmreich, E.: Der Kraftwechsel des Kindes. Wien 1927; 46
700. Helmreich, E.: Physiologie des Kindesalters. Berlin, Bd. 1, 1931, Bd. 2, 1933; 46, 52 54, 268, 329, 330, 332, 335, 336
701. Henderson, S. G.: The gastrointestinal tract in the healthy newborn infant. Amer. J. Roentgenol. **48**, 302—335, 1942; 339, 340
702. Henry, N. B.: 1944 zitiert nach Shock, N. W.: Physiological growth; in: Falkner, F. (ed.): Human Development. Philadelphia, London 1966, S. 162. 51
703. Hensel, G.: Untersuchungen über den Diastasegehalt des Speichels bei Frühgeborenen. Z. Kinderheilk. **54**, 367—379, 1933; 335
704. Hensel, H.: Mensch und warmblütige Tiere; in: Precht, H., J. Christopherson und H. Hensel (Hrsg.): Temperatur und Leben. Berlin, Göttingen, Heidelberg 1955; 68
705. Hensel, H.: Fortlaufende Bestimmung der Hautdurchblutung am Menschen mit einem neuen Wärmeleitmesser. Naturwissenschaften **43**, 477—478, 1956; 66

706. Hensel, H.: Allgemeine Sinnesphysiologie. Hautsinn, Geschmack, Geruch. Berlin, Heidelberg, New York 1966, S. 107—114. 459, 461
707. Herschowitz, N. and E. Rossi: Critical periods in brain development; in: Lipids, Malnutrition and the Developing Brain. A Ciba Foundation Symposium. Amsterdam, London, New York 1972, S. 107—116. 423
708. Hess, W. R.: Das Zwischenhirn. Basel 1954; 296
709. Hesse, H. und R. Minkus: Intrathorakale Bewegungsstudie am Herzen im Selbstversuch. Z. Kreisl.-Forsch. **38**, 613—616, 1949; 200
710. Hewer, E. F.: Secretion by the human fetal kidney. Quart. J. exper. Physiol. **14**, 49—50, 1924. 277
710a. Hey, E.: Thermal neutrality. Brit. Med. Bull. **31**, 69—74, 1975; 57, 59, 62
711. Hey, E. N., G. Katz, and B. O'Connell: The total thermal insulation of the newborn baby. J. Physiol. (Lond.) **207**, 683—698, 1970; 57
712. Hill, K. J.: Gastric development and antibody transference in the lamb, with some observations in the rat and guinea pig. Quart. J. exp. Physiol. **41**, 421—432, 1956; 343
713. Hilpert, P., R. G. Fleischmann, D. Kempe, and H. Bartels: The Bohr effect related to blood and erythrocyte pH. Amer. J. Physiol. **205**, 337—340, 1963; 83
714. Hilton, W. A.: The morphology and development of intestinal folds and villi in vertebrates. Amer. J. Physiol. **1**, 459—504, 1902; 347
715. Himes, M.: Significance of the Prenatal Motor Cortex; in: Bucy, P. C. (ed.): The Prenatal Motor Cortex. Urbana, Ill. 1944. 402
716. Himstedt, W.: Das Elektroretinogramm des Feuersalamanders (*Salamandra salamandra* L.) vor und nach der Metamorphose. Pflügers Arch. ges. Physiol. **318**, 176 bis 184, 1970; 485
717. Himwich, H. E.: Brain Metabolism and Cerebral Disorders. Baltimore 1951; 156, 376, 445
718. Himwich, H. E. and J. E. Fazekas: Comparative studies of the metabolism of the brain of infant and adult dogs. Amer. J. Physiol. **132**, 452—459, 1941; 446
719. Himwich, H. E. and A. Shimizu: Comparative studies of sleepwakefulness cycles in growing rabbits and kittens: the effect of psychotropic drugs in kittens; in: Jilek, L. and St. Trojan (eds.): Ontogenesis of the Brain. Prague 1968, S. 423—428. 410
720. Himwich, W. A.: Physiological measurements in neonatal animals; in: Gray, W. I. (ed.): Methods of Animal Experimentation. Vol. II, New York, London 1968, S. 241 bis 262. 3
721. Hinds, J. W.: Early neuron differentiation in the mouse olfactory bulb. I: Light microscopy; II: Electron microscopy. J. comp. Neurol. **146**, 233—276, 1972; 466
722. Hines, B. E. and R. A. McCance: Ammonia formation from glutamine by kidney slices from adult and newborn animals. J. Physiol. (Lond.) **124**, 8—16, 1954; 326
723. Hinke, A.: Über den Nabelvenendruck beim Neugeborenen während der Austauschtransfusion. II. Mitteilung: Das Verhalten des Venendruckes bei schnellen definierten Blutvolumenänderungen. Z. Kreislauf-Forsch. **52**, 323—346, 1963; 206
724. Hirano, H.: A histochemical study of the cholinesterase activity in the neuromuscular junction in developing chick skeletal muscles. Arch. histol. jap. **28**, 89—101, 1967 363
725. Hiršová, D. and O. Koldovský: On the question of the absorption of insulin from the gastrointestinal tract during postnatal development. Physiol. Bohemoslov. **18**, 281—284, 1969; 345
726. His, W.: Zur Geschichte des menschlichen Rückenmarks und der Nervenwurzeln. Abhandl. Kgl. Sächs. Ges. Wiss., Math.-Naturw. Kl. **13**, 479—514, 1886; 428
727. Hishikawa, T.: Die Regulation der Atemfrequenz beim Neugeborenen und in den ersten Lebensjahren. Schweiz. med. Wschr. **4**, 341—342, 1923; 110

728. Hislop, A., D. C. F. Muir, M. Jacobsen, G. Simon, and L. Reid: Postnatal growth and function of the preacinar airways. Thorax **27**, 265—274, 1972; 134
729. Hissa, R.: Postnatal development of thermoregulation in the norwegian lemming and the golden hamster. Ann. Zool. Fenn. **5**, 345—383, 1968; 56, 59, 62, 63
730. Hitchcock, S. E.: The appearance of a functional contractile apparatus in developing muscle. Develop. Biol. **23**, 399—423, 1970; 361, 362
731. Hlaváčková, V.: Temporary connections in guinea pig embryos. Nature **198**, 1309 bis 1310, 1963; 456
732. Hoar, R. M. and J. L. Hall: The early pattern of cardiac innervation in the fetal guinea pig. Amer. J. Anat. **128**, 499—507, 1970; 173
733. Hodel, C.: Die fetale Entwicklung des elastischen Lungengerüstes beim Menschen. Acta anat. (Basel) **71**, 53—67, 1969; 134
734. Hoepffner, W., K. Beyreiss und F. Müller: Die Dünndarmperfusion als Methode zur quantitativen Bestimmung der Kohlehydratabsorption bei Säuglingen und Kleinkindern. Zschr. inn. Med. Grenzgeb. **29**, 285—288, 1974; 351
735. Hofer, M. A.: Physiological responses of infant rats to separation from their mothers. Science **168**, 871—873, 1970; 458
736. Hofer, M. A.: Cardiac rate regulated by nutritional factor in young rats. Science **172**, 1039—1041, 1971; 242
737. Hoff, E. C., T. C. Kramer, D. DuBois, and B. M. Patten: The development of the electrocardiogram of the embryonic heart. Amer. Heart J. **17**, 470—488, 1939; 180
738. Hoffman, L. E. Jr. and L. H. S. van Mierop: Effect of epinephrine on heart rate and arterial blood pressure of the developing chick embryo. Pediat. Res. **5**, 472—477, 1971; 174, 175
739. Hogan, J. A.: The development of a hunger system in young chicks. Behaviour **39**, 128—201, 1971; 455
740. Hogg, I. D.: Sensory nerves and associated structures in the skin of human fetuses of 8 to 14 weeks of menstrual age correlated with functional capability. J. comp. Neurol. **75**, 371—410, 1941; 459
741. Hogg, I. D. and J. W. Bryant: The development of sensory innervation in the mouth and pharynx of the albino norway rat (*Mus norwegicus albinus*). J. comp. Neurol. **136**, 33—56, 1969; 333
742. Hohlweg, W.: Die Bedeutung der Sexualhormone in der Fötalperiode für die Determination der Sexualorgane und des Sexualtriebes. Wien. klin. Wschr. **80**, 445—448, 1968; 16
743. Hohorst, H. J. and D. Stratmann: Oxydative phosphorylation in brown fat mitochondria of the guinea pig. zitiert nach: Brück, K.: Die Funktion des „braunen" Fettgewebes beim Neugeborenen; in: Linneweh, F. (Hrsg.): Fortschritte der Paedologie Bd. II. Berlin, Heidelberg, New York 1968; 65
744. Holland, W. W. and I. M. Young: Neonatal blood pressure in relation to maturity, mode of delivery, and condition at birth. Brit. med. J. **11**, 1331—1333, 1956; 217, 262
744a. Hollenberg, M. J. and A. W. Spira: Human retinal development: ultrastructure of the outer retina. Amer. J. Anat. **137**, 357—386, 1973; 481
745. Hollmann, W.: Höchst- und Dauerleistungsfähigkeit des Sportlers. München 1963; 120
746. Hollmann, W. und C. Bouchard: Untersuchungen über die Beziehungen zwischen chronologischem und biologischem Alter zu spiroergometrischen Meßgrößen, Herzvolumen, anthropometrischen Daten und Skelettmuskelkraft bei 8—18jährigen Jungen. Z. Kreisl.-forsch. **59**, 160—176, 1970; 120, 231, 266
747. Holtzer, H. and J. W. Sanger: Myogenesis: old views rethought; in: Banker, B. Q., R. J. Przybylski, J. P. van der Meulen and M. Victor (eds.): Research in Muscle Development and the Muscle Spindle. Excerpta med. (Amst.) 1972, S. 122—133. 361

748. HOLZGREVE, H., J. R. MARTINEZ, and A. VOGEL: Micropuncture and histologic study of submaxillary glands of young rats. Pflügers Arch. ges. Physiol. **290**, 134 bis 143, 1966; 331, 335
749. HOMOLKA, I.: Chemische Diagnostik im Kindesalter. Berlin 1961; 322
750. HON, E. H.: Electronic evaluation of the fetal heart rate. VI: Fetal distress — a working hypothesis. Amer. J. Obstet. Gynec. **83**, 333—353, 1962; 198
751. HON, E. H. and S. T. LEE: Electronic evaluation of the fetal heart rat. VIII: Pattern preceding fetal death, further observations. Amer. J. Obstet. Gynec. **87**, 814—826, 1963; 199
752. HOOKER, D.: A Preliminary Atlas of Early Human Fetal Activity. Published privately by the author, 1939; 384
753. HOOKER, D.: The Prenatal Origin of Behavior. Kansas 1952; 332, 363, 382, 384, 452, 460
754. HOPKINS, S. F. Jr., E. P. MCCUTCHEON, and D. R. WEKSTEIN: Postnatal changes in rat ventricular function. Circulat. Res. **32**, 685—691, 1973; 261
755. HÖRNBLAD, P. Y.: Studies in closure of the ductus arteriosus. III: Species differences in closure rate and morphology. Cardiologia **51**, 262—282, 1967; 215
756. HÖRNBLAD, P. Y. and K. S. LARSSON: Studies on closure of the ductus arteriosus. I: Whole-body freezing as improvement of fixation procedures. Cardiologia **51**, 231 bis 241, 1967a; 215
757. HÖRNBLAD, P. Y. and K. S. LARSSON: Studies on closure of the ductus arteriosus. II: Closure rate in the rat and its relation to environmental temperature. Cardiologia **51**, 242—252, 1967b; 215
758. HÖRNBLAD, P. Y., K. S. LARSSON, and L. MARSK: Studies on closure of the ductus arteriosus. VII: Closure rate and morphology of the ductus arteriosus in the lamb. Cardiologia **54**, 336—342, 1969; 215
759. HORRIDGE, G. A.: Interneurons. London, San Francisco 1968; 432
760. HORSTEN, G. P. M. and J. E. WINKELMANN: Electrical activity of the retina in relation to histological differentiation in infants born prematurely and at fullterm. Vision Res. **2**, 269—276, 1962; 485
761. HORSTER, M. and J. E. LEWY: Filtration fraction and extraction of PAH during neonatal period in the rat. Amer. J. Physiol. **219**, 1061—1065, 1970; 304—310, 314
762. HORSTMANN, E.: Haut; in: Möllendorf, W. van und W. Bargmann (Hrsg.): Handbuch der mikroskopischen Anatomie des Menschen. Erg.Bd. III/1, Berlin 1927, S. 1 bis 276. 459
763. HORSTMANN, E.: Die postnatale Entwicklung der Kapillarisierung im Gehirn eines Nesthockers (Ratte) und eines Nestflüchters (Meerschweinchen). Anat. Anz. Erg. Hefte **106/107**, 405—419, 1960; 445
764. HORT, W.: Morphologische und physiologische Untersuchungen an Ratten während eines Lauftrainings und nach dem Training. Virchows Arch. path. Anat. **320**, 197 bis 237, 1951; 192, 226
765. HORT, W.: Quantitative histologische Untersuchungen an wachsenden Herzen. Virchows Arch. path. Anat. **323**, 223—242, 1953; 191, 226
766. HORT, W.: Morphologische Untersuchungen an Herzen vor, während und nach der postnatalen Kreislaufumschaltung. Virchows Arch. path. Anat. **326**, 458—484, 1955; 193, 226, 228
767. HORT, W.: The normal heart of the fetus and its metamorphosis in the transition period; in: Cassels, D. E. (ed.): The Heart and Circulation in the Newborn and Infant. New York 1966, S. 210—224. 192
768. HORVÁTTH, I.: Einst und jetzt: Zur Entwicklungsgeschichte der Blutkörperchenzählung. Münch. med. Wschr. **107**, 2448—2451, 1965; 69
769. HOSEMANN, H.: Normale und abnormale Schwangerschaftsdauer; in: Seitz, L. und A. I. Amreich (Hrsg.): Biologie und Pathologie des Weibes, 2. Aufl., Bd. VII/1, Berlin 1952; 20

770. House, E. W. and H. E. Ederstrom: Anatomical changes with age in the heart and ductus arteriosus in the dog after birth. Anat. Rec. **160**, 289—295, 1968; 226
771. Howatt, W. F., P. W. Humphreys, I. C. S. Normand, and L. B. Strang: Ventilation of liquid by the fetal lamb during asphyxia. J. appl. Physiol. **20**, 496—502, 1965; 144—146
772. Hrubý, L.: A quantitative study of the relative growth of the small intestine of the rat during the period suckling. Folia morph. (Praha) **14**, 308—314, 1966; 346
773. Hubbert, W. T., O. H. V. Stalhelm, and G. D. Booth: Changes in organ weigths and fluid volumes during growth of the bovine fetus. Growth **36**, 217—233, 1972; 11
774. Hubsher, J. A.: The electrocardiogram of the premature infant. Amer. Heart. J. **61**, 467—475, 1961; 239
775. Huckabee, W. E.: Uterine blood flow. Amer. J. Obstet. Gynec. **84**, 1623—1633, 1962 86
776. Huckabee, W. E., J. Metcalfe, H. Prystówsky, and D. H. Barron: Insufficiency of O_2 supply to pregnant uterus. Amer. J. Physiol. **202**, 198—204, 1962; 87
777. Hugenholtz, P. G. and J. Liebman: The orthogonal vectorcardiogram in 100 normal children (Frank system). Circulation **26**, 891—901, 1962; 248
778. Huggett, A. S. G.: Carbohydrate metabolism in the placenta and foetus. Brit. med. Bull. **17**, 122—126, 1961; 13
779. Huggett, A. S. G. and W. F. Widdas: The relationship between mammalian foetal weight and conception age. J. Physiol. (Lond.) **114**, 306—317, 1951; 9, 10
780. Hughes, A. F. W.: Aspects of Neural Ontogeny. London 1968; 360, 362, 382
781. Hughes, A. F. W., S. V. Bryant, and A. Bellairs 1967: zit. nach Hughes, A. F. W.: Aspects of Neural Ontogeny. London 1968; 360
782. Hughes, D. T. D., H. R. Parker, and J. V. Williams: The response of foetal sheep and lambs to pulmonary inflation. J. Physiol. (Lond.) **189**, 177—187, 1967; 157
783. Hugounenq, L.: Sur la fixation des bases alcalines dans le squelette mineral du foetus pendant les cinq derniers mois de la grossesse. Compt. rend. Acad. sc. Paris **130**, 941—942, 1900; 287
784. Huisman, T. H. J.: Haemoglobin types in pre- and postnatal life; in: Linneweh, F. (Hrsg.): Physiologische Entwicklung des Kindes. Berlin, Göttingen, Heidelberg 1959, S. 296—305. 75, 76
785. Hull, D.: The structure and function of brown adipose tissue. Brit. med. Bull. **22**, 92—96, 1966; 63, 64
785 a. Hull, D.: Storage and supply of fatty acids before and after birth. Brit. Med. Bull. **31**, 32—36, 1975; 12, 45
786. Hull, D. and M. M. Segall: The contribution of brown adipose tissue to heat production in the new-born rabbit. J. Physiol. (Lond.) **181**, 449—457, 1965; 63
787. Humphrey, T.: Pattern formed at upper cervial spinal cord levels by sensory fibres of spinal and cranial nerves. Arch. Neurol. Psychiatr. (Lond.) **73**, 36—46, 1955; 381
788. Humphrey, T.: Some correlations between the appearance of human fetal reflexes and the development of the nervous system. Progr. Brain Res. **4**, 93—135, 1964; 384, 452
789. Humphrey, T.: Postnatal repetition of human prenatal activity sequences with some suggestions of their neuroanatomical basis; in: Robinson, R. J. (ed.): Brain and Early Behaviour. London, New York 1969 S. 43—71. 452
790. Humphreys, P. W., I. C. S. Normand, E. O. R. Reynolds, and L. B. Strang: Pulmonary lymph flow and the uptake of liquid from the lungs of the lamb at the start of breathing. J. Physiol. (Lond.) **193**, 1—29, 1967; 150
791. Hungate, R. E.: Ruminal fermentation; in: Code, Ch. F. and W. Heidel (eds.): Handbook of Physiology, Sect. 6, Vol. V. Washington 1968, S. 2725—2746. 343

792. Hungerland, H.: Harnorgane; in: Brock, J. (Hrsg.): Biologische Daten für den Kinderarzt, Bd. 2. Berlin, Göttingen, Heidelberg 1954, S. 336—378. 290, 291, 327
793. Hungerland, H., J. Quenzlein und H. Weber: Über den Natrium- und Kaliumgehalt des Speichels gesunder Säuglinge, Kinder und Erwachsener. Z. Kinderheilk. 80, 178—189, 1957; 335
794. Hungerland, H. und R. Schulz: Über die Ammonium- und Säure- (Titrationsazidität-) Ausscheidung mit dem Harn im Kindesalter. Arch. Kinderheilk. 159, 88—103, 1959; 323
795. Hunt, E. E.: The developmental genetics of man; in: Falkner, F. (ed.): Human Development. Philadelphia, London 1966, S. 76—122. 6, 32
796. Hunt, W. E. and S. Goldring: Maturation of evoked response of the visual cortex in the postnatal rabbit. Elektroenceph. clin. Neurophysiol. 3, 465—471, 1951; 476, 486, 487
797. Huntingford, P. J., K. A. Hüter, and E. Saling, (eds.): Perinatal Medicine. Stuttgart 1969; 88
798. Hupka, K. und R. Wenger: Vektorkardiographische Untersuchungen an Säuglingen mit besonderer Berücksichtigung der ersten Lebensstunden und ihre Deutung im Hinblick auf die Umstellung vom fötalen auf den kindlichen Kreislauf. Helv. paediat. Acta 12, 524—534, 1957; 249, 250
799. Hursh, J. B.: Conduction velocity and diameter of nerve fibres. Amer. J. Physiol. 127, 131—139, 1939; 377
800. Hutt, S. J., H. G. Lenard, and H. F. R. Prechtl: Psychophysiological studies in newborn infants. Advanc. Child Develop. Behav. 4, 127—172, 1969; 398
801. Huuhtanen, A.: Untersuchungen über das Blutbild 1- bis 15jähriger Kinder der Stadt Turku in Finnland. Ann. Paediat. Fenn. 4, Suppl. 9, 1957; 91, 92
802. Hyman, L. H.: 1921, zit. nach Needham, J.: Chemical Embryology, Vol. 1—3, Oxford 1931, S. 666. 40
803. Hyvärinen, J.: Analysis of spontaneous spike potential activity in developing rabbit diencephalon. Acta physiol. scand. 68, Suppl. 278, 1966; 443
804. Ibrahim, J.: Trypsinogen und Aterokinase beim menschlichen Neugeborenen und Embryo. Biochem. Z. 22, 24—32, 1909; 356
805. Ibrahim, H.: Über Milchpumpen und deren Anwendung. Münch. med. Wschr. II, 1056—1058, 1904; 335
806. Ikeda, M.: Adrenergic innervation of the ductus arteriosus of the fetal lamb. Experientia 26, 525—526, 1970; 212
807. Iliff, A. and V. A. Lee: Pulse rate, respiratory rate, and body temperature of children between two months and eighteen years of age. Child Develop. 23, 237—245, 1952; 55, 114, 115, 243—245
808. McIlroy, M. B., R. Marshall, and R. V. Christie: The work of breathing in normal subjects. Clin. Sci. 13, 127—136, 1954; 126
809. Ingelfinger, F. J.: Esophageal motility. Physiol. Rev. 38, 533—584, 1958; 336, 337
810. Isabel, J. B., B. Towers, F. H. Adams, and M. T. Gyeges: The effects of ganglionic blockade on tracheobronchial muscle in fetal and newborn lambs. Resp. Physiol. 15, 255—267, 1972; 155
811. Iwamura, Y.: Development of supraspinal modulation of motor activity during sleep and wakefulness; in: Sterman, M. B., D. J. McGinty, and A. M. Adinolfi (eds.): Brain Development and Behavior. New York, London 1971, S. 129—143. 401
812. Jackson, C. M.: Postnatal growth and variability of the body and of the various organs in the albino rat. Amer. J. Anat. 15, 1—52, 1913; 228
813. Jaffee, O. C.: Hemodynamics and cardiogenesis. I: The effects of altered vascular patterns on cardiac development. J. Morph. 110, 217—225, 1962; 165, 166
814. Jaffee, O. C.: Bloodstreams and the formation of the interatrial septum in the anuran heart. Anat. Rec. 147, 355—357, 1963; 165

815. JAFFEE, O. C.: Hemodynamic factors in the development of the chick embryo heart. Anat. Rec. 151, 69—75, 1965; 165, 166
816. JAGIELSKI, J., J. NOLIS, and G. ROBACZYŃSKA: The electrocardiogram of the newborn (poln.). Kardiol. pol. 7, 87—96, 1964; 252
817. JAGIELSKI, J. and J. NOLIS: QRS vectorcardiograms and electrocardiograms of the premature baby. Bull. Soc. Amis. Sci. Poznán, Sér. C 15, 75—84, 1966; 240
818. JAGLOM, A. M. und I. M. JAGLOM: Wahrscheinlichkeit und Information. Berlin 1960; 419
819. JAMES, L. S.: Physiology of respiration in newborn infants and in the respiratory distress syndrom. Pediatrics 24, 1069—1101, 1959; 116, 121, 130; 160
820. JAMES, L. S. and R. D. ROWE: The pattern of response of pulmonary and systemic arterial pressures in newborn and older infants to short periods of hypoxia. J. Pediat. 51, 5—11, 1957; 218
821. JAMES, T. N.: Cardiac conduction system: fetal and postnatal development. Amer. J. Cardiol. 25, 213—226, 1970; 169, 170, 172, 233
822. JANOVSKÝ, M., J. MARTINEK und N. STANINCOVÁ: Verschiedener Einfluß von Wasserdefizit bei gestillten und künstlich ernährten Säuglingen. (tschech.) Čs. Fysiol. 12, 321—322, 1963a; 293
823. JANOVSKÝ, M., J. MARTINEK und V. STANINCOVÁ: Ansprüche an die Funktion der Niere von Brust- und Flaschenkindern. (tschech.) Čs. Pediat. 18, 769—773, 1963b; 288
824. JANOVSKÝ, M., J. MARTINEK, and V. STANINCOVÁ: Antidiuretic activity in the plasma of human infants after the load of sodium chloride. Acta paediat. scand. 54, 543—549, 1965; 299
825. JASPER, H. H. (ed.): Reticular Formation of the Brain. Boston, Toronto 1958; 404
826. JÄYKKÄ, S.: The problems of dormant fetal organs: the kidneys, lungs, and the gut. Biol. Neonat. 3, 343—356, 1961; 277; 279
827. JÉGIER, W., W. BLANKENSHIP, and J. LIND: Venous pressure in the first hour of life and its relationship to placental transfusion. Acta paediat. scand. 52, 485—496, 1963; 209
828. JILEK, L.: Stagnační hypoxie a anoxie mozku v průběhu ontogenese. Praha 1966; 448
829. JILEK, L., J. FISCHER, L. KRULICH, and ST. TROJAN: The reaction of the brain to stagnant hypoxia and anoxia during ontogeny. Progr. Brain Res. 9, 113—131, 1964; 445, 448
830. JIT, A.: The development of the muscularis mucosae in the human gastrointestinal tract. J. anat. Soc. India 6, 83—98, 1957; 347
831. JOEL, C. D.: The physiological role of brown adipose tissue; In: Renold, A. E. and G. F. Gahill (eds.): Handbook of Physiology Sect. 5: Adipose Tissue. Washington 1965, S. 59—85. 65
832. JOELSSON, I., M. D. BARTON, S. DANIEL, S. JAMES, and K. ADAMSONS: The response of the unanesthetized sheep fetus to sympathomimetic amines and adrenergic blocking agents. Amer. J. Obstet. Gynec. 114, 43—50, 1972; 198
833. JOHNSON, G. H., C. R. BRINKMAN III, and N. S. ASSALI: Response of the hypoxic fetal and neonatal lamb to administration of base solution. Amer. J. Obstet. Gynec. 114, 914—922, 1972; 197
834. JOHNSON, J. W. C.: A study of fetal intrathoracic pressures during labor and delivery. Amer. J. Obstet. Gynec. 84, 15—19, 1962; 146
835. JOHNSON, R. and M. ARMSTRONG-JAMES: Morphology of superficial postnatal cerebral cortex with special reference to synapses. Z. Zellforsch. 110, 540—558, 1970; 429
836. JONES, P. R. M. and R. F. A. DEGAN: Effects of kwashiorkor on the development of bones of the hand. J. trop. Pediat. 2, 51—68, 1956; 29

837. Jones, R. H., D. H. Crowell, and L. E. Kapuniai: A method for detecting change in a time series applied to newborn EEG. Electroenceph. clin. Neurophysiol. **27**, 436—440, 1969; 437
838. Jost, A.: Expériences de decapitation de l'embryon de lapin. Compt. rend. Acad. Sci. Paris **225**, 322—324, 1947; 15
839. Jost, A.: The role of fetal hormones in prenatal development. The Harvey-Lectures, Series 55, New York 1961; 16
840. Jost, A.: Endocrine factors in fetal development. Triangel (De.) **5**, 189—193, 1962; 15
841. Jost, A.: Anterior pituitary function in foetal life; in: Harris, G. W. and B. T. Donovan (eds.): The Pituitary Gland. London 1966, S. 299—323. 16
842. Jouvet, M.: Telencephalic and rhombencephalic sleep in the cat; in: Wolstenholm, G. E. W. and M. O'Connor (eds.): The Nature of Sleep. A Ciba Foundation Symposium Boston 1961, S. 188—206. 410
843. Jouvet, M.: Paradoxical sleep — a study of its nature and mechanism. Progr. Brain Res. **18**, 20—57, 1965; 410
844. Jouvet, M.: Neurophysiology of the states of sleep. Physiol. Rev. **47**, 117—177, 1967; 405, 409, 410
845. Jouvet, M. et D. Jouvet: Le sommeil et les rêves chez les animaux; in: Ey, H. (ed.): Psychiatrie animale. Paris 1964; 410
846. Jouvet-Monnier, A. L. and D. Lacote: Ontogenesis of the states of sleep in rat, cat and guinea pig during the first postnatal month. Develop. Psychobiol. **2**, 216 bis 239, 1970; 410, 413
847. Jundell, I.: Über die nyktemeralen Temperaturschwankungen im ersten Lebensjahr des Menschen. Jb. Kinderhk. (Berlin) **59**, 521—619, 1904; 55
848. Junghanss, J.: Untersuchungen über die Entwicklung des Nystagmus in der postnatalen Ontogenese des Kaninchens bei per- und postrotatorischer Reizung bzw. bei sinusförmigen Drehbewegungen. Diss. Leipzig 1972; 390, 391
849. Juntunen, J. and H. Terävainen: Structural development of myoneural junctions in the human embryo. Histochemie **32**, 107—112, 1972; 364
850. Kafka, H. L. and W. Oh: Direct and indirect blood pressure. A comparative study. Amer. J. Dis. Child. **122**, 426—428, 1971; 222
851. Kagan, J.: Personality, behavior and temperament; in: Falkner, F. (ed.): Human Development. Philadelphia, London 1966, S. 326—367. 458
852. Kagawa, K., O. Yagasaki, T. Takewaki, and I. Yanagiya: Changes of the inner plexus control in the chick intestinal motility through the development. Jap. J. vet. Sci. **31**, 23—27, 1969; 349
853. Kahle, W.: Zur ontogenetischen Entwicklung der Brodmannschen Rindenfelder; in: Hassler, R. und H. Stephan (Hrsg.): Evolution of the Forebrain. Stuttgart 1966, S. 305—315. 435
854. Kaiser, D. und E. Drack: Schweißsekretion beim Neugeborenen. Untersuchungen an der pilokarpinstimulierten Einzeldrüse. Helv. paediat. Acta **26**, 551—560, 1971; 56
855. Kaiser, I. H., J. N. Cummings, S. R. M. Reynolds, and J. P. Marbarger: Acclimatization response of the pregnant ewe and fetal lamb to diminished ambient pressure. J. appl. Physiol. **13**, 171—178, 1958; 80, 83
856. Kalaschnikoff: Zur Anatomie der Harnwege im Kindesalter. (russ.) Diss. St. Petersburg 1899. Zit. nach Gundobin, N. P.: Die Besonderheiten des Kindesalters, Berlin 1912; 272
857. Kaltsoya, A., P. Fessas, and A. Stavropoulos: Hemoglobins of early human embryonic development. Science **153**, 1417—1418, 1966; 75
858. Kamieniecka, Z.: The stages of development of human foetal muscles with reference to some muscular diseases. J. neur. Sci. **7**, 319—329, 1968; 364

859. KAMMERAAD, A.: The development of the gastrointestinal tract of the rat. I: Histogenesis of the epithelium of the stomach, small intestine, and pancreas. J. Morph. 70, 323—352, 1942; 347
860. KAPLAN, S. A. and C. S. N. SHIMIZU: Growth hormone effects on cartilage aminoacid composition. Amer. J. Dis. Child. 105, 576—580, 1963; 32
861. KAPRALOVA, L. T.: Concerning the question of digestive enzymes of placenta and gastrointestinal tract in sheep embryos. (russ.) Dokl. Akad. Nauk SSSR 148, 985 bis 988, 1963; 351, 355
862. KARAKLIS, A. and P. FESSAS: The normal minor components of human foetal haemoglobin. Acta heamat. (Basel) 29, 267—281, 1963; 75
863. KARLBERG, P.: The adaptive changes in the immediate postnatal period, with particular reference to respiration. J. Pediat. 56, 585—604, 1960; 116, 129, 146, 153
864. KARLBERG, P.: Respiratory physiology during infancy and childhood. Acta anaesth. scand. Suppl. 37, 10—17, 1970; 159, 161
865. KARLBERG, P., R. B. CHERRY, F. E. ESCARDÓ, and G. KOCH: Respiratory studies in newborn infants. I: Apparatus and methods for studies of pulmonary ventilation and the mechanics of breathing. Acta paediat. scand. 49, 345—357, 1960; 126
866. KARLBERG, P., R. B. CHERRY, F. E. ESCARDÓ, and G. KOCH: Respiratory studies in newborn infants. II: Pulmonary ventilation and mechanics of breathing in the first minutes of life, including the onset of respiration. Acta paediat. scand. 51, 121—136, 1962; 148
867. KARLBERG, P., R. E. MOORE, and T. K. OLIVER: Thermogenetic and cardiovascular responses of the newborn baby to noradrenalin. Acta paediat. scand. 54, 225—238, 1965; 66
868. KARLSSON, B. W., C. G. BERGSTRAND, H. EKELUND, and T. LINDBERG: Postnatal changes of α-foetoprotein, albumin and total protein in human serum. Acta paediat. scand. 61, 133—139, 1972; 98
869. KARTE, H.: Eiweißstoffwechsel; in Wiesener, H. (Hrsg.): Entwicklungsphysiologie des Kindes. Berlin, Göttingen, Heidelberg 1964, S. 164—187. 97
870. KASSATKIN, N. J.: Grundriß der Entwicklung der höheren Nerventätigkeit des Kindes im ersten Lebensjahr. Berlin 1955; 455, 458
871. KAUFMANN, R., H. TRITTHART, S. RODENROTH und B. ROST: Das mechanische und elektrische Verhalten isolierter embryonaler Herzmuskelzellen in Zellkulturen. Pflügers Arch. ges. Physiol. 311, 25—49, 1969; 169, 174, 175, 179
872. McKEE, J. P. and M. P. HONZIG: The sucking behavior of mammals; in: Postman, L. (ed.): Psychology in the Making. New York 1962, S. 585—661. 454
873. KEELER, C. E., E. SUTCLIFFE, and E. L. CHAFFEE: A description of the ontogenetic development of retinal action currents in the house mouse. Proc. Nat. Acad. Sci. USA 14, 811—815, 1928; 483
874. KEEN, E. N.: The postnatal development of the human cardiac ventricles. J. Anat. 89, 484—502, 1955; 193, 226, 228
875. KEENE, M. F. L. and E. F. HEWER: Digestive enzymes of human foetus. Lancet 1929, 767—769. 343
876. KEENEY, A. H.: Development of vision: in: Falkner, F. (ed.): Human Development. Philadelphia, London 1966, S. 459—464. 478
877. KELLERTH, J.-O., A. MELLSTRÖM, and St. SKOGLUND: Postnatal excitability changes of kitten motoneurons. Acta physiol. scand. 83, 31—41, 1971; 388
878. KELLY, A. M. and D. L. SCHOTLAND: The evolution of the "checkerboard" in a rat muscle; in: Banker, B. Q., R. J. Przybylski, J. P. van der Meulen, and M. Victor (eds.): Research in Muscle Development and the Muscle Spindle. Excerpta med. (Amst.) 1972, S. 32—48. 365
879. KELLY, J. V.: The fetal heart. Amer. J. Obstet. Gynec. 91, 1133—1140, 1965; 195

880. Kelly, W. A.: Passage of insulin through the wall of the gastrointestinal tract of the infant mouse. Nature **186**, 97, 1960; 357
881. Kennedy, G. C. and J. Mitra: Body weight and food intake as initiating factors for puberty in the rat. J. Physiol. (Lond.) **166**, 408—418, 1963; 31
882. Kennedy, J. A. and S. L. Clark: Observations on the ductus arteriosus of the guinea pig in relation to its method of closure. Anat. Rec. **79**, 349—371, 1941; 212
883. Kennedy, J. A. and S. L. Clark: Observations on the physiological reactions of the ductus arteriosus. Amer. J. Physiol. **136**, 140—147, 1942; 212
884. Kenworthy, R. and W. D. Allen: Influence of diet and bacteria and small intestine morphology, with special reference to early weaning and Escherichia coli. J. comp. Path. **76**, 291—296, 1966; 348
885. Kerpel-Fronius, E.: Die Nierenfunktion bei der Exsiccose. Mschr. Kinderheilk. **51**, 400—403, 1932; 294
886. Kerr, G. R., A. L. Kennan, H. A. Waisman, and J. R. Allen: Growth and development of the fetal rhesus monkey. I: Physical growth. Growth **33**, 201—213, 1969a; 11
887. Kerr, G. R., A. S. Chamove, and H. F. Harlow: Environmental deprivation: its effects on the growth of infant monkeys. J. Pediat. **75**, 833—837, 1969b; 11, 458
888. Keuth, U. und M. Peusquens: Die hämodynamischen Kreislaufgrößen im Säuglings- und Kindesalter. Z. Kinderheilk. **78**, 379—400, 1956; 255
889. Khamidullina, A. Kh.: Parasympathetic and sympathetic nerve influence upon small bowel motility at early postnatal periods. (russ.) Fisiol. Z. (Mosk.) **47**, 1419 bis 1422, 1961; 349
890. Khazin, A. F., E. H. Hon, and S. Yeh: Observations on fetal heart rate and fetal biochemistry, III: Base deficit of umbilical cord blood. J. Pediat. **79**, 406—412, 1971; 197
891. Khoury, G. H. and R. S. Fowler: Normal Frank vectorcardiogram in infancy and childhood. Brit. Heart. J. **29**, 563—570, 1967; 250
892. Kindred, J. E. and E. L. Corey: Studies on the blood of the fetal albino rat. Anat. Rec. **47**, 213—227, 1930; 91
893. Kirch, E.: Über gesetzmäßige Verschiebungen der inneren Größenverhältnisse des normalen und pathologisch veränderten Herzens. Z. Anat. Konstit.-Lehre **7**, 235 bis 384, 1921; 230
894. Kirchhoff, H. W.: Die Lebenswandlungen der Kreislauforgane im Kindesalter vom Standpunkt des Klinikers. Verh. Dtsch. Ges. Kreisl.-forsch. **24**, 156—174, 1958; 231
895. Kirk, G. R. and S. F. Boyer: Maturation of the electroretinogram in the dog. Exp. Neurol. **38**, 252—264, 1973; 483, 484
896. Kirkland, R. T. and J. L. Kirkland: Systolic blood pressure measurement in the newborn infant with the transcutaneous Doppler method. J. Pediat. **80**, 52—56, 1972; 222, 262
897. Kirschbaum, T. H.: Variability of magnitude of the Bohr effect in human fetal blood. J. appl. Physiol. **18**, 729—733, 1963; 83
898. Kirschbaum, T. H. und J. C. Dehaven: Maternal and fetal blood constituents; in: Assali, N. S. (ed.): Biology of Gestation. Vol. II, New York, London 1968, S. 143 bis 187. 88
899. Kishimoto, Y., D. E. Davies, and N. S. Radin: Developing rat brain: changes of cholesterol, galactolipids, and the individual fatty acids of gangliosides and glycerophosphatides. J. Lipid Res. **6**, 532—536, 1965; 422
900. Kitterman, J. A., R. H. Phibbs, and W. H. Tooley: Aortic blood pressure in normal newborn infants during the first 12 hours of life. Pediatrics **44**, 959—968, 1969; 216, 222
901. Kjellberg, S. R., U. Rudhe, and R. Zetterström: Heart volume variations in the neonatal period. I: Normal infants. Acta radiol. (Stockh.) **42**, 173—180, 1954; 231

902. KJELLBERG, S. R., E. MANNHEIMER, U. RUDHE, and B. JONSSON: Diagnosis of Congenital Heart Disease. Chicago 1959; 193
903. KLAUS, M., W. H. TOOLEY, K. H. WEAVER, and J. A. CLEMENTS: Lung volume in the newborn infant. Pediatrics **30**, 111—116, 1962; 117
904. KLEIBER, M.: Body size and metabolic rate. Physiol. Rev. **27**, 511—541, 1947; 49, 279, 280
905. KLEIHAUER, E.: Fetales Hämoglobin und fetale Erythrozyten. Stuttgart 1966; 70, 71, 76
906. KLEIHAUER, E., E. BRAUCHLE, and G. BRANDT: Ontogeny of cattle hemoglobin. Nature **212**, 1272—1273, 1966; 75
907. KLEIN, R.: Recherches sur la culture des tissus hemopoiétique humains foetaux. Biol. Neonat. **5**, 319—349, 1963; 70
908. KLEIN, R. E., B. M. LESTER, C. YARBROUGH, and J.-P. HABICHT: Cross-cultural evaluation of human intelligence; in: Lipids, Malnutrition and the Developing Brain. A Ciba Foundation Symposium. Amsterdam, London, New York 1972, S. 249—261; 423
909. KLEINMAN, L. I. and R. J. LUBBE: Factors affecting the maturation of glomerular filtration rate and renal plasma flow in the new-born dog. J. Physiol. (Lond.) **223**, 395—409, 1972a; 308, 311, 313, 314
910. KLEINMAN, L. I. and R. J. LUBBE: Factors affecting the maturation of renal PAH extraction in the new-born dog. J. Physiol. (Lond.) **223**, 411—418, 1972b; 301, 303
911. KLIAVINA, M. P. and A. MARUSEVA: Electric responses of the cochlea in newborn animals. (russ.) Dokl. Akad. Nauk. SSSR **149**, 1221—1224, 1963; 472
912. KLIAVINA, M. P. and G. A. OBRASZOVA: The influence of sound stimulus intensity on the time and amplitude characteristics of the cerebral cortex evoked potentials in early postnatal ontogenesis of the rabbit; in: Jilek, L. and St. Trojan (eds.): Ontogenesis of the Brain. Prague 1968, S. 395—400. 475
913. KLIMT, F. (Hrsg.): Leistungsmedizin im Kindesalter. Dokumentation Bd. I/2 (1962—1970) Berlin 1972; 53
914. KLINGBERG, F. und P. SCHWARTZE: Über photisch ausgelöste Nachentladungen im visuellen Cortex der Ratte während der Ontogenese. Pflügers Arch. ges. Physiol. **292**, 90—99, 1966; 486, 489
915. KLINGE, O. und H. SIEPMANN: Zur Entwicklung des Kernmusters im Herzmuskel wachsender Ratten. Naturwissenschaften **57**, 359, 1970; 191, 226
916. KLOPFER, P. H.: Nachfolgeprägung; in: Stokes, A. W. (Hrsg.): Praktikum der Verhaltensforschung. Jena 1971, S. 162—168. 457
917. KLOSOVSKY, B. N.: The Development of the Brain. Transl. and ed. by Haigh, B., New York 1963; 388
918. KNAUS, H. H.: Was versteht der Geburtshelfer unter einer Früh-, Lebend-, Tot- und Fehlgeburt? Med. Klin. **59**, 1656—1660, 1964; 17
919. KNEISZL, F.: Some data on the aetiology of the gastric rupture in the newborn. Biol. Neonat. **4**, 201—222, 1962; 339
920. KNOLL, J.: The Theory of Active Reflexes. Budapest 1969; 455
921. KNOLL, W.: Die Blutbildung beim Embryo; in: Hirschfeld, H. und A. Hittmair (Hrsg.) Handbuch der allgemeinen Hämatologie. I/1, Wien, Berlin 1932, S. 553—600. 69
922. KNOLL, W.: Die Entwicklung der blutbildenden Gewebe und des Blutes beim Menschen; in Heilmeyer, L. und A. Hittmair (Hrsg.): Handbuch der gesamten Hämatologie. Bd. I/1. Teil, München, Berlin, Wien 1957, S. 36—49. 69, 91
923. KNORRING, J. VON: Effect of age on the collagen content of the normal rat myocardium. Acta physiol. scand. **79**, 216—225, 1970; 232
924. KOCH, G.: Lung function and acid base balance in the newborn infant. Acta paediat. scand. **57**, Suppl. 181, 1—45, 1968a; 107, 112, 115—117, 122, 127—129, 148—150, 160, 214, 253, 254

925. Koch, G.: Alveolar ventilation, diffusing capacity and the A-a P_{O_2} difference in the newborn infant. Resp. Physiol. **4**, 168—192, 1968b; 159, 160, 253, 258, 259, 261
926. Koch, G.: Entwicklung von Lungenfunktion und Säure-Basenhaushalt in der Neonatalperiode; in: Schmidt-Kolmer, E., F. Klimt und P. Schwartze (Hrsg.): Der kindliche Organismus unter Belastung, Bericht vom II. Internationalen Symposium über Entwicklungsphysiologie des Menschen. Berlin 1970, S. 165—170. 159
927. Koch, G. und H. Wendel: Zur Frage der Gewinnung von arteriellem Blut in der Neugeborenenperiode. Erfahrungen bei 121 Verweilkathetern der A. umbilicalis. Mschr. Kinderheilk. **115**, 82—85, 1967; 254
928. Koivikko, A.: Cardiovascular response of the neonatal lamb to hypoxia, hypercapnia and metabolic acidosis. Acta paediat. scand. Suppl. **191**, 1—63, 1969; 238, 261
929. Koldovský, O.: Development of the Functions of the Small Intestine in Mammals and Man. Basel, New York 1969; 344, 350—358
930. Kolodovský, O., J. Danysz, E. Faltová, and P. Hahn: The postnatal proximodistal development of glucose absorption, intestinal alkaline phosphatase activity and propulsive motility of the intestine in rats. Physiol. Bohemoslov. **12**, 208—212, 1963; 348
931. Kolmer, W.: Gehörorgan; in: Möllendorf, W. von (Hrsg.): Handbuch der mikroskopischen Anatomie des Menschen Bd. 3, Teil 1, Berlin 1927, S. 250—478. 466, 467
932. Kolzowa, M. M.: Die Bildung der höheren Nerventätigkeit des Kindes. Berlin 1960; 450, 455
933. Korotschkin, L. I.: Differenzierung und Altern vegetativer Neurone. (russ.) Moskau, Leningrad 1965; 443
934. Korovina, M. V.: Tonic influences of parasympathetic nerves on the heart in newborn rabbits and puppies. (russ.) J. evolut. Biochem. Physiol. **9**, 573—577, 1973; 238
935. Kotas, R. V. and M. E. Avery: Accelerated appearance of pulmonary surfactant in the fetal rabbit. J. appl. Physiol. **30**, 358—361, 1971; 143
936. Kovach, J. K.: Development and mechanisms of behavior in the chick embryo during the last five days of incubation. J. comp. physiol. Psychol. **73**, 392—406, 1970; 451
937. Kovach, J. K. and A. Kling: Mechanisms of neonate suckling behavior in the kitten. Anim. behav. **15**, 91—101, 1967; 454
938. Kovach, J. K., D. Callies, and R. Hartzell: Procedures for the study of behavior in avian embryos. Develop. Psychobiol. **3**, 169—178, 1970; 3
939. Kovalčik, V.: The response of the isolated ductus arteriosus to oxygen and anoxia. J. Physiol. (Lond.) **169**, 185—197, 1963; 213
940. Kovalčik, V., M. Kriška, and S. Doležel: The problem of adrenergic innervation of the ductus arteriosus in the guinea-pig foetus and its role in the mechanism of constriction. Physiol. Bohemoslov. **18**, 401—404, 1969; 212, 213
941. Kpedekpo, G. M. K.: Heights and weights of children in Ghana. J. roy. statistic. Soc. Ser. A **133**, 86—93, 1970; 25
942. Krahl, V. E.: Anatomy of the mammalian lung; in: Fenn, W. O., and H. Rahn (eds.): Handbook of Physiology, Sect. 3, Vol. 1, Washington 1964, S. 213—284. 132, 133, 134, 137
943. Kraner, K. L. and C. J. Parshall: Experimental procedures and surgical techniques performed on intrauterine fetal animals; in: Gay, W. I. (ed.): Methods of Animal Experimentation. Vol. III, New York, London 1968, S. 211—240. 3
944. Krasnogorski, N. I.: Bedingte und unbedingte Reflexe im Kindesalter und ihre Bedeutung für die Klinik. Ergebn. inner. Med. **39**, 613—730, 1931; 335
945. Krasnogorski, N. I.: Arbeiten über die Erforschung der höheren Nerventätigkeit des Menschen und der Tiere. (russ.) Moskau 1954; 455
946. Krause, H.: Zur Frage der Unterschiedlichkeit menschlichen Fettgewebes. Wien. Z. inn. Med. **27**, 473—490, 1946; 64
947. Krawitzkaja, R. S.: Fiziol. Z. (Mosk.) **37**, 47, 1950. Zit. nach: Peiper, A.: Die Eigenart der kindlichen Hirntätigkeit. 3. Aufl. Leipzig 1961, S. 517. 334

948. KRETSCHMANN, H.-J.: Die Myelogenese eines Nestflüchters (*Acomys* (*calurinus*) *minous*, Bate 1906) im Vergleich zu der eines Nesthockers (Albinomaus) J. f. Hirnforsch. **9**, 373—396, 1967; 427
949. KRETSCHMER, A.: Die Entwicklung sensomotorischer Reaktionen in Abhängigkeit vom Schlaf-Wach-Verhalten in der postnatalen Ontogenese der Ratte. Dipl. Arbeit Karl-Marx-Univ. Leipzig 1974; 416
950. KRETSCHMER, A. and P. SCHWARTZE: The dependency of sensomotoric reactions on sleep-waking behavior in postnatal growing rats; in: Jilek, L. and St. Trojan (eds.) Ontogenesis of the Brain. Vol. II, Prague 1974, S. 327—335. 398, 399, 415, 469, 470, 471
951. KRIŠKA, M., V. DOLEŽEL, and V. KOVALČIK: Species differences in the mechanism of contraction of the ductus arteriosus in response to oxygen. Physiol. Bohemoslov. **19**, 328, 1970; 212, 213
952. KROVETZ, L. J., T. G. McLOUGHLIN, M. B. MITCHELL, and G. L. SCHIEBLER: Hemodynamic findings on normal children. Pediat. Res. **1**, 122—130, 1967; 259, 265
953. KRÜGER, F.: Zur mathematischen Beschreibung des menschlichen Embryonalwachstums. Acta anat. (Basel) **82**, 198—217, 1972; 7
954. KRYUTCHKOVA, A. P.: Amylase and lipase as indices of the alterations of functional condition of the pancreas in the course of ontogenesis. (russ.) Fisiol. Ž. (Mosk.) **27**, 437—444, 1939; 351
955. KUJATH, G.: Neurophysiologie des Kindesalters mit psychologischen Ausblicken; in: Wiesener, H. (Hrsg.): Entwicklungsphysiologie des Kindes. Berlin, Göttingen, Heidelberg 1964, S. 371—423. 397
956. KULAKOWSKAJA, E.: Beobachtungen über Geschmack und Geruch bei Neugeborenen. Zbl. ges. Kinderhk. **23**, 434—435, 1930; 463
957. KÜNZER, W.: Stoffwechsel (physikalisch betrachtet); in: Brock, J. (Hrsg.): Biologische Daten für den Kinderarzt. Bd. 2, 2. Aufl. Berlin, Göttingen, Heidelberg 1954, S. 379—455. 37, 46
958. KÜNZER, W., H. RUESS und U. MIES: Das embryonale Hämoglobin (Hb-P). Klin. Wschr. **44**, 1273—1275, 1966; 75
959. KURATA, Y. and W. ARAKAWA: Embryonic haemoglobin of *Bufo vulgaris*. Blut **9**, 42—43, 1963; 75
960. KURTZ, S. M.: Kidney; in: Kurtz, S. M. (ed.): Electron Microscopic Anatomy. russ. Ausgabe, Moskau 1967; 271
961. KURU, M.: Nervous control of micturation. Physiol. Rev. **45**, 426—494, 1965; 328
962. KURY, G., J. M. CRAIG, and H. W. CARTER: Autoradiography of rat lung before and after birth. Nature **213**, 619—621, 1967; 142
963. KUSSMAUL, A.: Untersuchungen über das Seelenleben des neugeborenen Menschen. Leipzig, Berlin, Heidelberg 1859; 463
964. LAGET, P., M. A. THOMSON et N. DELHAYE-BOUCHAUD: Activités unitaires corticales, hippocampiques et cérébelleuses chez le jeune Lapin. Quelques effets de la maturation, Compt. rend. Soc. biol. (Paris) **161**, 224—248, 1967; 394
965. McLAIN, C. R.: Amniography studies of the gastrointestinal motility of the human fetus. Amer. J. Obstet. Gynec. **86**, 1079—1087, 1963; 348
966. LANGWORTHY, O. R.: Development of behavior patterns and myelinisation of the nervous system in the human fetus and infant. Contr. Embryonal. Carnegie Inst. Wash. **24**, Nr. 139, 1—57, 1933; 373, 388, 427
967. LANMAN, J. T., A. SCHAFFER, L. HEROD, Y. OGAWA, and R. CASTELLANOS: Distensibility of the fetal lung with fluid in sheep. Pediat. Res. **5**, 586—590, 1971; 138
968. LARKS, S. D.: Estimation of the electrical axis of the fetal heart. Amer. J. Obstet. Gynec. **91**, 46—55, 1965; 203
969. LARRAMENDI, L. M. H.: Analysis of synaptogenesis in the cerebellum of the mouse; in: Llinas, R. (ed.): Neurobiology of Cellular Evolution and Development. Chicago/Ill. 1968, S. 803—843. 394

970. LARROCHE, J. C.: The development of the central nervous system during intrauterine life; in: Falkner, H. (ed.): Human Development. Philadelphia, London 1966, S. 257 bis 276. 421
971. LARROCHE, J. C., A. NODOT et A. MINKOWSKI: Dévelopment des artères et artérioles pulmonaires de la période foetale à la période néonatale. Biol. Neonat. **1**, 37—60, 1959; 193
972. LARSEN, J. S.: The sagittal growth of the eye. IV: Ultrasonic measurement of the axial length of the eye from birth to puberty. Acta ophthal. (Kbh.) **49**, 873—886, 1971; 478
973. LASEK, R. J.: Axonal transport of proteins in dorsal root ganglion cells of the growing cat: a comparison of growing and mature neurons. Brain Res. **20**, 121—126, 1970; 373
974. LASSEK, A. M. and G. L. RASMUSSEN: A quantitative study of the newborn and adult spinal cords of man. J. comp. Neurol. **69**, 371—379, 1938; 380
975. LASSRICH, M. A.: Zur Entwicklung der motorischen Funktion des oberen Verdauungstraktes; in: Linneweh, F. (Hrsg.): Die physiologische Entwicklung des Kindes. Berlin, Göttingen, Heidelberg 1959, S. 256—271. 332, 333, 336, 337
976. LATIMER, H. B. and P. B. SAWIN: Morphogenetic studies of the rabbit. XXVII: The postnatal growth in weight and thickness of ventricular walls of the heart. Growth **24**, 59—68, 1960; 228
977. MACLAURIN, J. C.: Changes in body water distribution during the first two weeks of life. Arch. Dis. Childh. **41**, 286—291, 1966; 284
978. LAVOISIER, A. L.: Sur la respiration des animaux et sur les changements qui arrivent à l'air en passant par leur poumon. Paris 1777; 35
979. LEDUC, B.: Maternal placental blood flow and gestational age in rabbits. Amer. J. Obstet. Gynec. **112**, 374—378, 1972; 15
980. LEE, J. C.: K. H. HALLORAN, J. F. N. TAYLOR, and S. E. DOWNING: Coronary flow and myocardial metabolism in newborn lambs: effects of hypoxia and acidemia. Amer. J. Physiol. **224**, 1381—1387, 1973; 229, 231, 232
980a. LEE, J. C., J. F. N. TAYLOR, and S. E. DOWNING: A comparison of ventricular weights and geometry in newborn, young, and adult mammals. J. appl. Physiol. **38**, 147—150, 1975; 192
981. LEEUWENHOEK, A. van: Opera omnia. Delft 1695; 69
982. LEGEIN, C. P. J. J. M. M., J. H. REUTER, F. VAN DER MARK, and M. W. VAN HOF: The postnatal development of the ERG evoked with sinusoidally modulated light in the guinea pig and the rabbit. Proc. 7th ISCERG Symp. 1969, S. 244—249. 484
983. LEISSRING, J. C., J. W. ANDERSON, and D. W. SMITH: Uptake of antibodies by the intestine of the newborn infant. Amer. J. Dis. Child. **103**, 160—165, 1962; 358
984. LENARD, H. G.: Sleep studies in infancy. Acta paediat. scand. **59**, 572—581, 1970; 415
985. LENARD, H. G., H. VON BERNUTH, and S. J. HUTT: Acustic evoked responses in newborn infants: the influence of pitch and complexity of the stimulus. Unveröffentlichte Befunde, persönl. Mitteilung, 1969; 477
986. LENKOV, D. N.: Mesencephalo-spinal and cortico-spinal synaptic influences in kittens. Ž. evol. biochim. physiol. **5**, 74—82, 1969; 404
987. LENTZ, T. L.: Development of the neuromuscular junction. I: Cytological and cytochemical studies on the neuromuscular junction of differentiating muscle in the regenerating limb of the new Triturus. J. Cell. Biol. **42**, 431—444, 1969; 364
988. LENZ, W.: Wachstum: Körpergewicht und Körperlänge, Proportionen, Habitus; in: BROCK, J. (Hrsg.): Biologische Daten für den Kinderarzt. 2. Aufl. Bd. **1**, Berlin 1954, S. 1—132. 15
989. LEONARDO DA VINCI: Quaderni d'Anatomica. ca. 1490, Faksimile-Ausgabe Christiania 1911; 273
990. LEUMANN, E. P.: Der Vasopressintest in der Pädiatrie. Helv. paediat. Acta **17**, 377 bis 388, 1962; 300

991. LEVI-MONTALCINI, R. and V. HAMBURGER: Selective growthstimulating effects of mouse sarcoma on the sensory and sympathetic nervous system of the chick embryo. J. exper. Zool. **116**, 321—351, 1951; 361
992. LEVI-MONTALCINI, R., H. MEYER, and V. HAMBURGER: In vitro experiments on the effects of mouse sarcomas 180 and 37 on the spinal and sympathetic ganglia of the chick embryo. Cancer Res. **14**, 49—57, 1954; 362
993. LEVINE, J. and A. D. LEVINE: Excretion of phenol red and inulin by the fetal and newborn rabbit. Amer. J. Physiol. **193**, 123—128, 1958; 276, 278, 310, 320
994. LEYSSAC, P. P., U. V. LASSEN, and J. H. THAYSEN: Inhibition of sodium transport in isolated renal tissue by angiotensin. Biochim. biophys. Acta **48**, 602—603, 1961; 300
995. LICATA, R. H.: Human embryonic heart in the ninth week. Amer. J. Anat. **94**, 73—125, 1954; 172, 181, 192
996. LICATA, R. H.: A continuation study of the development of the blood supply of the human heart. Part II. Anat. Rec. **124**, 326, Nr. 183, 1956; 168, 170
997. LICHTFIELD, J. B.: Blood pressure in infant rats. Physiol. Zool. **31**, 1—6, 1958; 262
998. LIEBERMAN, J.: Proteolytic enzyme activity in fetal pancreas and meconium. Demonstration of plasminogen and trypsinogen activators in pancreatic tissue. Gastroenterology **50**, 183—190, 1966; 355
999. LIEBERMAN, M. and A. PAES DE CARVALHO: The electrophysiological organization of the embryonic chick heart. J. gen. Physiol. **49**, 351—363, 1965a; 170, 176
1000. LIEBERMAN, M. and A. PAES DE CARVALHO: The spread of excitation in the embryonic chick heart. J. gen. Physiol. **49**, 365—379, 1965b; 177
1001. LIEBERMANN, D.: Die Muskelarchitektur der Magenwand des menschlichen Foeten im Vergleich zum Aufbau der Magenwand des Erwachsenen. Morph. Jb., (Leipzig) **108**, 391—400, 1966; 338
1002. LIEBERMANN-MEFFERT, D.: Form- und Lageentwicklung des menschlichen Magens und seiner Mesenterien. Acta anat. (Basel) **72**, 376—410, 1969; 338
1003. LIEBERMEISTER, C.: Untersuchungen über die quantitative Veränderung der Kohlensäureproduktion beim Menschen. Dtsch. Arch. klin. Med. 8, 153—205, 1871; 54
1004. LIEBMAN, J.: The normal electrocardiogram in newborns and infants; in: Cassels, D. E. and R. F. Ziegler (eds.): Electrocardiography in Infants and Children. New York, London 1966, S. 79—98. 249, 251, 252
1005. LIEBMAN, J., H. C. ROMBERG, Th. DOWNS, and R. AGUSTI: The Frank QRS vectorcardiogram in the premature infant; in: Hoffman, I. and R. C. Taymor (eds.): Vectorcardiography — 1965, Amsterdam 1966, S. 256—271. 250
1006. LIGGINS, G. C. and P. C. KENNEDY: Effects of electrocoagulation of the foetal lamb hypophysis on growth and development. J. Endocr. **40**, 371—381, 1968; 15
1007. LIND, J.: Heart volume in normal infants. Acta radiol. (Stockh.) Suppl. **82**, 1950; 231
1008. LIND, J.: Changes in the circulation and lungs at birth. Acta paediat. scand. **49**, Suppl. 122, 39—52, 1960; 211
1009. LIND, J.: (ed.): Newborn infant cry. Acta paediat. scand. Suppl. **163**, 1965; 454
1010. LIND, J. and C. WEGELIUS: Human fetal circulation: changes in the cardiovascular system at birth and disturbances in the postnatal closure of the foramen ovale and ductus arteriosus; in: Cold Spring Harbor Symposia on Quantitative Biology **19**: The Mammalian Fetus: Physiological Aspects of Development. New York 1954, S. 109 bis 125. 182, 211, 231
1011. LIND, J., T. PELTONEN, L. TÖRNWALL und C. WEGELIUS: Röntgenologische Lungenbefunde beim ersten Atemzug des Neugeborenen. Z. Kinderheilk. **87**, 568—578, 1963; 147
1012. LIND, J., L. STERN, and C. WEGELIUS: Human foetal and neonatal circulation. Springfield/Ill., 1964; 181, 182, 204

1013. LINDBERG, T.: Intestinal dipeptidases: characterisation, development and distribution of the human foetus. Clin. Sci. **30**, 505—515, 1966; 357
1014. LINNEWEH, F. (Hrsg.): Die physiologische Entwicklung des Kindes. Berlin, Göttingen, Heidelberg 1959; 1
1015. LINZBACH, A. J.: Die Muskelfaserkonstante und das Wachstumsgesetz der menschlichen Herzkammern. Virchows Arch. path. Anat., **318**, 575—618, 1950; 191, 226—229
1016. LIPSITT, L. P.: Learning capacities of the human infant; in: Robinson, R. J. (ed.): Brain and Early Behavior. London, New York 1969, S. 227—245. 455, 457
1017. LIPTON, E. L., A. STEINSCHNEIDER, and J. B. RICHMOND: The autonomic nervous system in early life. New Engl. J. Med. **273**, 147—154, 1965; **273**, 201—208, 1965; 222, 443
1017a. LITTLE, R. A.: Changes in the blood volume of the rabbit with age. J. Physiol. (Lond.) **208**, 485—497, 1970; 74
1018. LIU, H.-Ch. and R. B. MANEELY: The development of muscle spindles in the embryonic and regenerative tail of *Hemidactylus bowringi*. Acta anat. (Basel) **72**, 63—74, 1969; 364
1019. LIVINGSTONE, G.: The nasal air-way in the newborn child. Proc. roy. Soc. Med. **25**, 1761—1763, 1932; 101
1020. LLINAS, R. (ed.): Neurobiology of Cellular Evolution and Development. Chicago/Ill. 1969; 394
1021. LLORCA, O. and G. SANTANDER: Preliminary note on the cytodifferentiation of the heart muscle. Arch. Fac. Med. (Madrid) **11**, 373—374, 1967; 168
1022. LLOYD, L. E., E. W. CRAMPTON, and V. G. MACKAY: The digestibility of ration nutrients by three- vs. sevenweek old pigs. J. anim. Sci. **16**, 383—388, 1957; 355
1023. LOLLEY, R. N.: Postnatal neurochemical development of the CNS ontongeny; in: Sterman, M. B., D. J. McGinty, and A. M. Adinolfi (eds.): Brain Development and Behavior. New York, London 1971, S. 107—128. 479
1024. LONG, M., J. R. DUNLOP, and W. W. HOLLAND: Blood pressure recording in children. Arch. Dis. Childh. **46**, 636—640, 1971; 222
1025. LOOS, H. VAN DER: Fine structure of synapses in the cerebral cortex. Zschr. Zellforsch. Abt. A. **60**, 815—825, 1963; 428
1026. LOOS, H. VAN DER: The regulating systems: neural. Anatomic and physiologic considerations; in: Cooke, R. E. (ed.): The Biologic Basis of Pediatric Practice. New York 1968, S. 1177—1200. 429, 431
1027. LORENZ, K.: Der Kumpan in der Umwelt des Vogels. J. Orn. **83**, 137—213, 1935; **83**, 289—413, 1935; 457
1028. LÖWENFELD, B.: Systematisches Studium der Reaktionen der Säuglinge auf Klänge und Geräusche. Zschr. Psychol. **104**, 62—96, 1927; 472
1029. LUBINSKÁ, L. and J. ZELENÁ: Acetylcholinesterase at muscletendon junctions during postnatal development in rats. J. Anat. **101**, 295—308, 1967; 363
1030. LUDWIG, C.: Beiträge zur Lehre vom Mechanismus der Harnsekretion. Marburg 1843; 301, 309
1031. LUEKEN, B.: Über die Harnsäureausscheidung der Froschniere. Pflüg. Arch. ges. Physiol. **229**, 557—566, 1932; 320
1032. LUFF, A. R. and G. GOLDSPINK: Changes in the water and electrolyte content of skeletal muscles of the mouse during postnatal development. Comp. Biochem. Physiol. **32**, 581—592, 1970; 365
1033. LUSSANA, F.: 1906; zit. nach Needham, J.: Chemical Embryology. Cambridge 1931 Vol. 1—3, S. 708. 46
1034. LUSTED, L. B., D. E. PICKERING, D. A. FISHER, and F. S. SMYTH: Growth and metabolism in normal and thyroid ablated infant rhesus monkeys. Part V. Amer. J. Dis. Child. **86**, 426—435, 1953; 28

1035. Lyon, E. P.: 1904; zit. nach: Needham, J.: Chemical Embryology. Cambridge 1931, Vol. 1—3, S. 641. 40
1036. Magnus, R.: Körperstellung. Berlin 1924; 390, 394
1037. Mali, A. M. und C.-E. Räihä: Vergleich zwischen dem Kapillarnetz des frühgeborenen und dem des reifen Kindes und über die Bedeutung des unentwickelten Kapillarnetzes bei der Entstehung gewisser bei Frühgeburten vorkommender Eigenschaften. Acta paediat. scand. 18, 118—141, 1936; 225
1038. Mann, L. I.: Developmental aspects and the effect of carbon dioxide tension on fetal cephalic blood flow. Exper. Neurol. 26, 136—147, 1970a; 447
1039. Mann, L. I.: Developmental aspects and the effect of carbon dioxide tension on fetal cephalic metabolism and EEG. Exper. Neurol. 26, 148—159, 1970b; 447
1040. Mann, L. I.: Effect of hypoxia on fetal cephalic blood flow, cephalic metabolism, and the electroencephalogram. Exper. Neurol. 29, 336—348, 1970c; 447
1041. Mann, L. I., J. W. Prichard, and D. Symmes: EEG, EKG, and acidbase observations during acute fetal hypoxia. Amer. Obstet. Gynec. 106, 39—51, 1970; 447
1042. Mansfeld, G.: Blutdruck und Puls im Schulalter. Wiss. Jugendk. 11, 1—112, 1965; 262, 263
1043. Marcel, M. P. et J. P. Exchaquet: L'électrocardiogramme du foetus humain. Arch. Mal. Coeur 31, 504—512, 1938; 180
1044. Marchand, E. R. and E. Eldred: Postnatal increase of intrafusal fibers in the rat muscle spindle. Exper. Neurol. 25, 655—676, 1969; 369
1044a. Marcusson, H.: Das Wachstum von Kindern und Jugendlichen in der Deutschen Demokratischen Republik. Berlin 1961; 24, 25, 33
1045. Mareš, P., Z. Lodin, and V. Mareš: Development of the cerebellar evoked potentials in rat; in: Jilek, L. and St. Trojan (eds.): Ontogenesis of the Brain, Prague 1968, S. 343—346. 394
1046. Maresh, M. M.: Paranasal sinuses from birth to late adolescence. Amer. J. Dis. Child. 60, 55—79, 1940; 101
1047. Marler, P.: A comparative approach to vocal learning; song development in white-crowned sparrows. J. comp. physiol. Psychol. 71, 1—25, 1970; 454, 455
1048. Marsh, M. E. and J. R. Murlin: Energy metabolism of premature and undersized infants. Amer. J. Dis. Child. 30, 310—320, 1925; 49, 50, 258
1049. Martinek, J., M. Janovský and V. Stanincová: Regulace hospodařeni vodou a elektrolyty za dehydratace u kojenců. Čs. Fysiol. 11, 459—460, 1962; 294, 295
1050. Martinek, J., M. Janovský, and V. Stanincová: Concentration mechanism in young infants. Proc. IInd Intern. Congr. Nephrol. Prague 1963; 301
1051. Martinek, J., M. Janovský, V. Stanincová und R. Šlechtova: Einfluß des Vasopressins auf den Verlauf der Wasserdiurese und der Ausscheidung von Na, Cl, K und Harnstoff bei Säuglingen. (tschech.) Čs. Fysiol. 13, 220, 1964; 299
1052. Marty, R.: Développement postnatal des réponses sensorielles du cortex cérébral chez le chat et le lapin. Arch. Anat. Micr. Morph. 51, 129—264, 1962; 475
1053. Marty, R.: Maturation postnatal du système auditif; in: Minkowski, A. (ed.): Regional Development of the Brain in Early Life. Oxford 1967, S. 327—345. 475
1054. Massé, G. und E. E. Hunt: Skeletal maturation of the hand and wrist in West African children. Human. Biol. 35, 3—25, 1963; 29
1055. Massler, M. and I. Schour: Studies in tooth development, Part I. J. Amer. dent. Ass. 27, 1778—1793, 1940a; 331
1056. Massler, M. and I. Schour: Studies in tooth development, Part II. J. Amer. dent. Ass. 27, 1918—1931, 1940b; 331
1056a. Masters, A. M., A. J. Leslie, and I. Kaldor: Red cell and plasma volume development in newborn rats measured with double label. Amer. J. Physiol. 222, 49—54, 1972; 74

1057. Maximow, A.: Untersuchungen über Blut und Bindegewebe; 1. Die frühesten Entwicklungsstadien der Blut- und Bindegewebszellen beim Säugetierembryo bis zum Anfang der Blutbildung in der Leber. Arch. mikr. Anat. **73**, 444—561, 1909; 69
1058. Maximow, A.: Bindegewebe und blutbildende Organe; in: Möllendorf, W. von (Hrsg.): Handbuch der mikroskopischen Anatomie des Menschen. Bd. II/1. Berlin 1927, S. 232—583. 69
1059. Mayer, J. R.: Bemerkungen über die Kräfte der unbelebten Natur. Ann. Chem. Pharm. **42**, 233—240, 1842; 35
1060. Mayers, K. S., R. T. Robertson, E. W. Rubel, and R. F. Thompson: Development of polysensory responses in association cortex of kitten. Science **171**, 1037—1038, 1971; 443
1061. Mead, J. and J. L. Whittenberger: Evaluation of airway interruption technique as a method for measuring pulmonary air-flow resistance. J. appl. Physiol. **6**, 408 bis 416, 1954; 124
1062. Meckel, J. F.: Bildungsgeschichte des Darmkanals der Säugethiere und namentlich des Menschen. Dtsch. Arch. Physiol. **3**, 1—84, 1817; 345
1063. Mehnert, E.: Über topographische Altersveränderungen der Atmungsorgane. Jena 1901; 105
1064. Meldrum, N. U. and F. J. W. Roughton: Carbonic anhydrase; its preparation and properties. J. Physiol. (Lond.) **80**, 113—142, 1933; 85
1065. Meller, K.: Elektronenmikroskopische Befunde zur Differenzierung der Rezeptorzellen und Bipolarzellen der Retina und ihrer synaptischen Verbindungen. Z. Zellforsch. **64**, 733—750, 1964; 428
1066. Meller, K.: Histo- und Zytogenese der sich entwickelnden Retina. Jena 1968; 480
1067. Mellström, A.: Postnatal excitability changes of the ankle monosynaptic reflexes in the cat. Acta physiol. scand. **82**, 477—489, 1971 a; 387
1068. Mellström, A.: Postnatal difference in calibre spectra between ankle extensor and flexor muscle nerves in cat. Acta neurol. scand. **47**, 331—340, 1971 b; 387
1069. Mellström, A. and St. Skoglund: Quantitative morphological changes in some spinal cord segments during postnatal development. Acta physiol. scand. Suppl. 331, 1969; 380
1070. Merkel, A. und H. Witt: Die Massenverhältnisse des foetalen Herzens. Beitr. path. Anat. **115**, 178—184, 1955; 190, 191
1070a. Mescher, E. J., A. C. G. Platzker, P. L. Ballard, J. A. Ketterman, J. A. Clements, and W. H. Tooley: Ontogeny of tracheal fluid, pulmonary surfactant, and plasma corticoids in the fetal lamb. J. appl. Physiol. **39**, 1017—1021, 1975; 143
1071. Meschia, G., H. Prystówsky, A. Hellegers, W. Huckabee, J. Metcalfe, and D. H. Barron: Observation the oxygen supply to the fetal lama. Quart. J. exp. Physiol. **45**, 284—291, 1960; 79
1072. Meschia, G., J. R. Cotter, C. S. Breathnach, and D. H. Barron: The diffusibility of oxygen across the placenta. Quart. J. exp. Physiol. **50**, 466—480, 1965; 86
1073. Metcalfe, J.: The oxygen supply of the foetus; in: De Reuck, A. V. S. and R. Porter (eds.): Development of the Lung, A Ciba Foundation Symposium. London 1967, S. 258—271. 77
1074. Metcalfe, J., S. L. Romney, L. H. Ramsey, D. E. Reid, and C. S. Burwell: Estimation of uterine blood flow in normal human pregnancies at term. J. clin. Invest. **34**, 1632—1638, 1955; 86
1075. Metcalfe, J., S. L. Romney, W. R. Swartwout, D. M. Pitcairn, A. N. Lethin, and D. H. Barron: Uterine blood flow and oxygen consumption in pregnant sheep and goats. Amer. J. Physiol. **197**, 929—934, 1959; 86
1076. Metcalfe, J., G. Meschia, A. Hellegers, H. Prystówsky, W. Huckabee, and D. H. Barron: Observations on the placental exchange of the respiratory gases in pregnant ewes at high altitude. Quart. J. exp. Physiol. **47**, 74—92, 1962; 87

1077. METCALFE, J. and J. T. PARER: Cardiovascular changes during pregnancy in ewes. Amer. J. Physiol. **210**, 821—825, 1966; 184
1078. METCALFE, J., H. BARTELS, and W. MOLL: Gas exchange in the pregnant uterus. Physiol. Rev. **47**, 782—838, 1967; 78—86
1079. MEYER, W. W.: Funktionelle Morphologie des Gefäßsystems im Kindesalter. Mschr. Kinderheilk. **112**, 37—44, 1964; 261, 265
1080. MEYER, W. W. und E. SIMON: Die präparatorische Angiomalacie des Ductus arteriosus Botalli als Voraussetzung seiner Engstellung und als Vorbild krankhafter Arterienveränderungen. Virchows Arch. path. Anat. **333**, 119—136, 1960; 212
1081. MEYER, W. W. and J. LIND: The ductus venosus and the mechanism of its closure. Arch. Dis. Childh. **41**, 597—605, 1966a; 208, 210
1082. MEYER, W. W. and J. LIND: Postnatal changes in the portal circulation. Arch. Dis. Childh. **41**, 606—612, 1966b; 209
1083. MEYER-EPPLER, W.: Grundlagen und Anwendungen der Informationstheorie. Berlin, Göttingen, Heidelberg 1959; 419
1084. MEYERHOF, O.: Die Atmung der Seeigeleier (*Strongylocentrotus lividus*) in reinen Chlornatriumlösungen. Biochem. Z. **33**, 291—301, 1911a; 41
1085. MEYERHOF, O.: Untersuchungen über die Wärmetönung der vitalen Oxydationsvorgänge in Eiern. Biochem. Z. **35**, 246—328, 1911b; 41
1086. MEYERSON, B. A.: Ontogeny of interhemispheric functions. Acta physiol. scand. Suppl. 312, 1968; 442
1087. MEYERSON, B. A. and H. E. PERSSON: Evoked unitary and gross electric activity in the cerebral cortex in early prenatal ontogeny. Nature **221**, 1248—1249, 1969; 442
1088. MICHEL, D.: Die Lebenswandlungen der menschlichen Herzstromkurve. Verh. Dtsch. Ges. Kreisl.-forsch. **24**, 104—124, 1958; 252
1089. MICHELSSON, K.: Cry analyses of symptomless low birth weight neonates and of asphyxiated newborn infants. Acta paediat. scand. Suppl. 216, 1971; 454
1090. MIEROP, L. H. S. VAN: Location of pacemaker in chick embryo heart at the time of initiation of heart beat. Amer. J. Physiol. **212**, 407—415, 1967; 176
1091. MIEROP, L. H. S. VAN and C. J. BERTUCH, Jr.: Development of arterial blood pressure in the chick embryo. Amer. J. Physiol. **212**, 43—48, 1967; 173
1092. MILLER, D. and R. R. CRANE: Localisation of disaccharide hydrolysis in the isolated brush border portion of intestinal epithelial cells. Biochim. biophys. Acta **52**, 293—298, 1961; 350
1093. MILLER, R. A.: Observations on the gastric acidity during the first month of life. Arch. Dis. Childh. **16**, 22—30, 1941; 343
1093a. MILLS, R. M. and R. L. BRINSTER: Oxygen consumption of preimplanted mouse embryos. Exptl. Cell Res. **47**, 337—342, 1967; 53
1094. MILLS, W.: The Nature and Development of Animal Intelligence. London 1898; 482
1095. MINKOWSKI, M.: Über frühzeitige Bewegungen. Schweiz. med. Wschr. **52**, 721—724, 1922a; 388, 452
1096. MINKOWSKI, M.: Reflexe und muskuläre Reaktionen beim menschlichen Fötus und ihre Beziehungen zum fötalen Nerven- und Muskelsystem. Schweiz. med. Wschr. **52**, 751—755, 1922b; 390
1097. MINKOWSKI, M.: Neurobiologische Studien am menschlichen Foetus; in: Abderhalden, E. (Hrsg.): Handbuch der biologischen Arbeitsmethoden Abt. V, Teil 5 B, Berlin, Wien 1938, S. 511—618. 196, 384, 452
1098. MIRKIN, B. L.: Ontogenesis of the adrenergic nervous system: functional and pharmacologic implications. Fed. Proc. **31**, 65—73, 1972; 443
1098a. MISTRETTA, C. M. and R. M. BRADLEY: Taste and swallowing in utero. Brit. Med. Bull. **31**, 80—84, 1975; 462, 463

1099. Mocellin, R., W. Sebening und K. Bühlmeyer: Herzminutenvolumen und Sauerstoffaufnahme in Ruhe und während submaximaler Belastungen bei 8—14jährigen Jungen. Z. Kinderheilk. **114**, 323—339, 1973; 255, 264

1100. Molliver, M. E.: An ontogenetic study of evoked somesthetic cortical responses in the sheep. Progr. Brain Res. **29**, 78—91, 1967; 439, 440

1101. Molliver, M. E.: Structural characteristics of developing neuron sets. Vortrag auf der "International Summer School in Neurobiology", Saint-Vincent, Italien 1971; 428, 452

1102. Monnens, L., E. Schretlen, and P. van Munster: The renal excretion of hydrogen ions in infants and children. Nephron **12**, 29—43, 1973; 202, 326

1103. Montauban van Swyndregt, L.: L'électrocardiographie fetale directe expérimentale. Bull. Soc. Roy. Belge Gynéc. Obstet. **32**, 371—379, 1962; 202

1104. Moog, F.: The influence of the pituitary-adrenal system on the differentiation of phosphatase in the duodenum of the suckling mouse. J. exp. Zool. **124**, 329—346, 1953; 347

1105. Moog, F. and E. R. Thomas: The influence of various adrenal and gonadal steroids on the accumulation of alkine phosphatase in the duodenum of the suckling mouse. Endocrinology **56**, 187—196, 1955; 347

1106. Moore, F. D., K. H. Olesen, J. D. McMurrey, H. V. Parker, M. R. Ball, and C. M. Boyden: The Body Cell Mass and Its Supporting Environment. Body Composition in Health and Disease. Philadelphia 1963; 286

1107. Morest, D. K.: The growth of dendrites in the mammalian brain. Z. Anat. Entwickl.-Gesch. **128**, 290—317, 1969; 427, 431

1108. Morgan, B. C. and W. G. Guntheroth: Cardiac arrhythmias in normal newborn infants. J. Pediat. **67**, 1199—1202, 1965; 239, 242

1109. Morris, I. G.: Gamma globulin absorption in the newborn; in: Heidel, W. (ed.): Handbook of Physiology Sect. 6, Vol. III. Washington 1968, S. 1491—1512. 357

1110. Morris, J. A., G. A. Bekey, N. S. Assali, and R. Beck: Dynamics of blood flow in the ductus arteriosus. Amer. J. Physiol. **208**, 471—476, 1965; 192

1111. Moruzzi, G.: Reticular influences on the EEG. Electroenceph. clin. Neurophysiol. **16**, 2—17, 1964; 410

1112. Moruzzi, G. and H. W. Magoun: Brain stem reticular formation and activation of the EEG. Electroenceph. clin. Neurophysiol. **1**, 455—473, 1949; 405

1113. Mosinger, B., Z. Plazer, and O. Koldovský: Effect of peroral dose of insulin on blood sugar level in infant and adult rats. Nature **184**, 1245—1246, 1959; 342

1114. Moss, A. J. and F. H. Adams: Index of indirect estimation of diastolic blood pressure. Amer. J. Dis. Child. **106**, 364—367, 1963; 262

1115. Moss, A. J., G. Emmanouilides, and E. R. Duffie, Jr.: Closure of the ductus arteriosus in the newborn infant. Pediatrics **32**, 25—30, 1963a; 154

1116. Moss, A. J., E. R. Duffie, Jr., and G. Emmanouilides: Blood pressure and vasomotoric reflexes in the newborn infant. Pediatrics **32**, 175—179, 1963b; 221

1117. Moss, A. J., G. C. Emmanouilides, F. H. Adams, and K. Chuang: The effect of hypoxia and status of ductus arteriosus on acid-base balance in newborn infants. J. Pediat. **65**, 819—823, 1964; 214

1118. Mott, J. C.: Haemorrhage as a test of the function of the cardiovascular system in rabbits of different ages. J. Physiol. (Lond.) **181**, 728—752, 1965; 74, 206

1119. Mott, J. C.: Cardiovascular function in newborn mammals. Brit. med. Bull. **22**, 66—69, 1966; 216

1120. Mott, J. C.: The kidneys and arterial pressure in immature and adult rabbits. J. Physiol. (Lond.) **202**, 25—44, 1969; 309, 313

1120a. Mott, J. C.: The place of the renin — angiotensin system before and after birth. Brit. Med. Bull. **31**, 44—50, 1975; 187, 309, 313

1121. Mount, L. E.: Radiant and convective heat loss from the newborn pig. J. Physiol. (Lond.) **173**, 96—113, 1964; 56, 66

1122. Mrosovsky, N. and U. Rowlatt: Changes in the microstructure of brown fat a birth in the human infant. Biol. Neonat. **13**, 230—252, 1968; 63
1123. Muir, A. R.: An electron microscope study of the embryology of the intercalated disc in the heart of the rabbit. J. Biophys. Biochem. Cytol. **3**, 193—202, 1957; 168
1124. Müller, H.: in: Becker, O. (Hrsg.): Heinrich Müller's gesammelte und hinterlassene Schriften zur Anatomie und Physiologie des Auges; Bd. 1, Leipzig 1872; 480
1125. Müller, J. von: Handbuch der Physiologie des Menschen. 3. Aufl. Coblenz 1838; 1, 56. **69**
1126. Müller, W.: Die Massenverhältnisse des menschlichen Herzens. Hamburg und Leipzig 1883; 193, 230
1127. Muralt, G. von, H. Cottier, E. Gugler und A. Hässig: Die Immunglobuline beim Embryo, Neugeborenen und Säugling; in: Linneweh, F. (Hrsg.): Die physiologische Entwicklung des Kindes. Berlin, Göttingen, Heidelberg 1959, S. 350—361. 99
1128. McMurphy, D. M. and L. O. Boréus: Pharmacology of the human fetus: adrenergic receptor function in the small intestine. Biol. Neonat. **13**, 325—339, 1968; 349
1129. Murphy, K. P. and C. N. Smyth: Response of foetus to auditory stimulation. Lancet 1962, 972—973. 469
1130. Murray, H. A.: 1926, zit. nach Needham, J.: Chemical Embryology, Cambridge 1931, Vol. 1—3, S. 946, 1074, 1168; 37
1131. Naeye, R. L.: Development of systemic and pulmonary arteries from birth through early childhood. Biol. Neonat. **10**, 8—16, 1966; 137, 151
1132. Naka, K.: Electrophysiology of the fetal spinal cord. J. gen. Physiol. **47**, 1003—1039, 1964; 385
1133. Nakai, J.: Skeletal muscle in organ culture. Exp. Cell. Res. **40**, 307—315, 1965; 361
1134. Nakai, Y. and D. Hilding: Cochlear development. Acta oto-laryng. (Stockh.) **66**, 369—385, 1968; 468
1135. Namin, E. P., R. A. Arcilla, I. A. D'Cruz, and B. M. Gasul: Evolution of the Frank vectorcardiogram in normal infants. Amer. J. Cardiol. **13**, 757—766, 1964; 250
1136. Namin, E. P. and R. A. Miller: The normal electrocardiogram and vectorcardiogram in children; in: Cassels, D. E. and R. F. Ziegler (eds.): Electrocardiography in Infants and Children. New York, London 1966, S. 99—108. 252
1137. Narayanan, C. H.: Apparatus and current techniques in the preparation of avian embryos for microsurgery and for observing embryonic behavior. Bio Science **20**, 869—870, 1970; 3
1138. Nasset, E. S.: The colon; in: Mountcastle, V. B. (ed.): Medical Physiology, Vol. I. St. Louis 1968, S. 464—470; 359
1138a. Nathanielsz, P. W.: Thyroid function in the fetus and newborn mammal. Brit. Med. Bull. **31**, 51—56, 1975; 16
1139. Navar, L. G.: Minimal preglomerular resistance and calculation of normal glomerular pressure. Amer. J. Physiol. **219**, 1658—1664, 1970; 313
1140. Navaratnam, V.: Development of the nerve supply to the human heart. Brit. Heart J. **27**, 640—650, 1965; 170, 172, 173
1141. Naye, R. L.: Cardiovascular abnormalities in infants malnourished before birth. Biol. Neonat. **8**, 104—113, 1965; 228
1142. Needham, J.: Chemical Embryology. Vol. 1—3, Cambridge 1931; 9, 12, 16, 17, 35, 37, 38, 41, 43, 45, 46, 273
1143. Neligan, G. and D. Prudham: Norms for four standard developmental milestones by sex, social class and place in family. Develop. Med. Child. Neur. **11**, 413—422, 1969; 397
1144. Nelson, N. M., L. S. Prod'hom, R. B. Cherry, P. J. Lipsitz, and C. A. Smith: Pulmonary function in the newborn infant. Pediatrics **30**, 963—974, 1962; 108, 112, 160

1145. Nelson, N. M., L. S. Prod'hom, R. B. Cherry, P. J. Lipsitz, and C. A. Smith: Pulmonary function in the newborn infant. V: Trapped gas in the normal infant's lung. J. clin. Invest. **42**, 1850–1857, 1963; 117
1146. Nesbitt, R. E. L.: Perinatal development; in: Falkner, F. (ed.): Human Development. Philadelphia, London 1966, S. 123–149. 6, 13, 17
1147. Neumann, J. von: Die Rechenmaschine und das Gehirn. München, Oldenburg 1960; 418
1148. New, D. A. T.: Culture of fetuses in vitro; in: Raspé, G. (ed.): Advances in the Biosciences 6, Oxford, Edinburgh, New York, Toronto, Sidney, Braunschweig 1970, S. 367–380. 3
1149. New, D. A. T. and M. Mizell: Opossum fetuses grown in culture. Science dicke Typen 533–536, 1972; 3
1150. Nie, C. J. van, A. Versprille, M. A. H. Giesberts, J. W. Riedstra, J. E. W. Beneken, and J. Rohmer: Functional behavior of the foramen ovale in the newborn piglet. Pflügers Arch. ges. Physiol. **314**, 154, 1970; 210
1151. Noack, R., O. Koldovský, M. Friedrich, A. Heringova, V. Jirsová, and G. Schenk: Proteolytic and peptidase activities of the jejunum and ileum of the rat during postnatal development. Biochem. J. **100**, 775–778, 1966; 356, 357
1152. Noback, G. J.: The developmental topography of the larynx, trachea and lungs in the fetus, newborn, infant and child. Amer. J. Dis. Child. **26**, 515–533, 1923; 102, 135
1153. Noell, W. und M. Schneider: Über die Durchblutung und die Sauerstoffversorgung des Gehirns. Mitteilung I–III. Pflügers Arch. ges. Physiol. **246**, 181–249, 1942; 447
1154. Noell, W. K.: Differentiation, metabolic organisation, and viability of the visual cell. Arch. Ophth. **60**, 702–731, 1958; 483
1155. Normand, I. C. S.: The uptake of liquid from the lungs of the foetus. Proc. roy. Soc. Med. **61**, 290–291, 1968; 150
1156. Normand, I. C. S., E. O. R. Reynolds, and L. B. Strang: Passage of macromolecules between alveolar and interstitial spaces in fetal and newly ventilated lungs of the lamb. J. Physiol. (Lond.) **210**, 151–164, 1970; 151
1157. Normand, I. C. S., R. E. Olver, E. O. R. Reynolds, and L. B. Strang: Permeability of lung capillaries and alveoli to non-electrolytes in the foetal lamb. J. Physiol. (Lond.) **219**, 303–330, 1971; 150
1158. Nothmann, H.: Zur Frage der „psychischen" Magensaftsekretion beim Säugling. Arch. Kinderheilk. **51**, 123–137, 1909; 341
1159. Nottebohm, F.: Ontogeny of bird song. Science **167**, 950–956, 1970; 454, 455
1160. Nowakowski, H.: Der Hypogonadismus im Knaben- und Mannesalter. Ergebn. inn. Med. Kinderheilk. N. F. **12**, 219–301, 1959; 32
1161. Nyhan, W. L.: Pediatrics **10**, 414, 1952; 350
1162. Nyström, B.: Postnatal structural and functional development in the efferent neuromuscular system of the cat. Acta Soc. Med. upsalien. **73**, Suppl. 8, 1968; 367
1163. Obersteiner, H.: Anleitung beim Studium des Baues der nervösen Zentralorgane. Leipzig, Wien 1912; 425
1164. Obraszowa, G. A.: Die Entwicklung der Vestibularfunktion in der Ontogenese. (russ.) Moskau, Leningrad 1961; 390
1165. Obraszowa, G. A.: Fragen der Ontogenese der höheren Nerventätigkeit. (russ.) Moskau, Leningrad 1964; 455
1166. Ochi, J.: Elektronenmikroskopische Untersuchung des Bulbus olfactorius der Ratte während der Entwicklung. Z. Zellforsch. **76**, 339–348, 1967; 429
1167. Ocklitz, H. W. und E. Willer: Normalwerte der Duodenalsaftfermente bei Frühgeborenen, Säuglingen und Kleinkindern. Mschr. Kinderheilk. **107**, 230–232, 1959; 358

1168. OH, W., M. A. OH, and J. LIND: Renal function and blood volume in newborn infant related to placental transfusion. Acta paediat. scand. **56**, 197—210, 1966; 223, 266
1169. OKAMOTO, N., Y. SATOW, and T. IKEDA: An electron microscopic observation on the heart of a 9 mm (C-R)human embryo. Hiroshima J. Med. Sci. **17**, 153—167, 1968; 166, 169
1170. OLNEY, J. W.: An electron microscopic study of synapse formation, receptor outer segment development, and other aspects of developing mouse retina. Invest. Ophthamology **7**, 250—268, 1968; 480
1171. OPPEL, O.: Über einige spezielle Aspekte zur Entwicklung des menschlichen Sehapparates und seiner Sehfunktionen. Klin. Mbl. Augenheilk. **148**, 321—340, 1966; 478
1172. OPPENHEIM, R. W., M. L. LEVIN, and M. S. HARTH: An investigation of various egg-opening techniques for use in avian behavioral embryology. Develop. Psychobiol. **6**, 53—68, 1973; 3
1173. ORGAN, L. W., J. E. MILLIGAN, J. W. GOODWIN, and M. J. C. BAIN: The pre-ejection period of the fetal heart: Response to stress in the term fetal lamb. Amer. J. Obstet. Gynec. **115**, 377—386, 1973a; 195
1174. ORGAN, L. W., A. BERNSTEIN, I. H. ROWE, and K. C. SMITH: The pre-ejection period of the fetal heart: Detection during labor with Doppler ultrasound. Amer. J. Obstet. Gynec. **115**, 369—376, 1973b; 195
1175. OŠŤÁDAL, B., M. WACHTLOVÁ, J. BILÝ, K. BAKŮSAN, and O. POUPA: Weight of the heart in rats before and after birth. Physiol. Bohemoslov. **16**, 111—115, 1967; 191, 226
1176. OTIS, A. B., W. O. FENN, and H. RAHN: Mechanics of breathing in man. J. appl. Physiol. **2**, 592—607, 1950; 126
1177. OTTO, K. B. und W. LIERSE: Die Kapillarisierung verschiedener Teile des menschlichen Gehirns in der Fetalperiode und in den ersten Lebensjahren. Acta anat. (Basel) **77**, 25—36, 1970; 445, 446
1178. OUNSTED, M. and Chr. OUNSTED: Maternal regulation of intrauterine growth. Nature **212**, 995—997, 1966; 19
1179. OWEN, G. M. and J. BROŽEK: Influence of age, sex and nutrition on body composition during childhood and adolescence; in: Falkner, F. (ed.): Human Development. Philadelphia, London 1966, S. 222—238. 51, 287
1180. PAATELA, M.: Renal Microdissection in Infants. Helsinki 1963; 269, 270
1181. PAES DE CARVALHO, A., B. F. HOFFMAN, and M. PAULA DE CARVALHO: Two components of the cardiac action potential. I: Voltage-time course and the effect of acetylcholine on atrial and nodal cells of the rabbit heart. J. gen. Physiol. **54**, 607—635, 1969; 179
1182. PAFF, G. H., R. J. BOUCEK, and T. C. HARRELL: Observations on the development of the electrocardiogram. Anat. Rec. **160**, 575—581, 1968; 175, 177, 180
1183. PAGER, J., C. BERNARD et Y.-M. GARGOUÏL: Evolution, au cours de la croissance foetale, des effects de l'acétyl-choline au niveau de l'oreillette du Rat. Compt. rend. Soc. biol., Paris. **159**, 2470—2475, 1965; 174, 175, 178
1184. PAGTAKHAN, R. D., E. E. FARIDY, and V. CHERNICK: Interaction between arterial P_{O_2} and P_{CO_2} in the initiation of respiration of fetal sheep. J. appl. Physiol. **30**, 382—387, 1971; 155
1185. PAMPIGLIONE, G.: Development of Cerebral Function in the Dog. London 1963; 406
1186. PANIEGEL, M.: Placental perfusion experiments. Amer. J. Obstet. Gynec. **84**, 1664 bis 1683, 1962; 87
1187. PAOLETTI, R. and C. GALLI: Effect of acid deficiency on the central nervous system in growing rat; in: Lipids, Malnutrition and Developing Brain. A Ciba Foundation Symposium, Amsterdam, London, New York 1972, S. 121—133. 423
1188. PAPIERNIK, M.: Comparison of human foetal with child blood lymphocytic kinetics. Biol. Neonat. **19**, 163—169, 1971; 95

1189. Pappenheimer, J. R.: Über die Ultrastruktur der Glomerulummembran in der Niere. Klin. Wschr. **33**, 362—365, 1955; 309
1190. Pardi, G., A. Uderzo, E. Tucci, and G. D. Arata: Electrocardiographic patterns and cardiovascular performance of the sheep fetus during hypoxia; in: Crosignani, P. G. and G. Pardi (eds.): Fetal Evaluation During Pregnancy and Labor: Experimental and Clinical Aspects. New York, London 1971, S. 157—174. 202
1191. Pařízková, J.: Impact of age, diet and exercise on man's body composition. Ann. N. Y. Acad. Sci. **110**, 661—674, 1963; 30
1192. Park, M. K. and W. G. Guntheroth: Direct blood pressure measurements in brachial and femoral arteries in children. Circulation **41**, 231—237, 1970; 222
1193. Parmelee, A. H., W. H. Wenner, Y. Akiyama, E. Stern, and J. Flescher: Electroencephalography and brain maturation. in: Minkowski, A. (ed.): Regional Development of the Brain in Early Life. Oxford, Edinburgh 1967, S. 459—480. 410
1194. Parmelee, A. H. and E. Stern: Development of states in infants; in: Clemente, C. D., D. P. Purpura, and F. E. Mayer (eds.): Sleep and the Maturing Nervous System. New York 1972, S. 200—229. 413
1195. Parnas, J. K. und Z. Krasinska: Über den Stoffwechsel der Amphibienlarven. Biochem. Z. **116**, 108—137, 1921; 38, 40
1196. Paton, J. B., D. E. Fisher, E. N. Peterson, C. W. de Lannoy, and R. E. Behrman: Cardiac output and organ blood flows in the baboon fetus. Biol. Neonate **22**, 50—57, 1973; 185
1197. Paton, S.: The reaction of the vertebrate embryo to stimulation and the associated changes in the nervous system. Mitt. zool. Stat. Neapel **18**, 535—581, 1907; 362
1198. Paton, S.: The reactions of the vertebrate embryo and associated changes in the nervous system. Second paper. J. comp. Neurol. **21**, 345—373, 1911; 362
1199. Patten, B. M., W. A. Sommerfield, and G. H. Paff: Functional limitations of the foramen ovale in the human foetal heart. Anat. Rec. **44**, 165—178, 1929/30; 192
1200. Patzelt, V.: Der Darm; in: Möllendorf, W. von (Hrsg.): Handbuch der mikroskopischen Anatomie des Menschen. Bd. 5/III, Berlin 1936, S. 1—448. 346
1201. Pawlow, I. P.: Die Arbeit der Verdauungsdrüsen. Wiesbaden 1898; 341
1202. Payne, L. C. and C. L. Marsh: Gamma-globulins absorption in the baby pig: The nonselective absorption of heterologous globins and factors influencing absorption time. J. Nutr. **76**, 151—158, 1962; 357
1203. Payne, P. R. and E. F. Wheeler: Growth of the fetus. Nature **215**, 849—850, 1969; 10
1204. Pearson, A. A. and R. W. Sauter: The innervation of the umbilical vein in human embryos and fetuses. Amer. J. Anat. **125**, 345—352, 1969; 206, 209, 210
1205. Peiper, A.: Sinnesempfindungen des Kindes vor seiner Geburt. Mschr. Kinderheilk. **29**, 236—241, 1925; 468
1206. Peiper, A.: Bewegungen des Magendarmkanals im Säuglingsalter: Der Dickdarm. Jb. Kinderheilk. **120**, 312—318, 1928; 349
1207. Peiper, A.: Die Schreitbewegungen der Neugeborenen. Mschr. Kinderheilk. **45**, 444—448, 1929; 454
1208. Peiper, A.: Chronik der Kinderheilkunde, 2. Aufl. Leipzig 1955; 329
1209. Peiper, A.: Die Eigenart der kindlichen Hirntätigkeit, 3. Aufl. Leipzig 1961; 2, 332—334, 384, 390
1210. Peiper, A. und H. Isbert: Bewegungen des Magendarmkanals im Säuglingsalter: Der Dünndarm. Jb. Kinderheilk. **120**, 306—311, 1928; 349
1211. Pembrey, M. S.: Weights of hearts of foetal and newly born animals. J. Physiol. (Lond.) **66**, XI—XII, 1928; 228
1212. Perry, J. S. and M. W. Stanier: The rate of flow of urine of foetal pigs. J. Physiol. (Lond.) **161**, 344—350, 1962; 275, 276
1213. Persianinow, L. S.: Asphyxie des Fötus und Neugeborenen. (russ.) 2. Aufl. Moskau 1967; 445

1214. Persson, B. and J. Gentz: The pattern of blood lipids, glycerol and ketone bodies during the neonatal period, infancy, and childhood. Acta paediat. scand. **55**, 353 bis 362, 1966; 50
1215. Persson, H. E. Development of somatosensory cortical functions. Acta physiol. scand. Suppl. 394, 1973; 441, 462
1216. Peter, K.: Die Entwicklung der menschlichen Niere nach Isolationspräparaten; in: Peter, K. (Hrsg.): Untersuchungen über Bau und Entwicklung der Niere, Bd. 2, Kapitel 5, Jena 1927; 269, 270
1217. Peter, K.: Urogenitalapparat, Apparatus urogenitalis. A. Harnorgane, Organa uropoëtica; in: Peter, K., G. Wetzel und F. Heiderich (Hrsg.): Handbuch der Anatomie des Kindes. Bd. 2, München 1938, S. 1–41. 269
1218. Peter, K.: Grundlagen einer funktionellen Embryologie. Bios **19**, 1–170, 1947; 181
1219. Petrén, T.: Untersuchungen über die relative Kapillarlänge in der motorischen Hirnrinde in normalem Zustande und nach Muskeltraining. Anat. Anz. **85**, 172–196, 1938; 446
1220. Petre-Quadens, O., C. de Lee, and M. Remy: Eye movements density during sleep and brain maturation. Brain Res. **26**, 49–56, 1971; 412
1221. Petri, Ch.: Die Skelettentwicklung beim Meerschweinchen. Vjschr. naturforsch. Ges. Zürich **80**, 157–240, 1935; 11
1222. Petsche, H.: EEG und bioelektrische Hirntätigkeit. EEG-EMG **1**, 125–133, 1970; 437
1223. Peyrot, A.: Assestamento stanttarde e morfologico della mucosa duodenale nell topo e nella cavia. Contributo alla biologia della nascito. Arch. zool. ital. **40**, 281–315, 1955; 347
1224. Pflüger, E.: Die Lebenszähigkeit des menschlichen Foetus. Pflügers Arch. ges. Physiol. **14**, 628–629, 1877; 163
1225. Pflugfelder, O.: Lehrbuch der Entwicklungsgeschichte und Entwicklungsphysiologie der Tiere, 2. Aufl., Jena 1970; 1
1226. Phillips, S. J., F. J. Agate, Jr., W. A. Silverman, and P. Steiner: Autonomic cardiac reactivity in premature infants. Biol. Neonat. **6**, 225–249, 1964; 188, 197, 219
1227. Piaget, J.: Thé Construction of Reality in the Child. New York 1954; 450
1228. Pickering, G. W., M. Prinzmetal, and A. R. Kelsall: The assay of renin in rabbits with experimental renal hypertension. Clin. Sci. **4**, 401–420, 1942; 309
1229. Pickering, J. W.: Observations on the physiology of the embryonic heart. J. Physiol. (Lond.) **14**, 383–468, 1893; 174, 177
1230. Pigareva, Z. D.: Oxidizing activity of the brain mitochondria in postnatal ontogenesis; in: Jilek, L. and St. Trojan (eds.): Ontogenesis of the Brain. Prague 1968, S. 245–254. 376
1231. Pipberger, H. V., S. M. Bialek, J. K. Perloff, and H. W. Schnaper: Correlation of clinical information in the standard 12-lead ECG and in a corrected orthogonal 3-lead ECG. Amer. Heart J. **61**, 34–43, 1961; 248
1232. Pitts, R. F.: Physiologie der Niere und der Körperflüssigkeiten. Stuttgart, New York 1972; 295, 321
1233. Plank, J.: A morphological contribution to the development of the human lung: observations in the non-retracted lung; in: De Reuck, A. V. S. and R. Porter (eds.): Development of the Lung. A Ciba Foundation Symposium. London 1967, S. 156–165. 133, 147
1234. Plenert, W. und W. Heine: Normalwerte, 4. Aufl. Berlin 1973; 71, 99
1235. Plenk, H.: Zur Entwicklung des menschlichen Magens. Z. mikr.-anat. Forsch. **26**, 547–645, 1931; 339
1236. Ploog, D.: Early communication processes in squirrel monkeys; in: Robinson, R. J. (ed.): Brain and Early Behavior. London, New York 1969, S. 269–303. 454
1237. Plückthun, H.: Die Plasmaproteine; in: Linneweh, F. (Hrsg.): Die physiologische Entwicklung des Kindes. Berlin, Göttingen, Heidelberg 1959, S. 315–322. 97, 99

1238. POLAČEK, E., J. VOGEL, L. NEUGEBAUEROVA, M. ŠEBKOVA, and E. VECHETOVA: The osmotic concentrating ability in healthy infants and children. Arch. Dis. Childh. **40**, 291—295, 1965; 294, 295
1239. POLGAR, G.: Opposing forces to breathing in newborn infants. Biol. Neonat. **11**, 1—22, 1967; 116, 127, 128, 130
1240. POLGAR, G. and G. P. KONG: The nasal resistance of newborn infants. J. Pediat. **67**, 557—567, 1965; 103, 104
1241. POLGAR, G. and V. PROMADHAT: Pulmonary Function Testing in Children: Techniques and Standards. Philadelphia, London, Toronto 1971; 4, 120
1242. POLONOVSKI, Cl. et J. COLIN: Explorations biologiques en pédiatrie. Expansion scientifique française. Paris 1963; 290
1243. POMERANZ, B. and S. H. CHUNG: Dendritic-tree anatomy codes formvision physiology in tadpole retina. Science **170**, 983—984, 1970; 481
1244. POTT, R. und W. PREYER: Über den Gaswechsel und die chemische Veränderung des Hühnereies während der Bebrütung. Pflügers Arch. ges. Physiol. **27**, 320—371, 1882; 36
1245. POTTER, E. L.: Pathology of the Fetus and the Newborn. Chicago 1952; 273
1246. POTTER, E. L. and S. T. THIERSTEIN: Glomerular development in the kidney as an index of fetal maturity. J. Pediat. **22**, 695—706, 1943; 269, 313
1247. POWER, G. G., L. D. LONGO, H. N. WAGNER, D. E. KUHL, and R. E. FORSTER: Distribution of blood flow to the maternal and fetal portions of the sheep placenta using macroaggregates. J. clin. Invest. **45**, 1058, 1966; 85
1248. PRATHER, J. W., A. E. TAYLOR, and A. C. GUYTON: Effect of blood volume, mean circulatory pressure, and stress relaxation on cardiac output. Amer. J. Physiol. **216**, 467—472, 1969; 207
1249. PRATT, K. C.: The neonate; in: Carmichael, L. (ed.): Manual of Child Psychology. New York 1946, S. 190—254. 409, 462, 485
1250. PREC, K. J. and D. E. CASSELS: Oximeter studies in newborn infants during crying. Pediatrics **9**, 756—763, 1952; 211
1251. PRECHTL, H. F. R.: Stammesgeschichtliche Reste im Verhalten des Säuglings. Umschau **53**, 656—658, 1953; 384
1252. PRECHTL, H. F. R.: Die Entwicklung und Eigenart frühkindlicher Bewegungsweisen. Klin. Wschr. **34**, 281—284, 1956; 452, 454
1253. PRECHTL, H. F. R.: Polygraphic studies of the fullterm newborn. II: Computer analysis of recorded data. 'Studies in Infancy' Clinics in Developmental Medicine **27**, 22—40, London 1968; 109, 113, 241, 242, 409, 437, 452
1254. PRECHTL, H. F. R.: Brain and behavioural mechanisms in the human newborn infant; in: Robinson, R. J. (ed.): Brain and Early Behaviour, London and New York 1969, S. 115—131. 109, 398
1255. PRECHTL, H. F. R.: The behavioral states of the newborn infant (a review). Brain Res. **76**, 185—212, 1974; 398
1256. PRECHTL, H. F. R. and D. J. BEINTEMA: The neurological examination of the full term newborn infant. London 1964; 398
1257. PRECHTL, H. F. R. and H. G. LENARD: A study of eye movements in sleeping newborn infants. Brain Res. **5**, 477—493, 1967; 412
1258. PRECHTL, H. F. R. und H. G. LENARD: Verhaltensphysiologie des Neugeborenen; in: Linneweh, F. (Hrsg.): Fortschritte der Pädologie Bd. 2. Berlin, Heidelberg, New York 1968, S. 88—122. 410, 413
1258a. PRECHTL, H. F. R. und J. E. Vos: Verlaufmuster der Frequenzspektren und Kohärenzen bei schlafenden normalen und abnormalen Neugeborenen; in: Schenk, G. K. und J. Angst (Hrsg.) Beiträge zum Symposium „Die Quantifizierung des Elektroencephalogramms" Jongny sur Vevey, 1973, S. 167—188. 437

1259. Prechtl, H. F. R., Y. Akiyama, P. Zinkin, and D. Grant: Polygraphic studies of the full-term newborn. I: Technical aspects and qualitative analysis. 'Studies in Infancy' Clinics in Developmental Medicine **27**, 1—21, London 1968; 108, 242, 450

1260. Prechtl, H. F. R., H. Weinmann, and Y. Akiyama: Organization of physiological parameters in normal and neurologically abnormal infants. Neuropädiatrie **1**, 101 bis 129, 1969a; 243

1261. Prechtl, H. F. R., K. Theorell, A. Gramsbergen, and J. Lind: A statistical analysis of cry patterns in normal and abnormal newborn infants. Develop. Med. Child Neur. **11**, 142—152, 1969b; 454

1262. Prevost und Dumas, zit. nach: Müller, J. von: Handbuch der Physiologie des Menschen, 3. Aufl. Coblenz 1838; 69

1263. Preyer, W.: Specielle Physiologie des Embryo. Leipzig 1885; 1, 35, 54, 57, 82, 144, 163, 174, 184, 192, 273, 333, 382, 450, 462

1264. Preyer, W.: Die Seele des Kindes, 9. Aufl. Leipzig 1923; 454, 462, 463

1265. Priestley, J.: An account of further discoveries in air. Phil. Trans. Roy. Soc. (London) **65**, 384—394, 1775; 35

1266. Proctor, D. F.: Physiology of the upper airway; in: Fenn, W. O. and H. Rahn (eds.): Handbook of Physiology, Sect. 3. Respiration, Vol. I, Washington 1964, S. 309 bis 345. 101—105

1267. Provine, R. R.: Ontogeny of bioelectric activity in the spinal cord of the chick embryo and its behavioral implications. Brain Res. **41**, 365—378, 1972; 383

1268. Przybylski, R. J., J. C. Bullaro, and J. S. Chlebowski: Regulation of myotube formation; in: Banker, B. Q., R. J. Przybylski, J. P. van der Meulen, and M. Victor (eds.): Research in Muscle Development and the Muscle Spindle. Excerpta med. Amst. 1972, S. 134—145. 361

1269. Puff, A.: Funktionelle Anatomie des Herzklappenapparates. Verh. Dtsch. Ges. Kreisl.-forsch. **31**, 1—15, 1965; 200

1270. Pujol, R. and R. Marty: Structural and physiological relationships of the maturing auditory system; in: Jilek, K. and St. Trojan (eds.): Ontogenesis of the Brain. Prague 1968, S. 377—385. 468, 469, 475, 476

1271. Purpura, D. P.: Synaptogenesis in mammalian cortex: problems and perspektives; in: Sterman, M. B., D. J. McGinty, and A. M. Adinolfi (eds.): Brain Development and Behavior. New York, London 1971, S. 23—41. 395

1272. Purpura, D. P.: Ontogenetic models in studies of cortical seizure activities; in: Purpura, D. P., J. K. Penry, D. B. Tower, D. M. Woodbury, and R. D. Walter (eds.): Experimental Models of Epilepsy — a Manual for the Laboratory Worker. New York 1972, S. 531—556. 443

1273. Purpura, D. P., M. W. Carmichael, and E. M. Housepain: Physiological and anatomical studies of development of superficial axodendritic synaptic pathways in neocortex. Exper. Neurol. **2**, 324—347, 1960; 442, 443

1274. Purpura, D. P., R. J. Shofer, E. M. Housepain, and C. R. Noback: Comparative ontogenesis of structure-function relations in cerebral and cerebellar cortex. Progr. Brain Res. **4**, 187—221, 1964; 394

1275. Purpura, D. P., R. J. Shofer, and T. Sharff: Intracellular study of spike potentials and synaptic activities of neurons in immature neocortex; in: Minkowski, A. (ed.): Regional Development of the Brain in Early Life. Oxford, Edinburgh 1967, S. 297—325. 443

1276. Purves, M. J.: Initiation of respiration; in: De Reuck, A. V. S. and R. Porter (eds.): Development of the Lung; A Ciba Foundation Symposium. London 1967, S. 317—331. 155, 156

1277. Purves, M. J. and T. J. Biscoe: Development of chemoreceptor activity. Brit. med. Bull. **22**, 56—60, 1966; 154

1278. Purves, M. J. and I. M. James: Observations on the control of cerebral blood flow in the sheep fetus and newborn lamb. Circulat. Res. **25**, 651—667, 1969; 447
1279. Pyle, S. I., A. W. Mann, S. Dreizen, H. G. Kelly, I. G. Macy, and T. D. Spies: A substitute for skeletal age (Todd) for clinical use: The red graph method. J. Pediat. **32**, 125—136, 1948; 27
1280. Pysh, J. J.: The development of the extracellular space in neonatal rat inferior colliculus: an electron microscopic study. Amer. J. Anat. **124**, 411—430, 1969; 428
1281. Quetelet, L. A. J.: Anthropométrie ou mésure des différents facultés de l'homme, Bruxelles 1870; 5
1282. Radtke, H.-W.: Motorische Nervenleitungsgeschwindigkeit bei normalen Säuglingen und Kindern. Helv. paediat. Acta **24**, 390—398, 1969; 377, 378
1283. Rakušan, K., B. Korecký, Z. Roth, and O. Poupa: Development of the ventricular weight of the rat heart with special reference to the early phases of postnatal ontogenesis. Physiol. Bohemoslov. **12**, 518—525, 1963; 228
1284. Rakušan, K. and O. Poupa: Changes in the diffusion distance in the rat heart muscle during development. Physiol. Bohemoslov. **12**, 220—227, 1963; 226
1285. Rakušan, K., J. Jelínek, B. Korecký, M. Soukupová, and O. Poupa: Postnatal development of muscle fibres and capillaries in the rat heart. Physiol. Bohemoslov. **14**, 32—37, 1965a; 226, 227
1286. Rakušan, K., J. Rádl, and O. Poupa: The distribution and content of myoglobin in the heart of the rat during postnatal development. Physiol. Bohemoslov. **14**, 317 bis 319, 1965b; 227, 230
1287. Rakušan, K. and O. Poupa: Developmental changes in the protein composition of heart muscle in the rat. Physiol. Bohemoslov. **15**, 132—136, 1966; 227
1288. Rakušan, K. and H. Marcinek: Postnatal development of the cardiac output distribution in rat. Biol. Neonate **22**, 58—63, 1973; 224, 301, 302, 305
1289. Rall, W. and G. M. Shepherd: Theoretical reconstruction of field potentials and dendrodendritic synaptic interactions in olfactory bulb. J. Neurophysiol. **31**, 884 bis 915, 1968; 465
1290. Ramm, M.: Über die Zotten der Mundlippen und der Wangenschleimhaut beim Neugeborenen. Anat. Hefte II **29**, 55—96, 1905; 329
1291. Ranke, O. F.: Die Theorie der physikalischen Schlagvolumenbestimmung. Verh. dtsch. Ges. Kreisl.-forsch. **15**, 1949 Anh. S. 1—17. 253, 258
1292. Rankin, J. H. G., E. L. Gresham, F. C. Battaglia, E. L. Makowski, and G. Meschia: Measurement of fetal renal inulin clearance in a chronic sheep preparation. J. appl. Physiol. **32**, 129—133, 1972; 275
1293. Ranvier, L.: Archs. Physiol. norm. path. (2e sér.) **1**, 1pp, 1874 zit. nach: Buller, A. J.: Developmental physiology of the neuromuscular system. Brit. med. Bull. **22**, 45—48, 1966; 366
1294. Rauch, S. (Hrsg.): Biochemie des Hörorgans. Stuttgart 1964; 475
1295. Rauch, S. und A. Köstlin: Nüchternwerte des menschlichen Speichels. Schweiz. med. Wschr. **87**: 1371—1373, 1957; 335
1296. Rautenbach, M. und W. Hoepffner: Vorschläge für ein standardisiertes Programm zur Klassifikation Neugeborener mit niedrigem Geburtsgewicht. Pädiat. Grenzgeb. **13**, 219—233, 1974; 19
1297. Raynaud, A. et M. Frilley: Dêstruction des glands génitales de l'embryon de souris par un irradiations au moyen des rayons X á l'âge de treize jours. Ann. Endocr. (Paris) **8**, 400—419, 1947; 15
1298. Read, J. B. and G. Burnstock: Development of the adrenergic innervation and chromaffin cells in the human fetal gut. Develop. Biol. **22**, 513—534, 1970; 347
1299. Recavarren, S. and J. Arias-Stella: Growth and development of the ventricular myocardium from birth to adult life. Brit. Heart. J. **26**, 187—192, 1964; 193

1300. Rech, W.: Untersuchungen über den physiologischen Verschluß der Nabelschnurarterien. Z. Biol. **82**, 487—512, 1925; 205
1301. Redfern, P. A.: Neuromuscular transmission in newborn rats. J. Physiol. (Lond.) **209**, 701—710, 1970; 366
1302. Reeves, J. T. and J. E. Leathers: Circulatory changes following birth of the calf and the effect of hypoxia. Circulat. Res. **15**, 343—354, 1964; 214
1303. Reeves, J. T., F. S. Daoud, and M. Gentry: Growth of the fetal calf and its arterial pressure, blood gases, and hematologic data. J. appl. Physiol. **32**, 240—244, 1972; 186a
1304. Reid, L.: The embryology of the lung; in: De Reuck, A. V. S. and R. Porter (eds.): Development of the Lung. A Ciba Foundation Symposium. London 1967, S. 109—124. 132, 134, 137, 139, 141
1305. Reimold, E.: Die Veränderungen des Wasser- und Mineralgehaltes der Organe während des Wachstums. I. Mitteilung: Tierexperimentelle Untersuchungen an Herz- und Skelettmuskulatur. Mschr. Kinderheilk. **110**, 330—335, 1962a; 191, 228
1306. Reimold, E.: Die Veränderungen des Wasser- und Mineralgehalts der Organe während des Wachstums. III. Mitteilung: Tierexperimentelle Untersuchungen an Niere und Lunge. Mschr. Kinderheilk. **110**, 338—342, 1962b; 134
1307. Reivich, M., A. W. Braun Jr., H. Shapiro, and R. E. Myers: Effect of fetal hypoxia on regional cerebral blood flow. Proc. IUPS **9**, 471, 1971; 185
1308. Rennick, B. R.: Development of renal accumulation of organic ions by chick embryo. Amer. J. Physiol. **217**, 247—251, 1969; 319
1309. Retzius, G.: Gehörorgan der Wirbeltiere, Band II: Das Gehörorgan der Reptilien, der Vögel und der Säugetiere. Stockholm 1884; 467
1310. Rexed, B.: Contributions to the knowledge of the postnatal development of the peripheral nervous system in man. Acta psychiat. neurol. scand. Suppl. **33**, 1944; 372 373, 374, 375
1311. Reynolds, E. O. R. and L. B. Strang: Alveolar surface properties of the lung in the newborn. Brit. med. Bull **22**, 79—83, 1966; 140—143
1312. Reynolds, S. R. M.: Homeostatic regulation of resting heart rate in fetal lambs. Amer. J. Physiol. **176**, 162—168, 1954a; 198
1313. Reynolds, S. R. M.: Bradycardia in the lamb fetus to circulatory distress. Amer. J. Physiol. **176**, 169—174, 1954b; 198
1314. Reynolds, S. R. M.: Hemodynamic characteristics of the fetal circulation. Amer. J. Obstet. Gynec. **68**, 69—80, 1954c 187, 188, 209
1315. Reynolds, S. R. M.: The fetal and neonatal pulmonary vasculature in the guinea pig in relation to hemodynamic changes at birth. Amer. J. Anat. **98**, 97—115, 1956; 152 153
1316. Reynolds, S. R. M.: Regulation of the fetal circulation. Clin. obstet. Gynec. **3**, 834—851, 1960; 197—199
1317. Reynolds, S. R. M. and J. D. Mackie: Development of chemoreceptor response sensitivity: studies in fetuses, lamb and ewes. Amer. J. Physiol. **201**, 239—250, 1961; 218
1318. Reynolds, S. R. M. and J. D. Mackie: Umbilical venous pressure and other cardiovascular responses of fetal lamb to epinephrine. Amer. J. Physiol. **203**, 955—960, 1962; 187
1319. Ribemont, A.: Recherches sur la tension du sang dans les vaisseaux du foetus et du nouveau-né à propos du moment ou l'on doit lier le cordon ombilical. Arch. de Tocologie, Octobre 1879, S. 577—599. 206
1320. Richter, D.: The metabolism of the developing brain; in: Waelsch, H. (ed.): Biochemistry of the Developing Nervous System. London, New York 1955, S. 225—250. 446
1321. Richter, D.: Enzymic activity in the nervous system in early life; in: Minkowski, A. (ed.): Regional Development of the Brain in Early Life. Oxford, Edinburgh 1967, S. 137—152. 423

1322. Ridge, R. M. A. P.: Conduction velocity of motor nerves supplying kitten hindlimb muscles. J. Physiol. (Lond.) **176**, 8P, 1965; 337
1323. Ridge, R. M. A. P.: unveröffentlichte Ergebnisse zit. von: Buller, A. J.: Developmental physiology of the neuromuscular system. Brit. med. Bull. **22**, 45—48, 1966; 377
1324. Riegel, K.: Über die Gastransportfunktion des Blutes im Kindesalter. Habil-Schrift Tübingen 1962; 82
1325. Riegel, K.: Die arteriellen Blutgase im 1. Lebensjahr. Klin. Wschr. **41**, 249—250, 1963; 90
1326. Riegel, K., H. Bartels, D. El Yassin, J. Oufi, E. Kleihauer, J. T. Parer, and J. Metcalfe: Comparative studies of the respiratory functions of mammalian blood. III. Fetal and adult dromedary camel blood. Resp. Physiol. **2**, 173—181, 1967a; 78, 79
1327. Riegel, K., H. Bartels, I. O. Buss, P. D. Wright, E. Kleihauer, C. P. Luck, J. T. Parer, and J. Metcalfe: Comparison studies of the respiratory functions of mammalian blood. IV. Fetal and adult African elefant blood. Resp. Physiol. **2**, 182—195, 1967b; 78, 79
1328. Rifkind, R. A., D. Chui, and H. Epler: An ultrastructural study of early morphogenetic events during the establishment of foetal hepatic erythropoiesis. J. Cell. Biol. **40**, 343—365, 1969; 70
1329. Rink, R. D.: Oxygen consumption, body temperature and brown adipose tissue in the postnatal golden hamster (*Mesocricetus auratus*). J. Exper. Zool. **170**, 117—124, 1969; 59
1330. Rippa, S. and I. Ruttkay-Nedecký: Developmental changes of the cardiac electric field. I: Early postnatal period in rats. Biol. Neonate **17**, 447—457, 1971; 249
1331. Roach, M. R.: The static elastic properties of carotid arteries from fetal sheep. Canad. J. Physiol. Pharmacol. **48**, 695—708, 1970; 187
1332. Roberts, J. T. and J. T. Wearn: Quantitative changes in the capillary muscle relationship in human hearts during normal growth and hypertrophy. Amer. Heart J. **21**, 617—633, 1941; 226
1333. Roberts, N. K. and P. M. Olley: His bundle recordings in children with normal hearts and congenital heart disease. Circulation **45**, 295—299, 1972a; 248, 252
1334. Roberts, N. K. and P. M. Olley: His bundle electrogram in children: Statistical correlation of the atrioventricular conduction times in children with their age and heart rate. Brit. Heart L. **34**, 1099—1101, 1972b; 248
1335. Robertson, B.: The normal intrapulmonary arterial pattern of the human late fetal and neonatal lung. Acta paediat. scand. **56**, 249—264, 1967; 136
1336. Robertson, B.: Postnatal formation and obliteration of arterial anastomoses in the human lung: a microangiographic and histologic study. Pediatrics **43**, 971—979, 1969a; 136
1337. Robertson, B.: The incidence and structure of bronchopulmonary arteries in infancy and early childhood. Biol. Neonat. **14**, 62—68, 1969b; 136
1338. Robillard, J. E., K. Thayer, C. Kulvinskas, and F. C. Smith: Spontaneous activity of the fetal bladder. Amer. J. Obstet. Gynec. **118**, 552—559, 1974; 327
1339. Robinson, J. R.: Ammonia formation by surviving kidney slices without specific substrates. J. Physiol. (Lond.) **124**, 1—7, 1954; 326
1340. Rodeck, H.: Neurosekretion und Wasserhaushalt bei Neugeborenen und Säuglingen. 36. Beiheft z. Arch. Kinderheilk. 1958a; 298
1341. Rodeck, H.: Die Entwicklung der neurosekretorischen Regulation beim Säugling. Mschr. Kinderhk. **106**, 87—90, 1958b; 298
1342. Rodeck, H.: Die hypothalamo-neurohypophysäre Regulation des Wasserhaushaltes; in: Wiesener, H. (Hrsg.): Entwicklungsphysiologie des Kindes. Berlin, Göttingen, Heidelberg 1964, S. 253—279. 295

1343. Roffwarg, H. P., J. N. Muzio, and W. C. Dement: Ontogenetic development of the human sleep-dream cycle. Science **152**, 604—619, 1966; 413
1344. Rogatz, J.: Röntgenologische Studien über die peristolische Funktion der Magen im Säuglingsalter und ihrer Bedeutung für die Entstehung des habituellen Erbrechens. Zschr. Kinderheilk. **38**, 1—10, 1924; 340
1345. Rohwedder, H.-J.: Untersuchungen mit verschiedenen Clearancemethoden über die Reifung der Nierenfunktion im Laufe der Kindheit. Habil.-Schrift, Kiel 1963; 279, 280, 281, 306
1346. Rohwedder, H.-J.: Über die Clearance in der ersten Lebenszeit; in: Linneweh, F. (Hrsg.): Fortschritte der Pädologie, Bd. II, Berlin, Heidelberg, New York 1968, S. 218—231. 279, 281, 306—308, 312, 313, 315
1347. Rokos, J., P. Hahn, O. Koldovský, and P. Procházka: The postnatal development of lipolytic activity in the pancreas and small intestine of the rat. Physiol. Bohemoslov. **12**, 213—218, 1963; 351, 352, 354
1348. Romanes, G. J.: Cell colums in the spinal cord of a human foetus of fourteen weeks. J. Anat. **75**, 145—152, 1941; 379
1349. Romanes, G. J.: The motor pools of the spinal chord. Progr. Brain. Res. **11**, 93 bis 116, 1964; 379
1350. Romero, T., J. Covell, and W. F. Friedman: A comparison of pressure-volume relations of the fetal, newborn, and adult heart. Amer. J. Physiol. **222**, 1285—1290, 1972; 191, 192, 194, 228, 232, 233, 261
1351. Rominger, E.: Über den arteriellen Blutdruck und den Kapillardruck im Kindesalter. Arch. Kinderheilk. **73**, 81—107, 1923; 225, 226
1352. Ronge, H.: Altersveränderungen der Meißnerschen Körperchen in der Fingerhaut. Z. mikroskop.-anat. Forsch. **54**, 167—177, 1944; 459
1353. Rose, G. H.: The development of visually evoked electrocortical responses in the rat. Develop. Psychobiol. **1**, 35—40, 1968; 486
1354. Rose, G. H.: Relationship of electrophysiological and behavioral indices of visual development in mammals; in: Sterman, M. B., D. J. McGinty, and A. M. Adinolfi (eds.): Brain Development and Behavior. New York, London 1971, S. 145—183. 486
1355. Rose, G. H. and D. B. Lindsley: Visually evoked electrocortical responses in kittens: Development of specific and nonspecific systems. Science **148**, 1244—1246, 1965; 486
1356. Rose, G. H. and D. B. Lindsley: Development of visually evoked potentials in kittens: specific and nonspecific responses. J. Neurophysiol. **31**, 607—623, 1968; 487
1357. Rose, G. H. and E. F. Goodfellow: A Stereotaxic Atlas of the Kitten Brain. Brain Informat. Service Los Angeles 1973; 436
1358. Rosen, M. G. and J. J. Scibetta: The human fetal electroencephalogram. I. An electrode for continuosus recording during labor. Amer. J. Obstet. Gynec. **104**, 1057 bis 1060, 1969; 437
1359. Rossberg, F.: Der Bainbridge-Effekt. Z. ges. inn. Med. **28**, 513—518, 1973; 218
1360. Rossi, G. F., K. Minobe, and O. Candia: An experimental study of the hypnogenic mechanisms of the brain stem. Arch. ital. Biol. **101**, 470—492, 1963; 405
1361. Roughton, F. J. W.: Transport of oxygen and carbon dioxide; in: Fenn, W. O. and H. Rahn (eds.): Handbook of Physiology, Section 3: Respiration, Vol. I. Washington 1964, S. 767—825. 85
1362. Rowe, R. W. D. and G. Goldspink: Muscle fibre growth in five different muscles in both sexes of mice. I: Normal mice. J. Anat. **104**, 519—530, 1969; 365
1363. Rowlatt, U., N. Mrosovsky, and A. English: A comparative survey of brown fat in the neck and axilla of mammals at birth. Biol. Neonate **17**, 53—83, 1971; 63

1364. Rubel, E. W.: A comparison of somatotopic organisation in sensory neocortex of newborn kittens and adult cats. J. comp. Neurol. **143**, 447—480, 1971; 444
1365. Rubner, M.: Die Gesetze des Energieverbrauchs bei der Ernährung. Leipzig 1902; 35, 49, 54
1366. Rubner, M.: Stoffwechsel bei verschiedenen Temperaturen. Beziehungen zu Größe und Oberfläche; in: Bethe, A. (Hrsg.): Handbuch der normalen und pathologischen Physiologie. Bd. 5 Berlin 1928, S. 154—166. 48
1367. Ruckebusch, Y.: Activité électro-corticale chez le foetus de la brebis (*Ovis aries*) et de la vache (*Bos tauris*). Rev. Méd. Vét. **122**, Nouvelle Série **34**, 483—510, 1971; 436
1368. Ruckebusch, Y.: Development of sleep and wakefulness in the foetal lamb. Electroenceph. clin. Neurophysiol. **32**, 119—128, 1972; 409
1369. Rudolph, A. J., C. Vallbona, and M. M. Desmond: Cardiodynamic studies in the newborn. III: Heart rate patterns in infants with idiopathic respiratory distress syndrome. Pediatrics **36**, 551—559, 1965; 240
1370. Rudolph, A. M. and M. A. Heymann: The fetal circulation. Ann. Rev. Med. **19**, 195—206, 1968; 151, 187, 188, 198
1371. Rudolph, A. M. and M. A. Heymann: Circulatory changes during growth in the fetal lamb. Circulat. Res. **26**, 289—301, 1970; 151, 152, 185
1372. Rüfer, R.: Entfaltung fetaler Lungen bei erhöhten Oberflächenkräften. Pflügers Arch. ges. Physiol. **332**, R 3, 1972; 143
1373. Ruhrmann, G. und J. Veigel: Das Knochenmarkgewicht wachsender Kaninchen. Klin. Wschr. **42**, 556—557, 1964; 73
1374. Rushton, W. A. H.: A theory of the effects of fibre size in medullated nerve. J. Physiol. (Lond.) **115**, 101—122, 1951; 378
1375. Rutenfranz, J.: Entwicklung und Beurteilung der körperlichen Leistungsfähigkeit bei Kindern und Jugendlichen. Bibl. paediat. (Basel) **82**, 1964; 53, 120, 244—246, 264
1376. Ruttkay-Nedecký, I.: Membrane generators and the cardiac electric field. First European Biophysics Congress Wien 1971a, S. 457—459. 247
1377. Ruttkay-Nedecký, I.: Respiratory changes of instantaneous spatial cardiac vectors, Proc. XIth International Vectorcardiography Symposium, Amsterdam 1971b, S. 115 bis 118. 248
1378. Rychter, Z., R. Jelínek, and O. Marhan: Progress of vascularization of the ventricular myocardium in the rat embryo. Physiol. Bohemoslov. **20**, 517—532, 1971a; 168
1379. Rychter, Z., R. Jelínek, E. Klika, and L. Antalikova: Development of the lymph bed in the wall of the chic kembryo heart. Physiol. Bohemoslov. **20**, 533—359, 1971b; 168
1380. Saez, A. J. and J. V. Basmajian: Electrocardiogram in rabbit fetuses. Circulat. Res. **12**, 51—54, 1963; 180
1381. Saint-Anne Dargassies, S.: Neurological maturation of the premature infant of 28 to 41 weeks' gestational age; in: Falkner, F. (ed.): Human Development. Philadelphia, London 1966, S. 306—325. 370
1382. Sakabe, N., T. Arayama, and T. Suzuki: Human fetal evoked response to acoustic stimulation. Acta oto-laryng. (Stockh.) Suppl. **252**, 29—36, 1969; 476
1383. Salas, M.: Effects of early malnutrition on the development of swimming ability in the rat. Physiol. Behav. **8**, 119—122, 1972; 403
1384. Saldana, M. and J. Arias-Stella: Studies on the structure of pulmonary trunk. I: Normal changes in the elastic configuration of the human pulmonary trunk at different ages. Circulation **27**, 1086—1093, 1963; 137
1385. Salenius, P.: On the ontogenesis of the human gastric epithelial cells. Acta anat. (Basel) **50**, Suppl. 46, 1—76, 1962; 339
1386. Salge, B.: Salzsäure im Säuglingsmagen. Z. Kinderheilk. **4**, 171—173, 1912; 343

1387. Salge, B.: Salzsäure im Säuglingsmagen. Z. Kinderheilk. **5**, 111—121, 1913; 1, 343
1388. Saling, E.: Neue Untersuchungsergebnisse über den Kreislauf des Kindes unmittelbar nach der Geburt. Arch. Gynäk. **194**, 287—306, 1960; 204, 211
1389. Saling, E.: Mikroblutuntersuchungen am Feten. Z. Geburtsh. Gynäk. **162**, 56—75, 1964; 88
1390. Saling, E.: Die O_2-Sparschaltung des fetalen Kreislaufes. Geburtsh. Frauenheilk. **26**, 413—419, 1966; 189
1391. Salmi, T., P. Hänninen, and T. Peltonen: The electrocardiograms of premature infants in the first month of life. II: Unipolar chest and limb leads. Biol. Neonat. **3**, 275—288, 1961; 251
1392. Salzer, P.: Beitrag zur Kenntnis des Ductus venosus. Z. Anat. Entwickl.-Gesch. **130**, 80—90, 1970; 187, 209, 210
1393. Salzer, P. und K. Theiler: Über eine besondere Klappe am Ductus venosus Arantii bei der Maus. Z. Anat. Entwickl.-Gesch. **130**, 91—94, 1970; 187
1394. Sanctorius: De medicina statica aphorismi. Venetia 1614; 35
1395. Saunders, J. C., R. B. Coles, and G. R. Gates: The development of auditory evoked responses in the cochlea and cochlea nuclei of the chick. Brain Res. **63**, 59—74, 1973; 475
1396. Scammon, R. E. and E. H. Norris: On the time of the post-natal obliteration of the fetal blood-passages (foramen ovale, ductus arteriosus, ductus venosus). Anat. Rec. **15**, 165—180, 1918; 209, 210, 212
1397. Scammon, R. E. and L. O. Doyle: Observations on the capacity of the stomach in the first ten days of postnatal life. Amer. J. Dis. Child. **20**, 516—538, 1920; 338
1398. Scammon, R. E. and J. A. Kittelson: The growth of the gastro-intestinal tract of the human fetus. Proc. Soc. exper. Biol. (N.Y.) **24**, 303—307, 1926; 345
1399. Scibetta, J. J., M. G. Rosen, C. J. Hochberg, and L. Chick: Human fetal brain response to sound during labor. Amer. J. Obstet. Gynec. **109**, 82—85, 1971; 476
1400. Scopes, J. W.: Metabolic rate and temperature control in the human baby. Brit. med. Bull. **22**, 88—91, 1966; 58, 60
1401. Scott, G. H.: Growth of crypts and glands of the human stomach. Amer. J. Dis. Child. **30**, 147—173, 1925; 339
1402. Scott, G. H.: The growth in surface area of the human gastric mucosa. Anat. Rec. **43**, 131—144, 1929; 338
1403. Sedláček, J.: Temporary connections in chick embryos. Physiol. Bohemoslov. **11**, 300—306, 1962a; 455, 456
1404. Sedláček, J.: Notes on the characteristics of the temporary connection in chick embryos. Physiol. Bohemoslov. **11**, 307—312, 1962b; 455, 456
1405. Sedláček, J.: Functional characteristics of the centre of the unconditioned reflex in elaboration of a temporary connection in chick embryos. Physiol. Bohemoslov. **11**, 313—318, 1962c; 455, 456
1406. Sedláček, J.: Effect of EEG depression on the temporary connection in chick embryos. Physiol. Bohemoslov. **13**, 510—515, 1964; 455, 456
1407. Sedláček, J., V. Hlaváčková, and M. Švehlová: New findings on the formation of temporary connection in the prenatal and perinatal period of the guinea pig. Physiol. Bohemoslov. **13**, 268—273, 1964; 456
1408. Seely, J. E., C. A. Guzman, and M. R. Becklake: Heart and lung function at rest and during exercise in adolescence. J. appl. Physiol. **36**, 34—40, 1974; 253, 254, 264, 266
1409. Seifert, G.: Die exogene Pankreassekretion; in: Linneweh, F. (Hrsg.): Die physiologische Entwicklung des Kindes. Berlin, Göttingen, Heidelberg 1959, S. 286—289. 351, 355
1410. Sereni, F., H. McNamara, M. Shibuya, N. Kretchmer, and H. L. Barnett: Concentration in plasma and rate of urinary excretion of amino-acids in premature infants. Pediatrics **15**, 575—585, 1955; 318

1411. SHANER, R. F.: The development of muscular architecture of the ventricles of the pig's heart, with a review of the adult heart and a note on two abnormal mammalian hearts. Anat. Rec. **39**, 1—35, 1928; 168
1412. SHARP, J. T., W. S. DRUZ, R. C. BALAGOT, V. R. BANDELIN, and J. DAMON: Total respiratory compliance in infants and children. J. appl. Physiol. **29**, 775—779, 1970; 131
1413. SHEARER, C.: On the oxidation processes of the Echinoderm egg during fertilisation. Proc. roy. Soc. (Lond.) Ser. B **93**, 213—229, 1922; 39
1414. SHELLEY, H. J.: Glycogen reserves and their changes at birth. Brit. med. Bull. **17**, 137—143, 1961; 45, 48
1415. SHELLEY, H. J. and G. H. NELIGAN: Neonatal hypoglycaemia. Brit. med. Bull. **22**, 34—39, 1966; 45, 48,
1416. SHER, A. E.: The embryonic and postnatal development of the inner ear of the mouse. Acta oto-laryng. (Stockh.) Suppl. **285**, 1971; 468
1417. SHERRINGTON, C. S.: On anatomical constitution of nerves and skeletal muscles; with remarks on recurrent fibres in the ventral spinal nerve root. J. Physiol. (Lond.) **17**, 211—258, 1894; 360
1418. SHERRINGTON, C. S.: Decerebrate rigidity, and reflex coordination of movements. J. Physiol. (Lond.) **22**, 319—332, 1898; 395
1419. SHERRINGTON, C. S.: The Integrative Action of the Nervous System. Yale 1906; 384
1420. SHERWOOD, N. M. and P. S. TIMIRAS: A Stereotaxic Atlas of the Developing Rat Brain. Berkeley 1970; 436
1421. SHIDEMAN, F. E. and L. J. IGNARRO: New species may create new problems: Norepinephrine in the heart of the avian embryo. Fed. Proc. **26**, 1137—1138, 1967; 175
1422. SHIMIZU, Y. and K. TASAKI: Electrical excitability of developing cardiac muscle in chick embryos. Tohoku J. exp. Med. **88**, 49—56, 1966; 171, 177
1423. SHIPLEY, T. and M. T. ANTON: The human electroretinogram in the first day of life. J. Pediat. **65**, 733—739, 1964; 483, 485
1424. SHOCK, N. W.: Physiological aspects of adolescence. Tex. Rep. Biol. Med. **4**, 289 bis 310, 1946; 120
1425. SHOCK, N. W.: Physiological growth; in: Falkner, F. (ed.): Human Development. Philadelphia, London 1966, S. 150—177. 28, 99
1426. SIEGEL, S.: Nonparametric Statistics for the Behavioral Sciences. New York, Toronto, London 1956; 22
1427. SILVA, D. G. and M. IKEDA: Ultrastructural and acetylcholinesterase studies on the innervation of the ductus arteriosus, pulmonary trunk and aorta of the fetal lamb. J. Ultrastruct. Res. **34**, 358—374, 1971; 212
1428. SILVERMAN, W. A.: Dunhams Premature Infants. New York 1961; 111, 186, 216, 222, 262
1429. SIMON, E. und W. W. MEYER: Das Volumen, die Volumendehnbarkeit und die Druck-Längen-Beziehungen des gesamten aortalen Windkessels in Abhängigkeit von Alter, Hochdruck und Arteriosklerose. Klin. Wschr. **36**, 424—432, 1958; 258, 264
1430. SIMPSON, M. E., C. W. ASLING, and H. M. EVANS: Some endocrine influences on skeletal growth and maturation. Yale J. Biol. Med. **23**, 1—27, 1950; 28
1431. SISSMAN, N. J.: Cell multiplication rates during development of the primitive cardiac tube in the chick embryo. Nature **210**, 504—507, 1966; 167
1432. SISSMAN, N. J.: Developmental landmarks in cardiac morphogenesis: comparative chronology. Amer. J. Cardiol. **25**, 141—148, 1970; 165, 168
1433. SJÖLIN, S.: The resistance of red cells in vitro. Acta paediat. scand. **43**, Suppl. 98, 1954; 71
1434. SJÖSTRAND, F. S. and E. ANDERSSON-CEDERGREN: Intercalated discs of heart muscle: in: Bourne, G. H. (ed.): The Structure and Function of Muscle. New York, London 1960, S. 421—445. 168

1435. Sjöstrand, T.: Die pathologische Physiologie der Korrelationen zwischen Herz und Gefäßsystem. Verh. Dtsch. Ges. Kreisl.-forsch. **22**, 143—157, 1956; 231

1436. Skoglund, St.: On the postnatal development of some nervous mechanisms involved in postural reactions. Ann. Acad. Reg. Sci. Ups. **3**, 75—90, 1959; 396

1437. Skoglund, St.: On the postnatal development of postural mechanisms as revealed by electromyography and myography in decerebrate kittens. Acta physiol. scand. **49**, 299—317, 1960a; 370, 396

1438. Skoglund, St.: The spinal transmission of proprioceptive reflexes and the postnatal development of conduction velocity in different hind limb nerves in the kitten. Acta physiol. scand. **49**, 318—329, 1960b; 376, 386

1439. Skoglund, St.: The activity of muscle receptors in the kitten. Acta physiol. scand. **50**, 203—221, 1960c; 369

1440. Skoglund, St.: Central connections and functions of muscle nerves in the kitten. Acta physiol. scand. **50**, 227—237, 1960d; 370, 396

1441. Skoglund, St.: The reaction to tetanic stimulation of the two neuron arc in the kitten. Acta physiol. scand. **50**, 238—253, 1960e; 370, 386

1442. Skoglund, St.: Activity of muscle receptors in the kitten. Nature **186**, 478, 1960f; 369

1443. Skoglund, St. and C. Romero: Postnatal growths of spinal nerves and roots. Acta physiol. scand. **66**, Suppl. 260, 1965; 372, 374, 375

1444. Smith, C. A.: The Physiology of the Newborn Infant. Springfield/Ill. 1959; 46, 85, 107 109, 116, 119, 122, 144, 147, 206, 215, 230, 258, 306

1445. Smith, H. W.: The Kidney. Structure and Function in Health and Disease. New York 1951; 301, 315, 317, 319

1446. Smith, R. E.: Diskussion zu: Mount, L. E.: Responses to thermal environment in newborn pigs. Fed. Proc. **22**, 822—823, 1963; 63

1447. Smith, R. E. and J. C. Roberts: Thermogenesis of brown adipose tissue in cold acclimated rats. Amer. J. Physiol. **206**, 143—148, 1964; 64

1448. Smith, R. E. and B. A. Horwitz: Brown fat and thermogenesis. Physiol. Rev. **49**, 330—425, 1969; 62, 63

1449. Smith, V. R. and E. S. Erwin: Absorption of colostrum globulins introduced directly into the duodenum. J. dairy Sci. **42**, 364—365, 1959; 357

1450. Snider, R. S. and J. Jacobs: Correlation of histogenetic changes in the cerebellum with the appearance of electrical activity. Anat. Rec. **103**, 559, 1949; 394

1451. De Snoo, K.: Das trinkende Kind im Uterus. Mschr. Geburtsh. (Basel) **105**, 88—97, 1937; 332, 463

1452. Sokolov, E. N.: Higher nervous functions: the orienting reflex. Ann. Rev. Physiol. **25**, 545—580, 1963; 457

1453. Soltmann, O.: Die Funktionen des Großhirns der Neugeborenen. Jb. Kinderheilk. N. F. **9**, 106—148, 1876; 402

1454. Soltmann, O.: Das Hemmungsnervensystem des Neugeborenen. Jb. Kinderheilk. N. F. **11**, 101—114, 1877; 402

1455. Sorsby, A., B. Benjamin, and M. Sheridan: Refraction and Its Components During Growth of the Eye. London 1961; 479

1456. Southren, A. L., H. Ross, D. C. Sharma, G. Gordon, A. B. Weingold, and R. I. Dorfman: Plasma concentration and biosynthesis of testosterone in the syndrome of feminizing testes. J. clin. Endocr. **25**, 518—525, 1965; 33

1457. Spallanzani, L.: Mémoires sur la respiration: Genève 1803, zit. nach Needham, J.: Chemical Embryology. Cambridge 1931 Vol. 1—3, S. 615. 35

1457a. Spira, A. W. and M. J. Hollenberg: Human retinal development: ultrastructure of the inner retinal layers. Develop. Biol. **31**, 1—21, 1973; 481

1458. Su, J. Y. and W. F. Friedman: Comparison of the responses of fetal and adult cardiac muscle to hypoxia. Amer. J. Physiol. **224**, 1249—1253, 1973; 194, 196, 198

1458a. Sugawara, S. and M. Umezu: Studies on metabolism of the mammalian ova; II: Oxygen consumption of the cleaved ova of the rat. Tohoku J. agr. Res. **12**, 17 bis 25, 1961; 53
1459. Sundsten, J. W. and C. H. Sawyer: Electro-encephalographic evidence of osmosensitive elements in olfactory bulb of dog brain. Proc. Soc. exp. Biol. (N.Y.) **101**, 524—527, 1959; 296
1460. Suter, E. R.: The fine structure of brown adipose tissue. II: Perinatal development. Lab. Invest. **21**, 246—258, 1969; 63
1461. Suter, E. R. and W. Stäubli: An ultrastructural histochemical study of brown adipose tissue from neonatal rats. J. Histochem. Cytochem. **18**, 100—106, 1970; 63
1462. Suter, F.: Über das Verhalten des Aortenumfangs unter physiologischen und pathologischen Bedingungen. Arch. exper. Path. **39**, 289—332, 1897; 256, 258
1463. Sutherland, G. A. and J. McMichael: The pulse-rate and range in health and disease during childhood. Quart. J. Med. **22**, 519—529, 1929; 243
1464. Sutherland, G. F.: Contributions to the physiology of the stomach. LVII: The response of the stomach glands to gastrin before and shortly after birth. Amer. J. Physiol. **55**, 398—403, 1921; 341—343
1465. Suzuki, K.: The pattern of mammalian brain gangliosides. III: Regional and developmental differences. J. Neurochem. **12**, 969—979, 1965; 422
1466. Suzuki, K. and A. A. Plentl: Intrauterine catheterisation of ureters of the primate fetus. Amer. J. Obstet. Gynec. **102**, 976—981, 1968; 275
1467. Švehlová, M.: Incidence and frequency of respiratory movements in rats during the perinatal period. SBORN Lék **69**, 161—168, 1967; 144
1468. Symposium on Anoxia of the Newborn Infant. London 1951, Oxford 1953, S. 199. 121
1469. Szekely, G. and G. Czéh: Muscle activities of partially innervated limbs during locomotion in *Amblyostoma*. Acta physiol. Acad. Sci. hung. **40**, 269—286, 1971; 450
1470. Szekeres, L. and G. Lichner: Comparative study on the metabolism of the right and left heart ventricles. Acta physiol. Acad. Sci. hung. **21**, 243—247, 1962; 230
1471. Szymonowicz, W.: Über die Entwicklung der Nervenendigungen in der Haut des Menschen. Z. Zellforsch. **19**, 356—382, 1933; 459
1472. Schadé, J. P.: Maturational aspects of EEG and of spreading depression in rabbit. J. Neurophysiol. **22**, 245—257, 1959; 430
1473. Schadow, H.: Grundumsatz und spezifisch-dynamische Wirkung bei gesunden Säuglingen im Vergleich mit den Befunden bei Erwachsenen und älteren Kindern. Jb. Kinderheilk. **126**, 50—74, 1930; 52
1474. Schaefer, J. P.: The anatomy of the paranasal sinuses in children. Arch. Otolaryng. (Chicago) **15**, 657—659, 1932; 105
1475. Schäfer, E. A.: Observations on the nervous system of *Aurelia aurita*. Phil. Trans. Roy. Soc. (Lond.) **169**, 563—575, 1878; 428
1476. Schaffer, A. I., J. H. Dix, and P. Bergmann: The effect of eccentricity on spatial vector analysis of the electrocardiogram of the newborn infant and on the correlation between the electrocardiogram and the vectorcardiogram. Amer. Heart J. **43**, 735 bis 742, 1952; 448
1477. Schapiro, S.: Hormonal and environmental influences on rat brain development and behavior; in: Sterman, M. B., D. J. McGinty, and A. M. Adinolfi (eds.): Brain Development and Behavior. New York, London 1971, S. 307—334. 403
1478. Scharf, J.-H.: Zum Körperlängenwachstumsgesetz der menschlichen Leibesfrucht. Acta anat. (Basel) **73**, 10—18, 1969; 7
1479. Scharfetter, Ch.: Die Pupille des Neugeborenen. Mschr. Kinderheilk. **111**, 94—98, 1963a; 482
1480. Scharfetter, Ch.: Der Fußsohlenreflex des Neugeborenen. Mschr. Kinderheilk. **111**, 186—191, 1963b; 397

1481. Scheibel, M., A. Scheibel, A. Mollica, and G. Moruzzi: Convergence and interaction of afferent impulses on single units of reticular formation. J. Neurophysiol. **4**, 309—331, 1955; 406
1482. Scheibel, M. and A. Scheibel: Some structural and functional substrates of development in young cats. Progr. Brain. Res. **9**, 6—25, 1964; 394, 405
1483. Scheibel, M. E. and A. B. Scheibel: Developmental relationship between spinal motoneuron dendrite bundles and patterned activity in the hind limb of cats. Exp. Neurol. **29**, 328—335, 1970; 385, 401
1484. Scheibel, M. E. and A. B. Scheibel: Selected structural-functional correlations in postnatal brain; in: Sterman, M. B., D. J. McGinty, and A. M. Adinolfi (eds.): Brain Development and Behavior. New York, London 1971, S. 1—21. 427
1485. Scheuer, J. and S. W. Stezoski: Protective role of increased myocardial glycogen stores in cardiac anoxia in the rat. Circulat. Res. **27**, 835—849, 1970; 196
1486. Schiebler, Th. H. und W. Doerr: Orthologie des Reizleistungssystems; in: Bargmann, W. und W. Doerr (Hrsg.): Das Herz des Menschen, Bd. 1, Stuttgart 1963, S. 165—227. 169
1487. Schkarin: Ösophagusmessungen bei Kindern. Wratsch Gaz. 1903 zit. nach Gundobin, A. P.: Die Besonderheiten des Kindesalters, Berlin 1912; 336
1488. Schmid, F. und G. Weber: Röntgendiagnostik im Kindesalter. München 1955; 28, 100, 101, 231, 271
1489. Schmidt, A.: Zur Physiologie der Geschmacksempfindung und des Saugreflexes bei Säuglingen. II. Mitteilung: Über die Beziehungen des Saugreflexes zur Magentätigkeit. Z. Kinderheilk. **45**, 19—27, 1928; 341
1490. Schmidt, D.: Endogene und exogene Umwelteinflüsse auf die praenatale Entwicklung bei Säugern. Z. Geburtsh. Gynäk. **168**, 125—142, 1968; 12
1491. Schmidt, H.-D.: Allgemeine Entwicklungspsychologie. Berlin 1972; 448—458
1492. Schmidt-Kolmer, E., F. Klimt und P. Schwartze (Hrsg.): Der kindliche Organismus unter Belastung. Berlin 1970; 53
1493. Schneyer, C. A. and H. D. Hall: Time course and autonomic regulation of development of secretory functions of rat parotid. Amer. J. Physiol. **214**, 808—813, 1968; 334
1494. Schoedel, W.: Alveoläres Surfactant und Atemmechanik. Nova Acta Leopoldina **38**, 387—396, 1973; 141
1495. Schoedel, W. und R. Rüfer: Veränderungen der Oberflächenverhältnisse in den Lungenalveolen als Ursache von Atelektasen und gestörter Atemmechanik. Dtsch. med. Wschr. **93**, 1623—1628, 1968; 143
1496. Scholz, H. und F. Klimt: Der Herzschlag-Rhythmus bei Kindern im Belastungstest. Mschr. Kinderheilk. **117**, 568—570, 1969; 243
1497. Schonbach, J., K. H. Hu, and R. L. Friede: Cellular and chemical changes during myelination. J. comp. Neurol. **134**, 21—38, 1968; 427
1498. Schönberger, W., J. Michaelis, and E. Scheidt: Correlations of vectorcardiographic parameters with relative body weight in childhood; in: New Trends in Electrocardiology. Jerewan 1973, S. 194—195. 250
1499. Schönfeld, K. und P. Schwartze: Das infektanfällige Kind und seine Behandlung unter besonderer Beobachtung der Mundatmung. Dtsch. Ges.wesen **35**, 1516—1522, 1963; 331
1500. Schönfelder, J. und P. Schwartze: Die Entwicklung des Fallumkehrreflexes in der Ontogenese des Kaninchens. Acta biol. med. germ. **25**, 109—114, 1970; 390
1501. Schönfelder, J. und P. Schwartze: Beiträge zur Bursttätigkeit des Bulbus olfactorius. III: Die Ontogenese der Bulbus-olfactorius-Bursttätigkeit bei der Ratte, sowie die Folgen der kompletten Zerstörung der Bulbi olfactorii am ersten Lebenstag für die körperliche Entwicklung dieser Spezies. Acta biol. med. germ. **27**, 103—110, 1971; 465

1502. Schönfelder, J., S. A. Nadiraschwili und A. A. Grischina: Der in verschiedenen extrakorporalen Gefäßen gemessene Blutdruck des Meerschweinchenfetus am Ende der Schwangerschaft. Zbl. Gynäk. **95**, 510—520, 1973; 186

1503. Schönfelder, J. und P. Schwartze: Elektromyographische Untersuchungen des Musculus rectus nasalis beim postnatal wachsenden Kaninchen während der Drehung des Tieres in der Horizontalebene. Acta biol. med. germ. **34**, 1369—1376, 1975; 393

1504. Schreier, K., R. Ittensohn, U. Sievers, H. Sievers und W. Sievers: Über die Clearance-Rate einiger Aminosäuren bei Säuglingen und Frühgeborenen. Z. Kinderheilk. **79**, 165—173, 1957; 319

1505. Schreiner, H.-J. und H. Schwartze: Über die postnatale Entwicklung des Herzens, untersucht an vektorkardiographischen Registrierungen von isolierten, durchströmten Meerschweinchenherzen. Vortrag auf dem Symposium Electrocardiologicum I, Dresden 1972. 248—250

1506. Schreiner, H.-J. und H. Schwartze: Über die postnatale Entwicklung des Herzens, untersucht an vektorkardiographischen Registrierungen von isolierten, durchströmten Meerschweinchenherzen; in: Schubert, E. (Hrsg.): Neue Ergebnisse der Elektrokardiologie II, 71—74, 1974; 248—250

1507. Schriefers, H.: Allgemeine Stoffwechsellehre; in: Opitz, H. und F. Schmid (Hrsg.): Handbuch der Kinderheilkunde Bd. 4, Berlin, Heidelberg, New York 1965, S. 3—37. 36

1508. Schröder, R., W. Dissmann, H. G. Kauder und K. P. Schüren: Altersabhängigkeit und Körperbezugsmaße des Herzzeitvolumens mit einem Beitrag zur Methodik der Farbstoffverdünnungskurven. Klin. Wschr. **44**, 753—764, 1966; 255, 265

1509. Schubert, E., H. Schwartze und P. Schwartze: Vergleichende Untersuchungen zu Vektorkardiogramm sowie Lage und Aufbau am menschlichen fötalen Herzen. Arch. Kreisl.forsch. **49**, 266—276, 1966; 191, 201

1510. Schüler, R. und W. Lierse: Die Entwicklung der Kapillardichte nach der Geburt im Gehirn zweier Nestflüchter; eines Vogels (Haushuhn) und eines Säugers (Meerschweinchen). Acta anat. (Basel) **75**, 453—465, 1970; 446

1511. Schulman, J.: Characteristics of the blood in fetal life; in: Walker, J. and A. C. Turnbull (eds.): Oxygen Supply to the Human Fetus. Oxford 1959, S. 43—59. 73, 74

1512. Schulte, F. J.: Gestation, Wachstum und Hirnentwicklung; in: Linneweh, F. (Hrsg.): Fortschritte der Pädologie. Bd. 2, Berlin, Heidelberg, New York 1968, S. 46 bis 64. 397

1513. Schulte, F. J. und R. Michaelis: Zur Physiologie und Pathophysiologie der neuromuskulären Erregungs-Übertragung beim Neugeborenen. Klin. Wschr. **43**, 295—300, 1965; 370

1514. Schulte, F. J., Y. Akiyama and A. H. Parmelee: Auditory evoked responses during sleep in premature and fullterm newborn infants. Electroenceph. clin. Neurophysiol. **23**, 97, 1967; 477

1515. Schulte, F. J. und G. Joppich: Neurologie des Neugeborenen. Berlin, Göttingen, New York 1968; 370, 398

1516. Schulte, F. J., R. Michaelis, I. Linke, and R. Nolte: Motor nerve conduction velocity in term, preterm, and small-for-dates newborn infants. Pediatrics **42**, 17—26, 1968a; 377

1517. Schulte, F. J., G. Albrecht, and R. Michaelis: Nerve conduction velocity: conceptional age estimate in normal and abnormal infants. Vortrag Europäischer Kongreß für Perinatale Medizin, Berlin 1968b; 377

1518. Schultze, O.: Zur Entwicklungsgeschichte des Gefäß-Systems im Säugetier-Auge; in: Albert von Koelliker's Festschrift (gewidmet vom Anatomischen Institut der Universität Würzburg), Leipzig 1892, S. 1—41. 480

1519. Schulz, D. M., D. A. Giordano, and D. H. Schulz: Weights of organs of fetuses and infants. Arch. Path. (Chicago) **74**, 244—250, 1962; 134

1520. Schulze, W.: Elektronenmikroskopische Untersuchungen am Myokard des Hundes in der prä- und postnatalen Wachstumsperiode; in: Lohmann, K. C. (Hrsg.): Biologie der Lebensalter. Dresden, Leipzig 1963, S. 29—33. 180
1521. Schumacher, P.: Das Elektrokardiogramm des Kindes; in: Halhuber, M. J. und R. Günther (Hrsg.): Praktischer EKG-Kurs. Leipzig 1961, S. 124—137. 252
1522. Schumacher, S.: Die Mundhöhle; in: Möllendorf, W. von (Hrsg.): Handbuch der mikroskopischen Anatomie des Menschen. Bd. V/1, Berlin 1927, S. 1—35. 329
1523. Schumann, H.: Vergleichende Untersuchungen über das Wachstum von Ratten- und Mäuseembryonen. Wilhelm Roux' Archiv **163**, 325—333, 1969; 11, 12
1524. Schütz, E.: Physiologie des Herzens. Berlin, Göttingen, Heidelberg 1958; 235
1525. Schutz, F.: Sexuelle Prägung bei Anatiden. Z. Tierpsychol. **22**, 50—103, 1965; 457
1526. Schwann, Th.: De necessitate aëris atmosphaerici ad evolutionem pulli in ovo incubato. Inaug. Diss. Berlin 1834; 35
1527. Schwartz, P.: Birth Injuries of the Newborn: Morphology, Pathogenesis, Clinical Pathology, and Prevention. New York 1961; 445
1528. Schwartze, H.: Datenverarbeitungsgerechte Vektorkardiogrammkriterien als Ausdruck der Beziehungen zwischen elektrokardiologischer, struktureller und topographischer Ontogenese des Herzens — eine entwicklungsphysiologische Konzeption. Vortrag Vektorkardiographische Konferenz zu Ehren des 80. Geburtstages von Prof. V. Laufberger, Smolenice 1970a; 249
1529. Schwartze, H.: Beiträge zur Anwendung der Vektorkardiographie als entwicklungsphysiologische Untersuchungsmethode. II: Über Beziehungen zwischen Herzentwicklung und räumlichem Vektorkardiogramm in der postnatalen Ontogenese des Meerschweinchens. Acta biol. med. germ. **24**, 313—325, 1970b; 192, 250
1530. Schwartze, H.: Das Elektrogramm des Herzens in der pränatalen Entwicklung. Zbl. Gynäk. **96**, 33—43, 1974; 180
1530a. Schwartze, H.: Mathematische Beschreibung des prä- und postnatalen Herzkammerwachstums von Cavia cobaya. Anat. Anz. 1976 im Druck. 192, 228
1531. Schwartze, H. und E. Schubert: Untersuchungen zur morphologischen und vektorkardiographischen Entwicklung des Säugetierherzens; in: Schubert, E. (Hrsg.): Neue Ergebnisse der Elektrokardiologie. Jena 1966, S. 77—79. 192, 250
1532. Schwartze, H., P. Schwartze, and J. Schönfelder: Living fetuses of guinea pigs in acute experiments. Biol. Neonate **17**, 238—248, 1971; 3, 436
1533. Schwartze, H., J. Schönfelder, P. Schwartze und S. A. Nadiraschwili: Über zwei experimentelle Verfahren aus der perinatal physiologischen Grundlagenforschung, die der Gewinnung isolierter, überlebender Meerschweinchenfoeten dienen. Zbl. Gynäk. **94**, 1505—1513, 1972; 3, 205, 452
1534. Schwartze, H. and Th. Fuchs: Cardioelectrical changes with altering perfusion pressures in Langendorff preparations of infant guinea pig hearts; in: New Trends in Electrocardiology, Jerewan 1973, S. 242—243. 248, 250
1535. Schwartze, P.: Bericht über einen Fall von doppelseitiger Nierenvenenthrombose im frühen Säuglingsalter. Kinderärztl. Prax. **32**, 312—324, 1964; 268
1536. Schwartze, P.: Die durch O_2-Mangel verursachten Änderungen der elektrischen Spontanaktivität cortikaler und subcortikaler Strukturen beim Kaninchen in der postnatalen Ontogenese. Wiss. Zschr. Karl-Marx-Univ. Leipzig, Math.-Nat. Reihe **16**, 473—477, 1967a; 3, 406, 448
1537. Schwartze, P.: Die postnatale Entwicklung der Bursttätigkeit im Bulbus olfactorius des Kaninchens. Experientia (Basel) **23**, 725, 1967b; 462
1538. Schwartze, P.: Elektrophysiologische Untersuchungen über die Elektroontogenese des Gehirns unter besonderer Berücksichtigung der Beziehungen zwischen elektroencephalographischer Weckreaktion und der Entwicklung des Riechsinns. Habil.-Schrift, Leipzig 1968; 390, 405—408, 436, 439, 440, 462, 464

1539. SCHWARTZE, P.: The postnatal development of synapses at the dendrites of rabbits mitral cells. Vortrag International Summer School in Neurobiology, St. Vincent 1971; Acta Anat. (Basel) 1976 im Druck. 429, 430, 466
1540. SCHWARTZE, P.: Unveröffentlichte Befunde 1972; 430
1541. SCHWARTZE, P.: Die ontogenetische Entwicklung der durch Reize verschiedener Qualität auslösbaren elektroenzephalographischen Weckreaktion. Acta biol. med. germ. **30**, 483—491, 1973; 408, 469
1542. SCHWARTZE, P.: Tierexperimentelle Untersuchungen über die elektroenzephalographische Weckreaktion unter Hypoxie in der Perinatalperiode. Vortrag 2. Symposium über Elektroencephalographie im Kindesalter; Leipzig 1974; 448
1543. SCHWARTZE, P. und L. ARESIN: Die Wirkung von Transfusionen mit sauerstoffangereichertem Blut auf das EEG menschlicher Embryonen. Biol. Neonat. **7**, 76—82, 1964; 436, 438
1544. SCHWARTZE, P. and E. GÖPFERT: Urethane induced changes of the electrical activity of rabbit brain in postnatal development. Activ. nerv. super. **7**, 37—40, 1965; 406
1545. SCHWARTZE, P. und W. HASCHKE: Einige elektrophysiologische Aspekte der Lernprozesse. Eine Literaturübersicht. Dtsch. Ges.wesen **20**, 855—860, 1965; 455
1546. SCHWARTZE, P. und E. GÖPFERT: Das hypoxiebedingte EEG-Arousalstadium unter dem Einfluß von Pentobarbital und Urethan. Experientia (Basel) **23**, 217, 1967; 406
1547. SCHWARTZE, P. und F. KLINGBERG: Beitrag zur Technik der Elektrogrammableitung im chronischen Versuch während der postnatalen Entwicklung kleiner Laboratoriumstiere. Z. med. Labortechn. **8**, 170—175, 1967; 3, 436
1548. SCHWARTZE, P. und S. A. NADIRASCHWILI: Unveröffentlichte Befunde 1967; siehe Schwartze, P.: Habil-Schrift, Leipzig 1968; 409, 462
1549. SCHWARTZE, P. und H. von BERNUTH: Unveröffentlichte Befunde, 1968; 408, 463
1550. SCHWARTZE, P. und A. A. GRAMSBERGEN: Unveröffentlichte Befunde, 1968; 398
1551. SCHWARTZE, P. und J. SCHÖNFELDER: Unveröffentlichte Befunde, 1969; 371
1552. SCHWARTZE, P. und J. SCHÖNFELDER: Input-output relations of the vestibulo-ocular reflex in postnatal growing rabbits; in: Drischel, H. and P. Dettmar (eds.): Biocybernetics IV. Jena 1972, S. 251—254. 391
1553. SCHWARTZE, P. und J. SCHÖNFELDER: Beiträge zur Steuerung der Bursttätigkeit des Bulbus olfactorius. IV: Die Ontogenese der Bulbus-olfactorius-Bursttätigkeit bei Katze und Meerschweinchen. Acta biol. med. germ. **30**, 709—717, 1973; 462, 465
1554. SCHWARTZE, P. and J. SCHÖNFELDER: Ontogenesis of vestibular induced oculomotor reactions in the rabbit; in: Jilek, L. and St. Trojan (eds.): Ontogenesis of the Brain. Vol. II Prague 1974a, S. 317—325. 390—392
1555. SCHWARTZE, P. and J. SCHÖNFELDER: Frequency-response analysis of vestibular induced eye movements of the postnatal growing rabbit. Brain Res. EBBS Abstracts 1974b, S. 30. 388, 390, 391
1556. SCHWARTZE, P., J. SCHÖFNELDER und F. THOSS: Frequenzganganalyse vestibulär ausgelöster Augenbewegungen bei postnatal wachsenden Kaninchen; in: Drischel, H. and P. Dettmar (eds.): Biocybernetics V. Jena 1975, S. 181—188. 388
1556a. SCHWARTZE, P., J. SCHÖNFELDER und R. KLÖPPEL: Die Dimensionen des Vestibularapparates des wachsenden Kaninchens. Vortrag auf der 71. Versammlung der Anat. Gesellschaft, Rostock/Warnemünde, 5. 4.—9. 4. 1976; Anat. Anz. 1976 im Druck. 388
1557. SCHWARZ-TIENE, E. and F. SERENI: Uric acid clearance in newborns and infants; in: Linneweh, F. (Hrsg.): Die physiologische Entwicklung des Kindes. Berlin, Göttingen, Heidelberg 1959, S. 248—250. 320
1558. SCHWIELER, G. H.: Respiratory regulation during postnatal development in cats and rabbits and some of its morphological substrate. Acta physiol. scand. Suppl. **304**, 1—123, 1968; 145, 156, 157, 372

1559. Stahlman, M. T. and N. J. Meece: Pulmonary ventilation and diffusion in the human newborn infant. J. clin. Invest. **36**, 1081—1091, 1957; 102, 107—111, 116
1560. Stahlman, M. T. and C. Sexton: Ventilation control in the newborn. Amer. J. Dis. Child. **101**, 216—227, 1961; 159, 161
1561. Stahlman, M., F. M. Shepard, W. C. Young, J. Gray, and W. Blankenship: Assessment of the cardiovascular status of infants with hyaline membrane disease; in: Cassels, D. E. (ed.): The Heart and Circulation in the Newborn and Infant. New York 1966, S. 121—129. 214
1562. Stanier, M. W.: Development of intra-renal solute gradients in foetal and post-natal life. Pflügers Arch. ges. Physiol. **336**, 263—270, 1972; 300
1563. Stave, U.: Die tubuläre Sekretion von Fremdstoffen; in: Linneweh, F. (Hrsg.): Die physiologische Entwicklung des Kindes. Berlin, Göttingen, Heidelberg 1959, S. 251 bis 255. 306, 308, 319, 320
1564. Stebel, J. und P. Schwartze: Über die Verwendbarkeit der Polaritätskorrelation zur Analyse von Elektroencephalogrammen. Acta biol. med. germ. **18**, 377—382, 1967; 437
1565. Štembera, Z. K.: Diagnosis of the fetal tolerance in high risk pregnancy by monitoring fetal heart sound. Tagungsbericht zum Symposium "Medical Electronics", Prag 1970, S. 107. 190
1566. Štembera, Z. K., J. Hodr, and J. Janda: Umbilical blood flow in healthy newborn infants during the first minutes after birth. Amer. J. Obstet. Gynec. **91**, 568—574, 1965; 205
1567. Stenberg, D.: Analysis of the EEG of the guinea pig fetus. Acta physiol. scand. **74**, 509—510, 1968; 437, 439
1568. Stenger, V., D. Eitzman, T. Andersen, L. de Padua, and H. Prystówsky: Observations on the placental exchange of the respiratory gases in pregnant women in cesarian section. Amer. J. Obstet. Gynec. **88**, 45—57, 1964; 83
1569. Stenger, V., T. Andersen, D. Eitzman, and H. Prystówski: A study of the oxygenation of the fetus and newborn and its relation to that of the mother. Amer. J. Obstet. Gynec. **93**, 376—385, 1965; 81
1570. Stephens, G. B.: Development of the middle and inner ear in the golden hamster (*Mesocricetus auratus*). Acat oto-laryng. (Stockh.) Suppl. **296**, 1972; 468
1571. Steriade, M.: The flash-evoked after discharge. Brain Res. **9**, 169—212, 1968; 489
1572. Sterman, M. B. and T. Hoppenbrouwers: The development of sleepwaking and rest-activity patterns from fetus to adult in man; in: Sterman, M. B., D. J. McGinty, and A. M. Adinolfi (eds.): Brain Development and Behavior. New York, London 1971, S. 203—227. 383
1573. Stern, L. and J. Lind: The electrocardiogram at birth. Biol. Neonat. **2**, 34—48, 1960; 203
1574. Stern, L., J. Lind, and B. Kaplan: Direct human fetal electrocardiography. Biol. Neonat. **3**, 49—62, 1961; 201
1575. Sternberg, J., P. Dagenais-Perusse, and M. Dreyfuss: Serum proteins in parturient mother and newborn: an electrophoretic study. Canad. med. Ass. J. **74**, 49—58, 1956; 99
1576. Šterzl, J. and I. Říha (eds.): Developmental Aspects of Antibody Formation and Structure. Vol. I and II, Prague 1970; 95, 99
1577. Stirnimann, F.: Psychologie des neugeborenen Kindes. Zürich 1940: 454, 463, 485
1578. Stöhr, Ph. Jr.: Über das embryonale Herz. Klin. Wschr. **4**, 1004—1006, 1925; 166, 167
1579. Strang, L. B.: Alveolar gas and anatomic dead space measurements in normal newborn infants. Clin. Sci. **21**, 107—114, 1961; 112, 121
1580. Strang, L. B.: The lungs at birth. Arch. Dis. Childh. **40**, 575—582, 1965; 143, 147—149, 211

1581. STRANG, L. B.: Changes in pulmonary artery pressure and pulmonary blood flow; in: Cassels, D. E. (ed.): The Heart and Circulation in the Newborn and Infant. New York 1966, S. 88—91. 153
1582. STRANG, L. B.: L'adaptation du nouveau né. Pädiat. Fortbild.-Kurse Prax. **21**, 47 bis 55, 1967a; 140, 142
1583. STRANG, L. B.: Uptake of liquid from the lungs at the start of breathing; in: De Reuck, A. V. S. and R. PORTER (eds.): Development of the Lung. London 1967b, S. 348—361. 138, 149, 150
1584. STRANG, L. B. and M. W. MCGRATH: Alveolar ventilation in normal newborn infants studied by air wash — in after oxygen breathing. Clin. Sci. **23**, 129—139, 1962; 148
1585. STRAUS, R., R. H. WALKER, and H. COHEN: Direct electrocardiographic recording of a twenty-three millimeter human embryo. Amer. J. Cardiol. **8**, 443—447, 1961; 180
1586. STREETER, G. L.: On the development of the membraneous labyrinth and the acustic and facial nerves in the human embryo. J. Anat. **6**, 139—165, 1906; 388
1587. STRONG, W. B., Th. D. DOWNS, J. LIEBMAN, and R. LIEBOWITZ: The normal adolescent electrocardiogram. Amer. Heart J. **83**, 115—128, 1972; 250
1588. TACHIBANA, T.: Lipase in intestines. Jap. J. Obstet. Gynec. **11**, 227—235, 1928; 354
1589. TACHIBANA, T.: Physiological investigation of fetus. IX: Supplementary research of ferments in digestive organs: lactase in intestinal canal. Jap. J. Obstet. Gynec. **12**, 100—110, 1929; 352
1590. TAGUCHI, K., T. W. PICTON, J. A. ORPIN, and W. S. GOODMAN: Evoked response audiometry in newborn infants. Acta oto-laryng. (Stockh.) Suppl. **252**, 5—17, 1969; 477
1591. TÄHTI, E., J. LIND, K. ÖSTERLUND, and E. RYLANDER: Changes in skin temperature of the neonate at birth. Acta paediat. scand. **61**, 159—164, 1972; 55
1592. TAKAHASHI, E. and H. ATSUMI: Age differences in thoracic form as indicated by thoracic index. Human Biol. **27**, 65—74, 1952; 105
1593. TAKITA, S.: Über den Ursprung der Peristaltik im Frühstadium des menschlichen Fetus. Pflügers Arch. ges. Physiol. **279**, 26—35, 1964; 336, 339, 340, 348, 349
1594. TANGL, F.: Beiträge zur Energetik der Ontogenese. 1. Mitteilung: Die Entwicklungsarbeit im Vogelei. Pflügers Arch. ges. Physiol. **93**, 327—376, 1903; 36, 38
1595. TANNER, J. M.: Some notes on the reporting of growth data. Human Biol. **23**, 93—159, 1951; 23
1596. TANNER, J. M.: Wachstum und Reifung des Menschen. Stuttgart 1962; 21, 23, 25, 29—33, 118, 120, 262, 331
1597. TANNER, J. M.: Standards for birth weight or intra-uterine growth. Pediatrics **46**, 1—6, 1970; 18, 19
1598. TANNER, J. M. and R. H. WHITEHOUSE: Standards for Skeletal Maturity. Part I. Paris 1959; 22
1599. TANNER, J. M. and R. H. WHITEHOUSE: Standards for subcutaneous fat in British children. Brit. med. J. **1**, 446—450, 1962; 22, 31
1600. TANNER, J. M., R. H. WHITEHOUSE, and M. J. R. HEALY: A New System for Estimating the Maturity of the Hand and Wrist, with Standards Derived from 2600 Healthy British Children. Part II: The Scoring System. Paris 1962; 22
1601. TANNER, J. M., R. H. WHITEHOUSE, and I. TAKAISHI: Standards from birth to maturity for height, weight, height velocity, and weight velocity: British children 1965. Arch. Dis. Childh. **41**, I: 454—471, II: 613—635, 1966; 5
1602. TAPLEY, D. F.: Mode and site of action of thyroxine. Mayo Clin. Proc. **39**, 626, 1964; 32
1603. TASAKI, T.: Circadian rhythm in body temperature; in: Itoh, S., K. Ogata and H. Yoshimura (eds.): Advances in Climate Physiology. Tokio, Berlin, Heidelberg, New York 1972, S. 319—333. 55

1604. TAZAWA, H.: Measurement of respiratory parameters in blood of chicken embryo. J. appl. Physiol. **30**, 17—20, 1971; 82
1605. TAZAWA, H., T. MIKAMI, and C. YOSHIMOTO: Effect of reducing the shell area on the respiratory properties of chicken embryonic blood. Resp. Physiol. **13**, 352—360, 1971; 82
1606. TEN KATE, J. H.: The oculo-vestibular reflex of the growing pike. Proefschrift Rijksuniv. Groningen 1969; 388
1607. THIBEAULT, D. W., E. POBLETE and P. A. M. AULD: Alveolar-arterial O_2 and CO_2 differences and their relation to lung volume in the newborn. Pediatrics **41**, 574—587, 1968; 117
1608. THOMA, R. und N. KÄFER: Über die Elastizität gesunder und kranker Arterien. Virchows Arch. **116**, 1—27, 1889; 265
1609. THOMAS, J. E. and E. H. LAMBERT: Ulnar nerve conduction velocity, an H-reflex in infants and children. J. appl. Physiol. **15**, 1—9, 1960; 377
1610. THOMSON, J.: The volume and acidity of the gastric contents in the unfed newborn infant. Arch. Dis. Childh. **26**, 558—565, 1951; 343
1611. TISELIUS, A.: A new apparatus for electrophoretic analysis of colloidal mixtures. Trans. Faraday Soc. **33**, 524—531, 1937; 95
1612. TOLCKMITT, W. und H. HUNDT: Über die proteolytische Leistung des Magens von Kindern verschiedener Altersgruppen. Z. Kinderheilk. **86**, 667—678, 1962; 344
1613. TOWBIN, A. E.: Cerebral hypoxic damage in fetus and newborn. Arch. Neurol. (Chic.) **20**, 35—43, 1969; 445
1614. TOWERS, B.: The fetal and neonatal lung; in: Assali, N. S. (ed.): Biology of Gestation. Vol. II. New York, London 1968, S. 189—223; 132, 138, 140, 144, 150, 156
1615. TOYOTA, S.: Studies of characteristics of leukocyte from a pediatric perspective. Hiroshima J. Med. Sci. **17**, 313—389, 1968; 92
1616. TROJAN, St. and L. JILEK: Adaptation of the organism to repeated stagnant hypoxia and anoxia caused by positive acceleration of 5 G and 10 G during ontogenesis. Acta Univ. Carol. Med. (Praha) **16**, 173—223, 1970; 448
1617. TSCHITSCHURIN: Die anatomischen Besonderheiten der Harnblase bei Kindern. (russ.) Diss. St. Petersburg 1901; zit. nach Gundobin, N. P.: Die Besonderheiten des Kindesalters. Berlin 1912, S. 355. 272
1618. TUČEK, S.: Changes in acetyltransferase activity in the cardiac auricles of dogs during postnatal development. Physiol. Bohemoslov. **14**, 530—535, 1965; 233
1619. TUCKER, G.: The infant larynx: direct laryngoscopic observations. J. Amer. med. Ass. **99**, 1899—1902, 1932; 102
1620. TUDVAD, F.: Sugar reabsorption in prematures and full term babies. Scand. J. clin. Lab. Invest. **1**, 281—283, 1949; 317
1621. TUGANOWSKI, W. and A. CEKAŃSKI: Electrical activity of a single fibre of the human embryonic heart. Pflügers Arch. ges. Physiol. **323**, 21—26, 1971; 176
1622. TUGE, H.: Early behavior of the embryos of carrier pigeons. Proc. Soc. exper. Biol. (N. Y.) **31**, 462—463, 1934; 362
1623. TUGE, H.: The development of behavior in avian embryos. J. comp. Neurol. **66**, 157—179, 1937; 362
1624. TUGE, H., Y. KANAYAMA, and Ch. H. YUEH: Comparative studies on the development of EEG. Jap. J. Physiol. **10**, 211—220, 1960; 406
1625. TUREEN, L. L., K. WARECKA, and P. A. YOUNG: Immunophoretic evaluation of blood serum proteins in chickens. I: Changing protein patterns in chickens according to age. Proc. Soc. exper. Biol. (N. Y.) **122**, 729—732, 1966; 96, 98
1626. TYLER, D. B. and A. van HARREVELD: The respiration of the developing brain. Amer. J. Physiol. **136**, 600—603, 1942; 446
1627. UMEZAKI, H. and F. MORRELL: Developmental study of photic evoked responses in premature infants. Electroenceph. clin. Neurophysiol. **28**, 55—63, 1970; 488

1628. Usher, R., M. Shepherd, and J. Lind: The blood volume in the newborn infant and placental transfusion. Acta paediat. scand. **52**, 497—512, 1963; 207, 208
1629. Usher, R. and J. Lind: Blood volume of the newborn premature infant. Acta paediat. scand. **54**, 419—431, 1965; 206
1630. Valat, J., D. Jouvet et M. Jouvet: Evolution électroencephalographique des différents états de sommeil chez le chaton. Electroenceph. clin. Neurophysiol. **17**, 218 bis 233, 1964; 410, 413
1631. Välimäki, I.: Heart-rate variation in fullterm newborn infants. Biol. Neonate. **18**, 129—139, 1971; 239
1632. Vallbona, C., M. M. Desmond, A. J. Rudolph, L. Fisher Pap, R. M. Hill, R. R. Franklin, and J. B. Rush: Cardiodynamic studies in the newborn. II: Regulation of the heart rate. Biol. Neonat. **5**, 159—199, 1963; 239
1633. Vallbona, C., A. J. Rudolph, and M. M. Desmond: Cardiodynamic studies in the newborn. IV: Heart rate patterns in the non-distressed premature infant. Pediatrics **36**, 560—564, 1965; 239
1634. Vara, P. and K. Niemineva: On electrocardiograms taken directly from the human foetus in utero. Gynaecologia **132**, 241—253, 1957; 201
1635. Vaughn, D., T. H. Kirschbaum, T. Bersentes, P. V. Dilts Jr., and N. S. Assali: Fetal and neonatal response to acid loading in the sheep. J. appl. Physiol. **24**, 135 bis 141, 1968; 325
1636. Verley, R.: Les secteurs d'activités électrocordicales. Leur dévelopment post-natal; in: Minkowski, A. (ed.): Regional Development of the Brain in Early Life. Oxford, Edinburgh 1967, S. 367—390. 439
1637. Verley, R. et G. Siou: Rélations spatiales du quelques structures diencephaliques et mésencephaliques chez le lapin nouveau-né. J. Physiol. (Paris) **59**, 257—279, 1967. 436
1638. Vernall, D. G.: The human embryonic heart in the seventh week. Amer. J. Anat. **111**, 17—24, 1962; 191
1639. Verney, E. B.: The antidiuretic hormone and factors which determine its release. Proc. roy. Soc. (Lond.) Ser. B. **135**, 25—106, 1947; 295
1640. Vernier, R. L. and F. G. Smith: Fetal and neonatal kidney; in: Assali, N. S. (ed.): Biology of Gestation. Vol. II. New York, London 1968, S. 225—260. 269, 277
1641. Versprille, A., C. J. van Nie, J. W. Riedstra, M. A. H. Giesberts, and C. L. D. Ch. Bruins: Effects of atrial pressure on the rate of neonatal pig hearts. Pflügers Arch. ges. Physiol. **314**, 155, 1970; 218
1642. Verzár, F. and E. J. McDougall: Absorption from the Intestine. London 1936; 347
1643. Vesterdal, J.: Glomerular filtration and renal water excretion; in: Linneweh, F. (Hrsg.): Die physiologische Entwicklung des Kindes. Berlin, Göttingen, Heidelberg 1959, S. 204—211. 312
1644. Vesterdal, J. and F. Tudvad: Studies on the kidney function in premature and fullterm infants by estimation of the Inulin and Paraamino-Hippurate clearances. Acta paediat. scand. **37**, 429—440, 1949; 294
1645. Vierordt, H.: Anatomische, physiologische und physikalische Daten und Tabellen für Mediziner. Jena 1906; 5, 110, 191, 268, 313
1646. Vierordt, K.: Beiträge zur Physiologie des Blutes. Arch. Physiol. Heilk. **13**, 259 bis 283, 1854; 69
1647. Vincent, J. D. and J. N. Hayward: Activity of single cells in the osmoreceptor-supraoptic nuclear complex in the hypothalamus of the waking rhesus monkey. Brain Res. **23**, 105—108, 1970; 296
1648. Vlès, F.: 1922; zit. nach Needham, J.: Chemical Embryology. Vol. 1—3, Cambridge 1931, S. 642. 40
1649. Voboŕil, Z. und T. H. Schiebler: Über die Entstehung der Gefäßversorgung des Rattenherzens. Anat. Anz. **126**, Erg.-Heft. 259—264, 1970; 167, 168

1650. Vogt, H.: Die Atemzahl des gesunden Kindes. Mschr. Kinderheilk. **42**, 460—468, 1929; 110
1651. Voigt, J.: Beitrag zur Entwicklung der Darmschleimhaut. Anat. Hefte **12**, 51—68, 1899; 347
1652. Vokáč, Z. and V. Vávrová: Development of non respiratory components of acid-base equilibrium in 250 normal children aged one month to 15 years. Acta paediat. scand. **57**, 41—46, 1968; 322
1653. Vorherr, H. und F. Graser: Zur arteriellen Druckkurve des Neugeborenen. Zbl. Gynäk. **85**, 129—133, 1963; 216, 217
1654. Vráná, M., M. Netušil, B. Peleška, Z. Blažek, E. Tschernoster, and S. Tschernosterová: Metody měřeni a hodnocení excitability myokardu (tschech.). Tagungsbericht zum Symposium "Medical Electronics" Prag 1970, S. 5—11. 177
1655. De Vries, P. A. und J. B. de C. M. Saunders: Development of the ventricles and spiral outflow tract in the human heart. Contr. Embryol. Carnegie Inst. Washington **37**, 87—114, 1962; 163, 165, 171
1656. Vukadinović, S. and C. G. Wallgren: Evaluation of some electro- and phonocardiographic characteristics of the newborn infant. Biol. Neonate **19**, 170—184, 1971; 247, 251
1657. Vyhnálek, J. and Z. Zapletal: Electrocardiographic studies in newborn infants during exchange transfusions. Ann. paediat. (Basel) **202**, 161—170, 1964; 253
1658. Wagenvoort, C. A. and N. Wagenvoort: The pulmonary vascular bed in the normal fetus and newborn; in: Cassels, D. E. (ed.): The Heart and Circulation in the Newborn and Infant. New York, London 1966, S. 201—209. 136, 151
1659. Wagner, R.: Probleme und Beispiele biologischer Regelung. Stuttgart 1954; 219
1660. Wallgren, G., P. Karlberg, and J. Lind: Studies of the circulatory adaptation immediately after birth. Acta paediat. scand. **49**, 843—849, 1960; 206
1661. Wallgren, G., M. Barr, and U. Rudhe: Pressure homeosthasis in the newborn infant. Acta paediat. scand. **52**, 214—215, 1963; 207
1662. Wallgren, G., M. Barr, and U. Rudhe: Hemodynamic studies of induced acute hypo- and hypervolemia in the newborn infant. Acta paediat. scand. **53**, 1—12, 1964; 207, 208
1663. Wallgren, G. and J. Lind: Quantitative studies of the human neonatal circulation. IV: Observations on the newborn infants peripheral circulation and plasma expansion during moderate hypovolemia. Acta paediat. scand. Suppl. **179**, 56—68, 1967; 207, 223, 266
1664. Wallgren, G., J. S. Hanson, and J. Lind: Quantitative studies of the human neonatal circulation. III: Observations on the newborn infants central circulatory responses to moderate hypovolemia. Acta paediat. scand. Suppl. **179**, 44—54, 1967a; 207, 208, 266
1665. Wallgren, G., J. S. Hanson, B. S. Tabakin, N. Räihä, and E. Vapaavuori: Quantitative studies of the human neonatal circulation. V: Hemodynamic findings in premature infants with and without respiratory distress. Acta paediat. scand. Suppl. **179**, 70—80, 1967b; 211
1666. Walls, E. W.: The development of the specialized conducting tissue of the human heart. J. Anat. (Lond.) **81**, 93—110, 1948; 169—172
1667. Walmsley, R.: The orientation of the heart and the appearance of its chambers in the adult cadaver. Brit. Heart J. **20**, 441—458, 1958; 165
1668. Walsh, S. Z.: The S-T segment and T wave during the first week of life. Brit. Heart. J. **26**, 679—688, 1964; 251
1669. Walsh, S. Z.: The esophageal electrocardiogram during the first week of life. Acta paediat. scand. Suppl. **173**, 1—33, 1967; 248, 252
1670. Wang, N. S., R. V. Kotas, M. E. Avery, and W. M. Thurlbeck: Accelerated appearance of osmiophilic bodies in fetal lungs following steroid injection. J. appl. Physiol. **30**, 362—365, 1971; 143

1671. Wangensteen, O. D. and H. Rahn: Respiratory gas exchange by the avian embryo. Resp. Physiol. **11**, 31—45, 1970/71; 82
1672. Wangensteen, O. D., D. Wilson, and H. Rahn: Diffusion of gases across the shell of the hen's egg. Resp. Physiol. **11**, 16—30, 1970/71; 82
1673. Warburg, O.: Über die Oxydationen im Ei. Z. physiol. Chem. **60**, 443—452, 1909; 38
1674. Warburg, O.: Über die Oxydationen in lebenden Zellen nach Versuchen am Seeigelei. Z. physiol. Chem. **66**, 305—340, 1910; 39
1675. Warkentin, J. and K. U. Smith: The development of visual acuity in the cat. J. genet. Psychol. **50**, 371—399, 1937; 482
1676. Warkentin, J. and L. Carmichael: A study of the development of the air-righting reflex in cats and rabbits. J. genet. Psychol. **55**, 67—80, 1939; 390
1677. Watanabe, K., K. Iwase, and K. Hara: Maturation of visual evoked responses in low-birthweight infants. Develop. Med. Child. Neur. **14**, 425—435, 1972; 489
1678. Watanabe, K., K. Iwase, and K. Hara: Heart rate variability during sleep and wakefulness in low-birthweight infants. Biol. Neonat. **22**, 87—98, 1973; 239
1679. Wayne, E. J.: Clinical and metabolic studies in thyroid disease. Brit. med. J. **1**, 1—11, 1960; 28
1680. Weber, E.: Grundriß der biologischen Statistik für Naturwissenschaftler, Landwirte und Mediziner. 4. Aufl. Jena 1961; 22
1681. Weber, H.: Über die Beziehung zwischen Phosphat- und Säureausscheidung im Harn bei gesunden und kranken Kindern. Helv. paediat. Acta **15**, 186—202, 1960; 323, 326
1682. Weber, H.: Der Salz-Wasserhaushalt; in: Wiesener, H. (Hrsg.): Die Entwicklungsphysiologie des Kindes. Berlin, Göttingen, Heidelberg 1964, S. 280—295. 287, 288
1683. Wechsler, W. and K. Meller: Electron microscopy of neuronal and glial differentiation in the developing brain of the chick. Progr. Brain Res. **26**, 93—144, 1967; 424, 425, 426, 428
1684. Wedenberg, E.: Auditory tests on newborn infant. Acta oto-laryng. (Stockh.) **46** 446—458, 1956; 472
1685. Weibel, E. R.: Die Blutgefäßanastomosen in der menschlichen Lunge. Z. Zellforsch. Abt. A. **50**, 653—692, 1959; 136
1686. Weibel, E. R.: Morphometrische Bestimmung von Zahl, Volumen und Oberfläche der Alveolen und Kapillaren der menschlichen Lunge. Z. Zellforsch. Abt. A **57**, 648—665, 1962; 137
1687. Weibel, E. R.: Morphometrische Studien zum Wachstum der Gasaustauschkapazität der Rattenlunge. Helv. physiol. pharmacol. Acta **24**, C 56—C 59, 1966; 133, 135, 137
1688. Weibel, E. R.: Postnatal growth of the lung and pulmonary gas-exchange capacity; in: De Reuck, A. V. S. and R. Porter (eds.): Development of the Lung. A Ciba Foundation Symposium. London 1967, S. 131—148. 133, 135
1689. Weibel, E. R.: Functional morphology of the growing lung. Respirat. **27**, Suppl. S. 27—35, 1970; 133, 136, 142, 159
1690. Weidman, Th. A. and T. Kuwabara: Development of the rat retina. Invest. Ophthalm. **8**, 60—69, 1969; 481, 483
1691. Weiker, H.: Das Maß-, Mengen- und Zeitgefüge der Erythropoese unter physiologischen und pathologischen Bedingungen. Schweiz. med. Wschr. **87**, 1210—1217, 1957; 74
1692. Weinmann, H., O. Creutzfeld und G. Heyde: Die Entwicklung der visuellen Reizantwort bei Kindern. Anal. Psychiat. Z. ges. Neurol. **207**, 323—341, 1965; 488, 489
1693. Weitzman, E. D., N. Fishbeen, and L. Gruzioni: Auditory evoked responses obtained from scalp of the full-term newborn human during sleep. Pediatrics **35**, 458 bis 462, 1965; 477
1694. Wekstein, D. R. and J. F. Zolman: Ontogeny of heat production in chicks. Fed. Proc. **28**, 1023—1027, 1969; 60

1695. Welker, F.: 1854; zit. nach Horvátth, I.: Einst und jetzt: Zur Entwicklungsgeschichte der Blutkörperchenzählung. Münch. med. Wschr. **107**, 2448—2451, 1965; 69
1696. Wells, L. J.: Progress of studies designed to determine wether the fetal hypophysis produces hormones that influence development. Anat. Rec. **97**, 409, 1947; 15
1697. Wendt, L. und H. Hesse: Vergleichende histologische Messungen an normalen und hypertrophischen Herzen. Virchows Arch. path. Anat. **314**, 294—314, 1947; 228
1698. Wenner, J.: Die Lungenventilation und ihre Regulation im Säuglingsalter; in: Linneweh, F. (Hrsg.): Fortschritte der Pädologie. Bd. 2, Berlin, Heidelberg, New York 1968, S. 139—163. 157, 161
1699. Wensing, C. J. G.: Evidence for neurogenic conduction in the mammalian heart. Nature **207**, 1375—1377, 1965; 173
1700. Werder-Kind, H.: Das Serumeiweißbild beim Frühgeborenen. Helv. paediat. Acta **18**, 450—460, 1963; 98
1701. Werner, B.: Peptic and tryptic capacity on the digestive glands in newborns. A comparison between premature and fullterm infants. Acta paediat. scand. **35**, Suppl. 6, 1—80, 1948; 339
1702. Werner, E.: Energiestoffwechsel; in: Wiesener, H. (Hrsg.): Entwicklungsphysiologie des Kindes. Berlin, Göttingen, Heidelberg 1964, S. 146—164. 46, 53
1703. Werner, K.: Das rote Blutbild bei Kindern und Erwachsenen — Normalwerte für Hämoglobingehalt, relatives Erythrozytenvolumen und mittlere korpuskuläre Hämoglobinkonzentration der Erythrozyten. Med. Klin. **60**, 1686—1690, 1965; 71
1704. Wernicke, R.: Zur Physiologie des embryonalen Herzens; in: Preyer, W. (Hrsg.): Sammlung physiologischer Abhandlungen I, Jena 1877, S. 239—283. 174
1705. Wesson, L. G.: Physiology of the Human Kidney. New York, London 1969; 295—318
1706. Wetterer, E.: Die Wirkung der Herztätigkeit auf die Dynamik des Arteriensystems. Verh. Dtsch. Ges. Kreisl.-forsch. **22**, 26—60, 1956; 233
1707. Wetzel, G.: Der Magendarmschlauch mit Anhangsdrüsen; in: Peter, K., G. Wetzel und F. Heiderich (Hrsg.): Handbuch der Anatomie des Kindes. Bd. 1, München 1938, S. 761—834. 346
1708. Wetzel, G. und K. Peter: Charakteristik der wichtigsten Entwicklungsstadien des Kindes; in: Peter, K., G. Wetzel und F. Heiderich (Hrsg.): Handbuch der Anatomie des Kindes. Bd. 2, München 1938, S. 845—916. 212, 226, 230
1709. Wezler, K.: Die Anwendung der physikalischen Methoden der Schlagvolumenbestimmung. Verh. Dtsch. Ges. Kreisl.-forsch. **15**, Anhang S. 18—90, 1949. 253—264
1710. Whitten, M. B.: A comparison of the blood supply of the right and left ventricles in childhood. Arch. intern. Med. **45**, 46—58, 1930; 193, 229
1711. Widdowson, E. M. and C. M. Spray: Chemical development in utero. Arch. Dis. Childh. **26**, 205—214, 1951; 12, 287
1712. Widdowson, E. M. and R. A. McCance: The effect of development on the composition of the serum and extracellular fluids. Clin. Sci. **15**, 361—369, 1956; 287
1713. Widdowson, E. M. and R. A. McCance: The development of acidbase control; in: Water and Electrolyte Metabolism in Relation to Age and Sex; A Ciba Foundation Symposium on Ageing, Vol. 4, London 1958, S. 209—219. 323
1714. Widdowson, E. M. and J. W. T. Dickerson: Chemical composition of the body; in: Comar, C. L. and F. Bonner (eds.): Mineral Metabolism. Vol. 2, Part A, New York 1964, S. 1—247. 286
1715. Wiesener, H.: Die Physiologie der Atmung; in: Wiesener, H. (Hrsg.): Entwicklungsphysiologie des Kindes. Berlin, Göttingen, Heidelberg 1964a, S. 77—92. 144
1716. Wiesener, H.: Die Physiologie der Verdauung; in: Wiesener, H. (Hrsg.): Entwicklungsphysiologie des Kindes. Berlin, Göttingen, Heidelberg 1964b, S. 134—146. 329
1717. Wilkins, L.: The influence of the endocrine glands upon growth and development; in: Williams, R. H. (ed.): Textbook of Endocrinology. 3. Aufl. Philadelphia 1962, S. 908—930. 28

1718. WILKINS, L. and W. FLEISCHMANN: Effects of thyroid on creatine metabolism with a discussion of the mechanism of storage and excretion of creatine bodies. J. clin. Invest. **25**, 360—377, 1946; 28

1719. WILSON, T. H. and G. WISEMAN: The use of sacs of everted small intestine for the study of the transference of substances from the mucosal to the serosal surface. J. Physiol. (Lond.) **123**, 116—125, 1954; 351

1720. WINCKLER, J.: Über die adrenergen Herznerven bei Ratte und Meerschweinchen, Entwicklung und Innervationsmuster. Z. Zellforsch. Abt. A, **98**, 106—121, 1969; 174

1721. WINDERS, R. V.: Forces exerted on the dentition by perioral and lingual musculature during swallowing. Angle Orthodont. **28**, 226—235, 1958; 331

1722. WINDLE, W. F.: On the nature of the first forelimb movements of mammalian embryos. Proc. Soc. exper. Biol. N. Y. **36**, 640—642, 1937; 2, 459

1723. WINDLE, W. F.: Physiology of the Fetus. Philadelphia, London 1941; 70—74, 91, 144, 146, 174, 197, 333, 339, 348, 350, 382

1724. WINDLE, W. F. and A. M. GRIFFIN: Observations on embryonic and fetal movements of the cat. J. comp. Neurol. **52**, 149—188, 1931; 460

1725. WINDLE, W. F. and W. M. FISH: The development of the vestibular righting reflex in the cat. J. comp. Neurol. **54**, 85—96, 1932; 390

1726. WINDLE, W. F., D. W. ORR, and W. L. MINEAR: The origin and development of reflexes in the cat during the third fetal week. Physiol. Zool. (Chicago) **7**, 600—617, 1934; 363, 382

1727. WINDLE, W. F., C. A. DRAGSTEDT, D. E. MURRAY, and R. R. GREENE: A note on respiration-like movements of the human fetus. Surg. Gynec. Obstet. **66**, 987—988, 1938; 144

1728. WINQUIST, G.: Morphology of the blood and the hemopoietic organs in cattle under normal and some abnormal experimental conditions. Acta anat. (Basel) **22**, Suppl. 21, 1954; 70, 71, 73, 74, 91, 92

1729. WINSBERG, F.: Echocardiography of the fetal and newborn heart. Invest. Radiol. **7**, 152—158, 1972; 185, 186, 253

1730. WINTREBERT, P.: La contraction rhythmée aneurale des myotones chez les embryos de selaciens. Arch. zool. exper. Paris **60**, 221—459, 1920; 362

1731. WIRSEN, C. and B. HAMBERGER: Catecholamines in brown fat. Nature **214**, 625—626, 1967; 64

1732. WITKOVSKY, P.: An ontogenetic study of retinal function in the chick. Vision Res. **3**, 341—355, 1963; 483

1733. WITTELS, B. and R. BRESSLER: Lipid metabolism in the newborn heart. J. clin. Invest. **44**, 1639—1646, 1965; 45

1734. WOLFF, P. H.: Observations on newborn infants. Psychosom. Med. **21**, 110—118, 1959; 398

1735. WOLOCHOW, A. A.: Development of unconditioned and conditioned reflexes in ontogenesis. 21 Congreso internacional de ciencias fisiológicas, Buenos Aires 1959; 457

1736. WOLOCHOW, A. A.: Untersuchungen über die Physiologie des Nervensystems in der frühen Ontogenese (russ). Leningrad 1968; 454, 455

1737. WOLOCHOW, A. A. und N. N. SCHILJAGINA: Stereotaktischer Atlas des Gehirns vom Kaninchen in der frühen Entwicklung (russ.). J. wyssch. nerv. dejat. im. I. P. Pawlowa **16**, 145—184, 1966; 436

1738. WOODBURY, R. A., M. ROBINOW, and W. F. HAMILTON: Blood pressure studies on infants. Amer. J. Physiol. **122**, 472—479, 1938; 186, 216

1739. WOODRUM, D. E., J. T. PARER, R. P. WENNBERG, and W. A. HODSON: Chemoreceptor response in initiation of breathing in the fetal lamb. J. appl. Physiol. **33**, 120—125, 1972; 156

1740. Wright, J. C.: Psychological development of the child. II: Cognitive development; in: Falkner, F. (ed.): Human Development. Philadelphia, New York 1966, S. 367—396. 458
1741. Wulf, H.: Der Gasaustausch in der reifen Plazenta des Menschen. Z. Geburtsh. Gynäk. **158**, 117—134 und 269—319, 1962; 83
1742. Wulf, H.: Störungen der intrauterinen Atmung. Arch. Gynäk. **198**, 40—50, 1963; 88, 160
1743. Wulf, H. und H. Manzke: Das Säure-Basengleichgewicht zwischen Mutter und Frucht. Z. Geburtsh. Gynäk. **162**, 225—252, 1964; 88
1744. Wulf, H., W. Künzel und V. Lehmann: Vergleichende Untersuchungen der aktuellen Blutgase und des Säure-Basen-Status im fetalen und maternalen Kapillarblut während der Geburt. Z. Geburtsh. Gynäk. **167**, 113—155, 1967; 89, 90
1745. Xanthou, M.: Leukocyte blood picture in healthy full-term and premature babies during neonatal period. Arch. Dis. Childh. **45**, 242—249, 1970; 92, 93
1746. Yakovlev, P. I. and A.-R. Lecours: The myologenetic cycles of regional maturation of the brain; in: Minkowski, A. (ed.): Regional Development of the Brain in Early Life. Oxford, Edinburgh 1967, S. 3—65. 373, 388, 427
1747. Yamada, N.: Respiratory environment and acid-base balance in the developing fetus. Biol. Neonate **16**, 222—242, 1970; 81, 82, 86, 87, 90
1748. Yamauchi, A.: Electron microscopic observations on the development of S-A and A-V nodal tissues in the human embryonic heart. Z. Anat. Entwickl.-Gesch. **124**, 562—587, 1965; 169—172
1749. Yanase, I.: Beiträge der Physiologie der peristaltischen Bewegungen des embryonalen Darms. Pflügers Arch. ges. Physiol. **117**, 345—383, 1907; 348
1750. Yeh, B. K. and B. F. Hoffman: The ionic basis of electrical activity in embryonic cardiac muscle. J. gen. Physiol. **52**, 666—680, 1968; 179
1751. Young, I. M.: CO_2 tension across the placental barrier and acid-base relationship between fetus and mother in the rabbit. Amer. J. Physiol. **170**, 434—441, 1952; 83
1752. Young, J. Z.: The Memory System of the Brain. Oxford 1966; 481
1753. Young, M.: The fetal and neonatal circulation; in: Hamilton, W. F. and Ph. Dow (eds.): Handbook of Physiology. Sect. 2: Circulation, Vol. II, Washington 1963, S. 1619—1650; 197, 202
1754. Young, M.: Responses of the systemic circulation of the newborn infant. Brit. med. Bull. **22**, 70—72, 1966; 217, 220, 222
1755. Young, M. and D. Cottom: An investigation of baroreceptor responses in the newborn infant; in: Cassels, D. E. (ed.): The Heart and Circulation in the Newborn and Infant. New York, London 1966, S. 111—120. 220, 221
1756. Yuan, St. S. H., M. A. Heymann, and A. M. Rudolph: Relationship between weight, pressure and myocardial blood flow in the newborn piglet. Circulation **34**, Suppl. III—243, 1966; 229
1757. Zanjani, E. D., E. O. Horger, A. S. Gordon, L. N. Cantor, and D. L. Hutchinson: Erythropoietin production in the fetal lamb. J. Lab. clin. Med. **74**, 782—788, 1969; 73
1758. Zapletal, A., E. K. Motoyama, K. P. van De Woestyne, V. R. Hunt, and A. Bouhuys: Maximum expiratory flow-volume curves and airway conductance in children and adolescents. J. appl. Physiol. **26**, 308—316, 1969; 119, 131
1759. Zapletal, A., M. Misur, and M. Samanek: Static recoil pressure of the lungs in children. Bull. Physio-path. resp. **7**, 139—143, 1971; 131
1760. Zelená, J.: The effect of denervation on muscle development; in: Gutmann, E. (ed.): The Denervated Muscle. Prague 1962, S. 103—126. 360, 363, 367, 369
1761. Zetterström, B.: Flicker-electroretinography in newborn infants. Acta ophthal. (Kbh.) **33**, 157—166, 1955; 485
1762. Zetterström, B.: The effect of light on the appearance and development of the electroretinogram in newborn kittens. Acta physiol. scand. **35**, 272—279, 1956; 487

1763. ZIEGLER, R. F.: The importance of positive T waves in the right precordial electrocardiogram during the first year of life. Amer. Heart J. **52**, 533—546, 1956; 251
1764. ZIEGLER, R. F.: Introduction and clinical application; in: Cassels, D. E. and R. F. Ziegler (eds.): Electrocardiography in Infants and Children. New York, London 1966, S. 1—19. 249—251
1765. ZIMMERMANN, K. W.: Die Speicheldrüsen der Mundhöhle und die Bauchspeicheldrüse; in: Möllendorf, W. von (Hrsg.): Handbuch der mikroskopischen Anatomie des Menschen. Bd. V/1 Berlin 1927, S. 61—244. 331
1766. ZNAMENÁČEK, K. and H. PŘIBYLOVÁ: Effect of glucose and insulin application on glycemia in newborns. Čs. pediat. **18**, 104—109, 1963; 358
1767. ZWEYMÜLLER, E. and O. PREINING: The insensible water loss of the newborn infant. Acta paediat. scand. Suppl. **205**, 1970; 57
1768. ZWINEFF: Die äußeren Geschlechtsorgane der Kinder. (russ.) Diss. St. Petersburg 1900. zit. nach Gundobin, A. P.: Die Besonderheiten des Kindesalters. Berlin 1912; 272

Autorenverzeichnis

Die Zahlen geben die Nummern des Literaturverzeichnisses an.

Abe, Y. 1
Abrams, M. E. 2
Acharya, P. T. 3
Acheson, R. M. 4
Ackerman, B. D. 309a
Adams, F. H. 5, 6, 7, 8, 467, 477, 810, 1114, 1117
Adamson, T. M. 9
Adamsons, K. 10, 832
Adolph, E. F. 11, 12
Adrian, E. D. 13
Agate, F. J., Jr. 1226
Agathon, S. 333, 698
Agostoni, E. 14
Agusti, R. 1005
Aherne, W. 15, 16, 17, 18
Ahlfeld, F. 19, 20
Ahmed, Y. Y. 21
Ainger, L. E. 22, 23
Akiyama, Y. 297, 1193, 1259, 1260, 1514
Albritton, E. C. 24
Albrecht, G. 1517
Alexander, A. W. 512
Alexander, D. P. 25, 26, 27, 28, 29
Alexander, G. 29a
Alford, B. R. 30
Alimurung, M. M. 31
Allen, J. R. 886
Allen, W. D. 884
Allison, A. C. 32
Althabe, O. 279
Althabe, O., Jr. 33
Althoff, H. 34
Alvarez, L. O. 504
Ames, R. G. 35
Andersen, D. H. 36
Andersen, H. 37, 38
Andersen, H. J. 39
Andersen, T. 1568, 1569

Anderson, E. C. 40
Anderson, J. W. 983
Andersson, K.-E. 41, 42
Andersson-Cedergren, E. 1434
Andres, K. H. 43
Änggård, L. 44, 45
Angulo y Gonzalez, A. W. 46
Anochin, P. K. 47
Anselmi, G. 360
Antaliková, L. 1379
Anton, M. T. 1423
Antweiler, H. J. 48
Arakawa, W. 959
Arango, A. 49
Arata, G. D. 1190
Arayama, T. 1382
Arcilla, R. A. 50, 51, 186, 660, 1135
Ardran, G. M. 52
Aresin, L. 53, 1543
Arey, L. B. 54
Arias-Stella, J. 1299, 1384
Arlt, B. R. 55
Arnold, H. 406
Arnt, I. 279
Arntzenius, A. C. 56
Armstrong-James, M. 835
Arturson, G. 624
Arzbecher, R. C. 448
Aserinski, E. 57
Ashton, N. 58
Ashworth, A. M. 59
Asling, C. W. 1430
Assali, N. S. 60, 61, 62, 63, 64, 65, 66, 833, 1110, 1635
Åström, K. E. 67
Ata-Muradova, F. 68
Atsumi, H. 1592
Atwater, W. O. 69
Auld, P. A. M. 1607

AURICCHIO, S. 70
AUTENRIETH, J. H. F. 71
AVERILL, K. H. 73
AVERY, G. T. 74
AVERY, M. E. 74a 935, 1670
AYYAR, D. R. 18

BABÁK, E. 75, 76, 77
BABSON, S. G. 78
BACHMANN, K. 232
BACON, R. L. 310
BAENS, G. S. 341
BAER, K. E. VON 79
BAERENSPRUNG, F. VON 80
BAIN, M. J. C. 1173
BALABAN, M. 657
BALAGOT, R. C. 1412
BALDWIN, J. D. 81
BALL, M. R. 1106
BALL, W. D. 103
BALLARD, P. L. 1070a
BALLARIO, R. 143
BALLOWITZ, L. 82, 83
BANDELIN, V. R. 1412
BANU, G. 84
BARAN, D. 85
BARBER, A. N. 86
BARCLAY, A. E. 87, 88
BARCROFT, J. 87, 89, 90, 91, 92, 93, 94, 95, 96
BARGMANN, W. 97
BARKER, J. N. 98
BARLOW, R. M. 99
BARNET, A. B. 100
BARNETT, H. L. 101, 1410
BARR, M. 1661, 1662
BARR, M. J. R. 102
BARRETT, M. L. 103
BARRON, D. H. 87, 94, 95, 96, 104, 105, 106, 776, 1071, 1072, 1075, 1076
BARRY, A. 107
BARRY, W. F. 130
BÁRTA, E. 233, 234
BARTELS, H. 108, 109, 110, 111, 112, 113, 133, 713, 1078, 1326, 1327
BARTELS, O., 111
BARTLETT, D., JR. 114
BARTON, M. D. 832
BARY, 115
BASCH, K. 116
BASMAJIAN, J. V. 1380
BASS, N. G. 117
BATES, D. V. 131
BATINI, C. 118

BATT, E. R. 119
BATTAGLIA, F. C. 136, 689, 1292
BAUER, Ch. 122
BAUER, K. F. 120
BAUMANN, N. A. 121
BAUMANN, R. 122
BAUMGARTEN, K. 123
BAUMGARTNER, G. 124
BAUST, W. 125
BAXTER, J. S. 126
BAYLEY, N. 127
BAZELTON, T. B. 128
BECHHOLD, H. 129
BECK, R. 61, 1110
BECKER, R. F. 130
BECKLAKE, M. R. 131, 132, 1408
BEER, R. 133
BEHNKE, U. 134
BEHRER, M. R. 135
BEHRMAN, R. E. 136, 137, 689, 1196
BEINTEMA, D. J. 138, 1256
BEKESY, G. VON 139
BEKEY, G. A. 64, 1110
BELAY, M. 191
BELLAIRS, A. 781
BENEDICT, F. G. 140, 141, 142
BENEKEN, J. E. W. 1150
BENJAMIN, B. 1455
BENSO, L. 143
BERFENSTAM, R. 144
BERG, I. A. 145
BERGER, H. 146
BERGER, P. J. 147
BERGLAND, R. M. 296
BERGLUND, G. 148
BERGMANN, P. 1476
BERGSTRAND, A. 149
BERGSTRAND, C. G. 868
BERGSTRÖM, J. 565
BERGSTRÖM, L. 152
BERGSTRÖM, R. M. 45, 150, 151, 152, 153
BERKSON, J. 205
BERNARD, C. 154, 155, 156, 157, 158, 551, 1183
BERNHARD, C. G. 159, 160, 161, 162
BERNHARD, G. G. 45
BERNSTEIN, A. 1174
BERNSTINE, R. L. 163
BERNUTH, H. VON 164, 165, 166, 665, 985, 1549
BERRY, J. M. 167
BERSENTES, T. 1635
BERTALANFFY, L. VON 168

Berthold, C.-H. 169, 170
Bertuch, C. J., Jr. 1091
Betke, K. 171, 172, 173
Betz, E. 174, 175
Beyreiss, K. 734
Bialek, S. M. 1231
Bichat, X. 176
Bickel, H. 177
Bieniarz, J. 279
Biesalski, P. 178
Bilý, J. 1175
Birjukovič, A. A. 179, 180
Biscoe, T. J. 181, 182, 1277
Bjure, J. 183
Black, 184
Blakemore, C. 185
Blankenship, W. 186, 827, 1561
Blažek, Z. 1654
Blechschmidt, E. 187
Blömer, A. 188, 642, 643
Bloor, C. M. 189
Blumberg, E. 10
Blumenschein, S. D. 512
Bock, K. 190
Boda, D. 191
Boddy, K. 192, 192a
Bodian, D. 193
Boellaard, J. W. 194
Boëthius, J. 195, 196, 197, 198
Böhmer, D. 199
Bohnert, B. 125
Bohr, C. 200, 201, 202
Boineau, J. P. 512
Bolton, D. P. G. 203
Bondurant, J. 517
Bonham, D. G. 273
Booth, G. D. 773
Booth, N. H. 204
Boothby, W. 205
Boréus, L. O. 206, 1128
Borgström, B. 207
Born, G. V. R. 208, 209
Bornschein, H. 210, 658a
Bosma, J. F. 211
Boss, J. M. N. 212, 213
Botha, G. S. M. 214
Boucek, R. J. 215, 606, 1182
Bouchard, C. 746
Bouhuys, A. 216, 1758
Bourre, J. M. 121
Boyd, J. D. 217, 218
Boyd, R. D. H. 9, 219
Boyden, C. M. 1106

Boyden, E. A. 220
Boyer, S. F. 221, 895
Boyle, R. 222
Bradley, R. M. 1098a
Bradley, W. E. 223, 224, 330
Bradlow, H. I. 548
Brady, J. P. 225, 226
Braekevelt, C. R. 227, 228, 229
Braguzzi, E. 256
Brandt, G. 906
Brauchle, E. 906
Braun, A. W., Jr. 1307
Braun, O. H. 230
Bräunlich, H. 231, 557
Braunwald, E. 538
Braverman, N. 363
Bray, C. W. 346, 347
Breathnach, C. S. 106, 1072
Bredberg, G. 231a
Breining, H. 232
Bremer, F. 13
Brent, R. L. 102
Bressler, R. 1733
Breuer, E. 233, 234
O'Brien, D. 235, 236, 331
Brinkman III, C. R. 65, 66, **833**
Brinster, R. L. 236a, 1093a
Britton, H. G. 29
Brodmann, K. 237
Brodskij, R. A. 238
Brody, J. S. 239
Brody, S. 240
Brooks, C. C. 241
Broughton Pipkin, F. 242, 243, 244
Brown, E. W. 630
Brown, K. T. 245
Brožek, J. 1179
Brück, K. 246, 247, 248, 249, 250, 251, 252, 253, 254
Brück, M. 249, 251
Bruins, C. L. D. Ch. 1641
Brundin, T. 197, 198, 255
Brunner, 173
Bruns, P. D. 136
Brusca, A. 256, 257
Bryant, J. W. 741
Bryant, S. V. 781
Bücherl, E. 109
Buchs, S. 258, 259
Buchthal, F. 260
Bueker, E. D. 261
Buffon, G. L., Le Comte de 262
Buglia, G. 263

Buhain, W. J. 239
Bühlmeyer, K. 1099
Bullaro, J. C. 1268
Buller, A. J. 264, 265, 266, 267
Burdach, K. F. 268
Burdi, A. R. 553
Bureš, J. 269
Burkley, G. G. 683
Burmeister, W. 270
Burnard, E. D. 271
Burnstock, G. 1298
Burstin, L. 593
Burton, A. C. 575
Burwell, C. S. 1074
Buss, I. O. 1327
Butler, B. V. 470
Butler, J. 272
Butler, N. R. 273

Cadilhac, J. 274
Caffey, J. 275
Cajal, S. Ramon y 276, 277
Calcagno, P. L. 278
Caldeyro-Barcia, R. 33, 279, 504
Caley, D. W. 280, 281
Callies, D. 938
Camerer, W. 282, 283
Cameron, G. 284
Campbell, A. G. M. 285, 429
Campbell, D. 442
McCance, R. A. 286, 287, 288, 289, 343, 350, 722, 1712, 1713
Candia, O. 1360
Cantor, L. N. 1757
Čapek, K. 290, 697
Carlyle, A. 291
Carmichael, L. 292, 293, 294, 295, 1676
Carmichael, M. W. 1273
Carpenter, F. G. 296
Carter, H. W. 962
Carter, W. A. 130
Casaer, P. 297
Cassels, D. E. 620, 1250
Cassin, S. 298, 299, 573, 574
Castellanos, A. 300
Castellanos, A., Jr. 300
Castellanos, R. 967
Caton, W. L. 319
Cattaneo, G. 143
Caveness, W. F. 301
Cekański, A. 1621
Celander, O. 302
Ceresa-Castellani, L. 303

Chaffee, E. L. 873
Challis, J. R. G. 303a
Chaloupka, Z. 304
Chambers, R. 284
Chamove, A. S. 887
Chaptal, J. 305
Cheek, D. B. 306, 307
Cherkovich, G. M. 308
Chernick, V. 1184
Cherry, R. B. 331, 332, 441, 865, 866, 1144, 1145
Chez, R. A. 309
Chick, L. 1399
Chlebowski, J. S. 1268
Chou, P. J. 309a
Christiansen, G. E. 310
Christie, R. V. 808
Chuang, K. 1117
Chui, D. 1328
Chung, S. H. 1243
Church, S. C. 311
Churchill, E. 312
Cimino, A. 313
Clara, M. 314
Clark, S. L. 882, 883
Clark, S. L., Jr. 315
Clarke, P. A. 18
Clayton, B. E. 510
Clemens, H. J. 316
Clements, J. A. 317, 318, 903, 1070a
McClure, J. H. 319
Cobos, F. 320
Code, Ch. F. 321
Coghill, G. E. 322
Cohen, B. R. 323
Cohen, H. 1585
Coles, R. B. 1395
Colin, J. 1242
Coltart, D. J. 324
Comline, M. A. 325
Comline, R. S. 325a, 326, 327
Conel, J. 328
O'Connell, B. 711
Conradi, S. 329
Conway, C. J. 330
Cook, C. D. 331, 332, 333, 334, 335, 698
Cooke, H. J. 336
Cooke, P. H. 494
Coraboeuf, E. 337, 338
Corey, E. L. 339, 892
Cori, C. F. 340
Cornblath, M. 341
Cornell, R. 342

CORT, J. H. 343
COSTA, A. F. 344
COSTELLO, R. 443
COTTER, J. R. 106, 1072
COTTIER, H. 1127
COTTOM, D. 1755
COTTON, E. C. 225
COUCH, J. R. 345
COURSIN, D. B. 456
COVELL, J. 1350
COWIE, A. T. 95
COX, J. R. 135
MCCRADY, E., JR. 346, 347
CRAIG, J. M. 962
CRAIGE, E. 348
CRAIGIE, E. H. 349
CRAMPTON, E. W. 1022
Crane, R. R. 1092
CRAWFORD, J. D. 350
CRESCITELLI, F. 351
CREUTZFELD, O. 124, 1692
CROSS, K. W. 203, 352, 353, 354, 355, 356, 357, 358
CROWELL, D. H. 614, 837
CROWLEY, D. E. 359
D'CRUZ, I. A. 1135
CRUZ, M. V. DE LA 360
CSERNAY, L. 191
CUMMINGS, J. N. 855
MCCUTCHEON, E. P. 754
CZÉH, G. 1469

DAGENAIS, D. R. 132
DAGENAIS-PERUSSE, P. 1575
DAHLSTRÖM, H. 361
DAM, R. Th. VAN 362, 448
DAMON, J. 1412
DANCIS, J. 363
DANIEL, H. 404
DANIEL, S. 832
DANILOWICZ, D. 364
DANYSZ, J. 930
DAOUD, F. S. 1303
DATE, J. W. 365
DAVIES, D. E. 899
DAVIES, G. 366
DAVIES, J. 367
DAVIGNON, J. R. 368
DAVIS, A. A. 552
DAVIS, G. D. 502
DAVIS, H. 369, 370
DAVIS, J. W. 241
DAVISON, A. N. 371, 372, 373

DAWES, G. S. 192a, 208, 209, 285, 298, 299, 374, 375, 376, 377, 378, 379, 380, 381, 382, 383, 384, 385, 386, 387, 388, 390, 391, 392
DAWKINS, M. J. 393, 394, 395
DAWKINS, M. J. R. 15
DAY, R. 396
DEATHERAGE, B. H. 370
DEBELE, 397
DEELY, W. J. 639
DEGAN, R. F. A. 836
DEHAVEN, J. C. 898
DEL CERRO, M. P. 398, 399
DELHAYE-BOUCHAUD, N. 964
DELLA PIETRA, D. 70
DEMENT, W. C. 1343
DEMERIADES, T. 400
DEMUTH, F. 401
DENENBERG, V. H. 402
DEREN, J. J. 403
DERRY, D. M. 404
DESMEDT, J. E. 405
DESMOND, M. M. 406, 424, 1369, 1632, 1633
DIAMOND, J. 407
DICKERSON, J. W. T. 289, 408, 1714
DIEMER, K. 409
DILTS, P. V., JR. 63, 1635
DISSMANN, W. 1508
DITTMER, A. 410
DITTMER, D. S. 411
DITTRICH, J. K. 412
DIX, J. H. 1476
DIXON, F. 1
DLOUHÁ, H. 212, 213, 413
DOBBING, J. 372, 373, 408, 414, 415
DOBIÁŠOVÁ, M. 416
DOERR, W. 417, 1486
DOLEŽEL, S. 418, 940
DOLEŽEL, V. 951
MCDONALD, M. S. 464
MCDONALD, T. F. 419
DONALDSON, H. H. 420
DONATELLI, L. 421
DÖNHARDT, A. 422
DORFMAN, R. I. 1456
DÖRNER, G. 423
DORSEN, M. McF. 502
DOST, F. H. 579
DOTSON, E. 424
LE DOUARIN, G. 337, 338
MCDOUGALL, E. J. 1642
DOWNING, S. E. 425, 426, 427, 428, 429, 980, 980a
DOWNS, Th. D. 1005, 1587

Doyle, L. O. 1397
Drack, E. 854
Dragendorff, O. 430
Dragstedt, C. A. 1727
Drahota, Z. 644
Dreizen, S. 1279
Dressler, F. 431
Dreyfuss-Brisac, C. 432, 433, 434, 435
Dreyfuss, M. 1575
Drinker, P. A. 335
Drischel, H. 436, 437, 438, 439
Droese, W. 440
Drorbaugh, J. E. 441
Druz, W. S. 1412
Dubignon, J. M. 442
DuBois, D. 737
Dubos, R. 443
Duchosal, P. W. 444
Dueholm, C. 38
Duffie, E. R., Jr. 467, 1115, 1116
Dumas, 1262
Duncan, S. L. B. 390, 391
Dunlop, J. R. 1024
Dunn, H. L. 205
Dunn, P. M. 226
Dunne, J. T. 445
Dunnill, M. S. 16, 446
Dupont, A. 447
Durrer, D. 448
Dustin, J.-P. 449

Easby, M. H. 449a
Eccles, J. C. 264, 265, 450, 451
Eccles, R. M. 264, 265
Eck, E. 191
Eckenhoff, J. E. 452
Eckstein, A. 453
Edelmann, C. M., Jr. 625
Ederstrom, H. E. 770
Edwards, D. D. 454
Edwards, J. 454
Ehrenstein, G. von 455
Eisenberg, R. B. 456
Eisengart, M. A. 457
Eitzman, D. 1568, 1569
Eitzman, D. V. 203, 573, 574
Ekelund, H. 868
Ekholm, J. 458
Eldred, E. 1044
Eldredge, D. H. 370
Ellingson, R. J. 459, 460, 461, 462
Ellison, R. C. 463
Emery, J. L. 464, 465, 466

Emmanouilides, G. C. 467, 468, 469, 1115, 1116, 1117
Engel, R. 470
Engel, S. 471
Englert, M. 85
English, A. 1363
Engström, I. 472, 473, 474
Engström, L. 475
Enhörning, G. 476, 477, 564, 565
Epler, H. 1328
Erasmus, B. W. 478
Ericsson, J. L. E. 564
Eriksson, B. O. 479
Erlanger, J. 480
Erwin, E. S. 1449
Escarcena, L. A. 33, 279
Escardó, F. E. 473, 865, 866
Etheridge, J. 517
Evans, H. M. 1430
Everbeck, H. 481, 482
Everett, N. B. 483, 484, 485
Exchaquet, J. P. 1043

Faber, D. A. 486
Faber, J. J. 487
Fagan, L. 6
Falk, G. 488
Falkner, F. 489
Faltová, E. 930
Fanter, H. 439
Farbman, A. I. 490
Faridy, E. E. 1184
Farr, V. 491
Faul, B. C. 344
Fawcitt, J. 492
Fay, F. S. 493, 494
Fazekas, I. 495, 496
Fazekas, J. E. 718
Fearon, B. 497
Feldman, W. M. 498
Fenn, W. O. 1176
Feremutsch, K. 499
Ferrara, J. D. 620
Ferrara, P. 313
Ferreiro, J. I. 667, 668
Ferris, B. G. 500, 501
Ferriss, G. S. 502
Fessas, P. 857, 862
Fettermann, G. H. 503
Figueroa-Longo, J. G. 504
Filler, L. J., Jr. 515
Filogamo, G. 505
Finne, P. H. 506
Finnström, O. 507

Fischer, J. 829
Fischer, K. 232
Fischmann, E. J. 463
Fish, W. M. 1725
Fishbeen, N. 1693
Fisher, D. A. 1034
Fisher, D. E. 1196
Fisher, PAP, L. 1632
Fishman, A. P. 285
Fishman, J. 508
Fisichelli, V. R. 509
Fitschen, W. 510
Fitzsimons, J. T. 511
Flaherty, J. T. 512
Flechsig, P. 513
Fleischmann, R. G. 713
Fleischmann, W. 1718
Flescher, J. 434, 1193
Foà, P. P. 631
Fomina, L. S. 514
Fomon, S. F. 515
Fomon, S. J. 516
Forbes, G. B. 517
Forbes, H. B. 518
Forbes, H. S. 518
Forel, A. 519
Forsham, P. H. 95
Forssmann, W. G. 520
Forster, R. E. 1247
Fouron, J.-C. 521
Fowler, R. S. 891
Fox, H. E. 392
Fox, M. W. 522, 523
Frank, E. 524
Frank, H. 132
Frank, L. K. 525
Frank, O. 526, 527
Franklin, K. J. 87, 88
Franklin, R. R. 406, 1632
Fraser, A. J. 671
Freedman, D. G. 528
Freeman, M. G. 529
Freudenberg, E. 259, 530, 531
Freud, G. E. 448
Frey, J. 455
Fridhandler, L. 531a
Friedberg, V. 532, 533
Friede, R. L. 534, 535, 1497
Friederiszick, F. K. 536, 537
Friedländer, L. 698
Friedman, W. F. 538, 639, 1350, 1458
Friedrich, M. 1151
Friis-Hansen, B. 539, 540, 541

Frilley, M. 1297
Frisch, R. E. 542
Fröhlich, H. 123
Fuchs, Th. 1534
Fudel-Osipova, T. I. 543
Fujiwara, T. 7, 8
Fukishima, K. 548
Gabelli, G. 505
Gagné, R. M. 544
Galan, E. 545
Galen 546, 547
Gallagher, J. R. 500
Gallagher, T. F. 508, 548
Galli, C. 1187
Gallie, T. M. 512
Ganzon, A. 341
Garbarsch, Ch. 549
Garcia, J. F. 550
Garcia Faez, O. 545
Gardner, T. H. 426, 427, 428
Gargouïl, Y.-M. 154, 155, 156, 157, 158, 551, 1183
Garn, S. M. 552, 553
Garrett, W. J. 554
Gasul, B. M. 1135
Gates, G. R. 1395
Gauer, O. H. 555, 556
Gavenesch, R. 557
Gayda, T. 558
Gaze, R. M. 559
Geber, W. F. 560
Geisert, J. 561
Gekle, D. 562
Gelli, M. G. 563, 564, 565
Gennser, G. 41, 42, 566, 567
Gentry, M. 1303
Gentz, J. 1214
Gentzler, R. D. 512
Gero, J. 568
Gerová, M. 568
Gesell, A. 569
Gessner, I. H. 50, 51
Giacanelli, M. 570
Giacobini, G. 571
Giatonde, M. K. 572
Giesberts, M. A. H. 1150, 1641
Gilbert, R. D. 573, 574
Gillman, R. G. 575
Ginetzinski, A. G. 576, 577
Giordano, D. A. 1519
Girardier, L. 520
Gladtke, E. 578, 579
Glaeser, D. H. 135

Glaser, D. H. 580
Glees, P. 581
Globus, A. 582
Gluck, L. 583
Glücksmann, A. 584
Gmelin, W. 585
Goedbloed, J. F. 586
Goerttler, Kl. 587, 588, 589, 590, 591
Goethe, J. W. von 592
Golde, D. 593
Goldfeld, A. J. 594
Goldring, S. 796
Goldspink, G. 1032, 1362
Golenhofen, K. 659
Goodfellow, E. F. 1357
Goodlin, R. C. 595
Goodman, W. S. 1590
Goodwin, J. W. 596, 1173
Goodwin, R. S. 100
Göpfert, E. 1544, 1546
Gordon, A. S. 1757
Gordon, G. 1456
Gordon, H. H. 341
Gordon, M. H. 341
Goss, C. M. 597, 598
Gottlieb, G. 599
Gottlieb, S. H. 637
Gozna, E. R. 600
Graber, T. M. 601
Graham, M. V. 602
Gramsbergen, A. A. 603, 603a, 604, 605, 1261, 1550
LeGrande, M. C. 606
Granit, R. 607
Grant, D. K. 1259
Gräper, L. 608
Graser, F. 609, 610, 1653
McGrath, M. W. 1584
Graves, W. L. 529
Grävinghoff, W. 611
Gray, J. 612, 613, 1561
Gray, M. L. 614
Gray, O. P. 602
Grebe, R. M. 411
Green, E. W. 615
Green, J. W. 673
Greenberg, R. E. 616
Greene, R. R. 1727
Greengard, P. 617
Greenwood, F. C. 618
Gregg, H. S. 503
McGregor, M. 131
Gresham, E. L. 1292

Greulich, W. W. 619
Griffin, A. J. 620
Griffin, A. M. 1724
Griffin, E. J. 456
Grimby, G. 479
Grinnel, A. D. 621
Grischina, A. A. 1502
Gros, D. 158
Gross, S. J. 63
Grosser, P. 622
Grossmann, P. 623
Grotte, G. 624
Grubbe, G. 624a
Grünthal, E. 499
Gruskin, A. B. 625
Gruzioni, L. 1693
Gryboski, J. D. 626, 627, 628
Gudden, B. van 629
Guest, G. M. 630
Gugler, E. 1127
Guidotti, G. 631
Guillaut, R. 305
Gulin, L. 279
Gundobin, A. P. 632
Guntheroth, W. G. 311, 1108, 1192
Gupta, J. M. 633
Gürtler, H. 439
Guyton, A. C. 1248
Guzman, C. A. 132, 1408
Gyeges, M. T. 810
Gyévai, A. 634

DeHaan, R. L. 419, 635, 636, 637
Habicht, J.-P. 908
Hackett, E. R. 502
Haefeli, H. 638
Hagan, A. P. 639
Hagen, W. 640
Hahn, L. 641
Hahn, N. 188, 642, 643
Hahn, P. 416, 644, 930, 1347
Halben, R. 645
Hall, B. V. 646
Hall, H. D. 1493
Hall, J. E. 647
Hall, J. L. 732
Haller, A. von 648, 649, 650
Halliday, R. 651
Halloran, K. H. 429, 980
Halverson, H. M. 652
Hamann, J. F. 334
Hamberger, B. 1731
Hamburger, V. 653, 654, 655, 656, 657, 991, 992

Hamilton, W. F. 1738
Hamilton, W. J. 658
Handler, J. J. 384
Hanitsch, R. 658a
Hannappel, J. 659
Hänninen, P. 1391
Hansen, J. D. L. 235
Hanson, J. S. 51, 660, 661, 1664, 1665
Hara, K. 1677, 1678
Hardman, M. J. 662
Hardy, J. D. 663
Harlow, H. F. 887
Harms, H. 110
Harnack, G.-A. von 166, 664, 665
Harnarine-Singh, D. 666
Harned, H. S., Jr. 348, 667, 668
Harrell, T. C. 1182
Harreveld, A. van 669, 1626
Harris, A. E. 670
Harris, J. T. 671
Harrison, R. 672
Harsch, M. 673
Harth, M. S. 1172
Harthorn, M. K. S. 673a
Hartleb, O. 674
Hartzell, R. 938
Haschke, W. 1545
Haselhorst, G. 675, 676
Hasselbalch, K. A. 201, 202, 677
Hässig, A. 1127
Hassmannova, J. 304
Hastings, S. G. 204
Hattingberg, M. von 579
Hauschka, S. D. 678
Hayek, H. von 679, 680
Hayem, G. 681
Hayes, R. L. 682
Hayward, J. N. 1647
Healy, M. J. R. 1600
Heard, J. D. 683
Hébert, F. 521
Heck, J. 684
Heggestad, C. B. 685
Heidger, P. M. 686
Heine, H. 687
Heine, W. 1234
Helander, H. F. 688
Hellegers, A. 136, 689, 1071, 1076
Heller, C. J. 689
Heller, H. 690, 691, 692, 693, 694
Heller, J. 290, 695, 696, 697
Helliesen, P. J. 333, 698
Hellman, I. 548

Hellman, L. 508
Hellström, P. E. 151
Helmreich, E. 699, 700
Henderson, S. G. 701
Henry, J. P. 556
Henry, N. B. 702
Hensel, G. 703
Hensel, H. 250, 704, 705, 706
Hepp-Reymond, M. C. 359
Herbst, M. 190
Heringova, A. 1151
Herkel, W. 93
Herod, L. 967
Herrington, R. T. 667
Herschowitz, N. 707
Hertz, C. W. 109
Herzog, D. 283
Hess, W. R. 708
Hesse, H. 709, 1697
Hessler, J. R. 573, 574
Hewer, E. F. 710, 875
Hey, E. N. 710a, 711
Heyde, G. 1692
Heymann, M. A. 1370, 1371, 1756
Hibbard, E. 388
Hilding, D. 1134
Hill, A. B. 307
Hill, D. E. 307
Hill J. R. 219
Hill, K. J. 712
Hill, R. M. 406, 1632
Hill, S. 93
Hilpert, P. 713
Hilton, W. A. 714
Himes, M. 715
Himstedt, W. 716
Himwich, H. E. 717, 718, 719
Himwich, W. A. 720
Hinds, J. W. 721
Hines, B. E. 722
Hintze, A. 723
Hirano, H. 724
Hiršová, D. 725
Hirvonen, J. I. 153
His, W. 726
Hishikawa, T. 727
Hislop, A. 728
Hissa, R. 729
Hitchcock, S. E. 730
Hlaváčková, V. 731, 1407
Hoar, R. M. 732
Hobel, C. J. 469
Hochberg, C. J. 1399

Hodel, C. 733
Hodr, J. 1566
Hodson, W. A. 1739
Hoepffner, W. 734, 1296
Hof, M. W. van 982
Hofer, M. A. 735, 736
Hoff, E. C. 737
Hoff, H. E. 345
Hoffman, B. F. 1181, 1750
Hoffman, J. I. E. 364
Hoffman, L. E., Jr. 738
Hogan, J. A. 739
Hogg, I. D. 740, 741
Hohlweg, W. 742
Hohorst, H. J. 743
Holland, J. G. 600
Holland, W. W. 744, 1024
Hollander, R. J. 341
Hollenberg, M. J. 227, 228, 229, 744a, 1457a
Hollmann, W. 745, 746
Holm, L. W. 60
Holtzer, H. 747
Holzgreve, H. 748
Homolka, I. 749
Hon, E. H. 750, 751, 890
Honzig, M. P. 872
Hooker, D. 752, 753
Hooper, J. M. D. 356
Hopkins, S. F., Jr. 754
Hoppenbrouwers, T. 1572
Hopwood, M. L. 204
Horger, E. O. 1757
Hörnblad, P. Y. 755, 756, 757, 758
Horridge, G. A. 759
Horsten, G. P. M. 760
Horster, M. 761
Horstmann, E. 762, 763
Hort, W. 764, 765, 766, 767
Horvátth, I. 768
Horwitz, B. A. 1448
Hosemann, H. 769
House, E. W. 770
Housepain, E. M. 1273, 1274
Howatt, W. F. 771
Howell, B. J. 478
Hrubý, L. 772
Hu, K. H. 1497
Hubbert, W. T. 773
Hubsher, J. A. 774
Huckabee, W. E. 775, 776, 1071, 1076
Hugenholtz, P. G. 463, 777
Huggett, A. S. G. 778, 779

Hughes, A. F. W. 780, 781
Hughes, D. T. D. 782
Hugounenq, L. 783
Huisman, T. H. J. 784
Hull, D. 17, 393, 394, 662, 785, 785a, 786
Hultman, E. 565
Humphrey, T. 787, 788, 789
Humphreys, P. W. 219, 771, 790
Hundt, H. 1612
Hungate, R. E. 791
Hungerland, H. 792, 793, 794
Hunt, E. E. 795, 1054
Hunt, V. R. 1758
Hunt, W. E. 796
Hunter, W. M. 618
Huntingford, P. J. 797
Huntsman, J. 66
Hupka, K. 798
Hursh, J. B. 799
Hutchinson, D. L. 1757
Hüter, K. A. 797
Hutt, S. J. 800, 985
Huuhtanen, A. 801
Hyde, J. B. 666
Hyman, A. J. 285
Hyman, L. H. 802
Hyvärinen, J. 803

Ibbot, F. A. 236
Ibrahim, H. 805
Ibrahim, J. 804
Ignarro, L. J. 1421
Ikeda, M. 806, 1427
Ikeda, T. 1169
Iliff, A. 807
McIllwain, H. 617
McIlroy, M. B. 332, 808
Ingelfinger, F. J. 809
Isabel, J. B. 810
Isbert, H. 1210
Ito, M. 451
Ittensohn, R. 1504
Iwamura, Y. 811
Iwase, K. 1677, 1678

Jackson, C. M. 812
Jacobowitz, D. 538
Jacobs, J. 1450
Jacobsen, M. 728
Jacobson, H. N. 335, 387
Jaffee, O. C. 813, 814, 815
Jagielski, J. 816, 817
Jaglom, A. M. 818

Jaglom, I. M. 818
James, I. M. 1278
James, L. S. 819, 820
James, S. 832
James, T. N. 821
Janda, J. 1566
Janovský, M. 562, 822, 823, 824, 1049, 1050, 1051
Janse, M. J. 448
Jaque, G. 121
Jasper, H. H. 13, 825
Jäykkä, S. 826
Jean, R. 305
Jégier, W. 827
Jelínek, J. 1285
Jelínek, R. 1378, 1379
Jensch, R. P. 102
Jilek, L. 828, 829, 1616
Jirsová, V. 1151
Jit, A. 830
Joel, C. D. 831
Joelsson, I. 10, 832
Johnson, G. H. 65, 66, 833
Johnson, J. W. C. 834
Johnson, R. 835
Johnson, R. J. 484
Jones, P. R. M. 836
Jones, R. H. 837
Jonsson, B. 902
Joppich, G. 1515
Jost, A. 838, 839, 840, 841
Jouvet, D. 845, 1630
Jouvet, M. 842, 843, 844, 845, 1630
Jouvet-Monnier, A. L. 846
Jundell, I. 847
Jung, R. 124, 533
Junghanss, J. 848
Juntunen, J. 849

Käfer, N. 1608
Kafka, H. L. 850
Kagan, J. 851
Kagawa, K. 852
Kahle, W. 853
Kaiser, D. 854
Kaiser, I. H. 159, 855
Kalaschnikoff 856
Kaldor, I. 1056a
Kaltsoya, A. 857
Kamieniecka, Z. 858
Kammeraad, A. 859
Kanameishi, D. 631
Kanayama, Y. 1624

Kaplan, B. 1574
Kaplan, S. A. 860
Kapralova, L. T. 861
Kapuniai, L. E. 837
Karaklis, A. 862
Karelitz, S. 509
Karlberg, P. 148, 331, 472, 473, 474, 475, 863, 864, 865, 866, 867, 1660
Karlsson, B. W. 868
Karlsson, L. K. J. 153
Karte, H. 869
Kassatkin, N. J. 870
Katz, G. 711
Kauder, H. G. 1508
Kaufmann, R. 871
Kazda, S. 644
McKee, J. P. 872
Keeler, C. E. 873
Keen, E. N. 874
Keene, M. F. L. 875
Keeney, A. H. 876
Keening, S. 131
Kellerth, J.-O. 877
Kelly, A. M. 878
Kelly, H. G. 1279
Kelly, J. 203
Kelly, J. V. 879
Kelly, W. A. 880
Kelsall, A. R. 1228
Kemp, F. H. 52
Kempe, D. 713
Kennan, A. L. 886
Kennedy, G. C. 881
Kennedy, J. A. 882, 883
Kennedy, P. C. 1006
Kenworthy, R. 884
Kerpel-Fronius, E. 885
Kerr, G. R. 886, 887
Kerridge, D. F. 491
Ketterman, J. A. 1070a
Ketz, H.-A. 134
Keuth, U. 888
Khamidullina, A. Kh. 889
Khazin, A. F. 890
Khoury, G. H. 891
Kindred, J. E. 892
King, J. E. 130
Kirch, E. 893
Kirchhoff, H. W. 894
Kirk, G. R. 221, 895
Kirkland, J. L. 896
Kirkland, R. T. 896
Kirkpatrick, S. M. 244

Kirschbaum, T. H. 62, 63, 65, 897, 898, 1635
Kishimoto, Y. 899
Kittelson, J. A. 1398
Kitterman, J. A. 900
Kjellberg, S. R. 901, 902
Klaus, M. 358, 903
Kleiber, M. 904
Kleihauer, E. 905, 906, 1326, 1327
Klein, R. 907
Klein, R. E. 908
Kleinman, L. I. 909, 910
Kleitmann, N. 57
Kliavina, M. P. 911, 912
Klika, E. 1379
Klimt, F. 913, 1492, 1496
Kling, A. 937
Klingberg, F. 914, 1547
Klinge, O. 915
Klopfer, P. H. 916
Klöppel, R. 1556a
Klosovsky, B. N. 917
Klyman, G. 469
Knaus, H. H. 918
Kneiszl, F. 919
Knoll, J. 920
Knoll, W. 921, 922
Knorring, J. von 923
Koch, G. 865, 866, 924, 925, 926, 927
Koivikko, A. 928
Koldovský, O. 416, 725, 929, 930, 1113, 1151, 1347
Kolmer, W. 931
Kolmodin, G. M. 159, 160
Kolzowa, M. M. 932
Kong, G. P. 1240
Korecký, B. 1283, 1285
Korotschkin, L. I. 933
Korovina, M. V. 934
Kósa, F. 495, 496
Köstlin, A. 1295
Kotas, R. V. 935, 1670
Kovach, J. K. 936, 937, 938
Kovalčik, V. 939, 940, 951
Kpedekpo, G. M. K. 941
Kraepelien, S. 472, 473
Krahl, V. E. 942
Kramer, T. C. 737
Kraner, K. L. 943
Krasinska, Z. 1195
Krasnogorski, N. I. 944, 945
Kraus, M. 212, 213
Krause, H. 946
Krawitzkaja, R. S. 947

Křeček, J. 212, 213, 413
Křečekova, J. 413
Krestinskaya, T. V. 577
Kretchmer, N. 1410
Kretschmann, H.-J. 948
Kretschmer, A. 949, 950
Kriška, M. 940, 951
Krovetz, L. J. 952
Krüger, F. 953
Krulich, L. 829
Kryutchkova, A. P. 954
Kuhl, D. E. 1247
Kujath, G. 955
Kulakowskaja, E. 956
Kulovich, M. V. 583
Kulvinskas, C. 1338
Künzel, W. 1744
Künzer, W. 957, 958
Kurata, Y. 959
Kurtz, S. M. 960
Kuru, M. 961
Kury, G. 962
Kussmaul, A. 963
Kuwabara, T. 1690

Labitzke, H. 439
Lacote, D. 846
Laget, P. 964
McLain, C. R. 965
Lambert, E. H. 1609
Landowne, R. A. 583
Langham, W. H. 40
Langworthy, O. R. 966
Lanman, J. T. 967
De Lannoy, C. W. 1196
Larks, S. D. 968
Larramendi, L. M. H. 969
Larroche, J. C. 970, 971
Larsen, J. S. 972
Larsson, K. S. 756, 757, 758
Lasek, R. J. 973
Lassek, A. M. 974
Lassen, U. V. 994
Lassrich, M. A. 975
Latimer, H. B. 976
Latta, H. 8
MacLaurin, J. C. 977
Lavoisier, A. L. 978
Lax, J. O. 620
Leathers, E. J. 1302
Lecours, A.-R. 1746
Ledbetter, M. K. 344
Lederis, K. 694

Leduc, B. 979
Leduc, B. M. 392
De Lee, C. 1220
Lee, J. C. 980, 980a
Lee, S. T. 751
Lee, V. A. 807
Lees, M. H. 137
Leeuwenhoek, A. van 981
Legein, C. P. J. J. M. M. 982
Lehmann, V. 1744
Lehner, G. F. J. 295
Leissring, J. C. 983
Lemberg, L. 300
Lemtis, H. 249, 251
Lenard, H. G. 800, 984, 985, 1257, 1258
Lenkov, D. N. 986
Lentz, T. L. 987
Lenz, W. 988
Leonardo da Vinci 989
Leone, V. G. 303
Leslie, A. J. 1056a
Lester, B. M. 908
Lethin, A. N. 1075
Leumann, E. P. 990
Levens, H. E. 481, 482
Levi-Montalcini, R. 656, 991, 992
Levin, M. L. 1172
Levine, A. D. 993
Levine, J. 993
Levison, H. 335
Lewis, B. V. 389, 390, 391
Lewis, D. M. 266, 267
Lewy, J. E. 761
Leyssac, P. P. 994
Licata, R. H. 995, 996
Lichner, G. 1470
Lichtfield, J. B. 997
Lieberman, J. 998
Lieberman, M. 999, 1000
Liebermann, D. 1001
Liebermann-Meffert, D. 1002
Liebermeister, C. 1003
Liebman, J. 777, 1004, 1005, 1587
Liebowitz, R. 1587
Lierse, W. 1177, 1510
Liggins, G. C. 392, 1006
Lind, J. 50, 51, 52, 186, 211, 363, 492, 660, 827, 1007, 1008, 1009, 1010, 1011, 1012, 1081, 1082, 1168, 1261, 1573, 1574, 1591, 1628, 1629, 1660, 1663, 1664
Lindberg, T. 868, 1013
Lindquist, B. 207
Lindsley, D. B. 1355, 1356

Linke, I. 1516
Linneweh, F. 1014
Linzbach, A. J. 1015
Lipsitt, L. P. 1016
Lipsitz, P. J. 1144, 1145
Lipton, E. L. 1017
Little, R. A. 1017a
Liu, H.-Ch. 1018
Livingstone, G. 1019
Llinas, R. 1020
Llorca, O. 1021
Lloyd, L. E. 1022
Lodin, Z. 1045
Lolley, R. N. 1023
Long, M. 1024
Longo, L. D. 1247
Loos, H. van der 1025, 1026
Lorenz, K. 1027
Lorenz, R. 368
McLoughlin, T. G. 952
Löwenfeld, B. 1028
Lubbe, R. J. 909, 910
Lubinská, L. 1029
Luck, C. P. 1327
Ludwig, C. 1030
Lueken, B. 1031
Luff, A. R. 1032
Lund, G. 207
Lussana, F. 1033
Lusted, L. B. 1034
Lyon, E. P. 1035

Maaske, C. A. 204
Mack, G. 561
Mackay, V. G. 1022
Mackie, J. D. 1317, 1318
Macy, I. G. 1279
Magnus, R. 1036
Magoun, H. W. 1112
Makowski, E. L. 1292
Mali, A. M. 1037
Malmberg, P. 624
Malmfors, T. 206
Maneely, R. B. 1018
Manil, J. 405
Mann, A. W. 1279
Mann, L. I. 1038, 1039, 1040, 1041
Mannheimer, E. 902
Mansfeld, G. 1042
Mantell, C. D. 192
Manzella, G. 313
Manzke, H. 1743
Marbarger, J. P. 855

Marble, A. E. 600
Marcano, B. A. 468
Marcel, M. P. 1043
Marchand, E. R. 1044
Marcinek, H. 1288
Marcusson, H. 1044a
Mareš, P. 1045
Mareš, V. 1045
Maresh, M. M. 1046
Marhan, O. 1378
Mark, F. van der 982
Marler, P. 658, 1047
Marrian, V. J. 618
Marsh, C. L. 1202
Marsh, M. E. 1048
Marsh, R. H. 130
Marshall, R. 808
Marsk, L. 758
Martin, L. 570
Martinek, J. 290, 562, 822, 823, 824, 1049, 1050, 1051
Martinez, J. R. 748
Marty, R. 1052, 1053, 1270
Martynenko, O. A. 543
Maruseva, A. 911
Mas Martin, J. 545
Massé, G. 1054
Masseu, B. F. 31
Massler, M. 1055, 1056
Massobrio, M. 143
Masters, A. M. 1056a
Maximow, A. 1057, 1058
Maxwell, D. S. 280, 281
Mayer, J. R. 1059
Mayers, K. S. 1060
Mead, J. 332, 1061
Meckel, J. F. 1062
Meece, N. J. 1559
Mehnert, E. 1063
Meijler, F. L. 448
Meldrum, N. U. 1064
Meldrum, S. J. 324
Meller, K. 1065, 1066, 1683
Mellström, A. 877, 1067, 1068, 1069
Méndez-Bauer, C. 279
Merkel, A. 1070
Merkowa, A. M. 594
Merlet, C. L. 390, 391
Mescher, E. J. 1070a
Meschia, G. 105, 106, 1071, 1072, 1076, 1292
Metcalfe, J. 776, 1071, 1073, 1074, 1075, 1076, 1077, 1078, 1326, 1327

Meyer, H. 992
Meyer, W. W. 1079, 1080, 1081, 1082, 1429
Meyer-Eppler, W. 1083
Meyerhof, O. 1084, 1085
Meyerson, B. A. 160, 161, 162, 1086, 1087
McMichael, J. 1463
Michaelis, J. 1498
Michaelis, R. 1513, 1516, 1517
Michel, D. 1088
Michelsson, K. 1089
Mierop, L. H. S. van 738, 1090, 1091
Mies, U. 958
Mikami, T. 1605
Miledi, R. 407
Miller, D. 1092
Miller, F. S. 686
Miller, J. A. 686
Miller, R. A. 1093, 1136
Milligan, J. E. 389, 445, 596, 1173
Mills, W. 1094
Mills, R. M. 1093a
Minear, W. L. 1726
Minkowski, A. 971
Minkowski, M. 1095, 1096, 1097
Minkus, R. 709
Minobe, K. 1360
Mirkin, B. L. 1098
Mistretta, C. M. 1098a
Mitchell, M. B. 952
Mitchell, R. G. 491
Mithal, A. 465, 466
Mitra, J. 881
Misur, M. 1759
Mizell, M. 1149
Mocellin, R. 1099
Moll, W. 1078
Mollica, A. 1481
Molliver, M. E. 1100, 1101
Monnens, L. 1102
Monnereau-Soustre, H. 154
Monod, N. 435
Monroy, G. 360
Monset-Couchard, M. 468
Montauban van Swyndregt, L. 1103
Moog, F. 1104, 1105
Moore, F. D. 1106
Moore, R. E. 867
Morel, G. 305
Morest, D. K. 1107
Morgan, B. C. 311, 1108
Morrell, F. 1627
Morris, I. G. 1109
Morris, J. A. 61, 1110

Morrison, L. W. 64
Moruzzi, G. 118, 1111, 1112, 1481
Mosinger, B. 1113
Moss, A. J. 6, 467, 468, 1114, 1115, 1116, 1117
Motoyama, E. K. 1758
Mott, J. C. 208, 209, 243, 299, 380, 381, 382, 383, 384, 385, 386, 387, 1118, 1119, 1120, 1120a
Mount, L. E. 1121
Mrosovsky, N. 1122, 1363
Muir, A. R. 1123
Muir, D. C. F. 728
Müller, F. 734
Müller, H. 1124
Müller, J. von 1125
Müller, W. 1126
Munster, P. van 1102
Muralt, G. von 1127
Murlin, J. R. 1048
Murphey, W. P. 215
McMurphy, D. M. 206, 1128
Murphy, K. P. 1129
Murray, D. E. 1727
Murray, H. A. 1130
McMurrey, J. D. 1106
Muzio, J. N. 1343
Myers, R. E. 1307
Mysliveček, J. 304

Nadiraschwili, S. A. 1502, 1533, 1548
Naeye, R. L. 1131
Naka, K. 1132
Nakai, J. 1133
Nakai, Y. 1134
McNamara, H. 1410
Namin, E. P. 1135, 1136
Narayanan, C. H. 1137
Nasset, E. S. 1138
Nathanielsz, P. W. 1138a
Natochin, Ju. V. 577
Navar, L. G. 1139
Navaratnam, V. 1140
NcNay, J. L. 1
Naye, R. L. 1141
Needham, J. 1142
Neligan, G. 1143
Neligan, G. A. 59
Neligan, G. H. 1415
Nelson, N. M. 1144, 1145
Nesbitt, R. E. L. 1146
Netušil, M. 1654
Netzky, M. G. 117

Neugebauerova, L. 1238
Neumann, J. von 1147
New, D. A. T. 1148, 1149
Newburgh, L. H. 663
Nicolopoulos, D. 341
Nie, C. J. van 1150, 1641
Niemineva, K. 1634
Nilsson, E. 41, 42, 566, 567
Nixon, D. A. 25, 26, 27, 28, 29
Noack, C. 1151
Noback, C. R. 1274
Noback, G. J. 1152
Nodot, A. 971
Noell, W. 1153
Noell, W. K. 1154
Nolis, J. 816, 817
Nolte, R. 1516
Norman, A. 477
Normand, I. C. S. 219, 771, 790, 1155, 1156, 1157
Norris, E. H. 1396
Nothmann, H. 1158
Nottebohm, F. 1159
Nowakowski, H. 1160
Nyhan, W. L. 1161
Nyström, B. 1162

Oalmon, M. C. 344
Obersteiner, H. 1163
Obraszowa, G. A. 912, 1164, 1165
Obrecht-Coutris, G. 337, 338
Ochi, J. 1166
Ocklitz, H. W. 1167
Ogawa, Y. 967
Oh, M. A. 1168
Oh, W. 50, 51, 850, 1168
Okamoto, N. 1169
Olesen, K. H. 1106
Oliver, T. K. Jr. 311, 867
Olley, P. M. 1333, 1334
Olney, J. W. 1170
Olson, L. 206
Olver, R. E. 1157
Oppé, T. E. 355, 356, 441
Oppel, O. 1171
Oppenheim, R. W. 657, 1172
Organ, L. W. 1173, 1174
Orpin, J. A. 1590
Orr, D. W. 1726
Ošťádal, B. 1175
Österlund, K. 1591
Ostigny, G. L. 132
Otis, A. B. 1176
Otto, K. B. 1177

Oufi, J. 1326
Ounsted, Chr. 1178
Ounsted, M. 1178
Owen, G. M. 1179
Owen-Thomas, J. B. 390, 391

Paatela, M. 1180
De Padua, L. 1568
Padykula, H. A. 342
Paes de Carvalho, A. 999, 1000, 1181
Paff, G. H. 215, 606, 1182, 1199
Pager, J. 156, 1183
Pagtakhan, R. D. 1184
Palestini, M. 118
Pampiglione, G. 1185
Paniegel, M. 1186
Paoletti, R. 1187
Papiernik, M. 1188
Pappenheimer, J. R. 1189
Pappová, E. 233, 234
Pardi, G. 1190
Parer, J. T. 1077, 1326, 1327, 1739
Pařižková, J. 1191
Park, M. K. 1192
Parker, H. R. 782
Parker, H. V. 1106
Parmelee, A. H. 1193, 1194, 1514
Parnas, J. K. 1195
Parshall, C. J. 943
Partington, M. W. 442
Passouant, P. 274
Passouant-Fontaine, T. 274
Paton, J. B. 1196
Paton, S. 1197, 1198
Patten, B. M. 737, 1199
Patzelt, V. 1200
Paula de Carvalho, M. 1181
Pawlow, I. P. 1201
Payne, L. C. 1202
Payne, P. R. 1203
Payne, W. W. 3
Pearson, A. A. 1204
Peiper, A. 1205, 1206, 1207, 1208, 1209, 1210
Peleška, B. 1654
Peltonen, T. 1011, 1391
Pembrey, M. S. 1211
Pengelly, L. D. 131
Perez-Stable, M. 545
Perks, A. M. 285
Perloff, J. K. 1231
Perry, J. S. 1212
Persianinow, L. S. 1213

Persson, B. 1214
Persson, H. E. 162, 1087, 1215
Persson, N.-Å. 197, 198
Peter, K. 1216, 1217, 1218, 1708
Peterson, E. N. 1196
Petráň, M. 269
Petrén, T. 1219
Petre-Quadens, O. 1220
Petri, Ch. 1221
Petsche, H. 1222
Peusquens, M. 888
Peyrot, A. 1223
Pflüger, E. 1224
Pflugfelder, O. 1225
Phibbs, R. H. 900
Philipp, F. J. 503
Phillips, J. 616
Phillips, S. J. 1226
Piaget, J. 1227
Pickering, D. E. 1034
Pickering, G. W. 1228
Pickering, J. W. 1229
Picton, T. W. 1590
Pigareva, Z. D. 1230
Pipberger, H. V. 1231
Pitcairn, D. M. 1075
Pitts, R. F. 1232
Plank, J. 1233
Plassart, E. 434
Platt, H. S. 9
Platzker, A. C. G. 1070a
Plazer, Z. 1113
Plenert, W. 1234
Plenk, H. 1235
Plentl, A. A. 63, 1466
Ploog, D. 1236
Plückthuw, H. 1237
Plumb, R. 406
Poblete, E. 1607
Polaček, E. 1238
Polgar, G. 1239, 1240, 1241
Pollet, S. 121
Polonovski, Cl. 1242
Pomeranz, B. 1243
Pool, P. E. 538
Pose, S. V. 33, 279
Poseiro, J. J. 279, 504
Pott, R. 1244
Potter, E. L. 1245, 1246
Poupa, O. 1175, 1283, 1284, 1285, 1286, 1287
Power, G. G. 1247
Prather, J. W. 1248

Pratt, K. C. 1249
Prec, K, J. 1250
Prechtl, H. F. R. 165, 604, 605, 800, 1251, 1252, 1253, 1254, 1255, 1256, 1257, 1258, 1258a, 1259, 1260, 1261
Preining, O. 1767
Prevost, 1262
Preyer, W. 1244, 1263, 1264
Přibylová, H. 1766
Prichard, M. M. L. 87, 88
Prichard, J. W. 1041
Priegnitz, F. 439
Priestley, J. 1265
Prinzmetal, M. 1228
Probst, V. 110
Procházka, P. 1347
Proctor, D. F. 1266
Prod'hom, L. S. 1144, 1145
Promadhat, V. 1241
Provine, R. R. 1267
Prudham, D. 1143
Prystówski, H. 776, 1071, 1076, 1568, 1569
Przybylski, R. J. 1268
Puff, A. 1269
Pujol, R. 1270
Purpura, D. P. 1271, 1272, 1273, 1274, 1275
Purves, M. J. 181, 182, 1276, 1277, 1278
Pyle, S. I. 619, 1279
Pysh, J. J. 1280

Quenzlein, J. 793
Quetelet, L. A. J. 1281

Raczkowski, H. A. 133
Radin, N. S. 899
Rádl, J. 1286
Radtke, H.-W. 1282
Rahn, H. 478, 1176, 1671, 1672
Räihä, C.-E. 1037
Räihä, N. 1665
Rakušan, K. 1175, 1283, 1284, 1285, 1286, 1287, 1288
Rall, W. 1289
Ramm, M. 1290
Ramsey, L. H. 1074
Ranke, O. F. 1291
Rankin, J. H. G. 1292
Ranvier, L. 1293
Rasmussen, G. L. 974
Rathschlag-Schaefer, A. M. 122
Rauch, S. 1294, 1295
Rautenbach, M. 1296
Raymond, G. 158

Raynaud, A. 1297
Read, J. B. 1298
Recavarren, S. 1299
Rech, W. 1300
Redfern, P. A. 1301
Reeves, J. T. 390, 391, 1302, 1303
Reid, A. F. 517
Reid, D. E. 1074
Reid, L. 366, 728, 1304
Reimold, E. 1305, 1306
Reinhardt, W. 112
Reivich, M. 1307
Remy, M. 1220
Reniers, J. 570
Rennick, B. R. 209, 383, 1308
Retzius, G. 1309
Reuter, J. H. 982
Revelle, R. 542
Rexed, B. 1310
Reynolds, E. O. R. 219, 790, 1156, 1157, 1311
Reynolds, S. R. M. 855, 1312, 1313, 1314, 1315, 1316, 1317, 1318
Ribemont, A. 1319
Richards, R. T. 392
Richmond, J. B. 1017
Richter, D. 572, 1320, 1321
Ridge, R. M. A. P. 1322, 1323
Riedstra, J. W. 1150, 1641
Riegel, K. 110, 113, 1324, 1325, 1326, 1327
Rifkind, R. A. 1328
Řiha, I. 1576
Rind, H. 579
Rink, R. D. 1329
Rippa, S. 1330
Roach, M. R. 389, 1331
Robaczyńska, G. 816
Roberton, N. R. C. 243
Roberts, H. E. 326
Roberts, J. C. 1447
Roberts, J. T. 1332
Roberts, N. K. 1333, 1334
Robertson, B. 1335, 1336, 1337
Robertson, R. T. 1060
Robey, J. S. 128
Robillard, J. E. 1338
Robinow, M. 1738
Robinson, D. E. 554
Robinson, J. R. 1339
Rodeck, H. 1340, 1341, 1342
Rodenroth, S. 871
Rodewald, G. 109
Roffwarg, H. P. 1343

Rogatz, J. 1344
Rogers, R. R. 515
Rohmann, C. G. 552
Rohmer, J. 1150
Rohwedder, H.-J. 1345, 1346
Rokos, J. 1347
Romanes, G. J. 1348, 1349
Romberg, H. C. 1005
Romero, A. 360
Romero, C. 1443
Romero, T. 1350
Rominger, E. 1351
Romney, S. L. 1074, 1075
Ronge, H. 1352
Rooth, G. 475
Rose, G. H. 1353, 1354, 1355, 1356, 1357
Rosen, M. G. 1358, 1399
Rosettani, E. 256, 257
Ross, B. B. 298, 299
Ross, H. 1456
Rossberg, F. 1359
Rossi, E. 707
Rossi, G. F. 118, 1360
Rost, B. 871
Roth, Z. 1283
Roughton, F. J. W. 1064, 1361
Rowe, I. H. 1174
Rowe, M. I. 49
Rowe, R. D. 820
Rowe, R. W. D. 1362
Rowlatt, U. 1122, 1363
Rubel, E. W. 1060, 1364
Ruben, R. J. 30
Rubin, M. J. 278
Rubner, M. 1365, 1366
Ruckebusch, Y. 1367, 1368
Rudhe, U. 901, 902, 1661, 1662
Rudolph, A. J. 1369, 1632, 1633
Rudolph, A. M. 364, 595, 1370, 1371, 1756
Ruess, H. 958
Rüfer, R. 1372, 1495
Ruhrmann, G. 1373
Rush, J. B. 1632
Rushton, W. A. H. 1374
Russell, R. E. 669
Rutenfranz, J. 1375
Ruttkay-Nedecký, I. 308, 1330, 1376, 1377
Rychter, Z. 1378, 1379
Rylander, E. 1591
Rzeznic, B. 468

Sacrez, R. 561
Saez, A. J. 1380

Sahn, D. 639
Saint-Anne Dargassies, S. 1381
Sakabe, N. 1382
Salas, M. 1383
Saldana, M. 1384
Salenius, P. 1385
Salge, B. 1386, 1387
Saling, E. 797, 1388, 1389, 1390
Salmi, T. 1391
Saltin, B. 479
Salzer, P. 1392, 1393
Sanctorius, 1394
Sanger, J. W. 747
Santander, G. 1021
Samanek, M. 1759
Sampson, S. R. 182
Satow, Y. 1169
De C. M. Saunders, J. B. 1655
Saunders, J. C. 1395
Sauter, R. W. 1204
Sawin, P. B. 976
Sawyer, C. H. 1459
Sax, M. G. 577
Scammon, R. E. 1396, 1397, 1398
Scibetta, J. J. 1358, 1399
Scopes, J. W. 395, 633, 1400
Scott, G. H. 1401, 1402
Seagren, S. C. 538
Sebening, W. 1099
Šebkova, M. 1238
Sedláček, J. 1403, 1404, 1405, 1406, 1407
Seeds, A. E. 136
Seely, J. E. 1408
Segal, S. 332, 441
Segall, M. M. 786
Sehgal, N. 60
Seifert, G. 1409
Sereni, F. 1410, 1557
Sexton, C. 1560
Shamarina, N. M. 576
Shaner, R. F. 1411
Shapiro, H. 1307
Sharff, T. 1275
Sharma, D. C. 1456
Sharp, J. T. 1412
Shaw, A. 600
Shearer, C. 1413
Shelley, H. J. 387, 1414, 1415
Shepard, F. M. 1561
Shepherd, G. M. 1289
Shepherd, J. T. 368
Shepherd, M. 1628
Sheppard, B. L. 581

Sher, A. E. 1416
Sheridan, M. 1455
Sherrington, C. S. 1417, 1418, 1491
Sherwood, N. M. 1420
Shibuya, M. 1410
Shideman, F. E. 1421
Shimizu, A. 719
Shimizu, C. S. N. 860
Shimizu, Y. 1422
Shinozaki, T. 661
Shipley, T. 1423
Shock, N. W. 1424, 1425
Shofer, R. J. 1274, 1275
Shuplock, N. A. 503
Siegel, S. 1426
Siegrist, G. 520
Sieker, H. O. 556
Siepmann, H. 915
Sievers, H. 1504
Sievers, U. 1504
Sievers, W. 1504
Sigrist, D. 561
Silva, D. G. 1427
Silver, I. A. 327
Silver, M. 325, 325a
Silverman, W. A. 1226, 1428
Simmons, B. S. 485
Simon, E. 1080, 1429
Simon, G. 728
Simpson, M. E. 1430
Siou, G. 1637
Sissman, N. J. 1431, 1432
Sjölin, S. 1433
Sjöstrand, F. S. 1434
Sjöstrand, T. 1435
Skala, J. 644
Skinner, W. R. 23
Skoglund, St. 169, 170, 329, 877, 1069, 1436, 1437, 1438, 1439, 1440, 1441, 1442, 1443
Šlechtova, R. 562, 1051
Smith, C. A. 235, 331, 332, 370, 441, 1144, 1145, 1444
Smith, C. W. 501
Smith, D. W. 983
Smith, F. C. 1338
Smith, F. G. 1640
Smith, H. W. 1445
Smith, K. C. 1174
Smith, K. U. 1675
Smith, R. E. 1446, 1447, 1448
Smith, V. R. 1449
Smyth, C. N. 1129

Smyth, F. S. 1034
Snider, R. S. 398, 399, 1450
Snoo, K. De 1451
Sokol, K. 123
Sokolov, E. N. 1452
Söldner, D. 283
Solis, R. T. 428
Soltmann, O. 1453, 1454
Sommerfield, W. A. 1199
Sorsby, A. 1455
Soukupová, M. 1285
Southren, A. L. 1456
Spach, M. S. 512
Spallanzani, L. 1457
Spies, T. D. 1279
Spilker, B. A. 324
Spira, A. W. 744a, 1457a
Spiro, H. M. 628
Spray, C. M. 1711
Spreer, F. 190
Su, J. Y. 1458
Sugawara, S. 1458a
Sundsten, J. W. 1459
Sutcliffe, E. 873
Suter, E. R. 1460, 1461
Suter, F. 1462
Sutherland, J. M. 332, 441
Sutherland, G. A. 1463
Sutherland, G. F. 1464
Suzuki, K. 1465, 1466
Suzuki, T. 1382
Švehlová, M. 1407, 1467
Swarts, Ch. J. 474
Swartwout, W. R. 1075
Symmes, D. 1041
Szekely, G. 1469
Szekeres, L. 1470
Szentágothai, J. 451
Szymonowicz, W. 1471
Schachter, D. 119
Schadé, J. P. 1472
Schadow, H. 1473
Schaedler, R. W. 443
Schaefer, C. R. 683
Schaefer, J. P. 1474
Schäfer, E. A. 1475
Schaffer, A. 967
Schaffer, A. I. 1476
Schapiro, S. 1477
Scharf, J.-H. 1478
Scharfetter, Ch. 1479, 1480
Scheibel, A. B. 1481, 1482, 1483, 1484
Scheibel, M. E. 1481, 1482, 1483, 1484

Scheidt, E. 1498
Schenk, G. 1151
Scheuer, J. 1485
Schiebler, G. L. 952
Schiebler, Th. H. 1486, 1649
Schiljagina, N. N. 1737
Schkarin, 1487
Schlegel, J. F. 321
Schmid, F. 1488
Schmidt, A. 1489
Schmidt, D. 1490
Schmidt, H.-D. 1491
Schmidt-Kolmer, E. 1492
Schnaper, H. W. 1231
Schneider, J. 110
Schneider, M. 1153
Schneyer, C. A. 1493
Schoberth, H. 199
Schoedel, W. 1494, 1495
Scholl, M. L. 128
Scholz, H. 1496
Schonbach, J. 1497
Schönberger, W. 1498
Schönfeld, K. 1499
Schönfelder, J. 1500, 1501, 1502, 1503, 1532, 1533, 1551, 1552, 1553, 1554, 1555, 1556, 1556a
Schotland, D. L. 878
Schour, I. 1055, 1056
Schreier, K. 1504
Schreiner, H.-J. 1505, 1506
Schretlen, E. 1102
Schriefers, H. 1507
Schröder, R. 1508
Schubert, E. 1509, 1531
Schuetz, G. F. 71
Schüler, R. 1510
Schulman, J. 1511
Schulte, F. J. 1512, 1513, 1514, 1515, 1516, 1517
Schultze, O. 1518
Schulz, D. H. 1519
Schulz, D. M. 1519
Schulz, R. 794
Schulze, W. 1520
Schumacher, P. 1521
Schumacher, S. 1522
Schumann, H. 1523
Schüren, K. P. 1508
Schütz, E. 1524
Schutz, F. 1525
Schwab, M. 109
Schwann, Th. 1526

Schwarcz, R. L. 33
Schwartz, P. 1527
Schwartze, H. 1505, 1506, 1509, 1528, 1529, 1530, 1530a, 1531, 1532, 1533, 1534
Schwartze, P. 604, 605, 625a, 914, 950, 1492, 1499, 1500, 1501, 1503, 1509, 1532, 1533, 1535, 1536, 1537, 1538, 1539, 1540, 1541, 1542, 1543, 1544, 1545, 1546, 1547, 1548, 1549, 1550, 1551, 1552, 1553, 1554, 1555, 1556, 1556a, 1564
Schwarz-Tiene, E. 1557
Schwieler, G. H. 1558
Stahlman, M. T. 1559, 1560, 1561
Stalhelm, O. H. V. 773
Stanier, M. W. 1212, 1562
Stanincová, V. 822, 823, 824, 1049, 1050, 1051
Stäubli, W. 1461
Stave, U. 1563
Stavropoulos, A. 857
Stebel, J. 1564
Steiner, P. 1226
Steinschneider, A. 1017
Štembera, Z. K. 1565, 1566
Stenberg, D. 151, 1567
Stenger, V. 1568, 1569
Stephens, G. B. 1570
Steriade, M. 1571
Sterman, M. B. 1572
Stern, E. 1193, 1194
Stern, L. 1012, 1573, 1574
Sternberg, J. 1575
Šterzl, J. 1576
Steven, D. H. 327
Stewart, G. M. 310
Stezoski, S. W. 1485
Stirnimann, F. 1577
Stöhr, Ph., Jr. 1578
Stolley, H. 440
Strang, L. B. 9, 219, 299, 335, 771, 790, 1156, 1157, 1311, 1579, 1580, 1581, 1582, 1583, 1584
Stratmann, D. 743
Straus, R. 1585
Strauss, E. W. 403
Streeter, G. L. 1586
Stromberger, K. 676
Strong, W. B. 1587

Tabakin, B. S. 1665
Tachibana, T. 1588, 1589
Taguchi, K. 1590
Tähti, E. 1591

Takahashi, E. 1592
Takaishi, I. 1601
Takewaki, T. 852
Takita, S. 1593
Talbert, J. L. 307
Talbot, F. B. 141, 142
Talner, N. S. 389, 426, 427, 429
Tangl, F. 1594
Tanner, J. M. 1595, 1596, 1597, 1598, 1599, 1600, 1601
Tapley, D. F. 1602
Tasaki, K. 1422
Tasaki, T. 1603
Täufel, K. 134
Taylor, A. E. 1248
Taylor, J. F. N. 980, 980a
Taylor, J. R. 596
Tazawa, H. 1604, 1605
Ten Kate, J. H. 1606
Terävainen, H. 849
Thayer, K. 1338
Thayer, W. R., Jr. 628
Thaysen, J. H. 994
Theiler, K. 1393
Theorell, K. 1261
Thibeault, D. W. 1607
Thierstein, S. T. 1246
Thoma, R. 1608
Thomas, B. 596
Thomas, B. W. 445
Thomas, E. R. 1105
Thomas, J. E. 1609
Thomas, L. N. 515
Thompson, R. F. 1060
Thompson, R. L. 529
Thomson, J. 1610
Thomson, M. A. 964
Thorburn, G. D. 303a
Thoss, F. 1556
Thurlbeck, W. M. 1670
Tierney, D. F. 318
Timiras, P. S. 1420
Tiselius, A. 1611
Titchen, T. A. 326
Titova, L. K. 577
Tizard, J. P. M. 357
Tolckmitt, W. 1612
Tooley, W. H. 225, 358, 900, 903, 1070a
Törnwall, L. 1011
Towbin, A. E. 1613
Towell, M. E. 644
Towers, B. 810, 1614
Toyota, S. 1615

Trenckmann, H. 190
Tritthart, H. 871
Trojan, St. 829, 1616
Trythall, D. A. H. 357
Tschernoster, E. 1654
Tschernosterová, S. 1654
Tschitschurin, 1617
Tucci, E. 1190
Tuček, S. 1618
Tucker, G. 1619
Tudvad, F. 1620, 1644
Tuganowski, W. 1621
Tuge, H. 1622, 1623, 1624
Tunell, R. 475
Tureen, L. L. 1625
Tyler, D. B. 1626

Uderzo, A. 1190
Ullrich, J. R. 309a
Umezaki, H. 1627
Umezu, M. 1458a
Usher, R. 1628, 1629

Valat, J. 1630
Välimäki, I. 1631
Vallbona, C. 406, 1369, 1632, 1633
Vapaavuori, E. 1665
Vara, P. 1634
Varvis, C. J. 131
Vaughn, D. 1635
Vávrová, V. 1652
Vechetova, E. 1238
Veigel, J. 1373
Verley, R. 1636, 1637
Vernall, D. G. 1638
Verney, E. B. 1639
Vernier, R. L. 1640
Versprille, A. 1150, 1641
Verzár, F. 1642
Vester, G. 120
Vesterdal, J. 1643, 1644
Vierordt, H. 1645
Vierordt, K. 1646
Vincent, J. D. 1647
Vlés, F. 1648
Vobořil, Z. 1649
Vogel, A. 748
Vogel, J. 1238
Vogel, J. H. K. 73
Vogt, H. 1650
Voigt, J. 1651
Vokáč, Z. 1652
Vorherr, H. 1653

Vos, J. E. 1258a
Vrána, M. 1654
DeVries, P. A. 1655
Vukadinovič, S. 1656
Vyhnálek, J. 1657

Wachtlová, M. 1175
Wagenvoort, C. A. 1658
Wagenvoort, N. 1658
Wagner, H. N. 1247
Wagner, R. 1659
Wagner, W. W., Jr. 73
Waisman, H. A. 886
Walker, R. H. 1585
Wallgren, G. 51, 1656, 1660, 1661, 1662, 1663, 1664, 1665
Walls, E. W. 1666
Walmsley, R. 1667
Walsh, S. Z. 1668, 1669
Walton, J. N. 18
Wang, N. S. 1670
Wangensteen, O. D. 1671, 1672
Warburg, O. 1673, 1674
Warecka, K. 1625
Warkentin, J. 1675, 1676
Watanabe, K. 1677, 1678
Watts, J. 406
Wax, H. B. 429
Wayne, E. J. 1679
Wearn, J. T. 1332
Weaver, K. H. 903
Weber, E. 1680
Weber, G. 1488
Weber, H. 793, 1681, 1682
Wechsler, W. 1683
Wedenberg, E. 1684
Wegelius, C. 492, 1010, 1011, 1012
Weibel, E. R. 1685, 1686, 1687, 1688, 1689
Weidman, Th. A. 1690
Weiker, H. 1691
Weingold, A. B. 1456
Weinmann, H. 1260, 1692
Weisser, K. 358
Weitzman, E. D. 1693
Wekstein, D. R. 754, 1964
Welker, F. 1695
Wells, L. J. 685, 1696
Wendel, H. 927
Wendt, L. 1697
Wenger, E. 657
Wenger, R. 798
Wennberg, R. P. 1739
Wenner, J. 111, 113, 1698

Wenner, W. H. 1193
Wensing, C. J. G. 1699
Werder-Kind, H. 1700
Werner, B. 1701
Werner, E. 1702
Werner, K. 1703
Wernicke, R. 1704
Wesson, L. G. 1705
West, Th. C. 345
Westin, B. 476
Wetterer, E. 1706
Wetzel, G. 1707, 1708
Wever, E. G. 346, 347
Wezler, K. 1709
Whalen, J. S. 497
Wheeler, E. F. 1203
White, N. K. 678
Whitehouse, R. H. 1598, 1599, 1600, 1601
Whitten, M. B. 1710
Whittenberger, J. L. 500, 1061
Widdas, W. F. 25, 26, 779
Widdicombe, J. C. 208
Widdicombe, J. G. 380, 381, 382
Widdowson, E. M. 1711, 1712, 1713, 1714
Wiesener, H. 1715, 1716
Wilcott, R. C. 462
Wilkins, L. 1717, 1718
Willer, E. 1167
Williams, J. V. 782
Willard, D. 561
Wilson, D. 1672
Wilson, T. H. 403, 1719
Wilsson, S. E. C. 351
Winckler, J. 1720
Winders, R. V. 1721
Windle, W. F. 388, 1722, 1723, 1724, 1725, 1726, 1727
Winick, M. 616
Winkelmann, J. E. 760
Winquist, G. 1728
Winsberg, F. 1729
Wintrebert, P. 1730
Wirsen, C. 1731
Wiseman, G. 1719
Witkovsky, P. 1732
Witt, H. 1070
Wittels, B. 1733
Woestyne, K. P. van de 1758
Wohlzogen, F. X. 25, 26
Wolf, B. S. 323
Wolff, P. H. 1734
Wolochow, A. A. 1735, 1736, 1737
Woodbury, R. A. 1738

Woodrum, D. E. 1739
Woolf, R. B. 135
Wright, F. S. 224, 330
Wright, J. C. 1740
Wright, P. D. 1327
Wulf, H. 113, 1741, 1742, 1743, 1744
Wünnenberg, B. 252, 253
Wünnenberg, W. 175, 254
Wyatt, D. G. 380
Wyrick, A. D. 130

Xanthou, M. 1745

Yagasaki, O. 852
Yakovlev, P. I. 1746
Yamada, N. 1747
Yamauchi, A. 1748
Yanagiya, I. 852
Yanase, I. 1749
Yarbrough, C. 908
Yashiro, K. 469
El Yassin, D. 112, 1326
Yeh, B. K. 1750
Yeh, S. 890
Yoffey, J. M. 126
Yoshimoto, C. 1605
Young, E. 117
Young, I. M. 744, 1751
Young, J. A. 336
Young, J. Z. 1752
Young, M. 1753, 1754, 1755
Young, P. A. 1625
Young, W. C. 1561
Yuan, St. S. H. 625, 1756
Yueh, Ch. H. 1624

Zachar, J. 269
Záhlava, J. 304
Zanchetti, A. 118
Zanjani, E. D. 1757
Zapletal, A. 1758, 1759
Zapletal, Z. 1657
Zeisberger, E. 254
Zeitlina, A. G. 594
Zelená, J. 1029, 1760
Zetterström, B. 684, 1761, 1762
Zetterström, R. 901
Ziegler, R. F. 1763, 1764
Zimmermann, K. W. 1765
Zinkin, P. 1259
Zlatoš, L. 233, 234
Znamenáček, K. 1766
Zoellner, K. 623
Zolman, J. F. 1694
Zumoff, B. 508, 548
Zweymüller, E. 1767
Zwineff 1768

Sachwortverzeichnis

Abkühlkonstante
—, Frühgeborenes 56
—, Hamster 56
—, Lemming 56
Acetylcholin (ACH) s. auch Vagus
— esterase an der Muskulatur 364
— freisetzung während der Herzaktion 175
— gehalt, Gehirn 423
— —, Myokard, postnatal 233
— wirkung, Darm 349
— —, Ductus arteriosus 213
— —, Ductus venosus 210
— —, Erregungsleitung im Herzen 175
— —, Herz AP, embryonal 178
— —, Herzfrequenz, embryonal 174
— —, sich differenzierende Muskulatur 363, 366
— —, wachsende Skelettmuskulatur 366
— —, Speicheldrüsen 334
— —, Vasomotorentonus, pulmonal 151
Adenoide 105
Adrenalin, s. Katecholamine
Affe
—, Blut
— —, Glukosegehalt 48
— —, O_2-Kapazität foetal 79
—, Gestationsdauer 17
—, Glykogenreserven, foetal 45
—, Herz
—, —, elektrokardiologische Befunde 250
—, —, Minutenvolumen, foetal 184
—, Kreislauf
—, —, Barorezeptorschwelle 219
—, —, extrakardialer Shunt, postnatal 214
—, —, Durchblutung verschiedener Kreislaufabschnitte, foetal 185
—, —, Durchblutung verschiedener Kreislaufabschnitte postnatal 223
—, Lunge
—, —, Durchblutungsrate 153
—, Magen, Ionentransport, transmural 345
—, Niere, Durchblutung 223, 303

Affe
—, O_2-Verbrauch, perinatal 48
—, Temperaturregulation 67
—, Wachstum
—, —, Foetalgewicht 10
—, —, Knochenkernentwicklung 11
—, —, Steuerung, postnatal 28
—, ZNS
—, —, Durchblutungsstörung, foetal 185, 190
—, —, motorischer Kortex, Funktionsentwicklung 402
—, —, Sehrinde, Plastizität 490
Aktionspotential (AP)
—, Depolarisationsdauer, Herz, postnatal 244
—, Dauer und Frequenz, zentrale Kerngebiete 444
—, EKG 247
—, Ionentransportmechanismen, Embryoherz 179
—, Permeabilitätskonstanten 177
—, Ruhepotentialniveau 179
—, Schrittmacherzellen, embryonal 170, 176
—, Ventrikelzellen, embryonal 176
—, —, Q_{10} 174
Aktivierung, elektrische des Herzens
—, Beziehung zur Kontraktion 200
—, in Ventrikeln, foetal 200
—, in Vorhöfen, foetal 200
Aktomyosin
—, Herz, postnatal 227
—, Skelettmuskel, embryonal 361
Akzeleration 31, 33, 118
—, Blutdruck 263
—, innere Organe und Körperperipherie 231
—, Körpergewicht 118
Albumine
—, Funktion 99
—, Plasmagehalt 96
—, —, embryonal 97
—, —, Neugeborenes 97

Allantoisflüssigkeit 274
alveoläre Periode, Lunge, foetal 133
Aminosäuren (AS)
—, Ausscheidung, Harn 318
—, Gehalt im Nabelschnurblut 318
—, Reabsorption, Niere 318
—, Resorption, Darm 358
Amnionflüssigkeit
—, Lunge, foetal 138, 139, 146
—, Nierenfunktion 274, 277, 332
Ankopplung, elektromechanische
—, Aktivatorhypothese, foetales Myokard 196
—, Insuffizienz, Embryoherz 179
Anspannungszeit
—, Herz, foetal 195
—, —, postnatal 235
—, —, —, indirekte Messung 234, 236
—, —, —, Umformungs- und Druckanstiegszeit 234, 236
—, —, —, Vorausberechnung 236
Antagonistenhemmung 384, 386
Antiatelektasefaktor (Surfactant) 129, 140
—, Bildung und Lungendurchblutung 151
—, Distress, respiratorischer 143
—, funktionelle Residualkapazität (FRK) nach dem 1. Atemzug 149
—, vorzeitige Zunahme 143
Antidiuretisches Hormon (ADH)
—, Blutdruck, postnatal 220
—, Freisetzung 297
—, Gefäßwiderstand, praenatal 187
—, Gehalt, Hypophyse 296, 298
—, Produktion 297
—, Regulation des Wasserhaushalts 293, 296
—, Wirkung 299
Aorta
—, Entstehung 163
—, Katheterisierung bei Neugeborenen 254
—, Querschnittsbestimmung 256
— und Sinusknotenarterie 172
—, Strukturentwicklung, postnatal 256, 264
—, Volumenelastizität 258, 259, 264
—, Weite, relativ, altersabhängig 260, 264
—, — und Barorezeptorschwelle 219
—, — und Ductus arteriosus, reifer Foet 212
—, — und Pulmonalarterie 264
—, Windkesseleigenschaften 255, 260
—, tendruck s. auch Blutdruck
Aortendruck s. auch Blutdruck
— und elektrokardiologische Befunde 250
— Neugeborenes und plazentare Transfusion 216

Aortendruck
—, —, Volumenbelastung 207
—, —, erste 12 Lebensstunden 221
—, —, erste 3 Lebenstage 222
—, Verhältnis zum Pulmonalarteriendruck
—. —, praenatal 192
—, —, postnatal 154, 261
Arbeit
—, Arbeitsversuche mit Kindern 246
—, Atmung s. Atemarbeit
—, Herz s. Herzarbeit
—, Mutter und foetales Kreislaufverhalten 190
Arrythmie, resp.
—, im Kindesalter 243
Arteria umbilicalis
—, Basendefizit im Blut und Herzfrequenz 197
—, Druckentwicklung 188
—, Entstehung 163
—, Sauerstoffsättigung 205
—, Sympathikusinnervation 206
—, Verschlußmechanismus 205
—, Verweilkatheter 254
—, Widerstandsentwicklung 188
Arterien
—, Ductus arteriosus, isoliert und P_{O_2} 213
—, Grenzstrangreizung, Neugeborenes 221
—, Größenverhältnis Herzquerschnitt, Frühgeborenes 225
—, Karotis, elastische Eigenschaften, foetal 187
—, Längen- und Weitenwachstum 264
—, Nabelgefäße, isoliert 205
—, Punktion zur Herzminutenvolumenbestimmung 254
—, Volumenänderungen, funktionelle 225
Asphyxie
—, praenatal
—, —, Atembewegungen 145
—, —, EKG 202
—, —, Herzaktion 195
—, —, Kreislaufregulation 189
—, —, Paraganglia aortica abdommalis 199
—, —, Vasomotorentonus, pulmonal 201
—, —, Veränderungen, neuropathologische 185, 447
—, postnatal, Blutdruck 217
—, —, Durchblutung, peripher 220, 223
Asthma bronchiale 156
Asynchronieintervall, Herz, foetal 184, 192
Atelektasen, Atmungsbeginn 143, 147
Atemarbeit
—, Alveolaroberflächenfilm 143

Atemarbeit
—, Berechnung 126
—, Distress, respiratorischer 130
—, erster Atemzug 148
—, Erwachsener 158, 159
—, Neugeborenes 126, 158, 159
—, —, Abhängigkeit vom Blutvolumen 208
—, —, erste 35 Lebensminuten 127
—, Schätzung der 125
Atembewegungen
— praenatal 144
— vor 1. Atemzug 146
— während des 1. Atemzuges 147
Atemfrequenz (AF)
—, Altersabhängigkeit 109, 110, 111, 112
—, —, körperliche Leistungsfähigkeit 245
—, Asphyxie, foetal 145
—, Neugeborenes 110, 111, 112
—, —, Atemarbeit 126
—, —, erste drei Lebensminuten 109
—, —, Messung 108
—, — und andere Atemgrößen, funktionelle Zusammenhänge 159
—, Stateabhängigkeit 109
—, Vorschul- und jüngere Schulkinder 113
Atemgrenzwert, 115, 120
—, Vorausberechnung für Kinder und Jugendliche 118
Atemmechanik
—, Atemschleife 122
—, —, Frühgeborenes 148
—, —, Neugeborenes 148
—, Widerstand, Atemwege, Gegendruck 128
—, —, elastisch 122, 128
—, —, Lunge, 1. Atemzug 148
—, —, Trägheit
—, —, —, foetal 145
—, —, —, postnatal 123, 129
—, —, viskös 123, 129
Atemminutenvolumen (AMV)
—, Lungenflüssigkeit 145
—, Nabelschnurzirkulation fortdauernd 116
—, Pubertät 118
—, Steigerung, schreiende Säuglinge 161
—, Vergleich Neugeborenes — Erwachsener 158
—, Vorausberechnung Früh- und Neugeborene 116
—, Vorschulkinder 120
Atemregulation
—, chemische 154, 161
—, Selbststeuerung der Atmung 156

Atemvolumina
—, Atemgrenzwert s. dort
—, Atemminutenvolumen s. dort
—, Atemstoßteste 115
—, Atemzug, erster 148
—, Atemzugvolumen s. dort
—, Bezugsgrößen 118
—, Einatmungsvolumen 116, 159
—, Messung 107
—, Relaxationsvolumen 149
—, Reservevolumen
—, —, exspiratorisch 115
—, —, inspiratorisch 115
—, Residualkapazität, funktionelle 115, 117, 266
—, Residualvolumen 115, 118, 142, 266
—, Totalkapazität 115
Atemzeitquotient 121
—, Asphyxie, foetale 145
Atemzentrum 145, 155, 156, 161
Atemzugvolumen
—, Atembewegungen, foetal 144, 145
—, Atemzug, erster 116
—, Frühgeborene 116
—, Nabelschnurzirkulation fortdauernd 117
—, Neugeborene 116
—, Schulkinder 120
—, Vergleich Neugeborenes — Erwachsener 128 158, 159,
Atmung
—, Atemtyp, Säugling 107
—, biphasische, Neugeborenes 156
—, erster Atemzug 146
—, Hustenreflex 104
—, Mundatmung 103
—, Nasenatmung 103
—, —, obligatorische 104
—, Neugeborenes
—, —, Nabelschnurblut P_{O_2} 205
—, —, Nabelvenendruck 206
—, —, Foramen ovale — Druckgradient 210
—, Niesreflex 104
—, Steuerung s. auch Atemregulation 156
Atmungsfunktion, Blut 76
Atrioventrikularknoten
—, Embryogenese 229
—, Funktion, embryonal 171, 176
—, spezielle Leitungsbahnen 200
—, Topographie 229
—, Versorgung, nervös 172
Atrium cordis
—, Aktivierung, elektrisch 199
—, Bainbridge-Reflex 218

597

Atrium cordis
—, Compliance, Kindesalter 233
—, Druck
—, —, foetal 151
—, —, Neugeborenes 210, 233
—, Erregungsausbreitungsgeschwindigkeit im isolierten 201
—, Foramen ovale 180, 210
—, Katheterisierung, Neugeborenes 254
—, Leitungsbahnen 200
—, Oesophagus — EKG 248, 252
—, Shunt, intrakardial 210
—, Systole 200
—, Wandstärkeverhältnis rechts-links 233
Audiometrie 472
Auditives System s. a. Gehör
—, Anatomie 466
—, Funktionsentwicklung 468, 472
Auge s. a. Retina
—, Anatomie 477
—, Achse 478
—, Lichtbrechung 479
Augenbewegungen
—, Neugeborenes 391
—, vestibulär, foetal 390
—, Stateabhängigkeit 241, 242, 412
Ausgelöste Potentiale (EP)
—, akustischer Reiz 475, 477
—, foetal 400, 439, 441, 461
—, Großhirnrinde 439
—, Kleinhirn 394
—, Lichtreiz 485
—, postnatal 441, 462
—, somatosensorisch 461
—, transkallossal 442
Austauschtransfusion s. Transfusion
Austreibungszeit, Herz
—, indirekte Messung 234, 235, 236
—, Vorausberechnung 236
Azidose s. a. pH-Wert
—, Barorezeptorschwelle 199
—, EKG, foetal 202
—, Herzaktion, foetal 195
—, metabolisch, foetale Hypoxie 189, 190
—, —, Lungengefäßwiderstand, transitorischer Kreislauf 205
—, Neugeborenes
—, —, Herzfrequenz 197
—, —, Koronarkreislauf 229
—, —, Noradrenalinwirkung 237
—, —, Schlagvolumen 238
—, Regulation
—, —, Blut 86
—, —, Niere 322

Azidose, Regulation
—, respiratorisch und metabolisch
—, —, perinatal 89
—, —, post partum 160
—, —, —, Insuffizienz des Oberflächenfilms 143

Bainbridge-Reflex 218
Barorezeptoren
—, Aktivität post partum
—, —, Glomus aorticum und caroticum 218
—, —, Lunge 218
—, Atmungsbeginn post partum 155
—, Erregbarkeit, altersabhängig 219
—, —, Karotissinusreflex, foetal 188
—, GFR 312
—, Katecholaminwirkung, foetal 198
—, Kreislauffunktionsprüfungen, Neugeborenes 219
—, Nachweis, histologisch, embryonal 173
—, Regulation, Herzfunktion, Neugeborenes 238
—, Reizung, glomeruläre Filtrationsrate 311
Basalstoffwechsel s. a. Energiewechsel
—, Bezugsgröße
—, —, Atemgrößen 157, 158
—, —, Kreislaufgrößen 257, 258
Befruchtung,
—, Energiewechsel 38, 40, 41
Beuteltiere (Marsurpalia)
—, Cortisches Organ, Elektrophysiologie 473
—, Implantation 13
Bewegungsmuster
—, embryonal 381
—, foetal 409
—, postnatal 396
Bezugsgröße zu
—, Atemvolumina 118
—, Blutdruck 263
—, Blutvolumen 206
—, Energiewechsel 48
—, Herzminutenvolumen 265
—, Herzvolumen 231
—, Nierenfunktion 280
Bikarbonationen s. a. Standardbikarbonat
—, Ausscheidungsmechanismus, Niere 322
—, Bestimmung, 88
—, Defizit, Nabelarterien 197
—, Infusion, Hypoxie 197
—, Konzentration
—, —, Blut Neugeborenes 160
—, —, Geburt 89
—, —, Lungenflüssigkeit 138
—, —, Plasma 90, 322

Blutdruck
—, Entwicklung
—, —, embryonal 173
—, —, foetal 186
—, —, postnatal 216
—, —, —, Akzeleration 263
—, —, —, 1. Lebenshalbjahr 262
—, —, —, Kindheit 263
—, —, —, Pubertät 262
—, Foet
—, —, Asphyxie 199
—, —, Beeinflussung durch Mutter 190
—, —, Hypoxie 189
—, —, intrauterin, Atembewegungen 144
—, —, Nabelschnurquetschung 197
—, glomeruläre Filtrationsrate 311
—, Konstanz der Perzentile, individuell 263
—, Messung im Kindesalter 222
—, Neugeborenes 216, 222
—, —, Asphyxie 217
—, —, Hypovolaemie 207, 223
—, —, transitorischer Systemkreislauf 205, 216
— —, Vorhöfe 211
—, —, zerebrale Hypotension 238
—, Regulation
—, —, Adrenalinwirkung, foetal 187
—, —, Hühnerembryo 173
—, —, Pressorezeptorenreizung, Neugeborenes 218
—, —, Renin-Angiotensin 221
—, —, Sympathikustonus 187
—, —, Zügelung durch Barorezeptoren 219
—, Vorausberechnung
—, —, altersabhängig 311
—, —, Neugeborenes 222
Blutdruckamplitude
—, arterieller Mitteldruck 256
—, Entwicklung
—, —, foetal 188
—, —, postnatal 263
—, Neugeborenes 222, 258, 260
—, Pubertät 263
Blutplasma
— und Lungenflüssigkeit 138
—, Proteine
—, —, Bestimmungsmethoden 95
—, —, foetal 96
—, —, Funktion 99
—, —, postnatal 97
—, —, Volumen 282
—, —, Frühgeborenes, Geburt 206
—, —, plazentare Transfusion 208

Blutstrommischung, foetaler Kreislauf 183
Blutvolumen
—, Entwicklung postnatal 206
—, Foet
—, —, Körper 184, 193
—, —, Lunge 184
—, —, Plazenta 184, 193
—, —, Umverteilung, regulatorisch 184, 189
—, —, Vorausberechnung 193
—, Gesamtkapillarquerschnitt 225
—, Körpergewichtsbezug (Mensch) 206
—, Neugeborenes
—, —, Abnahme 216
—, —, —, Herzvolumen 231
—, —, Hyper-, Hypovolumämie 206
—, —, Koronarkreislauf 229
—, —, Kreislaufregulation 220
—, —, Nabelschnur bei Geburt 206
—, —, Säugetiere 206
—, —, Shunt extra-, intrakardial 210, 211
Blutzucker s. Glukose
Bohr-Effekt
—, Definition 83
—, Erwachsenenblut 83
—, foetales Blut 83
Bradykinin
—, Atmungsbeginn 153
—, Kontraktion der Nabelgefäße 206
—, Kreislauf-Wirkung, Neugeborenes 221
Braunes Fettgewebe s. Fettgewebe
Bronchialknospen 132
Bronchialmuskulatur 138, 139, 155
Bronchioli, respiratorische 134
Bronchopulmonale Segmente 132
Bulbus olfactorius
—, elektrische Aktivität 464
—, Synapsen, Mitralzellen 429, 465

Cajalsche Zellen im Myokard 173
Cerebellum s. Kleinhirn
Chemorezeptoren
—, Embryo 173
—, Foet, Ausschaltung 189
—, —, Empfindlichkeit 155
—, —, Hypoxie 156, 218
—, —, Kreislaufregulation 154, 189, 218, 308
—, —, direkte Reizung 218, 308
—, Neugeborenes
—, —, Empfindlichkeit 156, 218
—, —, Herzfunktion 238
—, —, Hypoxie 156, 218
—, —, direkte Reizung 218, 238
Chronaxie, Herzmuskel 177

Clearance
—, Bezugsgrößen 280
—, Dextran 310
—, Inulin 275, 278, 310
—, Paraaminohippursäure (PAH) 276, 301, 314
—, Phenolrot 278, 279
CO_2 s. Kohlendioxid
Compliance
—, Herz
—, —, Ventrikel, foetal 194
—, —, —, Neugeborenes 233
—, —, Vorhöfe postnatal 233
—, Lunge 123—125
—, —, Beginn der Belüftung 149
—, —, Foet 145
—, —, Herzfehler congenital 130
—, —, Insuffizienz des Oberflächenfilms 149
—, —, plazentare Transfusion 208
—, —, respiratorischer Distress 130, 143
—, —, spezifische 129, 158, 159
—, — und Thorax 131
—, —, Vergleich Neugeborenes — Erwachsener 158, 159
—, —, Vorausberechnung 131
—, Lungenvolumen 129
Cortisches Organ (C. O.) s. a. Gehör
—, Anatomie 466
—, Elektrophysiologie 472
—, —, Mikrophonpotential 472
—, —, Summenpotential 473
—, —, endocochleares Potential 475
Crista dividens 181

Darm
—, Anatomie 345
—, Bewegungen 348
—, Flora 359
—, Innervation 347
—, Länge 345
—, Muskulatur 347
—, Verdauung
—, —, Fette 353
—, —, Kohlehydrate 351
—, Wachstumssteuerung 348
Defäkation 350
Dehnungsrezeptoren, pulmonal, Neugeborenes 157
Desoxyribonukleinsäure (DNS)
—, Gehalt, Hirnzellen 421
—, Synthese, Herzmuskelkerne 191
Dezerebrierungs-Starre 395
Diaphragma 106
—, erster Atemzug 147

Diaphragma
—, Höhenstand, postnatal 106
—, Hyperventilation, Neugeborenes 130
—, Muskelspindelsystem, Neugeborenes 145, 157
—, Sinus phrenicocostalis 106
Diastole, Herz
—, Embryo
—, —, enddiastolischer Druck 173
—, —, Kardiogenese 163
—, —, Reflex 173
—, Dauer
—, —, Foet 195
—, —, Kindesalter 236
Dickdarm
—, Anatomie 346
—, Flora 359
—, Verdauung 358
Diffusionsgleichung 80, 83
Diffusionskapazität
—, Lunge 159
—, Plazenta 80, 83
Dipolmoment, Herz 249
Distress, respiratorisch
—, biochemische Unreife 143
—, Haemodynamik 211
—, Herzfrequenzregulation 240
—, hyaline Membranen 151
—, Insuffizienz des Oberflächenfilms 143
—, Lungencompliance 130
—, Säuglingsschnupfen 104
—, Surfactant-Auswaschung durch Amnionflüssigkeit 146
Druck s. a. Aortendruck, Blutdruck, Eröffnungsdruck, Kohlendioxid, Pleuradruck, Pulmonalarteriendruck, Sauerstoffpartialdruck
—, Fontanelle, Frühgeborenes 197
—, Gradient
—, —, Nasenpassage 103
—, —, obere Luftwege, intra partum 146
—, onkotischer, Interstitium der Lunge 150
—, rechtes Herz, Füllung 207
—, transmural
—, —, Barorezeptorschwelle 219
—, —, Nabelgefäße 206
—, —, Vorhöfe, Bainbridge-Reflex 218
Ductus alveolaris 134
Ductus arteriosus Botalli 181
—, Durchfluß
—, —, Lungengefäßwiderstandsberechnung 151
—, —, Schlagvolumenanteil 184
—, —, Regulation, foetal 184

600

Ductus
—, Schließung 209, 212, 214, 220
—, Shunt
—, —, Atmungsbeginn 152
—, —, insuffiziente Atmung 143
—, —, Umkehr 211
—, Struktur und Innervation 212
—, transitorischer Systemkreislauf 204, 212
—, Ventilations-Perfusions-Verhältnis 159
—, Veränderungen, postmortal 215
Ductus venosus Arantii 180
—, Adrenalinwirkung 187
—, Sphinktermechanismus 187, 209
—, Struktur bei verschiedenen Spezies 187
—, Verschluß 208, 209
—, Versorgung, nervös 209
Duodenum
—, Anatomie 346
—, Eiweißresorption 357
Durchblutung
—, Embryo, Herz 167, 174
—, Foet
—, —, Abdominalorgane 185, 208
—, —, Haut 185
—, —, Muskulatur 185
—, —, Nabelschnur 188
—, —, O_2-Sparschaltung 189
—, —, Plazenta 14, 86, 183
—, Gehirn, s. Hirndurchblutung
—, Lunge, s. Pulmonalarteriendurchfluß
—, Neugeborenes
—, —, Abdominalorgane 209, 223
—, —, Nabelschnur post partum 205
—, —, Vasomotorentonus, lokale Mechanismen 220
—, Niere 223, 266, 276, 277, 301
—, Säugling
—, —, Entwicklung 223, 224
—, —, Haut 66, 266
—, —, Herz 229
—, —, Muskulatur 266
—, Uterus 14

Echokardiogramm
—, foetal, Mensch 192
—, Neugeborenes, Mensch 192
—, Schlagvolumenbestimmung 253
Eidechse
—, Bewegungsmuster, embryonal 381, 450
—, Elektroretinogramm (ERG) 484
—, neuromuskuläre Verbindungen 364
Elastance s. Volumenelastizität
Eiweiße
—, Plasma 95

Eiweiße
—, Stoffwechsel, Gehirn 423
—, Syntheserate, embryonale Myokardzellen 179
—, Verdauung 355
Eiweißgehalt
—, Gesamtorganismus 286
—, Herz, postnatal 227, 230
—, Lunge
—, —, Lipoproteine 140
—, —, Lungenflüssigkeit 138, 150
—, —, Lymphe post partum 150
—, Skelettmuskel 361
Elefant
—, Gestationsdauer 17
—, O_2-Dissoziationskurve, foetal 78
Elektroenzephalogramm
—, Ableitmethoden 436
—, Auswertung 437
—, foetal 437
—, Hypoxie 447
—, Kleinhirn-Elektrogramm 394
—, retikuläre Formation 405
—, Schlaf 412
Elektrokardiogramm (EKG)
—, Ableitung
—, —, Frank-System 248
—, —, His Bündel 248
—, —, Oesophagus 248
—, —, orthogonal 248
—, Dipolmoment 249
—, Embryo 177
—, Foet 180
—, —, Ableitung, direkt 201
—, —, Asphyxie 202
—, —, Erregungsausbreitungsmuster 200
—, —, Frequenzspektrum 203
—, —, Hypoxie 196
—, —, Normalwerte 202, 203
—, —, Vektorkardiogramm 201
—, Parameterabhängigkeit
—, —, Elektrolythaushalt 251
—, —, Hämodynamik 251, 252
—, —, Herzstruktur 249, 252
Elektromyogramm (EMG)
—, embryonal 366
—, foetal 370
—, postnatal 385
Elektrolythaushalt
—, Ausscheidung, Niere 300, 324, 325
—, Gesamtorganismus 287
—, Herz
—, —, EKG, Neugeborenes 251
—, —, Gewebe 177, 178, 191, 228

Elektrolythaushalt, Herz
—, —, Hypoxie 196
—, Lunge 134
—, Lungenflüssigkeit 138
—, Regulation, Niere 295
—, Retention 288
—, Skelettmuskel 365
—, Speichel 335
Elektrophorese 95
Elektroretinogramm (ERG) 483
—, Ableitmethode 483
—, Flimmerverschmelzungsfrequenz 485
Endokard
—, embryonal 166
—, Erregungsausbreitung foetal 200
—, —, dorsales Endokardkissen 170
—, Herzklappenbildung 166
—, —, Herzseptierung 166
Endplatte, motorisch 363, 364
Energiegehalt, bebrütetes Hühnerei 37
Energiewechsel
—, Abhängigkeit 51, 59
—, —, Muskelarbeit 52
—, —, Nahrungsaufnahme 52
—, —, Umgebungstemperatur 59
—, Bestimmungsmethoden 36
—, Bezugsgrößen 48
—, embryonal 37, 38, 41, 44
—, Hirngewebe 445
—, Hypoxie
—, —, Foet 189, 196
—, —, Neugeborenes 156
—, postnatal
—, —, Frühgeborenes 49
—, —, Kindheit 51
—, —, Neugeborenes 46, 49
—, —, Pubertät 51
—, Sollumsatz, altersabhängig 156, 257, 258
Entwicklungspsychologie 449
Enzyme
—, Acetylcholinesterase
—, —, Herz 175, 233
—, —, Muskel 363
—, Aminopeptidase 357
—, Amylase, Duodenum 351
—, ATPase, Muskel 364
—, Dipeptidasen 357
—, Enterokinase 357
—, β-Galaktosidase 351
—, Karboanhydrase 73, 85, 138, 321
—, Invertase 352
—, Lipase
—, —, Magen 344
—, —, Darm 353

Enzyme
—, Phosphorylase, Muskel 364
—, Protease, Magen 343
—, Tripeptidase, Duodenalsaft 357
—, Trypsin 355
Epikard, Erregungsausbreitung 200
Ernährung
—, foetal 15
—, Mangelfolgen, Hirnentwicklung 403, 422
—, Wachstum, postnatal 29, 33
Ernährungsregime, Neugeborenes, Herzfrequenzregulation 242
Eröffnungsdruck, Lunge
—, alveolär 123
—, erster Atemzug 148
—, unreife Lunge 142, 148
Erregungsleitungsgeschwindigkeit
—, Herz 177, 200, 201
—, Nerv 376
Erregungsüberleitung
—, Asphyxie, foetal 201
—, Atrioventricular-Block 175, 201
—, Dauer 177, 201
—, klappenloses Herz 177
—, Verzögerung, embryonal 171, 175, 177
Erythroblasten 69
Erythrozyten
—, Anzahl 89
—, Entwicklung, Embryo 69
—, Gestalt 70
—, Hämoglobingehalt 73
—, Lipidgehalt 71
—, Neubildung, Regulation 73
—, Resistenz, mechanische 71
Extrazellularflüssigkeit (EZW)
—, Bestimmungsmethode 282
—, Bezugsgröße für
—, —, Energiewechsel 48
—, —, Nierenfunktion 280
—, Eiweißgehalt, Lungeninterstitium 150
—, Herzwachstum 177, 191
—, Hypovolumämie, Neugeborenes 208
—, Vermehrung post partum 283
—, Volumen 284

Farbensehen 485
Fasergerüst, elastisches
—, Lunge 134
Fettgewebe
—, braunes 62
—, —, Anordnung, topographisch 63
—, —, Gefäßversorgung 63
—, —, Morphologie 63
—, subkutan
—, —, Bestimmungsmethoden 22

Fettgewebe, subkutan
—, —, foetal 12
—, —, puberal 30
Fettstoffwechsel
—, Dipalmithylphospholipide 143
—, Lezithin 140
—, Lipidversorgung, foetal 45
—, —, Alveolarfilm (surfactant) 141, 143
—, —, Erythrozytenmembran 71
—, —, Lungenflüssigkeit 139
—, —, Serum 45
—, Lipidgehalt, postnatal, Gesamtorganismus 286
—, Lipoproteine, oberflächenaktive 140
—, postnatal
—, —, braunes Fett 65
—, —, Fettsäurenblutspiegel 50, 66
—, —, Myokard 232
Ficksches Prinzip
—, Herzminutenvolumen 253
—, Nierendurchblutung 301, 303, 314
—, O_2-Volumen, diaplazentarer Transport 80
Filtrationsfraktion (FF)
—, Niere 314
Filtrationsrate (GFR)
—, Anstieg postnatal 310
—, —, Einflußfaktoren 311, 313
—, Bestimmung 310
Fische
—, Embryonen
—, —, Sauerstoffverbrauch 40
—, —, aneurale Muskelbewegungen 362
—, Vestibularapparat, Dimensionen 388
Fontanelle, vordere
—, Vagusreizung 197, 219
Foramen ovale
—, Shuntblut
—, —, Schlagvolumenanteil foetal 183, 192
—, —, transitorischer Kreislauf 204, 211
—, —, —, insuffiziente Atmung 143
—, Struktur und Topographie 181
—, Verschluß post partum
—, —, anatomisch 209, 211
—, —, funktionell 210
Frequenzganguntersuchung, Vestibulookulärer Reflex 391, 392
Frosch
—, ERG 483
—, Hämoglobintypen 75
—, Kardiogenese 166
—, pH-Regulation 90
—, Retinaanatomie 481
—, Wachstumssteuerung, Darm 348

Frühgeborenes (Mensch)
—, Atmung
—, —, Antiatelektasefaktor (Surfactant) 140
—, —, Beginn der Lungenbelüftung 147
—, —, —, funktionelle Residualkapazität 149
—, —, Distress, respiratorisch 104, 130, 143, 146
—, —, Frequenz 109, 110
—, —, Lungenflüssigkeitstransport 150
—, —, Volumina 116
—, Auge
—, —, Myopie 478
—, —, Pupillenreflex 482
—, —, ERG 485
—, Blut
—, —, Bikarbonatgehalt, Plasma 322
—, —, Karboanhydrasegehalt, Erythrozyten 73
—, —, Lymphozytenzahl 92
—, —, Plasmaproteine 96, 98
—, Energiewechsel 49
—, Herz-Kreislauf-System
—, —, Blutdruck gestationsabhängig 222, 224, 262
—, —, Blutvolumen, Geburt 206
—, —, Ductus arteriosus-Verschluß 214
—, —, Elektrokardiologie 250
—, —, Kapillardichte einzelner Gefäßabschnitte 225
—, —, Karotissinusreflex 188
—, —, Kreislaufregualtion 197
—, —, Rhythmus 239
—, —, Shunt 211
—, —, Widerstand, peripher 224, 225
—, Muskeltonus 370
—, Nervensystem
—, —, ausgelöste Potentiale 476
—, —, CO_2-Empfindlichkeit des Atemzentrums 156
—, —, Leistungsgeschwindigkeit 377
—, —, Schlafstadien 412
—, Temperaturregulation
—, —, Abkühlkonstante 56
—, —, Hautdurchblutung 66
—, —, Neutraltemperatur 56
—, —, O_2-Verbrauch 60, 67
—, Verdauung
—, —, Glukoseresorption 353
—, —, Oesophagusperistaltik 337
—, —, Pankreasfermente 351
—, —, Saug-Schluckakt 333
—, —, Speichel 335

Gang, aufrechter, Entwicklung 397
Gasaustausch, s. a. Energiewechsel
—, Beginn der Lungenbelüftung 148
—, Kapazität, relative 135
—, Plazenta 77, 83
—, Säugling 90, 190
—, Schichtdicke in der Lunge 133
—, Ventilation, alveoläre 121
Gastrin 341
Geburt
—, Kind
—, —, Blutdruck 216
—, —, Blutvolumen 206, 216
—, —, Herzfrequenzregulation 197, 239, 240
—, —, Körpertemperatur 47
—, —, Sauerstoffverbrauch 48
—, —, Thoraxdruck, vaginale Entbindung 146
—, —, Transfusion, plazentare 206
—, Mutter und Kind
—, —, Blutchemismus 87
—, —, pH-Wert des Blutes 89
—, Nabelschnurblut
—, —, Proteingehalt 97
—, —, Volumen 206
—, —, Zirkulation 205
Geburtsgewicht
—, Einflußfaktoren 20
—, Geschlechtsdifferenzen 18
—, Mensch 17
—, Rassenunterschiede 18
—, Säugetiere 17
Gefäßwiderstand
—, Pulmonalkreislauf
—, —, Atmungsbeginn 153, 211
—, —, Foet 151
—, —, —, Berechnung 151
—, —, —, Beziehung zum P_{O_2} 152, 154, 197, 220
—, —, —, Lungenblutvolumen 184
—, —, —, mechanische Beeinflussung 152
—, —, transitorischer Kreislauf 205
—, —, —, Volumenbelastung 208
—, —, Neugeborenes und Erwachsener 154, 223
—, —, Insuffizienz des Oberflächenfilms 143
—, —, tracheopulmonaler Druck intra partum 149
—, —, Vorausberechnung für Kinder 266
—, Systemkreislauf
—, —, Berechnung nach Wetzler-Böger 256
—, —, Foet 186

Gefäßwiderstand, Systemkreislauf
—, —, Herzarbeit, Neugeborenes 232
—, —, Neugeborenes 222, 224
—, —, verschiedene Gefäßgebiete 223
—, —, Vorausberechnung für Kinder 266
Gefügedilatation
—, physiologische, Neugeborenenherz 229
Gehirn
—, DNS-Gehalt 421
—, Durchblutung s. Hirndurchblutung
—, Elektrophysiologie 435
—, Gefäßentwicklung 445
—, Gewicht 420
—, Kohlehydratstoffwechsel 423, 445
—, Myelingehalt 422
—, Strukturentwicklung 424
—, Wachstumsrate 420
Gehör s. a. auditives System
—, Foet 468
—, mütterliches, foetale Kreislaufreaktion 190
—, Neugeborenes 469
—, —, Herzfrequenzregulation 240
—, —, Hörschwelle 477
—, Stateabhängigkeit 469
Genetik, Wachstumssteuerung 32
Geruchsfunktion,
—, postnatal 463
—, Elektrophysiologie 464
Gesamtkörper Wasser (GKW)
—, Bestimmungsmethode 282
—, Verteilung im Organismus 284
—, Volumen 283
Geschichte der Entwicklungsphysiologie 1
—, Blut 69, 91
—, Energiewechsel 35
—, Körperwachstum 5
—, Neugeborenenkreislauf 203
—, Niere 273
—, Temperaturregulation 54, 56
Geschlechtsdifferenzen
—, Atemfrequenz 114
—, Atemgrenzwert 119
—, Atemzugvolumen 119, 120
—, Blutdruckamplitude 262
—, Blutdruckentwicklung 262
—, Energiewechsel 51
—, Erythrozytenanzahl 71
—, Fettgewebsentwicklung 30
—, Geburtsgewicht 18
—, Gesamtkörperwasservolumen 283
—, Harnblasenvolumen 272
—, Herzfrequenz 243
—, Intrazellulärwasservolumen 284

Geschlechtsdifferenzen
—, Kaliumgehalt des Organismus 287
—, Körpergewicht 30
—, Körperlänge 24 29
—, körperliche Leistung, Pulsfrequenz 245, 246
—, Körperproportionen 29
—, Körpertemperatur 55
—, Kreislaufgrößen 265
—, Lungengewicht 134
—, Plasmaproteine 97
—, Residualvolumen 120
—, Sekundenkapazität 119
—, Totalkapazität 119
—, Urethrawachstum 272
—, Vitalkapazität 119
—, Wachstumsrate 26
—, Zahnen 331
Geschlechtsorgane, Entwicklung 31
Geschmacksfunktion
—, Foet 463
—, Neugeborenes 463
Gestationsalter s. a. Frühgeborenes
—, Blutdruck 186, 187, 262
—, Blutvolumen 206
—, EEG 439
—, EKG 180, 202, 203
—, Herzrhythmus 240
—, Körperlänge 7
—, Nervenleitungsgeschwindigkeit 377
—, Plazentadurchblutungsrate 86
—, Uterusdurchblutungsrate 86
Gestationsdauer
—, Mensch 17
—, verschiedene Säugetiere 17
glanduläre Periode
—, foetale Lungenentwicklung 132, 141
Glanzstreifen
—, embryonales Myokard 168
Globuline, Funktion 99
Glomerulus (Niere)
—, Anatomie 269, 270, 313
—, Filtrationsrate 310, 311, 312
—, —, foetal 275
—, Funktion
—, —, Mechanismus 309
—, —, transitorisch 278
Glukose
—, Foetalwachstum 13, 45
—, Gehalt
—, —, Blut 48, 50, 316
—, —, Harn
—, —, —, foetal 275
—, —, —, Neugeborenes 316

Glukose
—, —, Lungenflüssigkeit 138
—, Transport, tubulärer 316
Glykogen, Reserven, foetales Myokard 196, 202
Granulozyten
—, Anzahl 91, 92, 94
—, foetal 91
—, Funktion 93, 94
Großhirnrinde s. a. Elektroenzephalogramm
—, ausgelöste Potentiale s. dort
—, Bewegungskoordination 402
—, Entwicklung, anatomisch 419, 432
—, Funktionsprinzipien 418
—, Informationsverarbeitung 418
—, Rindenfelder, Brodmannsche 434
—, Säulenstruktur 437
Grundumsatzbedingungen 52
—, Messung von
—, —, Atemfrequenz 109, 114
—, —, Herzfrequenz 243, 244
—, —, Kreislaufparametern 258

Haldane-Effekt 85
Hämatokrit, Neugeborenes plazentare Transfusion 208
Hämodynamik
—, Angiogenese 163
—, Distress, respiratorisch 211
—, Elektrokardiologie 251, 252
—, Endokarddifferenzierung 165
—, Foramen-ovale-Verschluß 210
—, Pulmonalstenose 211
—, quantitativ 255
—, transitorischer Systemkreislauf 225
Hämoglobin (Hb)
—, Beladung der Erythrozyten 73, 74
—, Typen 75
Hamster
—, Cortisches Organ, Strukturentwicklung 468
—, Neugeborenes
—, —, Abkühlkonstante 56
—, —, braunes Fett 63
—, —, Temperaturregulation 59, 63
Handling 458
Harn
—, foetal
—, —, Herkunft 273
—, —, Volumen 274
—, Gehalt
—, —, Aminosäuren 291
—, —, Ammonium 323
—, —, Anionen 322

605

Harn, Gehalt
—, —, Glukose 291, 316
—, —, nahrungsabhängig 292
—, —, Stickstoff 290
—, Konzentrationsfähigkeit der Niere 294, 295
—, Osmolarität 289
—, postnatal, Volumen 288
—, Verdünnung, maximale 293
Harnblase
—, Anatomie 272
—, Bewegungen, foetale 327
—, Druck 327
—, Entleerung 328
—, Volumen 272
Harnsäure
—, Clearance 320
—, Plasmaspiegel 320
Harnstoff
—, Gehalt, foetal
—, —, Lungenflüssigkeit 138
—, —, Plasma 274
Hautrezeptoren
—, Anatomie 459
—, Funktionsentwicklung 460
—, Reizung, Herzfrequenzänderung foetal 190, 198
Heliummischmethode 115
—, Stickstoffauswaschung 108, 115
—, Herzminutenvolumenbestimmung 253, 254
Henderson-Hasselbalch-Gleichung 86, 87
Herz
—, Embryo
—, —, Erregungsleitungsgeschwindigkeit 177
—, —, Größe 164
—, —, Ionengehalt 177
—, —, Kontraktionsbeginn 163
—, —, koordinierte Schlagfolge 171, 177
—, —, Mitoserate 167
—, —, Muskelzellen s. Myofibrillen
—, —, nervöse Versorgung 172
—, —, Organogenese 164
—, —, Septierung 165, 169
—, —, Topographie 165, 172
—, —, Zytodifferenzierung 170
—, foetal
—, —, Anspannungszeit s. dort
—, —, Asynchronieintervall 184, 192
—, —, Atrioventrikularindex 191
—, —, Blutströme 180, 182
—, —, Druck-Volumen-Beziehungen 193
—, —, EKG, VKG 201

Herz, foetal
—, —, Energiebedarf 194
—, —, Energiegewinnung, anaerob 196
—, —, Erregungsausbreitung 200
—, —, Frank-Starling-Gesetz 195
—, —, Gewicht, proportionales 190
—, —, Minutenvolumen 184
—, —, Muskelzellvermehrung 191
—, —, Schlagvolumen 184
—, —, Topographie 191
—, —, Ventrikeldurchmesser 186
—, —, Ventrikelwandstärke 191
—, —, Volumenüberlastung 187
—, —, Wachstum 191
—, —, Frequenzentwicklung s. Herzfrequenz
—, postnatal
—, —, Durchblutung 223
—, —, Gewicht, proportionales 192
—, —, Größenverhältnis zur Aorta 256, 260
—, —, Herzaktionsphasen, altersabhängig 235
—, —, Herzindex 265
—, —, kardioelektrische Entwicklung 247
—, —, koordinierte Schlagfolge 200
—, —, Regulation 237
—, —, Stoffwechsel 231
—, —, Topographie 230
—, —, Volumen 207, 231
—, —, Wachstum 226
—, —, Veränderungen, perinatal 193
Herzachse
—, anatomische, foetal 191
—, elektrische, peripartal 203
—, elektrische, postnatal, Bezug zur Kammernstruktur 249
Herzaktionsphasen
—, Beeinflussung, Frequenz, Lebensalter 234
—, Messung, indirekt 234
Herzarbeit
—, embryonal 165
—, foetal 191, 193
—, Neugeborenes 232, 258, 260
—, kammergewichtsbezogen 257, 258
Herzdämpfung, absolute 230
Herzfrequenz
—, Bainbridge-Reflex 218
—, Beziehung zwischen prae- und postnataler 196
—, Entwicklung postnatal 239, 243, 244, 245
—, foetal
—, —, Adrenalinwirkung 187

Herzfrequenz, foetal
—, —, Atembewegungen, intrauterin 144
—, —, EKG 202
—, —, Hypoxie 189, 197
—, —, Kontraktionskraft 194
—, —, mütterliche Beeinflussung 190
—, —, Normzahlen 197
—, —, Reizung, akustische 468
—, —, Schwankungen intra pertum 197, 239
—, —, Steuerung 197
—, körperliche Leistungsfähigkeit, altersabhängig 244, 264
—, —, Pubertät 266
—, Labilität, Kindheit 245
—, Neugeborenes
—, —, Barorezeptorreizung 219
—, —, Basendefizit 197
—, —, Ernährungsregime 242
—, —, Normwerte 239, 241
—, —, Oszillationen 239
—, —, 24-Stunden-Rhythmus 243
—, —, Volumenbelastung, Kreislauf 207
—, —, Thermoregulation 67
—, physikalische Kreislaufgrößen 261
—, Säugling
—, —, Regulation 240
—, —, Reizung von Sinnesorganen 240
—, —, Stateabhängigkeit 241, 242
Herzminutenvolumen (Vm)
—, Belastung, Pubertät 266
—, Herzarbeit 257
—, körperliche Leistung 161, 264
—, Meßmethoden, Kind 265
—, O_2-Ausschöpfung 257
—, perinatal, verschiedene Säugetierspezies und Mensch 185
—, postnatal, altersabhängig 258, 263, 264
—, transitorischer Kreislauf 205, 261
—, —, Shunt 159
—, —, Volumenbelastung und Hypovolumaemie 207
—, Vorausberechnung, Kind 265
Herzmuskel s. Myokard
Herzskelett
—, A.-V.-Knoten 170
Herzspitzenstoß, Kind 230
Herzvorhöfe s. Atrium cordis
Hirndurchblutung 446
—, foetal 185
—, postnatal 223
—, zerebrale Läsionen, foetal 185, 190
Hisches Bündel
—, Aktivierung, elektrisch 200
—, Elektrokardiogramm, Kind 248, 252

Hisches Bündel
—, Embryo 172
—, —, Entstehung 170
—, —, Funktion 171
—, —, Versorgung, nervös 172
Histamin
—, Magensaftsekretion, Auslösung postnatal 342
—, pulmonaler Vasomotorentonus 151
Huhn
— ERG 483
—, EP-Veränderung 475
—, Retinaanatomie 481
—, Verhalten 455
Hühnerembryo
—, Darmepithel, Steuerung der Differenzierung 347
—, Gewicht 10
—, Herz
—, —, Acetylcholinwirkung 175
—, —, Aktionspotential 171, 176
—, —, —, Ionentransport 179
—, —, Frequenz 174
—, —, —, Vergleich mit Erwachsenenwert 196
—, —, Kardiogenese 165, 166
—, —, Katecholaminwirkung 175
—, —, Membraneigenschaften, elektrisch 175, 178
—, —, Myofibrillenentwicklung 168
—, —, Überleitungszeit 177
—, —, Vaguswirkung 171
—, Muskulatur
—, —, EMG 366
—, —, Kontraktionsfähigkeit 361
—, ZNS
—, —, Rückenmarksentwicklung, anatomisch 379
—, —, Rückenmarksfunktion 383
—, —, Spontanbewegung 382
—, —, Synapsenentwicklung, Rückenmark 428
Hund
—, foetal
—, —, Blutströmungsverlauf 182
—, —, Ductus arteriosus, Innervation 212
—, —, Harnblasenbewegungen 327
—, —, Herzfrequenz 196
—, —, Körpertemperatur 54
—, —, Kreislauf, mütterliche Beeinflussung 190
—, —, Leukozytenentwicklung 91
—, Neugeborenes
—, —, Druckentwicklung, rechtes Herz 154

Hund, Neugeborenes
—, —, Ductus arteriosus, Schließungs-
   mechanismus 213
—, —, Magensaftsekretion 343
—, —, Neurosekret, Hypothalamus 298
—, —, Pupillenreflex 482
—, —, Vasomotorentonus, Regulation 221
—, postnatale Entwicklung
—, —, arterieller Mitteldruck 311
—, —, ausgelöste Potentiale (EP)
—, —, —, akustische Reizung 475
—, —, —, optische Reizung 486
—, —, ERG 483
—, —, Herzfrequenz 197
—, —, Herzminutenvolumen 261
—, —, Hören 469
—, —, Inulin-Clearance 311
—, —, Innervation, Myokard 238
—, —, Lernen 457
—, —, Miktionsmechanismus 328
—, —, motorischer Kortex 402
—, —, Myokardstoffwechsel 232
—, —, Nierendurchblutung, Regulation 308
—, —, PAH-Clearance 301, 303
—, —, pH-Regulation, renale 323
—, —, Plasmadurchströmung, Niere 303
—, —, Speichelsekretion 334
—, —, Ventrikelwachstum 228
—, —, Wachstumsrate, Gehirn 421
Hyperkapnie
—, foetal
—, —, Chemorezeptorenempfindlichkeit
   258
—, —, EKG-Veränderungen 202
—, Neugeborenes
—, —, erster Atemzug 156
—, —, Insuffizienz des Alveolarfilms 143
—, —, Vasodilatation 220
Hyperventilation
—, Neugeborenes 130, 161
—, Säugling, Blut P_{CO_2} 90
Hypophyse
—, Lungenalveolen, Anzahl und Größe 136
—, Wachstum, praenatal 15
—, Wasserhaushalt 296
Hypothalamus, ADH-Produktion 297, 298
Hypoxie s. Sauerstoffmangel

Ileum
—, Eiweiße
—, —, Resorption 357
—, —, Verdauung 355
—, Insulinresorption 357
—, Invertaseaktivität 352

Ileum
—, Kohlehydratverdauung 351
—, Lipase 354
—, Peptidasen 356
Impedanz s. a. Widerstand, elektrischer
—, intrazelluläre, Myokard 179
Informationsverarbeitung, Gehirn 418
Insulin
—, Magendarmkanal, Wirkung 344
—, —, Resorption 357
Interkostalmuskulatur, Gammakontroll-
   system 145, 157
Intrazellularflüssigkeit (IZW)
—, Bestimmungsmethode 282
—, Lungengewebe 134
—, verschiedene Organe 285
—, Volumen, Gesamtorganismus 284
—, Zunahme, foetales Herz 191
—, —, —, Hypoxie 196
Inulin
—, Clearance, foetale 275, 278
—, Clearance, postnatal 310, 312

Jejunum
—, Eiweiße
—, —, Resorption 357
—, —, Verdauung 355
—, Insulinresorption 357
—, Invertaseaktivität 352
—, Kohlehydratverdauung 351
—, Lipase 354
—, Peptidasen 356
—, Strukturentwicklung 346

Kältezittern, Mechanismus 62, 65
Kalzium
—, Muskel, embryonal 361
—, Kanal 179
—, Konzentration
—, —, extrazellulär 179
—, —, intrazellulär 179
Kamel, O_2-Kapazität des foetalen Blutes
   79
kanalikuläre Periode, foetale Lungenent-
   wicklung 133, 141
Kanalisierung
—, Angiogenese 162
—, Kardiogenese 164
—, Koronargefäße 167
—, Retinagefäße 480
Kaninchen
—, Aminosäurenresorption, Darm 358
—, Atmung
—, —, Epithelzellreifung, Lunge 143

Kaninchen, Atmung
—, —, Lymphgefäße, Neugeborenenlunge 150
—, —, P_{CP_2} und pH-Wert unter Hypoxie, Neugeborenes 156
—, —, Selbststeuerung 157
—, Blut
—, —, Erythrozytenzahl 73
—, —, Glukosegehalt 48
—, —, Hämoglobingehalt 74
—, —, O_2-Dissoziationskurve, foetal 78
—, —, O_2-Kapazität, foetal 79
—, —, Plasmaprotein, foetal 99
—, Blutdruck
—, —, Barorezeptorschwelle, verschiedene Lebensalter 218
—, —, Entwicklung, postnatal 262
—, —, Neugeborenes 216
—, —, —, asphyktisch 217
—, —, Regulation, renal 308
—, —, Zügelung 219
—, Ductus arteriosus
—, —, Innervation 212
—, —, Schließungsmechanismus 213, 215
—, Fettgewebsentwicklung 12
—, Gestationsdauer 17
—, Gewicht, foetal 9
—, Herz
—, —, afferente Impulse, Neugeborenes 237
—, —, β-Rezeptorenreizung, foetal 195
—, —, EKG, asphyktischer Foet 202
—, —, Frequenz, prae- und postnatal 197, 198
—, —, Glykogenvorrat, foetal 196
—, —, Innervation
—, —, —, sympathisch, foetal 199
—, —, —, vegetativ, postnatal 238
—, —, Minutenvolumen, foetal 185
—, —, Ventrikelwachstum, postnatal 228
—, Hypoxie
—, —, EEG 406, 448
—, —, Glykogenvorrat, foetales Herz 196
—, —, P_{CO_2} und pH-Wert, Neugeborenes 156
—, Kreislauf
—, —, Foet, Beeinflussung durch Mutter 109
—, —, Vasomotorenregulation, Neugeborenes 220
—, Magensekret 342
—, Niere
—, —, Durchblutung 301
—, —, Filtrationsfraktion 314
—, —, Funktion, foetal 276, 278

Kaninchen, Niere
—, —, Glomerulusanatomie 313
—, —, Inulin-Clearance 310
—, —, Mesonephros 274
—, —, Miktionsreflex 328
—, O_2-Verbrauch, Geburt 48
—, Plazenta
—, —, Durchblutung 14, 86
—, —, CO_2-Partialdruck 83
—, Praeimplantationsphase 12
—, Sinnesorgane
—, —, Cortisches Organ 467, 472
—, —, ERG 484
—, —, Geruchsfunktion 462
—, —, Geschmacksfunktion 463
—, —, Hören 469
—, —, Vestibularapparat
—, —, —, Dimensionen 388
—, —, —, Fallumkehrreflex 390
—, —, —, Nystagmus 391
—, Temperaturregulation 67
—, —, Braunes Fett 63, 64
—, Wachstumsrate, foetal 9
—, Zentralnervensystem
—, —, Arousal Reaktion, EEG 408
—, —, EEG, Hypoxie 406
—, —, Entladungsrate, Hirnneurone 443
—, —, EP-Veränderungen 462, 475, 486
—, —, Kortex, motorisch, Funktionsentwicklung 402
—, —, RF-Reizung 405
—, —, Rückenmark 379
—, —, Schlafstadien 410
—, —, Synapsenentwicklung 429
Kapillardruck, Kinder 226
Kapillarisierung s. Vaskularisierung
Karboanhydrase
—, Erythrozyten 85
—, Lunge 138
—, Nierentubuluszellen 321
Katecholamine
—, Atmungsbeginn 155
—, Blutdruck, embryonal 173
—, Braunes Fett 64
—, Darmbewegungen 349
—, Ductus arteriosus 212, 214
—, Ductus venosus
—, —, Sphinktermechanismus 187, 195
—, —, post partum 210
—, Gehalt in Paraganglia aortica abdominalis 199
—, Herzfrequenz, embryonal 174
—, Hypoxie
—, —, foetal 187, 198

Katecholamine
—, Myokard
—, —, Adenyl-Zyklase-System, Neugeborenes 238
—, —, Empfindlichkeit
—, —, —, embryonal 178
—, —, —, foetal 198, 199
—, —, Gehalt
—, —, —, foetal 195, 198
—, —, —, postnatal 233, 239
—, —, Kraft der Kontraktion 196, 237
—, Vasomotorentonus
—, —, peripher 186
—, —, —, foetal 186
—, —, Neugeborenes 220
—, —, pulmonal 151, 152
—, Vena umbilicalis 187
Katecholaminrezeptoren
—, — und β-, Herz, embryonal 174
—, —, Neugeborenes 238
—, β-, Herz, foetal 195, 199
—, β-Blockade
—, —, foetal 199
—, —, Neugeborenes 238
—, —, gastrokardialer Reflex 242
Katze
—, Atmung
—, —, Hypoxie, P_{O_2}, pH-Wert 156
—, —, Selbststeuerung 145, 157
—, Blut
—, —, Erythrozytenzahl 71
—, —, Hämoglobingehalt 74
—, —, Leukozytenentwicklung, foetal 91
—, —, Sauerstoffdissoziationskurve 78
—, Herz-Kreislauf
—, —, Herzarbeit, foetal 192
—, —, Herzfrequenz, prae- und postnatal 197
—, —, Karotissinusreflex 188
—, Magenbewegungen, foetal 339
—, Nervensystem, peripher
—, —, Nervenfaserdurchmesser 372, 374, 376
—, —, Leitungsgeschwindigkeit 377
—, —, Proteinstrom 373
—, Sinnesorgane
—, —, ausgelöste Potentiale (EP)
—, —, —, akustisch 475
—, —, —, optisch 486, 487
—, —, Cortisches Organ
—, —, —, Anatomie 468
—, —, —, Elektrophysiologie 472
—, —, Hautrezeptorentwicklung 460
—, —, Nystagmus, optokinetisch 482

Katze, Sinnesorgane
—, —, Vestibularisreflex, foetal 390
—, Skelettmuskulatur
—, —, embryonale, elektrische Reizung 363
—, —, Muskelfasertypenentwicklung 367
—, —, Muskelspindeln, Funktionsentwicklung 145, 157, 369
—, Zentralnervensystem
—, —, Dezerebrierung 395
—, —, Formatio reticularis, Reizung 405
—, —, Hypoxie 447
—, —, Kleinhirn
—, —, —, Anatomie 394
—, —, —, EEG 394
—, —, Kortex
—, —, —, Einzelneurone, Funktionsentwicklung 443
—, —, —, Nachentladungen, photische 489
—, —, —, Neuronentypen, Sehrinde 490
—, —, —, Plastizität 490
—, —, Neurosekretion 298
—, —, Rückenmark
—, —, —, Antagonistenhemmung 386
—, —, —, Länge 380
—, —, —, Motoneurone 385, 401, 404
—, —, Reflexerregbarkeit 459
—, —, Spinalreflexe 382, 387
—, —, Spontanmotorik 396
—, Schlafstadien 410
—, —, Herzfrequenz 240
Ketosteroide 33
Kleinhirn
—, Anatomie 394
—, Folgen der Abtragung 396
—, Funktionsentwicklung 394, 395
Knochenkernentwicklung
—, Bestimmungsmethoden 22, 27
—, Mensch 11, 27, 30
—, Säugetiere 11
—, Ossifikation, Thoraxskelett 106
Kohlehydrat
—, Gehalt
—, —, Gesamtorganismus 286
—, —, Harn 291
—, —, Herz, foetal 169, 202
—, Resorption 352
—, Stoffwechsel
—, —, anaerobe Glykolyse bei O_2-Sparschaltung 189
—, —, Foet 13, 40, 45
—, —, Gehirn 423, 445
—, —, Myokard
—, —, —, anaerobe Energiegewinnung 169, 202, 232

Kohlehydrat, Stoffwechsel, Myocard
—, —, —, Hühnchen 45
—, —, —, Vergiftung 194
—, Verdauung 351
Kohlendioxid (CO_2)
—, Abgabe
—, —, Erwachsener 158
—, —, Neugeborener 158
—, —, Säugling 90
—, —, Seeigeleier 40
—, —, Vogeleier 36
—, —, Vogelembryonen 41
—, Dissoziationskurve 84
—, Partialdruck (P_{CO_2})
—, —, arterielles Blut, Neugeborenes 160
—, —, —, Vorausberechnung 160
—, —, Blut 83, 156
—, —, Empfindlichkeit
—, —, —, Atemzentrum 156
—, —, —, Chemorezeptoren 154, 161
—, —, Plazenta 83
—, Transport
—, —, Blut 83
—, —, Plazenta 84
Kolon s. Dickdarm
Kontraktilität
—, Herzmuskel, foetal 194
—, —, Neugeborenes 238, 261
—, Skelettmuskel, embryonal 361
Kontraktionskraft
—, foetales Herz 194, 198
—, —, Beziehung zur Anspannungszeit 195
—, Frank-Starling-Mechanismus 195, 237
Kontraktionszeit, Skelettmuskulatur 366
Koronargefäße
—, Entstehung 163, 167
—, O_2-Sättigung, foetales Blut 182
Körpergewicht
—, Akzeleration 118
—, Bestimmungsmethoden 21
—, Bezugsgröße für
—, —, Atemvolumen 118
—, —, Blutdruck 263
—, —, Blutvolumen 206
—, —, Energiewechsel 48
—, —, Nierenfunktion 280
—, Foet 9
—, Geschlechtsdifferenzen 30
—, Herzgewicht, proportionales 190, 230
—, Neugeborenes 17
—, Postnatalperiode 26
—, Pubertät 30
Körperlänge
—, Akzeleration 34, 118

Körperlänge
—, Bestimmungsmethoden 21
—, Compliance 131
—, Entwicklung, postnatal 24, 29
—, Foet 7
—, Geschlechtsdifferenzen 24, 29
—, Leitfähigkeit des Respirationstraktes 132
—, Neugeborenes 17
—, sozialökonomische Gruppe 25
Körperoberfläche
—, Bezugsgröße für
—, —, Atemvolumina 118
—, —, Blutdruck 263
—, —, Energiewechsel 48
—, —, Herzminutenvolumen 265
—, —, Herzvolumen 231
—, —, Nierenfunktion 280
—, Verhältnis zu Körpergewicht 158
Körperproportionen
—, Foet 12
—, Geschlechtsdifferenzen 29
—, Hirnschädel — Gesichtsschädel 100, 330
—, Kreislaufregulation 220
—, Meßmethoden 22
—, Pubertät 29
Körpertemperatur
—, Foet 54
—, Geschlechtsdifferenzen 55
—, Herzfrequenz, embryonal 174
—, Nasenschleimhautfunktion 104
—, Neugeborenes 54
—, Regulation, post partum 59, 66, 158, 161
Kortisonwirkung
—, Braunes Fett 65
—, Epithelzellreifung
—, —, Darm 347, 353. 358
—, —, Lunge 143
—, Resorption im Magen-Darmkanal 358
Krake (Octopus)
—, Gestaltwahrnehmung 481
Kreislaufdekompensation, Säugling 194
Kreislaufregulation
—, Foet 154, 186, 197
—, Neugeborenes 206, 216, 238, 243, 266
—, —, Funktionsprüfungen 219
—, —, Nahrungsaufnahme 217, 242
—, Pubertät, Orthostase, Blutdruck 263
Kreislaufzeit des Neugeborenen 153, 225
Kreislaufzentrum 197, 238, 240, 243, 244
Kröte
—, Energiewechsel, embryonal 38, 41
—, Retinaanatomie, Kaulquappe 481

Laktat
—, Blutspiegel, Neugeborenes 160
—, Foet, Hypoxie 196
—, —, Myokardzellen 232
—, —, O_2-Sparschaltung 189
—, Myokardstoffwechsel, postnatal 232
Lama
—, O_2-Dissoziationskurve, foetal 78
—, O_2-Kapazität, Blut, foetal 79
Leber
—, Blutbildung 70
—, Blutspeicher, foetal 187
—, Durchblutung, postnatal 223
—, Gefäßversorgung 225
—, Glykogengehalt, Geburt 48
—, Größebrelation, rechter und linker Lappen 208
—, O_2-Versorgung, foetal 182
—, Pfortaderkreislauf 208
—, Wachstum
—, —, embryonal 165
—, —, postnatal 208
Leistungsphysiologie 53
—, Arrhythmie, respiratorisch 243
—, Atemgrößenveränderung 120
—, Bedingungen für Arbeitsversuche mit Kindern 246
—, Pubertät 264, 266
—, Reservekapazität, pulmonal 161
Leitfähigkeit des Respirationstraktes 125
—, Körperlänge 132
—, Lungenvolumina 131
Lemming
—, Abkühlkonstante 56
—, Temperaturregulation 59, 62
Lernprozesse, s. a. Reflexe, bedingte 455
—, Foet 455
—, Herzfrequenzregulation 240
—, postnatal 456
—, Vögel 455
Leukozyten
—, Anzahl im Blut 91, 92
—, Bradykininbildung, foetal 153
—, Formen 92, 94
—, Funktion
—, —, Phagozytosefähigkeit 94
—, —, Wanderungsgeschwindigkeit 94
—, —, foetal 91
—, —, postnatal 93
Lezithin, Dipalmithyllezithin 140, 141
Lichtbrechung, Auge 478
Lipoproteine s. Fettstoffwechsel
Lippenzotten 329

Luftwege, obere
—, Funktionsentwicklung 103
—, Luftvolumen vor dem 1. Atemzug 146
—, Lungenflüssigkeit 139, 146
—, Nasenschleimhaut 104
—, Pharynx, erster Atemzug 146
—, Strömungswiderstand, Nase 103
—, Strukturentwicklung 100
—, —, Gesichtsschädel 101
—, —, Larynx 102
—, —, Trachea 102
—, Sympathicuseinfluß 155
Luftwegsobstruktion 130
Lunge
—, Differenzierungsgeschwindigkeit 135
—, Diffusionskapazität
—, erster Atemzug
—, —, Histologie 147
—, —, Röntgenbild 147
—, foetal
—, —, Blutvolumen 151
—, —, Druck 139
—, —, Funktion 137
—, —, Sauerstoffbedarf 152
—, Gewicht 134
—, Grenzen, perkutorisch 174
—, Mineralgehalt 134
—, postnatal
—, —, Durchblutung 223
—, —, Funktionsentwicklung 157
—, —, Gewichtsverlust post partum 149
—, Volumen 135
—, Volumenverhältnis Gewebe/Luft 135
—, Wachstum
—, —, Abhängigkeit vom Thoraxskelett 135
—, —, embryonal 165
—, —, Innendruck 139
—, —, Umwelt 136
—, Wassergehalt 134
Lungenalveolen
—, Anzahl 135
—, Beginn der Belüftung
—, —, Eröffnungsdruck 148
—, —, Kollaps 147
—, Druck 150
—, Durchmesser 135
—, Entwicklung, postnatal 134
—, Epithel
—, —, Auskleidung 133
—, —, Desquamation 142
—, Lungenflüssigkeit, postnatal 138
—, P_{O_2} Neugeborenes, Erwachsener 159
—, Porengröße 150
—, Proliferationsrate 142

Lungenalveolen
—, Steuerung der Neubildung 136
Lungenflüssigkeit 129, 138
—, intrauterine Exspiration 144
—, partiell belüftete Alveolen 147
—, Resorption 149
—, Salzsäure-Produktion 138
Lungengefäßstruktur
—, Durchblutungssteigerung, postnatal 136
—, Entwicklung, foetal 151
—, Gefäßwiderstand 137
—, Kapillarporen 150
Lungenkollaps, 143
—, Frühgeborenes, Belüftungsbeginn 148
Lungenvolumen s. a. Atemvolumina
—, als Regelgröße für Atemvolumina 119
Lymphgefäße
—, Lunge 137, 138
—, —, Histologie, post partum 150
—, —, Flüssigkeitstransport 149
—, Herz 168
Lymphozyten
—, Anzahl im Blut 91
—, foetal 91
—, Funktion 94

Magen
—, Anatomie 338
—, Entleerung 341
—, Fermente 343
—, gastrokardialer Reflex, Neugeborenes 242
—, Motilität 339
—, Salzsäure 342
—, Sekretion 341
—, Verdauungskapazität für Milch, Neugeborenes 344
—, Volumen 338
Matrixzellen, Gehirn 425
Maus
—, ADH-Ausschüttung 297
—, braunes Fett (b. F.) 63
—, Ductus arteriosus, Schließung 215
—, Ductus venosus, Klappe 187
—, Elektrolytgehalt, Muskel
—, Gewicht, foetal 9, 11
—, Hämoglobintypen 75
—, Hypophyse 15
—, Muskelfaserdurchmesser 365
—, nerve growth factor 362
—, Noradrenalinwirkung auf Gefäße, foetal 187
—, O_2-Verbrauch, Geburt 48

Maus, Sinnesorgane
—, —, Bulbus olfactorius, Synapsenentwicklung 466
—, —, Cortisches Organ 468
—, —, ERG 483
—, —, Retinaanatomie 479, 480
—, Verdauung
—, —, Darmepitheldifferenzierung 347
—, —, Darmlänge 346
—, —, Dickdarm 358
—, —, Insulinresorption 357
—, —, Magensaftsekretion 342
—, Wachstum, postnatal 26
Mechanogramm, Muskel 366
Meerschweinchen
—, Atmungsbeginn 153
—, Blutströmung, foetal 182
—, Ductus arteriosus
—, —, Innervation 212
—, —, Schließungsmechanismus 212, 215
—, Ganzkörpergefriermethode 215
—, Gewicht, foetal 9
—, Herz
—, —, Dipolmoment, postnatal 249
—, —, Elektrokardiologie 250
—, —, Frequenz, prae- und postnatal 196
—, Hirnkapillarisierung bei Muskeltraining 446
—, Knochenkernentwicklung 11
—, Lernleistungen, foetal 456
—, Neurosekretion, Hypothalamus 298
—, O_2-Dissoziationskurve, foetal 76
—, O_2-Verbrauch, Geburt 48
—, Plazenta 13
—, Reflexe 384, 390
—, —, Fallumkehrreflex 390
—, —, Pupillenreflex, foetal 482
—, respiratorischer Quotient, Neugeborenes 60
—, Schlafstadien 410
—, Sinnesorgane
—, —, Elektroretionogramm (ERG) 484
—, —, Geruchsfunktion 464
—, —, Hören, foetal 468
—, Temperaturregulation 61
—, —, braunes Fett (b. F.) 63, 64
—, —, Foet 57
—, —, Kältezittern 65
—, —, Thermogenese zitterfreie, Neugeborenes 64, 65
—, Verdauung
—, —, Darmanatomie 347
—, —, Kohlehydrate 352
—, —, Magensaftsekretion 343

Membranen
—, alveoläre
—, —, elektronenoptische Struktur 133
—, —, Lipoproteinfilm 140
—, Erythrozyten, Fettgehalt 71
—, extraembryonale 174
—, hyaline 143
—, Myofibrillen 168
—, Permeabilitätscharakteristika 177
—, Zeitkonstante 177
Membranpotential s. auch Aktionspotential
—, Kalziumkanal 179
—, Motoneuron, IPSP, EPSP 385
—, Natriumkanal 179, 201
—, Ruhepotentialentwicklung
—, —, embryonales Herz 176, 177
—, —, kortikale Neurone 444
—, —, Skelettmuskel 366
Menarche 31
Mensch s. auch Frühgeborenes, Neugeborenes
   "small for dates"
—, Atmung
—, —, Arrhythmie, respiratorisch 243
—, —, Atemvolumina 118
—, —, Frequenzentwicklung, postnatal 114
—, CO_2-Produktion 158
—, Fettgewebsentwicklung 12
—, Gewicht
—, —, foetal 8
—, —, postnatal 17, 30
—, Glykogenreserven, foetal 45
—, Herz
—, —, Echokardiogramm, foetal 192, 195
—, —, elektrische Aktivität 176, 180, 200
—, —, Frequenz, prae- und postnatal 196
—, —, —, Normzahlen, foetal 197
—, —, —, absterbender Foet 199
—, —, —, Rhythmussteuerung, foetal 197, 199
—, —, Grundeigenschaften, foetal 195
—, —, Kapillarisierung, postnatales Myokard 226
—, —, Kontraktionsbeginn, embryonal 170
—, —, Minutenvolumen, prae- und postnatal 185, 264
—, —, Organogenese 162
—, —, proportionales Herzgewicht, foetal 190
—, —, Schlagvolumen, foetal 185, 264
—, —, Ventrikelwachstum, postnatal 228
—, Kreislauf
—, —, Blutdruckentwicklung 186, 262
—, —, Blutströmung, foetal 180, 182

Mensch, Kreislauf
—, —, Blutvolumen 206
—, —, Chemorezeptorenempfindlichkeit, foetal 189
—, —, Ductus arteriosus 212
—, —, Ductus venosus 187, 209
—, —, Gesamtkapillarquerschnitt, Säugling 224
—, —, körperliche Leistung 244, 246, 264, 266
—, —, Kreislaufzeit, pulmonal 153
—, —, Regulation foetal 189
—, —, Zusammenstellung von Kreislaufgrößen 258
—, Länge, foetal 7
—, Muskelmassenentwicklung 365
—, O_2-Verbrauch 158
—, Sinnesorgane
—, —, auditives System 466
—, —, Auge, Lichtbrechung 478
—, —, Hören, foetal 468
—, —, Retina 480
—, —, Vestibularapparat 388
—, Verhalten, foetal 452
—, Zentralnervensystem
—, —, ausgelöste Potentiale, akustisch 476
—, —, ausgelöste Potentiale, optisch 488
—, —, Foetalbewegungen, spontan 383
—, —, Pupillenreflex 482
—, —, Reflexe, foetal 384
—, —, Rückenmark, Länge 380
Mesonephros 274
Meßgenauigkeit
—, Atemgrößen, Kind 104
—, Blutdruck, Kind 222
—, Energiewechsel, Neugeborenes 52
—, Herzaktionsphasen, Kind 234
—, Herzminutenvolumen, Kind 253
—, Parameter, elektrokardiologisch 247, 248
—, Pulsfrequenz, Leistungstest 246
—, Ventrikelwandstärke 193
—, Wachstumsgrößen 21
Mikrophonpotential 472
Milchsäure s. Laktat
Milz, Blutbildung 70
Miniaturendplattenpotential (MEPP) 366
Mitose
—, Energiewechsel 40
—, Herz
—, —, embryonal 168
—, —, praenatale Störungen 191
Mittelohr 466
Monozyten
—, Anzahl und Funktion 94

Monozyten
—, foetale 92
Mundhöhle 329
—, Anatomie 329
—, Funktion 332
Muskelsinnesorgane
—, Funktionsentwicklung 369
—, Gammakontrollsystem, Interkostalmuskulatur, Neugeborenes 145, 157
—, Strukturentwicklung 367
Muskulatur s. auch Bronchialmuskulatur, Diaphragma, Interkostalmuskulatur, Myokard
—, Durchblutung, Foet 185
—, —, postnatal 266
—, Entwicklung im Darm 347
—, Faserdurchmesser 365
—, Fasertypen 364
—, Glykogengehalt, Geburt 48
—, Intrafusalmuskelfasern 367
—, Kontraktionsentwicklung 361
—, Massenzunahme 365
—, Skelettmuskulaturentwicklung 360
—, Tonus 369
—, Zellkernanzahl 365
Myelinisierung
—, Gehirn 422, 427
—, N. stato-acusticus (VIII) 388
Myoblasten 360
Myofibrillen
—, Differenzierungsgeschwindigkeit 168
—, Entstehung, embryonal 168
—, Membraneigenschaften 175, 177
—, Schrittmacherpotentiale 170
—, Widerstandsfähigkeit gegen O_2-Mangel 202
Myokard
—, Aktionsphasen, postnatale Entwicklung 233—237
—, Aktivatorhypothese 196
—, Compliance 194
—, Dehnungsverhalten, postnatal 233
—, Durchblutung, postnatal 229
—, embryonales 166
—, —, Herzseptierung 166, 169
—, Ernährung, praenatal 167
—, Erregungsleitung, foetale 200
—, Frank-Starling-Mechanismus 195, 237
—, Gefäßversorgung 167, 168, 193, 226
—, Glanzstreifen 168
—, Grundeigenschaften, foetales Myokard 195
—, Innervation beim Neugeborenen, vegetative 238

Myokard
—, inotropes Verhalten beim Foeten 195
—, interkalare Scheiben 168
—, Leitungsgeschwindigkeit 177
—, Schichten, Entwicklung der 168
—, Schrittmacherpotentiale 170
—, Stoffwechsel, postnatal 231
—, Stützgerüst, kollagenes 232
—, Trabekulation 167, 168
—, Zellplexus 168
—, Zellstreifen 168
Nabelschnur 180
—, Abklemmung 207
—, —, peripherer Gefäßwiderstand 216
—, Entstehung 163
—, Gefäßwiderstandsentwicklung 163
—, Kontraktion, auslösende Reize 205
—, Quetschung 197
—, Spasmus 205
Nabelschnurzirkulation
—, Arbeitsbelastung der Mutter 190
—, Atemvolumina, Neugeborenes 117
—, Ductus venosus, Sphinktermechanismus 187
—, Durchflußrate, post partum 205
—, Foetengewicht 185
—, Foramen ovale, Druckgradient 210
—, Gasaustausch, Steuerung 154
—, Hypoxie 189
—, Katecholaminwirkung 187
—, Natriumcynidapplikation 189
—, O_2-Sättigung, Vene 182
—, Unterbrechung
—, —, Ductus venosus 208
—, —, Haemotokrit 207
—, —, Kreislaufreflexe 216
—, —, Respirationsverhalten 145, 155
Nasennebenhöhlen, Strukturentwicklung 101
Nebennierenrinde (NNR)
—, Darmepitheldifferenzierung 347, 353
—, Eiweiß- und Insulinresorption im Darm 358
—, Herzrhythmussteuerung, foetale Asphyxie 199
—, Hypophysenentfernung, foetal 16
—, Paraganglia aortica abdominalis 199
—, Wachstum 15, 33
Nerve Growth Factor 361
Nerven (periphere, animalische)
—, Durchmesser 372
—, Leitungsgeschwindigkeit (NLG) 376
—, Myelinisierung 373

Nerven (pheriphere, animalische)
—, Proteinstrom 373
—, Ranviersche Schnurringe 376
Neugeborenes (Mensch)
—, Atmung
—, —, Arbeit 127, 149
—, —, erster Atemzug
—, —, —, Volumen
—, —, Frequenz 109—112
—, —, Hypoxie 156
—, —, Lunge
—, —, —, Durchlüftung und Durchblutung 153
—, —, —, Flüssigkeit 149
—, —, Nasenatmung 103
—, —, Selbststeuerung 157
—, —, Volumen 116
—, —, Zeitquotient 121
—, —, Zentrum 156
—, ausgelöste Potentiale
—, —, akustisch 476
—, —, optisch 488, 489
—, —, somatosensorisch 462
—, Blut
—, —, Aminosäuregehalt im Nabelschnurblut 318
—, —, Erythrozyten 70, 71
—, —, —, Hämoglobintypen 75
—, —, —, Karboanhydrasegehalt 73
—, —, Hämoglobingehalt 74
—, —, Leukozyten 92
—, —, Lymphozyten 95
—, —, O_2-Transport 81
—, —, pH-Regulation 90, 160
—, —, Plasma
—, —, —, Proteine 97
—, —, —, Volumen 206
—, Elektroenzephalogramm (EEG) 439
—, Energiewechsel 46—53
—, —, Fettgewebe, braunes 63, 64, 66
—, —, Kältebelastung 60
—, —, O_2-Verbrauch 48, 60, 67
—, —, respiratorischer Quotient 60
—, —, Wärmeisolation 57
—, Gehirn s. auch ausgelöste Potentiale
—, —, Durchblutung 185
—, —, Gewicht 421
—, Gewicht 17, 18
—, Harnblase 272
—, Herz
—, —, Echokardiogramm 192
—, —, Elektrokardiogramm 250, 251
—, —, Frequenz 240
—, —, —, Stateabhängigkeit 241

Neugeborenes (Mensch)
—, —, Minutenvolumen 185, 259, 260
—, —, Phonokardiogramm 251
—, —, Rechts-Links-Shunt 211
—, —, Rhythmusanomalien 239
—, —, Volumen 231
—, —, Vorhofdruck 211
—, Knochenmark 70, 106
—, Körpertemperatur 54
—, Kreislauf
—, —, Asphyxie 220
—, —, Blutdruck 153, 216, 221, 262
—, —, —, Stateabhängigkeit 217
—, —, Ductus arteriosus 214
—, —, Gefäßwiderstand, peripher 222, 224
—, —, grundumsatzbezogene Kreislaufparameter 257—259
—, —, Kreislaufzeit 153, 225
—, —, Nahrungsaufnahme, bei der 217, 241
—, —, plazentare Transfusion 206—208
—, —, Regulation 217, 221, 223
—, —, Shuntblutmenge 214
—, —, transitorischer 204, 205
—, Lernleistungen 457
—, Magen s. Verdauung
—, Muskel 366
—, —, Elektromyographie 370
—, —, Tonus 370
—, Nervenleitungsgeschwindigkeit 377
—, Neutraltemperatur 58
—, Niere
—, —, ADH im Harn 298
—, —, Aminoacidurie 290
—, —, Anatomie 270
—, —, Clearance
—, —, —, Harnsäure 320
—, —, —, Inulin 306, 313
—, —, —, Paraaminohippursäure 307
—, —, Durchblutung 223
—, —, Filtrationsfraktion 314
—, —, Glukosurie 291, 316
—, —, Harnosmolarität 294
—, —, Phenolrotausscheidung 320
—, —, transitorische Funktion 278
—, —, Uretherenanatomie 271
—, —, Wasserausscheidung 292, 299
—, Nystagmus, optokinetischer 483
—, O_2-Affinität und Kapazität 82, 215
—, Reflexe 384
—, —, bedingte 457
—, —, Pupillen 482
—, —, Stateabhängigkeit der Reflexe 398
—, Reifekriterien 19
—, —, beeinflussende Faktoren 20, 24

Neugeborenes (Mensch)
—, Rippenstellung 105
—, Schlaf 409
—, —, Dauer 413
—, —, Entwicklung 410
—, —, EEG 412
—, —, Stadien (State) 409
—, Schweißsekretion 68
—, Sinnesorgane
—, —, Auge 478
—, —, —, Bewegungen 391, 483
—, —, —, Elektroretinogramm (ERG) 483, 485
—, —, Gehör 469
—, —, Geruch 462
—, —, Geschmack 462
—, Temperaturregulation 66
—, —, Hautdurchblutungsrate 66
—, —, Neutraltemperaturbereich 58
—, Verdauung
—, —, Darm
—, —, —, Bewegungen 349
—, —, —, Flora 359
—, —, Eiweiß 358
—, —, Fette 355
—, —, Kohlehydrate 353
—, —, Magen
—, —, —, Kapazität 338
—, —, —, Motorik 339
—, —, —, Saft 342, 343
—, —, Oesophagusmotorik 337
—, —, Mundhöhle 329
—, —, —, Saugakt 332, 333
—, —, —, Schluckakt 333
—, —, —, Speichelsekretion 335
—, Verhalten 452
Neuroblasten
—, Hirnstamm 437
—, Rückenmark 379
Neurone
—, Dendriten 427
—, Entladungsrate 443
—, Funktionsentwicklung 385, 395, 404, 442
—, Kleinhirn 394
—, Membranpotential 444
—, Morphologie 424
—, Motoneurone
—, —, Anatomie 380, 401
—, —, α- und γ-Motoneurone 396
—, —, Funktion 385, 404
—, —, Volumen 380
—, —, Neuriten 427
—, Purkinje-Zellen 395
—, Pyramidenzellen, Hirnrinde 402, 427

Neuronen
—, Sehcortex 489
—, Verbände, Plastizität 490
—, Zwischenneurone 432
Neurosekretion 298
Neutraltemperatur
—, Geburt 48
—, postnatal 57
Niere, s. auch Clearance, Glomerulus, Tubulus
—, Anatomie 268
—, Durchblutungsregulation 223, 266, 276, 277, 301, 308
—, Elektrolytausscheidung, zentrale Steuerung 296
—, Funktion
—, —, foetal 273
—, —, transitorisch 277
—, —, postnatal 279
—, Haarnadelgegenstromprinzip 300
—, Konzentrationsfähigkeit 292, 297
—, Methoden zur Funktionsbeurteilung 279
Nierenbecken 272
Nystagmus
—, optokinetisch 482
—, vestibulär 391

Oberflächenspannung
—, Extraktauswaschungen, Lunge 140, 142
—, Flüssigkeitsabtransport, Lunge 150
—, Lungen, reif und unreif 143
—, Relaxationsvolumen 149
Oesophagus
—, Anatomie 335
—, Druck 123, 125, 148, 158, 337
—, Druckschwankungen, 1. Atemzug 146
—, EKG bei Kindern 248, 252
—, Motilität 336
Oestrogene 31
—, Implantation 12
—, Uterusdurchblutung 86
—, Wachstum 32
Ohr, s. auch auditives System, Gehör
Organgewichte
—, foetal 11
—, Gehirn 420
—, Herz
—, —, Gewichtsentwicklung 226
—, —, proportionales Herzgewicht 190, 230
—, Lunge 134
Orientierungsreaktion
—, erster Lebenstag 457
—, Herzfrequenzregulation 240

Orthostase
—, Test Neugeborene 219
—, Test Pubertät 263
Osmolarität
—, Blut 295
—, Durstversuch 294
—, Harn 289
—, Lungenflüssigkeit 138
Osmorezeptoren 295
O_2 s. Sauerstoff

Paraaminohippursäure (PAH)
—, Clearance
—, —, foetal 276
—, —, postnatal 301, 304, 306
—, Eliminationsrate, Plasma 304
—, Halbwertzeit 307
—, Transportmaximum 319
Paraganglia aortica abdominalis (Zuckerkandl) 199
Paranasalsinus 101, 103
Pepsin 343
Peyer'sche Platten 347
Pferd, Praeimplantationsphase 12
Phenolrot
—, Ausscheidung, postnatal 319, 320
—, Clearance, foetal 278
Phonokardiogramm, Neugeborenenperiode 251
pH-Wert
—, Abhängigkeit vom P_{O_2} 197
—, Bestimmungsmethoden 88
—, Blut 83
—, Durchströmungsflüssigkeit foetaler Herzpräparate 196
—, EKG 202
—, Geburt 87
—, Lungenflüssigkeit 138
—, Magensaft 343
—, pulmonales Vasomotorentonus 151, 152
—, Regulation 89
—, —, renale 320
—, Vorausberechnung, Neugeborenenblut 160
Plastizität, Neurone 490
Plazenta
—, Adrenalinwirkung unter Hypoxie 187
—, CO_2-Transport 83
—, Diffusionskapazität 80
—, Ductus venosus, Sphinktermechanismus 187
—, Durchblutung 14, 86 183
—, Elektrolytgehalt 13
—, Gefäßwiderstand 183, 185

Plazenta
—, Gewicht 13, 15
—, O_2-Transport 79
—, plazentare Transfusion 206
—, Schlagvolumenanteil, foetal 184
plazentare Transfusion s. Transfusion
Plethysmographie, Messung der peripheren Durchblutung, Neugeborenes 107, 222
Pleuradruck 123
—, Asphyxie, foetal 145
—, Beginn der Lungenbelüftung 150
Pneumon 138
Pneumotachographie 107, 125
Pneumozyten 141
Polykardiogramm, Bestimmung der Herzaktionsphasen 234
Potentiale
—, exzitatorische, postsynaptische 385
—, inhibitorische, postsynaptische 385
Prägung 457
Praeimplantationsphase 12
Progesteron, Bedeutung für Implantation 12
Pronephros 273
Proteine s. Eiweiß
Pubertät
—, Akzeleration 33, 118
—, Atemvolumina 119
—, Blutdruckentwicklung 262
—, Dauer 29
—, Energiewechsel 51
—, Erythrozytenanzahl 71
—, Genitalienentwicklung 31
—, Körpergewicht 30
—, Orthostasebelastung 263
—, Wachstum 29
Pufferausscheidung 322
Pufferkapazität
—, Bestimmungsmethoden 88
—, Blut
—, —, Neugeborenes 160
—, —, peripartal 87
—, Froschlarvenblut 90
—, Lungenflüssigkeit 138
—, Plasma 322
—, Ultrafiltrat, Niere 321
Pulmonalarteriendruck
—, Barorezeptoren, Lunge 218
—, Bradykininwirkung 153
—, Foet 184, 192
—, Neugeborenes 153
—, O_2-Mangel 152
—, Shunt, extrakardial 211
—, Stickstoffbelüftung, foetal 152

Pulmonalarteriendruck
—, Ventrikelstrukturentwicklung, postnatal 228
—, Verhältnis zum Systemkreislaufdruck 261
—, Volumenbelastung und Hypovolumaemie, Neugeborenes 207
Pulmonalarteriendurchfluß
—, Foet 151, 183, 192
—, —, Hypoxie 197
—, körperliche Leistung 161
—, Neugeborenes 152
—, Shunt, extrakardial 210
Pulmonalstenose, intrakardialer Shunt 211
Pulswellengeschwindigkeit, Altersabhängigkeit 258, 260, 264
Purkinje-Fasern
—, Leistungsgeschwindigkeit 171
—, Morphologie 169
—, Regeneration 169
—, Sauerstoffbedarf 169

Q_{10}
—, Aktionspotentialdauer, embryonale Herzmuskelzellen 174
—, Erregungsleitung, foetales Myokard 201
—, Pulsationsrate, embryonale Herzmuskelzellen 174

Ratte
—, ausgelöste Potentiale
—, —, akustisch 475
—, —, optisch 486, 489
—, Bewegungskoordinationsentwicklung 403
—, Blut
—, —, Erythrozytenanzahl 73
—, —, Leukozytenentwicklung, foetal 91
—, Elektroenzephalogramm
—, —, Weckreaktion 406
—, —, Schlaf-EEG 412
—, Energiewechsel
—, —, braunes Fettgewebe 64, 65
—, —, O_2-Verbrauch bei Geburt 48
—, Fettgewebsentwicklung 12
—, Gehirn
—, —, Durchblutungsrate 447
—, —, Eiweißstoffwechsel 423
—, —, Gewicht 420
—, Herz
—, —, Bradykardie, foetal 198
—, —, elektrokardiologische Befunde 250
—, —, Frequenz, postnatal 244
—, —, Gewicht, praenatal 190

Ratte, Herz, Hypoxie
—, —, —, Atropinwirkung, foetal 197
—, —, —, Glykogenvorrat, Myokard 196
—, —, —, Schrittmacherzellen 197
—, —, Innervation, vegetativ 237, 239
—, —, Kardiogenese, embryonal 165, 170
—, —, Katecholamine
—, —, —, Rezeptoren, Myokard 238
—, —, —, Wirkung, foetal 174
—, —, Koronarkreislauf 167
—, —, Myofibrillenentwicklung 168
—, —, Mykokardmembran, Ionentransportmechanismen 179
—, —, Skelett, postnatal 232
—, —, Sympathikuswirkung, foetal 199
—, —, Ventrikelwachstum, postnatal 228
—, —, Wassergehalt 191
—, —, Zellteilungsrate 191
—, Hypophyse
—, —, ADH-Gehalt 297
—, —, Zerstörungsfolgen 16
—, Hypothalamus, Neurosekret 298
—, Kleinhirn
—, —, Anatomie 394
—, —, EEG 394
—, Körpergewicht, foetal 11, 15
—, Kreislauf
—, —, Blutdruck, prae- und postnatal 262
—, —, Ductus arteriosus, Schließung 215
—, Lunge
—, —, Gasaustausch, Diffusionsstrecke 133
—, —, Wachstum 136
—, Muskel
—, —, Acetylcholinempfindlichkeit, Diaphragma 366
—, —, Acetylcholinesterasegehalt 363
—, —, Membranpotential 366
—, Niere
—, —, Anatomie 271, 313
—, —, Clearance
—, —, —, Inulin 310
—, —, —, Paraaminohippursäure 304
—, —, Durchblutungsrate 302
—, —, Filtrationsfraktion 314
—, —, pH-Regulation 326
—, —, tubuläres Transportmaximum 319
—, —, Wasserausscheidung 293, 300
—, Plazentaentwicklung 13
—, Reflexe
—, —, gastrokardialer Reflex 242
—, —, Stateabhängigkeit 398
—, Schlaf-EEG 410, 411
—, Sinnesorgane

Ratte, Sinnesorgane
—, —, Auge
—, —, —, Anatomie, Retina 480
—, —, —, ERG 483
—, —, Gehör 469, 472
—, —, Geruch 464
—, —, Geschmack 463
—, Synapsenentwicklung 429
—, Temperaturregulation 67
—, Verdauung
—, —, Darm
—, —, —, Anatomie 347
—, —, —, Bewegungen 348
—, —, —, Fettresorption 355
—, —, —, Länge 346
—, —, Dickdarmverdauung 358
—, —, Fette 354
—, —, Kohlehydrate 353
—, —, Magen
—, —, —, Motorik 341
—, —, —, Saft 342
—, —, Speichelsekretion 334
—, Verhalten
—, —, „Handling"-Folgen 458
—, —, Fortpflanzung 16
—, Wachstum
—, —, Hormonwirkung 16
—, —, postnatal 26, 28
—, —, Thorax 135
Reflexe, unbedingte
—, Bainbridge-Reflex 218
—, Bezold-Jarisch-Reflex 218
—, embryonale 382
—, Entwicklungsverzögerung bei Mangelernährung 423
—, Fallumkehrreflex 390
—, Galant-Reflex 398
—, gastrokardialer Reflex, Säugling 242
—, Greifreflex 398
—, Hering-Breuer-Reflex 144, 157
—, Karotissinusreflex 188, 219
—, Labyrinthreflexe 390
—, Lidschlußreflex 398
—, Ohrmuschelreflex (Preyer) 469
—, okulokardialer Reflex, Neugeborenes 219
—, Pinnareflex 398
—, Pupillenreflex 482
—, Schluckreflex 333
—, Startlereflex 469
—, Stateabhängigkeit 398
Reflexe, bedingte (s. auch Lernprozesse)
—, Hund, postnatal 457
—, Meerschweinchen, Foet 456

Reflexe, bedingte
—, Vogelembryonen 455
Reflexgeschwindigkeit 386
Reflexzeit 386
Reifekriterien 19
Reizleitungssystem
—, Entstehung, embryonal 169
—, Umbau, postnatal 233
—, Vorhöfe 200
—, Zellspezialisierung 170
Rektaltemperatur
—, Frühgeborenes 55
—, Geburt 54
—, Kind 55
—, Neugeborenes 55
REM-Schlaf (State II) 409
—, Atembewegungen, praenatal 144, 409
—, Atem- und Herzfrequenz, Neugeborenes 242
—, Augenbewegungen 412
—, Dauer 413
—, Herzfrequenzregulation, Erwachsener 243
—, Mechanismus 410
Renin-Angiotensin-System 296, 309
—, Blutdruckregulation, Neugeborenes 221
—, Nabelschnurgefäße 206
—, Vasokonstriktion, foetal 187
Reservekapazität, pulmonal 161
Reservevolumen, intrathorakal, Neugeborenes mit Hypovolumaemie 208
Residualkapazität, funktionell
—, Abhängigkeit von plazentarer Transfusion 208
—, bis 24 Stunden post partum 117
—, Insuffizienz des Oberflächenfilms 143
—, Lungenflüssigkeit 149
—, nach dem ersten Atemzug 148
—, „trapped air" 117
—, Vergleich Neugeborenes und Erwachsener 158
—, Vorausberechnung 117, 118
—, während Belastung in Pubertät 266
Resorption im Magen-Darmkanal
—, Bestimmungsmethoden 350
—, Eiweiße 357
—, Fette 355
—, Kohlehydrate 353
respiratorische Oberfläche 134
—, Lungenvolumen 135
respiratorischer Distress, s. Distress, respiratorisch
Respiratorischer Quotient (RQ) 40, 41, 47, 50, 60, 62, 107

Retikuläre Formation (RF)
—, Bewegungssteuerung 396
—, Einfluß auf Großhirnrindenzellen 405
—, Motoneuronenfunktion 404
—, Reizung 405
—, Schlaf-Wach-Stadien 408, 410
Retina s. auch Elektroretinogramm (ERG)
—, Anatomie 479—481
—, Elektrophysiologie 483
—, Gefäßversorgung 480
Retraktionskraft
—, einzelne Alveolen 140
—, elastische, Lunge 129
—, statische, Lunge 125
—, —, Kinder und Jugendliche 131
—, Oberflächenfilme 140
Rezeptives Feld, Haut 460
Rheobase, Herzmuskel 177
Rhythmus
—, jahreszeitlicher, Wachstum 33
—, tageszeitlicher
—, —, Herzfrequenz 243
—, —, Körpertemperatur 55
Rhythmusanomalien 239
Renale Plasmadurchströmung (RPF) 303
Rind
—, Darmentwicklung 347
—, Eiweißresorption, Duodenum 357
—, Erythrozytenanzahl 73
—, Gewicht, foetal 10
—, Hämoglobingehalt 75
—, Hämoglobintypen 76
—, Herzfrequenz, prae- und postnatal 196
—, Leukozytenentwicklung 91
—, Neurosekretion, ADH 298
—, O_2-Affinität der Hb-Typen 76
—, Praeimplantationsphase 12
—, Shunt, extrakardial 214
Röntgenbild
—, Darm 349
—, kindliches Herz 230
—, Magen 340
—, Oesophagus 336
—, Schluckakt 332
—, Thoraxorgane, erster Atemzug 147
Rückenmark (RM): Medulla spinalis
—, Anatomie 379
—, Funktion 381
—, Innervationsmusterentwicklung 450
—, Länge 380
—, Synapsenentwicklung, Motoneurone 429
Ruhemembranpotential s. Membranpotential

Salamander s. Eidechse
Salzsäure (HCL)-Produktion, Magen 343
Sarkoplasmatisches Retikulum
—, Herzmuskel, embryonal 169
—, Herzmuskelzelle, elektromechanische Latenz 179
—, Hypoxieschäden, foetal 196
—, Nervenzellen 425
—, Skelettmuskel, embryonal 361
Sauerstoff-Affinität
—, Definition 77
—, foetales Blut 78
—, Hämoglobintypen 76
Sauerstoffdissoziationskurve
—, Definition 77
—, foetale
—, —, bei verschiedenen Säugetieren 78, 79
—, —, Mensch 78, 80
Sauerstoffkapazität
—, Definition 79
—, Foetalblut 79
—, Plazenta 81
Sauerstoffmangel
—, Alveolarepithelien 133
—, Amnionflüssigkeit im Respirationstrakt 146
—, anaerober Stoffwechsel Neugeborener 156
—, Atembewegungen
—, —, foetale 145
—, —, neonatale 156
—, Barorezeptorschwelle 199
—, Chemorezeptoren 156
—, —, Empfindlichkeit beim Foeten 189
—, Ductus arteriosus, Schließung des 214
—, EEG-Veränderungen 406
—, EKG-Veränderungen 202
—, Gasaustauschapparat 136
—, Gehirnveränderungen 445, 447—449
—, Herz, foetales
—, —, Anpassungszeit 195
—, —, Frequenz 197
—, —, Glykogenvorrat 169
—, —, Überlebensfähigkeit 194
—, Infusion von Bikarbonatlösung 197
—, intrauterin 144
—, Katecholaminfreisetzung 156, 187, 199
—, Koronarkreislauf, Neugeborenes 229
—, Kreislauf, transitorischer 205
—, Myokardstoffwechsel, Neugeborenes 231
—, Nabelschnurzirkulation 205
—, Noradrenalinwirkung am Neugeborenenmyokard 237
—, O_2-Sparschaltung 189

Sauerstoffkapazität
—, Purkinjezellen im Herzen 169
—, Schlagvolumen, Neugeborenes 238
—, Vasodilatation 220
—, Vasomotorentonus, pulmonaler 151, 152
Sauerstoffpartialdruck (P_{O_2})
—, Alveolarluft, Neugeborenes und Erwachsener 159
—, Aortenblut, post partum 160
—, arterielles Blut, Neugeborenes und Erwachsener 159
—, Chemorezeptorentätigkeit 155
—, Ductus arteriosus, Schließungsmechanismus 213
—, Herzfrequenz 197
—, O_2-Sparschaltung 189
—, Pulmonalarterienblut, post partum 152, 154
—, Pulmonalvenenblut, post partum 160
—, Stateabhängigkeit, Neugeborenes 211
—, Vorausberechnung, Neugeborenes 160
Sauerstoffsättigung
—, arterielles Blut, Neugeborenes 215
—, Nabelschnurblut 81, 182, 205
—, verschiedene Kreislaufabschnitte 181
—, Vorausberechnung, Neugeborenes 160
Sauerstofftransport
—, Blut 77
—, —, Blutstromverteilung, foetaler Kreislauf 181
—, —, Plazenta 78, 79
—, —, Reservekapazität, pulmonale 161
—, Vogelembryonen 82
Sauerstoffverbrauch
—, Angiogenese, embryonal 163
—, Erwachsener, jugendlich 158, 257, 258
—, Fischembryonen 40
—, Foeten 44, 80, 158
—, Gehirn, wachsendes 185, 223
—, Herzarbeit, Neugeborenes 231
—, Herzminutenvolumen, Neugeborenes 186, 205
—, Herzgewebe, konduktiles 169
—, Hirngewebe, peripartal 185
—, körperliche Leistung 161, 266
—, Kröteneier 38
—, Lunge, foetal 152
—, Neugeborenes
—, —, Hamster 59
—, —, Kaninchen 67
—, —, Lemming 59
—, —, Meerschweinchen 60, 64
—, —, Mensch 59, 64, 67, 158, 257, 258
—, —, Ratte 67

Sauerstoffverbrauch, Neugeborenes
—, —, Rhesusaffe 67
—, O_2-Sparschaltung, foetal 189
—, peripartal 47, 158
—, Seeigeleier und -spermatozoen 38
—, Ventilation, alveolär 159
—, Ventrikelmyokard 230
—, Vogelembryonen 41
—, Volumenbelastung, Neugeborenenkreislauf 207
—, Vorausberechnung 265
Saugakt 332, 333
Säuglingsschnupfen, respiratorischer Distress 104
Sectio caesarea
—, arterieller Blutdruck 217
—, Flüssigkeitsvolumen der Lunge 149
Seehaar, Energiewechsel, Wachstumsperiode 41
Seeigel, Energiewechsel der Eier 38
Seehund, O_2-Dissoziationskurve, foetal 78
Sekundenkapazität 115
—, körperliche Leistung, Pubertät 266
—, Vorausberechnung, Kinder und Jugendliche 118
Sexualhormone
—, foetale Entwicklung 16
—, Pubertätsentwicklung 32
—, Sexualverhalten, Entwicklung des 16
Shunt
—, extrakardial
—, —, Ductus arteriosus, aktuelle Weite 214
—, —, Herzarbeit 232
—, —, transitorischer Kreislauf 203
—, —, Umkehr 210
—, intrakardial
—, —, stateabhängige Umkehr 211
—, —, transitorischer Kreislauf 210
—, O_2-Sättigung des Blutes, Neugeborenes 215
Sinusknoten
—, Aktionspotential (AP) der Schrittmacherzellen 176
—, elektrische Aktivität 200
—, Entstehung embryonal 170, 171
—, Schrittmacherzellen, Hypoxie, Hyperkapnie 197
—, Versorgung, nervös und arteriell 172
Sinus venosus cordis
—, Aktionspotential (AP) der Zellen 176
—, Morphologie 169
—, Sitz des Schrittmachers 176

Sitzhöhe, Bezugsgröße für Atemvolumina 118
Skelettentwicklung
—, Affe 11
—, Bestimmungsmethoden 22
—, Mensch 27, 30, 106
„small for dates" (Mensch)
—, Abkühlkonstante 56
—, ausgelöste Potentiale, optisch 489
—, Geburtsgewicht 19
—, Gehirngewicht 421
—, Längenwachstum 26
—, Nervenleitungsgeschwindigkeit 377
—, Sarkoplasmamasse in Myofibrillen 228
Somatotropes Hormon 32
Sozialökonomische Gruppe, Körperwachstum 33
Speicheldrüsen
—, Anatomie 331
—, Funktion 334
—, Sekret 334
Sphinkter
—, ani 350
—, bronchial 139
—, Mechanismus, Ductus venosus 187, 209
Spirometrie
—, für Kinder 108
—, Krogh-Spirometer 107
Surfactant s. Antiatelektasefaktor
Sympathikus
—, Aktivität
—, —, Abhängigkeit vom P_{O_2} 155
—, —, foetal 154
—, —, Nabelschnurunterbrechung 155
—, Blutdruckregulation, Neugeborenes 221
—, Bronchien, Muskeltonusverlust bei Atmungsbeginn 155
—, Ductus arteriosus — Innervation 212
—, Ductus arteriosus — Reaktion nach Ganglion stellatum-Reizung 212
—, gastrokardialer Reflex, Neugeborenes 242
—, Gefäßtonus
—, —, foetal 186
—, —, postnatal 225
—, Herzfunktion, postnatal 238
—, Herzinnervation
—, —, embryonal 172
—, —, foetal 195
—, —, postnatal 238, 239
—, Herzrhythmussteuerung
—, —, foetal 198, 199
—, —, Kind 244

Synapse
—, Bulbus olfactorius 429, 466
—, Cortisches Organ 468
—, Motoneuron 380, 381
—, Retina 480
—, Strukturentwicklung 428
—, Typen 429
Synzytium, Herzmuskulatur 168
Systemogenese 453
Systole
—, Dauer
—, —, foetal 195
—, —, Kind, indirekte Messung 235
—, Reflex, Embryoherz 173
—, Speichervolumen 255, 258, 260, 264
—, Vorausberechnung für Kinder 236
—, Vorhof, foetal 200
Systolenquotient
—, Altersgang bei Kindern 235, 236
—, Definition 235
—, Vorausberechnung für Kinder 236
Schädelmaße, Neugeborenes 17
Schaf
—, Atmung
—, —, Bewegungen, praenatal 144
—, —, Bronchialmuskeltonus 155
—, —, Chemorezeptorenaktivität 154, 156
—, —, Druckvolumendiagramm, dynamisches, Neugeborenes 148
—, —, Hering-Breuer-Reflex, foetal 144
—, —, Larynxsphinkter des Foeten 139
—, —, O_2-Verbrauch, perinatal 158
—, —, Pleuradruck, foetal 145
—, —, Selbststeuerung 157
—, —, Trachealdruck, foetal 139
—, —, ausgelöste Potentiale, foetal
—, —, Entwicklung 440
—, —, somatosensorische 461
—, Blut
—, —, CO_2-Partialdruck, Plazenta 83
—, —, Glukosegehalt 48
—, —, Hämoglobingehalt 74
—, —, Hämoglobintypen 76
—, —, Sauerstoff
—, —, —, Affinität 76
—, —, —, Kapazität, foetal 79, 82
—, —, —, Sättigung, foetal, verschiedene Kreislaufabschnitte 181
—, Energiewechsel
—, —, foetal 44
—, —, Glukogenreserven 45, 196
—, —, O_2-Versorgung 87
—, —, O_2-Verbrauch bei Geburt 48
—, Gehirn

Schaf, Gehirn
—, —, Durchblutungsrate 447
—, —, —, unter Hypoxie 190, 447
—, —, Rindenneurone, Funktion, foetal 442
—, Gewicht, foetal 9
—, Harnblase, Bewegungen 327
—, Herz
—, —, Asphyxie, foetal
—, —, —, EKG 202
—, —, —, Frequenz 197
—, —, Compliance, Neugeborenes 233
—, —, Druck-Volumen-Beziehung, foetal 193
—, —, Durchblutung, Hypoxie 229
—, —, Foramen ovale, Verschluß 210
—, —, Frank-Starling-Verhalten 237
—, —, Minutenvolumen 261
—, —, —, foetal 184
—, —, —, Neugeborenes 259
—, —, Myokard
—, —, —, Katecholaminwirkung 238
—, —, —, Kontraktionskraft, foetal 194
—, —, —, Stoffwechsel, Hypoxie 231
—, —, Rhythmussteuerung 198
—, —, Schlagvolumen, foetal 192
—, —, Vaguswirkung, foetal 197
—, —, Ventrikelwachstum 228
—, Kreislauf
—, —, Adrenalinwirkung
—, —, —, foetal 187
—, —, —, perinatal 155
—, —, foetal, Beeinflussung durch mütterliche Arbeit 190
—, —, Blutdruck
—, —, —, foetal 188
—, —, —, perinatal 216
—, —, —, postnatal 262
—, —, Gefäßwiderstand
—, —, —, peripher, foetal 186
—, —, —, Nabelschnur 188
—, —, Ductus arteriosus
—, —, —, Kaliber 212
—, —, —, Innervation 212
—, —, —, Schließungsmechanismus 187, 209
—, —, Durchblutungsraten, foetal 184, 192
—, —, Hypovolumämie 206
—, —, Karotis, elastische Eigenschaften 187
—, —, Karotissinusreflex, foetal 188
—, —, Regulation, foetal 188
—, —, Zeit, pulmonale, Neugeborenes 153
—, Lunge
—, —, Compliance, foetal 145

Schaf, Lunge
—, —, Durchblutungsrate, foetal 151
—, —, Flüssigkeit 138
—, —, Lymphgefäße, perinatal 149
—, —, Oberflächenspannung 142
—, Niere
—, —, Clearance, PAH, foetal 276
—, —, Durchblutung, Regulation 308
—, —, Filtrationsfraktion 314
—, —, Filtrationsrate, glomerulär, foetal 275
—, —, Funktion, foetal 275
—, —, Harnvolumen, foetal 274
—, —, Mesonephros 273, 274
—, —, pH-Regulation 325
—, —, Transportmaximum, tubulär 317
—, Plazentadurchblutungsrate 86
—, Reflexe, foetal 384
—, Schlafrhythmus, foetal 409
—, Wachstum, Steuerung 15
Schalleitung 466
Schilddrüse
—, Pubertätswachstum 32
—, postnatales Wachstum 28
—, praenatales Wachstum 15, 16
Schlaf, s. auch REM-Schlaf
—, Analyse und Diagnostik 415, 417
—, Dauer 413
—, EEG 412
—, foetal 409
—, Hirndurchschneidungen 405
—, Hirnschäden 417
—, Mechanismen 410
—, Neugeborenes 409
—, Stadien (States) 409, 410
Schlagvolumen (V_s)
—, Asynchronieintervall 184
—, Bestimmungsmethode, Kindesalter 253
—, Blutdruck, foetal und Neugeborenes 186
—, Bradikininwirkung, rechtes Herz, foetal 153
—, Chemorezeptorenreizung, foetal 189
—, Entwicklung, postnatal 258, 263, 264
—, Frank-Starling-Mechanismus 195, 237
—, Größe, foetal 184, 185, 192
—, Herzfrequenzabhängigkeit, foetal 194
—, körperliche Leistung, Kindesalter und Pubertät 264, 266
—, Verteilung
—, —, foetal 182, 277
—, —, Neugeborenes 223
—, Vorausberechnung, Kindesalter 265
—, Windkesseleigenschaften, Neugeborenes 260

Schluckakt 332, 333
—, erster Atemzug 147
Schluckreflex 333
Schmerzrezeptoren
—, mütterliche Reizung, foetales Kreislaufverhalten 190
—, Herzfrequenzveränderungen, foetale Reizung 198
Schrittmacherpotential
—, primitive Myokardzellen 170
—, Unterschied, AP der Arbeitsmuskelzellen, embryonal 176
—, Vordepolarisation, Dekrement 177
Schwein
—, Bainbridge-Reflex, Neugeborenes 218
—, Beatmung mit Fluorkarbon, foetal 143
—, braunes Fett (b. F.) 63
—, Darmanatomieentwicklung 347
—, Ductus arteriosus, Schließung 215
—, Erythrozyten, foetal 70
—, Fettresorption 355
—, Foramen ovale, Einwegeventil 210
—, Gewicht, foetal 10
—, Harnvolumen, foetal 275
—, Hautdurchblutung 66
—, Herzminutenvolumen 185
—, Kältezittern 66
—, Mesonephros 379
—, Myokarddurchblutung, postnatal 229
—, Nierendurchblutung 301
—, O_2-Verbrauch, Geburt 48
—, Plasmaproteine
—, —, foetal 120
—, —, postnatal 97
—, Praeimplantationsphase 12
—, Ventrikelwachstum, postnatal 228
—, Wärmeabgabemechanismen 56
Schweißsekretion, Neugeborenes 56, 68
Standardbikarbonat (St. B.) s. auch Bikarbonationen
—, Azidose, post partum 90, 160
—, Bestimmungsmethoden 88
—, inter partum 89
—, Vorausberechnung, Neugeborenes 160
Startle 401, 469
—, Herzrhythmusanomalien, Frühgeborenes 240
—, Neugeborenes 242
State s. auch REM-Schlaf, Schlaf
—, Atemfrequenzabhängigkeit 109, 113, 241
—, Blutdruckabhängigkeit, Neugeborenes 217
—, Definition 109, 409
—, Foeten 409

State
—, Frühgeborenes 410
—, Herzfrequenzabhängigkeit 240, 241
—, Mechanismus 410, 413
—, Neugeborenes 409, 410
—, Ontogenese 413
—, REM-Schlaf, foetal 144
—, Steuerung 408
Statistische Methoden
—, Einzelzellaktivität, Gehirn 443
—, Längsschnitterhebungen 23
—, Perzentildarstellung 23
—, Querschnittserhebungen 6, 22
Strömungsgeschwindigkeit
—, Luft, Respirationstrakt 125
—, Lungenflüssigkeit, Asphyxie 145
Strömungswiderstand
—, Berechnung 124, 125
—, Foet, Lungenflüssigkeit 145
—, Kinder und Jugendliche 131
—, Nase 103
—, Spirometeranordnung 108
—, Vergleich Neugeborener und Erwachsener 129
Strukturentwicklung
—, Aorta 256
—, Auge 478
—, Bronchialbaum 132
—, Darm 345
—, Erythrozyten 69
—, Gehirn 424
—, Gesichtsschädel 100, 330
—, Harnblase 272
—, Hautrezeptoren 459
—, Herz
—, —, embryonale Organogenese 162, 164
—, —, foetal 190
—, —, Kind 226
—, Leukozyten 91
—, Luftwege, obere 100
—, Lunge 132
—, Lungengefäße 136, 192
—, Magen 338
—, Mundhöhle 329
—, Muskel 360
—, —, Sinnesorgane 367
—, Nerven, peripher 372
—, Neuro-muskuläre Verbindungen 363
—, Niere 268
—, Oesophagus 335
—, Ohr 466
—, Pfortader, post partum 208
—, Retina 479
—, Rückenmark 379

625

Strukturentwicklung
—, Skelett 27, 30
—, Speicheldrüsen 331
—, Thorax 105, 120
—, Urether 271
—, Urethra 272
—, Zähne 331

Temperaturregulation s. auch Abkühlkonstante, Körpertemperatur
—, Neugeborenes 59
—, Vergleich Neugeborenes und Erwachsener 68
Testosteron 15
—, Sexualverhalten 16
—, Wachstumswirkung 32
Tetraäthylammonium (TEA), embryonales Herz 178
Tetrodotoxin (TTX), embryonales Herz 179
Thermorezeptoren
—, Anatomie 459
—, Funktionsentwicklung 460
—, Haut, Atmungsbeginn, post partum 155
Thorax
—, Druck, intrapartum 146
—, erster Atemzug 146
—, Index 105
—, Interkostalmuskeln, Selbststeuerung der Atmung 157
—, Lungenwachstum 135
—, Ossifikationszentren 106
—, Rippenstellung 105
—, Strukturentwicklung 105, 120
—, Topographie
—, —, Diaphragma 106
—, —, obere Luftwege 102
—, Volumenzunahme, intrapartum 146
Thyroxin
—, Großhirnfunktion 403
—, Wachstum 32
Totraum 103, 108
—, anatomischer, Definition 121
—, Atembewegungen, intrauterin 144
—, Berechnung, Neugeborenes 121
—, physiologischer, Definition 121
—, Schätzwert, Kind 122
—, Totraumatmung 130, 159
—, Vergleich, Neugeborenes und Erwachsener 158, 159
Transfusion
—, Austausch 206, 207
—, —, Blutdruckverhalten 217
—, —, EKG 253
—, O_2-reichen Blutes, Asphyxie isolierter Foeten 202

Transfusion
—, plazentare
—, —, Bedeutung 287
—, —, Blutdruck, postnatal 216
—, —, Blutvolumen 206
—, —, Hämatokrit 208
—, —, Herz-Kreislauf-Verhalten 206
—, —, Pulmonalarteriendruck 154
—, —, Volumenreduktion, Neugeborenenherz 231
Transitorischer Kreislauf
—, Abschluß dieser Periode, Blutdruck 261
—, Charakteristika 203, 204
—, Chemorezeptorenfunktion 217
—, O_2-Differenz Alveole und arterielles Blut 159
—, Schlagvolumen 186
Transitorische Nierenfunktion 277
Tropomyosin, embryonal 361
Tubulus (Niere)
—, Anatomie 271
—, ADH-Wirkung 299
—, Funktion
—, —, foetal 275
—, —, postnatal 315
—, Transportmaximum
—, —, foetal 276
—, —, Glukose 316
—, —, PAH 319
—, Transportrate 319

Ultrafiltration
—, Glomerulus (Niere) 275, 294, 309
—, Lungenflüssigkeit 138
Unterernährung
—, Hirnfunktionsentwicklung 422, 423
—, postnatales Wachstum 29
—, praenatales Wachstum 15
Ureter 271, 327
Urethra
—, Anatomie 272

Vagus
—, Blutdruckregulation, Neugeborenes 221
—, Bronchialmuskeltonus 138
—, Durchschneidung, foetale Kreislaufregulation 189
—, Hering-Breuer-Reflex 144, 157
—, Herz-Frequenz-Steuerung
—, —, embryonal 171
—, —, foetal 198
—, —, Kind 244
—, Innervation
—, —, Ductus arteriosus 212

Vagus, Innervation
—, —, Herz, embryonal 172
—, —, Myokard, postnatal 238
—, Lungendurchblutungsregulation, foetal 137
—, nächtliche Bradykardie, Kinder 243
—, Reizung
—, —, Ductus venosus 210
—, —, Foet 197
—, —, Frühgeborenes 197
—, —, mütterliche, foetale Kreislaufregulation 190
Vaskularisierung
—, Embryokörper 162
—, Frühgeborenes 225
—, Gehirn 445
—, Herz
—, —, embryonal 267
—, —, Myokard, foetal 193
—, —, —, postnatal 226, 229
—, Lunge
—, —, foetal 133, 139
—, —, —, Widerstandsgefäße 152
—, —, postnatal 135
—, Membranen, extraembryonal 162
—, Retina 480
Vasomotorentonus
—, Adrenalinwirkung, foetal 187
—, Arbeit, Neugeborenes 220
—, Ductus-arteriosus-Verschluß, funktionell 212
—, Ductus-venosus-Verschluß, funktionell 208
—, foetal, Beeinflussung durch Mutter 190
—, Hormonwirkung 220
—, Koronarien, Neugeborenes 229
—, Kreislaufregulation 219, 223, 266
—, lokale Mechanismen 220
—, Nabelgefäße, post partum 205
—, pulmonal beim Foeten 143, 149, 151
—, —, Abhängigkeit von P_{O_2}, P_{CO_2} und pH 152
—, —, Asphyxie 152, 205
—, —, Bradykininwirkung 153
—, —, mechanische Faktoren 152
—, pulmonal beim Neugeborenen 154
—, Sympathikuswirkung, foetal 187
—, Vasopressin und Renin-Angiotensin, foetal 187
Vasopressin s. antidiorrtisches Hormon (ADH)
Venae Thebesii 168
Vena portae
—, Druck, foetal und post partum 209

Vena portae
—, Durchflußrate, prae- und postnatal 209
—, Topographie, foetal 208
Vena umbilicalis
—, Adrenalinwirkung 187
—, Druck
—, —, Anstieg bei Hypoxie 187
—, —, Entwicklung 188
—, —, Austauschtransfusion 206
—, Durchflußrate, post partum 205
—, intrahepatischer Rezessus 208
—, O_2-Sättigung, post partum 205
—, Sphinkter, Ductus venosus 187
—, Sympathikusinnervation 206
—, Widerstandsentwicklung 188
Ventilation, alveolär 121
—, Insuffizienz des Oberflächenfilms 143
—, Vergleich Neugeborenes und Erwachsener 158, 159
—, Verhältnis zur Totraumventilation 159
—, Vorausberechnung, Neugeborenes 122
Ventilationskoeffizient 122
—, Erwachsener 158, 159
—, Neugeborenes 122, 158, 159
Ventilations-Perfusions-Verhältnis, Neugeborenes 159
Ventrikeldruck
—, Anstiegsgeschwindigkeit 194
—, Druck-Volumen-Beziehungen, foetal 194
—, EKG-Parameter 251
—, Embryo 173
Ventrikelwandstärke
—, Entwicklung, postnatal 228
—, Erregungsausbreitungsgeschwindigkeit 200
—, Foet 191
—, „physiologische Rechtsherzhypertrophie", foetal 201
—, rechts, postnatale Druckentlastung 228, 229
—, Rechts-Links-Shunt, intrakardial 211
—, transitorischer Kreislauf 205, 228
Verdauung 329
—, Dickdarm 358
—, Dünndarm 350
—, Funktionsbeginn post partum und Durchblutung 208, 224
—, Magen 338
—, Mundhöhle 329
—, Nahrungsaufnahme und Kreislaufregulation, Neugeborenes 217, 242
Verdauungsbewegungen
—, Darm 348
—, Defäkation 350

Verdauungsbewegungen
—, Magen 339
—, Mundhöhle 332
—, Oesophagus 339
Verhalten 449
—, reizinduziert 455
—, —, akustischer Reiz 477
—, spontan 450
—, —, Embryo 366, 382, 450
—, —, Neugeborenes 452
—, —, Untersuchungsmethoden 449
Vestibularapparat (statisches Organ)
—, Anatomie 388
—, Funktionsentwicklung 389
Vitalkapazität 115
—, Belastung, Pubertät 266
—, erster Atemzug 116
—, Messung, Neugeborenes 116
—, Vorausberechnung, Kinder und Jugendliche 118
Vögel s. auch Huhn
—, aneurale Bewegungen 362
—, Energiewechsel
—, —, embryonal 41
—, —, postnatal 46
—, Neurotransmitterwirkung, embryonales Herz 175
—, Nierenfunktion
—, —, Foet 276
—, —, postnatal 310
—, O_2-Transport durch Eischale 82
—, Plasmaproteine
—, —, Foet 96
—, —, postnatal 96
—, Singmuster 454
—, Temperatur
—, —, Foet 54
—, —, Neonaten 60
—, Verhalten, akustisch induziert 477
Volumenelastizität
—, arterielles Gefäßsystem 255
—, Entwicklung während der Kindheit 263, 264
—, Innervation der Gefäße 264
—, Lunge 123, 128
Volumenrezeptoren 296
—, Bainbridge-Effekt 218
—, Bezold-Jarisch-Reflex 218
—, Herz, Neugeborenes 218

Wachstum 5
—, foetal 6
—, Frühgeborenes 26
—, Gehirn 420

Wachstum
—, postnatal 21
—, Steuerung
—, —, foetal 12
—, —, postnatal 28
—, Theorie 26
—, Wachstumsschub 29
Wachstumsgesetz, kubisches 10
Wachstumskegel, Neuronenfortsätze 427
Wachstumsrate
—, foetal 7, 11, 15
—, postnatal 24, 26
—, Schwankungen, jahreszeitlich 33
Wärmeabgabe
—, Atmungsbeginn, post partum 155
—, Mechanismus 56, 57
Wärmebildung
—, Bestimmungsmethoden 36
—, embryonal und foetal 37, 38, 42
—, Neugeborenes 49
—, Vergleich Neugeborenes und Erwachsener 158
—, zitterfrei 62
Wärmeisolation 57
Wärmeleitfähigkeit, Haut 68
Wasserausscheidung, renale
—, Neugeborenes 292, 293
—, Regulation 295
Wasserbedarf, Neugeborenes, Kind 288
Wasserdampfsättigung, Einatmungsluft 104
Weckreaktion, elektroenzephalographische (AR) 405
—, Hypoxie 406
—, Mechanismus 405
—, R.F.-Reizung 405
—, sensorische Reizung 406
Widerstand, elektrischer, s. auch Impedanz
—, extrakardiales Gewebe 247
—, Frank-Ableitungs-System 248
Widerstandserhöhung
—, Arterien, extraembryonale Membranen 174
—, Asphyxie, Neugeborenes 220
—, gestationsaltersabhängig, foetal, Extremitäten 186
—, Hypervolumaemie, Neugeborenes 207, 223
—, Lungengefäße, transitorischer Kreislauf 205
—, Nabelschnurabklemmung 216
Windkessel
—, arterielles Gefäßsystem 255
—, Entwicklung, Kindesalter 263, 264

Windkessel
—, Schlagvolumen und Herzarbeit, Neugeborenes 260
—, systolisches Speichervolumen, Neugeborenes und Erwachsener 258, 260

Zahnentwicklung 331
Zellelemente
—, nichtkontraktile im Myokard, Compliance 194
—, Mitochondrienschäden, foetale Hypoxie 196
Zentralnervensystem (ZNS) s. Gehirn

Ziege
—, Blutvolumen, foetal 184
—, Geruchsfunktion, postnatal 463
—, Hämoglobintypen 75
—, Herz
—, —, Arbeit, foetal 193
—, —, Frequenz, prae- und postnatal 196
—, —, Minutenvolumenentwicklung 184
—, O_2-Affinität der Hb-Typen 76
—, O_2-Kapazität, foetales Blut 79
—, Osmoregulation 296
—, Plazentadurchblutung 86
—, Widerstandsgefäße, pulmonal 152
Zytochrom, funktioneller Verschluß des Ductus arteriosus 213